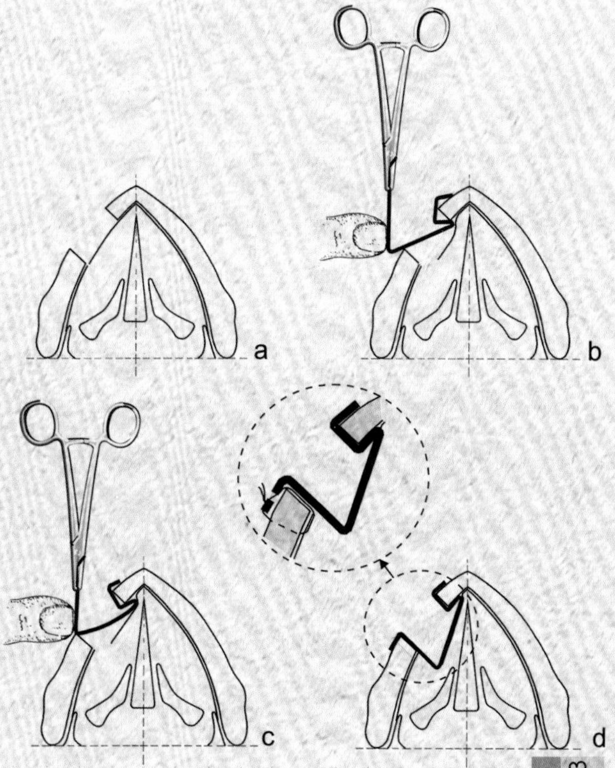

Voice
Medicine
2nd edition

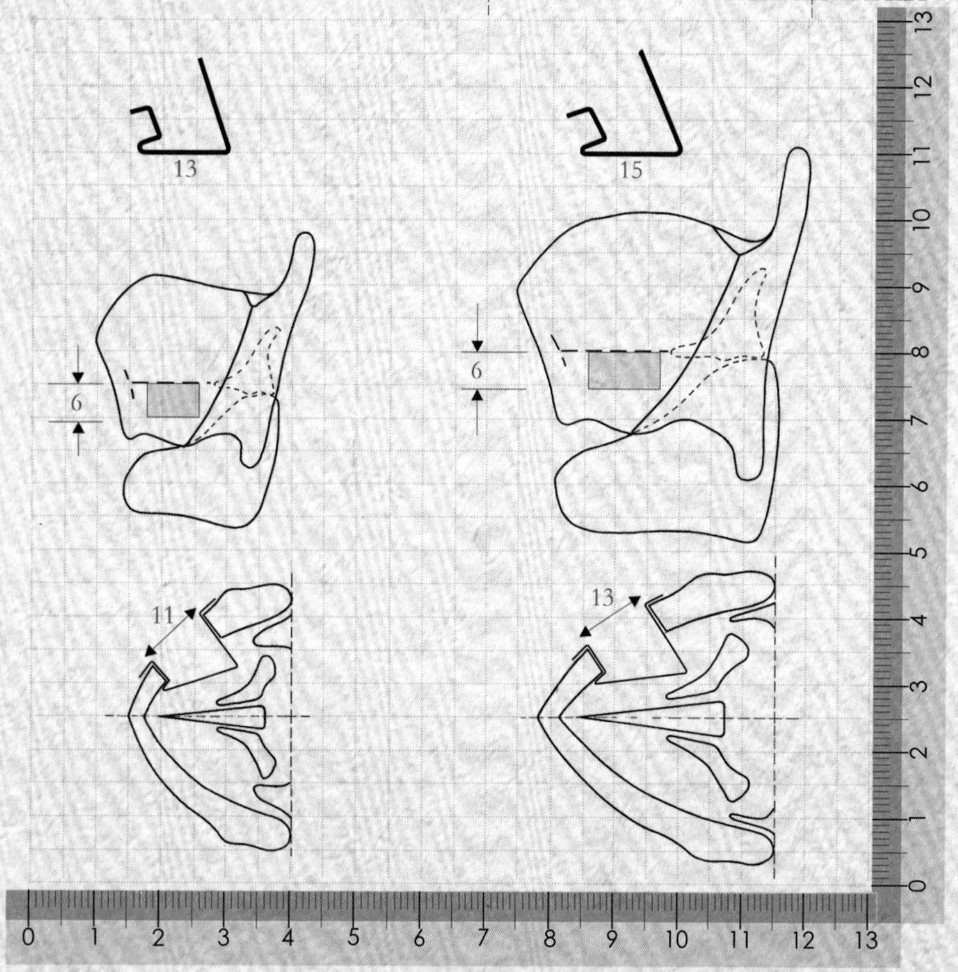

a b c d

13 15

6 6

11 13

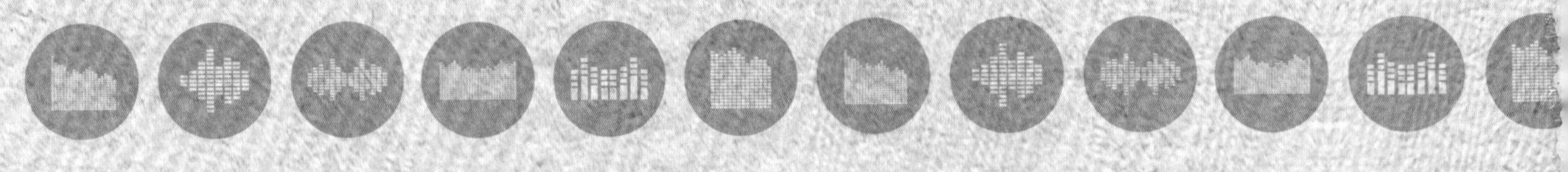

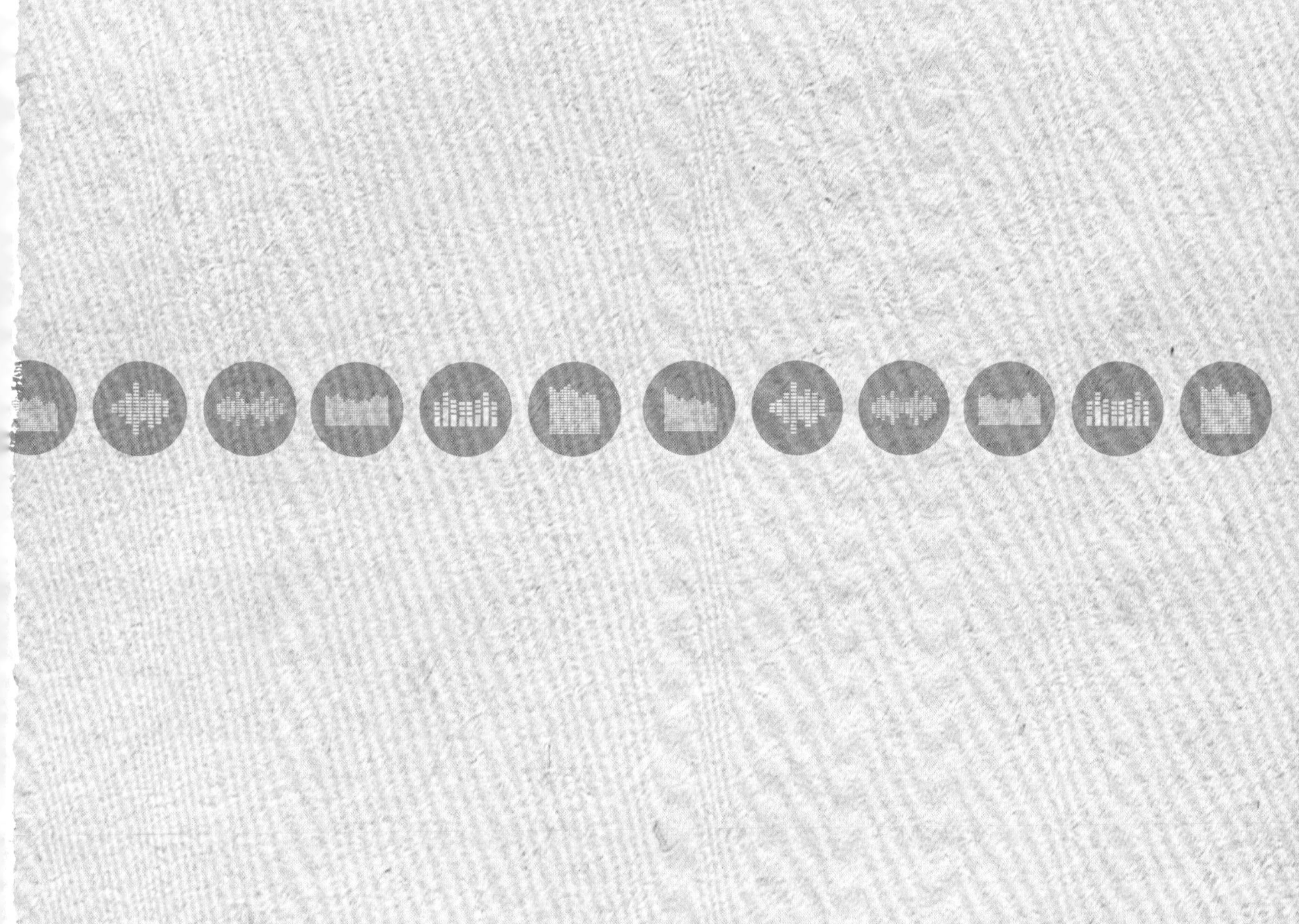

中国医药学术原创精品图书出版工程

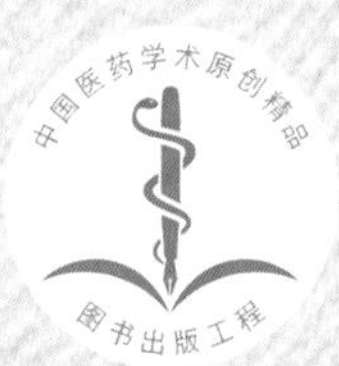

嗓音医学 第2版

Voice Medicine 2nd edition

主编 韩德民 Robert T. Sataloff 徐文

人民卫生出版社
PEOPLE'S MEDICAL PUBLISHING HOUSE

图书在版编目（CIP）数据

嗓音医学/韩德民，（美）罗伯特·赛尔·萨达洛夫（Robert T. Sataloff），徐文主编 .—2 版 . —北京：人民卫生出版社，2017

ISBN 978-7-117-24891-4

Ⅰ. ①嗓…　Ⅱ. ①韩…　②罗…　③徐…　Ⅲ. ①嗓音医学　Ⅳ. ①R767.92

中国版本图书馆 CIP 数据核字（2017）第 182323 号

嗓音医学

第 2 版

主　　编：韩德民　Robert T. Sataloff　徐 文
出版发行：人民卫生出版社（中继线 010-59780011）
地　　址：北京市朝阳区潘家园南里 19 号
邮　　编：100021
E － mail：pmph @ pmph.com
购书热线：010-59787592　010-59787584　010-65264830
印　　刷：北京盛通印刷股份有限公司
经　　销：新华书店
开　　本：889 × 1194　1/16　　印张：34
字　　数：826 千字
版　　次：2007 年 10 月第 1 版　2017 年 10 月第 2 版
　　　　　2017 年 10 月第 2 版第 1 次印刷（总第 2 次印刷）
标准书号：ISBN 978-7-117-24891-4/R · 24892
定　　价：368.00 元

编者 Contributors

陈学军
首都医科大学附属北京同仁医院
Beijing Tongren Hospital，CMU

房居高
首都医科大学附属北京同仁医院
Beijing Tongren Hospital，CMU

韩德民
首都医科大学附属北京同仁医院
Beijing Tongren Hospital，CMU

黄志刚
首都医科大学附属北京同仁医院
Beijing Tongren Hospital，CMU

李天佐
北京世纪坛医院
Beijing Shijitan Hospital

刘吉祥
天津市人民医院
Tianjing Hospital

刘中林
首都医科大学附属北京同仁医院
Beijing Tongren Hospital，CMU

王　军
首都医科大学附属北京同仁医院
Beijing Tongren Hospital，CMU

王丽萍
中国医科大学附属盛京医院
Shengjing Hospital of Chinese Medicine School

徐洁洁
江苏省人民医院
Jiangsu Province Hospital

徐　文
首都医科大学附属北京同仁医院
Beijing Tongren Hospital，CMU

杨和钧
北京友谊医院
Beijing Friendship Hospital

杨　强
武汉大学人民医院
Renmin Hospital of Wuhan University

于　萍
中国人民解放军总医院
The General Hospital of the People's Liberation Army

于振坤
南京同仁医院
Nanjing Tongren Hospital

郑宏良
上海长海医院
Shanghai Changhai Hospital

Jean Abitbol（法国）

M.D.
Drexel University College of Medicine
德雷塞尔大学医学院
the Faculty of Medicine of Paris
巴黎医学院

Verdolini K. Abbott（美国）

Ph.D., CCC-SLP, M.Div.
University of Delaware
特拉华大学

Linda M. Carroll（美国）

Ph.D., CCC-SLP, ASHA/F
The Children's Hospital of Philadelphia
费城儿童医院

Gerhard Friedrich（奥地利）

M.D.
Medical University of Graz
格拉茨医科大学

Edwin Yiu（澳大利亚）

Ph.D.
The University of Hong Kong
香港大学

Jack Jiang（美国）

M.D., Ph.D.
University of Wisconsin
威斯康辛大学
Eye & ENT Hospital of Fudan University
复旦大学眼耳鼻喉科医院

Donna S. Lundy（美国）

Ph.D., BCS-S
University of Miami Miller School of Medicine
迈阿密大学米勒医学院

Thomas Murry（美国）

Ph.D.
University in Loma Linda
洛马琳达大学

Robert T. Sataloff（美国）

M.D.
Drexel University College of Medicine
德雷塞尔大学医学院
Sydney Kimmel Medical College of Thomas Jefferson University
托马斯·杰斐逊大学 Sydney Kimmel 医学院

Peak Woo（美国）

M.D.
Icahn School of Medicine
伊坎医学院

第 2 版前言
Preface of 2nd Edition

时光荏苒，《嗓音医学》首版发行至今已经十个年头了。嗓音医学作为耳鼻咽喉头颈外科中的重要三级学科，在嗓音与言语障碍疾病的病理生理研究、疾病综合评估、诊疗技术与方法等诸多方面均取得了大幅度进步。我国嗓音医学事业由小逐大、由弱到强，得到了蓬勃发展，已不可同日而语。专业技术人员队伍在不断壮大、业务水平以及研究成果的刊出水准等也有了显著提高，对外交流日益活跃，范围深度也不断有了新的拓展。

自《嗓音医学》第 1 版出版发行以来，一直受到国内外同道门的关注和厚爱，在引领着学科进步的同时，也欣闻不少读者的谏言建策，希望再版之声不绝于耳，激励本书的作者、编辑们一次次陷于静思冥想。若不能伏案奋笔疾书，展示现代学科的进步与发展，将有负众望。

展示国内外近年来嗓音医学进步取得的丰硕成果，展示前沿领域的最新进展，是本次再版修订的主要内容；嗓音功能的评估方法、嗓音障碍的诊断以及外科治疗技术的发展等也是再版中所作修订和补充主要内容。

本次再版，我们新增了“嗓音的感知”一章，对嗓音的固有特性及主观感知评价进行了系统、全面的阐述，充实并完善了嗓音主观评估的基础知识。

患者的嗓音异常会对其生活质量产生影响，这既是诊治的起点，也是疗效评判的主要考量要素。为此，本版增添了嗓音与生活质量的评估问卷量表内容，并对已广泛应用的中文版嗓音障碍指数量表进行了详细解读。

声带振动是嗓音产生的基础，在评价声带振动的功能状态中，频闪喉镜检查的诊断价值近些年来已得到了充分认可。窄带内镜成像技术通过观察和分析喉黏膜表面微细血管的形态变化，提高了咽喉部黏膜恶性病变的检出和诊断水平。以上两项咽喉及嗓音疾病临床检查的常用技术，在新书中进行了深度诠释。本书还更新了喉影像学检查的全部图片，并新增了喉高速摄影、喉三维成像等方面的最新内容。

喉肌电图检查可以提高诊断声带麻痹的准确性。对于声带运动不良患者，推荐进行喉肌电图检查以明确诊断，指导建立治疗方案。基于此，2016 年美国神经肌肉及电生理诊断协会发表了基于循证医学的专家共识。再版新书在喉肌电图临床应用章节有了新的借鉴和较大更新，完善了国内近年来的研究成果，并配图进行了详尽注解。

咽喉食管反流与耳鼻咽喉科疾病的相关性，近年来备受临床医生关注。为熟悉咽喉食管反流的发病机制、病理生理特点，掌握诊断方法和技巧，了解相关研究的最新进展，Robert T. Sataloff 教授主动承担了此章节重新撰写工作，并进行了深入细致的诠释。

声带白斑的病因复杂，临床特征及病变形态各异，其组织病理学改变包涵了从良性到恶性的一系列异质性改变。国内外学者对其病因、命名、组织学分类、治疗策略、预后等至今仍有诸多异议，尚未达成共识。为此，在本版的第四篇“嗓音疾病”中专门增加了“声带白斑与癌前病变”的独立章节，力求对国内外专家的研究现状进行比较准确的归纳总结，以深化读者对该病的认识。

我国已进入老龄化社会，嗓音老龄化及其应对的诊疗策略也日趋为嗓音医学领域同道们所关注。为此，本版新增的“嗓音衰老”章节，全面介绍了老年嗓音的变化特点及基本治疗原则。

儿童嗓音变化、发育过程的心理精神因素也会影响嗓音疾病的诊断，为区别于成年人，本版对儿童嗓音疾病的内容进行了更新。全身相关特殊嗓音疾病临床特征及治疗、声带运动不良的鉴别与治疗等章节内容也进行了相应的补充和完善。

外科治疗各种嗓音疾病，始终是临床工作的重点。为适合广大临床医师的实际工作需要，本书在嗓音外科手术技术及应用等章节也作了较大幅度的更新与补充，增添了大量精美高清的手术照片和新鲜病例，并配备了示意图。并新增了杓状软骨拨动术，喉蹼显微外科手术等内容。

《嗓音医学》的再版修订，整合了国内外嗓音医学领域丰富的学术资源。编著者们本着科学、严谨、求实、创新的态度，秉承科学与艺术相结合的宗旨进行编写。同时在本版的设计装帧上我们也力求精致美观，艺形合一。

编著者们严谨的学风，科学求实的写作态度，以及广大读者的支持，催生了《嗓音医学》（第2版）问世。本书修订过程中，谢燕、胡蓉、程丽宇、杨静、李雪岩、李娟、张丽、王勃、王桂生、朱虹、白玉、李赟、赵婉、任慧、王东博、王海舟等做了大量工作。编辑过程中善终如始得到首都医科大学附属北京同仁医院耳鼻咽喉头颈外科中心同仁们及人民卫生出版社的鼎力支持。在此一并致谢。

由于学科发展中的不完善，本书难以尽善尽美，错漏之处也会出现，在所难免亦不可推辞，期盼广大读者在关心与呵护中，同我们共同追求极致、不断超越现实，留下心血凝练成就的精品，以不负传承中历史对我们的检验。

韩德民

2017年7月于北京

第 1 版前言

Preface Ⅰ of 1st Edition

言语交流是人类社会生存的基本功能，生活质量与交流水准密切相关。伴随着日趋频繁的社会交往活动，嗓音疾病的患病率也逐年增加。嗓音医学作为耳鼻咽喉头颈外科学中重要的分支学科，诊断与治疗涉及正常嗓音、艺术嗓音、各类发声障碍、吞咽障碍及无喉言语康复等许多领域，并与听力学、语言学、声学、神经病学、心理学、康复医学及音乐艺术等领域有着广泛的联系，远远超出传统意义上咽喉科学的范围。二十世纪八十年代以来，我国嗓音医学有了长足发展，诊疗范围、研究领域、从业人员数量、学术交流以及专业研究成果刊出等都具有了一定水准。

嗓音与言语的产生过程非常复杂，涉及发音器官的动力、振动、共鸣、构音及神经系统的协同作用等多方面因素，其间任何一个环节发生微弱的变化，都会使人们感到音质有了异常。由于疾病表现的复杂化和多样化，对诊断治疗工作也提出了较高的要求。诊断嗓音疾病除了进行必要的全身及咽喉部常规检查外，还需进行嗓音功能的特殊检查和专业评估。学习、掌握和正确运用各种现代技术手段对嗓音疾病进行检查和评估，提出科学的治疗方案以达到满意的预期疗效可谓本书作者们着力编撰成书之初衷。

针对各种嗓音疾病的临床与实验室研究，多学科密切合作、相互依托已具有鲜明特色，为提高嗓音疾病的整体治疗水准奠定了坚实基础。嗓音疾病治疗主要包括内科保守治疗和外科干预治疗两个方面。保守治疗以发音、药物及物理治疗为主。嗓音功能保健与康复以及与发音治疗相关的言语矫治是保守治疗的基本任务，在欧美国家于二十世纪初已发展起来。虽然我国在嗓音及言语矫治也开展了大量实际有效的工作，与国外综合水平比较还是有一定差距，尚未有建立专业化的培训、治疗和研究体系，成为嗓音医学领域的薄弱环节。作为重要手段的嗓音外科治疗，是以有创干预方式达到恢复或提高发音质量的目的，近年来发展迅速。主要包括：嗓音显微外科技术、喉成形嗓音外科或喉部框架修整技术、声带填充注射技术、喉神经修复技术及各类喉癌功能重建手术等。嗓音疾病的外科治疗是本书的核心内容。此外，吞咽与言语交流过程多涉及相同器官，在嗓音疾病的诊疗过程中也同时需要处理伴随的吞咽障碍问题，应引起足够重视。

我国地域辽阔，受地域性自然因素的影响，嗓音疾病有较高的发病率。除了上述已谈到差距外，相关专著较少也是一缺憾。

本书邀请了当今在国际嗓音学界具有一定影响的 Robert T. Sataloff 教授为共同主编，他的加盟使本书的国际性色彩和学术水准均有所提升。参加编著的专家学者数人，在国内外嗓音医学研究领域有一定代表性，集共同的临床实践经验与研究成果，在发音器官解剖、生理功能研究、嗓音功能评估、嗓音疾病诊断、嗓音外科技术、吞咽障碍诊断治疗及言语病理康复等方面进行论述，同时配以大量精美图片，以求图文并茂，便于阅读、理解。

本书编写过程中中国社会科学院鲍怀翘先生、美国迈阿密大学薛君武教授、美国威斯康辛大学蒋家琪教授等提出了许多宝贵建议。本书插图主要由胡蓉医师绘制；张丽、胡慧英、王彤、张永杰等同事为本书资料整理及文字编辑做了大量工作。编辑过程中善终如始得到首都医科大学附属北京同仁医院及北京市耳鼻咽喉科研究所同仁们的鼎力支持。在此一并叩首致谢。

编辑中差不当或疏漏之处多是编者成色孕育不足溯以所致，望广大读者褒贬不拘，予以指正。

韩德民

2007 年 9 月于北京

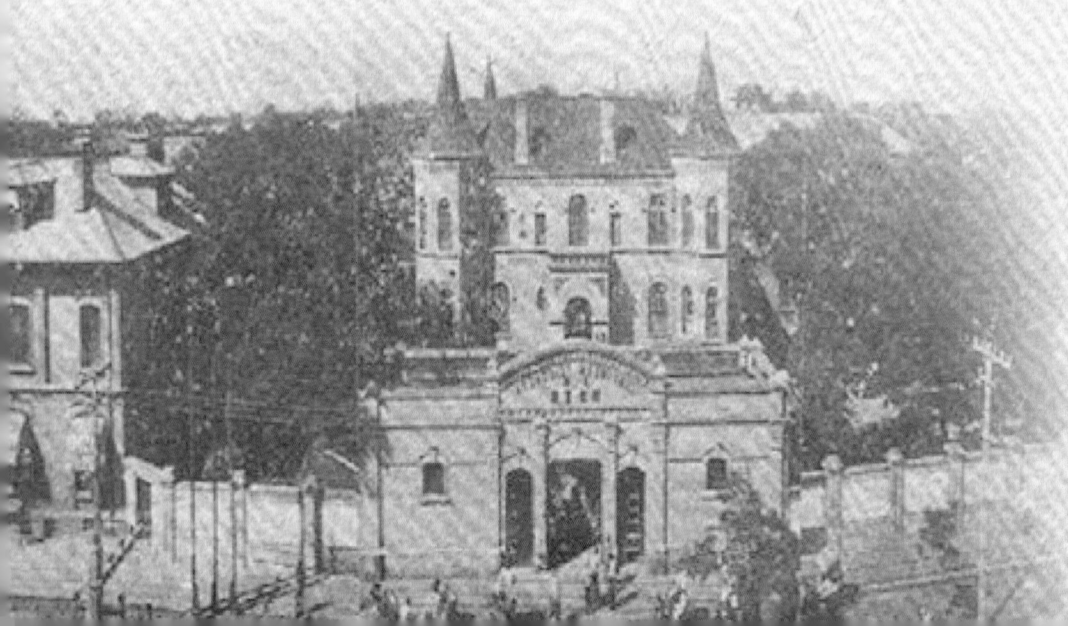

20 世纪 30 年代的同仁医院

Preface Ⅱ of 1st Edition

Voice Medicine is the first modern, comprehensive voice medicine text in the Chinese language. Internationally, voice care is a relatively new field inspired by interest in performing artists, particularly singers and actors. However, the field of voice has evolved rapidly. Much of its development can be attributed to interdisciplinary collaboration among physicians, speech-language pathologists, voice scientists, singing teachers, acting teachers, and other professionals interested in voice medicine. Despite centuries of interest in the voice, the first modern article written in English teaching physicians how to care for professional singers was not published until 1981. The first text in English on care of the professional voice was published in 1991.

Voice Medicine offers Chinese voice specialists a comprehensive overview of the state-of-the-art in voice science and clinical care, providing valuable information that has not been available in Chinese. Section 1 reviews basic science including embryology and anatomy. Section 2 explains the physiology of phonation. Section 3 and section 4 concentrates on diagnosis of voice disorders and includes reviews of the latest technological advances, stressing strobovideolaryngoscopy and laryngeal electromyography. Numerous conditions are discussed that affect the larynx primarily and secondarily. Systemic diseases are included, as well as benign and malignant disorders of the larynx, and approaches to diagnosis are reviewed. Section 5 discusses treatment for voice disorders, reviewing medication, therapy, psychological intervention and voice surgery. Section 6 reviews current concepts in speech-language pathology providing practical information on voice therapy; and Section 7 discusses the latest concepts in diagnosis and treatment of swallowing disorders.

This unique text was designed to bring to Chinese readers the perspectives of voice experts from China, and from throughout the world. The book is intended to be not only comprehensive, but also practical. The editors hope that it will be of value to physicians, voice therapists, teachers of singing and acting, and to the many people who use their voices professionally. The knowledge summarized in this book should not only help healthcare providers recognize and treat voice disorders optimally, but it should also help voice teachers and professional speakers and singers understand their voices better and avoid many preventable voice maladies.

R. T. Sataloff

2007

主编简介 I
Editor Biographies Ⅰ

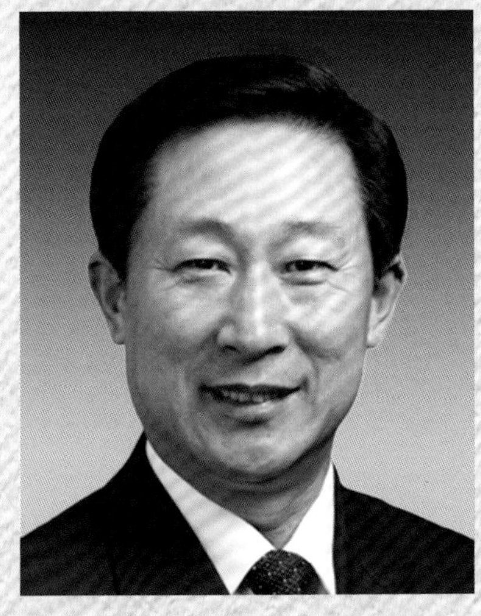

韩德民

中国工程院院士
医学博士与医学哲学博士
博士生导师

耳鼻咽喉头颈外科国家的学科领军人物
曾任首都医科大学附属北京同仁医院院长、北京市耳鼻咽喉科学研究所所长
三次获“国家科学技术进步二等奖”
2007 年获“何梁何利基金科学技术进步奖”
2012 年被授予联合国“南－南国际人道主义精神奖”，这是全球第一位获此殊荣的医生

现任

中国医疗保健国际交流促进会会长
中国华夏医学科技奖理事会理事长
首都医科大学北京医学中心主任
世界华人耳鼻咽喉头颈外科理事会理事长
中国医师协会耳鼻咽喉头颈外科学分会会长
首都医科大学耳鼻咽喉科学院院长
世界卫生组织（WHO）防聋合作中心主任
全国防聋治聋技术指导组组长

主编简介Ⅱ
Editor Biographies Ⅱ

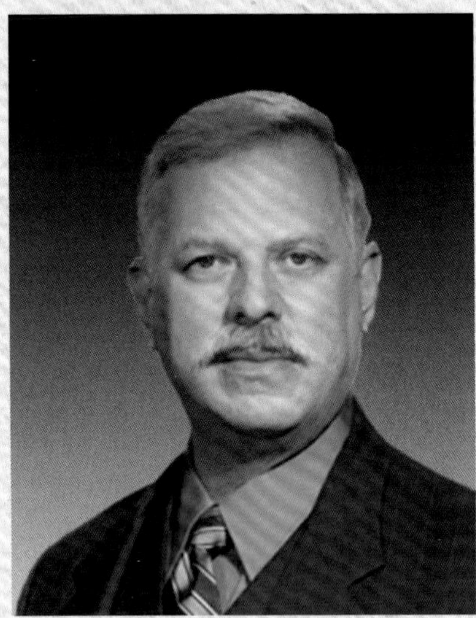

Robert T. Sataloff

M.D.
D.M.A.
F.A.C.S.

Chairman, The Voice Foundation
Chairman, American Institute for Voice and Ear Research

Professor and Chairman, Department of Otolaryngology – Head and Neck Surgery
Senior Associate Dean for Clinical Academic Specialties
Drexel University College of Medicine
Philadelphia, Pennsylvania

Conductor, Thomas Jefferson University Choir
Adjunct Professor, Department of Otolaryngology-Head and Neck Surgery
Sydney Kimmel Medical College
Thomas Jefferson University

主编简介Ⅲ
Editor Biographies Ⅲ

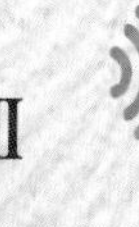

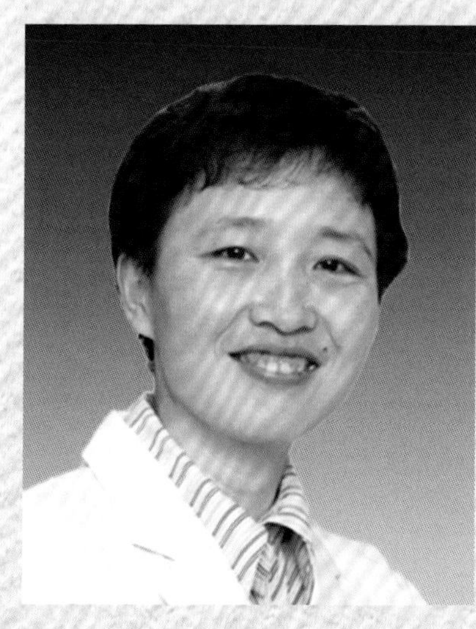

徐　文

医学博士
教授，主任医师
博士生导师

现任

首都医科大学附属北京同仁医院耳鼻咽喉头颈外科－咽喉科主任
主要从事于咽喉科疾病及嗓音疾病临床诊治及相应研究

兼任

中华医学会耳鼻咽喉头颈外科分会嗓音学组副组长
国际嗓音协会大中国区常务副主席
国际言语及嗓音学会（IALP）委员
中国艺术医学会嗓音专业委员会副主任委员
中国医疗保健国际交流促进会胃食管反流多学科分会副主任委员
中国医疗保健国际交流促进会睡眠医学分会常委
中华医学会儿科学分会耳鼻咽喉学组委员
北京医师协会理事
北京中西医结合耳鼻咽喉科专业委员会委员
美国嗓音医学杂志 *Journal of Voice* 编委
《中华耳鼻咽喉头颈外科杂志》等核心期刊编委

Voice Medicine

目录

CONTENTS

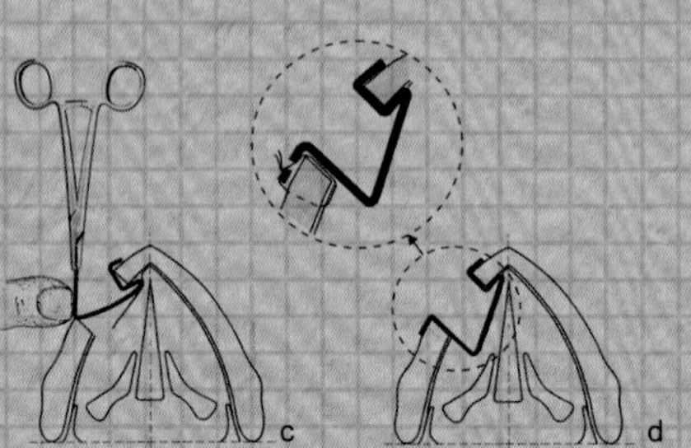

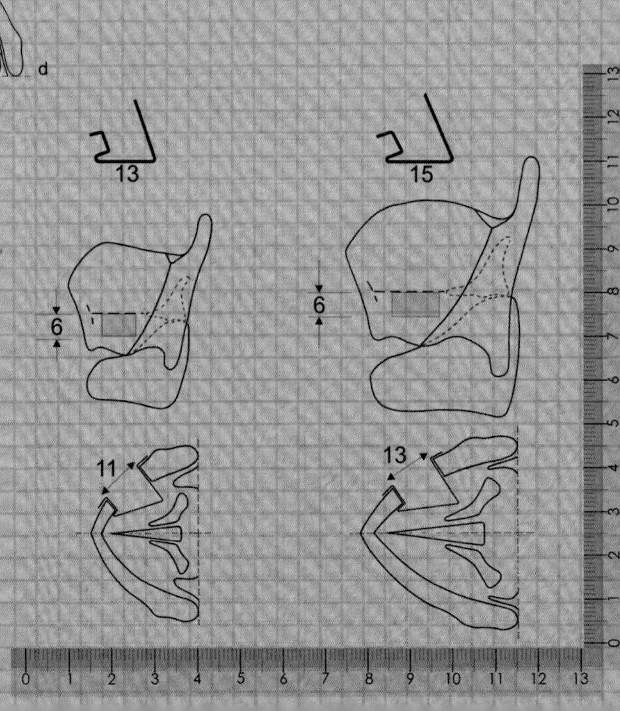

CONTENTS

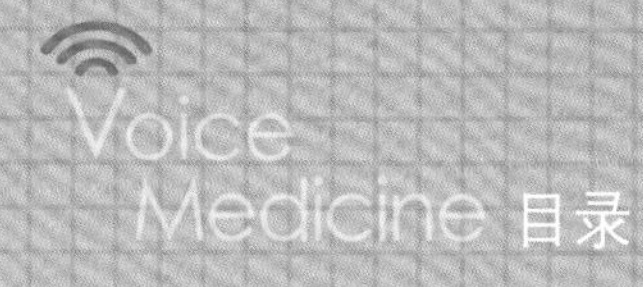

CONTENTS

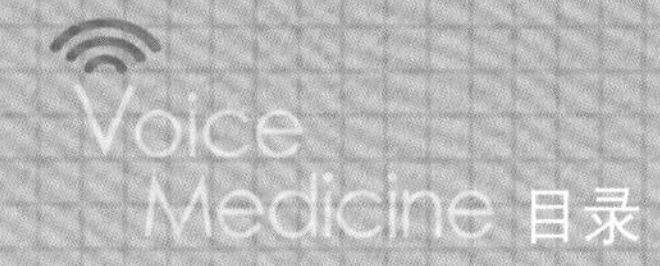

CONTENTS

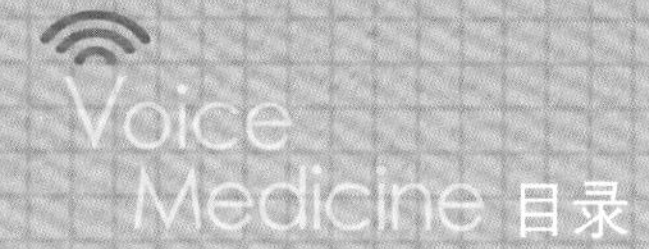

CONTENTS

CONTENTS

CONTENTS

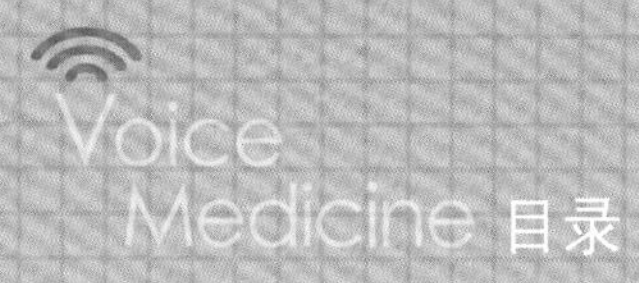

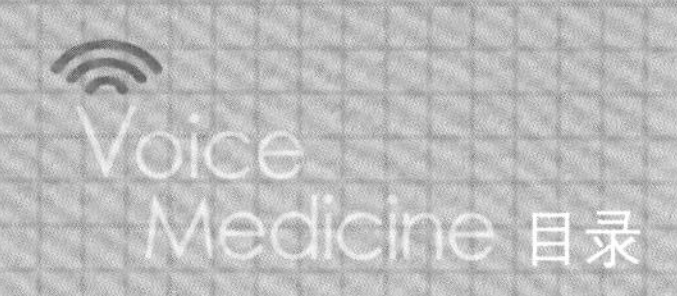

CONTENTS

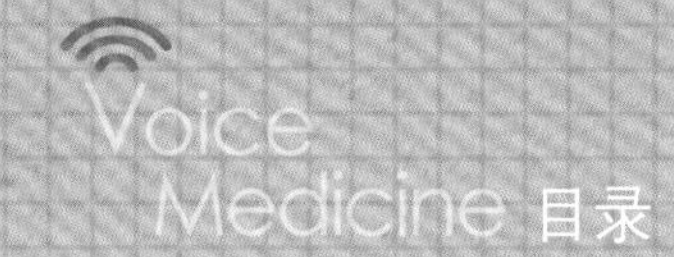

CONTENTS

第七篇 吞咽障碍
Swallowing Disorders
469

第一篇
嗓音医学基础
Basis of
Voice Medicine

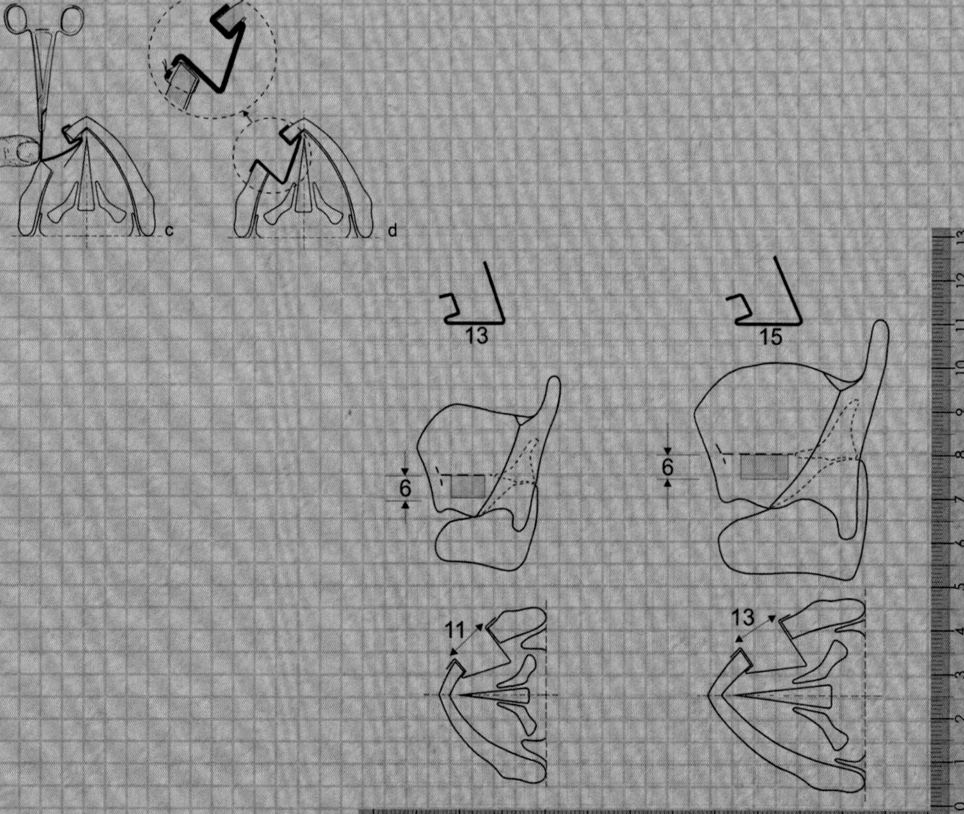
c
d
13
15
6
6
11
13

第一章 发音器官的发生与发育 Development of the Phonatory Apparatus

人类言语的产生过程非常复杂，有赖于动力器官、振动器官、共鸣器官、构音器官及神经系统等协同完成。本章重点介绍发音器官的发生与发育。

第一节 发音器官的发生学

人胚胎早期形似盘状称胚盘，分成头端与尾端，从背侧向腹侧依次由外胚层、中胚层、内胚层构成。在脊索头侧，内外胚层直接相贴的薄膜状区域为口咽膜。人胚第 4 周时，扁平状的胚盘卷折为柱状，卵黄囊顶部的内胚层被包卷入胚体内形成原始消化管，头端为前肠（即原始咽），尾端为后肠，中段为中肠。胚体头端因脑泡的发生及其腹侧间充质增生隆起而称为额鼻突。与此同时，由于心脏的发育，使口咽膜下方形成较大的隆起称心隆起（心突）。

一、外鼻、鼻腔及口腔的发生

大约在胚胎第 22～29 天，原始咽的两侧间充质迅速增生，在额鼻突和心隆起之间由头端至尾端先后形成 6 对背腹走向、左右对称的弓状隆起，这些弓状隆起称为鳃弓，鳃弓之间的凹陷称为鳃沟。人胚前 4 对鳃弓明显，第 5 对鳃弓出现不久即消失或不出现，第 6 对鳃弓则很小。第 1 对鳃弓发生后不久，其腹侧部分即分为上、下两支，分别称上颌突和下颌突。两侧的上下颌突及其上方的额鼻突围成一个宽大的凹陷，称口凹，即原始口腔。口咽膜界于口凹与原始咽之间，于大约第 24 天破裂，使口凹与原始咽相通。

在胚胎第 5 周，额鼻突下缘两侧外胚层增生，形成两个椭圆形的增厚区，称鼻板。第 6 周时，鼻板中央凹陷，形成鼻窝，其下方以一细沟与口凹相通。鼻窝内、外侧缘突起，分别称内侧鼻突和外侧鼻突。两侧下颌突向中线生长，于胚胎第 5 周融合，之后形成下颌和下唇。在胚胎第 6 周，左、右内侧鼻突向中线生长并相互融合，形成鼻梁和鼻尖。左、右内侧鼻突下缘还向下外方延伸，之后形成人中和上唇的正中部分。第 6～7 周，左、右上颌突也向中线生长并先后与同侧的外侧鼻突和内侧鼻突融合。这样，鼻窝与口凹间的细沟被封闭，鼻窝与口凹即被分开。上颌突形成上颌和上唇的外侧部。外侧鼻突形成鼻翼和鼻外侧壁大部。额鼻突形成前额及鼻根。此前朝向前方的鼻窝逐渐朝向下方，形成鼻孔。胚胎第 6 周末，左、右鼻窝向深部扩大并融合为一个大腔，称鼻囊即原始鼻腔。起初，原始鼻腔与原始口腔之间隔以很薄的口鼻膜，胚胎第 7 周口鼻膜破裂，形成原始鼻后孔，使原始鼻腔与原始口腔相通。

上、下颌形成后，两者间的裂隙称口裂。口裂起初很宽大，在胚胎第 2 个月，上颌突和下颌突的外侧部逐渐融合，形成颊，口裂逐渐缩小。

二、鼻窦的发生

鼻甲外下方的鼻道上皮向外生长突起，侵蚀邻近颅面骨质内，使之气化形成小腔，发展成鼻窦，同时鼻黏膜向鼻窦内延续。后组筛窦从筛甲突之间的沟内开始发生，上颌窦和前组筛窦从上颌甲突和第1筛甲突之间的中鼻道发生。额窦由中鼻道的上部或前组筛窦的气房发生而来。蝶窦并不是从鼻道的上皮开始发生，而是从鼻腔后上角开始发生，即由鼻软骨囊吸收而成。鼻窦内覆以典型的呼吸黏膜，由含柱状细胞与杯状细胞的假复层纤毛柱状上皮构成，黏膜与骨直接连接称为黏骨膜，黏骨膜通过各窦的开口与鼻腔相连续。

在胎儿第12周时，下鼻甲外上方形成钩突，中鼻道外侧壁的鼻囊软骨增生，形成筛泡和上颌窦的雏形。胎儿第14周时，钩突与筛泡间向外发展成筛漏斗。随着胎儿增大至出生时，上颌窦已发育成4～8mm大小。

胎儿第12周时，中鼻道外侧壁黏膜向上向筛泡内发展，形成中组筛窦；向下向筛泡内生长，形成前组筛窦；上鼻道黏膜向外后发展，形成后组筛窦。随胎儿增大，前中组筛房出生时已发育成数个气房。

额窦在胚胎发育时与筛窦同源于中鼻道侧壁筛泡上方，出生前尚未与前组筛窦分开，生长缓慢。

蝶窦在胎儿第16周时，开始由软骨鼻囊的侧后部逐渐形成，至出生时仍很小。

三、腭的发生

腭起源于正中腭突与外侧腭突，胚胎第5周开始发生，于胚胎第12周完成。正中腭突为左右内侧鼻突融合后向原始口腔内长出的短小突起，它演化为腭前部的一小部分；外侧腭突为左右上颌隆起向原始口腔内长出的一对扁平突起，最初在舌的两侧斜向下方生长，随着口腔扩大及舌体变扁、位置下降，左右外侧腭突逐渐在舌的上方呈水平方向生长，并在中线融合，形成腭的大部。外侧腭突前缘与正中腭突汇拢融合，两者正中交汇处残留一小孔，即切齿孔。之后，腭前部间充质骨化为硬腭，后部则为软腭。软腭后缘正中组织增生突起，形成腭垂。

随着腭的形成，原始鼻腔与原始口腔被分隔为鼻腔和口腔。原始的鼻后孔后移，形成鼻后孔。同时，额鼻突和内侧鼻突的外胚层和中胚层组织增生，在原始鼻腔正中形成鼻中隔。鼻中隔向下生长，其下缘与腭融合，鼻腔即被分为左、右两部分。与此同时，鼻腔外侧壁各发生为3个皱襞，分别形成上、中、下3个鼻甲。

四、牙齿的发生

釉质自外胚层发生，牙本质和牙髓发生自神经嵴来源的外胚层间充质。在胚胎第6周，上、下颌表面的外胚层组织增生，各形成一个与颌外形一致的U形嵴，称牙板。胚胎第7周，牙板上皮向深层的间充质内生长，在上、下颌内各形成10个相间排列的球状突起，称牙蕾。胚胎第8周，牙蕾远端凹陷，形成帽状结构，称为造釉器，凹陷内的间充质为牙乳头，两者共同构成乳牙原基。

五、舌的发生

舌体黏膜来自咽壁外胚层，舌根黏膜则来自咽壁内胚层，舌的结缔组织来自鳃弓间充质，舌肌主要来自枕部体节的生肌节。胚胎第4周末，两侧下颌突的内侧面细胞增生，形成3个突起，前面一对为侧舌突，后方正中一个为奇结节。侧舌突左右融合形成舌体的大部分，奇结节形成舌盲孔前方舌体的很小部分。第2、3、4鳃弓腹侧端之间的间充质增生，凸向咽腔，形成连合突。连合突前部发育为舌根，后部形成会厌。舌体与舌根的融合处形成V形界沟，界沟顶点即舌盲孔。

六、咽的发生

原始咽为消化管头端的膨大部，呈左右宽、背腹扁、头宽尾细的漏斗状，其头端有口咽膜封闭。胚胎第4周口咽膜破裂，咽与原始口腔和原始鼻腔相通。在原始咽的侧壁有5对囊状突起称咽囊，分别与其外侧的鳃沟相对。随着胚胎的发育，咽囊演化出一些重要的器官，由头向尾依次排列：① 第1对咽囊：开始形成鼓室隐窝，后逐渐扩大为中耳鼓室和乳突；与咽相连的内侧端形成咽鼓管；相对应的第一鳃沟形成外耳道；鳃膜参与形成鼓膜；② 第2对咽囊：退化成一浅窝，即扁桃体窝，容纳腭扁桃体；③ 第3对咽囊：腹侧部在胚胎第7周形成胸腺，背侧部发育成下一对甲状旁腺；④ 第4对咽囊：背侧部发育成上一对甲状旁腺，腹侧部渐退化消失；⑤ 第5对咽囊：常缺如或很小，仅为小小的细胞团，称后鳃体，大致分化为甲状腺原基内的滤泡旁细胞。

当咽囊和相对应的鳃弓衍化完毕后，原始咽成为一个漏斗状肌性短管，即咽本体。

七、喉、气管及肺的发生

除鼻腔黏膜来自外胚层外，呼吸系统其他部分的黏膜均来自原始消化管的内胚层，其外围由中胚层组成呼吸器的支持组织。

胚胎第4周初，原始咽底壁正中鳃下隆起的尾侧出现一纵行浅沟，称喉气管沟。喉气管沟逐渐变深并自尾端至头端逐步融合，形成一管状盲囊，称喉气管憩室，是喉、气管、支气管和肺的原基。喉气管憩室位于食管的腹侧，两者间的间充质隔称为气管食管隔。

喉气管憩室开口于咽的部分发育为喉，其余部分发育为气管。胚胎第1周末，喉气管憩室末端膨大并分为左、右两支，称肺芽，是支气管和肺的原基。胚胎第5周，左、右肺芽分别分为2支和3支，形成左、右肺的肺叶支气管。胚胎第2个月末，气管、支气管发育已告完成，肺叶支气管分支形成肺段支气管，左肺8~9支，右肺10支。胎儿第6个月末，支气管分支已达17级，出现终末性细支气管、呼吸性细支气管和少量肺泡。胎儿第7个月，肺泡数量增多，肺泡上皮除Ⅰ型细胞外，还出现了可分泌表面活性物质的Ⅱ型细胞。出生前数周，肺的发育进入快速成熟阶段。此时肺泡增大，肺泡壁变薄，肺泡内液体逐渐被吸收，Ⅱ型肺泡细胞增多，表面活性物质的分泌量增加。

喉气管憩室和肺芽周围的脏壁中胚层分化为喉、气管、支气管壁及肺内间质中的结缔组织、软骨组织和平滑肌。胚胎第5~6周，冠臀（是由胎儿最头顶端量度至臀部最低处）长5~10mm时，喉入口出现3块组织，位于前方者为第4鳃弓的下鳃弓隆突所衍生，以后发育成会厌；两侧的间叶组织块，位于咽底部的第6鳃弓纵嵴，为杓状软骨的始基。这3块组织互相向内侧靠拢，并移向冠端的舌根，形成T形入口，于胚胎第2个月末相连，使喉入口闭合。

甲状软骨来自第4鳃弓的软骨部，先形成两侧板，以后逐渐向中线融合，于胚胎第6周才发育完成。环状软骨发育自第6鳃弓，于胚胎第7周形成气管食管隔，并与环状软骨相连。胚胎第2个月末，随着甲状软骨发育，在杓状软骨与甲状软骨间，逐渐形成声带。声带的正常发育与喉室和室带发育紧密相关，此时喉腔的外下部分，从前方的杓突起，向喉原始前庭的底部伸展，其顶部形成喉球囊，近端宽阔形成喉室。于胎儿第3个月，在第4、5鳃弓间，随着喉室发育，声带和室带分离，杓会厌襞是从第4鳃弓延伸，起自会厌的下鳃弓隆突至第6鳃弓杓状隆突上的突起。胚胎第8周，声带的上皮始基纵形裂开。胎儿30周以前声带匀速生长，每周增长0.2mm；30周以后声带生长较慢，每周增长0.01mm。12～30周胎儿喉匀速生长；30周以后生长速度减慢，喉大小、声带长度及左右横径与前后径之比均与新生儿相近。28～34周时胎儿声带冠状正中位固有层为匀质的胶原纤维结构，未见有弹力纤维出现，无声韧带形成。

胎儿期在声带中部已有声带肌，且达到声带中部游离边缘。第12周时胞浆内出现细丝状的肌原纤维，延长轴平行排列，横纹清晰可见，可分为肌束膜与肌外膜，不能辨认肌内膜，说明喉肌此时已发育为骨骼肌。喉内肌于冠臀长7mm的胚胎期才可区分为内、外收缩肌。内收缩肌是所有喉内肌的始基，外收缩肌来自第4鳃弓，形成环甲肌。喉内、外肌丛于冠臀长10～12mm的胚胎期始能分辨，于冠臀长13～17mm的胚胎期喉软骨及喉内肌可分辨清楚，冠臀长13mm的胚胎期发育的杓横肌、环杓后肌、杓会厌肌的始基亦可辨识。环甲肌、甲杓肌直至冠臀长15mm的胚胎期才能分辨，甲杓肌至冠臀长18mm的胚胎期才与环杓侧肌分离，最后至冠臀长19～23mm时喉肌完成胚胎期的发育。胎儿末期，喉部发育成出生后的形状。喉外肌始基来自原始舌骨下肌丛的心外膜嵴，并分为深浅两层，浅层形成肩胛舌骨肌和胸骨舌骨肌，深层形成甲状舌骨肌和胸骨甲状肌。咽缩肌和茎突咽肌来自第3鳃弓，而环咽肌来自第4鳃弓。

第二节　发音器官的发育

喉部大部分解剖结构的发生在胎儿第3个月完成，出生时大部分发音器官在外形上已接近成人，随着年龄增长，各部分生长发育达到成人水平。

出生时喉的位置较高，随着年龄增长喉部逐渐下降，以环状软骨弓为标志，出生时相当于3～4颈椎水平；出生后3个月其高度约相当于第4颈椎下缘水平；6岁时下降至第5颈椎以下，至青春期达到第6颈椎水平。伴随喉体下降，声道长度及比例随之发生改变。出生后喉软骨也开始缓慢的骨化过程，舌骨在2岁时开始骨化，甲状软骨及环状软骨骨化发生在20岁左右，杓状软骨发生骨化在30岁左右。

一、儿童期喉发育与嗓音特征

（一）儿童期喉发育

喉的发育在出生后前3年较为显著，6岁后变化较少，14～16岁时又进入显著发育阶段。小儿喉腔、声门都较狭小，新生儿声带长度为2.5～3.0mm，膜部与软骨部长度相等；儿童期声带长度为 6 ~ 8mm，膜部与软骨部比例为 3∶2。50% 的儿童会厌呈 Ω 形。儿童在 8 岁以前声韧带不明显，声带固有层结构均匀一致，主要由无定型物组成，类似于成人声带的任克间隙，声带固有层各层的区分不明显。

（二）儿童期嗓音特征

出生时的哭喊作为出生后的第一次“发音”，频率约为 500Hz。随着生长，儿童发音时平均基频逐渐减低，到 8 岁时，接近 275Hz。在儿童时期生理性音域（频率范围）相当恒定，而歌唱频率范围则不断增加。有学者认为，在儿童时期，应顺应发音器官自然的发展过程，不必过多、过早地进行训练，以免造成不必要的损害。

二、青春期喉发育与嗓音特征

（一）青春期喉及声道发育

青春期由于内分泌激素水平的显著变化，喉体在短期内迅速增大，嗓音亦发生显著改变，这段时期又称为变声期（puberty mutation）。青春期嗓音变化通常持续 1.5 年，变声期的开始及持续时间因研究技术、测量方法及对嗓音变化定义等差异而不同。美国有文献报道，女孩的变声期多从 8 ~ 15 岁开始，12 ~ 16.5 岁结束；男孩多从 9.5 ~ 14 岁开始，13.5 ~ 18 岁结束。

变声期间喉软骨支架与软组织发育不平行，喉软骨迅速发育，表现为环状软骨直径增加；甲状软骨翼板扩大，两侧甲状软骨成角男性自出生时的 110° 减低至 90°，女性则保持在 120° 左右；会厌软骨变平，生长、抬高。喉软骨迅速增大后软组织受到过度牵拉，上皮变薄、黏膜固有层充血、局部水肿，声韧带水肿充血，声带肌细胞疏松。男性声带增长 4 ~ 11mm（约为声带长度的 60%），女性声带增长 1.5 ~ 4mm（约为声带长度的 34%）。经过变声期，声带膜部与软骨部比例为 2∶1；男性声带长度增至 20 ~ 25mm，女性声带长度增至 15 ~ 20mm。声带的固有层在整个儿童期进行性地发育，声带各层的分化在 16 ~ 17 岁左右完成，声韧带也逐渐发育成熟。

青春期发音系统其他器官亦发生相应变化：呼吸容量增加（胸廓周径的增大），胸腹部肌肉不断加强，鼻窦继续发育，扁桃体和腺样体呈现一定程度的萎缩，喉咽腔进一步的扩大，牙齿的发育基本完成。以上变化致使青春期声道的长度及周径持续增长，共鸣系统扩大，20 ~ 21 岁时生长接近成人。

（二）青春期嗓音特征

由于青春期声带长度迅速增加及声道所出现的相应改变，青春期后嗓音音高进一步下降，男性较为明显。女性通常降低 2.5 个半音，男性通常降低近 1 个 8 度。

（韩德民　徐　文）

第二章 发音器官应用解剖学 Anatomy of the Phonatory Apparatus

第一节 发音器官组成

人类的发音器官具有复杂的结构，是发音和言语的基础。整个发音系统包括动力器官、振动器官、共鸣器官和构音器官，其中以声带为主体的振动器官在嗓音的形成中最为重要。呼吸器官为动力器官，自肺呼出气流振动声带而发音。共鸣器官形状和大小的变化有助于形成独特的音色。构音器官的变化是形成各种元音和辅音的基础。

一、发音动力器官

发音的动力器官（activator）即呼吸器官，主要包括气管、支气管、肺、胸廓及相关肌肉、膈肌和腹部相关肌群。在吸气和呼气肌群的作用下，胸廓开大或缩小，产生吸气和呼气动作，自肺呼出的气流是声带振动的动力。胸廓的运动方式分为胸式呼吸和腹式呼吸，前者靠改变胸廓前后径，而后者通过改变胸廓上下径进行呼吸。人类在发音时所采用的呼吸方式大致是一种胸腹式联合呼吸，与一般安静时或运动时的呼吸方式不同，呼气相比吸气相时间相对延长，吸气相与呼气相之比安静时为 1∶1.2，说话时为 1∶5 ~ 1∶8，歌唱时则为 1∶15 ~ 1∶20。

二、发音振动器官

发音的振动器官（generator）以声带为主体，发音时闭合的声带经呼出气流冲击、振动，发出原始的声音即基音。音高即声音的高低，取决于声带振动的频率，而频率与声带的长度、厚度、张力及振动范围有关。声带短、薄、张力大、振动幅度小、振动频率快，发出的声音音高较高，反之则音高较低。声强是指声音的强弱，取决于声带振动的振幅，并与声门下气流压力有关。声门下压力大、声带振动的幅度大、声强就强，反之则声音弱。

三、发音共鸣器官

发音的共鸣器官（resonator）包括鼻腔、鼻窦、口腔、咽腔、喉腔、胸腔等，其中声带以上至口唇形似喇叭的共鸣腔即声道（vocal tract）的共鸣作用最大（图 1-2-1）。声道是一端封闭、一端开放的闭管共鸣器官，具有可变性和复合性，其大小、形状及腔壁的硬度影响共鸣效果。改变共鸣腔的形状和大小后，可影响音色。歌唱时如降低喉的位置，可增加咽腔容积，使音色丰满。婴儿喉及气管上端呈漏斗形，随年龄增长，共鸣系统逐渐发育，喉位置下降，口咽和舌咽形状由锥形发育为大致圆柱形。声道发育自青春期至 20 ~ 21 岁逐渐成熟，平均长约 17.5cm。随年龄的增长，老年人黏膜萎缩变薄，声道容积进一步扩大，嗓音共鸣与喉气道阻力亦发生变化。女性共振峰 F1 和 F2 随年龄增大而降低，可能与老年人喉的位置较低有关。Melcon 等（1989 年）

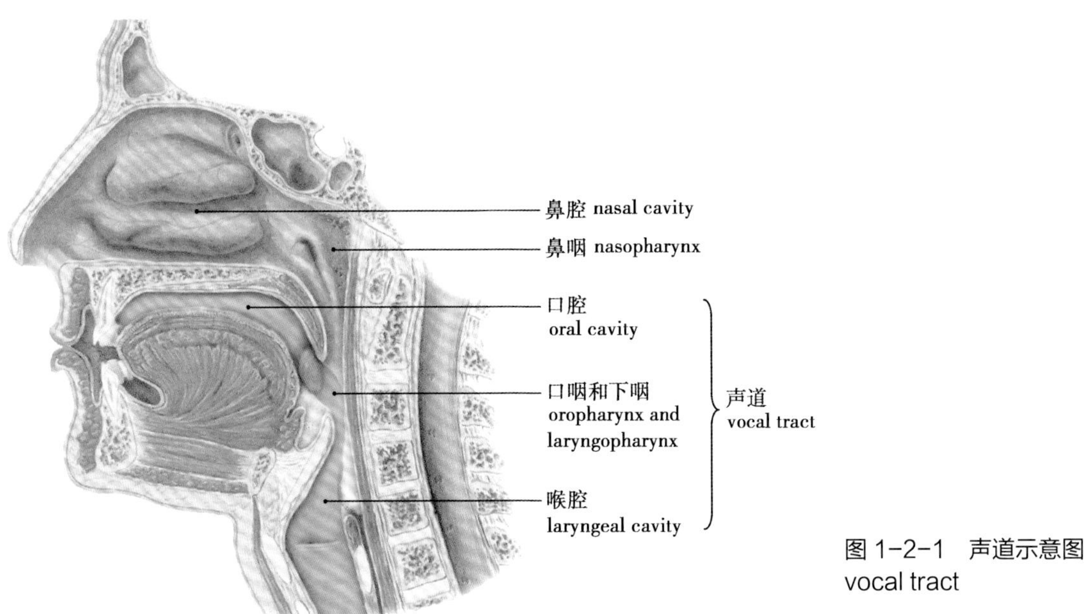

图 1-2-1 声道示意图
vocal tract

发现男性喉气道阻力随年龄增长而显著降低。

四、构音器官

言语形成是非常复杂的过程，与构音器官（articulator）的作用密不可分。构音器官包括口腔、舌、腭、唇、齿、颊等，属于声道中的可变部分。构音器官的作用是通过调节其相对位置，改变口腔形状和大小，以改变发音时声道气流来完成的。通过唇、齿、舌、腭、颊、口腔等器官的调节，发出不同的元音和辅音，最终形成言语。

第二节 喉的应用解剖学

喉（larynx）只存在于用肺呼吸的脊椎动物中，位于颈前正中，舌骨下方，上通喉咽，下接气管。喉上端为会厌上缘，下端为环状软骨下缘，前面为舌骨下肌群，后为咽及颈椎的椎体，两侧为颈部的大血管神经束、甲状腺侧叶。喉是以软骨为支架，附以肌肉、韧带、纤维组织及黏膜等构成的一个锥形管腔状器官。在成年男性，喉的位置约相当于第 3～6 颈椎平面，高约 8cm，在女性及小儿位置稍高。喉不仅是呼吸道的重要组成部分，而且还是发音器官，具有呼吸、发音、保护、吞咽等重要的生理功能。

一、喉软骨与关节

（一）喉软骨

构成喉支架的软骨共有形状大小各不同。单个而较大的有甲状软骨、环状软骨及会厌软骨，成对而较小的有杓状软骨、小角软骨及楔状软骨，共 9 块。此外，尚有数目不定的籽骨及麦粒软骨（图 1-2-2）。

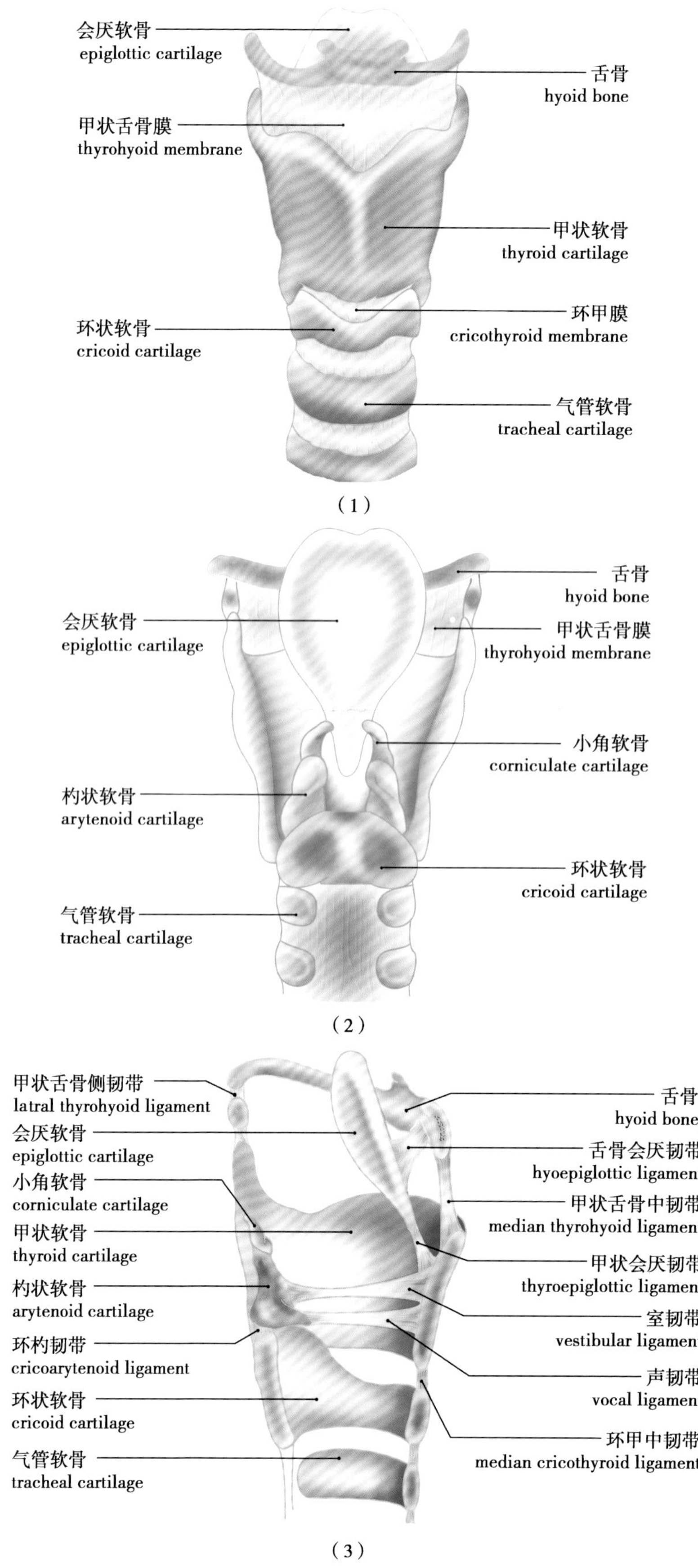

图 1-2-2 喉软骨、韧带及膜
laryngeal cartilages, ligaments and membranes
（1）前面观（anterior view）
（2）后面观（posterior view）
（3）侧面观（lateral view）

1. 会厌软骨 会厌软骨（epiglottic cartilage）位于舌骨及舌根后面，上宽下窄形如树叶，在喉入口之前，表面有神经和血管穿过的小孔。会厌软骨的下部为会厌软骨茎，其下端通过甲状会厌韧带连接于甲状软骨交角内面上切迹下方。会厌软骨上缘游离，成人多平展，在儿童其两侧缘向内卷曲、较软。会厌前面略向舌部突出，后面凹陷对向喉腔，由前下向后上倾斜，两侧黏膜与杓状软骨相连构成杓会厌襞，与会厌上缘构成喉入口的上界。会厌结节是会厌黏膜及其下的结缔组织形成的隆起，位于会厌喉面的根部、紧接室带在甲状软骨附着处的上方。会厌软骨前后覆以黏膜构成会厌，为喉入口的活瓣，吞咽时会厌向下封闭喉入口，保护呼吸道。

2. 甲状软骨 甲状软骨（thyroid cartilage）为喉软骨中最大的一块，由左右对称的四方形甲状软骨板组成，构成喉前壁和侧壁的大部分。甲状软骨板的前缘在正中线上互相融合构成前角，后缘彼此分开。在甲状软骨板正中融合处的上方呈V形切迹，称甲状软骨切迹（thyroid notch），为颈部手术的一个重要标志。两个甲状软骨板在前缘会合形成一定的角度，男性近似直角，上端向前突出，称为喉结（laryngeal prominence），为成年男性的特征，在女性则近似钝角。两侧甲状软骨板后缘各向上下两端延伸，形成上下突起，上方称为上角，下方称为下角。甲状软骨上角较长，通过甲状软骨侧韧带与舌骨大角相连；下角较短，其末端内侧的小圆形关节面与环状软骨侧方的关节面相接，组成环甲关节。甲状软骨板的后缘钝圆，有茎突咽肌和咽腭肌附着。甲状软骨板的外侧面自后上向前下有一斜线，为甲状舌骨肌、胸骨舌骨肌及咽下缩肌的附着处，斜线上端为甲状上结节，下端为甲状下结节。

3. 环状软骨 环状软骨（cricoid cartilage）位于甲状软骨下方，是喉部唯一呈完整环形的软骨，其前后径多略大于横径，对于支撑呼吸道保持其通畅尤其重要，形成喉腔下部的前壁、侧壁，特别是后壁的支架。环状软骨如被损伤，常后遗喉狭窄。环状软骨前部细窄，名环状软骨弓，垂直径为5～7mm，两侧向后延伸逐渐变宽，弓的前端正中两侧为环甲肌附着处；环状软骨后部高而成方形为环状软骨板，垂直径为2～3cm，构成喉后壁的大部。环状软骨板的下缘与弓在同一水平，上部突入甲状软骨两侧板后缘之间。环状软骨板的上缘两侧各有一长圆形关节面，与杓状软骨构成环杓关节。环状软骨两侧板、弓相接处的外侧各有一关节面，与甲状软骨下角形成环甲关节。环状软骨板的背面正中有一条自上而下的纵嵴，名正中嵴，食管纵肌部分纤维附于此，嵴的两侧各有一浅凹，称板凹，为环杓后肌的起始处。

环状软骨弓的上缘与甲状软骨下缘之间为环甲膜，膜前皮下有一淋巴结，称喉前淋巴结，可因喉癌转移而肿大。环状软骨下缘借环状软骨气管韧带与第一气管环相连。环状软骨弓也是气管切开手术的重要标志，其位置因年龄而异。

4. 杓状软骨 杓状软骨（arytenoid cartilage）形如三棱锥体，左右各一，可分为尖、底、两突及三面。杓状软骨尖部稍向内倾斜，小角软骨接于其上。杓状软骨底为半圆形凹槽，跨在环状软骨板上部的关节面上，组成环杓关节。大部分喉内肌起止于杓状软骨。杓状软骨的基底呈三角形，前角为声带突（vocal process），系声韧带及声带肌的附着处；外侧角为肌突（muscular process），环杓侧肌及部分甲杓肌外侧部的肌纤维附着于肌突侧部，环杓后肌附着于肌突后部，杓肌附着于其底部的后内角。杓状软骨前外侧面不光滑，此面的下部有甲杓肌和环杓侧肌的部分肌纤维附着，内侧面较窄而光滑，构成声带后端的软骨部分，约占声带全长的1/3。

5. 小角软骨 小角软骨（corniculate cartilage）系细小的软骨，位于杓状软骨顶端，居杓会厌襞后端，从表面观察该处黏膜较膨隆，称小角结节（corniculate tubercle）。

6. 楔状软骨 楔状软骨（cuneiform cartilage）位于杓会厌襞内、小角软骨之前，可能缺如。

在喉的软骨中，甲状软骨、环状软骨和杓状软骨的大部分为透明软骨，可发生骨化。会厌软骨、甲状软骨中央部、杓状软骨声带突和尖部为弹性软骨，其余均属纤维软骨，会发生钙化。甲状软骨于18岁开始出现骨化，最先发生于后下角，逐渐向上向前发展，两侧翼板的中央最后发生骨化，骨化程度男性较女性明显。环状软骨骨化无明显性别差异，多先自背板上缘开始，很少发展至下缘。杓状软骨可完全骨化，一般男性多于女性，两侧常对称发生。喉软骨对喉功能的保护很重要，软骨表面覆有软骨膜。喉软骨及软骨膜对阻止肿瘤向喉内发展有暂时性的限制作用。

（二）喉关节

喉软骨有两对关节，即一对环甲关节和一对环杓关节。

1. 环甲关节 环甲关节（cricothyroid joint）由甲状软骨下角内侧面的关节面与环状软骨弓板相接处外侧的关节面构成。环甲关节是甲状软骨和环状软骨之间的两个共同支点，如甲状软骨和环状软骨前部的距离缩短，则后部的距离就有所增加，从而使环状软骨板后仰，附着于环状软骨背板上的杓状软骨也随之后仰，使声带的张力增加，加强了声门的闭合。如环甲关节活动障碍，必将影响声带的弛张，发音时声门不能紧闭，出现裂隙。若一侧环甲关节活动障碍或两侧活动不对称，在发音时声门出现偏斜，后部偏向患侧或活动较差一侧。

2. 环杓关节 环杓关节（cricoarytenoid joint）由环状软骨板上部的关节面与杓状软骨底部的关节面构成，是一对较为灵活的关节，对声门的开闭起重要作用。对于环杓关节的活动形式有两种观点：一种认为杓状软骨是在环状软骨上以环状软骨垂直轴为中心向外或向内作回旋运动以开闭声门；另一种认为杓状软骨是沿着环状软骨背板两肩上的关节面呈上下、内外、前后滑动，两侧杓状软骨互相远离或接近以开闭声门，回旋运动和滑动两者是密切相关的。与此同时，杓状软骨还有一定程度的向内或向外偏跨的配合活动（图1–2–3）。

二、喉韧带与膜

喉软骨之间有纤维韧带组织相连接，主要如下（见图1–2–2）。

1. 甲状舌骨膜 甲状舌骨膜（thyrohyoid membrane）为连接舌骨与甲状软骨上缘的薄膜，为弹性纤维组织构成。甲状舌骨膜的中央部分增厚，为甲状舌骨正中韧带（median thyrohyoid ligament），两侧较薄，有喉上神经内支及喉上动脉、静脉经此穿甲状舌骨膜入喉。甲状舌骨膜的后外侧缘增厚部分为甲状舌骨外侧韧带（lateral thyrohyoid ligament）。

2. 喉弹性膜 喉弹性膜为一宽阔展开的弹性纤维组织，为喉黏膜固有层的一部分，分为上、下两部。自喉入口以下至声韧带以上者为上部，较薄弱；在室带边缘增厚的部分，名室韧带（ventricular ligament）。室韧带前端附着于甲状软骨交角内面、声韧带附着处的上方，后端附着于杓状软骨前外侧面的中部。喉弹性膜下部为喉弹性圆锥（elastic cone of larynx），是一层坚韧而具弹性的结缔组织薄膜，其下缘分为两层，内层附着于环状软骨的下缘，外层附着于环状软骨的上

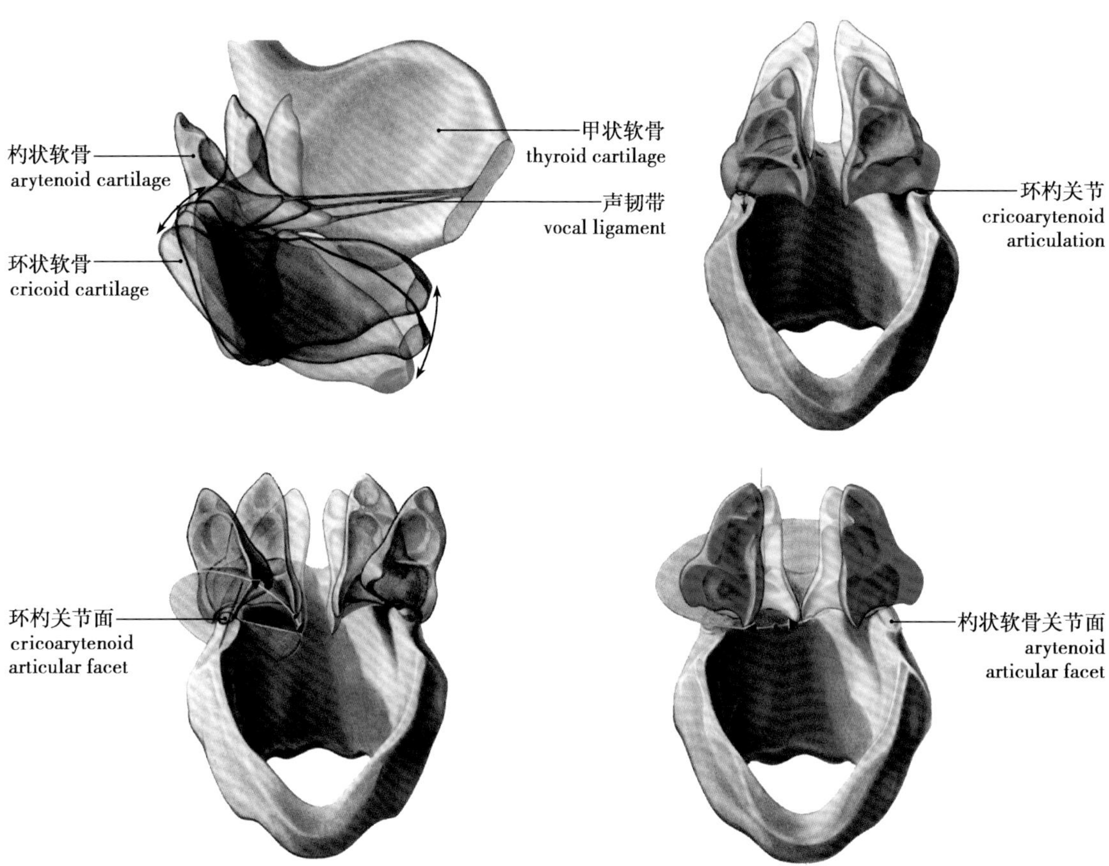

图 1-2-3　环杓关节及其运动
cricoarytenoid joint and its action（Sataloff，2005）

缘。向上，此膜前方附于甲状软骨交角内面的近中间处，后附着于杓状软骨声带突，其上缘两侧各形成一游离缘，名声韧带。在甲状软骨下缘与环状软骨弓上缘之间，弹性圆锥前部的、可伸缩的、裸露在两侧环甲肌之间的部分名环甲膜（cricothyroid membrane），其中央增厚而坚韧的部分称环甲正中韧带（median cricothyroid ligament），为环甲膜切开术入喉腔之处。

3. 甲状会厌韧带　甲状会厌韧带（thyroepiglottic ligament）连接会厌下端与甲状软骨，由弹性纤维组成，厚而坚实。

4. 舌会厌正中襞　舌会厌正中襞（median glossoepiglottic fold）系自会厌舌面中央连接舌根的黏膜襞，两侧各有舌会厌外侧襞。在舌会厌正中襞与外侧襞之间，左右各有一凹陷，称为会厌谷（epiglottic vallecula），吞咽时流质及半流质食物常将其充满，也为易存留异物之处。

5. 杓会厌襞　杓会厌襞（aryepiglottic fold）自会厌两侧连向杓状软骨，构成喉入口的两侧缘。在此襞后外下方，每侧有一凹陷，名梨状窝，尖锐异物也易停留此处。喉上神经经梨状窝的前襞和底部，在黏膜下形成一斜向内下行走的襞，称喉上神经襞，然后分出细支到达喉上部。临床上常于梨状窝内涂抹表面麻醉药，可麻醉喉上神经。

6. 环杓后韧带　环杓后韧带（posterior cricoarytenoid ligament）为环杓关节后面的纤维束。

7. 环气管韧带　环气管韧带（cricotracheal ligament）为连接环状软骨下缘与第 1 气管环的纤维膜。

三、喉肌

喉的肌肉分为喉外肌及喉内肌两组，均为横纹肌。除杓横肌为单块外，均成对存在。

（一）喉外肌

喉外肌（extrinsic laryngeal muscles）连接喉与周围结构，包括附着于颅底、舌骨、下颌骨、喉及胸骨的肌肉。以舌骨为中心可将喉外肌分为舌骨上肌群和舌骨下肌群，前者包括二腹肌、茎突舌骨肌、下颌舌骨肌和颏舌骨肌，后者包括胸骨舌骨肌、胸骨甲状肌、甲状舌骨肌和肩胛舌骨肌。喉外肌的作用是使喉体上升或下降，同时使喉固定，并对吞咽、发音起辅助作用。咽中缩肌等舌骨上方的肌肉可使喉随舌骨上升而上升。发音时，在胸骨甲状肌的共同作用下，当舌骨固定时，使甲状软骨向前、下方倾斜，从而增加声带的张力。

（二）喉内肌

喉内肌（intrinsic laryngeal muscles）起点及止点均在喉部，收缩时使喉的相关软骨运动。喉内肌根据其功能分成以下4组（图1-2-4）。

1. 使声门张开肌群　主要为环杓后肌（posterior cricoaryteoid，PCA）。该肌位于环状软骨板背面，左右各一。起于环状软骨背面之浅凹，分内、中、外三部分纤维，止于杓状软骨肌突之后部。环杓后肌收缩时向内下方牵拉杓状软骨的肌突，使杓状软骨向外移动、滑动和转动，使声带突向后、上、外转动，声带外展、声门开大，并使声带紧张。环杓后肌为喉内肌中唯一的外展肌，如两侧同时麻痹，则可能发生呼吸道阻塞。环杓后肌由两种肌纤维组成，即吸气时收缩的期相纤维和整个呼吸过程中均有活动的紧张纤维，声带的活动由两种纤维的协调活动来共同完成：吸气时期相纤维收缩声带外展，呼气时紧张纤维活动减弱，声带被动回到中间位。

2. 使声门关闭肌群　有环杓侧肌和杓肌。

（1）环杓侧肌：环杓侧肌（lateral cricoarytenoid muscle，LCA）紧贴在弹性圆锥的外面，外侧被甲状软骨所遮盖，起于环状软骨弓两侧的上缘，向上、向后止于杓状软骨肌突的前面。环杓侧肌收缩时，声带突内转向中央会合使声带内收，声门裂的膜间部关闭，声门的后1/3（软骨间部）则成三角形张开。

（2）杓肌：杓肌（arytenoid muscle）为杓横肌和杓斜肌的合称。杓横肌起于一侧杓状软骨后外侧缘，止于对侧杓状软骨后外侧缘；杓斜肌成X形位于杓横肌后方，起于一侧杓状软骨肌突，止于对侧杓状软骨顶端。杓肌收缩时使两侧杓状软骨靠拢，以闭合声门后部。

3. 使声带紧张或松弛肌群　有环甲肌和甲杓肌。

（1）环甲肌：环甲肌（cricothyroid muscle，CT）呈三角形，起于环状软骨弓的前外侧正中线两侧，斜向外上方，止于甲状软骨板下缘。环甲肌分为直部和斜部，直部在前，斜部位于外侧。环甲肌主要参与发音活动，该肌收缩时甲状软骨和环状软骨弓接近，以环甲关节为支点增加杓状软骨和甲状软骨之间的距离，使甲杓肌拉紧、声带紧张度增加、音高提高，并有使声带略内收的作用。也有人认为，发音时，环咽肌收缩，使环状软骨在脊柱前固定不动，而甲状软骨下缘向环状软骨弓接近；吞咽时，环状软骨弓向甲状软骨下缘靠近。

（2）甲杓肌：甲杓肌（thyroarytenoid muscle，TA）包括由甲状软骨至杓状软骨的所有肌纤维，起自甲状软骨板交角的内面及环甲正中韧带，止于两处：①止于声韧带及声带突的部分，名甲杓肌内侧部或声带部（也称声带肌或甲杓内肌），分两种肌，一种从甲状软骨内面斜向后插入声带，称甲状声带肌，另一种从杓状软骨斜向前插入声带，称杓状声带肌，两组肌相互交叉，以不同形式影响声带张力和位置；②止于杓状软骨外侧缘和肌突前内侧的部分，名甲杓肌外侧部，也称甲杓侧肌。甲杓肌的主要功能为调节声带张力，收缩时使杓状软骨内转，以缩短声带使声带松弛并使声门关闭。嗓音的音高与甲杓肌等的紧张度有关。亦有学者认为声带肌纤维分纵、横、斜三相肌纤维，可分段调节肌肉张力，使声带既可整体振动，又可部分振动，即有制振作用，对于音高调节极为重要。

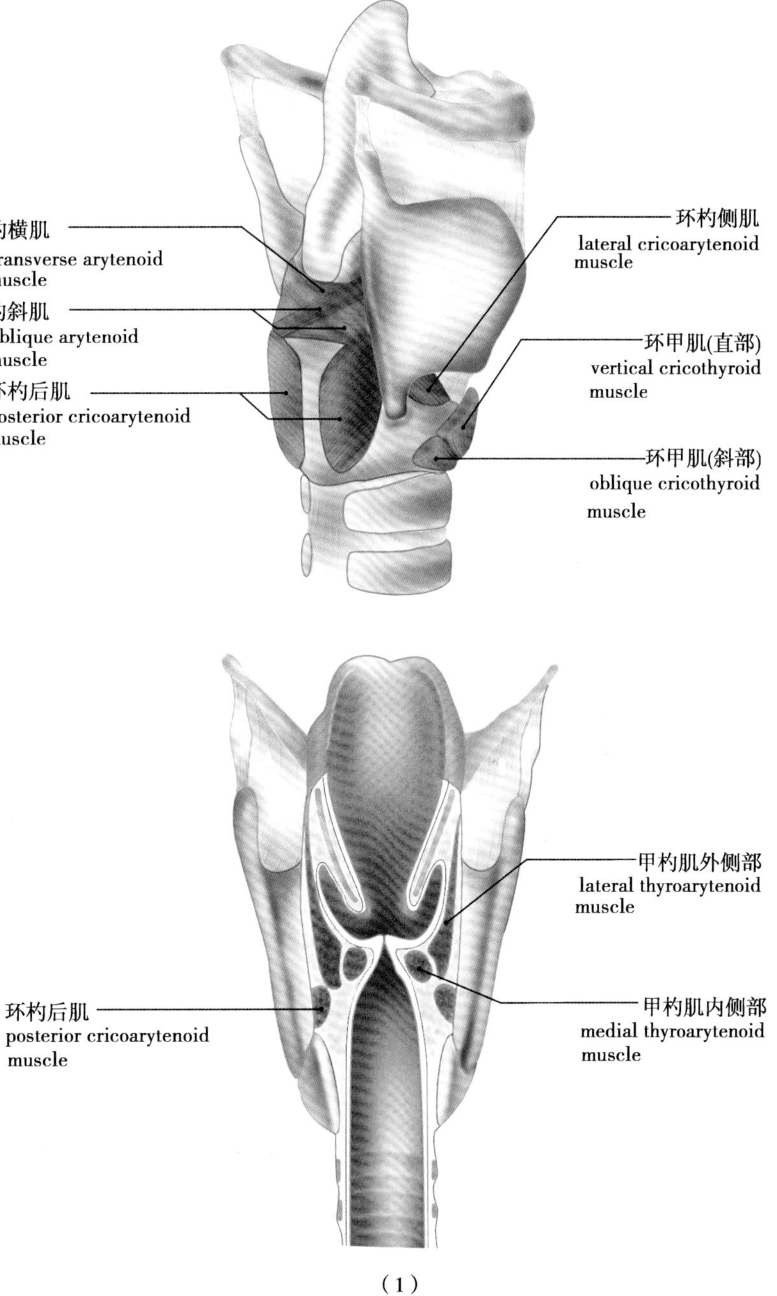

（1）

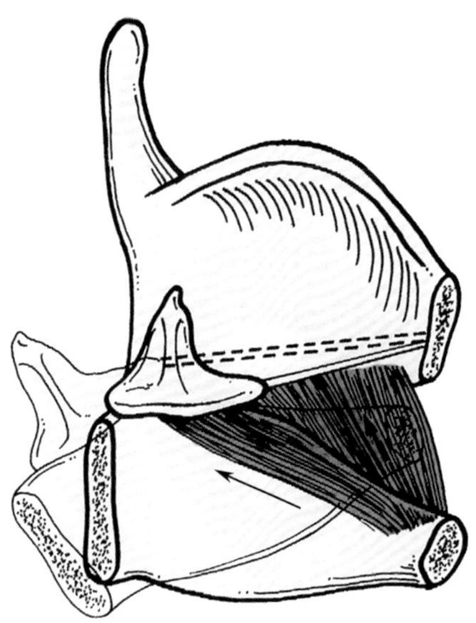

环甲肌运动
action of cricothyroid muscle

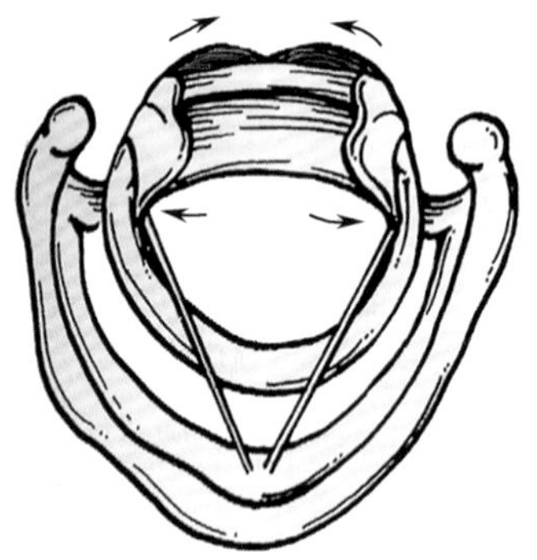

环杓后肌运动
action of posterior cricoarytenoid muscles

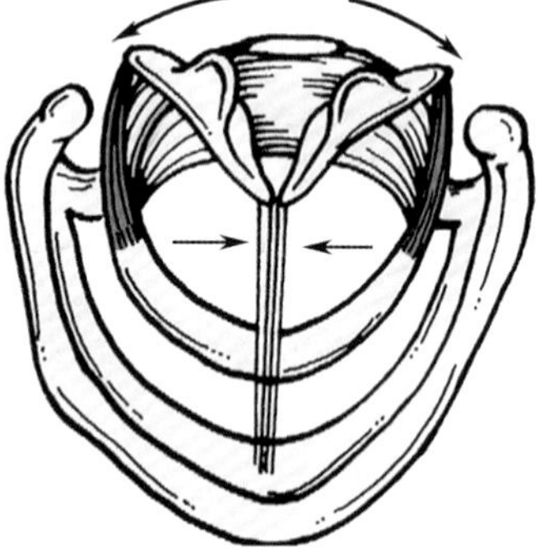

环杓侧肌运动
action lateral cricoarytenoid muscles

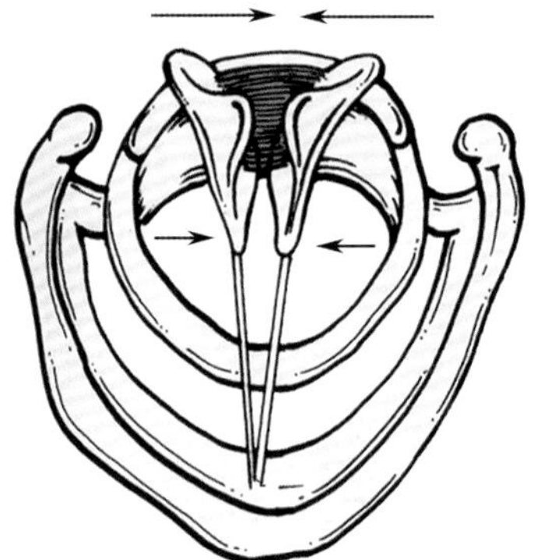

杓肌运动
action of artyenoidius muscle

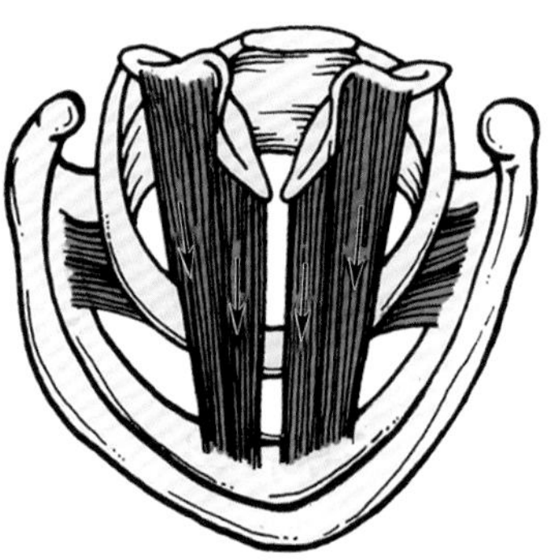

甲杓肌和声带肌运动
action of vocalis and thyroarytenoid muscles

（2）

图 1-2-4 喉内肌及其运动示意图
intrinsic muscles of the larynx and their action
（1）喉内肌组成（intrinsic muscles of the larynx）
（2）喉内肌运动（action of the intrinsic muscles）
（Sataloff，2005）

4. 使会厌活动肌群 主要有杓会厌肌和甲状会厌肌。杓会厌肌（aryepiglottic muscle）为一部分杓斜肌包绕杓状软骨顶部延展至杓会厌襞而成，该肌收缩使喉入口缩小。甲状会厌肌（thyroepiglottic muscle）为甲杓肌一部分延展于声带突及杓状软骨之外侧缘达杓会厌襞及会厌软骨外侧缘而成，收缩使喉入口扩大。

各组喉内肌的主要功能虽不同，但在喉的功能活动中，是一个协调、统一的整体，缺一不可。例如，环杓后肌的功能主要与呼吸有关，吸气时收缩使声带外展。但近年发现环杓后肌亦参与发音活动，在发音时轻度收缩，起到稳定杓状软骨、维持声带发音位置的作用，使声带的内收稳定有力，从而有利于持久发音；环杓后肌亦有增加声带张力，调节音高和音强的作用。

人类的肌纤维根据其组化反应的不同，分成Ⅰ型纤维和Ⅱ型纤维两类。Ⅰ型纤维又称慢肌纤维，对氧化酶反应较强，而对磷酸化酶以及 ATP 酶的反应均较弱。Ⅱ型纤维（又称快肌纤维）则正相反，根据其对 ATP 酶的反应又分为三个亚类：ⅡA、ⅡB、ⅡC，ⅡC 类纤维主要构成胎儿前体细胞，极少见于成人。具有高氧化性的慢肌纤维能耐受疲劳，而糖酵解活性高、氧化酶低的快肌纤维则容易疲劳。肌线粒体多少代表细胞有氧代谢的高低，Berends 研究发现，喉内肌线粒体由多到少依次为：杓间肌 > 环杓后肌 > 甲杓肌 > 环甲肌 > 环杓侧肌。在由单侧喉返神经支配的喉内肌中，甲杓肌中与快速收缩有关的Ⅱ型纤维含量最多（可达 65%），而耐疲劳的Ⅰ型纤维少（占 35%），因此甲杓肌的快速收缩能力较强。环杓后肌的Ⅰ型纤维最多（达 67%），而Ⅱ型纤维最少（占 33%），环杓后肌含线粒体较多，其毛细血管的血流量亦较高，因此环杓后肌具有较强的缓慢持续收缩的能力。杓间肌受双侧喉返神经支配，肌肉结构与其他喉内肌不同，具有典型肌梭结构，梭外肌纤维类型与正常躯干肌相似，功能上有其特殊性，既可在呼吸、咳嗽、发音等活动中快速收缩，在平静状态下亦有部分肌纤维保持紧张状态，以维持喉的位置和声带的张力。由于杓间肌是受双侧喉返神经支配，不易受损伤，因此在单侧喉神经麻痹、关节固定等病变中杓间肌发挥了重要的代偿作用，有利于声门闭合。

四、喉黏膜

喉黏膜与喉咽及气管的黏膜相连续，不同部位黏膜的结构及厚度均有差异。在会厌喉面、小角软骨、楔状软骨及声带表面的黏膜表层与深层附着紧密，其他各处附着较疏松，特别是会厌舌面、杓会厌襞及声门下腔最疏松，尤其是婴幼儿更为明显，故易发生肿胀或水肿。在声带、杓状软骨间部、会厌的舌面及部分喉面、部分杓会厌襞以及室带的游离缘等处黏膜为复层鳞状上皮，其余各处黏膜属纤毛柱状上皮，与气管黏膜相同。喉黏膜极为敏感，受异物刺激可引起咳嗽，将异物咳出。

除声带游离缘外，喉黏膜内有大量混合性腺体，特别在会厌根部的舌面，杓会厌襞的前缘和喉室小囊等处腺体更为丰富，分泌黏液以润滑声带。

五、喉腔

喉腔（laryngeal cavity）是由喉软骨支架围成的管状腔，上与喉咽腔相通，下与气管相连。以声带为界，喉腔分为声门上区、声门区和声门下区三部分（图 1-2-5）。

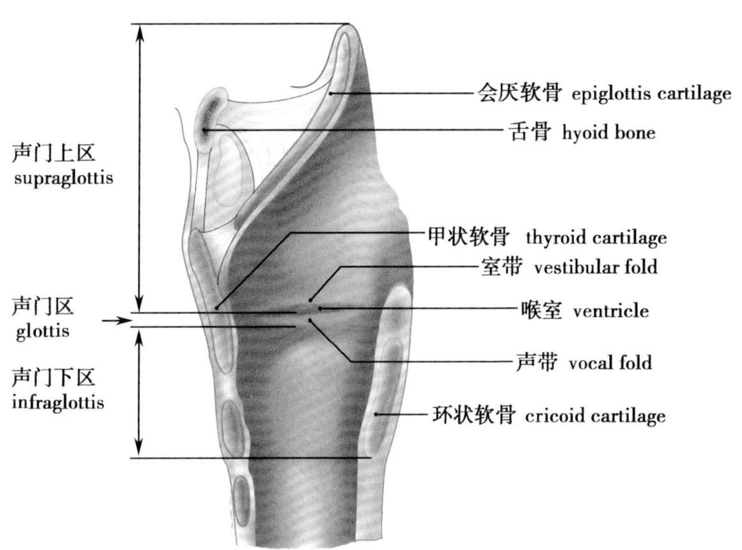

图 1-2-5 喉腔示意图
cavity of the larynx

（一）声门上区

声门上区（supraglottis）位于声带上缘以上，其上口呈三角形，称喉入口（laryngeal inlet），由会厌游离缘、杓会厌襞和位于其内的楔状软骨、小角结节及杓状软骨间部所围成。声门上区之前壁为会厌软骨，两侧壁为杓会厌襞，后壁为杓状软骨。介于喉入口与室带游离缘之间者，又称喉前庭（laryngeal vestibule），上宽下窄，前壁较后壁长。喉前庭的形状及大小可随吞咽及发音而变化，吞咽时会厌下降、喉前庭变小、声门关闭，发音时会厌上举，喉前庭也随之变大。

声门上区又可分为两个亚区：上喉区和上喉区以外的声门上区。前者包括舌骨上会厌、两侧杓会厌襞。后者包括舌骨下会厌喉面、室带及喉室。

1. 室带　室带（vestibular fold）亦称假声带，左右各一，位于声带上方，与声带平行。室带由黏膜、喉腺、室韧带及少量肌纤维组成，外观呈淡红色，前端起于甲状软骨板交角内面，后端止于杓状软骨前面。室带厚约 4mm，男性长 18mm，女性长 14mm。发音时室带边缘呈凸面向上的弧形，喉室入口开大，黏液流出使声带润滑；呼吸时室带边缘展直，喉室入口成裂隙状。

2. 喉室　喉室（laryngeal ventricle）位于声带和室带之间，开口呈椭圆形的腔隙，其前端向上向外延展成一小憩室，名喉室小囊或喉室附部，为喉囊退化的残余部分，其大小和范围具有个体和年龄差异。喉室处有黏液腺，分泌黏液，润滑声带。

（二）声门区

声门区（glottis）位于声带之间，包括两侧声带、前连合、杓状软骨和后连合。

声带（vocal fold）位于室带下方，左右各一，由声韧带、声带肌和黏膜组成。喉镜下声带呈白色带状，边缘整齐。声带前端位于甲状软骨板交角的内面，两侧声带在此融合成声带腱（vocal tendon），称前连合（anterior commissure）。声带后端附着于杓状软骨的声带突，可随声带突的运动而张开或闭合。声带张开时，出现一个等腰三角形的裂隙，称为声门裂（fissure of glottis），简称声门，空气由此进出，为喉最狭窄处。声门裂的前 2/3 界于两侧声韧带之间者称膜间部，后 1/3 界于两侧杓状软骨声带突之间者称为软骨间部即后连合（posterior commissure）。男性声带较女性长。成年男性的声带平均长度约为 21mm，成年女性声带长度约为 17mm。日本学者平野实对尸体声带测量的结果显示：新生儿声带全长为 2.5～3mm，膜部长 1.3～2mm，软骨部长 1.0～1.4mm，无性别差异。变声期声带因喉部迅速增大而被拉长，男性变化更为明显。到 20 岁时，声带的增长基本停止，男性全长 17～21mm，女性为 11～15mm；男性膜部长 14.5～18mm，女性为 8.5～12mm；男性软骨部长 2.5～3.5mm，女性为 2.0～3.0mm。

（三）声门下区

声门下区（infraglottis）为声带下缘以下至环状软骨下缘以上的喉腔，该腔上小下大。声门下区黏膜下组织疏松，炎症时容易发生水肿，常引起喉阻塞。

六、喉神经、血管及淋巴

（一）神经

喉的神经主要有喉上神经和喉返神经，均为迷走神经的分支，此外还有交感神经。

1. 喉上神经　喉上神经（superior laryngeal nerve，SLN）由结状神经节发出，接受交感神经纤维，在颈动脉后方及咽壁之间下行，在相当于舌骨大角高度、距结状神经节约 2cm 处分为内、外两支。喉上神经外支主要为运动神经，支配环甲肌及咽下缩肌，但也有感觉支穿过环甲膜分布至声带及声门下区前部的黏膜。喉上神经内支主要为感觉神经，在喉上动脉的后方穿入甲状舌骨膜，分布于会厌谷、会厌、声门后部的声门裂上下方、口咽、小部分喉咽及杓状软骨前面等处的黏膜，也可能有运动神经纤维支配杓肌。北京市耳鼻咽喉科研究所解剖组（1971）观察了 100 例喉神经，喉上神经内支的后支 100% 有小分支至杓肌的深部，内支有分支与喉返神经的后支吻合。

2. 喉返神经　喉返神经（recurrent laryngeal nerve，RLN）发自迷走神经干的胸段。迷走神经下行后分出喉返神经，两侧径路不同。右侧喉返神经在锁骨下动脉之前离开迷走神经，绕经该动脉的前、下、后，再折向上行，沿气管食管沟的前方上升，在咽下缩肌下方、环甲关节后方进入喉内；左侧喉返神经径路较长，在迷走神经经过主动脉弓时离开迷走神经，绕主动脉弓部之前、下、后，然后沿气管食管沟上行，取与右侧相似的途径入喉。喉返神经左侧径路较右侧长，故临床上受累机会也较多。喉返神经主要为运动神经，但也有感觉支分布于声门下腔、气管、食管及一部分喉咽的黏膜，部分喉返神经纤维与喉上神经内支吻合，形成 Galen 袢，司声门下黏膜的感觉。

喉返神经分支变异甚多，一般在环甲关节后面或内面分为前、后两支，但也常在环状软骨以下处出现喉外分支。据北京市耳鼻咽喉科研究所解剖组的观察，喉返神经绝大多数在喉外即开始分支，但真正入喉者均为两支：后支进入环杓后肌，支配环杓后肌及杓肌，与喉上神经内支的分支吻合；前支在环甲关节后面上行进入环杓侧肌，支配除环甲肌、环杓后肌及杓肌以外的喉内各肌。总之，喉返神经（包括前、后支）支配除环甲肌以外的喉内各肌。有学者认为，喉返神经也有运动神经纤维支配环甲肌。

3. 交感神经 由颈上神经节发出的咽喉支，通过咽神经丛，分布到喉的腺体及血管。

（二）血管

喉的血管来源有二：一为甲状腺上动脉（来自颈外动脉）的喉上动脉（superior laryngeal artery）和环甲动脉（喉中动脉）；一为甲状腺下动脉（来自锁骨下动脉）的喉下动脉（inferior laryngeal artery）。喉上动脉在喉上神经的前下方穿过甲状舌骨膜进入喉内，供应喉上部黏膜和肌肉。环甲动脉与喉上神经外侧支伴行，自环甲膜上部穿入喉内。喉下动脉随喉返神经于环甲关节后方进入喉内。喉的静脉与动脉伴行，汇入甲状腺上、中、下静脉（图 1-2-6）。

（三）淋巴

喉的淋巴分为两个高度分隔的系统，即浅层和深层淋巴系统。浅层淋巴系统为喉的黏膜内系统，左右互相交通。深层淋巴系统为喉的黏膜下系统，左右互不交通。声门区几乎没有深层淋巴组织，故将声门上区和声门下区的淋巴系统隔开，又因左右彼此互不交通，故喉的深层淋巴系统可分成 4 个互相分隔的区域：即左声门上、左声门下、右声门上、右声门下。儿童淋巴管更发达（尤其婴儿阶段），既稠密又粗大。随着年龄的增长，喉的淋巴组织出现一定程度的退化。

1. 声门上区 淋巴组织最丰富，淋巴管稠密而粗大。除喉室外，此区的毛细淋巴管在杓会厌襞的前部集合成一束淋巴管，穿过梨状窝前壁，向前向外穿行，伴随喉上血管束穿过甲状舌骨膜出喉；多数（约 98%）引流至颈总动脉分叉部和颈深上淋巴结，少数（约 2%）引流入较低的淋巴结链和副神经淋巴结链。喉室的淋巴管穿过同侧的环甲膜、甲状腺进入颈深中淋巴结（喉前、气管旁、气管前和甲状腺前淋巴结）和颈深下淋巴结。

2. 声门区 声带几乎无深层淋巴系统，只有在声带游离缘有稀少纤细的淋巴管。

3. 声门下区 较声门上区稀少，亦较纤细。可分为两部分：一部分通过环甲膜中部进入喉前淋巴结和气管前淋巴结（常在甲状腺峡部附近），然后汇入颈深中淋巴结；另一部分在甲状软

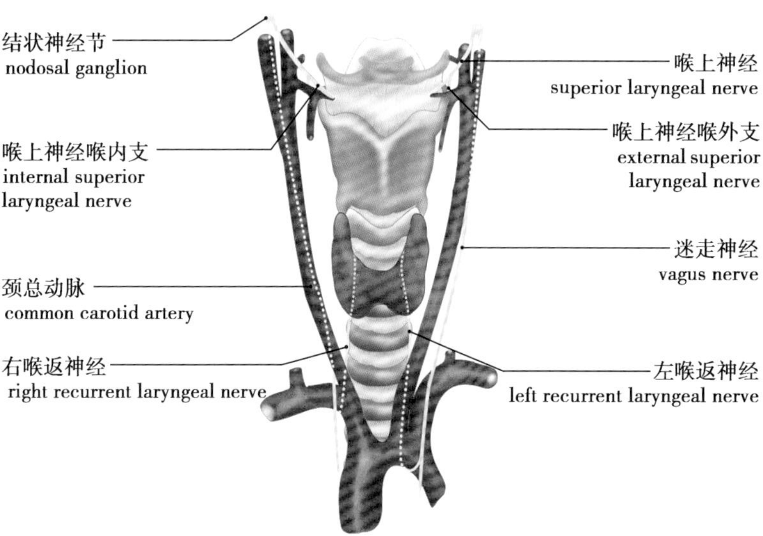

图 1-2-6 喉神经、血管
laryngeal nerves and blood vessels

骨下角附近穿过环状软骨气管韧带和膜汇入颈深下淋巴结、锁骨下、气管旁和气管食管淋巴结。

环状软骨附近的声门下淋巴系统收集来自左右两侧的淋巴管，然后汇入两侧颈深淋巴结群。

七、喉的间隙

喉有三个间隙，即会厌前间隙、声门旁间隙和声带任克间隙。

（一）会厌前间隙

会厌前间隙（preepiglottic space）形如倒置的锥体，上宽下窄，位于会厌软骨之前。会厌前间隙可分为上界、前界和后界：上界为舌骨会厌韧带，韧带表面有黏膜被覆，构成会厌谷之底部；前界为甲状舌骨膜和甲状软骨翼板前上部；后界为舌骨平面以下的会厌软骨。

会厌前间隙内充满脂肪组织。会厌软骨下部有多个穿行血管和神经的小孔和会厌前间隙相通，会厌癌易通过这些小孔向该间隙扩展。Maguire 认为，由于会厌软骨下部和会厌软骨茎甚窄，故会厌前间隙的后界不仅有会厌软骨（构成后界的中部），且左右两侧有方形膜构成后界的两侧部分。因此，会厌前间隙不仅在会厌之前，还包绕在会厌的两侧，所以他建议此间隙称为会厌周围间隙（periepiglottic space）更为确切。

（二）声门旁间隙

声门旁间隙（paraglottic space）左右各一，位于甲状软骨翼板内膜和甲杓肌之间，上和会厌前间隙相通。声门旁间隙有前外界、内界、内下界和后界：前外界为甲状软骨翼板前部内膜；内界为喉弹性膜之上部、喉室、甲杓肌；内下界为弹性圆锥；后界为梨状窝内壁黏膜转折处。

声门旁间隙较狭长，上通会厌前间隙，下达三角形膜。笔者通过 100 例的整喉连续切片，观察了该间隙特点，建议以喉室外下角水平假想线为界，将该间隙分为上、下两个部分。上部属声门上区，下部属声门区。

（三）声带任克间隙

声带任克间隙（Reinke's space）是潜在性的微小间隙，左右各一，位于声带游离缘黏膜上皮和声韧带之间，占声带膜部游离缘全长。正常状态下声带任克间隙难以辨认，炎症时上皮下层水肿，该间隙扩大。

（韩德民　徐　文）

第三章
声带组织学
Histology of the Vocal Fold

人类嗓音的形成是以高度精细的结构为基础，声带作为主要的发音器官，具有独特的超微结构，本节重点讨论与发音功能相关的声带组织学特征。

第一节 声带组织学特征

人类声带由浅至深分为3层：上皮层、固有层（浅层、中层、深层）、声带肌层。固有层浅层即任克间隙，固有层中层及深层构成声韧带。成年男性声带黏膜上皮层的厚度约为1.1mm，固有层浅层厚度约为0.3mm，声韧带厚度约为0.8mm。以上结构发生变化也是直接导致临床各种常见的病理性嗓音疾病的基础。

一、声带上皮层

声带上皮（vocal fold epithelium）薄而光滑，由非角化的复层鳞状上皮细胞组成，比呼吸上皮更能经受住发音时声带相互接触所造成的创伤。在上皮层与固有层浅层之间存在着一个过渡区域，这个区域被称为基底膜区（basement membrane zone）。基底膜区由许多复杂的纤维和蛋白组成，通过Ⅶ型胶原纤维与固有层浅层的Ⅲ型胶原纤维环绕成襻。Ⅳ型胶原为上皮及基底膜内皮的支撑物质，位于基底膜带的致密层（正常宽度为0.02~0.30μm），在声带振动过程中这个区域受到的剪切力最大，最容易受到损伤。既往研究发现，高强度用嗓易导致声带急性损伤，胶原纤维增生，基底膜带变宽。

除声带外，多数声道的上皮为假复层纤毛柱状上皮，这种典型的呼吸上皮具有分泌黏液的功能。其中喉室小囊、会厌喉面以及杓会厌襞等处有浆液黏液腺、管泡状腺，可以分泌浆液和（或）黏液，起到润滑声带的作用。室带等呼吸上皮中的杯状细胞也可以分泌黏液。杯状细胞及其腺体还同时分泌糖蛋白、溶菌酶等其他有助于声带功能的物质。

二、声带固有层

声带固有层（lamina propria，LP）是介于声带上皮层与声带肌层之间的结缔组织，主要由细胞及大量细胞外基质组成，是与声带发音功能直接相关的重要的特征性结构，决定声带振动特性。声带固有层的构成受年龄、性别、变态反应及遗传等多种因素影响。近几十年来，声带的固有层特有的结构及功能逐渐为喉科学家所关注。1975年Hirano通过对声带的组织学及生理特性的研究，提出声带精细运动功能与其独特分层结构相对应。声带固有层的组织学改变是影响嗓音的重要原因，有研究表明声带小结、声带息肉、声带任克水肿等大部分声带良性增生性病变均与固有层的改变有关。

（一）固有层基本结构

声带固有层由三层组成：固有层浅层、固有层中层和固有层深层。

1. 固有层浅层 固有层浅层（superficial layer of the lamina propria，SLLP）位于声带上皮层下，由丰富的细胞外基质及少量弹力纤维、胶原纤维构成，细胞成分较稀疏，是声带正常振动的关键。19 世纪 90 年代，Hajek 及 Reinke 通过喉的灌注实验研究喉及呼吸道梗阻机制，研究发现当向声带黏膜下层注入一定的空气或液体后，空气或液体局限于这一空间，产生与临床上声带水肿相似的人工水肿。Reinke 认为，声带上皮与声韧带间的间隙，具有明确的界限，前界为前连合腱（Broyle 韧带），后为杓状软骨，因此此间隙被称为任克间隙（Reinke's space）。任克间隙内几乎不含有淋巴管、毛细血管或腺体。Catten 等研究发现，在 1/3 的喉标本的任克间隙中还存在肌成纤维细胞及巨噬细胞，女性更多见。

2. 固有层中层及深层 固有层中层（middle layer of the lamina propria，MLLP）和固有层深层（deep layer of the lamina propria，DLLP）又称过渡层，主要由胶原蛋白及弹性蛋白纤维组成，构成声韧带（vocal ligament）。声韧带平行于甲杓肌，沿长轴走行，决定声带的应力 – 应变特性，有助于平衡相邻层次间的张力，维持振动组织的几何形状，特别是在以更高强度及音高发音时承受更大的应力。固有层中层主要由成熟的弹性纤维组成，纵行排列，利于组织变形后恢复初始形状。固有层中层内含有大量的透明质酸，具有减振的作用。固有层深层主要由纵行排列的胶原纤维组成，富含成纤维细胞，利于组织伸展。固有层中层、深层间，过渡层与肌层间界限不明显，有时固有层深层内的胶原纤维可插入声带肌纤维内。声韧带并不是与生俱来的，它是从 7、8 岁左右开始发育发展，青春期末才逐渐发育完全。

（二）固有层组成

固有层由细胞及细胞外基质组成。

1. 细胞成分 组成固有层的主要细胞包括成纤维细胞、肌成纤维细胞以及巨噬细胞，这些细胞成分对于细胞外基质维持及修复起主要作用。

（1）成纤维细胞：成纤维细胞（fibroblast）是固有层中最主要的细胞成分，分布于整个固有层。它与人体其他部位的成纤维细胞一样，最重要的功能是产生细胞外基质，并调控其降解及分布，对于维持固有层结构与功能具有重要作用。儿童声带固有层中成纤维细胞的密度大于成人。研究发现，声带成纤维细胞存在于声带黄斑及任克间隙中。成人声带黄斑中有活性的成纤维细胞比率高于新生儿，任克间隙中无活性的成纤维细胞比率新生儿高于成人。新生儿及婴儿声带黄斑中的成纤维细胞有助于声韧带的产生，成人声带黄斑中的成纤维细胞参与声韧带的代谢，任克间隙中成纤维细胞并不参与纤维产生，但当声带组织处于损伤状态时，成纤维细胞重又处于活性状态（具有发育较好的粗面内质网及高尔基体），参与创伤修复。

（2）肌成纤维细胞：肌成纤维细胞（myofibroblast）是一种特化的具有修复作用的成纤维细胞。组织损伤后，这些细胞负责修复和重建细胞外基质。肌成纤维细胞在固有层浅层最多且活性最高，并随固有层深度增加而逐渐减少。

（3）巨噬细胞：作为抗原呈递细胞直接参与免疫反应，声带中的巨噬细胞（macrophage）主要位于固有层浅层，Catten 认为巨噬细胞的存在是固有层浅层对黏膜刺激的反应，以抵御经上皮而来的炎症病原体，这些病原体可能是细菌、病毒甚至环境中的有毒物质。

2. 细胞外基质 细胞外基质（extracellular matrix，ECM）使声带的被覆层具有弹性，是正常声带振动的关键。可影响局部液体含量、组织大小、黏滞性等特性，还具有调节损伤修复等功能。许多学者认为，声带的良性病变可能是声带细胞外基质组成紊乱所致。固有层浅层中细胞外基质的存在为喉显微外科手术的实施提供一个可操作的空间，可以避免术后瘢痕的产生。研究发现，一旦细胞外基质内在平衡发生变化，即使简单、熟练的手术操作也会有导致瘢痕形成的潜在可能。

细胞外基质包括蛋白、碳水化合物、脂质等。蛋白可分为纤维蛋白及间质蛋白（图 1-3-1）。

（1）纤维蛋白（fibrin）：包括弹性蛋白及胶原蛋白，密集排列于声韧带，并呈线性平行于声带振动缘走行。

1）弹性蛋白（elastin）：纤维蛋白中尤以弹性蛋白最为重要，决定组织的弹性，直接影响声带的振动特性。体外试验中弹性蛋白可延展至其正常长度的 5 倍而不丧失弹性，声带可延展至其长度的 2 倍。弹性蛋白纤维分布于固有层各层，但主要集中于固有层中层。随年龄的增加，成纤维细胞的数量及活性减低，机体分解、纤维蛋白转换减少，组织弹性不足。

2）胶原蛋白（collagen）：Ⅰ、Ⅱ、Ⅲ型胶原存在于固有层中，Ⅶ、Ⅳ型胶原位于上皮下基底膜中。胶原纤维使声带有一定的强度，利于组织伸展、承受应力，能承受施加于声带的压力并抵抗变形。声带深层具有更多的胶原纤维，其空间定向排列同弹性蛋白纤维（长轴方向自前向后），这种空间排列可耐受喉内肌的应力变化。

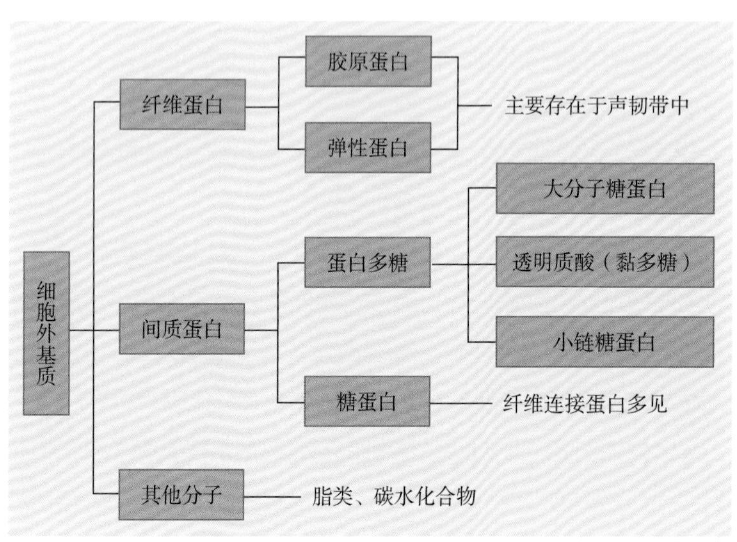

图 1-3-1 细胞外基质构成
composition of extracellular matrix

（2）间质蛋白（interstitial protein）：为位于纤维蛋白间隙间的蛋白，包括蛋白聚糖及糖蛋白。

1）蛋白聚糖（proteoglycans）：由黏多糖链通过连接蛋白与一个蛋白核心以共价键结合，主要包括小分子的蛋白聚糖［核心蛋白聚糖（decorin）、双糖链蛋白聚糖（biglycan）、纤调蛋白聚糖（fibromodulin）］，大分子的硫酸软骨素蛋白聚糖［聚集蛋白聚糖（aggrecan）、多能蛋白聚糖

(versican)]，硫酸肝素蛋白聚糖及透明质酸等。多种蛋白聚糖存在于固有层中，具有促进或抑制生长、调节伤口修复、连接或传递生长因子、进行生物学滤过等作用，影响细胞外基质与成纤维细胞的联系，帮助或协调其他细胞外基质的生物特点。

小分子的蛋白聚糖中，纤调蛋白聚糖（fibromodulin）及核心蛋白聚糖（decorin）的功能及结构密切相关。核心蛋白聚糖主要存在于固有层浅层，纤调蛋白聚糖主要出现在固有层中层及深层，在声韧带中的密度更大。两者可以与胶原结合，调节胶原纤维的形成速度、形态及大小，使胶原纤维的形成延迟，形成小而薄的胶原纤维，还对声韧带功能具有影响。声带损伤时则可以抑制胶原基质的收缩，减少纤维化程度，防止瘢痕形成。组织中纤调蛋白聚糖及核心蛋白聚糖的减少，会导致更多较大的胶原纤维形成。

硫酸软骨素较短，黏滞性较低。硫酸软骨素黏多糖的增加可使胶原免除正常胶原酶的作用，使胶原过度积聚，导致瘢痕过度形成。因此声带损伤后继发的成纤维细胞合成蛋白聚糖的增加，会导致瘢痕形成（胶原增加），声带振动减弱。炎性刺激后巨噬细胞产生的 IL-1 也会使成纤维细胞产生的硫酸软骨素黏多糖增加。

大分子的硫酸软骨素蛋白聚糖中聚集蛋白聚糖经蛋白核心 G_1 区与透明质酸连接，从而增加透明质酸的黏滞性。多能蛋白聚糖由固有层中成纤维细胞及巨噬细胞产生，与水分子结合具有空间填充作用，还有报道其活性与透明质酸有关。此外，IL-1 可使成纤维细胞产生的多能蛋白聚糖减少，透明质酸产生增加。

硫酸肝素蛋白聚糖在声带损伤中起作用，在纤维化及瘢痕形成过程中，硫酸肝素的出现将会导致胶原纤维异常排列，瘢痕组织的抗张强度减小。通过对正常皮肤、过度增生的瘢痕研究发现，过度增生的瘢痕中硫酸肝素、硫酸软骨素、透明质酸、硫酸皮肤素均增加，胶原的三维排列发生改变。

透明质酸（hyaluronic acid）作为声带固有层的细胞外基质中一个重要成分，由重复的 D- 葡糖醛酸和 N- 乙酰葡糖胺组成的二糖链，其分子量大（$10^5 \sim 10^6$），疏松折叠呈球形，具有聚集性、多孔性，故被单独分为一类。透明质酸在声带细胞外基质中形成高度极化链，这种结构适于连接水分子，增加细胞外基质中水及离子的含量，从而增加总容量，体积可扩增至原来的 1000 余倍，对组织的黏滞性、流动性、渗透压、湿度及组织间隙的填充起主要作用。透明质酸对声带的生物力学特性具有很大影响，并在声带的振动冲击中起到缓冲作用，成为调整声带振动黏滞性、保证正常嗓音功能的关键组成。1999 年 Gray 等对固有层间质蛋白进行研究后认为，透明质酸浓度越高，组织黏滞性越高，组织在振动中的缓冲能力越强。尸体喉研究发现，正常声带固有层中层内含有大量的透明质酸，在声带稍下方区域的密度甚至较声带游离缘的密度更高，而这一区域正是黏膜波垂直向上开始的起点。

2）糖蛋白：以纤维连接蛋白（fibronectin）最为常见，纤维连接蛋白由成纤维细胞产生，在声带固有层中普遍存在。纤维连接蛋白为高分子重糖蛋白，介入细胞间黏着、迁移、细胞分化，细胞结构的维持及凝血的调节，在损伤组织及愈合过程中浓度增加，促进伤口愈合。在声带小结及声带息肉中密度较高。

三、声带肌层

声带肌（vocalis muscles）由甲杓肌内侧部组成，绝大部分为Ⅰ型慢收缩肌纤维（slow-contracting type Ⅰ fibers）。慢收缩肌纤维直径较小，糖原水平低，氧化酶含量高，进行有氧代谢，收缩缓慢，具有很强的抗疲劳特性。有研究报道，声带肌除受喉返神经支配外，还受喉上神经喉外支的运动神经纤维的支配。声带肌的收缩在保持发音频率的稳定方面起到重要作用，这些慢收缩肌纤维在发音或平静呼吸时有维持肌肉紧张性功能，最适于对嗓音的精确调节。声带肌收缩时使声带尤其是膜部内收，促进声门关闭，同时使声带松弛、缩短，声带体层变硬，被覆层和过渡层相对松弛。声带肌的收缩也可以使音高降低。

四、其他特殊结构

声带除上述的基本结构外，还有一些特殊的组织学结构，这些结构的存在和出现与声带发音功能有关，最具有代表性的结构为声带黄斑等。

（一）声带黄斑

声带黄斑（maculae flavae）为声带膜部固有层中层两端变厚形成的致密纤维组织，向前通过前连合腱（Broyle 韧带）与甲状软骨相连，向后连于声带突。声带黄斑对声带的生长、发育、成熟及衰老起到重要的作用。1995 年 Sato 等发现，成人声带黄斑呈椭圆形，约 1.5mm × 1.5mm × 1mm，由成纤维细胞、胶原、弹性纤维及基质组成，控制声韧带中胶原及弹性纤维的合成，对声韧带及细胞外基质的发育及代谢起主要作用。新生儿黄斑为声韧带生长、发育的重要结构，其位置及组成与成人相同，形态呈圆形，约 1mm × 1mm × 1mm，并未成熟。新生儿声带前后黄斑间的黏膜固有层是一层疏松结构，声韧带未发育，出生后发音时声带振动刺激黄斑中的成纤维细胞合成弹性纤维和胶原纤维，并向膜性声带中部延伸，有助于日后声韧带的发育及成熟。进入成人期后，黄斑仍继续合成声韧带的成分以维持其代谢。年老者黄斑中成纤维细胞的数量及活性较年轻人减少、甚至退化，由成纤维细胞合成的胶原及弹性蛋白纤维减少，声带黏膜的纤维组织减少。

从生理学和生物力学角度来看，声带黄斑位于声带两端，直接和甲状软骨及杓状软骨的声带突相连，又可作为一个减震垫使声带机械性振动更为平稳地进行，避免在呼吸和发音时由于声带振动或相互接触的运动而造成机械性损伤。

（二）声带的血管

声带黏膜的血供有很多特殊之处，故应予以重视。声带本身仅有一些小血管，包括小动脉、小静脉和毛细血管，分别起自声带后端和前端，平行声带振动边缘走行，极少数血管垂直声带边缘进入黏膜或从深方的声带肌进入黏膜。这种排列利于血管的开放，更适合发音时声带的长度和张力的极限性变化，保证了高强度发音时的血流量。Franz 和 Aharinejad 提出，声带黏膜和喉内肌之间的静脉存在交通，但其他一些学者并不认同这一观点。

（三）室带

既往观点认为，室带的主要作用是使喉强而有力的关闭，室带在日常的说话和唱歌时并不接触，因此并不参与正常的发音。但近年来的研究证实，发音时喉的空气动力学特性十分复杂，包括涡流形成等都是正常发音所必需的，室带在发音中提供了一个下游气道阻力，这点在发音过程中很重要。此外，在声道的共鸣方面，室带也可能起了很大的作用。而在某些特定异常的情况下，及一些病理情况下室带也有代偿发音的作用。因此在不影响发音的情况下，手术中不应轻易地将室带切除。

第二节 声带组织学结构与发音功能

1975 年 Hirano 将对声带组织学研究及发音生理功能研究相结合，提出著名的体层－被覆层理论（body–cover theory）。认为声带的结构从生物力学角度考虑，主要分为两层结构：被覆层（cover）及体层（body），被覆层及体层间为过渡层（transition）。被覆层包括上皮层和固有层浅层。过渡层即声韧带，包括固有层中层和深层。体层即声带肌。被覆层有时增厚，可包括固有层中层的部分。

虽然这种分类，在具体标本上不易区分，但在描述声带结构与功能方面具有重要意义。发音时声门下气流冲击声带，被覆层在相对固定的体层上发生周期性的位移，产生自下而上的黏膜波动（图 1–3–2）。在胸声发声模式下，声带肌收缩较环甲肌有力，声带体层变硬、弹性大，被覆层松弛、弹性小，声带边缘圆钝，呈整体运动，黏膜波明显。发假声时声带肌收缩远远小于环甲肌，被覆层及体层均拉紧变薄，张力增加，仅声带边缘快速振动，声带主体不振动，黏膜波动不明显。手术时对固有层浅层及上皮层损伤越小，形成瘢痕的机会越小，对发音功能的影响也越小。

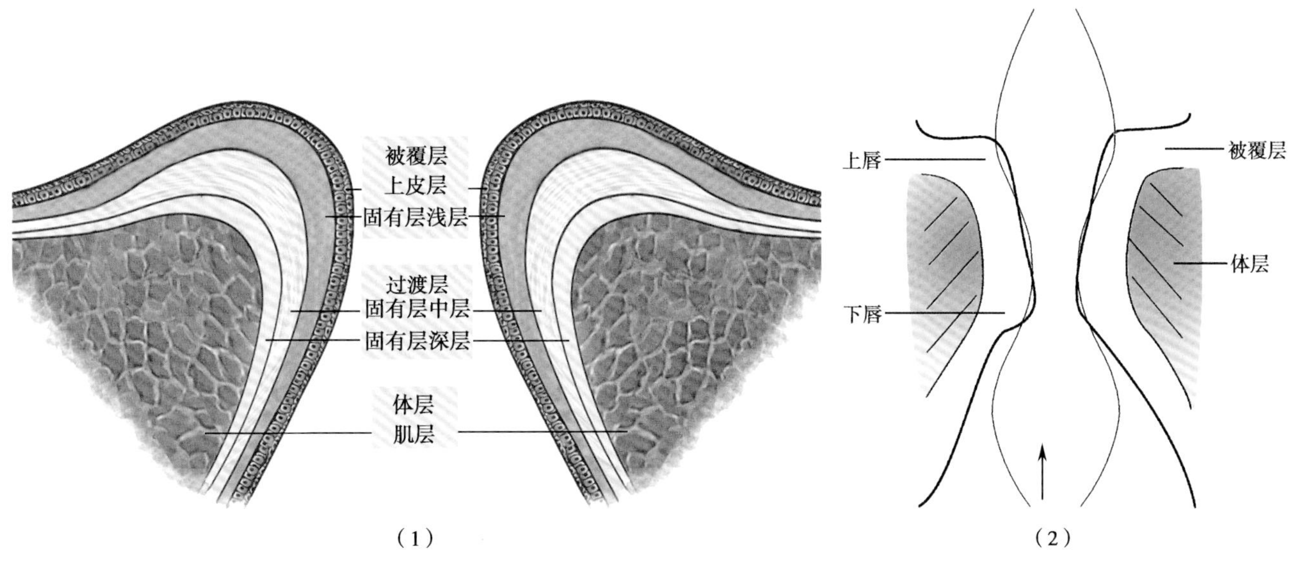

图 1–3–2 声带分层结构及振动模式
the layered structure and vibration of the vocal fold
（1）声带分层结构（the layered structure of the vocal fold）
（2）声带振动模式（vocal fold vibration during phonation）

（徐 文）

第二篇
发音生理
Physiology of Phonation

Voice
Medicine

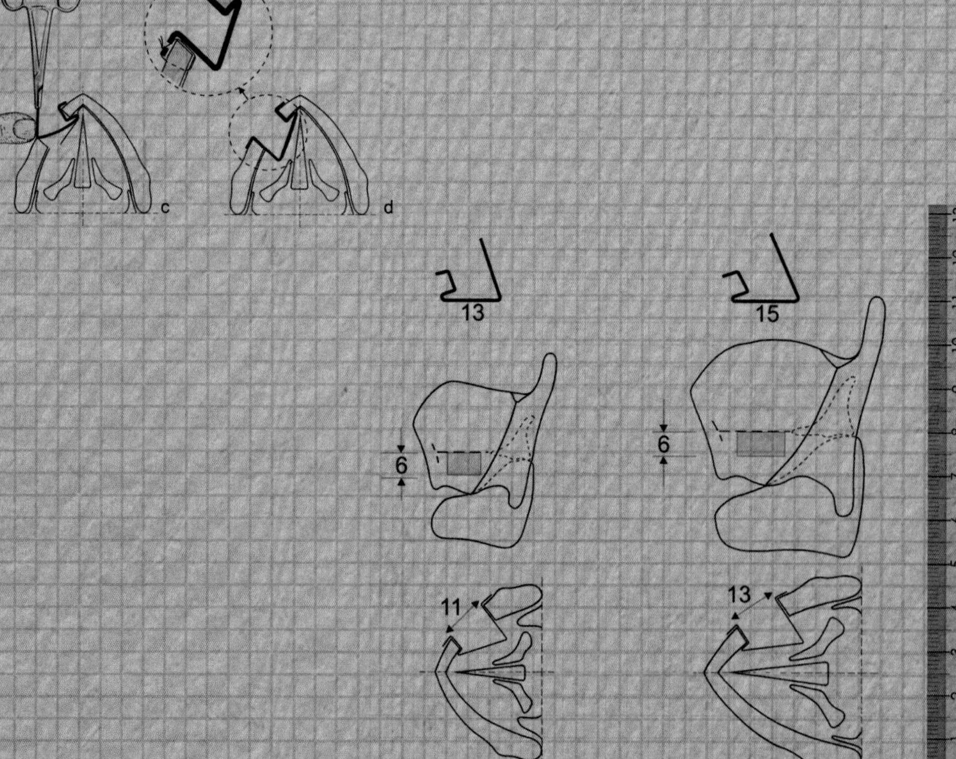

第一章
喉的基本功能
Basic Function of the Larynx

作为生命的"咽喉要道"，喉承担着发音、呼吸、保护及辅助吞咽等多项重要的生理功能，在人体生理活动中起着举足轻重的作用。

第一节 喉的发音功能

在所有哺乳动物中，只有人类能发出富有意义的声音即言语的能力。发音时，在高级中枢神经系统调控之下，声门下气流振动声带产生原始的声音称为基音，后经咽腔、口腔、鼻腔及胸腔等共鸣器官的作用而增强，形成具有一定音高、音强等特征的嗓音；同时又经过口腔内舌、腭、唇、齿、颊等构音结构的构语作用形成最终我们所能理解的言语。因此这一过程十分复杂，有赖于动力器官、振动器官、共鸣器官、构音器官及神经系统等整合协同才能完成。

一、动力器官

呼吸气流是发声的动力源，气流的变化使发声时声门上下的气压产生差异，这种压差能提供克服声带内收阻力的能量，使声带振动，发出声音。呼吸道气流的变化有赖于胸廓和呼吸肌的运动。平静呼吸、说话或歌唱时的呼吸运动各有特点。平静呼吸时，胸廓无明显改变，只有膈肌随呼吸上下移动，高低相差约 12mm。说话及歌唱时呼吸则不同，由于气体需要量增加和呼吸加深，首先可见腹部前突伴随肋腹外突的活动，膈肌收缩，横膈膜穹隆变平，而下肋部被推向外。由于肋间肌的积极收缩，肋腹也可被扩张，肋骨上提，扩大下胸部口径以增加胸腔的直径，以此来帮助横膈膜的活动，以置换更多的气体。另一种非常有效的吸气运动是伸展弯曲的脊柱，当前突的颈椎和腰椎及后突的胸椎都直起来时，胸腔和腹腔的容量都增加。因此矫正不良的发音姿势是发音训练中非常重要的内容。

说话或歌唱时呼吸比平静呼吸时需要更大容量的气体。平静呼吸时只需肺活量的10%～15%，而说话时约需用 25%，大声说话时约需 40%。具体来讲，平静呼吸时，呼吸量约为500ml，说话时增至 1000～1500ml，而歌唱时可达 1500～2400ml。说话时吸入少量气体的人也很常见，其原因是言语的听觉强度更多地有赖于喉部的发音机制及其声道共鸣效应，而较少地依赖于所使用的气体量。

二、发音器官

发音器官又称振动器官，主要是喉和声带。喉是发音的主体，声带振动所产生的声音（即基音）为人类交流的基础。1741 年法国 Ferrein 进行离体喉研究提出"声带振动发音"这一现代嗓音学概念。1886 年 Lermoyez 首先发现假声－胸声与声带振动的关系。1958 年 Vanden Berg 用离体喉模型，提出了发音的肌弹力－空气动力学理论（myoelastic-aerodynamic theory），认为呼出气流是发音时冲开声门的动力，喉肌的主动收缩力及组织的弹性特性使声门关闭。1974 年 Hirano 提出的声带体层－被覆层理论认为：声带由被覆层－体层两个振动器组成，声带振动是声门下气体驱动声带的力及肌力、弹性、Bernoulli 力平衡作用的结果。这一模式的提出，使人们对喉发音生理的研究与认知进入一个新的阶段。20 世纪 90 年代，伴随现代声学、微电子学、空气动力学、光学等多学科的综合发展，对声带振动的病理生理学及各类发声障碍治疗的研究不断深入，促进了咽喉科学及嗓音医学的进步。

肌弹力－空气动力学说认为，嗓音的产生决定于呼出气流的压力与喉内肌肉的弹性组织力量之间的互相平衡作用，这种平衡作用的变化，可以导致音高、声强及音质发生改变。发音时，先吸气，使声带外展到中间位或外侧位，开始呼气时喉内收肌收缩，两侧声带互相靠近，以对抗呼出气流的力量，使两者平衡。当声门逐渐缩小时，呼出气流的速度会逐步加快。声带之间气流速度增快，声带之间的气体压力会随之降低，这就是 Bernoulli 效应（Bernoulli's effect）。由于在声带之间形成的相对真空，双侧声带被牵拉接近，一旦声带靠拢在一起，气道被完全封闭，声门下方的气体压力持续增加，直至声门开放。声门再次开放后，声门下压力降低，声带因弹性及 Bernoulli 效应而回复关闭。当声带再次闭合时，另一个周期又重新开始。由于声带有节律地开闭，产生一系列的振动，气流通过声门形成一系列有一定频率的喷气波，造成空气疏密相间的波动，形成声门波，即形成基频，声门波再经喉腔、口腔、鼻腔等共鸣器官放大与修饰，就形成嗓音。

Hirano 的体层－被覆层理论提出，声带振动时声门下气流冲击声带，被覆层在相对固定的体层上振动，发生周期性的位移，产生自下而上的黏膜波动。振动自声带游离缘至声带上表面，声带前部内收，后部存在裂隙。声带的振动特征与声带的质量、张力、摩擦力、声带表面黏液层等许多因素有关。

三、共鸣与构音器官

喉部产生的基音经过共鸣腔后泛音成分增加，形成悦耳的嗓音。声道的共鸣作用最大，其中咽腔、口腔的形状可以调节，称为可调共鸣腔，是歌唱共鸣训练的主要部位。鼻腔和鼻窦等作为声道共鸣的补充，为不可调共鸣腔。口腔中舌、腭、唇、齿、颊等可变部分，在构音过程中又起了重要作用，通过调节这些结构的相对位置，改变口腔形状和大小，发出不同的元音和辅音，最终形成言语。

共鸣又根据部位及音高的不同分为：① 头腔（颅）共鸣，即高音共鸣，包括鼻腔、鼻咽、鼻窦等，使声音明亮、丰满、富有金属性铿锵的色彩，但鼻和鼻窦的共鸣作用目前仍存在争论；②胸腔共鸣，为低音共鸣，包括气管、支气管及肺等，使声音洪亮、浑厚、有力；③ 口腔共鸣，为中音共鸣，包括口腔、口咽腔及喉腔等，使声音明亮、清晰，也是歌唱共鸣的主要器官。其中，喉腔不仅是发音器官，同时也参与共鸣作用。喉腔上提可缩短共鸣腔，喉室和喉室间腔则是原始声门音的转换器或滤波器。声乐上要求歌唱时三种共鸣均起作用，但不同声部以某种共鸣为主。

总之，每一个个体因其性别、年龄、喉部和共鸣及构音腔构造的不同，产生泛音的成分也不同，故具有各自不相同的音色，因此我们才能够通过话声分辨出每个人的声音。

四、调控器官

嗓音的产生是在高级中枢神经系统调控下完成的一个连续的过程。发音时，高级中枢神经系统包括言语和艺术活动中枢发出指令，传递至位于大脑前回的运动皮层，运动皮层再发出一系列指令至脑干（网状结构）和脊髓的运动核，依次传递指令至呼吸肌、喉肌等。肌肉活动的结果是使发音器官运动而发音。锥体外系统也参与对呼吸和发音肌肉的精细调节。发音同时声音也传到发音者耳内，产生声音反馈，从而进一步协调各个器官的运动。在这些过程中自主神经系统也参与调节，同时嗓音与各种情绪变化、表情及肢体运动等复杂动作相对应，形成一种立体的表达形式。

五、发音功能与嗓音特征

喉是一个多功能器官，其中最主要功能之一是发音，要控制音高、音强等的瞬间变化，必须以高度精细的解剖结构为基础。

嗓音的声学特征由声音源（声带）及声道决定。嗓音具有 4 个主要特征即音高、音强、音色及音长。音高的高低和声带振动的频率有关，振动频率越快则音高越高，频率越慢则音高越低。声带振动的频率又取决于声带的长度、张力、厚薄、质量、位置及声门下压力的强弱。一个训练有素的歌唱者，能精确地运用这些变化而发出准确的音高。声音的强度决定于呼气时的声门下压力、声门阻力及声带振动的幅度。新生儿喉部发出的声音，频率约为 435Hz，音域约为 1 个 6 度音阶。随着年龄增长，喉部逐渐长大，音域也随之增宽。1 岁时约为 1 个 8 度音阶，从 5～6 岁至青春期前，音域仅有少许增宽。男性青春期喉部在大小、外形和功能上均有很大变化，嗓音变粗、嘶哑，或有不自主的、重复出现的音高改变，后一现象被认为是由于喉肌缺乏控制能力所致。变声期后，音域可增宽到 2 个 8 度音阶或更宽，但音高变低。女性青春期喉部虽也有变化，但不如男性明显，嗓音变化一般都不易觉察，而是逐渐地变为成人的音高和音域。老年人嗓音的变化是肌肉和弹性组织的退行性变、喉部萎缩及内分泌变化的结果，表现为嗓音略颤抖、音高略高。

第二节 喉的保护功能

喉是呼吸道和消化道的汇合处，喉上口是食物必经之路。喉的特殊解剖位置，决定了其必须具备高度敏感的保护功能。

吞咽时，喉上提、会厌卷曲成婴儿型、封闭喉上口是在喉部结构参与下完成的一个连续的过程。除了舌骨上肌群收缩促进喉上提外，甲状会厌肌和杓会厌肌的收缩使会厌向后下倾斜、杓会厌襞收缩关闭喉上口，构成最上层防线，防止食物、呕吐物及其他异物落入呼吸道。1813 年 Magendie 首次提出会厌为喉之盖，可以防止食物误吸。1979 年 Fink 以 X 线摄影研究吞咽时会厌的形态变化，发现吞咽高峰时，舌骨前移，会厌舌骨韧带紧张，甲状舌骨韧带中部部分压缩，会厌前间隙缩短挤压会厌结节后移，会厌向后下折叠成圆锥形，变成婴儿型会厌封闭喉上口。此变化极为迅速，在0.06～0.09秒内完成，之后喉下降，会厌突然伸张。Fink认为婴儿会厌呈现的封闭喉上口的状态，有利于婴儿快速连续地吮吸，而成人在吞咽时会厌的这种变化，对于防止误吸十分必要。

室带也具有活瓣的作用，当室带外侧的肌纤维收缩时，室带内缘可以相互接触，关闭喉的第二个入口。因室带上斜、下平的外形，使喉气流易进难出。室带的主要功能为增加胸腔内压力，完成咳嗽及喷嚏动作；大小便、呕吐、分娩及举重时，胸部固定、腹腔压力升高，此时室带的括约肌作用极为重要。声带切除术后，室带的作用更加明显。

声带除参与发音外，亦具有保护功能。声带的括约肌作用组成喉的第三道防线。上气道炎症时，声带发生轻微甚至严重的充血、水肿，将严重影响声带的闭合和咳嗽反射等保护机制，从而降低喉的保护功能。覆盖于声带上皮层的黏液纤毛毯在一定程度上还起到排除感染物的作用，由于纤毛向上向后的不断摆动，黏液纤毛毯的流动在一个个循环中总是不断向上向后经过声门后部到达声门上方。在人及狗模型的研究中，已经描绘出了纤毛黏液系统的流动模式。这种模式，可以解释一些发生于特定部位的喉部疾病，例如肺慢性感染性疾病（例如，结核等）常常累及声门后部的原因。

第三节 喉的呼吸功能

喉不仅是呼吸的通道，对气体交换的调节亦有一定作用。声门为喉腔最狭窄处，通过声带的运动可改变其大小。平静呼吸时，声带位于轻外展位，声门裂大小约为13.5mm。吸气时声门稍增宽，呼气时声门稍变窄。剧烈运动时，声带极度外展，声门大开，声门裂宽度约为19mm，使气流阻力降至最小。呼出空气时受到阻力，可以增加肺泡内压力，有利于肺泡与血液中的气体交换。血液的pH及CO_2分压可以影响声门的大小。因此，喉对肺泡的换气及保持体液酸碱的平衡也有辅助作用。

喉黏膜内存在化学感受器，其受到刺激时可反射性地影响脑干呼吸中枢，从而能改变呼吸节律及幅度，如当喉黏膜受氨气或烟雾等刺激时会反射性地使呼吸减慢变浅。这些化学感受器产生的冲动由无髓鞘的感觉神经纤维经喉返神经传入中枢。肺的传入神经系统可以反射性地影响喉的肌肉运动，进而影响呼吸功能。如支气管和细支气管壁的黏膜上皮内有肺刺激感受器，其受到化学刺激物的刺激时，产生的冲动由薄髓鞘的感觉神经纤维经迷走神经传入至孤束核，通过脑干网状结构刺激疑核，最终通过迷走神经的传出纤维支配喉内收肌及外展肌的活动，呼气时增加喉阻力，吸气时降低喉阻力。肺的传入神经系统可以反射地影响喉的肌肉运动，因而影响呼吸功能。如支气管和细支气管壁的黏膜上皮内有肺刺激感受器受到化学刺激物的刺激时，可激活小的有髓鞘的迷走神经传入纤维，传入中枢，通过疑核运动神经元，激活喉运动神经元，控制喉内收肌及外展肌的活动，呼气时增加喉阻力，吸气时降低喉阻力。

第四节　喉的吞咽功能

吞咽时，喉上升，喉入口关闭，呼吸受抑制，继而咽及食管入口开放，这是一系列复杂的反射动作。食物到达下咽部时，刺激黏膜内的机械感受器，冲动经咽丛、舌咽神经和迷走神经的传入纤维到达延髓的孤束核，继而传至下脑干的网状系统和疑核。疑核通过传出神经纤维，使喉内收肌收缩，同时抑制环杓后肌的活动，使声门紧闭，声带拉紧；而脑干的网状系统抑制吸气神经元，使呼吸暂停。如果食物进入喉的入口（常发生于婴儿）则会刺激喉上区域黏膜的感受器而增强这种反射。喉外肌亦参与吞咽反射，正常吞咽时，由于甲状舌骨肌的收缩和环咽肌的松弛，使甲状软骨与舌骨接近，喉部抬高。

通过 X 线观察，当食团积聚于会厌上时，喉和舌骨向上，同时舌骨旋转，其大角呈水平位，使会厌倒向咽后壁，阻止食物外溢；在吞咽时，随着食团向下移动，舌骨体更向甲状软骨靠近，此时喉腔前后径约为平静呼吸时的 1/3。喉关闭运动的最后动作是位于食团通道中的会厌突然下降，关闭喉入口。

第五节　喉的其他功能

一、喉的循环反射

主动脉压力感受器的传入纤维，经过喉的深部组织、交通支、喉返神经感觉支传至中枢，其传出纤维为迷走神经背核和疑核发出的副交感纤维，这些纤维参与构成迷走神经心支，通过心脏表面及壁内的效应器控制心肌运动，形成反射弧。喉内这些传入神经纤维如果受到刺激会减慢心率或出现心律不齐，喉腔内表面麻醉时，由于这些神经纤维位置深，不会消除此反射，而当施行气管插管和喉、气管支气管镜检查使喉部扩张时，则会诱发此反射，该反射可用阿托品抑制。

除上述功能外，喉部可通过关闭声门，提高腹腔和胸腔的压力来完成咳嗽、呕吐、排便、分娩和上肢用力的动作。正常吸气时，纵隔负压增大，便于静脉血流回心脏；呼气时，纵隔正压加大，便于动脉血流出心脏。吸气性呼吸困难时，静脉回流受阻，头颈部静脉扩张，可导致发绀。

二、情绪表达作用

喉与情绪表达有关，如哭泣、喊叫、呻吟、惊叹、大笑等，如果没有喉的作用，仅依赖面部的表情与手势，极难生动地表达情绪。

（韩德民　徐　文）

第二章
发音生理
Physiology of Phonation

第一节 发音的生理基础

发音时，影响气流自身能量向声能转换，最终形成可闻及的声音的几个主要因素包括声门下压力、声带的生物机械物理特性和声门上区的共鸣。

一、声门下压力

（一）声门下压力

声门下压力（subglottal pressure）指的是发音过程中，声带下缘下方区域内的压力，是使声带振动起始及维持的重要作用力。声门下压力也是衡量声带振动时气流势能大小的重要参数之一。发音过程中，主要有两种因素影响声门下压力的大小。

1. 肺部供给的气流量 气流量越大，在声门下区所能累积的作用力就越大。而气流量的供给又受到了许多其他因素的影响，例如气道的大小与形态，气道组织的弹性回复特性，胸廓的弹性和胸部、横膈和腹部肌肉的收缩力等。

2. 声门周期中声带靠拢的持续时间 声带处于靠拢状态的时间越长，气体在声门下积聚的时间就越长，那么声门下压力就越大。其中，气体流量的变化会对声音强度产生较大的影响，而声带靠拢时间的变化则更多的与声音强度的细微变化有关。

通过观察笔者发现，在声带其他各项参数一定的情况下，声门下压力越高基频就越高（图 2-2-1）。对于 /a/、/e/ 及 /u/ 而言，基频变化范围在 120～180Hz 之间时，在图中条件下声门下压力的变化范围在 2～10cmH_2O 之间。文献也提到 1cmH_2O 的声门下压力的变化可以引起 3～6Hz 的基频变化。音高的升高需要整个声带系统紧张度的升高，因此气流的阻力就必然增高。

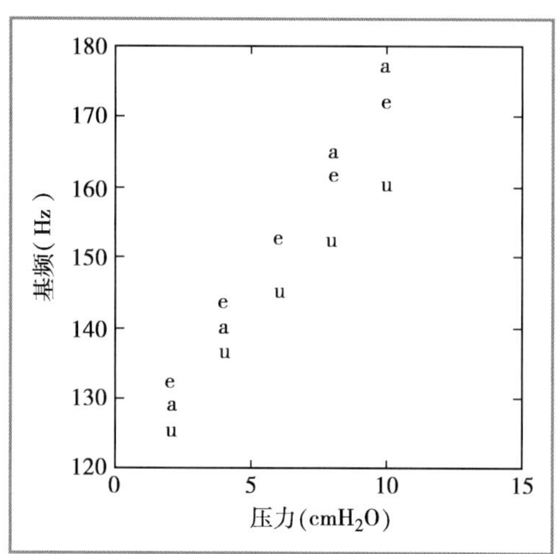

图 2-2-1 发不同元音时声门下压力与基频关系
the dependency of the fundamental frequency on the subglottal pressure for different vowels

（二）发声起止时的声门下压力

声带振动开始发声，声门下压力的变化在其中扮演着关键的角色。

1. 发声压力阈值　发声压力阈值（phonation threshold pressure）是推动声带振动开始发声并使声带持续振动的最小声门下压力值。发声压力阈值的变化则与声带本身的机械特性，如劲度、质量和黏滞性以及声门区形态的变化等许多因素有关。例如，音高较低时发声压力阈值在 3cmH_2O 左右，音高较高时则在 6cmH_2O 左右。这是由于随着声带拉长其紧张度也随之升高，这时就需要更高的声门下压力才能使声带振动并维持。而理论上，声带靠得越近，声带间的角度越接近零，发声压力阈值也就越低。再如，声带的湿度同样也能影响到发声压力阈值的大小，湿度较低的声带其发声压力阈值较湿度高的声带高。声带息肉患者的发声压力阈值要高于正常人。帕金森病患者的发声压力阈值同样也会高于正常人，这是由于帕金森病作为一种神经系统疾病能够影响到肌肉的强直性及其与正常拮抗肌之间的协同关系。

2. 跨声门压　声带的振动发声依赖于声门下压力，更确切地说，更多的是依赖于跨声门压。跨声门压（transglottal pressure）就是声门下压力减去声门上压力的值，表示分别作用于声带下、上表面的压力差值，同时也表示声门区上、下推动气体流动的不同作用力的差值（图 2-2-2）。在发声时，声门区的构形与声带的黏滞性变化都会影响到跨声门压。如果跨声门压值为 0，就说明作用在声带各个表面的压力相等，气流不能通过，声带振动也就不会发生。当发较长的辅音（例如 /b/、/d/、/p/、/g/），随着发声时间的延续，声门上压力不断升高，而声门下压力在降低，直至声门上下压力接近相等时，跨声门压开始低于一个能够使声带振动维持的最小压力差，声带的振动即停止，发声终止。

发声压力阈值是声门下压力的下限。然而声门下压力同样也存在着上限，超过上限，声音可以变得很不稳定，甚至终止。据测量，发声较响时声门下压力可高至 30 ~ 50cmH_2O，而平时说话时的声门下压力一般都低于 10cmH_2O。

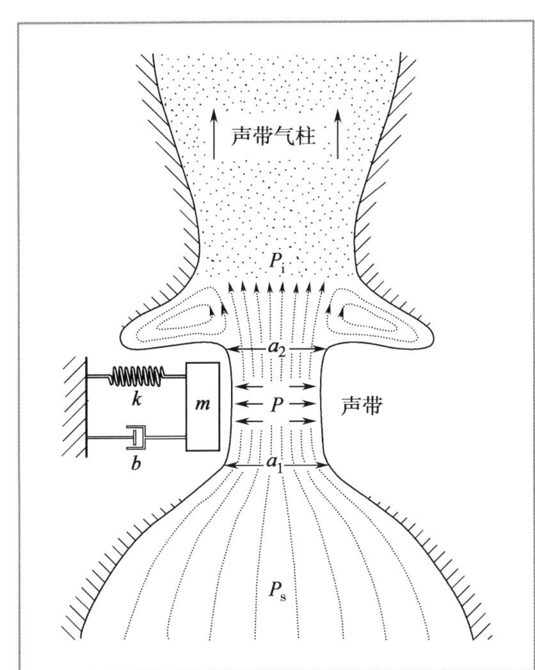

图 2-2-2　声带的单质量模型示意图
a one-mass model of the vocal folds

（三）声门阻力

声门区形成的对声门下气流的阻碍作用的大小可以用一个变量来度量，即声门阻力（glottal resistance）。声门阻力指的是声门下压力与通过声门区气流量的比，也就是推动气体通过声门区的压力与经过声门区的气流量的比值。

$$R = P/U$$

其中，R 为声门阻力，P 为声门下压力（kPa），U 为气流量（L/s）。

声门阻力中声门下压力和气流量的测量可以通过记录经面罩气流量与口腔内压力传感器的压力来实现。人在持续发短暂唇音（例如 /m/、/p/、/v/）时，气流瞬间被阻断，此时整个声道的气压平衡一致，因此在一个受过训练的个体，我们能较精确地通过口腔内的压力传感器测得声门下压力。运用这种无创的记录方法

记录重复发 /pi/ 时的各项参数就能够估算出此时的声门阻力的大小。在发元音片断时，声门区的气流量就大致等于通过口腔内的气流量，而在发出这个无声爆破音之前有一小段时刻气道与口腔中的气压也是一致的，于是就能够根据此时口腔中的气压来估算出推动气体通过声门区的压力值大小。最后根据 $R = P/U$ 计算出声门阻力的大小。

从声门阻力的计算公式中我们可以发现，如果声门下压力保持不变，那么增大声门区宽度就可以增加气体流出量，同时减小声门阻力。事实上这种情况不会单独发生，其他一些影响因素同样会对声门阻力产生作用。

声门阻力的实际意义是反映了声带振动发声时，发声系统各组件包括声带机械特性、喉肌运动情况、声门周期和呼吸作用力等综合特征的体现。随着声音强度的增加，声门阻力同时也在升高。在音高较低的发声中，声门阻力是反映发声系统对于声音强度控制情况的主要参数，此时由于声带肌较松弛，声门下压力升高的主要机制就是声带振动周期中关闭时间的延长与呼气作用力的增加。在音高较高的发声中，声音强度提高时声门阻力的升高反映了喉部肌肉收缩强度的提高，尤其是那些能使声带向中线运动的肌肉。对于声带生理与病理生理中声门阻力的研究还同时涉及物理学、数学等多学科。

（四）声音强度

声音强度（声压）是一种衡量能量（压力）大小的物理量。声音的响度是声音强度或声压的反映。而响度则是我们对能量或压力大小差异的感知觉体验，也就是说响度是声音的感知觉属性。

声音强度升高的两大因素包括声门下压力升高和声带内收加强，两者一般同时发生。在反映声音强度时这两者间的关系较易建立，声带内收的加强使得声门下区的声腔形态更适合气体的聚积，从而使声门下压力增高。声音强度升高时，提供给声带气流的能量就必须升高，笔者发现在一定程度下，声门下压力的变化与实际输出的声音强度的关系依赖于说话者本身。有研究发现，声门下压力升高 1 倍能使声音强度升高 8 ~ 12dB。

总之，声门下压力是启动并保持发声的必要条件，同时还需要依赖于多种感觉系统复杂而迅速的反馈与分析作用。

二、声带的生物力学特性

声带振动发声之前，声门区的形态主要由声带的内收程度与声带组织的黏滞性质所决定。在声带起始振动之前的声门形态不但决定了声带组织是否能够同时开始振动，而且决定了声门区由空气动力学能量向声能转换过程中的能量损失程度。而与声带黏滞性质相关的三个最基本的物理量在这一过程中始终互相作用，并起到了决定性的作用，它们分别是质量、劲度和黏滞度。

（一）质量

振动体振动的基本频率与其质量（mass）成反比，声带通过纵向的伸展就能够疏剪去一部分组织，使实际参与振动的组织质量减小，从而使基频提高。当声带实际振动时，喉内、外肌之间存在着一种较完善的平衡状态来保持着发声基础频率的稳定。

对声带振动模型的研究提示，有多种振动的固有模式与运动方式是由质量、弹性、气流和压力等这些较显著的变量所决定的。声带被覆层组织的质量相对比较固定，是声带振动过程中具有动量的一部分。而在声带体层，肌纤维不同方式与程度的收缩能使声带的长度与厚度发生显著的变化。此外，声带质量主要集中分布区域、声带各部分的紧张程度以及声门口径的形态之间平衡的变化，可以直接导致声带机械振动模式的变化。这是因为声带质量的变化会引起组织动能的变化，声带质量集中分布区域与紧张度的变化及声门口径形态的变化会进一步影响到声门下压力等其他一系列发声振动系统中重要元素的性质与平衡，最后直接影响到所发声音的性质。例如，发假声时声带振动发声前，声带仅仅互相十分靠近而没有完全靠拢，此时气流通过声门区会产生流动型（flow-mode）的声带振动，声带组织波状运动的速度是产生声能的关键因素。这样产生的声音与由声门完全闭合、声带组织直接碰撞而产生的声音是不同的，后者作为一种常态发声模式，即胸式发声模式，是将推动声带开放－关闭运动的动能直接转化为了声能，声带组织波状运动所产生的作用则明显小了许多。

（二）劲度

劲度（stiffness）就是声带紧张程度。劲度在机械方面是控制声带振动发声基础频率的一个重要变量。

声带的劲度同时受到声带肌肉组织收缩力、声带各层组织结构特性等多种因素影响。当声带肌肉收缩时，在一定情况下声带可以做等长收缩运动，即肌肉的紧张度可以在其本身长度不发生变化的情况下产生变化。这种情况的发生需要成对的激动－拮抗肌肉同时运动，产生使声带紧张度发生改变的内力，使得声带在长度不发生变化的前提下提高劲度。这种成对的肌肉包括环甲肌与甲杓肌、环杓侧肌与环杓后肌。环甲肌的收缩不但可以改变声带的物理长度，也使声带组织伸展后的紧张程度发生了改变。而甲杓肌的收缩不但能够拮抗声带的长度变化，并且能够增加声带肌肉的劲度和质量。环甲肌收缩时声带被拉长，伸展的紧张度增加，此时的紧张度与声带长度之间的关系则可以通过应力－应变曲线（stress-strain curve）来描述。其中，应力即单位面积受到的力，而应变度就是声带单位长度被延伸的距离。

声带被覆层的劲度还受到邻近组织结构纵向伸展运动的影响。在受到内部肌纤维活跃的弹性力作用以及被动的纵向伸展运动影响后，声带体层的劲度也会发生改变。计算机模拟建模实验表明，声带体层与被覆层在相同劲度或被覆层较松弛的状态下，声带振动能够最高效地将空气动力学能量转化为声能。

（三）黏滞度

声带组织的黏滞度（viscosity）是用来衡量声带组织变形难易程度的。黏滞度与受到剪切力后的声带组织各层次间的滑动易度成反比，剪切力为平行目标物表面且作用于目标表面的力，类似于日常生活中的摩擦力的概念。声带的黏滞度越高，那么声带的内阻力，即剪切力就越大，能量的损失也就越大，这种能量损失主要以热能的方式进行消耗。同样，声带的黏滞度越高，就需要有更大的声门下压力来驱动气流以维持原先的声带振动状态与性质。声带的湿度对于声音质量的影响较大，湿度较高时发声更容易。对犬类声带的研究也证实声带湿度越高其黏滞度就越小。

声带的黏滞度并不能脱离受声带的质量与劲度的影响而独立存在。研究发现，提高声带的纵向张力就可以提高声带的黏滞度。声带滑动层次的厚度与声带组织的黏滞力成反比，因此声带增厚会影响到声带组织层次间的内阻力，使内阻力减小，即黏滞度减小。声带组织中的剪切力与组织黏滞度间的不平衡效应往往会造成声带组织的急性或慢性损伤。

三、声门上区的共鸣

嗓音的声学性质主要由两种因素决定：①声带振动产生的具有一定基频的基音；②声道的共鸣作用。

（一）共鸣原理

声门区由声带振动产生的基音在经过声道共鸣腔后就具有特定的音质，音质取决于声道共鸣腔的作用。当声音撞击到共鸣腔边界时，可能还会回响一段时间，而不是立刻消失，这是因为有部分声音在共鸣腔中的衰退较缓慢，而这种声音回响的现象就是共鸣。虽然在声道中声音的衰减很快，但依旧能够察觉到这种衰减的存在。共鸣的原理有两种。一种被称为喇叭原理，设想将人的声道拉直如喇叭状，根据实验可以得到一个临界频率。如果喉基音低于临界频率，那么其中有的被加强，有的被减弱；如果高于临界频率，则其就不受喇叭作用的影响可以直接发射出去。第二种被称为滤波原理，指由于机体质量和结构的影响，基音的某些频率可能被吸收或减弱，出现一种滤波现象，可能吸收低频、通过高频，也可能吸收高频、通过低频。人的共鸣系统可变性大，可以通过调节管腔的形态性质，形成对多种频率的多重滤波作用。

事实上，共鸣腔对于通过它的不同频率声音的影响程度各不相同。特定频率的声音能够较轻易地通过共鸣腔，并能够使振幅增大，这些特定的频率称为共振频率（resonance frequency），只有具有这些共振频率的声音能够在封闭的共鸣腔中产生共鸣效应。在声道共鸣腔中，这种共鸣效应被称为共振峰（formant，F），共振频率称为峰频率（formant frequency），峰频率周围频率的声音在通过共鸣腔时则都会或多或少地有所衰减。

（二）共振峰

共振峰的性质对于嗓音来说十分重要，决定了所发声音的元音音素，并决定了每个人不同的声音特点。声音通过声道时一般能有 4～5 个共振峰。最低的两个共振峰决定了发哪个元音，而第 3、4 和 5 个共振峰则对各体的嗓音特点影响巨大。

通过改变声道各部分的形态结构，能够很好地控制着峰频率。改变构音器官的位置形态，声道就可能具有无数种形态，例如下颌骨可以升高或降低，舌可以位于口腔中的任何部位。无论是硬腭还是咽腔深部的调节，都能使声道缩窄或开张。声道的外口（双唇）能控制开口的宽或窄，通过抬高或降低喉部可以调整声道的长度，同时咽腔的侧壁也能够移动。减少唇的打开程度，降低喉部和凸出嘴唇能使声道长度增加从而降低峰频率，而在声门区收缩声道则能够使峰频率升高。

一些构音器官形态位置的改变对于某一特定峰频率的影响特别大。第 1 共振峰主要受到下颌骨运动的影响，下颌骨的运动可以在唇区扩展声道而在喉区收缩声道，从而使第 1 共振峰升高。成年男性发元音时第 1 共振峰的范围在 200～800Hz。第 2 共振峰主要受到舌形态的影响，成年男性发元音时第 2 共振峰的范围在 500～2500Hz。第 3 共振峰主要受到舌尖位置的影响，或当舌卷曲回缩时受到下门齿和舌间腔隙大小的影响。成年男性发元音时第 3 共振峰的范围在 1600 ~ 3500Hz。第 4、5 共振峰与声道形态结构之间的关系则更为复杂，难以通过某一特定的构音器官来控制，然而它们似乎更依赖于声道的长度和咽腔深部的结构形态。成年男性发元音时第 4 共振峰的范围在 2500 ~ 4000Hz，第 5 共振峰的范围在 3000 ~ 4500Hz。

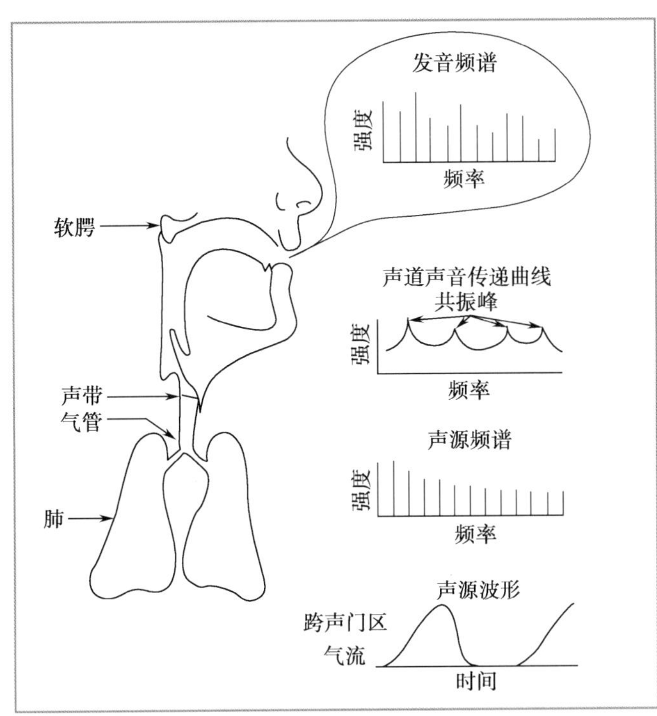

图 2-2-3　发音器官功能
function of the voice organ

声道长度的改变可以影响到所有的峰频率。成年男性的声道长约 17 ~ 20cm。假设一个圆柱形的声道长 17.5cm，峰频率则都为 500 的倍数：500Hz、1500Hz、2500Hz……。由于声道长度的差别，即使各构音器官形态位置一致，儿童的峰频率也较成年男性高 40%。成年女性的声道较成年男性的声道短，其峰频率比男性平均高出 15%。

由于声道共鸣腔对声音的滤波作用，峰频率对于频谱的影响也很大。声源的频谱本身是平坦地下降，而发出的元音频谱则是一个既有高峰也有低谷的图形，这是因为在频谱中靠近共振峰频率的部分较邻近的部分经过了增强。声道的共鸣影响了元音的频谱和共振峰的范围。共振峰就是声道的共鸣，而正是通过声道综合各部分的共鸣效果后才能发出各个元音音素（图 2-2-3）。

（三）共鸣腔

声带振动发出基音后，声音在声道中传递，不同位置即不同的共鸣腔都会对声音产生共鸣作用。在日常生活或歌唱时，各共鸣腔都起作用，成为混合共鸣的效应。而发不同声音时，各共鸣腔所起的效应是不同的。

元音是由共鸣腔的共鸣来控制的。发元音 /i/ 时，舌向前，舌根与咽壁间空隙的前后径可达 20 ~ 24mm，较发元音 /o/ 音时舌根与咽壁的距离加大 4.5 倍，且舌膨出使口腔共鸣腔缩窄，喉咽腔的形态也根据发声情况的不同而进行相应地调整，上述这些共鸣腔或构音器官的位置形态改变能使第 1 共振峰降低，第 2 共振峰升高。在发元音 /a/ 时，会厌顶部被舌根推向后，舌根与咽壁的前后径可减至 5 ~ 6mm，喉咽的容积可从高 50mm，直径 25mm 的圆柱体缩小一半，此时第 1 共振峰升高，第 2 共振峰维持中等状态。在发元音 /u/ 时，通过共鸣腔和构音器官形态与位置的调节，使第 1 和第 2 共振峰都降低（图 2-2-4）。由图我们还可以发现声带振动产生基音后，口腔及咽腔形态的大小决定了元音的发声，此时在口腔与咽腔之间形成一个狭窄区，在发元音 /a/、/o/、/u/ 时，狭窄区在舌根与悬雍垂之间，发元音 /i/、/e/、/u/ 时在舌背与硬腭之间形成狭窄区。虽然发出同一基频的频率，由于共鸣腔中狭窄区的位置及形态不同，可以影响不同元音音素的形成。辅音不是由共鸣腔的共鸣效果产生的，而是气流通过声道时由于摩擦产生的噪声，通过控制声道的缝隙便可发出相应的辅音。

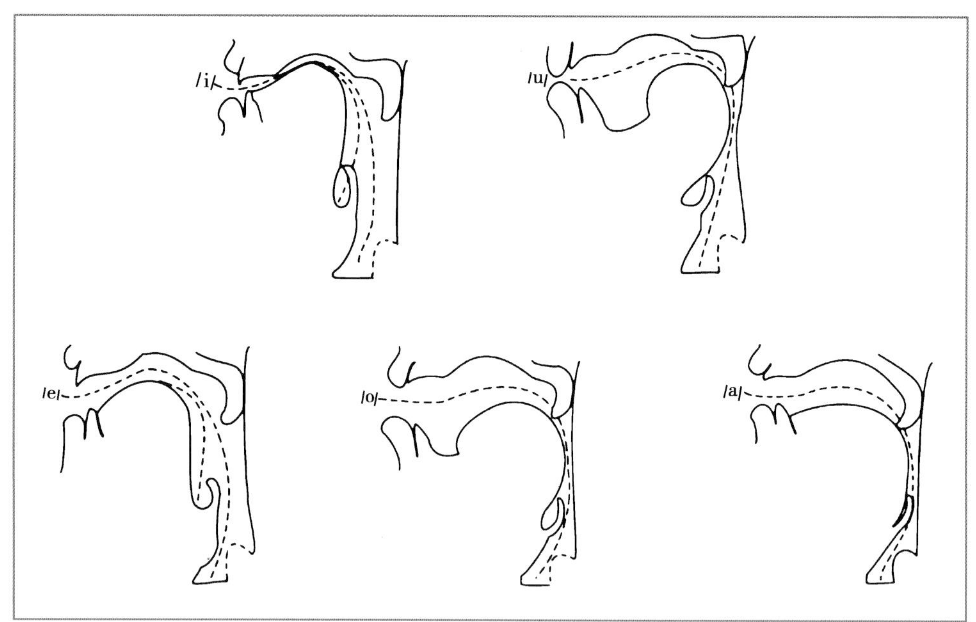

图 2-2-4 发不同元音时共鸣腔变化
articulatory configurations for some vowels

第二节 发音调控机制

一、肌弹力 – 空气动力学理论

1958 年，荷兰科学家 Van den Berg 系统地阐述了肌弹力 – 空气动力学理论（myoelastic–aerodynamic theory）。他认为，声带振动的频率是由声带的质量及其分布、声带的黏滞性和声门下压力等许多相互独立的因素决定；发声时声带振动的驱动力，可以通过 Bernoulli 定律（Bernoulli's principle）来解释。本节将从肌弹力、空气动力学、声门周期等几个方面介绍肌弹力 – 空气动力学理论。

（一）肌弹力

肌弹力 – 空气动力学理论中的肌弹力指的是声带在振动发声时，在神经与肌肉控制下保持一定的紧张度与弹性。发声时，声带内收靠拢，声门完全闭合或留有狭小的裂隙，此时声带肌肉收缩并保持紧张状态。在声门下气体压力的作用下，声带振动发出声音。随后，声带外展，发声停止。这一过程中，声带的肌弹力状态对于发声控制起到了重要的作用。影响声带的肌弹力状态的有以下几个方面。

1. 喉肌　由于复杂的联动关系，肌肉间的相互作用决定了发声时声带即刻肌弹力状态。声带的控制以喉内肌为主，喉外肌在发声时也能对声带的肌弹性产生影响。

2. 喉神经　喉部的神经主要来自迷走神经的喉上神经和喉返神经，这些神经支配控制肌肉的收缩与松弛，起到了调控声带的肌弹力作用。喉部肌肉的神经支配关系较为复杂，至今尚未完全研究清楚。声带的肌弹力主要受到了声带肌本身性质的影响，而喉神经则在喉部肌肉的联动协同过程中起了相当重要的作用，其详细的支配方式与联动控制作用有待更为深入的研究。

20 世纪 50 年代，Husson 提出的神经时值学说认为声带的振动与气流作用无关，而是由高级中枢发出脉冲式的指令控制声带的神经产生节律性冲动作用于声带肌而产生振动，神经冲动的频率与发出的声音频率相一致。但此后许多实验研究和临床观察都否定了这种理论。例如：在尸体喉发声实验中发现，没有神经作用，气流也能够使声带振动发出声音。临床上，单侧或双侧声带神经麻痹患者，也完全可以发声。

声门的形状也是声门区的空气动力学作用中的关键因素。声门区的三维动态形状决定了声门上、下压力的变化，声门的形状也受声带神经肌肉控制。

（二）空气动力学变化

肌弹力 – 空气动力学理论中的空气动力学变化是指在一个原本通畅的气道中，由于声带内收作用而出现气道狭窄部时，声门区所发生的流体动力学效应，以及这种效应对于声带振动发声的影响。

空气动力学的基本原则主要有三：①气流会从压力较高处流向压力较低处；②根据不可压缩流体的连续性定律（continuity law of incompressible flow），管腔中的不可压缩气体的分子流动速度会随着管腔横截面积的减小而增加；③根据 Bernoulli 能量定律，管腔中当气体分子流动的速度增加时，如果气体不可被压缩，那么气体的压强会降低，以遵守流体能量守恒定律。这三条基本原则中的第二条与第三条就是这里所讨论的空气动力学理论的核心问题——Bernoulli 效应。

1. Bernoulli 效应 Bernoulli 效应（Bernoulli's effect）由瑞士科学家丹尼尔·伯努利（1700—1782）发现，它是指在某处给予一个恒定流量的气流或水流一定阻碍，则流经阻碍处的流体在垂直方向上的压强会降低，流体速度会增加。譬如把一根导管的一段压紧，使此段管腔横截面积变小，那么当有恒定流量的气体通过这段狭窄部位时，气体的流速就会加快，而气体作用于该处管壁的压力却会降低。任何气体自身所具备的能量有两种形式——动能和势能。气体的势能与压强有关，气体压强越大，其势能就越大。气体由运动而具备的能量称为动能，气体分子运动速度越快，动能也就越大。

图中箭头表示的是 a、b 两个不同的气体分子运动轨迹。分子 a 的运动轨迹从声带之间气道中央通过，途中不受任何阻碍。分子 b 的运动轨迹紧贴着气道壁运动，途中会被部分内收的声带所阻挡而绕行，分子 b 在绕过声带时经过的路程比分子 a 长。如果分子 b 要与分子 a 的运动位置相一致，那么它必须要提高速率。分子 b 的速率提高，根据 Bernoulli 定律，动能增加，势能降低气流加速与气压下降是 Bernoulli 效应的核心元素，也是理解声带振动的关键问题之一。

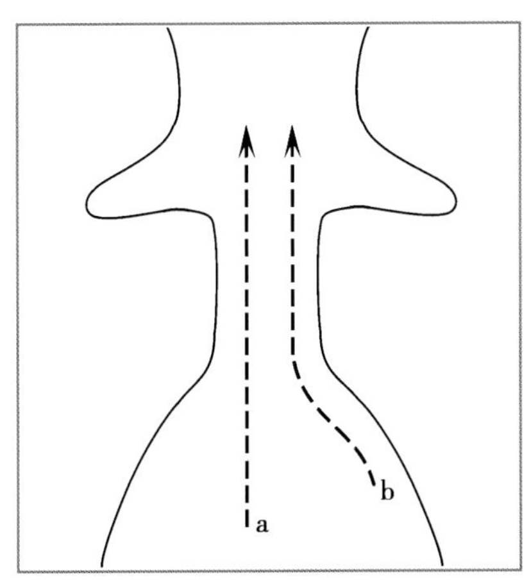

图 2-2-5 声门下气流变化示意图
illustration of subglottal airflow

（1）气流加速：我们可以把气体分子拟人化，看作是依次排列整齐的队伍通过一条管道。在管腔的非狭窄段，空间宽敞，有足够多的气体分子，这使得分子移动的速度相对较慢，便能保证在一定时间内的通过量。而在管腔的狭窄段，每次通过的分子数量受到了限制，但在一定时间内的通过量还是必须保证，否则就会出现上述假设中谈到的管子爆裂或者管腔内真空的现象。于是，通过管腔狭窄段的气体分子的运动速度就必须提高，以维持正常的输出量，来保证不发生爆裂与真空现象。而当这些分子穿过狭窄段后，回到了管腔内相对宽敞的区域，它们就又可以放慢速度了。

（2）气压降低：通过管腔狭窄段的气体压力降低是 Bernoulli 效应的一个重要组成部分。如前所述，气体在管腔内运动时自身所具备的能量可以分为两种。一种称为势能，即气压；另一种称为动能，即气体运动速度。当气体分子通过管腔狭窄段时，气体分子的速度增加，其动能即增加。由于能量守恒，气体自身所具备的总能量是恒定的，那动能的增加必将导致气体势能的降低，换句话说就是气体压力的下降。这就出现了气体在通过管腔狭窄段时气压降低的现象。当然，当气体分子穿过管腔狭窄段后，回到了管腔相对宽敞的区域时，气体的分子速度减小，动能降低，势能升高，气体压强又逐渐恢复到了通过狭窄段前的值。

2. 声门区的 Bernoulli 效应　如果没有声带的存在，从肺呼出的气体就能够没有阻碍地直接到达口腔。而声带的存在，在喉腔气道的中间位置出现了一个狭窄段，特别当声带内收时，明显阻碍气体的流通，使得气道中的气体形成湍流，影响声带振动。湍流的形成与声门区的 Bernoulli 效应紧密相关。图 2-2-5 是声门下气流变化示意图。

发声时声带内收，气体通过声门区，此时声带所受到的气体压力较声门上区与声门下区那些较宽敞部位的压力低。在真正的声带振动的运动周期中，声门区的压力甚至可以是负压。这些都是 Bernoulli 效应的作用。

由于声带本身属于柔软可动的组织，随着声门区压力的降低，虽然没有神经肌肉的冲动发生，但声带自身也会有相应的运动。而气流通过、压力降低的现象则持续发生，直到声带逐渐闭拢到一起。声带一旦闭拢，会对下方的气流产生阻力，造成声带下方，即声门下区的气体压力的蓄积。最后当压力足够大时，声带再次被冲开。声带的振动是由这一系列的开放与关闭形成的，振动频率则由喉部肌肉的活动程度及声带的自身质量等因素所决定。

（三）声门周期

基于肌弹力－空气动力学理论，声带在真正发生振动之前，首先内收靠拢完全闭合，此时的声带肌肉收缩并保持紧张，也有人认为可以留有狭小的裂隙。而后的声带的整个振动过程则可以分为开放相与关闭相，声带开放与关闭的过程可以看作是一个周期，称为声门周期（glottal cycle）（图 2-2-6）。

1. 声门周期的开放相　声带由中线处内收靠拢的状态到向两侧运动直至打开至一定间距的过程称为声门周期的开放相。声门周期起始时，声带内收靠拢，位于中线处。此时声门完全关闭，其横截面成楔形，顶部表面相对较平坦，下面部分则形成了一个倒斜坡（图 2-2-6A）。声带

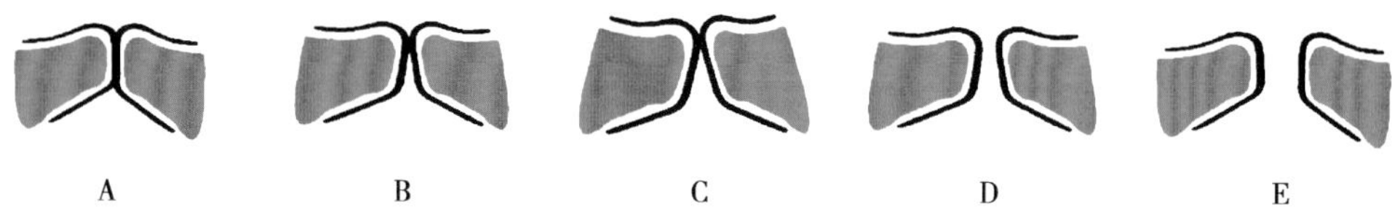

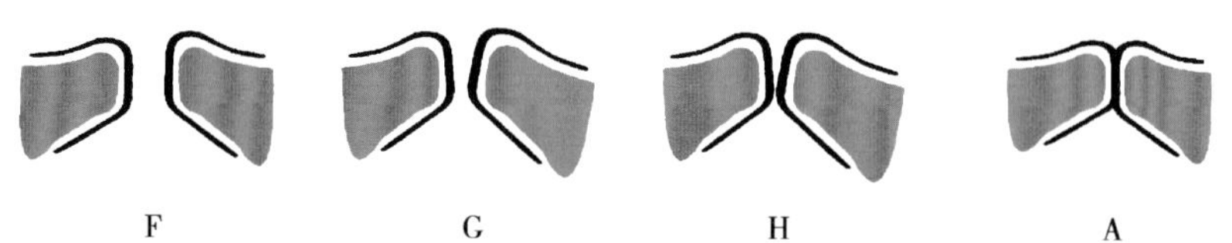

图 2-2-6　声门周期示意图
illustration of glottal cycle

的这种聚拢使得声门下区喉腔形成了一个圆锥形的顶，从声门下区较宽敞的空间向上，喉腔的空间逐渐缩小直至完全关闭。此时，从肺部呼出的气体（气压在 7cmH_2O 左右）在声门下区聚积，使得声门下区的气体压力不断升高，与声带的肌弹力产生对抗。从而不断推动着声带，使声带组织的下部逐渐分离，但却并未打开声门（图 2-2-6B）。随着压力持续累积的作用，声带下部被逐渐推开（图 2-2-6C）。当声门下区气体压力累积到足够大时，聚拢在一起的声带组织终于被推开，逐步显露出声门（图 2-2-6D）。气流随即开始从尚未开全的声门区通过。此时，声门下区压力与声门上区压力（大气压）的差，形成了不断推动声门下区气体通过声门区的压力，并在声带内侧面也形成正压力，以对抗声带的肌弹力作用，促使声带向两侧移动。这时声带下方依旧成一个倒斜面，而聚集在声门下区的气体作用于声带下方的压力仍然有效（图 2-2-6D）。声带被声门下区聚积的气体压向两侧，因其本身又是具有一定质量的组织，同时因还存在着声带向两侧运动的惯性作用，即气体在推开声带时传递给声带本身的动能。在这三种因素的作用下，声门就能够不断地开大（图 2-2-6E）。随着时间的推移，由于声门下区的气体通过声门区逸出，压力骤降，同时声带向两侧运动的惯性也随着与肌弹力的对抗而逐渐减小。声带向两侧运动至一定间距后又开始向中线回复。此时便进入了声门周期的关闭相。

2. 声门周期的关闭相　正如前述，由于声门下区的气体通过声门区向声门上区逸出，声门下区压力骤降，联同 Bernoulli 效应，声门区的气压也逐渐降低，甚至出现负压。这种负压能够将声带往内侧牵拉，使之向中线处移动，形成使声门口关闭的第三种力。同时，声带向两侧运动的惯性也随着与肌弹力的对抗而逐渐减小。声带由于肌弹性作用产生了被动的回复力，于是声带向两侧运动至一定间距后必将开始向中线回复。声带回复至中线再次闭拢的过程称为声门周期的关闭相（图 2-2-6A 和图 2-2-6E ~ H）。在声门周期的关闭相中，使声门关闭的力主要来自声带本身的肌弹性，声门下区气压降低及 Bernoulli 效应。声门关闭，从肺部呼出的气流再次受阻，声门下区压力升高。直到又一次形成足够推开声带组织的压力时，声带再次打开，开始声门周期的开放相，如此这般的周而复始。声门周期中从一个起点到另一个起点间的时间即称为周期（period），每秒声门周期重复的次数即频率（frequency）。

随着喉高速摄影等技术的应用，笔者观察到，在声门打开与关闭的过程中，其上部与下部组织的运动是不同步的。尤其在关闭过程中（图 2-2-6F ~ H），其下部组织先向中线运动，而后较上部的组织再向中线运动，最后声带组织完全靠拢。研究发现，垂直相的声带不同步运动对于声音振动频率的影响很大，而其详细的过程与机制尚不明了。

二、体层 - 被覆层理论

20 世纪 70 年代早期，Minoru Hirano 在他的著作中详细描述了声带的精细解剖结构，并提出了体层 - 被覆层理论（body-cover theory）。他认为，声带是一种含有多种组织层次的结构，根据各层的性质特点，可以将这些组织层次再分成被覆层、过渡层与体层。由于声带的各层在结构与功能上都不尽相同，随着发声时神经肌肉冲动的变化，其各层间的协同关系也能够发生变化。临床上，声带的损伤可以发生在各个不同的组织层次上，随之产生的对声带振动的影响也有所不同，因此就需要区别处理。

声带振动的体层－被覆层理论解释了在稳固和质量较大的体层组织之上，相对顺应性较好、柔韧度较高的被覆层是如何振动与调控的。被覆层柔韧易弯，有弹性，无收缩功能，可以流体般振动。体层较僵硬，集中声带大部分的质量，振动时能够为声带提供稳定的支撑。体层通过控制肌肉的收缩程度调节声带的僵硬度，控制声带张力。过渡层连接两者，在振动时，能够协调这两种不同振动性质组织的相互作用与影响。声带整体的紧张度受到被覆层与体层结合方式的影响，并由肌肉的收缩来控制。

声带振动的体层－被覆层模型应用非常广泛，它能够解释声带病变对声带的发声生理功能所产生的影响，及在频闪喉镜或其他研究声带振动的实验中所观察到的一些现象。例如胸式发声时，被覆层松弛，可在体层上做小幅度、波浪式的运动，这样的波浪式运动在频闪喉镜下观察到的便是黏膜波动。发假声时，声带的被覆层与体层作为一个整体，一起伸展与运动。

声带振动的体层－被覆层理论强调的是被覆层与体层在声带振动过程中的协同调节关系，这与肌弹力－空气动力学理论中的肌弹力性质相类似。声带体层的运动除了受到甲杓肌本身运动的影响外，还可以同时受到环甲肌、杓肌和环杓侧肌等多组肌肉的影响。声带振动时这些肌肉的运动决定了声带体层的即时性质，继而影响声带过渡层与被覆层的状态。声带被覆层与过渡层包含有许多相互交织联动的弹性纤维，在体层的影响下，被覆层纤维的排列方式也将会呈现多种方式，这也使得人类声音的频率在一定范围内变化。

三、黏膜波动

通过喉高速摄影等手段发现，在声带开放与关闭的过程中，其上部与下部组织的运动是不同步的。声带振动时，声带黏膜的运动是沿着声带内侧面由下至上依次交替地做向内（关闭）或向外（打开）的过程。这一类似于液体波浪运动的现象，称为黏膜波动（mucosal movement）。

事实上，声带浅层组织的“波动”或者说振动时的波形十分复杂。一些学者探索应用混沌学说（分形分析）来解释。而在临床上，把从喉镜中所观察到的声带振动，看作是由 3 个相位组成的分类法较为实用。① 水平相：是声带振动时打开与关闭，即声带组织从内侧向外侧或从外侧向内侧的运动；② 纵相：如拉链式的波动，即声带组织由前侧向后侧或由后侧向前侧的运动；③ 垂直相：是由于上下组织振动顺序的不同而形成的垂直波浪式运动形态。研究发现，水平相上，组织的波动范围在 1～2mm；在垂直相上的组织波动幅度较大，在 3～5mm 之间。临床上，声带水平相与纵相运动可以直接观察到，然而对于声带垂直相振动变化，只能借助高速摄影技术和一些近距离的影像显示。许多实验证据表明，声带振动时，在垂直相上的黏膜波形变化对于声带整体振动波形、音高、音质的影响极为重要。发出较低频的声音时，声带松弛，在中线位置内收靠拢，声带在垂直相上出现黏膜的波动式运动，造成气流的垂直象限差异。高频发声时，声带张力增加，控制声带的肌肉收缩使边缘变薄，声带靠拢时的接触面大幅缩小，垂直象限的差异减弱甚至消失，音质与音高也发生相应改变。

目前公认的声带振动模式并不是过去曾认为的随着气流通过狭窄的声门口而出现的单纯的内外侧整体性运动，而是一种如旗帜在风中飘扬的、随着气流的方向由内向外的波形运动。开放相与关闭相的声带组织运动方式也不尽相同。声带振动开始前，声门闭合，由于声门下压力增高，完全靠拢的声带全体被气体压力向上方推动，声带下缘由于压力作用已被推开。根据体层－被覆层理论，声带下缘黏膜组织疏松、柔韧度高，在气体压力的作用下，下缘组织被推开，其黏膜组织多以向两侧运动为主。而此时的声门仍处于闭合状态，故声门下压继续上升，由于气体压力的作用有的黏膜组织不断向上运动，这使得声带上外侧缘稍向外侧膨隆。此时互相靠拢的声带仅有上缘接触，下缘则完全分离，形似一个拱形的凹陷。紧接着，声带的上缘组织也开始分离，声门下区积聚的气体逸出，声门下压力开始下降，由于气流的喷射作用，上缘组织的黏膜被推向外侧。此位置的黏膜向上外侧移动开了，那么其下方的黏膜也将由下往上运动以"填补"此位置的空缺。但这时下方的黏膜不会即刻就向上运动填补空缺，而在气体压力的作用下不断向上推动，形成了一个波状隆起。随着声门的开大，这样的波状隆起也不断交替出现，形成声门开大时的黏膜波动。由于声门下压力降低、声带自身肌弹力及 Bernoulli 效应引起的声门区负压等作用，使得声带开始向中线回复。声带下缘最先受到压力降低的影响，向中线回复；伴随着声带回复力的作用，上方的黏膜向下内方移动，同样由于时间差的缘故，此处的黏膜组织将会形成小的黏膜隆起，其动态的结果也就是声门周期关闭相的黏膜波动形式。随着声带下缘的靠拢，黏膜运动向上传递直至上缘也完全靠拢，整个声带回复中线的过程结束。之后声门下压力再次积聚升高，准备开始下一个声门周期。

声门开大时，黏膜只向外上方运动推挤。闭合时，由于声带下缘先往中线回复，在声门区的入口处形成了一个圆孔，气体喷射而出，因此 Bernoulli 效应并不能完全适用于此。声门区产生了气流漩涡，使得声带黏膜所受的力并不均匀。而声带黏膜向内下方的还原运动轨迹总体上并不成一直线或遵循同一路径，而是近于一个椭圆形的运动方式。

通过对犬类喉部的频闪喉镜和高速摄影研究笔者发现，发声时声带黏膜波动的速度与声带长度、气体流量、声门下压力及喉部肌肉的收缩因素成正相关。同时这些因素也影响到基频，使之升高。这些研究证据都从一个方面支持着肌弹力－空气动力学理论，即能量由空气动力转化为声能，而且受到声带本身的肌弹力性质与被动的空气动力作用的影响与调控。

四、声带振动理论

随着对声带振动更深入的研究，学者们发现仅单纯地以 Bernoulli 效应来解释声带振动时的一些重要特征是不充分的，声带的振动可以看做是一种在气流作用下的自持续式振动（self-sustained oscillation）。在声带振动中，气流作用于声带使声带能够自持续式地振动，其机制十分复杂，可以用声带单质量模型（one-mass model）、多质量模型（multi-mass model）等进行模拟。这些模型的共同点在于振动系统里的有效作用力具有前后不对称性，即在声带关闭过程中所发生的，可能在声带打开的过程中就没有，或者出现完全不同的情况。其中有时间差的原因，也有声门周期运动过程中其内部参数变化的原因，但只有这些因素共同协调作用，使声门区平均压力能够顺应声带本身的运动方式，才能使声带的振动持续发生。而声带的自持续式振动是如何通过声门区内部不同参数的变化来完成的也正是发展中的声带振动理论所要讨论的核心问题。

（Jack Jiang　朱黎鸣）

第三章 发音模式及嗓音类型 Phonatory Modes and Voice Types

第一节 嗓音的基本特征

嗓音具有音高（频率）、音强（响度）、音色（音质）、音长等几部分特征，受年龄、性别及环境的影响，如果超出人们所认同的正常范围，则称为异常嗓音。

一、音质

音质（voice quality）是喉源音所具备的特性，在广义上受声道共鸣与构音的影响。目前多主张将具有喉部调节和声带振动特性及音响特性的音色定义为音质。有关音质的分类很多，并未统一，仅供参考。

Laver 将音质分为胸声、假声、耳语声、嘶哑声、粗糙声、气息声等。

（1）粗糙声：声带肿胀、不对称，特别是在声带息肉时由于声带振动不规则所产生的听觉印象，低频音域出现杂音，最典型的是在巨大孤立性息肉时，可出现两个频率的声带振动，即双音（diplophonia），听起来有“嘎啦嘎啦”或者“扑噜扑噜”样感觉，这种音色单纯用语言很难形容，但在听觉上比较容易区分。

（2）气息声：声门调节中大量气流流经声门裂隙产生气息声。在音响学上出现中音区以下的杂音。产生气息声的原因包括：① 声带前部关闭振动发声，而后部声门裂开放使空气大量逸出，声门裂隙的大小决定气息声的程度；② 声带张力低，发声时气流逸出。由于声门闭合不全，不能形成足够的声门下压，使嗓音呈现软而弱的气息声，并且在发声时要消耗大量的空气，在听觉上比较容易区分，多见于单侧喉返神经麻痹。

（3）嘶哑声：指喉发声失去了圆润清亮的音质，是气息声和粗糙声的结合，是由声带不规则振动和气流超量逸出产生的。声音嘶哑的分型尚无统一的标准。对于声音嘶哑的主观评价目前国内外沿用的还是日本嗓音言语学会提出的 GRBAS 评价法（详见第三篇第三章第一节）。

除此以外，与音质有关的特征还包括：

（1）发音震颤（voice tremor）：特征是声音呈 4～8Hz 或 4～12Hz 的规律性颤抖，在持续发元音时很明显，常见于特发性震颤和帕金森病等，在中枢神经系统疾病中常能见到，与痉挛性发音在声音的听觉印象上不同的是，不伴有努力性发音，但在临床实际中用主观听觉有时难以鉴别。

（2）痉挛性发音（spasmodic voice）：在讲话开始、中途或终止时，突然出现挤压性、紧张性发音，并伴有不规律的声音震颤，声音频繁中断、失去连贯性，这是痉挛性发声障碍的特征性音质改变。

（3）失声（aphonia）：声音的响度消失，仅能听到像类似耳语声的杂音成分，有癔症性或心因性失声，也有中枢神经疾病所致的失声，有完全性失声，也有部分性失声。

（4）声音翻转：说话时的音高不稳定，假声和真声（胸声）不规律交替的状态。一般认为是甲杓肌和环甲肌肌力不均衡所致，多见于男性的变声期发声障碍等。

共鸣腔病变所致的音质变化表现为开放性鼻音和闭塞性鼻音。我们发出的音有的通过鼻腔共鸣，有的无鼻腔共鸣。软腭麻痹或腭裂时，发声皆通过鼻腔，则形成开放性鼻音；鼻腔闭塞时，鼻腔共鸣消失，则形成闭塞性鼻音。

二、音色

音色（tone）是声音的个性，每个人、每种乐器发出的声音各异，这就是音色。不同人的说话声或歌声可借助音色来区别，音色是由共鸣腔来调节的。音色取决于嗓音中泛音的多少和强弱，受多方面因素的影响，包括声带振动的形式、共鸣腔的形态与构造、呼气与共鸣的技巧，以及上述发音器官在形成嗓音过程中的声学特征等。

描述音色的词汇，目前尚不统一，常用于评价歌声音色的有：① 柔和声或僵硬声：僵硬的声音常伴有颜面及颈部不自然的动作和表情，多能看到用力的部位。② 声音明亮或暗淡：如口唇及下颚张开的幅度小、舌尖被拉向后方使口腔前部宽阔，声音就容易暗淡。另外，声道长的人也比声道短的人音色暗淡，有时也把暗淡的声音叫做“闭声”（指声音没有打开）。③ 回响声：有无回响与声音大小无关，有回响的声音被认为是共振峰调控好的声音，所谓“共振峰调控”是声音的基音或者与泛音的某个周期或者与共振峰周期一致。唱歌时，在规定的音高内，通过改变声道形状来很好地调节共振峰周期，进行调控。如果在3000Hz附近的共振峰的峰周期集中，就能形成西洋歌剧歌手所特有的“响度”，将集中于3000Hz附近的第3、4、5共振峰称为歌唱共振峰。有歌唱共振峰的声音，如同管弦乐的强音不停地回响。如果听意大利歌剧CD、磁带等就能在听觉上分辨出歌唱共振峰，如发声时使声门上部狭小、扩大下咽就能产生这个共振峰。

三、音高

音高（pitch）是指声音的高低，与声带振动频率有关，频率越高音高越高，音高受年龄和性别的影响很大。在日常会话时，幼儿和女性音高较高，成年男性音高较低。音高随年龄变化，也存在个体差异，设定正常人的音高平均水平是很困难的，即使是在同一个人的会话中，音高的变化也很大，常常由于研究者不同、测定方法不同，所得出的结果也不同。

音高的高低虽然有个体差异，但如音高高于或低于正常人一个8度以上，则视为音高反常。男性青春期变声障碍为高调反常，是由于性激素分泌不足或受精神因素等影响，变声期音高不降，带着童声进入成年期，较常见于尚未发育完全的青少年。低调反常较少见，女性长期应用雄性激素后，可出现音高过低。

四、响度

响度（loudness）是听者对声音能量的反应。声音能量也就是声音强度，音量是指声音的强弱，这要取决于声带振动的振幅，振幅越大、声音越响，反之亦然。决定声音强弱的另一个因素是声带振动模式。此外，音量也往往与音高相关，一般情况下，胸声发声时声音越高、音强越大，即音强与频率成正比。但假声发声时，虽然频率较高，音强反而下降，这说明假声与胸声发声的机制是有差异的。

五、音长

音长（duration）又称声时，临床上一般多使用最长发声时间（maximum phonation time，MPT），来推测受检者喉部调节功能及发声持续能力，用秒表测量。受试者深吸气后，以舒适的音高和音量，尽可能长的持续发元音 /a/。重复三次，记录最大值。文献报道，MPT 的正常值，成年男性的平均值为 29.7 秒（21.2 ~ 39.7），女性平均值为 20.3 秒（14.2 ~ 27.6），男性低于 13.9 秒、女性低于 9 秒为异常（澤島，1966 年）。由于 MPT 测量方法简单，能够客观地反映同一患者治疗前后的喉功能变化，非常适于对治疗效果的评估。声时受全身健康状况、年龄、体型、肺活量、呼气方法等多种因素影响。

第二节　发音方式

人类在发音时，在低音区域和高音区域分别运用不同的喉调节方法，由于喉的调控方式不同，所发出的声音也各不相同。主要有胸声、假声、混声、脉冲声、哨声及耳语声。在音域范围内具有相同特性（如喉调节方式、音质特征）的一组音称为声区（registers）。

一、胸声

胸声（modal register）属于包括说话声在内的中低音区域的声区，基频相对较低，频率范围男性约 90 ~ 300Hz，女性约 140 ~ 430Hz。胸声的特点是音高较低、泛音丰富，音色丰满洪亮。

胸声发声时，甲杓肌收缩的同时环甲肌也收缩，但以甲杓肌为主要作用肌。声带松弛、短厚，边缘圆钝，喉室变小，室带稍内收，会厌后倾，声门上间隙较窄，声带呈整体振动，黏膜波动幅度大、波及整个声带表面，闭合相声带接近完全闭合，声带接触面积大，闭合相长。胸声是基于胸腔共鸣，发胸声时胸部可触及震颤。基频能量较高，泛音及共振峰较多。胸部共振能量多集中于 300 ~ 1500Hz，肺气能量充分转变为声能。

二、假声

假声（falsetto register）又称头声，多用于歌唱或喊叫时，频率男性平均可达 540Hz 或更高，女性平均可达 720Hz（非职业用声者）。假声音高较高，泛音少，音色薄而弱。

假声发声时，环甲肌活动占优势，声带前后拉长变紧、变薄，喉室变大，会厌平直。发声时室带外展，振动局限于声带边缘，黏膜波动几乎看不到，声门上间隙较大。因声带变薄，闭合时两侧声带不接触或处于临界接触，声门闭合不全，有梭形裂隙，闭合相缩短，甚至为零。假声的特点是头部共鸣，发声时在头部产生共振，在 3000Hz 以上能量最强，甚至可达 8000Hz。肺气能量转换声能不充分。

三、混声

混声（mixed register）又称为中音区，是歌唱者采用的一种特殊的发声方法，目的是为了避免由低音和中音转为高音时出现非艺术性声音，是介于胸声和假声之间的临界性声音。符合艺术嗓音上的要求，便于两音混合统一，使音色保持均匀平滑的韵律。

四、脉冲声

脉冲声（pulse register）又称气泡音（vocal fry），声音低沉、频率非常低、粗糙刺耳，无论说话或唱歌都不常用。脉冲声发声时声带短、厚而松弛，有时伴有一个复合振动，每一闭合相内，声带两次接触。

五、哨声

哨声（whistle）是人的极高音，声似哨子，声尖、泛音极少，超出一般假声及歌声的音域。发声时声门局部呈现小的裂隙，振动局限于裂隙部声带边缘，其余部分声带呈闭合状态，不发生振动。除环甲肌作用外，甲杓肌的斜行纤维及横行纤维也发挥作用。

六、耳语声

耳语声（whispered voice）即发声时声带膜部闭合，不发生振动，软骨部形成三角形裂隙（耳语三角），气体通过此三角形裂隙摩擦形成的噪声，带有气息声。为了使声带既能抵抗气流通过，又不发生振动，喉部需要进行特殊地调节。耳语声系低哑音并混有气息声，噪声成分较多，即所谓窃窃私语声。

由低声到高声发声时声带与声门的变化及喉镜所见如图 2-3-1 所示（引自冯葆富等编著《歌唱医学基础》）。

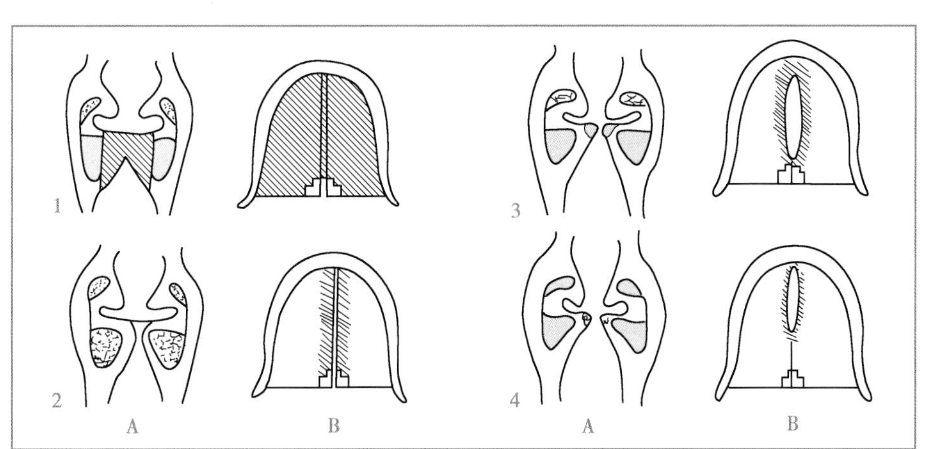

图 2-3-1　不同发音方式的喉冠状面与喉镜所见模式图
laryngeal coronal section and laryngoscopic illustrations in different voice patterns
A. 冠状面（coronal section）　B. 喉镜所见（laryngoscopic view）
1. 胸声（chest voice）　2. 混声（mixed voice）　3. 假声（falsetto）　4. 哨声（whistle）

第三节 音域

音域（vocal range）是人类所能发出的最低音到最高音的音高上下限范围，属于声音的生理范围。音域受年龄、性别的影响。根据检查方法的不同，可分为生理性音域、话声音域、自然音域、歌唱音域和总音域。音域的大小常用几个“8 度”或几个八度音阶（octave，oct）来表示，1 个 8 度即为一个八度音阶，在物理学上，声音的基频是基准音的 2 倍时为 1oct，半音（semitone，st）是全音的一半，1 个 8 度音阶有 6 个全音、12 个半音。音高音域（pitch range，PR）可以按以下公式计算：$PR= 39.86 \times \log_{10}(f_2/f_1)$，其中 f_2 为上限频率或待测（基）频率，f_1 为下限频率或任意设定最低（基）频率。

一、生理性音域

生理性音域（physiologic range）是指无论发出的声音音质或音色好坏，所能发出的声音由低到高或由高到低的最大的频率范围。下界往往为“嗡嗡”声或“呜呜”声，上界为哨声。生理性音域最宽可达 4 个半 8 度（54 个半音）。生理性音域随年龄而变化。

日本学者切替一郎与泽岛正行等人对出生后 1 年的婴儿、3～5 岁的幼儿、11～13 岁的儿童、12～14 岁处于变声期的青少年、成年男性及女性的生理性音域及话声位进行了调查，结果如图 2-3-2 所示。

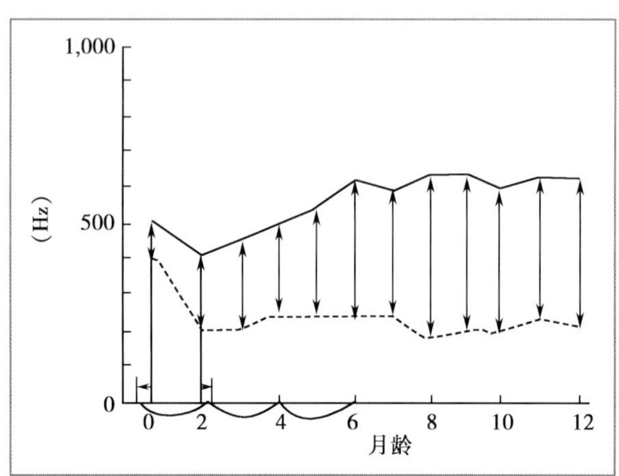

图 2-3-2 出生后 12 个月内音高及音域变化
pitch and voice range changes in neonate within 12 months（Kirikae）

二、言语音域

言语音域（speaking range）也称为话声音域，是日常会话时使用的音域范围。话声音域位于音域的下 1/3 区，说话时用力较小，不容易疲劳，能维持持久。

话声位是指一个人在日常会话时的平均音高，一般比本人音域下限高 3 ~ 5 个半音。话声一般在话声音域的中等音高上下起伏，大约在 3 ~ 5 个半音之间波动，这种说话方式使人感到轻松自如、不紧张、不费力、不易疲劳，说话完毕时仍回到中等话声音域。男性平均话声音域在 A 和 d（e）之间，即频率为 110 ~ 147Hz 或 165Hz；女性在 a ~ d^1 或 e^1 之间，即 220 ~ 294Hz 或 330Hz 之间。日本成年男性的话声位是 #G_2（104Hz）~ #D_3（156Hz），平均 C_3（131Hz）；成年女性的话声位是 G_3（196Hz）~ #C_4（277Hz），平均 $A_3^\#$（233Hz）（图 2-3-3）。

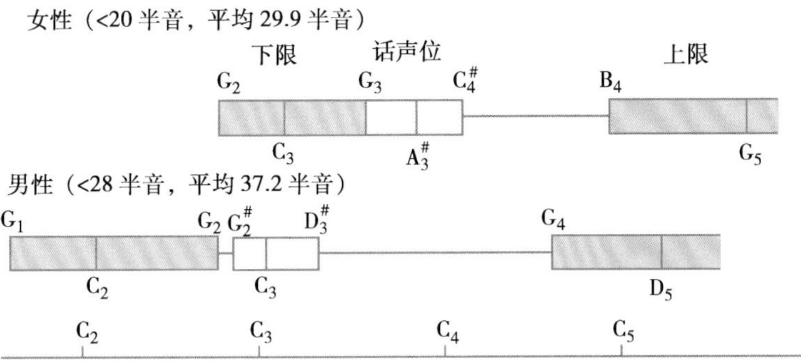

图 2-3-3　20 ~ 40 岁日本成人音域及话声位
voice range and speaking pitch in 20–40 years old adult Japanese（Sawashima）
橙色框分别代表音域的上下限，白框表示话声位

话声的音高受情绪影响，情绪激动时如争论、呼喊或下命令时，音高就会提高，持续时间过长，声带就会超负荷，就容易疲劳，也容易出现功能性或器质性病变。

三、自然音域

自然音域（natural range）是指未经过训练的人在唱歌时的音高范围，有 12 ~ 13 个半音；而经过训练的音乐家有 19 ~ 20 个半音或更多。未经训练的男女声 3 个声部的自然音域如图 2-3-4。

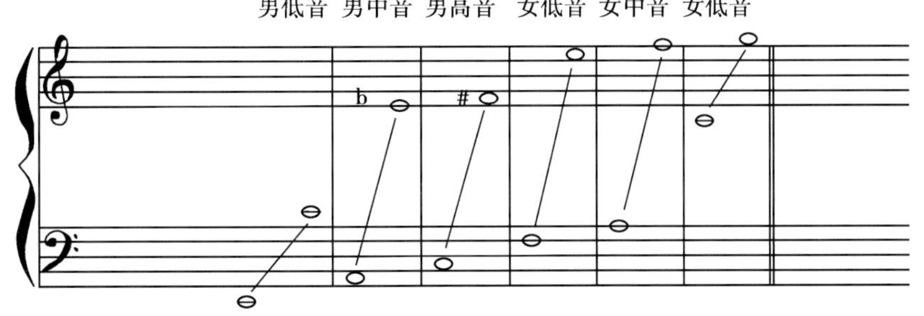

图 2-3-4　未经训练的男女声 3 个声部的自然音域
natural range of 3 classes of voice in non-training male and female

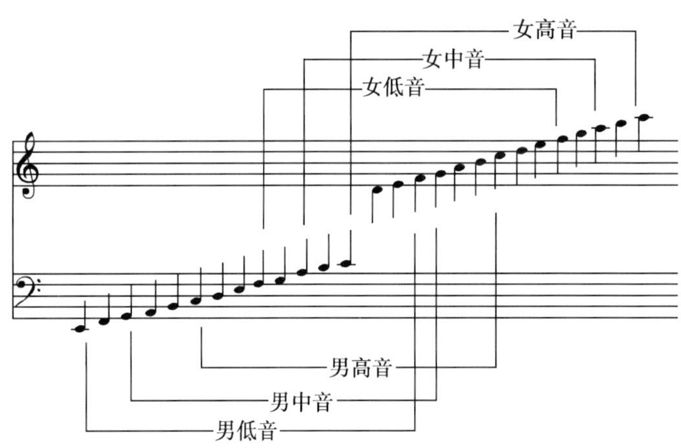

图 2-3-5 男女声各个声部的歌唱音域
musical range of multiple classes of voice in male and female

四、歌唱音域

歌唱音域（musical range）是指声乐工作者在艺术表现时（如歌唱）所支配的音高范围，即可接受的具有音乐性的最低音到最高音。歌唱音域位于生理性音域范围内，每个歌唱者的歌唱音域都小于生理性音域，生理性音域最高可达 4 个半 8 度，而歌唱音域一般为 2 个 8 度（24 个半音），极少数人可以达到 3 个 8 度（36 个半音）。人的发声由于音色各异，在艺术上或声乐上又将歌唱音域分为不同的类型，称为声部或声种（class of voice），男声分为男高音（tenor）、男中音（baritone）和男低音（bass），女声分为女高音（soprano）、女中音（mezzosoprano）和女低音（alto）。男女各声部的位置是不同的，女声比男声高 1 个 8 度（12 个半音）（图 2–3–5）。

五、总音域

总音域（collective human range）是指将各声部的声音集合在一起，从男低音的最低音开始，到花腔女高音的最高音为止的频率范围，一般为 5 个 8 度，即为 $C \sim c^4$（64 ~ 2048Hz）。

六、音域变化

生理性音域随年龄而变化。人类“呱呱坠地”时的第一声啼哭大约是 440Hz（A_4），只有 1 个调，几乎没有音域变化。随着年龄的增长，音域逐渐变宽，到 6 岁前后，音域扩展至 5 度音节乃至 1 个 8 度（E_4 326Hz ~ E_5 652Hz），12 岁以前，男女差异不显著，到了青春期，男性音高急剧下降 1 个 8 度，变成男性化的粗而有回响的声音，此时男女音域都扩展至约为 2 个 8 度。进入成年以后，音域在一段时间内相对稳定，进入老年以后，音域在不同程度上缩窄（图 2–3–6），音色变差，音量变低，并出现声音颤抖及摇摆音，这与老年人喉的生理变化是一致的。

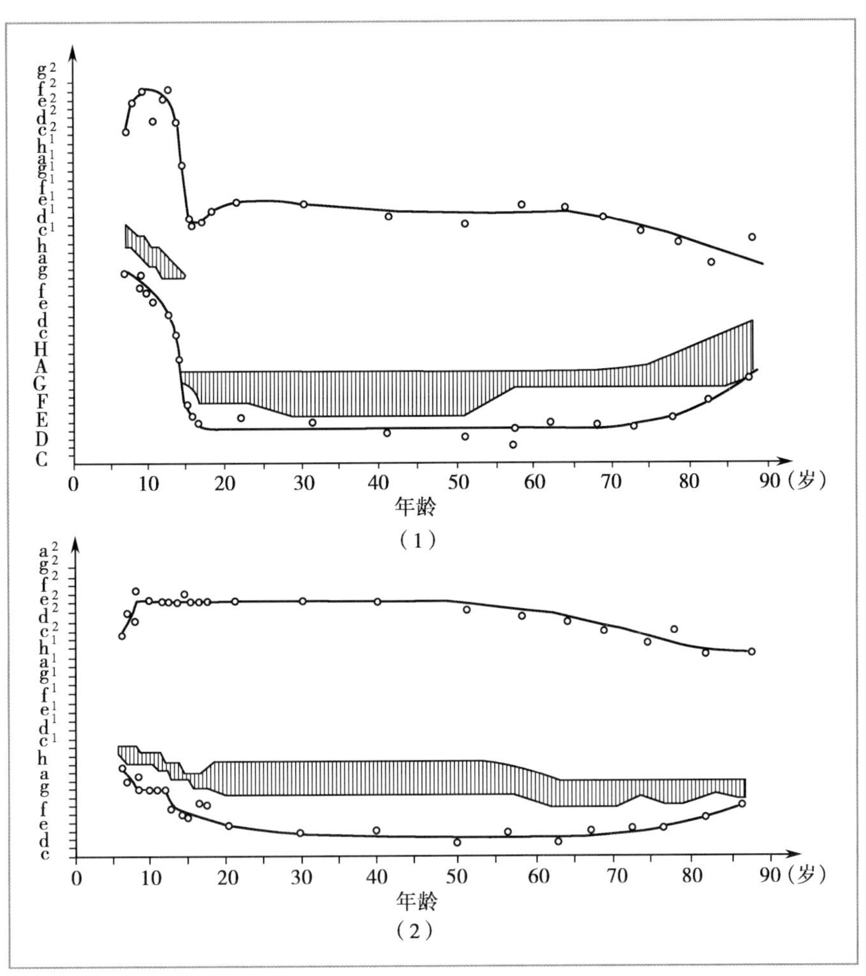

图 2-3-6 音域随年龄增加的动态变化
dynamic changes of voice range with aging
（1）男性的上下音界，黑条示话声高
（2）女性的上下音界，黑条示话声高

第四节 起声

从无声到有声的变化过程，也就是声带从呼吸状态转为发声状态的过程，称为起声（attack of voice）。声音在开始发出时，声带从呼吸相向发声位移行的方式有多种，根据声门闭合与声音出现的时间，将起声分为 4 种类型，即气息性起声、软起声、硬起声及压迫起声。

一、气息性起声

左右声带接近正中线，声门以下气流先冲出声门，然后声门才关闭、声带振动发声，称为气息性起声（breathy attack）。由于发声前气体已被消耗一部分，故先有气息声以后才听到声音。气息性起声多见于病理状态，日常生活中很少使用。

二、软起声

软起声（soft attack）是在声门徐徐关闭的同时呼出气流，所以起声具有自然、柔软的感觉。多见于安静地开始讲话或唱歌的时候，日常生活中多见。这种发音方法对声带无损害。

三、硬起声

硬起声（hard attack）是声门先急速而后强力地关闭，继而气流强力吹开声门，使声带振动发声。与软起声相比，硬起声具有爆发性、强硬的感觉。常见于下命令、咳嗽或情绪激动、发怒时。硬起声很容易损伤声带，易出现声带小结、声带息肉等病变。

四、压迫起声

压迫起声（pressed attack）是一种更为强烈的硬起声，声门强力关闭的同时，左右室带也向中线靠近，并且呼气压也高。是一种紧张性发音，常见于三弦伴奏的民间说唱，如我国的鼓词和日本的浪曲等，临床上也可见于病理性嗓音，如痉挛性发声障碍等。

日常生活中，从嗓音保健的角度来讲，用软起声或软起声中夹杂一些硬起声发音较为合适，既不浪费空气动力，也不会引起声带的过度紧张。如果长期使用硬起声，强烈的气流呼出经常冲击紧张的声门，不但易引起喉肌和周围的肌肉疲劳，同时声带也容易受损。经常使用气息性起声也是不合适的，因为出声之前空气已经消耗了一部分，长期使用会导致发声困难，尤其是发高音或必须持续长时间发音时，发音更为吃力，同时也影响话声或歌声的质量。

第五节　呼吸与发音调节

从呼吸道呼出的气流是声音产生的能源，呼出气流的变化使发声时声门上下的气压产生差异，这种压差提供了克服声带内收阻力的能量，使声带振动发声。发声时（讲话或唱歌）的呼吸与平静呼吸是不同的，特点是呼气时间延长，吸气时间缩短，吸气量增加，呼吸的次数也有所减少，平静时与发声时的呼吸方式比较如表 2-3-1 所示。

受过训练的声乐工作者，即便是在发声时以膈肌为主的吸气肌也保持适当的紧张度，调节呼气量，使发音能够持续圆润。这时，腹肌保持充分的紧张、看不到腹壁的过度运动。人在发声时，无论是说话、演讲还是唱歌，都需要呼气与吸气的调节，即便是反射性咳嗽、喷嚏也需要呼气和吸气的协调，把这种控制吸气肌的呼气方法叫做呼吸（呼气）保持，为了能很好地讲话和唱歌，这种呼吸保持是必要的。另外，安静时的声门下压（气管内压），在吸气时约为 $-10mmH_2O$，呼气时约为 $5mmH_2O$，在发声时上升到 $50mmH_2O$，根据发声的状态不同，有时甚至上升到 $150mmH_2O$ 以上。

表 2-3-1　安静与发音时的呼吸方式较

呼吸特点	平静呼吸时	发声时
气体交换量 /ml	500 ~ 600	1500 ~ 2400
吸气时间 / （吸 + 呼）气时间 /s	0.4	0.13
每分钟呼吸次数 / 次	16 ~ 20	4 ~ 20
呼气方式	持续性	间断性（伴声门下压升高）
呼气肌活动	几乎没有	发声开始时几乎没有 持续发声时开始活动
吸气肌活动	仅在吸气时收缩	吸气时及发声开始时收缩 但呼气肌一开始活动便停止
呼吸运动的调节	用胸 - 腹呼吸，胸 - 腹肌同时发挥作用	以胸式呼吸为主，胸 - 腹肌之间也有同时收缩
呼吸途径	主要经鼻腔	主要经口

（王丽萍）

第四章
发音影响因素
Physiology and Developmental Aspects Influencing of Phonation

第一节 发音特点与年龄变化

人出生以后，发音器官就随着年龄的增长而不断生长、发育、成熟，直至老年衰退，嗓音也随着这些变化而变化。在不同的年龄阶段，嗓音都有其特点和变化，主要表现为音高和音质的不同。而这些不同又是由解剖学、组织学和功能学的变化所决定的。不同年龄阶段的情况可分述如下。

一、新生儿至婴幼儿时期

新生儿至婴幼儿时期，喉除在颈部位置的变化外，形状和体积的变化很小，6 个月和 3 岁小儿的喉很难区分。此阶段声带的长度在增长，其膜部和软骨部的比例也不同。平野实所测新生儿声带长度为 2.5 ~ 3.0mm，且无性别差异。

新生儿出生后的哭声，基频为 440Hz 左右，受惊吓时的叫喊声音可高达 3000Hz，声音比较单调，但可听出其嗓音带有个人特点，这是由其音色不同所决定的。Sedlackova 用语音图仪检测并分析了新生儿哺乳期和幼儿的嗓音，提出新生儿哭声的特点是基频和低频泛音较弱，而共振峰很高，频率可达 1400 ~ 3000Hz。从第 3 个月起，共振峰频率变低，音频域逐渐增宽，2 岁时可有 3 ~ 4 个音，6 ~ 7 岁时才达到 1 个 oct。

二、学龄前期至青春期

从年龄上说，此段时期是从 4 岁左右到 20 岁。在青春期前，喉和声带的体积大小随年龄不断发育增长，但增长的速度很缓慢。进入青春期后，发育增长速度加快，嗓音也出现了明显变化和性别差异，即所谓变声期。

杨强等曾对 547 名正常人的嗓音基频和性激素进行检测，年龄为 4 ~ 79 岁。4 ~ 12 岁每隔 3 岁为一个年龄组，13 ~ 19 岁每隔 1 岁为一个年龄组，20 ~ 79 岁每隔 10 岁为一个年龄组，每个年龄组又各分为男、女两组。结果发现，各组基频（F_0）从 4 岁后缓慢下降，但无性别差异，10 岁时开始出现性别差异。因此认为国人无论男女从 10 岁开始进入变声期，即变声期三个阶段的变声前期。基频随年龄增大有一个下降又回升的过程，男性在 13 岁时降到最低谷，女性在 14 岁降到最低谷，随后又上升，这种上升以女性明显，17 岁后，男女的基频又皆下降，至 20 岁后则相对稳定（图 2–4–1）。和变声期以前相比，男性下降约 1 个 oct，女性下降仅 3 个音。杨式麟也观察到这种“基频下降 – 回升 – 再下降”的情况，只不过他们观察下降至最低谷的年龄男女皆较笔者的观察结果大 1 岁。因此认为男性从 13 岁 ~ 16 岁、女性从 14 岁 ~ 16 岁应为变声中期（旺盛期），男女皆在 17 ~ 20 岁为变声后期。Hacki 等检测了 180 名 4 ~ 12 岁正常男女儿童的基频和音域（包括音频域和音强域），采用声样为谈话声、喊叫声和歌唱声，发现持续谈话声的习惯音高的降低出现于 7 ~ 8 岁的女孩和 8 ~ 9 岁的男孩，但喊叫声的音高和声强在 10 岁开始皆出现降低，因此他们认为无论男女，变声期的开始可以定为 10 ~ 11 岁。这和笔者的观察基本相符。另外，根据 Gutzmann 对变声期前儿童音域的统计，7 岁时达到 1 个 oct 后，继续随年龄增宽，到 10 岁时达到约 1.3 oct（b–e^2），在此以前皆无性别差异。

在音质方面，Ferrand 将 80 名变声期前儿童按年龄分为 4、6、8、10 岁组，每组男女各 10 名，检测了其元音 /e/ 和 /a/ 的谐噪比，同时也检测了频率微扰值，结果发现元音 /e/ 的谐噪比在 4 岁和 8 岁间有显著差异（分别为 0.380dB 和 1.712dB），在性别方面女孩元音 /e/ 的谐噪比明显高于男孩，但频率微扰值男孩、女孩间却无显著差异。Glaze 提出，这些变化是由于小儿解剖发育时期的更替，和传出神经的兴奋性“赶上”代偿的时期，造成在任何时期中的声学检测结果都难于预料。但这些谐噪比的值都比正常成年者低，说明两者不可能进行可信性的比较。但杨式麟等对 240 名 4 ~ 12 岁正常儿童的频率微扰、振幅微扰、谐噪比及标准化噪声能量等的检测应用方差分析，结果显示，在各年龄组男女之间，皆无统计学差异，但第 3 共振峰（F_3）从 6 岁开始，男女已有显著差异，说明从 6 岁开始男女儿童的嗓音已有音色上的差别。

在变声期的 3 个阶段中，随着喉和声带的迅速增长，基频和音域的变化已如前述。在此时期，声带多有不同程度的充血，声门闭合也多有不同的裂隙（即所谓“变声三角”），其功能也处于急剧变化的不稳定状态，音质也有明显变化，可惜笔者至今未收集到变声期中各项声学检测参数的报道。

三、青壮年时期

此段时期的年龄界限为 20 ~ 50 岁。在此期中喉和声带的解剖组织已发育成熟，特别是青年时期无明显变化，发音功能也相对稳定，但 40 岁以后声带黏膜逐渐变薄，固有层中弹力纤维开始萎缩，密度下降，走行紊乱。笔者观察的基频在 20 ~ 39 岁时相对平稳，40 ~ 79 岁时男女皆逐渐下降至最低谷（图 2–4–1）。在音域和音质上则无明显变化。

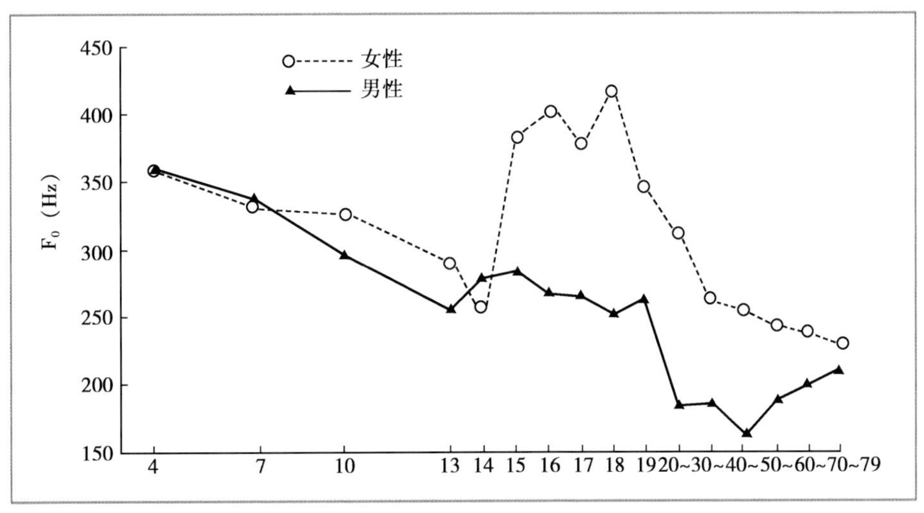

图 2–4–1　各年龄段基频变化 F_0 changes with aging

四、老年时期

50 岁以后逐渐进入老年嗓音时期。根据 Kahane 及其他学者的组织解剖学研究报告，喉软骨从成年早期即开始骨化，男性比女性早，但进入老年期后，男女骨化皆明显。虽然连接的关节表面未受到损害，但其弹性和韧性的减低，必然会影响其活动和对音高的调控。声韧带的弹性纤维断裂、萎缩、密度下降，而胶原纤维密度则逐渐增加。喉内肌也逐步萎缩，并逐步被胶原纤维所取代。黏液腺退化而致声带表面缺乏足够的润湿。Manalyod 等对 13 个新鲜尸体喉标本（年龄 2 天～82 岁）用 PCR 方法检测其线粒体 DNA，发现有和年龄相关的 4977–bp 线粒体 DNA 缺失，认为和躯体其他器官一样，线粒体 DNA 的变异可能是衰老的主要因素之一。喉镜检查可见老年声带常变为浅灰色或黄色，光泽消失，内收时声带呈弓形，声门闭合呈梭形裂隙。老年女性声带上皮也可见水肿增厚，振动加快而振幅减小，这可能为更年期性激素影响的结果，将在本章第二节中阐述。

根据笔者的观察，基频在 50 岁以后，女性继续缓慢下降，而男性则出现升高的现象，这和多数学者的研究相符。但也有少数报道老年男女性的基频皆有上升，男性更为显著。音域包括音频域和音强域，在老年时男女皆逐渐缩窄。

Irma 等在 20 名老年男性中最后筛选出正常者 11 人，年龄为 50～81 岁，对其进行了间隔 5 年的嗓音分析与观察，并以问卷的形式调查其对日常生活交往的影响。结果得出，随着年龄增加，基频和音域下降，嗓音主观感知评估有气息声和粗糙声，自我感觉嗓音变坏，尽量避免交往和参加聚会。Ferrand 检测了 42 名正常女性，按年龄分为青年、中年和老年组，结果发现老年组的基频低于青年和中年组，3 个组的频率微扰没有显著差异，但老年组谐噪比却显著低于青、中年组。因此他们认为，确定老年嗓音的衰退，谐噪比是较频率微扰更为敏感的参数。有学者检测老年人谈话声的言语基频标准差的变化，发现无论男性和女性，此参数都随年龄增加而增加，这在主观感知上可作为嗓音颤抖的一种表现。

上述这些老年人嗓音基频的下降或上升，音域变窄，声音柔弱或颤抖，频率微扰和振幅微扰值升高，谐噪比值下降，常有气息声和粗糙声等嗓音衰退表现，可称为老年嗓音（aging voice）。这是喉随年龄增长而发生的组织解剖学的生理变化的结果，而且存在个体差异。但其发生机制，有的至今还不十分清楚。

第二节　发音特点与性激素变化

人类从出生后发育生长到成年直至老年，躯体内都存在着雌、雄两种性激素，这两种激素在人体内的含量随着各自生长发育阶段和女性的特殊时期（如月经期和妊娠期）不断变化。同时，人的嗓音也随相应的激素的变化而变化，包括基频和音域、音质的改变。然而，这些变化都属于自然生理性而非病理性的，虽然有时在少数人中也可能会演变成病理性的，但是不在本节讨论范围之内。

如前所述，笔者曾对 574 名 4～79 岁正常人，进行了嗓音基频、音域和血清睾酮（T）和雌二醇（E_2）浓度的检测，绘制出男、女基频的全程变化，及男、女性激素和各自的基频关系图（图 2–4–2）。现从不同的发育成长阶段分别叙述。

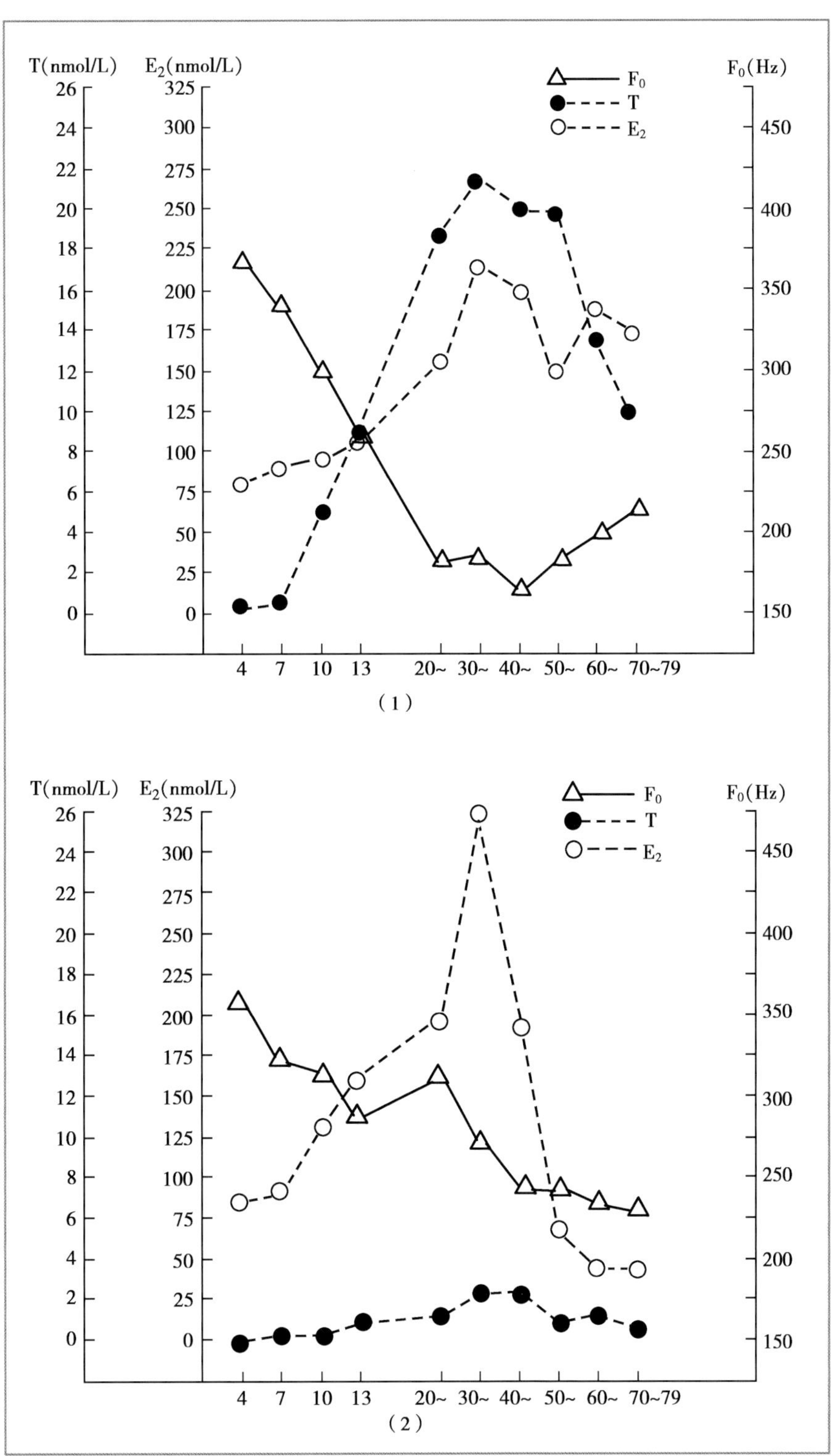

图 2-4-2 基频与性激素关系

F_0 changes with sex hormones

(1) 男性基频与 T、E_2 的关系 (males)

(2) 女性基频与 T、E_2 的关系 (females)

一、青春期前

7岁以前，血清睾酮及雌二醇浓度无性别差异，嗓音虽可因泛音的不同而有个体特点，但男女的基频几乎也是完全相同的。10岁时，性激素水平逐渐上升，并且表现出男、女的性别差异，即男性睾酮比雌二醇上升明显，而女性雌二醇比睾酮上升明显。男女性基频皆逐渐下降，音域则逐渐加宽，10岁时已达1个oct。

二、青春发育期

笔者检测了这个阶段（13～19岁）男女青少年149例（其中有92名戏曲及声乐学员）的两次基频及睾酮、雌二醇，还分别检测了最高音频和最低音频，两次检测相隔15个月，发现性激素波动甚大，尤其是其中的82名女性因检测不是在同一月经周期，因此无可比性，但对男性各年龄组的睾酮及雌二醇均数及个体检测值的波动变异数间进行方差分析，然后做回归分析，结果与年龄呈正相关。嗓音基频的动态观察，最高音频男女皆逐年上升，女性更为明显；最低音频则男女出现相反的发展趋势，即男性逐渐降低而女性逐渐升高。结合多元回归分析结果来看，总的趋势是无论男女，睾酮和基频呈负相关，而雌二醇和基频则呈正相关，前者表现更为明显。

三、成年期

在此时期内，无论男女，睾酮及雌二醇逐渐上升，30～39岁升至最高峰，40岁后逐渐下降，女性雌二醇的波动幅度明显大于睾酮，而男性睾酮的波动幅度则明显大于女性。无论男女基频随年龄增大而逐渐下降，但较平稳，男性在40～49岁时降至最低谷。音域在20岁以后，达1.5oct以上，但未受过声乐和戏曲训练者，一般不会超过2.0oct。

四、老年期

女性的雌二醇从40～59岁呈陡降形式，60岁以后仍继续下降，但渐缓慢；睾酮则一直缓慢下降直到70岁以后。男性睾酮从60岁起陡降直到70岁以后；而雌二醇从50岁以后呈上升趋势。女性进入老年期后，基频持续缓慢下降，而男性从50岁后却逐渐上升。到70岁以后，男女基频逐渐接近。音域的变化则男女皆变窄。也就是说在50～60岁，相当于更年期以后，男、女的基频和性激素的变化应为老年嗓音（或称第二变声期）。除基频和音域的变化外，老年嗓音还有音质的变化，噪声成分增多，有气息声和粗糙声，音强减弱等，声带振动的规律性也受到影响，表现为音高不稳和言语颤抖等。

五、月经期

月经是发育成熟的女性内分泌系统控制下的一种生理现象，一般认为，从月经前2～3天到月经期间，因雌激素增加，嗜酸性粒细胞增多，喉黏膜变厚而致嗓音粗糙不稳，发音易疲劳，但喉镜检查除声带充血外，无其他异常表现。有学者对正常女性月经期的嗓音做声学分析，各项参数并未发现异常，故认为月经期嗓音的变化可能仅限于职业用声者，国内报道歌唱者月经期发声异常的发生率为86%～98%。

临床所见的声带黏膜下出血，往往是月经期中的女性喊叫、咳嗽导致。这可类似“代偿性月经”鼻出血的血管扩张和毛细血管脆性增加的改变。

六、妊娠期

妊娠期的内分泌改变会导致喉部水肿、干燥结痂，临床表现为嗓音粗糙、嘶哑、甚至失声，音高降低、音域变窄、音强减弱和发音易疲劳。这些变化多于妊娠期第二、三个月开始出现，以后逐渐加重，一般产后自行消退，发音功能可在数日或数周后恢复。

综上所述，人的嗓音在生长发育过程中是随各阶段性激素水平改变而变化的，这些变化又都存在性别差异。笔者的研究结果可见，从 10 岁以后，男女的睾酮和雌二醇都逐渐上升，睾酮的上升明显大于雌二醇，而且男性睾酮的升高又明显大于女性。基频则男女皆渐下降，男性较女性明显。由此可见，无论男女，似乎睾酮是影响嗓音变化的主要因素。Neals 等用初生的雄羊去势（睾丸切除）后，分组给予不同剂量的睾酮，2 个月后处死，喉部测量发现喉各部发育的程度与睾酮的剂量呈正相关，也说明睾酮是影响嗓音的重要因素。可是笔者的研究结果却显示，老年女性基频伴随雌二醇持续下降，同时睾酮却处于相对稳定的状态，而老年男性的基频则伴随雌二醇呈上升的趋势。由此可见，雌二醇对嗓音的变化也不无影响。Newman 等用 42 个死亡 18 小时以内所采集的喉标本进行研究，其中男性 26 例，女性 16 例，年龄 2 个月 ~ 82 岁。用免疫组织化学染色方法，观察到在声带组织中有性激素受体存在，而且有年龄和性别的差异，即在腺细胞核染色的黄体酮受体的表达，年老者小于年轻者，男性大于女性。腺细胞质染色的雄性激素受体和上皮细胞质染色的黄体酮受体的表达，男性大于女性。笔者认为，虽然激素受体在全身许多细胞中均有发现，但本研究显示了其在声带中的分布因年龄和性别而存在显著差异，可见激素作用于或影响了声带的细胞，并提出今后的研究需要确定受体表达的数量是否在个体和其他个体间有显著差异，也需要确定激素对改变声带组织透明质酸、胶原和弹性蛋白的作用和影响。这些都是我们在进一步研究中需要考虑的问题。

（杨　强）

第五章
艺术嗓音发音基础
Mechanisms of the Vocal Arts

艺术嗓音（vocal arts）是指舞台艺术表演所运用的嗓音，高效而精妙。艺术嗓音医学主要是研究艺术嗓音的生理、相关疾病的病理和防治。

第一节　声部划分

一、声部特征

根据音域、音色、换音点的不同将艺术嗓音分为不同类型，西洋传统声乐称之为声部，男女声各分为三个声部，每一个声部由于角色的不同，又可细分为不同的类型。

男声分为：

（1）高音：① 抒情男高音（tenor lyrico）；② 戏剧性男高音（tenor dramatico）。

（2）中音：① 高音的男中音（tenor bariton）；② 低音的男中音（bass baritone）。

（3）低音（bass）。

女声分为：

（1）高音：① 花腔女高音（soprano coloratura）；② 抒情女高音（soprano lyrico）；③ 戏剧女高音（soprano dramatico）。

（2）中音（mezzo–soprano）。

（3）低音（alto）。

（一）主观听感知特征

1. 男高音　抒情男高音的特点是明朗、脆亮、抒情；戏剧男高音的特点是明朗、壮丽、坚实。

2. 男中音　刚毅、浑厚、有力。

3. 男低音　深沉、庄严、铿锵有力。

4. 女高音　花腔女高音特征是清脆、灵活、纤巧；抒情女高音特征是秀丽、柔美、抒情；戏剧女高音特征是宏壮、刚强、宽厚。

5. 女中音　热情、稳实。

6. 女低音　温柔、深沉、浑厚而庄严。

（二）音域特征

男低音音域为 81 ~ 325Hz，女低音为 145 ~ 690Hz ；男中音 96 ~ 426Hz，女中音 217 ~ 1024Hz ；男高音 122 ~ 580Hz，女高音 256 ~ 1046Hz。

（三）主音特征

每个歌唱演员均有少数几个自己非常习惯的音，发这几个音的时候可以很省力，声乐上称为主音（primary tone），各声部的主音范围也不同。

（四）换音点特征

有专家认为换音点就是胸声转为头声或由头声转为胸声时的瞬时音高变化，也是胸腔共鸣和头胸共鸣转换时的音色变化，不同的声部换音点是不同的。根据我国汤雪耕的资料，歌唱者从胸声区到头声区的换音点平均音高见表 2–5–1。

表 2-5-1　不同声部换音点平均音高

声部		换音点
女声	女高音	#f^2，g^2
	女中音	d^2，$^be^2$
	女低音	c^2，#c^2
男声	男高音	#f^1，g^1
	男中音	d^1，$^be^1$
	男低音	c^1，#c^1

（五）声部频谱特征

从歌唱共振峰上区分，商泽民、郭志翔等使用声图检测 56 名不同声部声乐专业师生的歌唱声样，结果发现歌唱共振峰出现的频率位置不同，女高音常在 3000 ~ 3500Hz，女中音 3000Hz 左右；男高音常在 2500 ~ 3000Hz，男中音 2500Hz 左右，男低音常在 2500Hz 以下。黄平等对专业人员取样，采用 c^1、c^2 的音高，唱 /e/ 元音，中等音量强度，声谱分析结果见表 2–5–2。

表 2-5-2　不同声部歌唱共振峰频率（Hz）

声部	c^1 歌唱共振峰频率	c^2 歌唱共振峰频率
男中音	2600	2600
男高音	2900	2900
次女高音	3200	3200
女高音	3400	3400

二、声部鉴定的其他特征

除了从上述声音的各种特征和听感知判断，还可通过发音器官的形态学特点来判定声部。

1. 身材体型　Weiss 观察发现，唱高音的人脸型比较圆，颈比较短，胸成立方体形，鼻部较短，五官比较小，侧面观见面部呈圆凸型；相反唱低音的人，面部和颈部比较长，胸呈长扁型，鼻部比较长，五官都较粗大，从侧面看面部较平。

2. 腭拱形状　Weiss 观察发现，唱高音者的硬腭短而宽，唱低音者反之。

3. 声带测量　魏能润及严小琼等于 1957—1959 年曾利用 X 线摄影测量 57 名歌唱演员声带长度，结果显示：女高音声带长度为 13 ~ 17mm；女中音声带长度为 14 ~ 18mm；男高音

20 ~ 22mm；男中音 19 ~ 24mm。波蒂伊用有刻度的间接喉镜测量声带长度，男高音为 15 ~ 17mm，男中音 18 ~ 21mm，男低音 21 ~ 22mm ；花腔女高音 10 ~ 11mm，抒情女高音 11 ~ 12mm，女中音 12 ~ 14mm，女低音 15 ~ 16mm。从声学理论上短声带较长声带更易于发出频率高的声音。

1955 年德米特里耶夫利用 X 线摄影对声道（共鸣腔）的长度进行测量，发现各声部歌唱者的声带长度同声道长度成正比。

4. 其他　此外还有一些鉴定声部的方法，如气管软骨环可见度，即高音部的歌唱者多数从间接喉镜中见不到气管软骨环，而唱低音者可见到数环。同时还要参考被鉴定者自我感觉，演唱中本人感到最舒适的声部，也往往意味着应该被确定的声部。

总之，声部的确定对于演唱者来说是首先要解决的问题，一方面通过上述各种声学特征以及对音乐的听感知来判断，另一方面根据发音器官的解剖生理特点，来提高鉴定的正确率。但声部鉴定是复杂细致的工作，应结合多方面的结果认真分析。

第二节　中国戏曲的分行特点

中国戏曲的分行不同于西洋的声部的划分，并不是以音域等声学特点为基础划分。以京剧为例，京剧表演包括唱、念、做、打四种门类，京剧舞台上的角色根据所扮人物的性别、性格、年龄、职业和社会地位等来划分，早期分为生、旦、净、末、丑五类，后来把生行和末行合并为生行，分为生、旦、净、丑四种类型，这种类型在京剧里的专有名词叫做“行当”，不同行当的演唱方法和表演技术都有各自不同的特点。

一、生行

是男性角色的一种行当，包括老生、小生、武生、红生、娃娃生等几个门类。

老生又叫须生，扮演中年以上的男性角色，唱和念都用本嗓（胸声），根据表演侧重点不同又可分为文、武两种，其中文老生以唱为主。老生音域为 2 个 oct，B_2 ~ B_4。

红生即脸谱为红色的老生，嗓音浑厚、高亢，不似一般老生的秀气又不同于花脸那样粗猛。

小生指比较年轻的男性角色，嗓音特点为真假声相互结合，其假声特点不同于女性旦角所用假嗓，应该是比较刚、劲、亮，但不粗野。小生也分文、武两类，文小生根据扮相角色不同还可细分，音域为 2.8 个 oct，C_3 ~ #A_5。

武生即擅长武艺的角色，要求武工好，工架，还要有一定唱功。

娃娃生是专门扮演儿童的一类角色，基本用本嗓唱，但不是老生腔，一般由个子矮小的女演员来扮演，嗓音比较清脆。生行中还有一种介于武小生与娃娃生之间的角色，一般由小生来演。

二、旦行

旦行指扮演不同年龄、不同性格、不同身份女性的角色。

（1）青衣：是旦行主要的部分，扮演的一般都是端庄、严肃、正派的人物，年龄由青年到中年，以唱工为主，念白以韵白为主。青衣音域为 2.0 个 oct，#A_3 ~ #A_5。

（2）花旦：扮演青年女性，以做工和说白为主，音域为 1.7 个 oct，$D_4 \sim B_5$。

（3）小旦：扮演年轻小女孩的角色。

（4）花衫：是京剧发展后来才出现的行当，大约出现在 20 世纪 20 年代，是一种唱念做打并重的旦行。

（5）武旦：扮演一些精通武艺的女性角色，一类是短打武旦，重在说白。另一类是长靠武旦，又称做刀马旦，武工、做工均好，说白也很重要。

（6）老旦：扮演老年妇女的角色，唱念都用本嗓，但声音不像老生那样平直钢劲，音域为 1.8 个 oct，$A_3 \sim \#F_5$。

（7）彩旦：俗称丑婆子，唱念都用本嗓，重说白，是以滑稽和诙谐表演为主的喜剧性的角色。

三、净行

净行俗称花脸，都是扮演男性角色，可分为三类：

（1）正净：又叫大花脸，一般以唱工为主，也叫铜锤花脸，音域 2 个 oct，$C_3 \sim C_5$。

（2）副净：包括架子花脸和二花脸，架子花脸以念白，表演为主，也有唱工；二花脸表演风格近似丑角。

（3）武净：又叫武二花，只重武打，不重唱念。

四、丑行

丑行也叫小花脸，角色包括善恶忠奸不同人物，从性格上说，大都是滑稽、活泼、乐观的人。

京剧虽然不分声部，但各行当歌唱音域普遍比西洋唱法高。丑行、老生、小生、花脸至少要比男高音高一个音，小生由于主要用假声演唱，歌唱最高音比有的女高音（880Hz）还高半个音。花旦和青衣演唱音域最高音接近，达到女高音音域上限，老旦歌唱最高音介于女高音和女中音之间。

第三节　嗓音保健

近年来，由于生活水平的提高，人们的业余生活也丰富多彩起来，老年合唱团、戏剧票友越来越多，但随之而来的嗓音疾病也越来越多，如何做好嗓音保健工作，预防声音嘶哑，就显得尤为重要。

一、一般保健

（一）保持良好健康状态

首先是身体健康，要经常锻炼身体，预防上呼吸道感染。强健的体魄是演唱事业永葆青春的物质基础，只有身体健康，才能创作出高水平的声乐艺术。但锻炼身体还要注意劳逸结合，剧烈运动后，最好不要练声或唱歌，因为这时全身的肌肉都处于疲劳状态，发音器官也很疲劳，极易导致嗓音疾病的发生。

心理健康对用声者来说也同样重要。人的嗓音极易受情绪的影响，演唱者要从多方面提高自己的修养，具有良好心理素质的人，其作品也会是积极向上的。

（二）培养健康的生活习惯

1. 保证充足休息　要保持充足适量的睡眠，每天 7 ~ 8 小时的睡眠是保证演唱顺利进行的前提，睡眠不足易体力不支，喉部肌肉易疲劳，使声音听起来发暗。

2. 保持良好的饮食习惯　① 饮食要适量规律，不可暴饮暴食，以免影响演唱时气息的运用；② 少食糖分过多、干燥、刺激性的食物，以免引起口腔、咽喉黏膜的慢性炎症，影响发音和共鸣；③ 用音前后 15 分钟内，最好不要喝水，以免影响气息的运用，更不要饮用太凉或太热的水，尽量减少对咽喉黏膜和喉肌的强烈刺激，以免引起短暂的“失声”；④ 饭后不宜练声演唱，以免影响气息的应用；⑤ 禁用烟酒，尤其在用嗓前后不要吸烟，否则易使咽喉干燥，喉肌疲劳也不易恢复。乙醇可降低中枢神经系统对动作控制的准确性和协调性，必然会影响发音，而且饮酒后声带水肿，咽喉黏膜充血，分泌物增多，可直接影响发音。

（三）培养良好的用音习惯

讲话要适量，切勿过度用嗓，否则可使咽喉干燥、疲劳，引起声音嘶哑。

二、不同生理阶段的嗓音保健

（一）儿童期

儿童阶段的器官结构和发音能力都很薄弱，而儿童又有好动、大声喊叫和哭闹的习惯，情绪一般很难控制，因而声带小结的发病率较高。儿童时期的嗓音保健主要是控制嗓音滥用，对声带小结的患儿，多采用保守治疗，经过一段时间的控制用嗓，声带小结可渐渐消失。

（二）变声期

是由童声向成人嗓音快速转化的阶段，也是身体生长发育和心理发育成熟的阶段，易发生声带充血、水肿及声门闭合不全，这时一方面要注意心理的健康成长，另一方面对于专业的学员而言，最好能够在专业老师的指导下进行适量、适当的练声，以免产生嗓音疾病。

（三）女性月经期及孕产期

女性在月经期，由于全身内分泌的变化，体质较差，抵抗力较弱，而呼吸道黏膜和声带黏膜则表现为充血和水肿，这时要尽量减少练声，并避免演唱活动。妇女怀孕 6 个月后要停止演唱，产后则需在锻炼腹肌、膈肌的基础上，4 个月后逐渐开始练声。

三、专业演员及学员的嗓音保健

对于专业演员来说，正确的呼吸运动是发音的基础，在演唱时要做到吸气与呼气的协调运作，才能使唱段听起来流畅自如、优美动听。同时演员最好在专业教师的指导下进行练声，掌握科学的练声方法，这样才能防止因用嗓不当引起的嗓音疾病。每一位演唱者都应根据自己的实际情况挑选适合自己的作品，这样才能充分发挥较高的演唱水平，奉献出脍炙人口的唱段。

总之，对于嗓音保健而言，概括起来为良好的生活饮食习惯，充足的睡眠和科学的用嗓方法。

（杨和钧　李革临）

第三篇 嗓音功能评价

Evaluation of Vocal Function

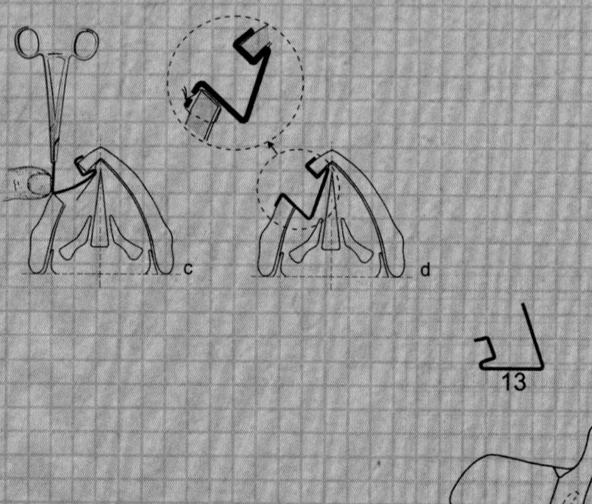
c
d

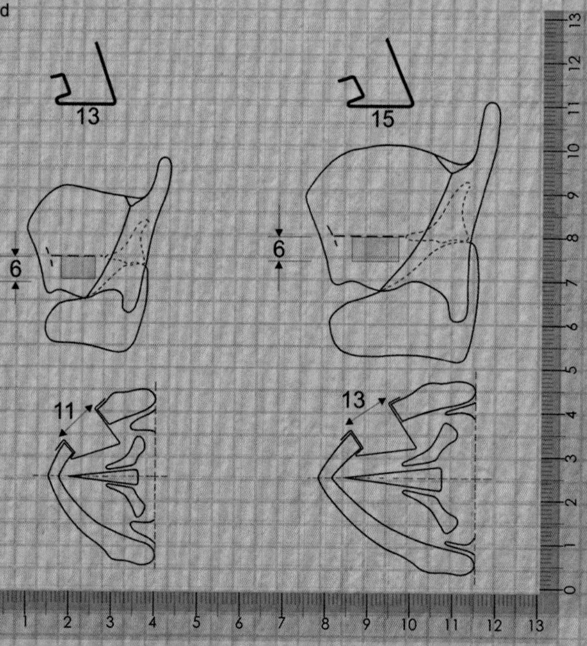
13
15
6
6
11
13

第一章
嗓音功能评价总论
Evaluation of Vocal Function: Overview

人类嗓音及言语的产生过程非常复杂，有赖于动力器官、振动器官、共鸣器官、构音器官及神经系统等协同完成，人体任何系统的功能障碍都可能影响发音质量，因此如何运用现代的技术手段和评估方法，进行早期、专业化诊断成为亟待解决的问题。

有效的病史获取及体格检查是嗓音疾病诊断的基础。体格检查包括全身体检，耳鼻咽喉科检查，在此基础上还需要进行专业的嗓音功能评估。由于专业用声人员特别是演艺人员对嗓音有特殊的需求，即使一些小的问题都可能引发不适，因此需要对他们进行特殊的询问，包括专业用嗓状况，演出计划及演出环境，说话及歌唱时不良习惯，既往接受发音治疗的情况等。

第一节　喉常规检查

由于咽喉部位置深在，生理功能复杂，承担着发音、呼吸、辅助吞咽及防御等重要的功能，检查时需要借助一些特殊的仪器。喉常规检查（general laryngeal examinations）主要包括喉的外部检查，间接喉镜、纤维喉镜、电子喉镜、窄带成像内镜、直接喉镜等检查，以及必要的影像及实验室检查等。此外，还应对鼻腔、鼻窦、咽腔、口腔等共鸣及构音器官进行常规检查。

一、间接喉镜检查

间接喉镜检查（indirect laryngoscopy）是临床最常用、最简便的咽喉部检查，通过间接喉镜检查，可以观察喉部及部分咽部的情况，了解声带的色泽、形态、运动和声门闭合状况及病变情况。检查时应分别观察呼吸时及发声时的声门情况。但间接喉镜检查只是对咽喉部进行的最初步评估。

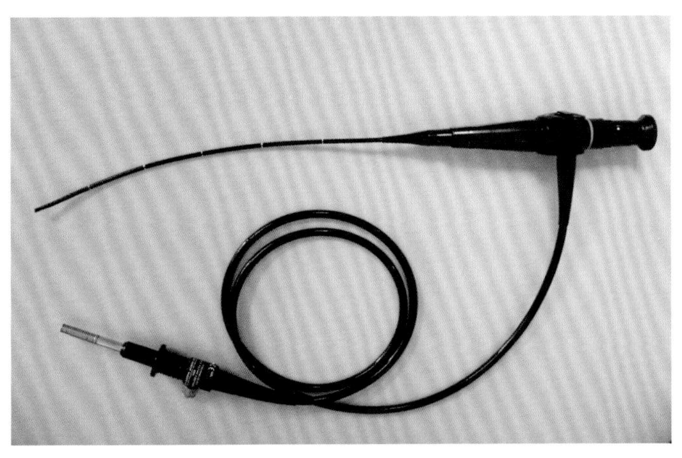

图 3-1-1　纤维喉镜 fibrolaryngoscope

二、纤维喉镜和电子喉镜检查

纤维喉镜和电子喉镜检查（fibrolaryngoscopy and electrolaryngoscopy）目前已广泛应用于耳鼻咽喉科临床检查。

（一）纤维喉镜检查

纤维喉镜（fibrolaryngoscope）可作为基本检查用于间接喉镜检查不满意者。纤维喉镜系利用透光玻璃纤维的可曲性、纤维光束亮度强和可向任何方向导光的特点，制成镜体细而软的喉镜，检查时喉镜末端可以接近组织表面进行直接观察（图 3-1-1）。

通过纤维喉镜不仅能够观察鼻腔、咽部、喉部及气管上段的结构及病变，而且可以在更接近自然状态下观察发音、吞咽及呼吸。

纤维喉镜检查时患者取坐位或卧位，可在鼻腔和咽喉处施以表面麻醉。检查者左手握镜柄的操纵体，右手持镜干远端将喉镜轻轻送入鼻腔，沿鼻底经鼻咽部进入口咽。调整喉镜远端角度，至下咽及喉部时，可观察舌根、会厌谷、会厌、杓会厌襞、梨状窝、室带、喉室、声带、前连合、后连合和声门下区。纤维喉镜还可与频闪光源、摄像系统及计算机系统连接。镜管还可配以负压吸引及活检钳插入通道，必要时可同时进行吸引及局部活检。

纤维喉镜检查的优点在于：① 镜体细软可以弯曲，操作简便。对于张口困难及体弱、危重患者均可进行检查；② 镜管末端可接近解剖及病变部位，特别是对于颈短、舌体肥厚、咽腔狭小及婴儿型会厌患者的检查效果好；③ 可与照相机、录摄像设备连接，便于研究及教学。缺点是物镜镜面较小，镜管较长，产生鱼眼效应，图像容易失真变形，颜色保真程度低。

（二）电子喉镜检查

1993 年电子鼻咽内镜投入市场，较传统的纤维喉镜具有更高的分辨率，利于对病变的准确观察。电子喉镜检查与纤维喉镜检查范围及观察的内容相同，但电子喉镜（electrolaryngoscope）是应用电子内镜影像系统及数字影像处理系统观察病变，内镜影像系统在内镜末端配以 CCD 片作为超小型摄像机，获得的影像转换为电子信号后传输，同时可连接数字影像处理系统进行结构或颜色增强并对影像进行重建放大，可避免传统喉镜影像上的蜂房影像，清晰度大大增强（图 3-1-2）。

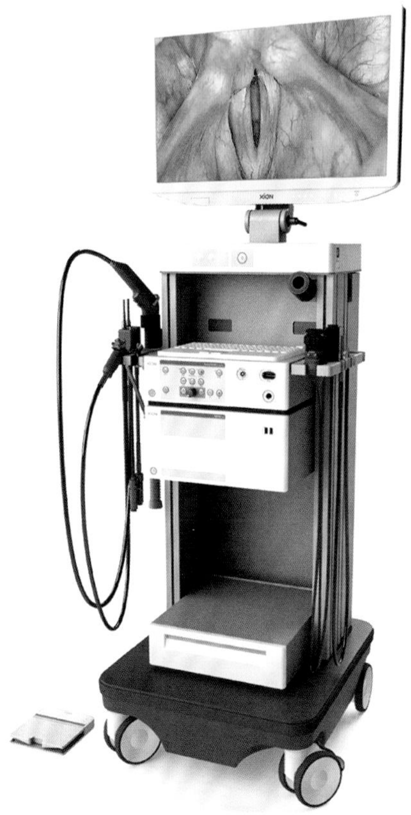

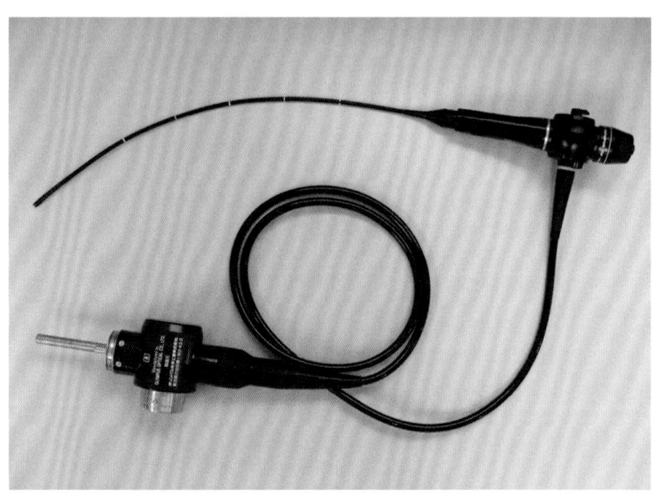

图 3-1-2　电子喉镜
electrolaryngoscope

（三）窄带成像内镜检查

窄带成像（narrow band imaging，NBI）内镜有白光和 NBI 两种观察模式，白光模式下与普通电子喉镜观察影像相同，NBI 模式则是通过光栅滤波将普通白光中的红、绿、蓝 3 种光中波长最长的红光去掉，只释放出中心波长 415nm 的蓝光和 540nm 的绿光，这种光学上的调整使照射光穿透的深度限定在组织表层，且能被血红蛋白强烈吸收，可以清晰地显示出黏膜表层的微细血管结构和形态。波长 415nm 的蓝光显示的是黏膜表层的毛细血管网，而波长 540nm 的绿光显示的是黏膜下层的血管。

在 NBI 模式下，可以清晰地显示正常咽部及喉黏膜表面的毛细血管，黏膜下层的毛细血管呈现深绿色，而黏膜下层血管发出的树枝状血管呈现棕褐色。树枝状血管之间相互交通，走形与上皮层平行，进一步分出更细的斜行血管，而斜行血管几乎垂直于上皮层向上发出毛细血管的终末分支，称为上皮内乳头样毛细血管袢（intraepithelial papillary capillary loop，IPCL），IPCL 位于上皮基底膜的下方，正常情况下 IPCL 几乎不可见，但当黏膜表层发生病变时，IPCL 形态会发生改变，在 NBI 模式下呈现为棕褐色斑点状或扭曲的条索样。

NBI 模式不仅可以清晰显示黏膜表面的微小病变，提高肿瘤性和非肿瘤性病变的鉴别精确度，有助于咽喉部癌前病变及癌变的肿物的早期诊断和随访，NBI 模式还能够清楚地显示病灶的边界，有助于病变范围的判断（图 3-1-3）。

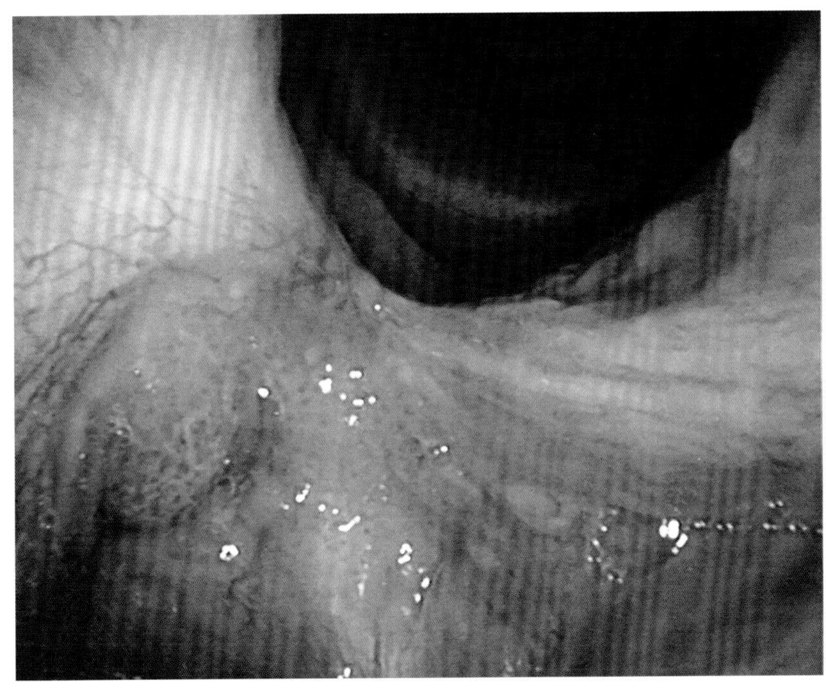

（1）

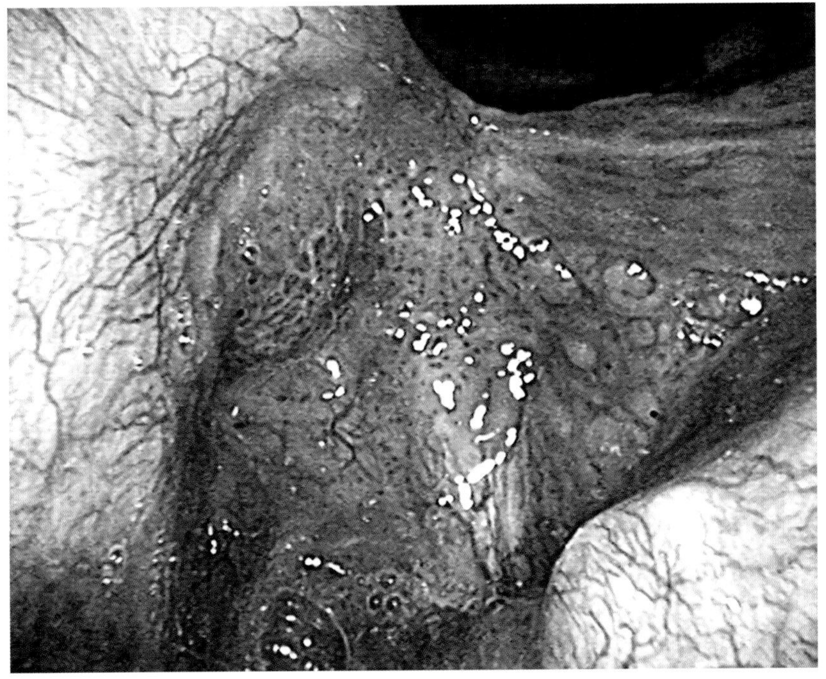

（2）

图 3-1-3 喉癌在白光及 NBI 内镜下的表现
endoscopic view of laryngeal carcinoma
（1）白光下观察（observation under normal white light）
（2）NBI 下观察（observation with NBI）

三、直接喉镜及显微镜检查

若上述检查效果仍不满意，可以进行直接喉镜检查甚至在手术显微镜下进一步明确病变。

在以上常规检查基础上，发声障碍的患者还需要进一步进行嗓音功能专业评估。

第二节 嗓音功能评估

嗓音功能具有多维特性，任何单一的测量都只能估计其中的部分功能。每一个体的嗓音都不可能完全一致，不同性别及不同年龄之间嗓音差别更明显。目前国际上尚未制订出统一的评估标准。临床嗓音功能评估的目的为：① 病因诊断；② 确定程度及范围；③ 评估嗓音障碍的程度及特性；④ 制订治疗方案及评价预后；⑤ 监测变化。

临床嗓音功能评估主要包括：声带振动特征评价，嗓音质量的主、客观评估，嗓音相关生活质量评估，喉神经肌肉电生理功能评估，空气动力学评估，咽喉反流（pH 监测）评估，感觉功能评估，吞咽功能评估及影像学评估等方面。

一、喉部病变及声带振动评估

发声时声带高速振动，需要运用特殊方法对其振动特性进行定量、定性研究，目前可以通过喉高速摄影、频闪喉镜、声门图、喉记波扫描等检查来实现。频闪喉镜已在临床广泛应用，与其他测量技术联合，可以通过对快速声带振动的“慢相”的观察，获得声带振动特征的多种信息。目前频闪喉镜在临床嗓音功能评估及咽喉、嗓音疾病诊断中发挥着重要的作用。喉高速摄影及超高速摄像技术可真实地观察高速运动的声带，但由于价格、技术等限制尚未广泛开展。喉记波扫描分析也已应用于定量分析声带非周期的振动。声门图包括电声门图、光声门图、超声声门图等，其中电声门图（electroglottography，EGG）的应用最广泛。

二、嗓音质量评估

需要从主、客观不同角度对嗓音质量进行分析。

（一）主观听感知评价

很多情况下，嗓音的异常往往首先通过患者本人或他人的主观听感知发现，从而促使患者就医。训练有素的嗓音专业人员对嗓音质量的听感知辨别能力在临床诊断中具有非常重要的价值，有经验的临床医师通过患者说出的几个字或词，就能对其嗓音状况做出初步评价。目前普遍应用的是日本言语和嗓音学会提出的 GRBAS 分级评价标准，其他还包括美国言语及听力协会的 CAPE-V 分级评价标准等。

（二）客观声学评估及发声能力评估

是对嗓音的物理声学分析（acoustic analysis），临床采用较多的参数包括频率、声强、微扰、噪度、倒谱峰值突出、共振峰等。

对于专业用声者，必要时还要进一步进行发声能力的评估，包括发声频率范围（frequency range of phonation）、发声强度范围（intensity range of phonation）、最长发声时间（maximum phonation time，MPT）、s/z 比值等。

三、嗓音相关生活质量评估

嗓音为社会交流的重要载体，嗓音质量和人们生活密切相关。患者的异常嗓音对其生活质量的影响既是诊治的起始点，又是疗效评判的主要考量因素。目前已有多种嗓音相关的自我评估问卷量表应用于临床，用于评估嗓音疾病对患者生活质量的影响，其中应用最广的为嗓音障碍指数（voice handicap index，VHI）量表。

四、喉肌电图检查

喉肌电图（laryngeal electromyography，LEMG）是通过检测喉部在发声、呼吸、吞咽等不同生理活动时喉肌生物电活动的状况，判断咽喉部神经、肌肉功能，为喉神经性疾患、吞咽障碍、痉挛性发声障碍及其他咽喉部神经肌肉病变的诊断及治疗提供依据。喉肌电图还有助于评估喉神经损伤的预后，指导治疗方案的制订。

五、空气动力学评估

空气动力学（aerodynamics）评估有利于了解生理及病理状态下发音过程的生物动力学改变，确定发声的有效性。评估除了传统的肺功能检查项目外，还包括：平均气流率、口内压、声门下压、最长发声时间等。

六、其他

嗓音功能的其他评估还包括以下内容：

1. 咽喉部感觉功能评估（详见第四篇第七章第一节）。

2. 吞咽功能评估（详见第七篇第一章第四节）。

3. 咽喉反流评估　包括症状和体征的评估（相关量表评估）、试验性药物治疗、动态 24 小时双探头 pH 监测、胃蛋白酶检测等（详见第四篇第四章）。

其中，动态 24 小时双探头 pH 监测已应用于研究发声障碍与咽喉反流性疾病间的相关性研究。

4. 影像学检查　包括喉侧位片、胸片、食管钡餐及喉 CT、MRI 扫描等，有助于咽喉及嗓音疾病病因的查找和鉴别诊断。

（徐　文）

第二章 嗓音的感知 Voice Sound Perception

嗓音的感知（voice sound perception）是人类交流的核心因素，是人们欣赏歌剧、民歌或是经典戏剧的主体媒介。通过对嗓音的感知，我们不仅可以在电话中识别出说话者，还能够辨别出说话人的性格或心情，因此嗓音的感知在法医学领域也发挥着作用。此外，长期以来嗓音的感知在临床领域也占有重要的一席。

本章从嗓音感知的历史发展入手，对嗓音感知的心理声学要素进行回顾，着重讨论嗓音音质相关感知问题。同时，对未来临床嗓音感知评价的方向提出建议。

第一节 历史回顾

人类对嗓音的关注由来已久。对于嗓音（voice）和嗓音质量（voice quality）的注释可以回溯到古希腊时期的一篇译文，在赞美诗 68：3 中，诗人悲叹，“我声嘶力竭地呼救，泪眼模糊，仰望天空寻找上帝”（译文片断）。在古希腊人的基础上，Cicero 和 Quintilian 强调嗓音在修辞中的决定性作用（Fögen，2009）。在 *Lives of the Sophists* 一书中，Philostratus 描述了古罗马学者 Favorinus 曾经在罗马发表了一场对于罗马听众来说全篇是“外语”的演说，演说却取得了意想不到的成功，成功的关键在于他讲话时对语调、眼神和节奏的把控（Fögen，2009）。

传统心理声学认为，对嗓音的感知有 4 个关键要素，即音高（pitch）、响度（loudness）、音质（quality）和音长（duration），前 3 个要素是评估嗓音功能是否“良好”以及明确如何治疗的核心。嗓音的感知评估简便易行，然而听者本身及不同的听者之间，对嗓音音质的感知都极其不稳定。一直以来，人们试图通过声学或其他替代手段来改进这种状况，收效甚微。

De Bodt 等（1996）曾对当代嗓音音质评估的主要方法做过全面的回顾。在嗓音治疗的早期阶段，从业者借鉴解剖学、物理学、艺术表演等方面的相关知识，建立了描述嗓音的专用术语（Wirz，1995）。随着时间的推移，专用术语的条目不断增加，但使用较为混乱，差异较大（Gelfer，1988）。Perkins 对 9 项有关病理嗓音音质的研究进行系统性回顾，共汇总 27 个用于描述嗓音的参数（1971）。其中，只有嘶哑声（hoarseness）和鼻音性（nasality）两个词是在不同目录中最常见的。

嗓音感知评估分级最早出现于 20 世纪后半叶，其中主要有 Laver 的 *Voice Profile Analysis*（Laver 1967，1980；Laver 等，1991），日本言语和嗓音学会（Japan Society of Logopedics and Phoniatrics）提出的 GRBAS 分级（用于评估发声障碍的整体严重程度、粗糙声、气息声、发声无力和发声紧张；Hirano 1981），Wilson 的 *Buffalo Voice Profile System* 及斯德哥尔摩嗓音评价方法（*Stockholm Voice Evaluation Approach*）（Hammarberg 等，1980；Askenfeld 和 Hammarberg，1986；Hammarberg 和 Fritzell，1986；Hammarberg，1992），以及美国言语－语言－听力协会（American

Speech-Language-Hearing Association）授权提出的嗓音的听觉－感知共识（Consensus Auditory-Perception of Voice，CAPE-V）（该共识包含了GRBAS系统中的整体严重程度、粗糙声、气息声和发声紧张等项，并增加了对音高、响度以及其他的感知评估参数）（Kempster等，2009）。在上述分级中，GRBAS已在世界范围内的广泛使用，CAPE-V的提出是尝试能够至少在美国的临床机构内和机构间将录音、评估标准化。研究显示，GBRAS和CAPE-V分级之间有较好的一致性（Nemr等，2012）。非常重要的是，所有嗓音感知评估的体系都强调了嗓音音质的多维性，但目前还无法用某一单一属性对嗓音的感知进行全面的描述。

下面笔者将从经典的心理声学感知角度讨论嗓音感知的维度，主要包括音高、响度、音长，并对嗓音音质进行深入探讨。

第二节 嗓音感知的维度

声音的感知特性通常用音高、响度和音质三个主要属性来描述。然而，包括言语和音乐在内的许多声音都会因时间而改变。为充分描述声音的感知特性，需要引入第四维特性——音长。在嗓音疾病的研究文献中，对嗓音音质的研究占有相当大的比重，而对异常嗓音的音高、响度、音长的感知的实证研究则非常少。

一、音高

音高（pitch）是指声音由低到高排序的特性（ANSI，1960）。音高的定义适用于包括嗓音在内的所有类型的声音，包括言语和非言语。讲话者嗓音的音高与年龄、性别和情绪有关（Harnsberger等，2005，2008）。人类自婴儿阶段至学龄期音高逐渐降低，在青春期降低显著，尤其是男性。在老年阶段，男女音高趋于一致。音高的变化常常用在词法标识（如检测词边界）、句法（如区分陈述句和疑问句）和语用（如参与交谈）等方面（Klasmeyer及Sendlmeier，2000；Perrachione等，2013）。听者还可以通过音高信息，捕捉到存在于各种人声或者背景噪声（鸡尾酒会效应）中的特定的讲话者（Hill及Miller，2010）。与婴儿交流时常常采用的“宝宝式说话”方式，即采用夸张的音高调制模式有助于吸引婴儿的注意力，也有助于婴儿语言的发展。（Trainor及Desjardins，2002；Gauthier及Shi，2011）。音高可能是最重要的嗓音的感知特征，常用来整合言语感知的所有信息。人们可以通过音高曲线的变化感知讲话人的重音（Cho等，2005）。歌唱时音高的快速调制（颤音）可以增强乐句的感染力，而较缓慢的音高调制则可以传达情感或其他语言学信息。

虽然很多临床医师认为音高属于单一维度的感知，实际上我们通常所说的“音高”是指音高高度（pitch height），是声音由低到高分级的维度。一个220Hz的纯音比110Hz的纯音有更高的音高高度。音高的第二个维度是音高色彩（pitch chroma）。两个相差一个八度的音符有着某些相似的特征，这种特性称为音高色彩。正是这种感知特性，可以帮助听者分辨出不同乐器演奏的音色，或者是用不同的基调来演奏的同一曲调。音高的第三个维度是音高强度（pitch strength），是对声音音高程度的测量。具有相同音高高度和色彩的两个声音，在音高强度上可能会有差异。例如，相同的音符，分别使用钢琴演奏和长笛演奏，它们的音高强度是不同的。虽然这些音高的亚维度很少用于描述嗓音，但在音乐上对这些细微差别的更精确的描述，在临床上也具有同样的应用价值。

需要强调的是，应将音高（高度）与声学上的频率区分开来。嗓音是复杂的信号，音高通常与嗓音的基频相关。基频和音高这两个术语经常被同义使用，但并不准确。一个声音信号的基频是指一个谐波系列中的最低频率，以每秒周期单位或 Hz 表示。基频作为声学信号的物理特性，可以通过声信号的波形或频谱来量化分析。而音高是声音的感知属性，不能直接通过信号的波形或频谱来测量。嗓音的基频是其音高高度感知的主要决定因素，其他如频谱形状、总体响度或颤音等也都可以影响对嗓音音高的感知。因此，音高的评估要比基频更复杂。即使对于纯音这样的简单刺激音，音高和频率也非线性关系。图 3-2-1 显示纯音的“音高比率”（ratio pitch）（Mels）和频率（Hz）的关系。“音高比率”是通过实验获得的，听者首先听到两个连续的全音，然后改变其中一个音的频率，直到它的音高达到另一个音的设定比率（例如一半）。音高的响度依赖性见图 3-2-2，显示不同强度水平的纯音音高的变化（%）。

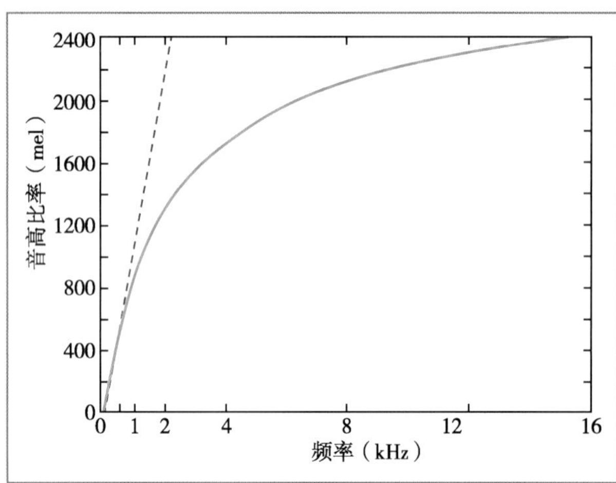

图 3-2-1 纯音的频率和“音高比率”的关系（Zwicker 和 Fastl，1999）
The relationship between frequency and “ratio pitch” for sinusoidal tones（Zwicker and Fastl，1999）

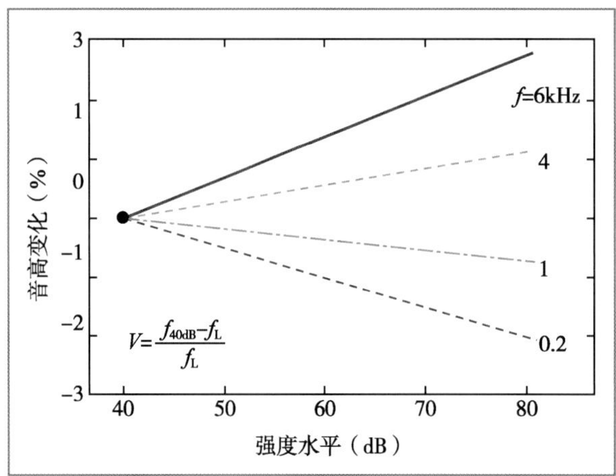

图 3-2-2 不同强度的纯音音高的变化（图改编自 Zwicker 及 Fastl，1999）
The change in pitch when sinusoidal tones are presented at different intensity levels（Figure adapted from Zwicker and Fastl，1999）

音高的测量或者量化是嗓音评估和治疗中的一个重要方面。最简单的方法就是主观量化，例如，使用多点分级量表或视觉模拟分级（visual analog scale）来判断，像CAPE-V就是用来描述特定分级的模式。然而，由于存在听者之间的测量差异，使主观评价的准确性和稳定性受到限制，最终影响主观评估在临床决策中的应用。临床医师和研究者们将基频作为音高的替代品，但这种方法限定应用于周期性的信号［Ⅰ型嗓音（Titze，1994）］。异常嗓音多缺乏明显的周期性［Ⅱ型和Ⅲ型嗓音（Titze，1994）］，使基频的测量与音高不相关。随着心理声学和数字信号处理技术的进步，最近几十年出现了自动测量复杂信号音高的方法（例如，Balaguer-Ballester等，2008；Camacho和Harris，2008）。这些方法通常利用信号的多重属性（例如，基频和频谱形状）来预测信号的音高。模型输出的结果要经过听者判断的确认，模型不断迭代修改，对特定类型声音可以达到较高的准确性。SWIPE（sawtooth waveform inspired pitch estimator）（Camacho和Harris，2008）就是一个经过异常嗓音测试的音高评估方法。在初始测试中，这类模型对评估异常嗓音的音高和音高强度具有较高的精确性。

二、响度

响度（loudness）是指声音由弱到强排序分级的属性（ANSI，1960）。同音高一样，该定义不只是特定于嗓音，而是适用于所有类型声音的感知。平均或中等响度的嗓音和响度随时间的变化等都在言语中表达着重要信息。例如，响度的变化常常应用在提示性词汇和加强对比，或情感表达中。讲话时响度变化过大和缺少变化一样，往往提示言语控制的异常和可能存在的神经系统疾病。此外，讲话者也会通过改变言语的响度应对环境中的竞争噪声（如Lombard效应）。

嗓音的响度与强度（intensity）密切相关。与音高一样，将响度的感知属性与其强度的物理学特性区分开来是非常重要的。强度可以从声学信号（通常以dB SPL为单位）中直接测量，但响度却无法直接测量。响度是声音的强度、频谱形状及持续时间的函数。图3-2-3显示了频率和强度如何相互作用，影响纯音的响度。此图显示的是根据ISO 226（ANSI，2003）计算出的等响曲线。每条曲线表示在不同频率和强度下感知的响度相同的声音。同样，嗓音障碍患者与嗓音正常者由于嗓音的特征不同，即使他们讲话时声音强度相同，最终感知的响度是不同的。因此，“响度”经常被用来与强度同义，这是不准确的，应当避免。

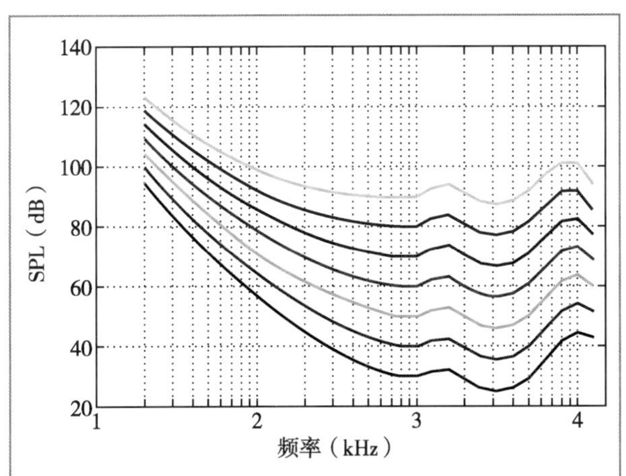

图3-2-3　基于ISO 226标准的等响曲线
equal loudness contours based on ISO 226 standards

与音高的评价一样，对响度或者响度随时间变化的评估，需要借助主观评价或者复杂的多变量的分析技术。响度的主观判断通常使用的分级法，往往是感知评价方案的一部分。响度测量可以应用例如ANSI标准等进行更为标准化的客观测量（ANSI，2007）。计算机和数字信号处理软件的广泛应用使测量更为简单易行。这些方法测量的响度以“宋（Sone）”为单位。1宋等于40dB的1000Hz纯音的响度。每增加一个单位的宋代表响度加倍。因此，一个2宋声音的响度是1宋声音响度的2倍。然而，到目前为止，这些测量方法在嗓音研究和临床领域的应用是极其有限的。

三、音质

嗓音的第三个感知属性是音质（voice quality）。通过音质能区分两个相同音高和响度的声音的所有感知特性（ANSI，1960）。声音或嗓音的音质具有许多不同的组成部分或维度。音质主要是通过排除法来描述的。如前所述，对于嗓音音质的描述有很多不同的用语，有些报道甚至超过300个（Pannbacker，1984）。对于异常的嗓音音质差异，主要用2～3个维度来描述。一项对开放空间中声音（例如，音乐和环境声音）音质的研究表明，低维的分析手段是适用于开放空间中声音的音质判断（Zwicker 及 Fastl，1999）。

异常的嗓音音质通常应用3个宽泛的词来描述—气息声（breathy）、粗糙声（rough）和紧张性发声（strained）。如何定义这些术语，专家的意见仍然有分歧。CAPE-V 分级中，气息声被描述为"嗓音中有可听到的漏气声"，粗糙声为"嗓音中的可感知到的不规律声"，紧张性发声描述为"对过度努力（亢进）的嗓音的感知"。但有关异常嗓音音质的定义存在一个严重的缺陷，那就是音质是按照它的一个或多个假想中的声学或生理学相关特性定义的。而音质如同音高和响度一样，并不是嗓音的物理学属性，而是心理学属性。广义上，所有声音（言语和非言语）的音质也通常用2个或3个主要维度来描述，包括粗糙度（rough）、清晰度（sharpness）和色调或调性（tonality）（Zwicker 和 Fastl 1999）。尽管存在用语表述的差异，异常嗓音音质的3个维度（粗糙声、紧张性发声和气息声）分别与声音音质的3个维度（粗糙度、清晰度和或调性）相近似（Shrivasta 和 Eddins，2013）。

另外两个描述异常嗓音的常用术语包括"嘶哑声（hoarse）"和"刺耳声（harsh）。对这些术语的定义也同样未被普遍接受。不过，多数专家认同这些术语体现了嗓音音质3个基本维度的某种程度的组合。例如，Fairbanks（1954）将刺耳声描述为包括自然的较低频率（"喉音"）或较高频率（"紧张性音质"）噪声的音质。嘶哑声被视为气息声和刺耳声音质的组合（Fairbanks，1940）。

虽然嗓音感知评估中的一些标准化术语和方法具有很好的一致性（如 CAPE-V 和 GRBAS），似乎为嗓音音质的感知评估带来希望。然而，Gerratt 及 Kreiman（2001）一项研究描述了一组听评委使用视觉模拟分级（1～7）评估各种嗓音异常的患者所发出的持续元音的"噪度"。结果显示，听评委们的一致性在临床最经常使用的中间范围（+7 mm）并不好，在分级的两端部分认同度并也不是很好。这一发现并不是孤立现象。实际上，可靠性差是困扰感知评估的普遍问题。学者们迫切地寻找影响不同听评委、甚至是同一听评委评判不一致的根源所在，希望最终能够制订准确的、可重复的临床嗓音音质测量的实用性标准。要实现这个目标需要解决一些问题。第一，定义嗓音感知特性本身（Jensen，1965；Sundberg，1987）。第二，明确感知嗓音音质的一些特定的特征。第三，传统的嗓音音质感知分级方法存在的两个局限性：① 听评委们似乎很难对复杂刺激的单个属性进行分离感知；② 判断的可变性源于假想中的内在的和变化的参照物。前者可能是基于感知判断内在的整合性（Kreimen 等，1994；Kreiman 和 Gerratt，2000），后者可能是由于嗓音的感知通常是听评委将感知的刺激和个人内在的参照相"匹配"后获得的，因此这种判断无论是不同的听评委之间、甚至是听评委本身都是极其不稳定的（Kreiman 等，1990；Gerratt 等，

1993；Kreiman 等，1993；Verdonck-de Leeuw，1998；Kreiman 和 Gerratt，2000）。对多维感知进行分级的实验室方法最近已着手开发（Patel 等，2010，2012a，2012b）。

嗓音音质感知判断的可变性是主观分级的关键性制约因素，虽然已有一些应对这一缺陷的方法（如“配对比较”法），但很少应用在临床。“配对比较”法是指将同一人治疗前、后的言语样本进行比较，适合临床应用（Kreiman 等，2007）。理想情况下，在双盲背景下听评委并不知道讲话者的状态（例如，治疗前或治疗后），只需简单指出两个样本哪一个“更好”，无论是总体上的或是其中某些特定感知维度上。另一个方法是使用一个外部参照信号作为衡量嗓音音质的变化的标准，参考信号可以是另外一个嗓音样本（Yiu 等，2002），或是由言语合成器生成（Gerratt 及 Kreiman，2001），或是一个言语语样的复杂信号（“匹配任务”）（Patel 等，2012a，2012b）。这些方法的优点在于可以保持参考刺激的恒定，最大限度地降低听评委判断的变异性，还可以避免对一个嗓音评判数值的任意分配，这可能是感知评判出现变化的一个原因（Shrivasta 等，2005）。这些方法通过评估对象自身的配对比较（如治疗前、后），可以保持讲话者的总体特性的恒定，如方言的影响和阅读能力（对于持续的言语样本而言）。此外，某些声学参数（如基频）基本不受病理或治疗的影响（Hillman 等，1989），可以在 2 个或更多的感知评估中始终保持稳定。Kreiman 等（2007）通过总结包括 120 位听评委的 6 项研究数据得出结论，与其他方法相比，为听评委提供对比刺激声会使听评委准确一致的可能性增加 1 倍。以上数据表明，嗓音感知分级的听评委一致性差的原因部分是由于任务设计的缺陷，而不是听评委缺乏共同的认知。Shrivastav（2011）对有关各种感知分级任务及其特点、优点等做了较详尽的描述。

正如定义中所明确的，嗓音音质的每一个维度都与多个声学（生理学）事件相关。例如：气息声的感知主要与噪声或嗓音中的非周期性成分和与之相对应的谐波或周期性成分（谐噪比）的总量有关；粗糙声主要与波形随时间的变化相关；紧张性音质主要与元音频谱形状的改变有关。而关键点是要注意声学 / 生理学变量与嗓音音质之间的关系是多维性和非线性的。在这里，多维性是指音质的变化可能是一个以上声学和（或）生理学改变的结果。例如，气息声主要与信号的谐噪比相关。然而其他因素，例如音高也会影响对气息声的感知（Shrivastav 和 Camacho，2010；Shrivastav 等，2011）。非线性是指一个声学 / 生理学参数的特定变化，不一定会导致音质感知成比例的改变。例如，振幅微扰值增大 1 倍并不会引起音质粗糙度的加倍的改变。

通过对嗓音声学信号或相关的生理学测量（例如，电声门图），可以自动或客观地评估异常嗓音的音质。常用的测量包括谐噪比，短时扰动测量例如振幅微扰、频率微扰，开放 / 关闭商，渐开 / 渐闭相和最大气流偏差率。然而，这些测量与嗓音音质的感知评判间并无一致性或呈高度相关性，这限制了它们在异常嗓音音质评估中的有效应用。究其原因，可能是由于这些客观测量未能说明存在于嗓音声学信号和音质感知之间的多维性和非线性关系。多数对嗓音音质的“客观”测量只是对信号物理学特征的有效测量，而并不是对信号音质（心理学本质）的测量。换句话说，如振幅微扰或频率微扰，这样的参数测量其实是试图捕捉嗓音声学信号的变化，而非嗓音音质的改变。

近年来，人们对异常嗓音音质更准确的测量取得了新的进展。Kreiman 等（Gerratt 及 Kreiman，2001；Kreiman 等，2010）尝试利用分析 - 合成方法评估嗓音音质。这一方法要求听

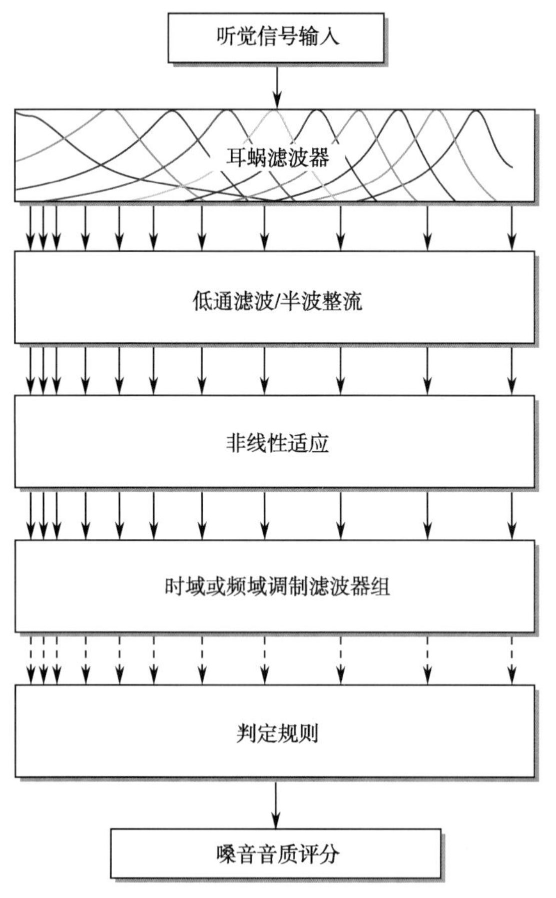

图 3-2-4 用于嗓音音质研究的听觉处理前端的概要（Shrivastav 和 Eddins，2013）
The general outline of auditory processing front-ends utilized for the study of voice quality（Shrivastav and Eddins 2013）

评委将其感知的一个特定嗓音与一个专门设计的言语合成器所输出的声音相匹配。将感知匹配相应的合成器的参数作为嗓音音质的标尺。我们假设将听评委的内在参照物替换为一个外部合成的刺激，会减少嗓音音质主观评判存在的误差。每个嗓音都可以由一组生成感知匹配的合成参数来描述。另一个方法，受 Shrivastav 等（Shrivastav，2003，Shrivastav 和 Camacho，2010；Shrivastav 和 Eddins，2013）的推崇，结合心理声学分级技术和听觉编码模型进行异常嗓音音质的测量。此方法使用专门设计的实验室程序，提高了嗓音音质主观评判的可重复性。这些数据可以用作进一步开发和改进嗓音音质感知模型的标准。这一方法使用听觉编码模型作为其他信号处理过程的前端，由于听觉编码是高度非线性的，听觉模型的应用可以解释在嗓音的声学信号和音质感知之间的一些非线性和多维性关系。与之前描述的评估响度的模型很类似（ANSI，2007），这个方法也在开发用于嗓音音质感知的全自动化和分级。此方法的流程图见图 3-2-4（Shrivastav 和 Eddins，2013）。

第三节 总结和展望

嗓音的感知在日常交流和艺术活动中起着非常重要的作用。嗓音的好坏是由听者来评断的，听起来不好的嗓音往往是嗓音疾病患者的主诉之一。同样的，如何改变听起来不好的嗓音往往是治疗这些患者的最重要的目的之一。嗓音的听感知有 4 个突出的属性——音高、响度、音质和音长。音高和响度由其主要的物理学相关参数——基频和强度来描述和量化的，嗓音音质则主要使用广义的主观术语和感知分级来描述。尽管音长的感知在言语和声乐中起着重要作用，但其在嗓音科学领域中还未得到足够的重视。

在过去的几十年中，对嗓音音质感知的研究明显增加。早期着重于对嗓音音质主观分级的局限性的研究，随后的研究则试图通过各种任务操作和听评委训练来弥补这些不足。其他的研究集中在将主观评判的专业术语或标签、言语刺激以及分级程序本身标准化。近年来，心理声学原理、先进的数字信号分析技术和嗓音声学的发展促进了嗓音音质感知研究新方法和模型的产生。最终的目标是开发量化嗓音音质的新方法，使其能够准确复制在嗓音声学信号和音质感知之间的非线性和多维性相互作用。相信我们距离拥有一个灵敏、可靠、标准化的手段来了解和描述嗓音音质感知的目标已经不远了。

（Verdolini Abbott K. Shrivastav R.）

第三章
嗓音质量评价
Voice Quality Assessment and Measurement

嗓音质量的评价主要分为主观评估和客观评价，前者是从临床医师角度对就诊者嗓音质量进行主观的“听感知”的评估，后者需要通过专业的声学分析软件对嗓音信号的物理声学特性进行客观分析。此外，嗓音疾病导致的发声障碍会引发患者不同程度的心理及社会交流问题，影响患者的生活质量。对嗓音障碍传统的主、客观评价并不能全面反映患者生活质量受到的影响，还需要进一步通过问卷量表等方法从患者角度对嗓音相关生活质量进行评价。

第一节　嗓音质量主观听感知评估

嗓音的主观听感知评估（perceptual assessment）多采用多维度分级评估标准，根据嗓音的音高、响度、音质、持续时间等进行判定，其中日本言语和嗓音学会提出的 GRBAS 分级（GRBAS scale）（Hirano，1981 年对本方法进行综述）在世界范围内应用最广泛。G（grade）：为对异常嗓音的总体感知分级；R（roughness）：粗糙声，为发音不规则程度；B（breathiness）：为气息声程度；A（asthenia）：为发音弱或无力程度；S（strain）：为发音过度紧张或亢进程度。这 5 个标度中的每一个参数又根据严重程度分为 4 级：0 正常；1 轻度异常；2 中度异常；3 严重异常。日本言语和嗓音学会认为，GRBAS 分级标准存在两点不足：第一，最初的 GRBAS 评价的声样是采用元音录音，而现在可以应用连续言语样本，这样更符合受试者嗓音实际应用情况，可为临床医师提供更为丰富的嗓音语料信息；第二，如果对每一个参数进行连续分级可能较目前的离散分级（四级分法）更为科学。

也有很多学者尝试在 GRBAS 分级的基础上建立更好的分级评估方案。1994 年 Nawka 提出简化的 RBH 分级法，H（hoarseness）为嘶哑声。Dejonckere 等将 GRBAS 分级扩展为 GRBASI 分级，I（instability）代表发音不稳定性。1991 年 Laver 从语音学角度出发，提出了一套评估方法。1995 年瑞典 Hammarberg 和 Gauffin 等则建立另一套临床上与主观感知相关的嗓音评估方法。

CAPE-V 分级评估标准（CAPE-V grading）是由美国言语及听力协会（American Speech and Hearing Association，ASHA）提出，将五标度分级扩展成六标度分级，用嗓音异常的整体严重程度（overall severity）来代替 G 参量，但基本概念不变，去除 A 参量而引进音高（pitch）及响度（loudness）参量。与最初 GRBAS 的离散分级不同，CAPE-V 分级采用视觉模拟评分法，将每一维标度的评定都标记在一条 100mm 长的直线上，从左向右以 mm 计。表 3-3-1 显示 GRBAS 和 CAPE-V 两种评估分级的主要特征对比。

表 3-3-1 GRBAS 和 CAPE-V 分级对比

GRBAS 分级 *	CAPE-V 分级▲
1. Grade（嗓音异常程度）	1. Overall severity（嗓音异常总体严重程度）
2. Roughness（粗糙声）	2. Roughness（粗糙声）
3. Breathiness（气息声）	3. Breathiness（气息声）
4. Asthenia（无力样发声）	4. Strain（紧张性发声）
5. Strain（紧张性发声）	5. Pitch（音高）
	6. Loudness（响度）

注:

*：每一标度均分 4 级：0 正常；1 轻度异常；2 中度异常；3 严重异常。

▲：每一标度均标以 100mm 长的直线，作为视觉模拟评分标尺，以衡量异常的程度。

第二节 嗓音相关生活质量评估

嗓音相关生活质量评估问卷量表目前主要有：嗓音障碍指数量表、嗓音症状分级量表、嗓音相关生活质量量表、表演嗓音用声问卷量表、嗓音结果调查量表、儿童嗓音结果调查量表、嗓音活动和参与量表等。

一、评估量表

1. 嗓音障碍指数量表 1997 年 Jacobson 等提出的嗓音障碍指数（voice handicap index，VHI）量表，是了解嗓音疾病对患者生理功能、社会及心理功能影响的一个简便、经济、有效手段。大量文献证实，VHI 量表适用范围广泛、可靠、实用性强、重复性好，是目前国际上应用最广的嗓音相关生活质量评估量表。VHI 量表将嗓音异常对患者造成的影响分为：功能（functional，F）、生理（physical，P）和情感（emotional，E）三个部分及总体评价（total，T）。每一部分都有 10 个条目，共 30 个条目。患者需要对每个条目进行打分，相应选项分别代表该条目事件发生的频度：“无”为 0 分；“很少”为 1 分；“有时”为 2 分；“经常”为 3 分；“总是”为 4 分。总分为 0 ~ 120 分。某一方面分值越高，说明嗓音障碍对患者此方面影响越大。总分值越高，说明嗓音障碍对患者的总体影响越严重（图 3-3-1）。

VHI 量表已应用在各类嗓音疾病及其治疗疗效的评估中，其中包括喉全切除术后发音及功能性发声障碍者。VHI 量表在治疗效果评价方面也有很好的临床应用价值，还对治疗方案的制订具有一定指导作用。Spector 提出，对嗓音客观检查及 VHI 评估较轻的患者，可首先采取保守治疗。由于儿童的认知和社会交往范围与成人存在差异，使量表在儿童人群的应用受到一定限制，已有学者提出儿童 VHI 量表，并已应用于临床。

VHI 量表目前已被翻译为德语、西班牙语、葡萄牙语、荷兰语、希伯来语等语言，在我国香港及台湾地区也曾有中文方言翻译版应用报道。2008 年笔者首先发表了 VHI 量表中文普通话版及其相关信度、效度的研究文章，VHI 量表中文普通话版在中国传统的文化背景下应用时，也具有很好的信度和效度，可以作为嗓音异常患者自我评估工具应用于国人（图 3-3-2）。

Voice Handicap Index (VHI)						
Instructions: These are statements that many people have used to describe their voices and the effects of their voices on their lives. Circle the response that indicates how frequently you have the same experience. 0 = Never 1 = Almost Never 2 = Sometimes 3 = Almost Always 4 = Always						
Part Ⅰ: Functional						
F1	My voice makes it difficult for people to hear me	0	1	2	3	4
F2	People have difficulty understanding me in a noisy room	0	1	2	3	4
F3	My family has difficulty hearing me when I call them throughout the house	0	1	2	3	4
F4	I use the phone less often than I would like to	0	1	2	3	4
F5	I tend to avoid groups of people because of my voice	0	1	2	3	4
F6	I speak with friends, neighbors, or relatives less often because of my voice	0	1	2	3	4
F7	People ask me to repeat myself when speaking face-to-face	0	1	2	3	4
F8	My voice difficulties restrict personal and social life	0	1	2	3	4
F9	I feel left out of conversations because of my voice	0	1	2	3	4
F10	My voice problem causes me to lose income	0	1	2	3	4
Part Ⅱ: Physical						
P1	I run out of air when I talk	0	1	2	3	4
P2	The sound of my voice varies throughout the day	0	1	2	3	4
P3	People ask, "What's wrong with your voice?"	0	1	2	3	4
P4	My voice sounds creaky and dry	0	1	2	3	4
P5	I feel as though I have to strain to produce voice	0	1	2	3	4
P6	The clarity of my voice is unpredictable	0	1	2	3	4
P7	I try to change my voice to sound different	0	1	2	3	4
P8	I use a great deal of effort to speak	0	1	2	3	4
P9	My voice is worse in the evening	0	1	2	3	4
P10	My voice "gives out" on me in the middle of speaking	0	1	2	3	4
Part Ⅲ: Emotional						
E1	I am tense when talking to others because of my voice	0	1	2	3	4
E2	People seem irritated with my voice	0	1	2	3	4
E3	I find other people don't understand my voice problem	0	1	2	3	4
E4	My voice problem upsets me	0	1	2	3	4
E5	I am less outgoing because of my voice problem	0	1	2	3	4
E6	My voice makes me feel handicapped	0	1	2	3	4
E7	I feel annoyed when people ask me to repeat	0	1	2	3	4
E8	I feel embarrassed when people ask me to repeat	0	1	2	3	4
E9	My voice makes me feel incompetent	0	1	2	3	4
E10	I am ashamed of my voice problem	0	1	2	3	4

图 3-3-1 嗓音障碍指数量表（英文版）
Voice Handicap Index（English version）

嗓音障碍指数量表
Voice Handicap Index (VHI)

为评估发声问题对您生活的影响程度，请在认为符合自己情况的数字上划圈：

0＝无；　1＝很少；　2＝有时；　3＝经常；　4＝总是

第一部分　功能方面（FUNCTIONAL）：						
F1	由于我的嗓音问题别人难以听见我说话的声音	0	1	2	3	4
F2	在嘈杂环境中别人难以听明白我说的话	0	1	2	3	4
F3	当我在房间另一头叫家人时，他们难以听见	0	1	2	3	4
F7	面对面交谈时，别人会要我重复我说过的话	0	1	2	3	4
由于嗓音问题：						
F4	我打电话的次数较以往减少	0	1	2	3	4
F5	我会刻意避免在人多的地方与人交谈	0	1	2	3	4
F6	我减少与朋友、邻居或亲人说话	0	1	2	3	4
F8	限制了我的个人及社交生活	0	1	2	3	4
F9	我感到在交谈中话跟不上	0	1	2	3	4
F10	我的收入受到影响	0	1	2	3	4
第二部分　生理方面（PHYSICAL）：						
P1	说话时我会感觉气短	0	1	2	3	4
P2	一天之中我的嗓音不稳定，会有变化	0	1	2	3	4
P3	人们会问我："你的声音出了什么问题？"	0	1	2	3	4
P4	我的声音听上去嘶哑干涩	0	1	2	3	4
P5	我感到好像需要努力才能发出声音	0	1	2	3	4
P6	我声音的清晰度变化无常	0	1	2	3	4
P7	我会尝试改变我的声音以便听起来有所不同	0	1	2	3	4
P8	我说话时感到很吃力	0	1	2	3	4
P9	我的声音晚上会更差	0	1	2	3	4
P10	我说话时会出现失声的情况	0	1	2	3	4
第三部分　情感方面（EMOTIONAL）：						
E1	我的声音使我在与他人交谈时感到紧张	0	1	2	3	4
E2	别人听到我的声音会觉得难受	0	1	2	3	4
E3	我发现别人并不能理解我的声音问题	0	1	2	3	4
由于嗓音问题：						
E4	我感到苦恼	0	1	2	3	4
E5	我变得不如以前外向	0	1	2	3	4
E6	我觉得自己身体有缺陷	0	1	2	3	4
E7	别人让我重复刚说过的话时，我感到烦恼	0	1	2	3	4
E8	别人让我重复刚说过的话时，我感到尴尬	0	1	2	3	4
E9	觉得自己能力不够（没有用）	0	1	2	3	4
E10	我感到羞愧	0	1	2	3	4

图 3-3-2　嗓音障碍指数量表中文普通话版

Voice Handicap Index (Mandarin version)

引自：徐文，李红艳，韩德民，等．嗓音障碍指数量表中文版信度和效度评价．中华耳鼻咽喉头颈外科杂志，2008，43：670-675

VHI 量表条目较多，有些条目之间存在重复。为了进一步精简，Rosen 等提出了 10 个条目的 VHI-10 简化版量表。VHI-10 量表包含 F1、F2、F8、F9、F10 等功能条目，P3、P5、P6 等生理条目及 E4、E6 两个情感条目，计分方法同 VHI 量表，总分 40 分。研究证实，此量表保留了原量表很好的可靠性、有效性，且灵敏性更高，同时具有良好的信度和效度。但由于该简化量表是医师根据临床经验挑选得出，尚具有一定的主观性。笔者团队也对 VHI-30 量表中文版进行简化筛选研究，通过聚类分析筛选出 10 个条目（VHI-10）和 13 个条目（VHI-13），前者包括 F2、F6、F9 等功能条目，P1、P2、P3、P6、P10 等生理条目及 E2、E4 两个情感条目，后者在前者基础上增加 P7、P9、E5。这两个中文简化版均具有良好的信度和效度，其中中文版 VHI-10 比 VHI-13 更加简洁，可以作为 VHI 量表的简化中文版应用于发声障碍的自我评估。

2. 嗓音症状分级量表 嗓音症状分级（voice symptom scale，VSS）量表为 Deary 等于 1997 年提出，此量表也分为 3 部分、30 个条目，每个条目的评分方法与 VHI 量表相似，但各条目的起评分为 1 分，总分为 1～150 分。VSS 量表第一部分为损伤范畴（impairment，I），包括 15 个条目，与 VHI 量表中功能、生理部分内容相近；第二部分为生理范畴（physical，P），包括 7 个条目，主要关注的是可能会影响到嗓音的各种上呼吸道不适症状；第三部分情感范畴（emotions，E），包括 8 个条目，与 VHI 量表该部分内容相近。VSS 量表被认为是目前最严格按照心理测评筛选的评估量表。但由于条目较多，一些条目存在内容重复现象，损伤、生理部分归纳较混乱，对患者日常生活影响方面的评估也少于 VHI 量表，因此在临床上不如 VHI 量表易推广。

3. 嗓音相关生活质量评估量表 嗓音相关生活质量评估（voice-related quality of life measure，V-RQOL）量表为 Hogikyan 于 1999 年提出，此量表由 10 个条目组成，包含生理－功能范畴（P-F）的 6 个条目和社会－情感范畴（S-E）的 4 个条目，各条目的起评分为 1 分，最终得分需要通过公式转换得出。分数计算公式为：

$$分数 = 100-\{[(原始分数-条目数)/(最高可能原始分数-条目数)]\times 100\}$$

V-RQOL 与 VHI 有很多相似之处，应用范围也与之相似，更关注对生活质量的影响。虽然该量表只有 10 个条目，由于计算分值方法复杂，限制了量表的使用。

4. 表演嗓音问卷量表 表演嗓音问卷（vocal performance questionnaire，VPQ）量表为 Carding 等于 1999 年提出，此量表包括 12 个条目，总分 1～60 分。量表被认为简洁且实用，但该量表更侧重评价嗓音异常对患者生理、社会、经济、生活等方面的影响，仅最后一个条目涉及对情感层面的影响，因此存在一定的局限性。

5. 嗓音结果调查量表 嗓音结果调查（voice outcome survey，VOS）量表为 Glicklich 等于 1999 年提出，此量表主要是针对声带麻痹患者设计的。量表虽然仅包含 5 个条目，涉及嗓音生理异常评估及其对患者工作、社会活动影响的评估等方面，但无心理状态测评，量表中还包括是否存在喉肌运动障碍等评估条目。Glicklich 等认为，VOS 量表是评价手术效果的一个敏感指标。2002 年，在 VOS 量表的基础上，Hartnick 等提出了儿童版的嗓音结果调查（pediatric voice outcome survey，PVOS）量表，由父母对孩子的嗓音情况进行评估，量表分为 4 个条目，前 3 个条目内容同 VOS 量表，后面补充了一个情感调查条目用以评价嗓音问题是否会导致孩子的紧张状态。虽然该量表条目过于简单，评估内容较少，但作为一个可适用于儿童的专有量表，具有一定的临床意义。

6. 嗓音活动和参与量表 嗓音活动和参与（voice activity and participation profile，VAAP）量表为 Ma 等于 2001 年提出，量表包括 5 个部分、28 个条目，每个条目 10 分，总分 280 分。第一部分仅 1 个条目，为患者自我评价嗓音障碍的严重程度，后 4 个部分内容涉及嗓音异常对患者工作、日常交流、社会活动、情感 4 个方面的影响，分别包括 4、12、4、7 个条目。VAAP 量表主要涉及对嗓音障碍对功能、情感方面影响的评估。

二、评估的影响因素

由于嗓音相关生活质量量表评估由患者打分，因此评估结果必然受到患者主观因素的影响。为保证量表评估的准确性，在患者回答问题前，进行相应描述性的解释是十分必要的。Maertens 等对嗓音疾病患者 VHI 量表评估结果分析显示，年龄、职业对 VHI 总分没有显著的影响，但在功能部分评估中男性评分高于女性，嗓音异常主诉较多的患者的评分高于病变程度相似但主诉却较少的患者。笔者团队研究发现，年龄、受教育程度对 VHI 评分有一定的影响，青年组评分最高，少年组最低，受教育程度高的患者评分相对较高。患者对疾病的耐受性、要求、理解和认识的差异，生活中嗓音使用频度、交流广度的差异，以及自我关注度及言语理解程度的不同，都会影响评估结果，这也恰恰是嗓音相关生活质量评估的一个重要意义所在。量表在个体化治疗效果评估方面也具有很好的指导意义。

总之，嗓音相关生活质量量表评估作为嗓音疾病诊断的有益补充，有很高的临床应用价值，但还需要不断修正。

第三节 嗓音质量客观声学分析

虽然现有的嗓音声学分析软件及设备并不如主观听感知评价直观、实用，但对嗓音的物理声学分析是对声信号的客观量化研究，可以检测和记录声音信号中大量的细微变化。

进行嗓音质量客观声学分析的样本目前还是以元音为主，检测时要求环境噪声低于 45dB，最好是在隔音室内进行，测试声样选择受口和舌干扰最小的 /a/、/i/、/æ/ 元音。在测试前先让受试者做短时间的发音练习，检测时受试者口唇距麦克风 15cm，取声样中段平稳的部分进行分析。

一、测量参数

评价嗓音质量的客观物理学参数主要包括：频率、声强、扰动、噪声谱、共振峰、倒谱峰值突出等。

1. 频率 频率（frequency）即每秒钟声带振动的次数。最有代表性的参数是基频（fundamental frequency，F_0），即声带振动的最低固有频率，与声带长度、张力、声门下压及声带质量有关。女性基频高于男性，儿童基频更高，歌手的基频范围放宽。

与频率相关的参数还包括音域（发声的频率范围），以 Hz 或半音表示，记录从胸声的最低音（气泡音除外）到最高的假声音高的音域范围。包括生理发声及声乐发声的频率范围，不同声区的频率范围及言语频率范围等（参见相关章节）。不同发声模式下的频率范围存在差异，例如未受过专业训练者基频范围：男性 80～200Hz（平均 120Hz），女性 150～350Hz（平均 220Hz），儿童为 200～500Hz；假声频率范围：男性 275～620Hz，女性 490～1130Hz。不同声区的频率经常重叠。通过分析音域的变化，可以指导发音康复训练，并记录治疗的进展情况。

2. 声强　声强（intensity）反映声带振动的强度，决定于声门闭合及声带紧张程度，正常约为 75～80dB。声强范围随基频而变，在中间频率范围最大。嗓音疾病常常会引起声强的变化，但声强并不是最敏感的指标。

在嗓音分析中通常对频率和声强进行实时分析，绘制出频率－声强曲线，即频谱图，若被分析的信号样本为言语，称为语谱图，有两种表示方式：①时间－频率－声强的三维语谱图：横轴代表时间，纵轴代表频率，图形的明暗代表声强；②在某一时间断面上频率－声强的二维图形。频谱图有助于分析嗓音信号随着时间而变化的频谱特性，反映声源（声带的振动）和滤波系统（共鸣器官或声道）的特性。异常嗓音信号与正常嗓音信号的频谱图比较，前者噪声增大，谐波能量减少。宽带频谱用于识别嗓音信号中的噪声水平。宽带频谱分析牺牲了对单个谐波的分辨，但易于识别共振峰频率。Yanagihara 于 1967 年提出将声嘶分为 4 种类型。这 4 种类型与声带振动特性和平均气流相关。Ⅰ型：规律的谐波成分与噪音成分混合在一起。Ⅱ型：元音 /e/ 和 /i/ 的第二共振峰的噪声成分超过谐波成分，微小的额外的噪声成分出现在高频区 3000Hz 以上。Ⅲ型：元音 /e/ 和 /i/ 的第二共振峰全部被噪声成分取代，3000Hz 以上的额外噪声成分能量进一步加大，范围更广。Ⅳ型：元音 /a/、/e/ 和 /i/ 的第二共振峰被噪声成分取代，甚至所有元音的第一共振峰常常失去周期性成分而被噪声成分取代。此外，还出现更多更强的高频成分。

3. 扰动　扰动（perturbation）包括频率微扰（jitter）和振幅微扰（shimmer），反映声带振动的稳定性，数值越小说明声带振动越稳定。自 1961 年 Lieberman 首次提出扰动的检测方法后，频率微扰和振幅微扰就成为临床嗓音分析的一项重要参数。频率微扰反映声带连续振动周期中频率的微小差异，振幅微扰反映声带连续振动周期中振幅的变化。因各实验室采用的计算公式有所不同，所用微扰的代表符号也不同。

4. 噪声谱　噪声为嗓音成分中离散、非周期的能量，可出现于整个频率范围或一定频带内。病理嗓音信号由两部分组成：第一部分是具有明确周期的嗓音信号，具有清晰的谐波频谱；第二部分是杂乱的噪声成分，与嗓音不规则性的感知有关，而又独立于频率微扰和振幅微扰之外（Yanagihara 等，1982）。噪声成分可由谐噪比（harmonic to noise ratio，HNR）、信噪比（signal to noise ratio，S/N）及标准化噪声能量（normalized noised energy，NNE）等参数表示。

5. 共振峰　嗓音共振峰（formant）是由声带与口唇之间声道的共振腔产生，唇、齿、舌的位置变化可以改变共振腔的大小。共振峰包络所在的频率位置及共振峰包络中的泛音，决定嗓音的音质和音色。共振峰在艺术嗓音研究中应用较广。

6. 倒谱峰值突出　倒谱峰值突出（cepstral peak prominence，CPP）比起传统的频率微扰、振幅微扰和谐噪比等参数具有更好的敏感性、特异性，易于使用，应该成为嗓音客观分析的常规。

由于周期性声音的频谱在频率上也具有周期性，这个频谱本身可以被分析。这就为将嗓音中的周期性成分与所伴随的噪声成分分离开提供了基础，这种对频率进行双重处理分析的结果称为倒谱（cepstrum）。倒谱是由 B. P. Borgert 等于 1963 年在一篇论文中基于一种新的频谱分析算法创造的新词，他们把“spectrum（频谱）”的字符打乱以后，重新拼写而来。言语信号的频谱是由嗓音声源频谱和声道滤波器频谱卷积而成。倒谱是嗓音频谱的傅里叶变换，写成数学表达为：

$|F(\omega)|=|S(\omega)|\times|V(\omega)|$，两边取对数得到 $\ln|F(\omega)|=\ln|S(\omega)|+\ln|V(\omega)|$；两边再做傅里叶变换就得到倒谱 $\phi\ln|F(\omega)|=\phi\ln|S(\omega)|+\phi\ln|V(\omega)|$。

一个典型的周期信号的倒谱，在与声音信号的基本周期的对应点上，有一个突出的峰值。这种分析并不需要对每一个周期进行定义（Dekrom，1993）。Hillebrand 等（1994）应用这种方法对病理言语的持续元音进行分析。借助于把倒谱峰值（高度）同其余分量的高度相比较，就可以确定一个声音的固有周期性——倒频谱峰值突出：

CPP=20*lg（倒谱的峰值 / 倒谱的平均高度）

一个具有较强周期性的嗓音信号会有一个幅度较大的倒谱峰值突出，而一个弱周期性或非周期性的嗓音信号会有一个幅度较低的倒谱峰值突出。

总之，嗓音疾病可伴随着音域、声强和发音稳定性的下降，声学检测使我们能够识别和记录这些异常，并可以定量评估治疗过程中和治疗后的嗓音变化。减低扰动、恢复正常的谐波模式是治疗成功的重要指标。

二、嗓音信号类型与分析

1995 年，Titze 提出将嗓音信号分为三大类，不同类型间有本质的差别，选择的分析方法也不同。Ⅰ型嗓音信号：为周期性或近似周期性信号，在整个分析过程中信号没有质的变化。如果存在调制频率或次谐波，其能量在基频以下依次递减。对于Ⅰ型信号，扰动分析（振幅微扰、频率微扰）和谐噪比是可靠的。Ⅱ型嗓音信号：分析片段的信号有质的差别（分岔），或信号的次谐波频率或调制频率的能量接近基频能量。这类信号没有明显的、单一的基频。对于Ⅱ型信号，通过视觉信号，如频谱图和下一周期参数轮廓的相位图了解振动系统声源的物理特性是最有用的。对Ⅱ型信号进行扰动测量是不可靠的。Ⅲ型嗓音信号：无明显的周期性结构，此型嗓音信号在临床上最有意义的是进行听感知分级评估。虽然以上这种分类方案并没有被普遍接受，但它对于规避嗓音分析中的潜在缺陷是非常有用的。目前嗓音实验室的设备都存在很多的局限性，对一个给定的嗓音信号选择有效的、可靠的分析方法是必不可少的。如果对一个严重无序的Ⅲ型嗓音的患者进行扰动分析，必然会生成一些无意义的数据，这些数据可能会误导临床医师治疗方案的制订或治疗效果的评估。

以上介绍的嗓音质量客观物理声学分析参数，分别反映出嗓音的某一特殊方面的信息。在临床嗓音工作中，需要一种能确定音质好坏的复合分级测量。美国的 KAY 公司推出了多维嗓音分析系统（muti-dimensional voice program，MDVP），其他一些公司也陆续推出了类似的多维嗓音分析软件用于对稳定的元音发音特征进行综合分析。采用连贯言语样本进行分析虽然更接近实际生活，可以动态分析嗓音特征，但想要建立跨语种的定量对比目前还比较困难。

（徐　文）

第四章
声带振动评价
Assessment of the Vocal Fold Vibration

声带振动是发音的基础，普通喉镜检查无法观察发音时声带的快速振动，需要借助频闪喉镜检查、喉高速摄影技术、高速录像技术、喉记波扫描技术、声门图检测等来进一步记录分析。通过将频闪喉镜或高速摄影检查获得的信息与患者的病史、体格检查相结合，医师可以更好地找出发声障碍的原因并制订针对性的治疗方案。

第一节　频闪喉镜检查

频闪喉镜检查（strobolaryngoscopy）目前在临床嗓音功能评估及咽喉、嗓音疾病诊断中发挥着重要的作用。除可以观察喉部及部分下咽结构特征及病变外，其最大的优势在于可以通过对快速声带振动的“慢相”的观察，获得声带振动特征的多种信息。

早在1829年Platean发明了工业上用于观测高速、周期性运动物体的闪光测速仪。依据相同原理，Stampfer在1833年发明了频闪喉镜，1852年频闪喉镜首次用于离体喉的观察，1878年Oertel首先应用频闪喉镜检查患者的声带。

频闪喉镜（strobolaryngoscope）所需的光源不是持续光源，而是频闪光源，或者说是具有固定频率并间断闪烁的光源。频闪光照在振动的声带上（在发声模式下，一般在60～400Hz之间），可以获得声带缓慢振动的图像。

一、基本原理

声带在发音时振动频率约为80（男声）～300Hz（女声）。发假声时频率甚至可以达到1000Hz。而根据视觉残留定律（Talbot定律），人类视网膜大约需要0.2秒才可以捕捉到一张图像，这意味着我们在1秒中最多仅能看到5帧画面。因此，普通喉镜无法观察到频率如此高的声带振动状况，甚至用摄影或录像的形式都无法完全捕捉每一个振动的画面，因为摄影或录像每秒只能显示24～30帧图像。因此，频闪喉镜的应用，提供了一个声带缓慢运动的假象，便于人类肉眼的观察，同时也能被摄像设备所记录。

频闪喉镜检查的原理是应用一定频率的频闪光照亮声带连续波动的不同点，每一个点都在视网膜上保留0.2秒，通过视觉叠加，可以观察到声带静止或缓慢运动的图像。当频闪光的频率与声带振动频率同步时，检查者看到的是静止的声带，便于仔细观察发音时声带的结构。改变频闪光频率，使其与声带振动的频率相差2Hz时，可显示声带缓慢振动图像，利于观察声带振动特征。频闪喉镜检查虽然并不像高速摄像那样能够实时观察声带真实的振动影像，但多数情况下，这种“慢动作”也可以为临床诊断提供一定的信息。

二、临床应用

频闪喉镜检查在国外已广泛应用于咽喉疾病的临床诊断，并已成为嗓音疾病评估的必备检查。据美国耳鼻咽喉头颈外科协会报道，在调查的273位普通耳鼻咽喉科医师中，有84%的医师选择使用频闪喉镜进行常规检查。在我国，频闪喉镜的临床诊断价值也逐步被认知。

频闪喉镜系统由频闪光源、硬质内镜（70°或90°）或纤维内镜、麦克风、脚踏开关、摄录像系统、显示系统等组成（图3-4-1）。

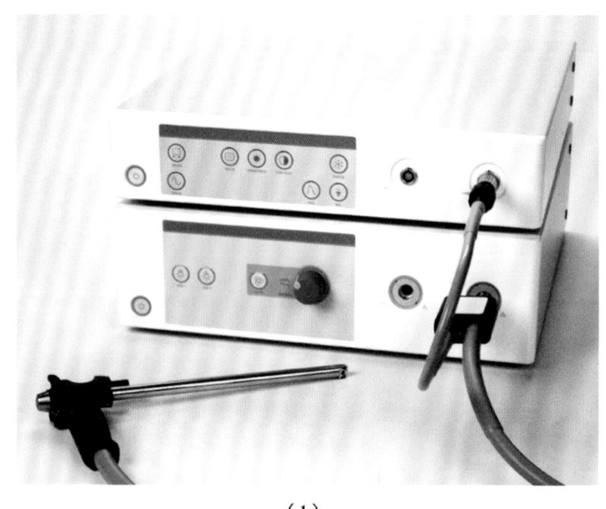

（1）

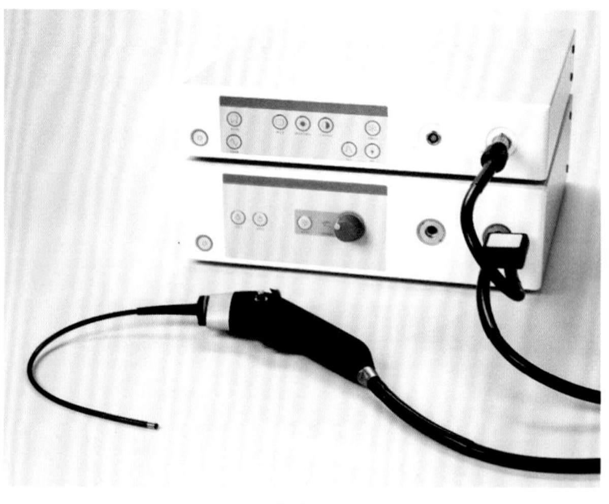

（2）

图3-4-1 频闪喉镜
strobolaryngoscope
（1）硬质内镜（rigid endoscope）
（2）纤维内镜（flexible fiberoptic endoscope）

（一）操作方法

在进行频闪喉镜检查时，应保持环境安静，患者取坐位。可通过气体吹张、加热及涂固体防雾剂等方法，防止喉镜镜面起雾。麦克风固定于甲状软骨表面或直接连接在喉镜上，检查时将喉镜深入患者口咽部，镜面对准喉入口，嘱患者平静呼吸。使用70°镜时，镜头接近咽后壁，使用90°镜时镜头则应位于硬腭、软腭交界处，平行于声带。检查时嘱患者发/i/，检查者可通过脚踏开关启动并控制声脉冲与闪光光源间的相位差，从而观察声带振动过程中任何瞬间的运动相（缓慢振动）及静止相。根据笔者的经验，无论硬质内镜还是纤维内镜检查，多数患者不需要应用局部麻醉药物。有学者认为，局麻药的应用可能会影响声带的振动。

（二）观察项目

频闪喉镜下观察除下咽、声门上、声门及声门下结构及其变化外，应重点观察普通喉镜下无法观察到的改变，包括：声带的振动方式，基频，振动幅度，黏膜波特点，振动对称性、周期性、闭合相特征，两侧声带垂直高度的差异等。正常发音时两侧声带对称，振动幅度均匀。发低音时，声带振动速度慢，振幅大；发高音时，声带振动速度快，振幅小。声带有器质性病变时，根据病情轻重，表现为振动幅度变慢，振幅减小，声带黏膜波减低或消失等。功能性发声障碍解剖结构正常，主要表现为喉部的运动及协调性的异常。

1. 基频　声带振动的频率即为基频（fundamental frequency，F_0），频闪喉镜仪显示的声带振动频率并不一定是正常状态下声带振动的频率，使用硬质内镜观察时，测得的发音频率均要略高于正常发音状态下的频率。基频可受各种参数的影响。例如，声带张力的增加、声门下压力的增加、声带振动长度的缩短会使基频升高，声带质量的增加则会使基频降低。

2. 声门闭合特征　声门闭合（glottal closure）特征是指观察在发音相声带振动周期中最大关闭时双侧声带接近的程度，可以分为：完全闭合、梭形裂隙、沙漏样裂隙、前部裂隙、后部裂隙、不规则闭合及闭合不全等类型（图 3-4-2）。正常声带在最大关闭相闭合良好，一些人声门闭合时声带突之间有小的裂隙存在，这也属于正常范围。声门闭合不完全时会出现漏气因而产生气息声。

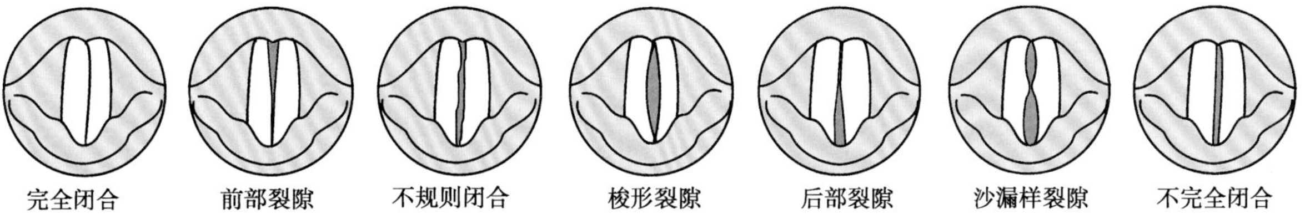

图 3-4-2　声门闭合特征
patterns of glottal closure during phonation

（1）完全闭合（complete closure）：正常状态下，在最大闭合相时，声带膜部全长接触，声门完全闭合。

（2）梭形裂隙（spindle gap）：在最大闭合相时，声带呈弓形，只有声带膜部前后端接触，中央部呈现为梭形裂隙，可见于声带沟、声带麻痹、老年声带等。

（3）沙漏样裂隙（hourglass gap）：在最大闭合相时，声带膜部的中部接触，其前部和后部均有裂隙，可见于声带小结、声带息肉等。

（4）前部裂隙（anterior gap）：在最大闭合相时，声带膜部的前部呈现小裂隙，可见于老年声带等。

（5）后部裂隙（posterior gap）：在最大闭合相时，声门后部三角形裂隙向前延至声带膜部近 1/3 长度。后部裂隙常见于肌紧张性发声障碍、声带麻痹或声带不全麻痹等，也可以存在于发音正常的女性和少数男性。

（6）不规则闭合（irregular closure）：在最大闭合相时，声门呈现不规则线性缝隙。可见于声带肿物、声带瘢痕样改变。

（7）闭合不全（incomplete closure）：在最大闭合相时，两侧声带始终不能接触。裂隙通常很大，甚至是贯穿整个声门。可见于声带麻痹、喉部外伤、喉或声带切除术后局部缺损等。

3. 声门上活动 观察声门上活动（supraglottic activity）对临床诊疗具有重要意义。正常发音时声门上结构保持相对固定的状态，并未参与发音。在发音不当或病理状态下以室带为主的部分声门上组织在发音时会出现代偿性的前－后或左右“挤压”动作，有时会出现黏膜颤动，严重者会完全遮挡声门。

4. 声带振动幅度 声带振动幅度（amplitude of vibration）为声带振动时水平相的位移。需要分别记录右侧及左侧声带的振幅（20%、40%、60%、80% 和 100%），但在临床应用过程中声带振动幅度的评估有时会受到内镜放置的角度的影响，因此很难准确地进行定量评估。声带振动幅度与声带的长短有关，声带振动部分越短、声带组织越僵硬、声带质量越大、声门下压力越小或声门关闭过紧时声带振动幅度越小。

5. 黏膜波 1975 年 Hirano 提出，声带的结构从生物力学角度考虑，主要分为两层结构：被覆层（cover）及体层（body），被覆层及体层间为过渡层（transition）。发音时声门下气流冲击声带，被覆层在相对固定的体层上产生周期性的位移，从而形成了黏膜波动，即黏膜波（mucosal wave）。黏膜波动自下而上跨越声带垂直面，并沿声带表面由内向外传播，是声带振动最重要的特征。黏膜波可由以下方式进行描述：① 黏膜波正常，即在习惯的音高及响度下发音时黏膜波是沿着整个声带的膜部规律的、连续的传播，从声带边缘的下部传至声带的表面；② 黏膜波减低，即黏膜波小于正常范围，临床上可根据其减低程度分为轻、中、重三级；③ 黏膜波消失，即无黏膜波动；④黏膜波增强，即黏膜波动异常增大。对于黏膜波的描述还应同时注意比较两侧声带的对称性。

如患者发音音高过高或不稳定，声带振动会受到影响，黏膜波也无法引出或减低，此时，应结合其他检查进行综合分析，而不能轻易下结论。

6. 未振动部位（non-vibration portion） 即发音时声带某一部分无振动或振动无力。可发生于部分或声带全长，如声带瘢痕、恶性肿瘤浸润或肿物累及。

7. 声带振动的对称性（symmetry）及周期性（periodicity） 正常发音时声带振动呈现周期性且双侧呈镜像对称。非对称性声带运动可为声带的位置、形状、质量、张力、黏弹性的差异所致。声带的非周期性振动也是噪声（嘶哑声）产生的原因之一。

此外，在应用频闪喉镜进行检查时还应对声带游离缘的轮廓（free edge contour），声带紧张及松弛程度，两侧声带是否在同一垂直平面（vertical plane）等进行观察，这些都会对患者的嗓音功能产生影响。例如，部分喉返神经或喉上神经损伤者患侧声带可松弛甚至呈现弓形，除声门水平位存在裂隙外，双侧声带在垂直平面高度的差异也会影响声带振动的产生，并加重声门闭合不全的程度。

频闪喉镜检查时，可以选用硬质内镜或纤维内镜，硬质内镜较纤维内镜具有更佳的放大作用，多放大 3 ~ 5 倍，提供了更好的光学图像及更高的分辨率，且无鱼眼效应，对于喉功能的观察更为全面，在嗓音疾病评估中应用最广（图 3–4–3）。对于咽反射敏感、不能耐受硬质内镜检查者，可以应用纤维频闪喉镜进行检查。

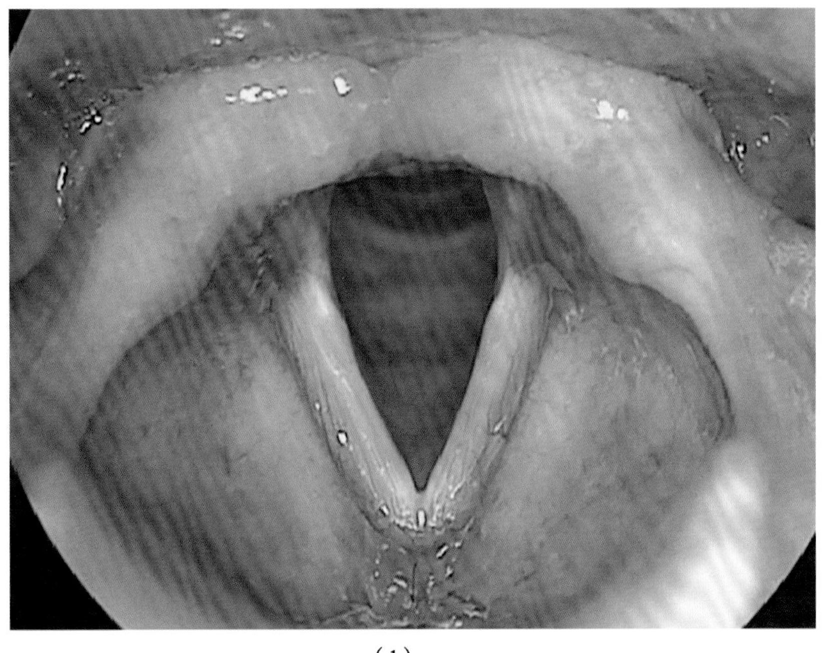

（1）

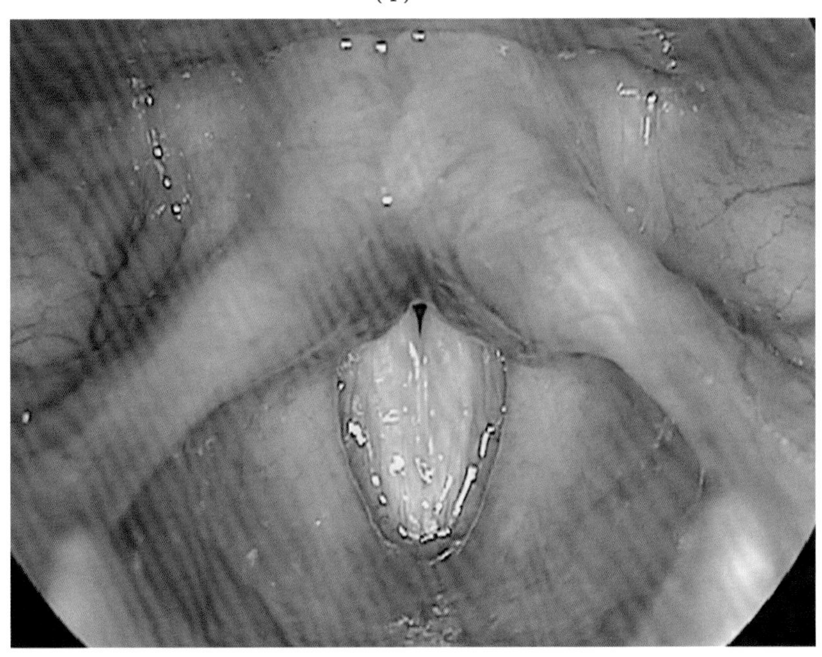

（2）

图 3-4-3　频闪喉镜下喉正常图像
stroboscopic view of the normal larynx
（1）吸气相（inspiration）
（2）发声相（phonation）

（三）注意事项

频闪喉镜检查时还需要观察、记录不同性别、不同发音状态下声带振动的变化，包括不同音高、响度及音域。男性的喉及声带更大、更长，声带质量的增加及固有层变厚使基频更低，黏膜波的传播是跨越声带整个上表面的；而女性的黏膜波可能只跨过声带上唇。对于艺术嗓音工作者，检查时还需要观察胸声、假声等不同发音模式下声带振动的变化。

（四）频闪喉镜图像评估的局限性

频闪喉镜图像的判读是一个主观的过程，很多因素都可能会影响视觉感知的评估，如操作方法、评估参数、评估者的经验、接受训练的程度、评估标准等。有研究显示，进行特定评估时，可靠性波动于 0.32 ～ 0.99 之间。香港大学嗓音研究实验室提出了频闪喉镜定量研究方法（图 3-4-4）（Yiu 等，2013），该方法对病变大小、声门闭合、声带振动幅度、声门上活动（前后压缩或内外侧压缩）评估的可靠性分别为 0.75 ~ 0.81、0.65、0.46、0.64/0.5，其中声带振幅评分可靠性相对较低。

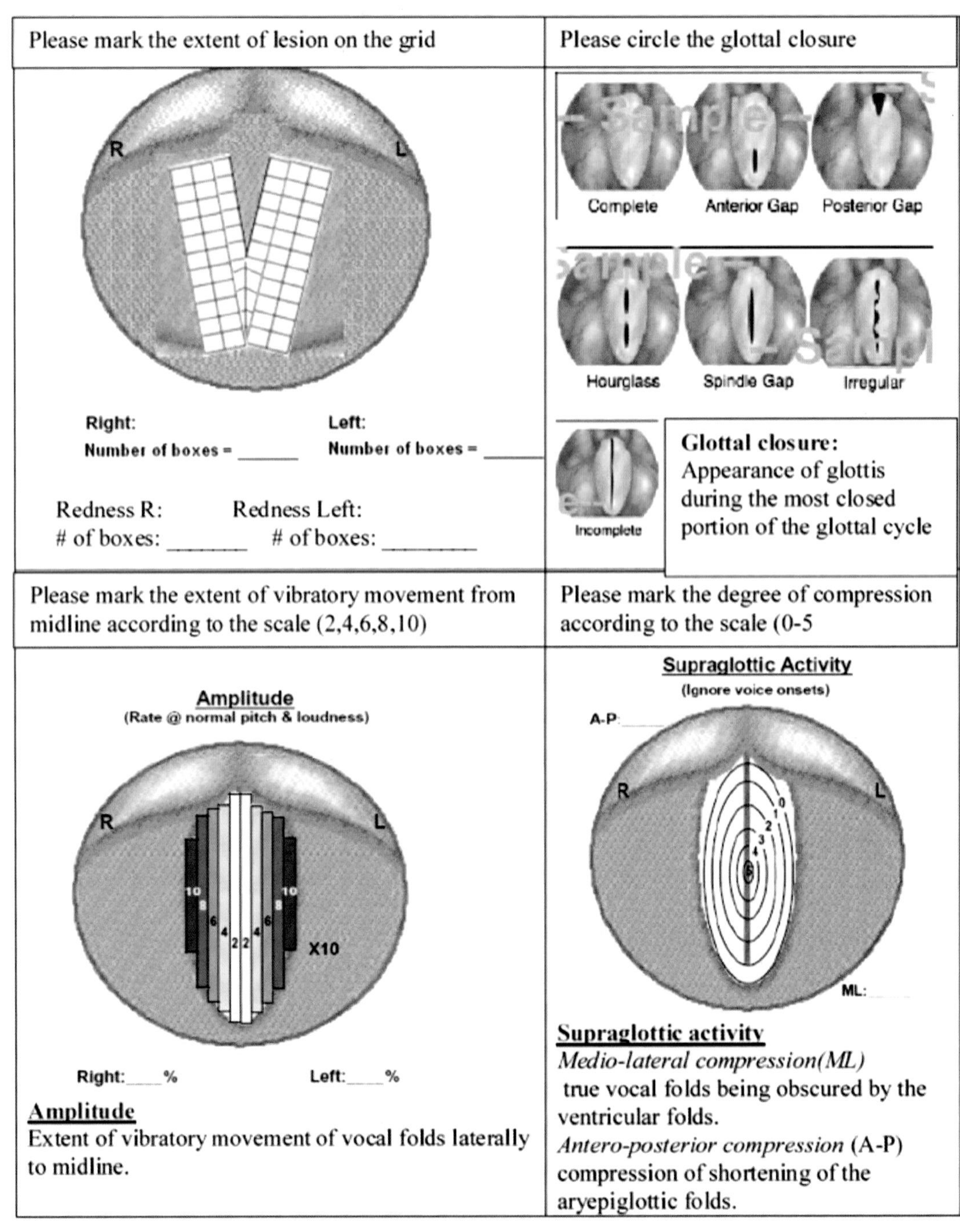
Please mark the extent of lesion on the grid

R L

Right:
Number of boxes = ______

Left:
Number of boxes = ______

Redness R:
# of boxes: ______

Redness Left:
# of boxes: ______

Please circle the glottal closure

Complete　Anterior Gap　Posterior Gap

Hourglass　Spindle Gap　Irregular

Incomplete

Glottal closure:
Appearance of glottis during the most closed portion of the glottal cycle

Please mark the extent of vibratory movement from midline according to the scale (2,4,6,8,10)

Amplitude
(Rate @ normal pitch & loudness)

R L 10 8 6 4 2 2 4 6 8 10 X10

Right:____%　Left:____%

Amplitude
Extent of vibratory movement of vocal folds laterally to midline.

Please mark the degree of compression according to the scale (0-5

Supraglottic Activity
(Ignore voice onsets)

A-P: ______

R L 0 1 2 3 4 5

ML: ______

Supraglottic activity
Medio-lateral compression(ML)
true vocal folds being obscured by the ventricular folds.
Antero-posterior compression (A-P)
compression of shortening of the aryepiglottic folds.

图 3-4-4　频闪喉镜评估表格（SAF，改编自 Poburka 1999）
stroboscopic assessment form（SAF）（adapted from Poburka，1999）

总之，频闪喉镜是用于嗓音疾病诊断的一种常用工具，通过频闪喉镜检查可以获得大量信息。与其他内镜检查一样，对频闪喉镜图像的判读是一个主观的过程，会受很多因素的影响，例如操作方法、评估者的经验、接受训练的程度以及评估标准等。因此，频闪喉镜结果的评定必须结合临床特征，包括病史、用嗓情况以及相关检验和影像学检查等情况。一些咽喉部疾病还需要结合纤维喉镜、气管镜、食管镜检查及必要的病理组织学检查及其他相应的全身系统检查才能最后确诊。

（Edwin Yiu　徐　文）

第二节　喉高速摄影检查

随着频闪喉镜及喉高速摄影应用于声带振动的检查，使得临床医师能够更好地了解发声障碍患者声带振动的特征，为评估及分析声带功能开辟了新的视野。这些仪器现在已成为评估声嘶患者的标准检查手段。本节重点介绍声带振动周期与喉高速摄影内镜检查（laryngeal high-speed videoendoscopy）。

一、声门周期与正常变异

了解声带的正常功能有助于对声带病理情况的判断。在正常的胸声发音模式下，声门周期的开放相和闭合相大致相等，开放期稍长一些。两侧声带的振动是对称的，呈镜像运动。每个周期间的振幅及频率差异很小。在发声音高、响度稳定且等周期的情况下，频闪喉镜检查可以代替喉高速摄影（图 3-4-5 ~ 图 3-4-7）。频闪喉镜检查时需要观察、记录不同发音状态下声带振动的变化，包括不同响度、音域和频率（表 3-4-1）。可以让患者先轻声发音，然后大声发音，并维持基频稳定。轻声发音时，声门周期中开放相占优势（图 3-4-8）。在胸声发音时，声带在闭合相相互接触。大声发音时，声门周期中闭合相则占优势，声带开闭的速度更快（图 3-4-9）。声带接触的程度决定于环甲肌及甲杓肌等喉内肌肉的相对活动。挤压（紧张）性发音时，声带短而厚，声门周期中声带接触时间要长于轻声发音。在发假声时，环甲肌收缩导致声带拉长，声带薄而紧张，很少发生横向偏移，上下唇没有相位差，黏膜波传播很小，因此仅能观察到的声带内侧缘（图 3-4-10）。脉冲声（pulse register）又称气泡音，为单个脉冲声音，是两侧声带过度接近产生的。声带的相互挤压使气流很难从声带间轻易通过，声门下驱动压的增加促使单脉冲的空气通过声门。以这种方式发音时，甲杓肌高度收缩，声带自前向后缩短，声带短而厚，声门的闭合相占主导地位，开放相很短暂，声带振动幅度很低，声门开放呈扁椭圆形（图 3-4-11）。

频闪喉镜检查时，临床医师应考虑到性别差异。男性以胸声发 /eee/ 时的基频大约 100 ~ 125Hz，而女性的基频是 200 ~ 240Hz。男性开放相占声门周期的 55% ~ 60%，女性开放相更长一些，占声门周期的 60% ~ 70%，这可能与基频及解剖差异有关。70% 的正常女性和少数男性存在声门后部裂隙。女性声带振动具有较高的速度和加速度。这些差异可能与不同性别患者声带病理的发生、发展有关。

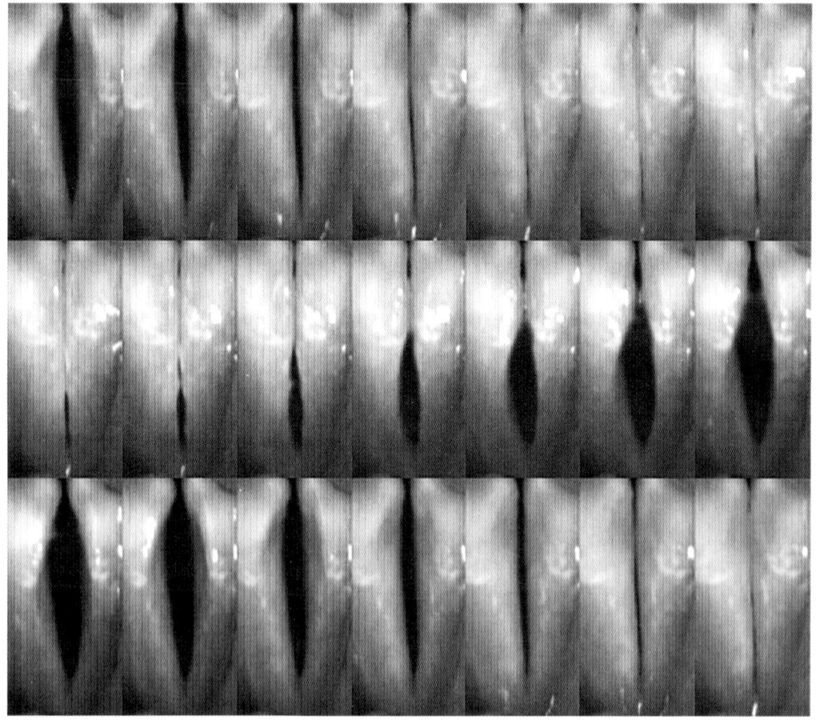

（1）

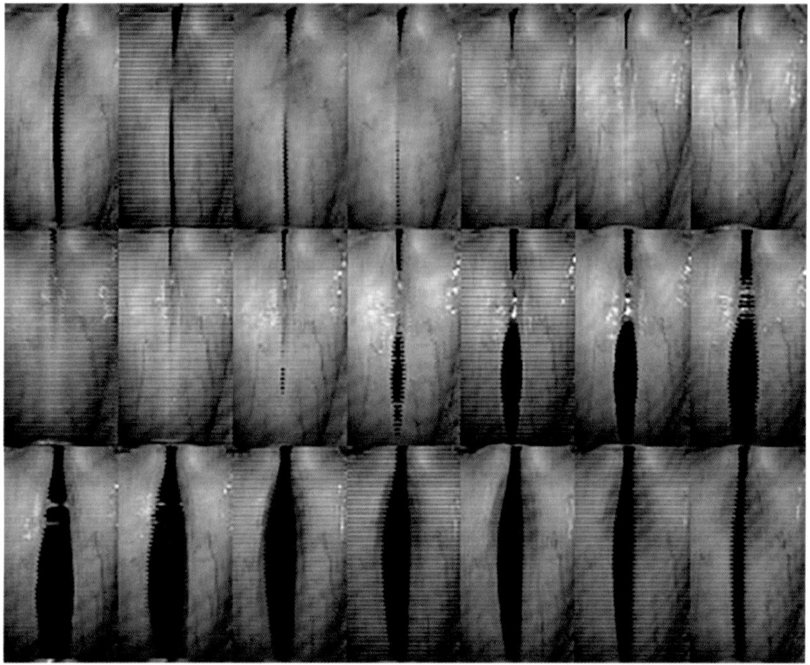

（2）

图 3-4-5 正常男性以舒适的音高及响度发 /eee/ 时喉高速摄影记录的声门周期复合图像和频闪喉镜捕捉的图像对比相似
a composite image of the glottal cycle from a normal male phonating in comfortable pitch and loudness（modal voice /eee/）from a high speed video
（1）喉高速摄影的图像（the images of laryngeal high-speed videoendoscopy）
（2）频闪喉镜捕捉的图像（the images of videostroboscopy）

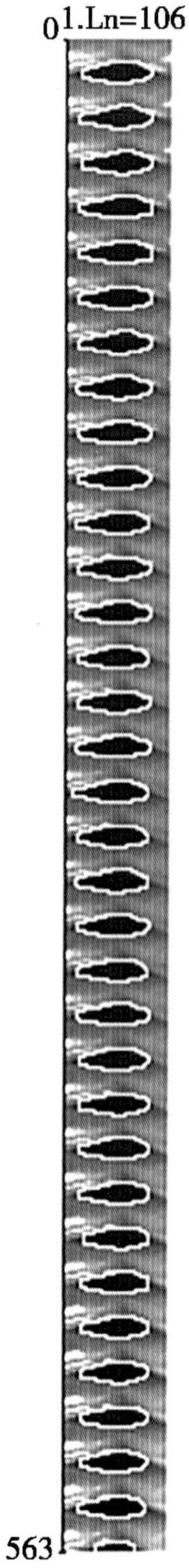

0 1.Ln=106

563

图 3-4-6 高速摄影记录的多个声门周期的声带膜部中部运动轨迹
the digital kymography plot of the trajectory of the mid membranous vocal fold taken from a high speed video.
可以观察到其运动轨迹是准周期的（the trajectory is quasi-periodic and symmetric）

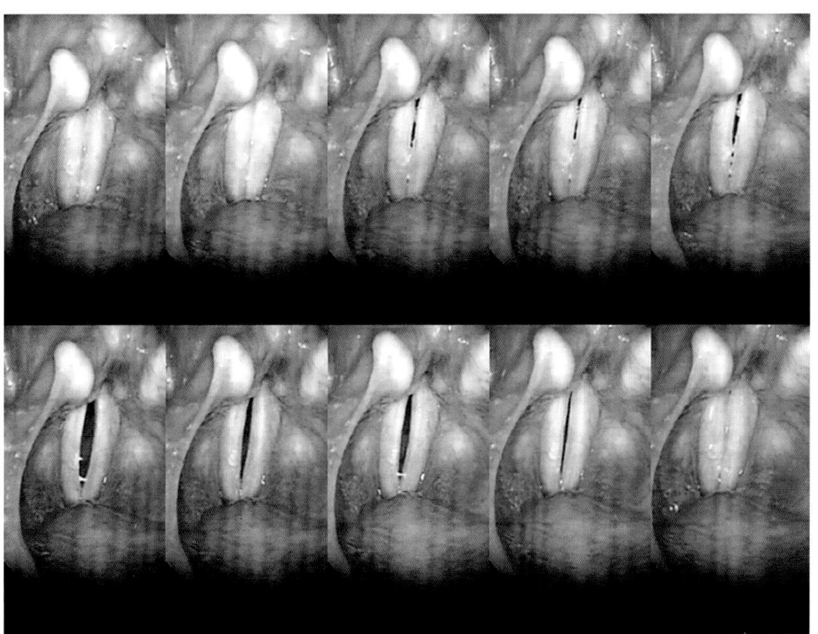

图 3-4-7　一个声门周期的蒙太奇图像
photo-montage of one glottal cycle
一个声门周期中声带的开放和闭合相，双侧声带对称（one glottal cycle has been assembled as a photo-montage of one glottal cycle. note the open and closed phase，the symmetry of vocal fold between the right and the left and the opening and closing phase are all equal between the two sides）

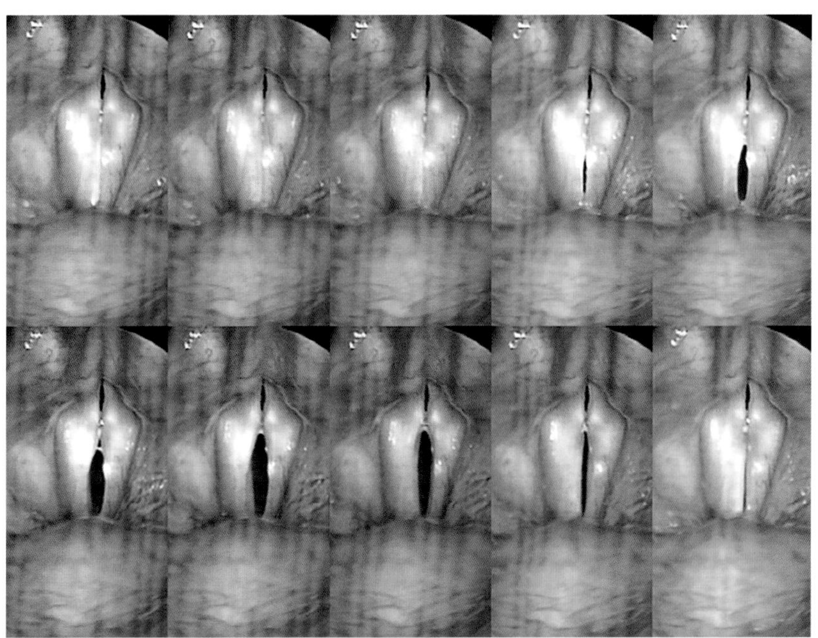

图 3-4-8　男性以频率 127Hz、声强 71dB 轻声发音时的喉高速摄影图像
the high-speed videoendoscopy images of male soft phonation in soft modal voicewith the frequency of 127Hz at 71dB
两侧声带对称开放和闭合，开放相约占声门周期的 60%（note the symmetric opening and closing of each vocal fold. The opening phase is about 60% of the glottal cycle）

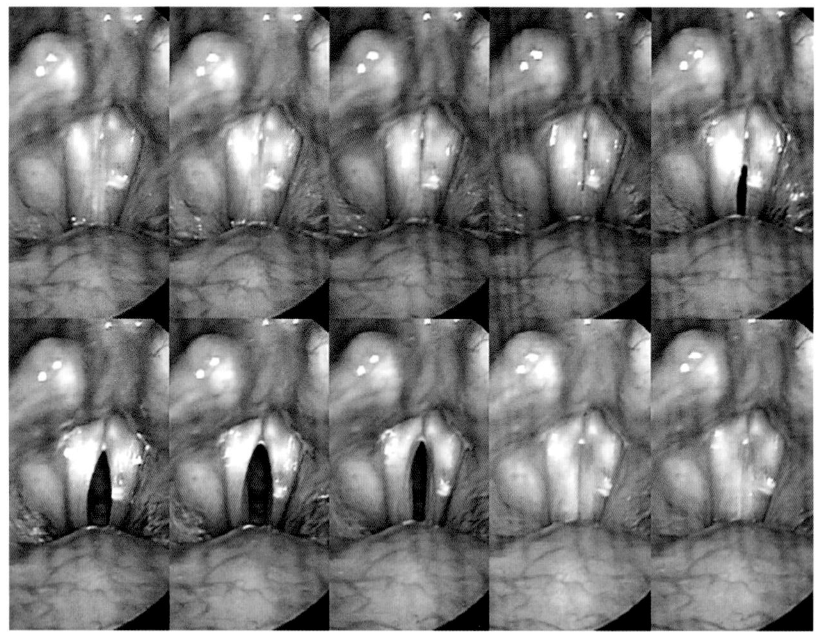

图 3-4-9 男性以频率 127Hz、声强 82dB 大声发音时的喉高速摄影图像
the high-speed videoendoscopy images of the production at loud voice register at the frequency 127Hz and the amplitude 82dB by a male
图中声带比图 3-4-8 中声带短而厚，声带越短开放相越短（note the shorter vocal folds with short open phase. The vocal folds are also shorter and thicker than on figure 3-4-8）

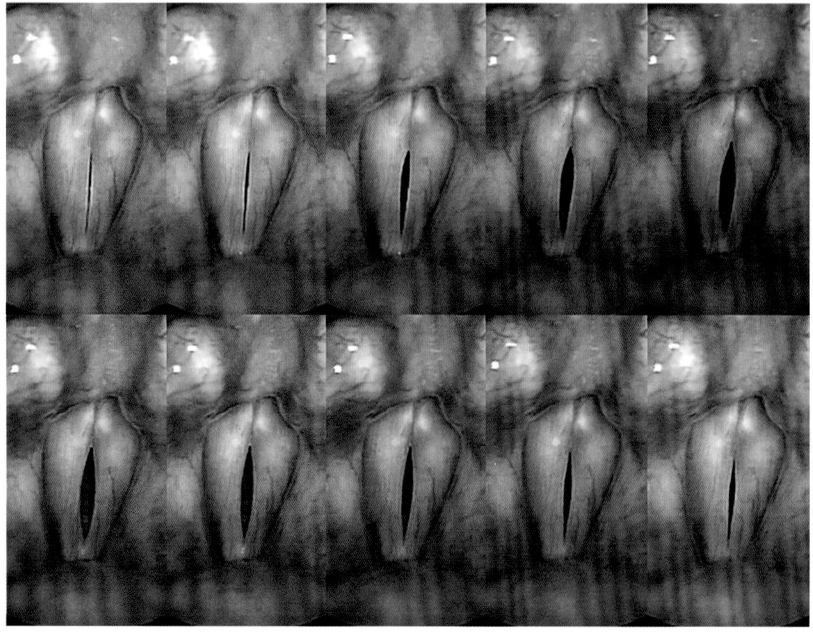

图 3-4-10 男性以 400Hz、74dB 发假声时的喉高速摄影图像
the high-speed videoendoscopy images of the male production of falsetto voice of at 400Hz and at 74dB by a male
声带长而薄，膜部几乎没有接触（note the long thin vocal folds with very little membranous vocal fold approximation）

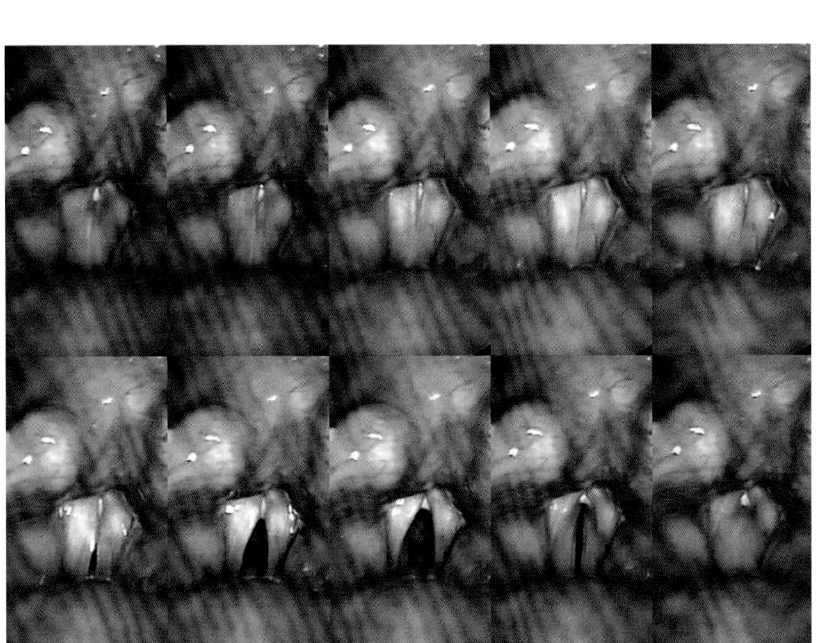

图 3-4-11 发气泡音时喉高速摄影图像
the high-speed videoendoscopy images of vocal fry
声带短厚、开闭短暂，整个声门周期几乎都处在闭合相（vocal fry is characterized by short fat vocal folds with brief opening and closing times. The folds spends almost the entire glottal cycle in the closed phase）

表 3-4-1　不同发音方式下声带振动特征

发声模式	胸声	气泡音	假声
频率	舒适的音高和响度	很低	高
声门结构	扁平椭圆	短	薄而长
闭合期	开放期 = 闭合期	长闭合期	无
振动幅度	显著	小	小
黏膜波	容易观察到	小	小
声带上 / 下唇相差	存在	存在	无

在评估声带振动的病理性改变时，还需要考虑声带质量、硬度和紧张度等因素的变化。临床上用来描述男性和女性的发声方式主要有 4 种，分别为：胸声发音、高音发音、低音发音及大声发音（表 3-4-2）。前 3 个发音模式的幅度保持不变而频率发生改变，而大声发声模式的频率与胸声相同。这 4 种发音模式的比较不是为了测试音高及响度的阈值，而是为了评估声带质量变化（低音发音）、张力变化（高音发音）以及声门驱动压变化（大声发音）对声带平稳振动（胸声发音）的影响。

表 3-4-2 不同发音模式的目标频率和强度

发音模式	目标频率 /Hz		强度 /dB
	男性	女性	
胸声发声	125	225	70～75
高音发声	200	300	70～75
低音发声	100	190	70～75
大声发声	140	250	80～85

二、喉高速摄影及其应用

由于频闪喉镜检查不能有效跟踪快速的、不规律的变化，存在一定的局限性，而发声障碍患者常出现如严重的嘶哑及声带振动不规律、发音起始和中止、双音（diplophonia）、发音震颤（vocal tremor）、发音痉挛（vocal spasms）、发音中断（voice break），短暂的粗糙音质、声道不同部位的振动等一些特殊的特征，这都需要借助喉高速摄影进行进一步分析。

喉高速摄影（high speed video imaging）是一项用于研究声带振动的新技术，目前有彩色和黑白两种模式。既往对于声带振动的观察只能通过录像技术实现，1937 年有文献报道将高速摄影技术应用于观察正常声带的振动。喉高速摄影应用高帧采样率的 CCD 设备，可以观察每一个声门振动周期，并逐帧进行分析。由于高速摄影影像捕获的时间短，早期主要应用在对稳定的发音和正常声带振动功能的观察。20 世纪 80 年代，随着视频 CCD 芯片技术的发展，高速摄影的作用重新被认识。目前临床应用的系统是将高速图像采集相机与内镜连接，可以获得每秒 2000～4000 帧的彩色高速图像，帧分辨率大于 512 像素 ×512 像素。通过数据缓冲，可以存储数秒的高速图像以备分析处理。

高速摄影的分辨率和视频捕捉率仍存在一定局限性。且高速摄影生成的数据量过于巨大，高速相机的采样率为每秒 4000 帧图像。按每秒 20 帧回放，回放一段 2 秒、每秒 2000 帧的高速视频需 200 秒。因此目前在临床上，对应用高速摄影进行检查的病例需要有所选择。

目前有关高速摄影的临床应用并无共识。笔者认为，当频闪喉镜不能很好观察声带异常振动时，高速摄影可作为一种补充手段。下面的讨论仅仅代表笔者的个人应用经验。

喉高速摄影检查对光的要求较高，需要使用硬质内镜进行操作。可通过图像分析软件绘制数字振动图形对录像进行分析。使用高速摄影除了可以对喉的生理行为进行观察外，还可以用于对表演者的不同演唱风格进行分析。有报道认为，高速摄影技术对于识别声带不全麻痹患者的双音特征有很重要的作用。通过数字记波图可清晰显示出双音的变化，还可以应用多层记波扫描法确定和显示不同发音相两侧声带及声带前、后部之间的差异。使用喉记波扫描技术可对喉部分切除术后患侧和健侧声带运动进行对比。通过喉高速摄影检查还可以观察不同发音状态下的起声情况，分析起声的特征。

喉高速摄影可用于研究发音中断、双音及声带无序振动，评估气道中的多处振动源，研究功能过强相关性和功能减弱相关性发声障碍患者的起声情况，了解声带瘢痕和声带僵硬患者发音起、止的变化等。尽管高速摄影也用于研究正常的声带周期性振动，但受记录时间长、数据量巨大，图像捕捉和回放延迟等因素限制。因此，临床上只有当频闪喉镜不能观察相关信息时，才考虑应用高速摄影技术进行评估。

正常情况下，发音起始时，声带位于外展位，之后两侧声带逐渐靠近，声带先内收、对称的向内侧运动，声带突轻轻的内收，随后声带从小幅度的振动开始逐渐至大幅度的振动。一旦声带振动达到稳定状态，可观察到声带振动的准周期性及声门的周期性开闭。声带从开始内收至发音位称为发音前期，从声带开始振动至达到稳定振动的周期数称为发音起始相。在达到完全振动前，声带振动的周期数是可变的，并受频率、响度、声门起声等因素的影响。正常的声门起声与年龄、性别和发音特征等因素有关。软起声发音时，声门闭合前声带已开始振动。大声发音则需要更多的声带内收力量，更紧密的声门闭合和声门上结构的参与。起声异常多见于功能性发声障碍患者（如肌紧张性发声障碍），声带在发音前关闭，声带振动振幅不规则加大，声带开始振动至达到稳定振动的周期数延长，逐步建立的稳定振动也会受到干扰。

双音（diplophonia）的出现提示可能存在声带的次谐波振动，而频闪喉镜无法观测到这一现象。在声带规律振动时，第二、三、四拍被固定的异常振动所中断，这类异常振动可能是由于两侧声带同步异常或单侧声带异常振动引起。肌紧张性发声障碍或肌张力过高均可引起双侧声带对称性的振动异常。图 3-4-12 所示 1 例发音中断（voice break）伴双音的患者，数字记波图捕获并显示出发音的中断，表现为声带振动中断伴随跳跃性或交替性节拍振动。

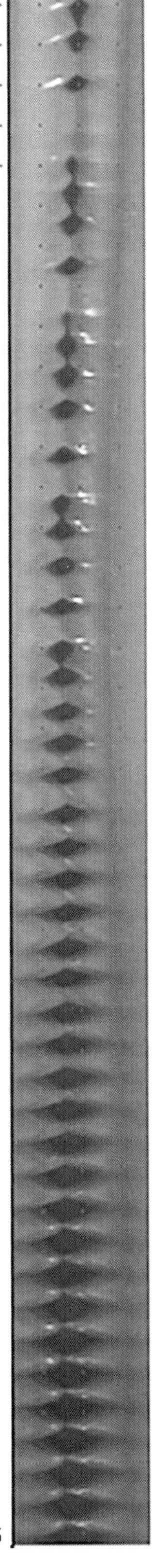

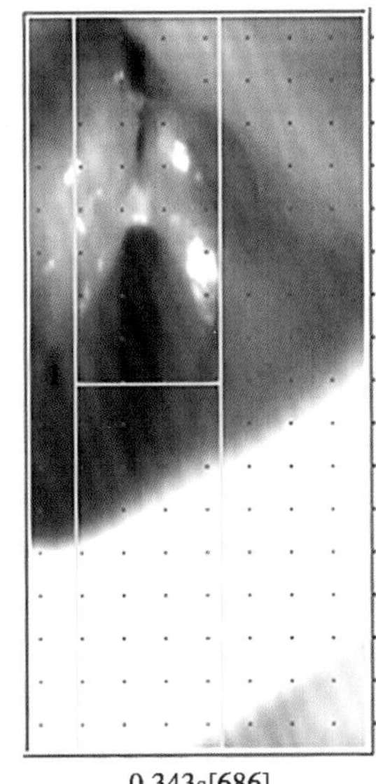

图 3-4-12　1 例发音中断伴双音的老年歌手的数字记波图
digital kymogram of a voice break with diplophonia in an elderly singer
显示声带振动中断伴随跳跃性或交替性节拍振动（noted the steady oscillation breaks down，exhibits chaotic vibrations with coupling of beats and then re-establishes steady vibration）

双侧声带振动频率不同是双音产生的另一个原因。如果振动频率只是轻微不同，一侧声带处于振动相时另一侧声带可能处于非振动相，将导致不同的次谐波振动。次谐波的频率低于基频，称为低频率双音，常见于单侧声带麻痹患者。尽管患者声门下压力相同，由于单侧声带麻痹患者神经支配的异常导致双侧声带张力不同，从而引起声带的振动频率的差异，使相互的相位发生改变，进而产生次谐波，听感知为双音。

声带不规则的振动有时是由于振动频率的不稳定所致，可能源于声带肿物、声带僵硬无弹性，也可能是由于气流通过声门时其他结构如杓区黏膜或室带等振动导致。喉高速摄影可以识别这些区域的异常振动。在一些严重的病理状态，这类异常的振动源有可能是周期性的，并可能是唯一的振动部位。

喉高速摄影可用于研究瘢痕导致的声带僵硬。一般情况下，每一个声门周期中，僵硬侧的声带运动会滞后于健侧，声带振动常发生不规则的中断，振动幅度也会较健侧小。僵硬侧声带的发音前期持续时间较健侧延长。双侧声带的这种不协调会干扰声带振动的稳定性，导致双音的产生（图 3-4-13）。

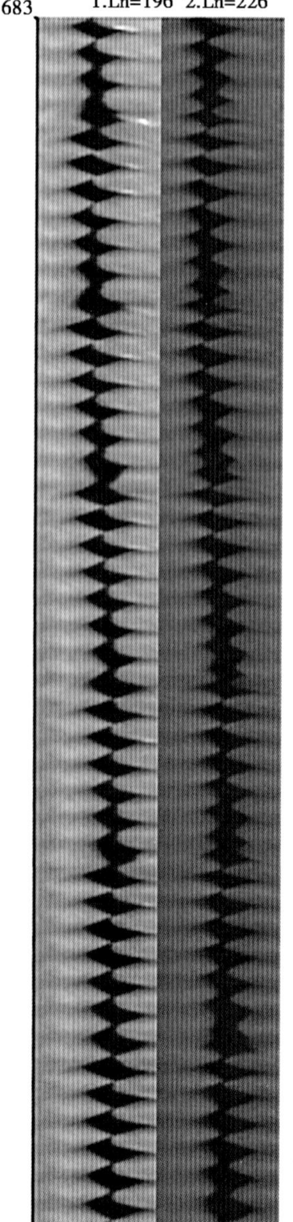

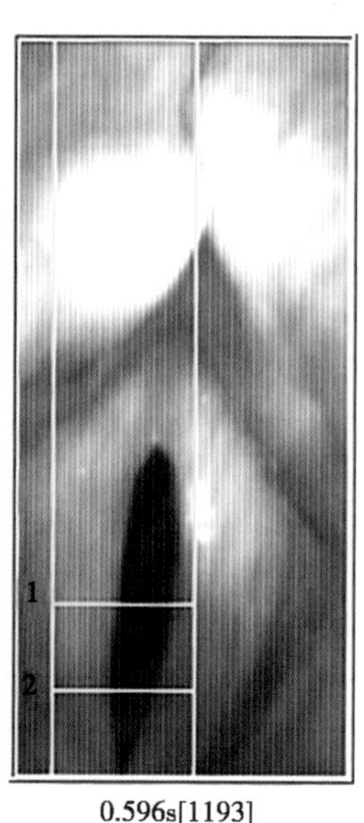

图 3-4-13 声带瘢痕患者的数字记波图
digital kymogram of a patient with vocal fold scar
显示出现于振动周期之中及之外的双音及无序振动（the diplophonia and chaotic vibration is appreciated on the kymography as in and then out of phase vibration）

声带增生性的病变也可导致双音产生，包括单侧声带病变（如息肉、囊肿）或双侧声带病变（如声带任克水肿）。声带病变会影响声门周期，病变较大时，声带振动幅度会减小。病变越严重，声带在振动时受肿物的影响产生的次谐波就越多，声带振动越异常。

因此可以通过高速摄影观察产生双音的声带，并分析导致双音的原因，如声带张力、肿物或声带僵硬等异常。声带稳定的周期性振动可能需要经过多个振动周期才能达到，高速摄影可用于解释患者发音起始时发音中断的问题。

喉高速摄影还可以应用于喉部神经源性疾病的评估，如痉挛性发声障碍。痉挛性发声障碍，即发音时声带及喉部震颤可导致发音中断及喉部痉挛。高速摄影可记录到声带震颤的频率，可发现发音起始时间明显延长的喉部痉挛。痉挛性发声障碍患者肉毒毒素注射后，高速摄影可观察到声带内收变得柔和、声带振动也较前改善。图 3-4-14 显示痉挛性发声障碍患者发音延长的内收肌痉挛的记波图。

（Peak Woo）

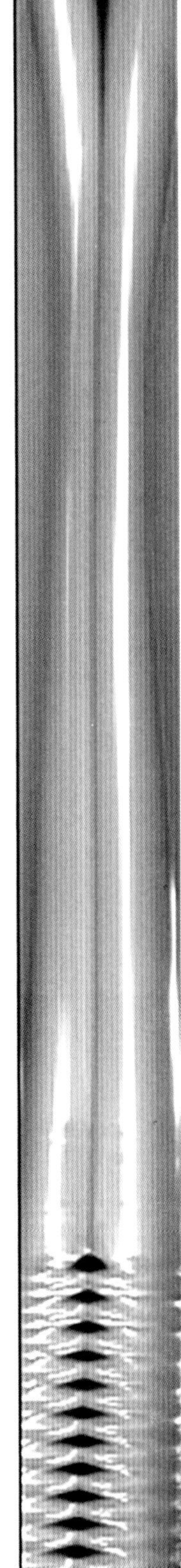

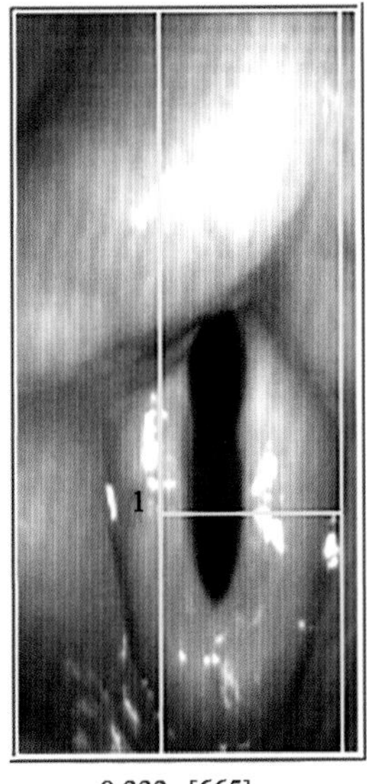

图 3-4-14　一例痉挛性发声障碍患者的数字波记图
digital kymogram of a spasmodic dysphonia patient
痉挛性发声障碍以发音起始时的发声痉挛为特征，通过记波图可观察到患者发音起始时的声门闭合延长（spasmodic dysphonia is characterized by phonation spasm at the beginning of a phonatory gesture. In this subject，the prolonged closure of the vocal folds during the onset of the voice gesture is documented on the kymogram）

第三节 喉记波扫描分析

1940 年，Farnsworth 首次将高速胶片摄影技术引入声带振动图像的观测，采用连续高速摄影术（high speed photography，HSP），每隔 0.5ms 拍摄一幅图像，拍摄的图像成像在电影胶片上，经过冲洗后来观察声带振动。此方法图像处理时间较长，成本也相当高，只能用于实验研究，无法临床推广应用。1973 年 Gall 等引入照相记波法（photokymography，PKG）用于观测声带的非周期性振动，尽管这种方法能够很清晰地观察声带的振动波形，但由于很多技术问题，并未得到推广。1996 年 Svec 和 Schutte 基于照相记波法的原理发明了记波扫描法（videokymography，VKG）观察声带的振动，从理论上讲，VKG 检查方法是在真正高速摄像进入临床应用前的一个替代品。

一、基本原理

VKG 是在普通的 CCD 基础之上加以改进的，具有两种工作模式：正常模式和高速模式。在高速工作模式下摄像机以约 7812.5 线 / 秒对预先选定的观察线进行摄像，再将所摄的高速一维图像按照时间的顺序，自上而下显示成一幅二维图像，称之为 VKG 图像。图 3-4-15 为 VKG 系统的工作原理示意图，VKG 摄像靶面由一个面阵 CCD 构成。在驱动电路和时序电路作用下，将光学信号转换成视频信号，再由信号处理单元进行视频编码输出标准复合视频信号。脚踏开关控制驱动电路，使 CCD 在高速模式和正常模式之间进行切换。

VKG 在正常模式下，通过隔行顺序扫描获取图像。从观察物的左上角开始扫描第一行，然后向下移动扫描第二行，直至这场扫描完 312 行（PAL 制），到第 313 行的一半时，第一场扫描结束，形成了一幅奇场图像。从图像的最上部中间开始第 313 行的后半部扫描（图 3-4-16），开始第二场（即偶场）的扫描，第二场的每一行夹在第一场的相邻行中间，直至 625 行第二场图像结束，形成了一幅偶场图像，同时相邻行由奇场和偶场图像交叉形成了一帧图像。因此，在水平方向一行中的像素从左到右是以纳秒级的速度顺序出现的，而一帧图像的上下两个相邻像素的相隔时间为一场的场周期（PAL 制下为 20ms）。在高速模式下只摄取面阵 CCD 的第一行图像，在驱动电路的作用下，对应正常模式下的每两行进行一次高速采样，采样速度为 $625/2 \times 25 = 7812.5$ 线 / 秒。高速模式下 CCD 的数据采样只发生在对应正常模式下的奇数行，而在偶数行上没有图像显示，形成一条黑线，称为隔行扫描线。标准复合视频信号中每场同步之间大约有 1.6ms 的同步信号，这部分图像将无法显示。因此在高速模式下，每场图像记录了时间间隔为 18.4ms 的运动过程，实际显示的线数为 144 线。另外在高速模式下，对 CCD 的采样不区分奇偶场。因此，在高速模式下输出的复合视频信号中，奇场记录 VKG 图像的第 1 ~ 156 行，偶场记录了 157 ~ 313 行。对于标准监视器或图像采集卡都将奇数场和偶数场交叉形成一帧图像，然而这对于 VKG 图像不适合，它将造成显示的图像相互交错，无法观察和后处理。因此要求图像采集卡能按场采集。

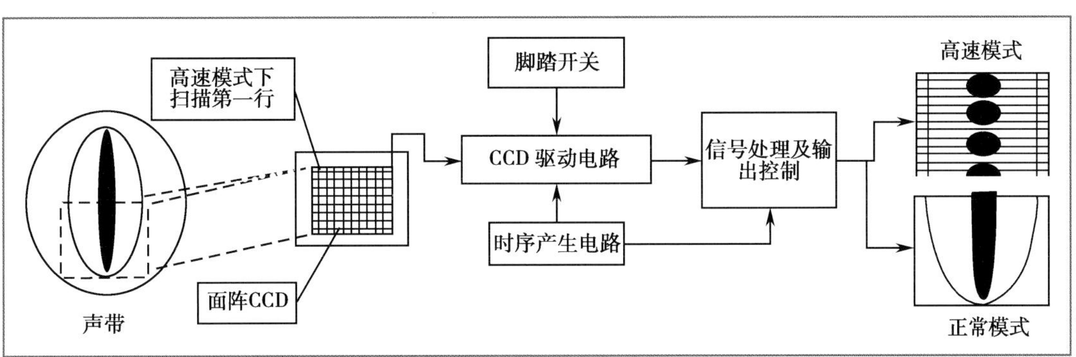

图 3-4-15　VKG 系统的工作原理示意图
principle of videokymography

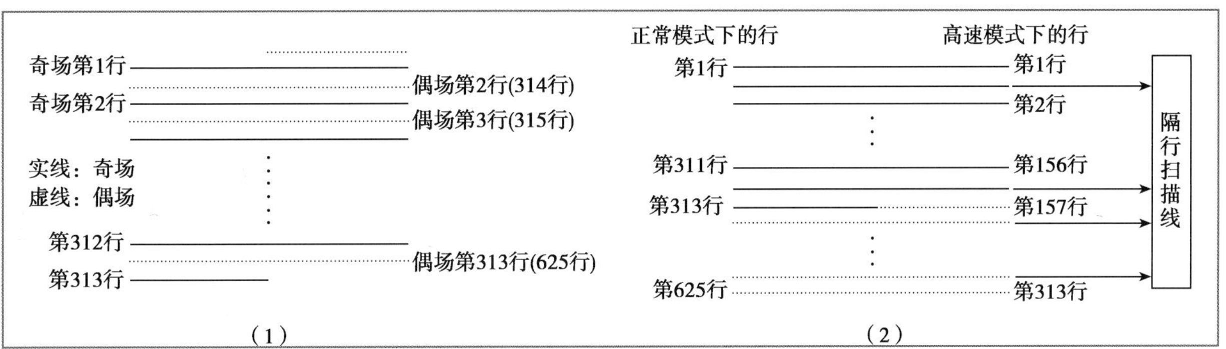

图 3-4-16　VKG 系统的扫描方式原理图
scanning mode of videokymography
（1）正常模式下扫描方式
（2）高速模式下扫描方式

图 3-4-17 显示的是在理想情况下的 VKG 图像及所能表征的声带振动参数，该图形假设记录的选择线位于声带正中，此时，在一个声带振动周期中，开放相和关闭相清晰可见，位于声带上表面的黏膜波的传动方向也可以观察得到，另外，在关闭相中可以同时看到声带上下缘。

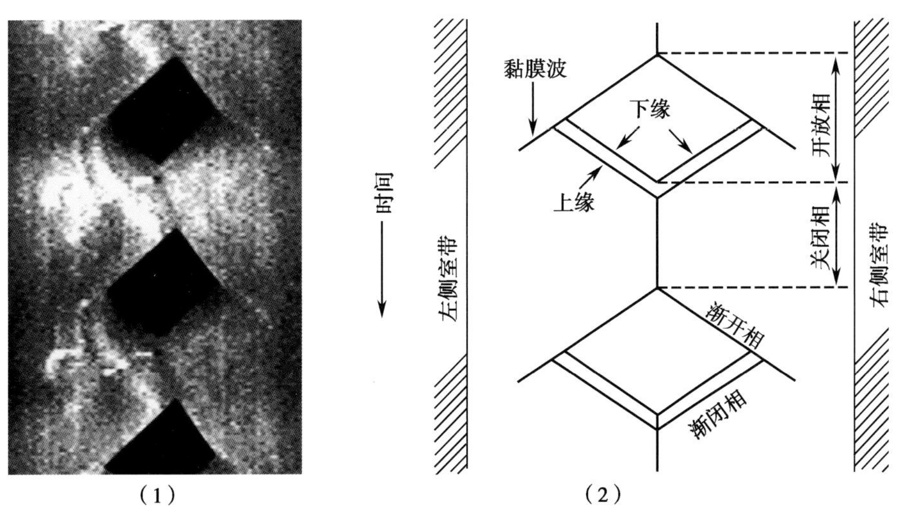

图 3-4-17　正常声带 VKG 图像及示意图
（videokymographic view of the normal vocal folds）
（1）VKG 图像
（2）VKG 示意图

VKG 图像为 256 级灰度图像，同时，从 VKG 图像获取方法上看，它具有以下的特点：① 声带处于关闭相时，由于声带对光的反射，VKG 所摄取的图像都处于亮背景区；声带处于开放相时，由于开放区域无法反射光线，高灰度区就表征声带振动的幅度。因此表征声带振动时所处位置的信息处于高灰度区。② 运动部分在图像的垂直方向上表现为振动波形，而静止部分则在图像的垂直方向上表征为直线。也就是说，声带周围不振动的部分在 VKG 图像上是垂直线，如果声带本身不振动，可以直接看出。③ 在实际的 VKG 图像中，声带振动信息只占整个图像区域的一部分，因此，图像可按纵向粗略划分，剔除周围没有振动信息的部分。④ 由于 CCD 采样频率处于 7812.5 线 / 秒，而声带振动的频率一般不会超过 500Hz，因此，声带振动波形反映到图像上是连续的，不会产生任何阶跃。

二、VKG 图像处理及参数的自动分析

（一）分析目的

对 VKG 图像处理和自动分析的主要目的是去除图像中的噪声和干扰，还原成清晰的图像，并能自动提取图像中反映声带振动的特性参数，使各种参数值实现量化，排除不同检查者的主观判断差异，达到客观分析的目的。

（二）声带振动的基本参数

1. 基频（F_0） VKG 图像中每行占用时间为 64μs，每两行中只包含一行的信息，因此可以求出一个振动周期所需时间，其倒数即为基频：

$$F_0 = \frac{1}{T_0} = \frac{1\times10^6}{2\times64\times NT}$$

式中，T_0 为振动周期，NT 为一个振动周期所包含的行数。

2. 开放商　开放商（open quotient，OQ）反映声带振动周期中声门开放的时间，表示为开放期（T_{open}）除以整个振动周期：

$$OQ = \frac{T_{open}}{T_0}$$

3. 关闭商　关闭商（closed quotient，CQ）反映声带振动周期中声门闭合的时间，表示为关闭期（T_{closed}）除以整个振动周期：

$$CQ = \frac{T_{closed}}{T_0}$$

4. 速度商　速度商（speed quotient，SQ）反映声门趋向开放和趋向关闭的对称性，表示为声门渐开相（$T_{opening}$）与渐闭相（$T_{closing}$）的时间比：

$$SQ = \frac{T_{open}}{T_{closed}}$$

由于 VKG 图像具有观察两侧声带的振动对称性和周期性的特点，作者根据临床需要提出以下 4 个指标来客观、量化地反映声带振动的周期性和对称性：包括时间周期性指数、振幅周期性指数、相位对称性指数和振幅对称性指数。

总之，高速、高分辨率、三维和定量分析是声带振动图像检测方法的主要发展趋势。在图像检测方法中，如何在保证分辨率的情况下提高成像速度是研究高速成像技术的一大难题。喉高速摄像仪能够检测声带完整的振动信息，并且可以实时观察和慢速回放，因此是取代 HSP 的最好方法。但是，目前图像的分辨率仍然很低，而且存贮时间短，应用相当局限。VKG 图像通过高速摄像取得，能够观察到声带的非周期性运动，在研究胸声区到假声区过渡（chest-falsetto transition）、非周期性振动、发音起、止过程及量化分析等方面具有优势。

（刘吉祥）

第四节　声门图

随着电子技术的发展，声门图像的观察与记录取得了突飞猛进的发展。特别是自 1957 年以来，电子声门图逐渐应用于喉部检查和病理生理研究中。声门图（glottography）主要包括电声门图、光声门图和超声声门图，声门图图像经计算机处理后，可以将声门图像数字化，达到临床应用的水平。本节主要介绍声门图的原理及应用。

一、电声门图

（一）基本原理

声带振动时声门区的阻抗发生变化，可以引起微弱的电流改变。通过电声门图仪可以测量组织中这种电阻抗变化，描记出声门开放与闭合曲线，即电声门图（electroglottography，EGG）。检查时将两个表面电极分别放置在颈部皮肤两侧甲状软骨表面，记录声带振动时电极间阻抗改变，从而可以反映出声带接触面积与分离程度的变化。当声门完全闭合时，电导很高，阻抗小；当声门开放时，电导为零，阻抗大。经研究证实，电声门图能够较客观地反映病理状态下声带运动状况，不同疾病的电声门图波形有显著差异，可为声带疾病的评估提供较客观的定性指标。

虽然名为电声门图，其实仪器输出的阻抗并不单纯代表声门区属性，而是整个喉部的阻抗值。所以输出的数据并不仅仅表示电极附近的喉电阻大小，有些离电极较远的组织也会对电流产生影响，因此在实际测量时就会出现干扰，很难得到较整齐一致的清晰数据曲线。为避免上述情况，实际操作中在放置电极时可以让受试者先试行发音，并移动电极位置，直至出现较完美的曲线为止。

（二）电声门图特征

声带正常的关闭与开放都具有规律性与周期性，电声门图正常波形为非对称正弦曲线。在声门周期中从声带下缘接触的一刹那开始，两电极间的阻抗值立刻降低许多。而声带接触面积的减少则是一个相对较缓慢的过程，但在声带分开的一刹那同样会出现阻抗值的大幅上升。在电声门图中阻抗升高则曲线下降，反之亦然（图 3-4-18、图 3-4-19）。

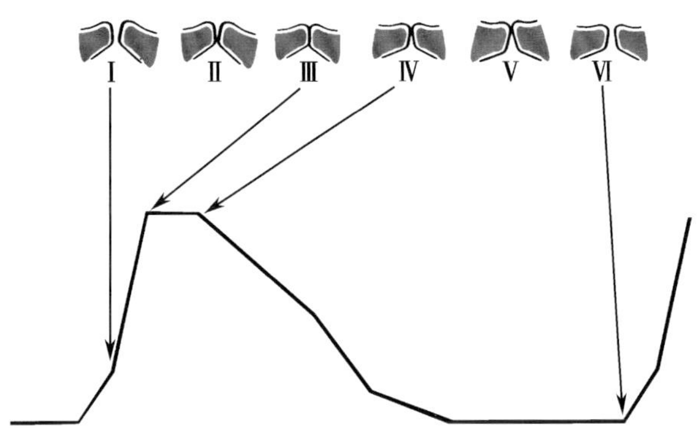

图 3-4-18 电声门图波形与声门周期
electroglottogram and glottal cycle

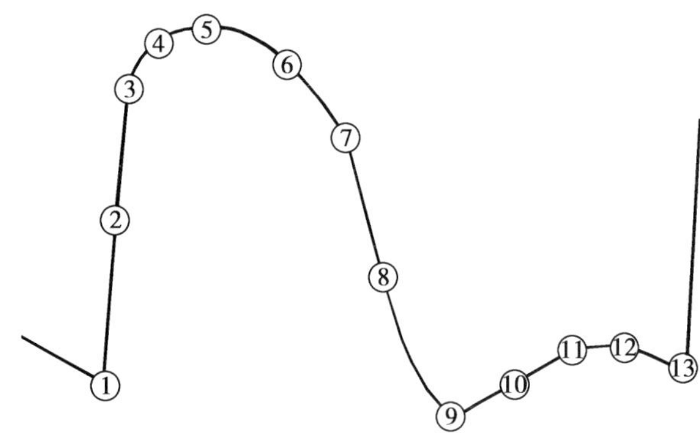

图 3-4-19 电声门图波形
electroglottogram waveform
曲线点 1~2 之间阻抗突然降低，这是由于原先相互分离的声带相互靠近到一定程度后，由于声带黏膜波动，在声带下缘之间形成了一个连接桥；随着接触面积不断增加（曲线点 2~3 之间的曲线），阻抗迅速地降低直至到达最低点（曲线峰值点 5），并认为此时的声带接触面积最大；之后，声带开始分离（曲线点 5~8），阻抗不断升高，随着分离的加快，曲线也变得更陡；到曲线点 9，阻抗最大

电声门图测量参数包括：接触商、接触商微扰、接触幂、接触幂微扰等。于电声门图曲线波幅的 25% 处做一横线，将振幅周期（T）分为关闭相（CP）和开放相（OP），其中关闭相又分为渐闭相（CCP）和渐开相（COP）。CP 为 CCP 和 COP 之和；T 为 CP 和 OP 之和。

1. 接触商　接触商（contact quotient，CQ）反映了声带振动时声门闭合程度，即接触时间与周期之比，正常值为 40%~70%。

$$CQ = CP/T \times 100\%$$

2. 接触商微扰　接触商微扰（contact quotient perturbation，CQP）反映了相邻振动周期间 CQ 扰动度，正常值 < 3%。

3. 接触幂　接触幂（contact index，CI）测量振动时渐闭相与渐开相的对称度。正常值 <-0.1。

$$CI = (CCP-COP)/CP$$

4. 接触幂微扰　接触幂微扰（contact index perturbation，CIP）测量相邻振动期间 CI 扰动度，正常值 <10%。

电声门图曲线的特点：曲线光滑无锯齿，成人男性较成人女性波幅大，老年男性较老年女性波幅大，成人较老年人及儿童波幅大；老年人波形不光滑成锯齿状；CP 时间长，OP 时间短，其比例成人为 1.0~2：1，老年人为 1.3：1，儿童为 6：1；关闭相在振动周期中占一定的比值，CCP 波动大、陡直，COP 波动小呈较缓的斜坡，尾段较陡。

（三）电声门图应用

电声门图作为一种无创性的检查方法，能够客观地判断声门振动是否存在，也便于确定振动的基本周期。电声门图仪可以测得周期、基频等许多声学参数，由于不受声道共振的影响，具有较好的频率稳定性。电声门图测得的声门区动态波形数据还可以与声学或者空气动力学数据进行比较，进一步量化声学参数值。

电声门图有它的局限性，采集的数据只在振动声带的闭合相有效，而在声门开放相双侧声带未接触时是无效的。而检查过程中，受头部的运动、电极位置、皮肤电极的阻抗等因素影响，有时要获取清晰的电声门图曲线较为困难。喉部垂直相的高度变化也会影响到波形曲线。

二、光声门图

现代光声门图（photoglottography，PGG）技术由 Sonesson（1959，1960）始创。声带振动时跨声门光信号的通透会改变，光声门图检查是应用光电传感器采集跨声门区光信号而成。检查时将光源放于喉下部皮肤上，通过声门下的光敏元件检测发声时通过声门的光强度。声门图主要是测量声带的关闭相，而光声门图主要测量声带的开放相。

（一）具体操作

将光源紧贴于环状软骨下方的颈部皮肤，光透过颈部组织，使声门下区明亮泛光。通过接收探头（可以是一个弯曲的塑料棒或一个光导纤维）将穿过声门部到达咽部的光传输至光敏元件，再经过放大，就能够得到一个与声门区面积成正比的电压值。光声门图仪通过现代的电光学技术可以收集通过声门的光强度，并将光强度转化为可测算的电子数据。光声门图不受到光路径方向的影响，光源可以放置在颈部，光传感器可以放置在口咽部，也可以将光源放置在喉上方而将光传感器放置在颈部。目前更好的方法是由纤维喉镜提供光源，将纤维喉镜通过鼻腔插入至咽下部，再在颈部安放光传感器。此方法可减小对正常发声的影响（图 3-4-21）。

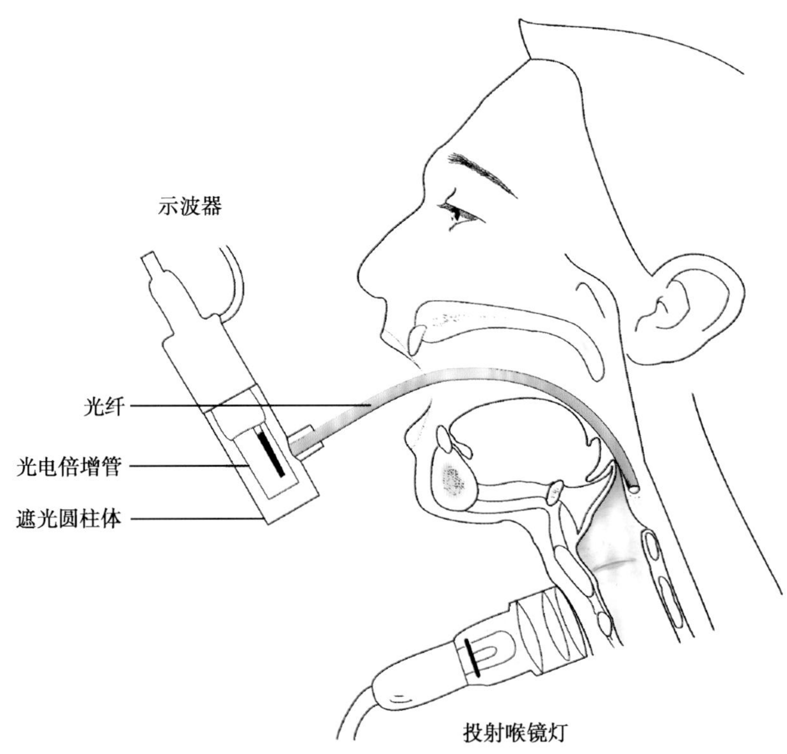

图 3-4-20　光声门图检查示意图
illustration of photoglottography

（二）光声门图特征及应用

光声门图的正常波形呈对称的三角形，声门面积的增大和减小具有规律性。光声门图能够提供比较简单的记录基频和其他声门运动属性的电子信号，但光声门图技术受到了很多外在因素的影响：① 投射至喉部的光强度会随着光源和光传感器位置及放置角度等不同而变化；② 发音器官的运动会造成仪器的移动而影响检测结果，当声带下缘互相靠近，遮挡光线通过时，声门上缘关闭的信号就不能在光声门图中反映出来；③ 喉部垂直相的运动会使颈部组织导光属性发生改变；④ 舌后缩会导致下咽部形状与体积的变化。

光声门图与电声门图不同，后者波形并不对称，当声带下缘一旦接触，声带会在很短的时间内就完全靠拢在一起，而声带分开的时相则相对较长。又由于电声门图测量的数据对声带垂直相上的接触变化较为敏感，因此电声门图提供的数据恰是在振动周期中光声门图所不能测量的那段时刻，即声带下缘接触、光被遮挡。因此同时使用光声门图和电声门图进行测量可以弥补各自单独使用时的缺陷，进一步提供有关声门运动和振动周期的大量信息，使声门周期的检测更为全面。光声门图已被证明能有效应用于评估帕金森病患者嗓音声学信号的改变（Lin 等，1999）。

三、超声声门图

超声声门图（ultrasound glottography，UGG）检查利用了声波的反射特性，将发射和接收声波的探头放置于颈部两侧甲状软骨板水平的皮肤上，探头主要由压电晶体制成，通过电流激发可以发射出一个超高频率（2.5～10MHz）的声波。声波穿过软组织，人体各种软组织间因密度与声阻抗的不同，形成界面。当声波遇到界面后可以被反射回来，压电晶体就会收到回波，并将超声的机械振动转换回电流脉冲。

超声声门图是一种非损伤性的检测方法，但由于探头定位困难及喉颤动的影响，容易出现错误信号。声带的大小、位置、运动的复杂性，及其在发音振动时来回运动的微小距离，都限制了超声声门电图技术在喉部检测中的应用。

（Jack Jiang　朱黎鸣）

第五章
喉肌电图检查
Laryngeal Electromyography

第一节　概述

喉肌电图（laryngeal electromyography，LEMG）是一种测试喉肌及其支配神经电活动的检查法，通过检测喉部在发声、呼吸、吞咽等不同生理活动时喉肌电生理活动的状况，可以判断喉神经、肌肉功能状态，为喉运动性发声障碍、吞咽障碍、痉挛性发声障碍及其他喉神经肌肉病变的诊断、治疗及预后的判定提供科学依据。

一、原理

骨骼肌的收缩受运动神经支配，根据 Liddell 和 Sherrington 的定义，运动单位是肌肉收缩的最小功能单位，它是由一个运动神经元及其所支配的所有肌纤维组成。通常情况下，喉内肌都有一定的运动单位轮流收缩，使肌肉处于轻度持续收缩状态，保持一定的肌张力。在完成肌肉的功能活动时，不同的运动单位同时被激活，产生某种水平和某种类型的肌肉收缩，即称为运动单位的募集。

肌电图检查（electromyography，EMG）作为一种神经肌肉检测技术通常包括两部分：① 常规肌电检测：将记录电极插入所检查的肌肉，观察肌肉在静止状态下及以特定的动作刺激所产生的随意动作电位；② 神经诱发电位（nerve evoked potential）检测：刺激运动神经可以观察到复合肌肉动作电位，刺激感觉神经可以观察感觉到诱发电位。

二、评价参数

（一）正常肌电图评价参数

1. 插入电位　插入电位（insertion potential）为电极插入肌肉或电极在肌肉内移动的瞬间，针尖机械刺激肌纤维产生诱发电位，针电极移动一旦停止，插入电位即消失，此电位的产生与神经刺激无关。正常肌肉在插入电极后可诱发以下几种电位：终板噪声、神经电位、肌痉挛电位。

2. 自发电位　自发电位（spontaneous potential）为肌肉安静下的电活动。当骨骼肌处于松弛状态、无自主收缩时，肌纤维无动作电位出现，肌电图表现为一直线，称为电静息（electrical silence）。在正常状态下，喉肌配合呼吸动作，保持适量肌电活动，故喉内肌很难出现电静息。

3. 单个运动单位电位　单个运动单位电位（motor unit potential，MUP） 肌肉轻度收缩时，可出现分开的单个运动单位电位。不同年龄、不同肌肉、同一肌肉的不同点、记录电极的位置等因素均影响电位的测量。因此应在同一块肌肉的数点做多次检查，以减小误差。MUP 可用波形、波幅、时程等参数描述。

4. 多个运动单位电位　多个运动单位电位又称募集电位（recruitment potential），是骨骼肌在作轻度、中度或最大用力收缩时，参加活动的运动单位增多所致。可分为：① 单纯相募集电位（simple pattern recruitment potentials）指肌电图上出现孤立的单个运动单位电位，主要由于肌肉轻度用力收缩时，只有一个或几个运动电位参加收缩；② 混合相募集电位（mixed pattern recruitment potentials）指骨骼肌中度用力收缩时，多个运动单位持续活动，肌纤维放电频率增加，募集电位有些较密集难以分出单个运动单位电位，募集电位有些较稀疏可以分出单个运动单位电位，称为混合电位；③ 干扰相募集电位（full interference pattern recruitment potentials）指骨骼肌最大收缩时处于完全强直收缩状态，全部运动单位均参加活动，募集电位呈密集相互干扰的波形。

（二）异常肌电图表现

肌肉或神经源性疾病可引起运动单位结构或功能的紊乱，从而导致电信号波形和发放形式的改变。

1. 插入电位异常　包括插入电位活动延长、出现肌强直电位和强直样电位，前者多见于神经源性疾病，后者多见于肌强直性疾病和少数神经源性、肌源性疾病。

2. 异常自发活动　常见于失神经支配的肌肉，有 2 ~ 3 周潜伏期，也见于某些原发性肌肉疾病。

（1）纤颤电位和正锐波：是肌纤维在失神经支配时产生的自发性颤搐。多呈缓慢规律性电位发放，频率 0.5 ~ 15 次 / 秒。纤颤电位以双相多见，波幅一般 20 ~ 200μv，时程多 0.5 ~ 2ms。正锐波常为双相，波幅 50 ~ 200μv，时程 10 ~ 30ms。

（2）束颤电位与肌纤维颤搐电位：前者是一个运动单位单独自发放电的结果，时限宽、波幅高、变动范围大，无明确界限、放电间隔不规律，而后者是一个运动单位的重复电位发放，一般 2 ~ 10 个电位成爆发性发放，并以 0.1 ~ 10 秒间隔规律出现。

（3）复合重复放电：指成群的肌纤维动作电位以很高频率呈同步性发放。

3. 异常运动单位电位　包括：① 多相电位，波形在 5 相以上，见于神经再生时；② 巨大电位，也称再生电位，多见于神经损伤数月后，表明肌肉获得神经再支配；③ 长时限及短时限运动单位电位。

第二节　喉肌电图应用

Weddell 于 1944 年首先将肌电图应用于喉肌检查，牟连才、田振明等于 1982 年首先在国内开展。由于喉肌电检查操作相对困难，而且对于其生理和病理基础尚未完全明了，很久以来喉肌电检查未广泛应用于临床。近年来随着计算机技术和检测分析技术的发展，喉肌电图在喉神经肌肉病变的诊断和辅助治疗中的作用日益为临床所重视。

一、基本操作

与其他肌肉一样，喉肌在静息和活动状态下都显示出规律的电活动。进行喉肌电图检查时，需要记录平静呼吸及发音状态下喉肌的电活动。

喉肌电图的记录系统通常包括电极、放大器、显示系统、扬声器和数据存储设备。

（一）电极类型

由于喉肌相对较细小，其解剖位置有时较难确定，尤其对于肥胖患者和既往有颈部手术史的患者。检查时电极的选择极为重要，主要包括针电极及表面电极。表面电极由于其检测准确性差，现已少用作喉肌的检测电极。针电极包括同心针电极、双极同心针电极、单极针电极、钩状丝电极及单纤维电极等。

1. 双极同心针电极　适用于喉肌等细小条状肌肉的检测，喉肌电检查时应用最多，其参考电极位于针的外围，与针尖检测电极距离近。

2. 钩状丝电极　1969 年 Hirano 和 Chala 首次将钩状丝电极应用于喉肌电研究，因其在喉内肌位置固定，较少受发音、活动的影响。对患者刺激性相对较小，在长时间肌电监测检查或进行喉肌功能的动态检测时，效果最好。研究结果证明，同心针电极和钩状丝电极肌电检测结果大致相同。亦有学者采用经口置入带导线的球形电极用来检测环杓后肌肌电活动。

3. 单极针电极　多用作刺激电极，在喉诱发肌电图的检测中应用最多。因其较细和锐利，适用于刺激纤细和位置较深的喉返神经和喉上神经。

4. 注射电极　电极中心是中空针头，适用于痉挛性发声障碍患者在肌电监测下的喉肌肉毒毒素注射治疗（图 3-5-1）。

（二）操作方法

喉肌电图检查时，患者取仰卧位、颈部后仰。首先需要确定进针点、进针角度及深度，进针后应再次确认电极位置是否正确。

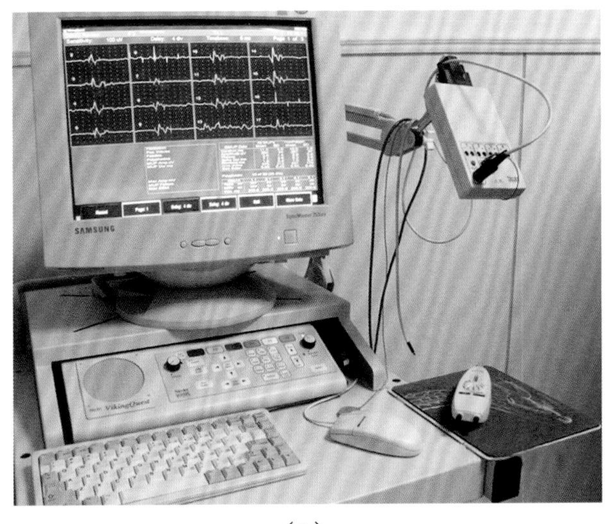

（1）

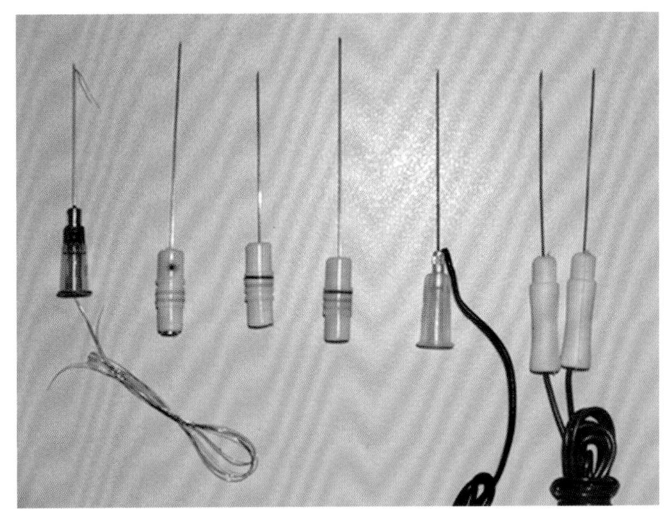

（2）

图 3-5-1　肌电图检查
electromyography
（1）肌电图仪（EMG device）
（2）不同类型电极（electrodes）

1. 环甲肌 笔者团队常规选择环甲膜中线偏外侧约 1.0cm 进针，刺入后略向外上插入环甲肌。田振明等介绍在颈部中线稍外侧 3.0mm、环状软骨下缘处进针后向后上 0.5～1.0cm 刺入环甲肌；也有学者报道从环甲间隙水平、甲状软骨中点和外侧缘连线的中外 1/3 之间进针 1.0～2.0cm 刺入环甲肌。

2. 甲杓肌 从环甲间隙中线外侧 0.2～0.3cm，穿过环甲韧带后向外、上、后呈 45° 进针，进针深度男性 2.0～2.5cm，女性进针 1.5～2.0cm。

3. 环杓侧肌 经环甲关节外侧甲状软骨与环状软骨之间隙向后进针。

4. 环杓后肌 笔者团队常规选择经环甲膜滴入 1% 丁卡因喉腔表面麻醉后，于环甲膜中点进针，进入喉腔后水平略向外偏 15° ～30° 向后穿过环状软骨板进入环杓后肌。还可以选择与环杓侧肌相同进针点进针，电极穿过环杓侧肌继续向后进入环杓后肌。

5. 杓间肌 经环甲膜滴入 1% 丁卡因表面麻醉喉腔后，于环甲膜中点进针，进入喉腔后垂直向后上偏斜约 30° ～50° 进入杓间肌。

通过观察受试者发音、呼吸等功能活动时喉肌肌电变化来确定进针的准确性。

二、正常喉肌电图特征

肌肉运动单位电位特征是判断肌肉功能正常与否的最基本的指标，运动单位电位的缺失、减少或异常往往提示存在神经肌肉病变。喉肌运动单位电位波形多为双相或三相，波幅范围变化较大，随喉肌活动增强。

（一）喉肌运动单位肌电特征（图 3-5-2～图 3-5-4）

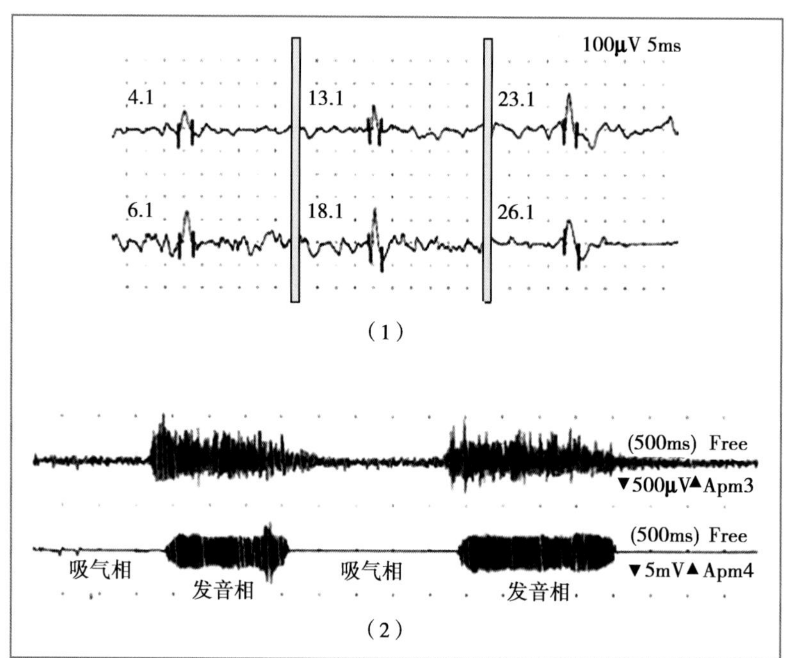

图 3-5-2 甲杓肌肌电波形
normal motor unit and recruitment pattern from thyroarytenoid muscle
（1）MUP 波形（MUP waveform）
（2）募集电位波形（干扰相），上线为喉肌电图信号，下线为发声信号（normal recruitment pattern，full interference，upper line-signal of LEMG; lower line-signal of phonation）

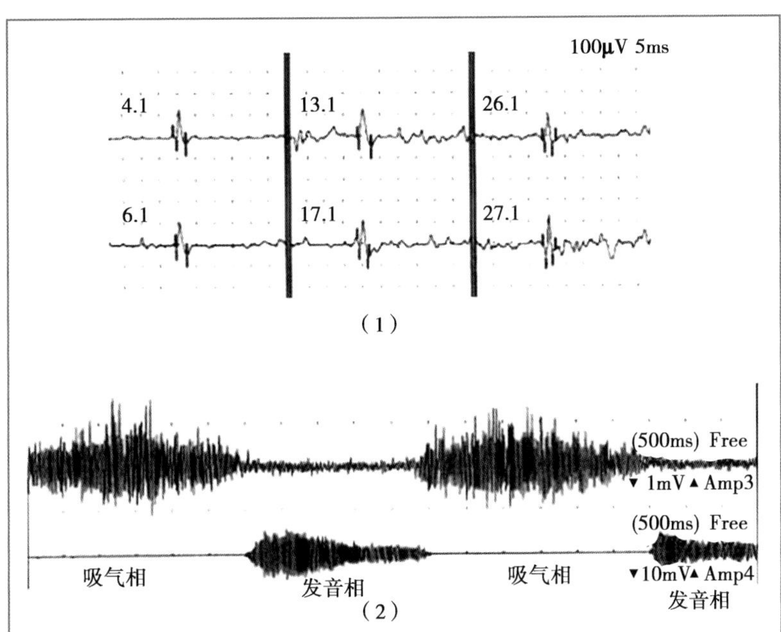

图 3-5-3　环杓后肌肌电波形
normal motor unit and recruitment pattern from posterior cricoarytenoid muscle
（1）MUP 波形（MUP waveform）
（2）募集电位波形（干扰相），上线为喉肌电图信号，下线为发音信号（normal recruitment pattern，full interference. Upper line-signal of LEMG，lower line-signal of phonation）

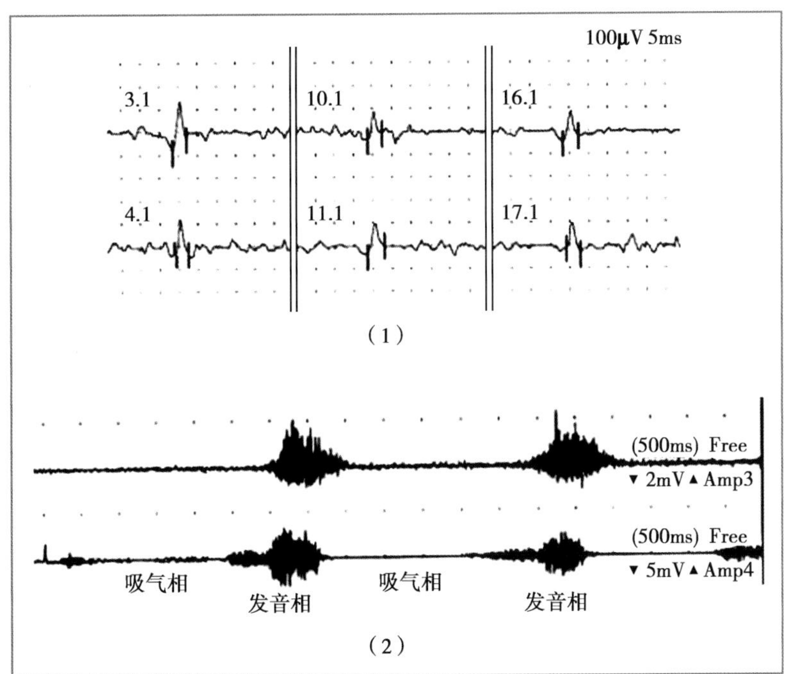

图 3-5-4　环甲肌肌电波形
normal motor unit and recruitment pattern from cricothyroid muscle
（1）MUP 波形（MUP waveform）
（2）募集电位波形（干扰相），上线为喉肌电图信号，下线为发音信号（normal recruitment pattern，full interference. Upper line-signal of LEMG，lower line-signal of phonation）

1. 单个运动单位电位 喉肌运动单位肌电与拇短展肌、手骨间肌等小肌肉相似，而与股四头肌、肱三头肌等大肌肉明显不同。以往文献报道，喉肌运动单位电位波形多为双相或三相，单相电位仅占15%，多相电位通常小于4%；电位波幅100～300μv，时程2～7ms。笔者团队研究发现，喉肌运动单位电位波幅变化范围较大，一般为150～700μv，平均约280～460μv，其中环杓后肌波幅最大，环甲肌次之，甲杓肌最小。运动单位电位时程一般为5～8ms，其中杓间肌时程最短，环杓后肌稍长；运动单位电位相位多为1～3相，极少数为4相以上。

不同性别与年龄喉肌运动单位电位的差异不明显。有研究表明，婴儿、儿童及成人运动单位电位各参数值大致相似，20岁的成人与3个月的婴儿相比，运动单位电位的波幅和时程仅升高20%。但Knutsson研究发现，甲杓肌运动单位时程20～30岁与40～60岁有显著差异，较其他喉内肌受年龄影响更明显。2000年Takeda报道，60岁前随年龄升高，喉肌运动单位电位时程无显著变化，肌肉接受神经冲动后的反应速度变化不大；60岁以后，时程显著延长。Marjak等发现，环甲肌、甲杓肌动作电位波幅男性显著高于女性，存在性别差异。Perie认为，在喉肌一条肌纤维上，多个神经末端是由同一轴突发出的，不因年龄和衰老改变，其肌电活动也不易受年龄影响。

2. 募集电位 随喉肌活动增强，运动单位募集增多，放电频率增加，肌电呈密集相互干扰的波形，即干扰相电位。肌电图显示波幅增大，波形及时程难以分清。喉肌最大力收缩时，各运动单位同步化，肌电呈募集干扰相，最大收缩比轻度收缩电位波幅增加80%～200%，最大电位波幅可达4000μv，各受试者之间差异较大。若喉肌肌电波幅、时程、相位异常，最大募集电位异常增大或减弱，提示存在喉神经肌肉病变。

喉肌与其他肢体肌肉不同，属于小肌肉，肌纤维短而纤细，且多同时含有张力纤维和期相纤维，故喉肌平静状态下亦无法完全电静息。笔者团队研究发现，每块喉内肌并非具有单一的声带内收或外展功能，喉的各种生理功能是所有喉肌共同协调配合参与的结果。安静状态下甲杓肌、环甲肌和环杓侧肌均有少量肌电位发放，杓间肌和环杓后肌平静状态下肌电较其他喉内肌更为活跃。

（二）喉肌与喉功能活动关系

在中枢神经系统的支配下，喉肌间相互协调配合共同完成声门的开放和闭合。Hillel曾采用钩状丝电极对喉肌进行检测发现，正常状态下喉肌活动有一套“固定模式”，即在正常的发音之前喉肌已开始收缩或舒张，喉肌电图上呈现相应肌电活跃或抑制。笔者团队研究发现，发声时甲杓肌、环甲肌、环杓侧肌和杓间肌提前约280～380ms收缩，其中环杓侧肌最早，甲杓肌次之；同时环杓后肌松弛，肌电抑制。发音开始后，喉内收肌肌电持续活跃，但比前期略减弱。发音结束前约120～230ms内收肌肌电活动开始减弱，而环杓后肌肌电则开始活跃，使声门开放、发声停止。

咳嗽与发音相似，喉内收肌提前340～450ms收缩，肌电活跃，同时环杓后肌提前松弛，声门快速短暂闭合，产生咳嗽动作；随后喉内收肌肌电减弱，环杓后肌肌电活跃，声门快速开放。吞咽时各喉肌同时收缩，肌电活跃。

笔者团队还发现，喉肌肌电不会出现完全的电静息状态。在快速吸气声门开大时，甲杓肌和环甲肌仍有肌电干扰现象，而高调发音时的环杓后肌也不是完全静息状态。上述结果也提示，在对发声障碍患者进行发音康复训练时，要避免肌肉的过度紧张，保证喉部肌肉的协调作用。

以往将喉内肌分为声门开大肌和内收肌群，但越来越多的研究证实，喉的每一项功能活动的完成都是所有喉肌协同完成的，因此喉内肌以协同肌和拮抗肌来划分是不甚合理的。

（三）喉肌与发音关系

1. 喉肌电活动与基频（F_0）的关系　环甲肌持续活跃可使嗓音基频升高，音高提高。Baer于1976年发现，环甲肌单个运动单位的收缩可引起明显嗓音基频的变化，从而推断频率微扰的形成与喉肌神经肌电活动有关。Milner–Brown等认为，单个运动单位激动后引起肌肉轻度收缩，肌肉张力改变，从而改变声带的张力，使基频发生轻微的变化。环甲肌单个运动单位收缩后，基频升高，于70～80ms达到峰值。Charles认为，各喉肌单个运动单位肌电电位释放与基频改变达峰值之间的时间是不同的，甲杓肌约5～20ms，环甲肌约6～75ms。F_0为100～120Hz时，甲杓肌单个运动单位电位释放后肌肉收缩，F_0变化约0.5～1.0Hz，持续15～30ms；F_0为130～250Hz时，甲杓肌单个运动单位电位释放后F_0变化在1Hz以上的振荡性改变可持续约50～70ms，这也可能就是女性频率微扰值通常较高的原因。

2. 喉肌电活动与构音的关系　国外有研究报道，发重音、强调句及元音前停顿时，环杓侧肌和甲杓肌活动达高峰，这是两肌肉在声门关闭和发音起始时的额外肌电活动；而发清辅音时，环杓侧肌和甲杓肌活动抑制，环甲肌和杓间肌活动增强。环甲肌和带状肌还参与了滑音的发音过程。

三、喉肌电图其他特征性分析

（一）转折－波幅分析

喉肌募集相的转折－波幅分析（turns/amplitude analysis）亦称喉肌电量化分析。随肌肉收缩力量的增加，越来越多的运动单位被募集，发放率也增大。肌肉中等用力收缩时，运动单位电位重叠，即干扰相。在一定时间单位内，计数大于100μv电位变化，即转折（turns，T）的数目，测量其平均波幅（amplitude，A）及两者的比值，可了解肌肉收缩时运动单位肌电发放的同步化程度和肌电发放的频率情况，从而反映神经支配及肌肉活动的信息。转折和波幅是诊断、衡量神经损伤及恢复情况的重要参数。神经损伤后，骨骼肌张力升高，肌电波幅升高，而转折数升高不明显，A/T曲线斜率增大；神经再生后，转折数可复升高。有研究发现，随音高升高，甲杓肌和环甲肌肌电转折次数和波幅均有升高，其中环甲肌显著升高。而音量增加时甲杓肌和环甲肌肌电转折次数和波幅变化不明显。笔者团队通过对比分析后得出，增大喉内收肌负荷的最有效方法是同时提高嗓音音高和音量，其中音高较音量的作用更大。咳嗽和屏气亦会使喉肌负荷增加，但前者维持时间短暂，且不稳定，后者强弱程度不易控制。对于开大声门的环杓后肌，轻、中、深度吸气可使其收缩力量逐渐增大。

在对较大的骨骼肌进行量化分析时发现，在30%最大收缩力量以下时，波幅和转折数随收缩力量成比例升高，到达30%～50%最大收缩力量后，随收缩力量增大，转折数反而略有降低。

由于对喉肌收缩力量进行准确量化很困难，因此只能大体分为轻、中、重度收缩。笔者团队研究发现，各喉肌在收缩力量的持续升高过程中，同步化程度亦持续升高，直至最大收缩（最高音高、最大音量发声时）。喉的神经肌肉疾病患者，如喉返神经麻痹、痉挛性发声障碍等，喉肌干扰相波幅和转折数与正常不同。

（二）单纤维肌电图

同心针电极可以记录代表肌肉兴奋的最小功能单位，即单个运动单位的电位，但不能将同一运动单位内不同肌纤维的电位区别开来，而单纤维肌电图检查（single-fiber EMG，SFEMG）可记录肌肉兴奋时各不同肌纤维的细胞外动作电位，对于理解肌肉生理学和病理生理学有重要作用。单纤维肌电图主要测量参数包括：① 颤抖，即同一运动单位中不同肌纤维电位间间隔的变异性；② 纤维密度，即电极记录半径范围内单纤维动作电位的数目。Valerie 等研究认为，喉肌 SFEMG 对喉神经肌肉疾病和肉毒毒素注射后喉肌运动单位功能的评估具有重要作用。他测得颤抖为 6.1，肌萎缩性侧索硬化患者的喉肌纤维密度和颤抖大于正常人，提示其存在神经肌肉接头传导和运动单位形态方面的缺陷。痉挛性失语患者接受肉毒素注射 7 个月后，肌纤维密度正常而颤抖升高，表明肉毒毒素缓慢而持久的作用。

第三节 喉神经传导功能检查

作为常规喉肌电图检查的良好补充，神经传导功能检查是检测周围神经功能的可靠方法，可用于评价神经的损伤情况，Hodes 等于 1948 年首次将其应用于临床。常规的运动神经传导检查主要检测神经传导速度。但由于喉部神经走行曲折，且检测点距喉肌距离较近，不易准确测量神经传导速度，因此喉部神经传导检测与其他肢体神经不同，主要依靠喉神经诱发电位（nerve evoked potential）特征来判断。

一、基本操作

测定喉神经诱发电位时，应用单极针电极刺激喉返神经，喉上神经内、外支或迷走神经，检测相应喉肌诱发肌电反应的潜伏期、时程、波幅及波形特征。

刺激电极进针位置：① 喉返神经：经环状软骨下 2.0 ~ 2.5cm、气管旁进针；② 喉上神经：经舌甲膜或外侧进针，内支刺激点在舌甲膜、甲状软骨上角内侧偏上，外支刺激点则在甲状软骨上角外侧；③ 迷走神经：经胸锁乳突肌中下 1/3 交界处外侧进针，刺入约 2.0cm。

刺激电极进针后，以 6.0 ~ 24.0mA 电流刺激喉神经，观察记录相应喉肌诱发电位特征。因喉返神经与喉上神经行程较短且纤细，刺激电极采用单极针电极直接刺激，刺激电流强度 6 ~ 10mA 或以上，方能获得准确稳定的诱发电位。

二、临床应用

喉肌神经诱发电位与其解剖生理相关，诱发电位的潜伏期、时程、波幅与波形是重要的评估参数（图 3-5-5）。

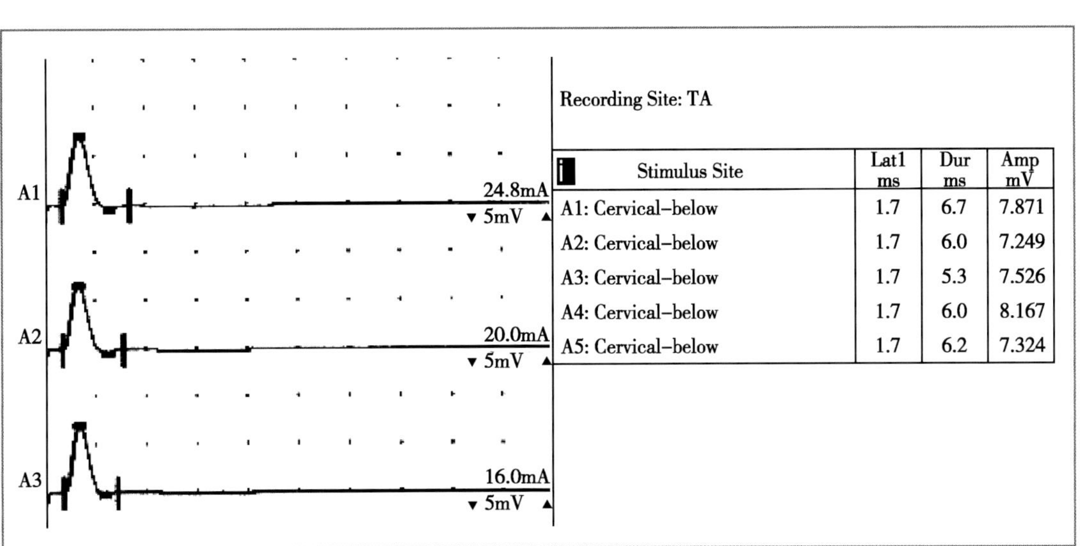

图 3-5-5 刺激喉返神经，同侧甲杓肌诱发电位
RLN evoked LEMG on ipsilateral side of thyroarytenoid muscle

神经诱发电位的潜伏期是指喉神经在受到刺激后，传导速度最快的那部分神经纤维传递神经冲动到达喉肌，引起肌电反应的时间，而诱发电位波幅和时程则反映喉肌运动单位反应的大小和同步化程度。喉神经诱发电位潜伏期及时程比较稳定，变化范围小，可大致反映喉神经传导情况，是确定喉神经损伤最有临床意义的指标。据笔者实验室资料，正常的喉返神经和喉上神经外支，诱发电位潜伏期大致稳定在 1.4 ~ 1.9ms。诱发电位波幅变化范围大，与进针点、进针深度及个体差异等多种因素有关，但未发现明显性别和年龄差异（表 3-5-1）。若神经诱发电位的潜伏期明显延长，波幅减小，时程明显延长或缩短，则提示神经功能受损。

表 3-5-1 喉神经诱发电位正常参考值（徐文等，2007）

normative data of laryngeal electromypgraphy（Xu et al，2007）

神经	肌肉	潜伏期（ms）	时程（ms）	波幅（mv）
喉上神经	环甲肌	1.7±0.4	7.6± 2.7	4.9±4.3
喉返神经	甲杓肌	1.7±0.3	6.0±1.5	7.6±5.3
	环杓后肌	1.8±0.5	5.2±1.1	4.4±3.3
	杓间肌	1.8±0.2	5.7± 0.9	2.4±1.5

双侧喉返神经走行不同，左侧走行长，因此刺激双侧颈段迷走神经引出喉肌诱发电位的潜伏期亦不同，左侧明显长于右侧，时程和波幅大致相同。测定迷走神经颈段及喉返神经近喉段的诱发电位，对于确定神经损伤部位具有重要的意义。由于外伤、手术等引起的喉返神经或迷走神经损伤，在神经损伤的早期约 1 周以内，损伤远端的神经功能可正常，可引出大致正常的肌电诱发，而损伤近端神经传导阻断，诱发电位消失或异常。因此，神经损伤早期的喉返神经诱发电位检查，可帮助我们诊断神经损伤的部位和损伤程度，并评估预后情况。

杓间肌受双侧喉返神经支配，在刺激双侧喉返神经或迷走神经时，都可在杓间肌引出正常诱发电位，且双侧潜伏期、波幅和时程大致相等。

喉上神经内支支配喉声门上部黏膜的感觉，刺激喉上神经内支后，冲动沿神经上行至脑干反射中枢，中枢发出信号沿运动神经（喉返神经）下行，可引起同侧和对侧甲杓肌和环杓侧肌等喉肌的反射性收缩，导致声门关闭。笔者团队研究发现，在部分受试者相应甲杓肌、环杓侧肌和环甲肌上可以记录到潜伏期较长的两组反射波 R1 和 R2，这两组波的潜伏期远远长于运动诱发电位，波幅明显较低，时程较长（图 3-5-6）。R1 和 R2 随刺激强度的增大变化并不同步，且并非所有的受试者都可以记录到稳定的 R1 和 R2，有部分患者仅可观察到 R1 或 R2，或两者都不能记录到。因此，笔者认为，R1 和 R2 应该是相对独立的两组波，有其独立的中枢反射通路。进一步深入研究正常和病理状态下 R1 和 R2 的特点将有助于喉感觉神经异常，乃至喉肌反射中枢和运动反射异常的诊断和鉴别。

喉肌电图检查必须经过专业培训，肌电图的结果分析应与临床相结合。

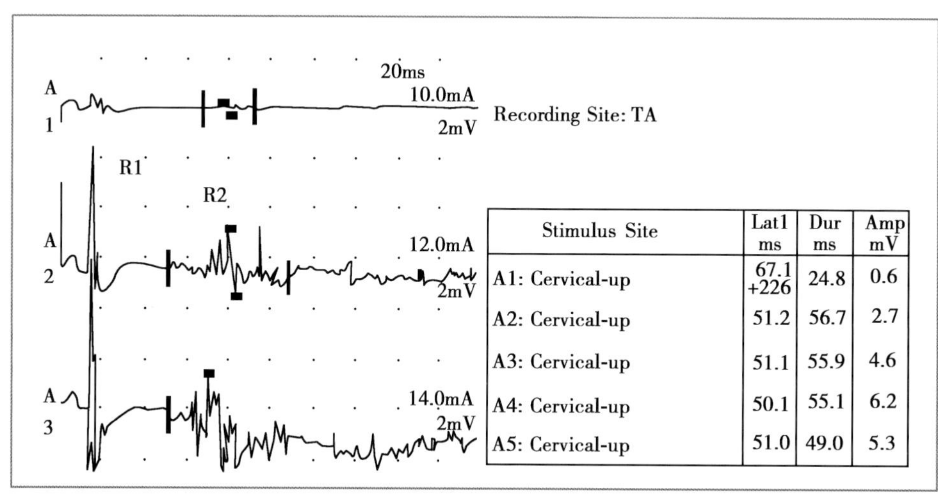

图 3-5-6 刺激喉上神经内支，同侧甲杓肌诱发电位
internal branch of SLN evoked LEMG on ipsilateral side of thyroarytenoid muscle

第四节　异常喉肌电图

喉肌电图检查对喉神经肌肉病变的诊断具有决定性作用，有助于确定声带运动障碍的性质（如神经麻痹或环杓关节固定），辨别喉神经损伤的部位（鉴别喉上神经或喉返神经的单独或联合性损伤），评估预后。随着甲状腺及其他颈部手术的广泛开展，为防止喉返神经损伤，可在手术中进行喉神经功能监测，及时发现神经损伤并采取相应措施。监测时经皮或经口进针，将电极固定于术侧甲杓肌及环杓后肌。

一、喉神经损伤

1. 失神经电位　神经损伤后，失神经支配的肌肉静息状态下会出现某些自发电活动，即失神经电位，如纤颤波、正锐波等，典型者呈规律性发放，频率为0.5～30次/秒，波幅20～200μV（图3-5-7）。纤颤波和正锐波可作为肌肉失神经支配的特征性依据，当一块肌肉至少2个不同的部位出现失神经电位重复发放，提示下运动神经元疾病和神经损伤。失神经电位多在损伤后2周以后出现并增多，损伤后1个月失神经电位发放至高峰。

2. 再生电位　一些患者在神经损伤2周后可检测到再生电位，而多数患者则在损伤1个月后可以检测到再生电位，表现为多量多相波或小而杂的肌电波或肌电大波，波幅可达1000μV或更高（图3-5-8）。

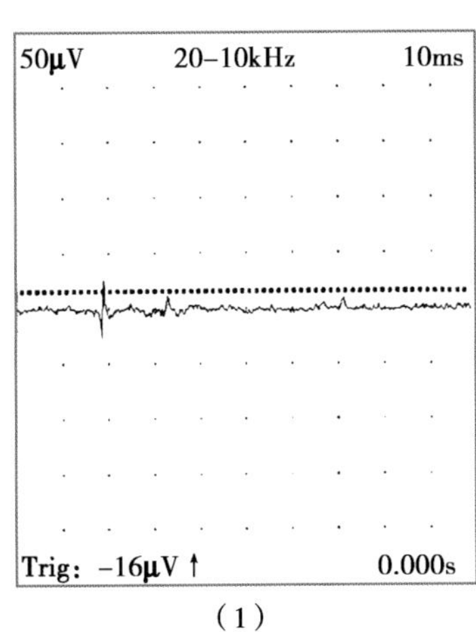

（1）

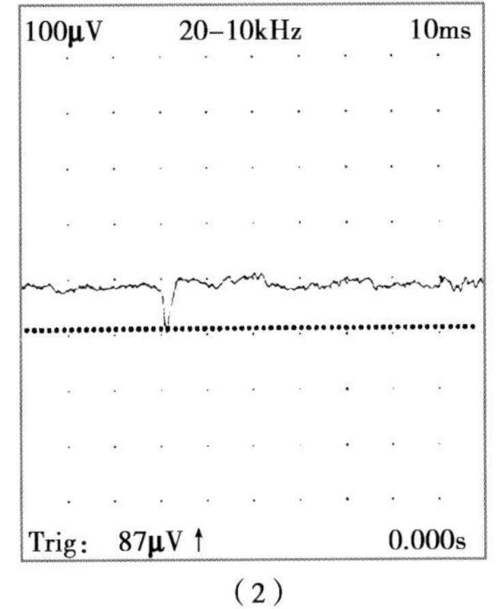

（2）

图3-5-7　失神经电位
denervation potentials
（1）纤颤波（fibrillation potentials）
（2）正锐波（positive sharp waves）

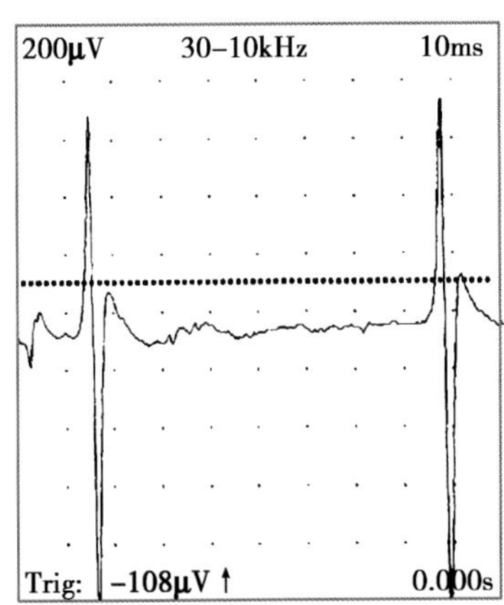

图3-5-8　再生电位
regeneration potentials

随病程延长，失神经电位减少，再生电位增多。病程至半年以后，失神经电位稀少或消失，而肌电为再生电位，但募集差，表现为同步化程度差或发放频率低。

解剖学研究发现，喉返神经中内收肌纤维含量占 75%，外展肌纤维仅占 25%，神经损伤后，内收纤维的再支配恢复快，外展纤维恢复差。

总之，喉神经麻痹患者不同时间的肌电表现各不相同，各种病理性肌电变化（如失神经电位和再生电位）是神经损伤或再生的重要标志。

二、神经肌肉接头病变

神经肌肉接头病变以重症肌无力为代表，但此类患者虽只有约 36.7% 表现出耳鼻咽喉科临床症状，但实际大部分患者（83.3%）有喉部肌肉受累。重复神经刺激技术（重频神经刺激）（repetitive nerve stimulation，RNS）是检测神经肌肉接头疾病最常用的方法。重症肌无力患者采用低频（1Hz、3Hz）刺激，测量第 1 波和第 4 波或第 5 波的峰值变化的递减百分率，即衰减率。正常人 RNS 衰减率约为 0%，最大不超过 6%。重复神经刺激衰减率阳性判定标准多为≥ 10%，亦有采用≥ 15% 为标准。

（徐　文）

第六章
空气动力学测量
Aerodynamic Assessments

发声过程中，喉作为一个能量传感器，将空气动力能转化为声能。空气动力学输入和声学输出是喉功能测量的重点。本章将简要介绍空气动力学测量（aerodynamic assessments）的基本知识。

一、测量参数

气流和压力是空气动力输入的两大关键指标，空气动力学参数包含声门下压力、发声压力阈值、发声阈流量、发声阈能和发声功率等。在计算发声压力阈值、发声阈流量和发声功率时需要先测量声门下压力（subglottal pressure）（Van Den Berg，1956）。发声压力阈值（phonation threshold pressure）是发声时所需要的最小声门下压力，用于确定发声的难易程度。发音阈流量是指产生发声最小的气流量，它在诊断喉病时的作用类似于发声压力阈值，不同处在于只是从气流的角度考虑。

另外一个重要的空气动力学指标是发声阈能，发声阈能可通过发声压力阈值乘以发声阈流量而得。决定能量转换的另一个重要参数是发声功率，发声功率等于声能除以空气动力能。

二、测量方法

1837 年，解剖学家 Johannes Peter Müller 首次采用离体喉实验，观察了发声过程中声门下压力对声带张力和振动基频的影响。空气动力学测量方法逐渐从创伤性向无创性转变。声门下压最古老的测量方法是经气管壁穿刺放置导管导出压力至压力计或压力传感器而进行直接测量（Van den Berg，1956；Netsell，1969；Hixon，1972）。这种方法作为测量声门下压的最直接最准确的方法，常用于验证其他新方法的可靠性。但由于采用经皮、气道穿刺对患者创伤较大，故临床实用性不强。

1956 年 Van den Berg 应用一种创伤较小的方法测量声门下压。他在对应声门下的食管内放置一个气囊，通过测量气囊内的压力改变来间接推断声门下压值。1968 年，Lieberman 采用体积测量的方法测量发声时气流的波动，具体方法是将气密性好的气囊包裹检查者的下颈部，通过体积的变化反映发音气流。但这种方法仪器庞大复杂，难以进行校正（Mead，1960；Hixon，1972）。另一种方法是通过在声门内放置微型压力传感器直接测量压力。测试时受试者声带处于麻醉状态，将一个探测器外加两个压力传感器从鼻腔中置入，其中一个传感器放置在声门上，另一个在声门下，通过测量跨声门的压力差，得到声门下压值。Koike 和 Perkins 在 1968 年完成这套检测系统并将它用于嗓音的研究。1969 年 Lōfqvist 和 Koike 发现在声门关闭时，声门下压图上有个波峰出现，在口腔压力图中出现波谷；在声门开放时，声门下压图上出现波谷，而口腔的压力升高。Kitzing 和 Lōfqvist 在 1975 年通过实验进一步验证了数据的可靠性。1988 年 Holmberg 等应用这种方法研究了男、女性在发弱音、中音及强音时的差异。

反滤波方法作为一种无创测量方法，其中的体积测量法是根据口腔呼出的气流及输出声音数据换算出声门波形。Rothenberg 在 1972 年用这种方法测量了声门的气流波形和速度，并结合口腔内压力数据推断出声门下压。发爆破音前，口唇闭合的非发音阶段的口腔内压力可反映声门下压值（图 3–6–1）。

1975 年，Kolke 和 Markel 将反向滤波技术用于喉部疾病的诊断，结果显示病变喉和正常喉的压力波形明显不同。2001 年，Frohich、Michaelis 和 Strube 采用一项新的方法——刺激性反滤波及匹配声门下气流，减少了通过声门气流中的噪声信号，提高了反向滤波技术功能。

空气动力学评估另一个重要进展是唇音中断方法，此方法的理论基础是：产生爆破音的瞬间声门下压力与口腔内的压力一致（图 3–6–2）。如发 /Pie/ 中 /P/ 这个无声爆破音之前，有一小段时刻气道与口腔中的气压是一致的，因此可以根据此时口腔中的气压估算出推动气体通过声门区的压力值大小。Smitheran 和 Hixon 在 1981 年首次采用这种方法记录了口腔内压力和气道开放气流，并采用修正的欧姆定理计算压力：压力等于气流量乘以喉阻抗。1982 年 Lōfqvist 和 Kitzing 验证了唇音阻断现象。1990 年 Kazuromo 和 Fumika 让患者重复发 /i/ 和 /pi/，并通过口腔内压力评估声门下压。而 1992 年 Titze 使用唇音阻断来测量发声阈值时有两个重大发现：一是肺部压力和声门气流的峰值是接近线性的，但不成比例；二是声门开放时的峰值气流，与发声压力阈值相关。

1995 年，Hertegard 等进行男性患者唇音中断的实验，结果发现口腔内压力平坦段可以用来评估声门下压。唇音中断的实验很多，对唇音中断的研究和改进是空气动力测音系统的基础。Kaypentax

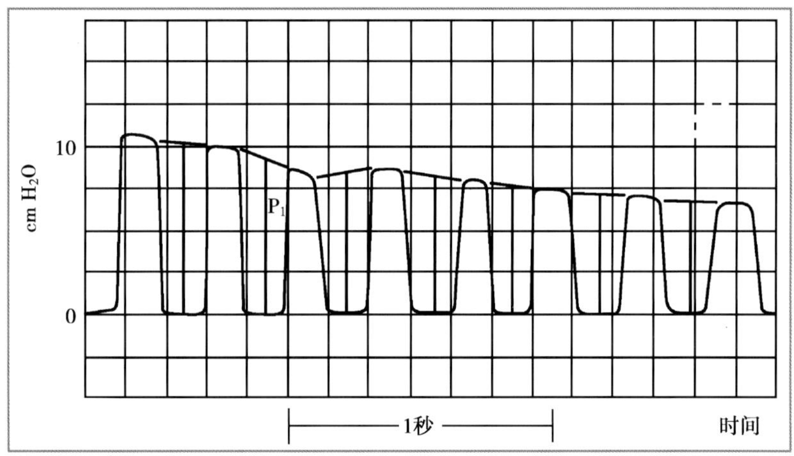

图 3–6–1　重复发 /bæp/ 音节时口腔内压的变化情况
intraoral pressure during repetitions of /bæp/（Rothenberg，1972）
距离 P_1 代表声门下压（声门下压为峰值与谷值的差值）

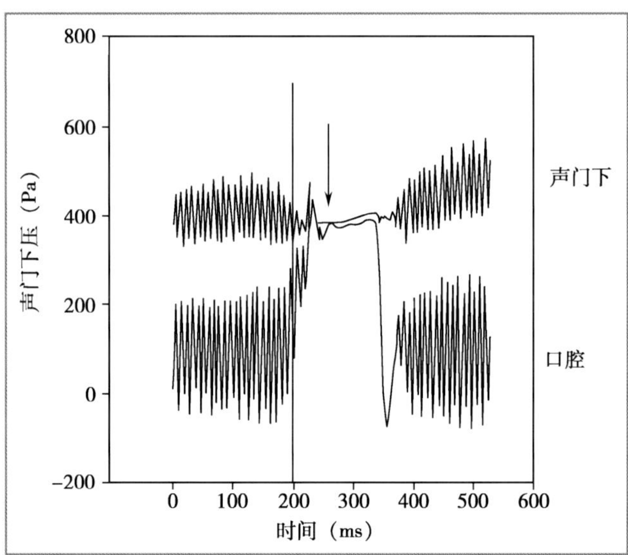

图 3–6–2　爆破音形成时口腔内压与声门下压的变化情况（Bard，1992）
during the formation of a plosive syllable pressure in the oral cavity to that of subglottal pressure

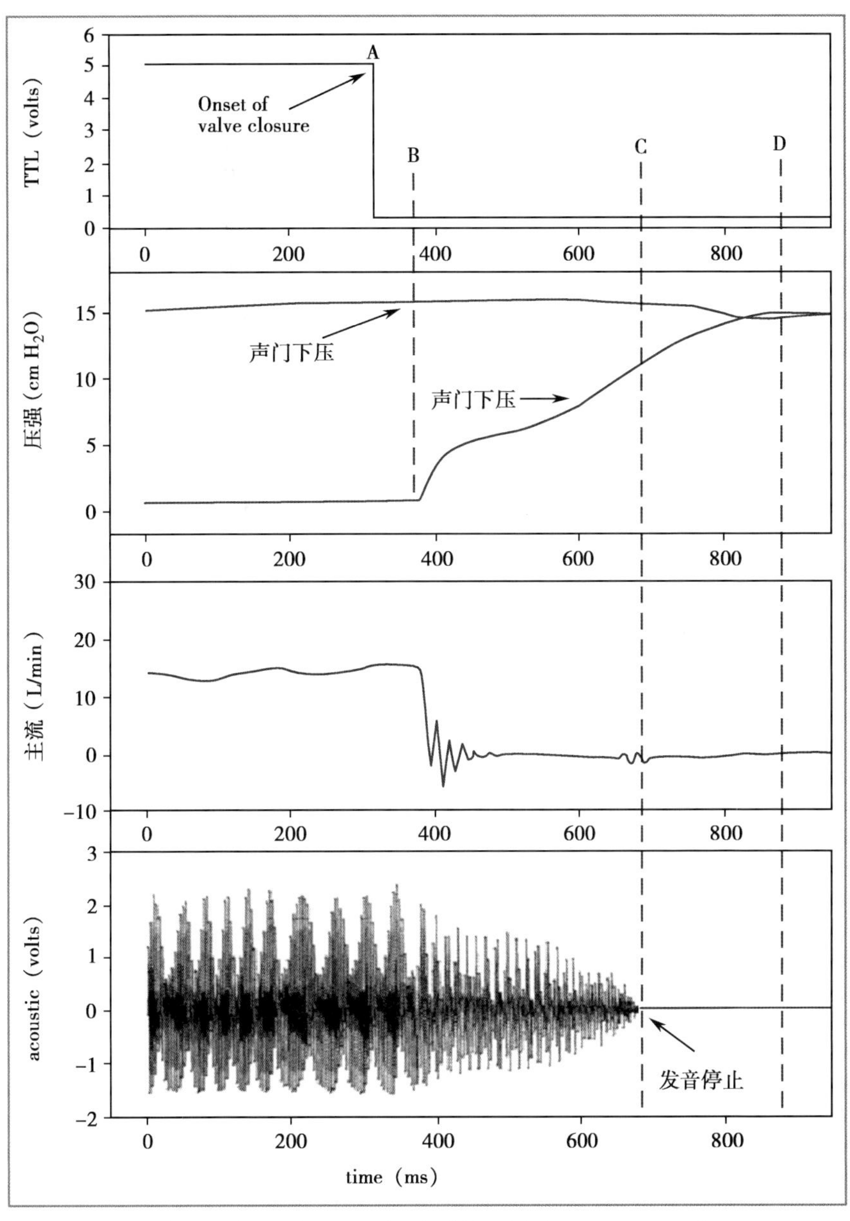

图 3-6-3 气管切开术后声门下压测量实验的示例（Jiang，1999）
a typical trial for SGP measurement from the tracheotomy experiment
A 点示阀门关闭，B 点显示声门上压接近声门下压，可以作为声门下压的估计值，C 点示发声终止，D 点显示声门下压

6600 空气动力测音系统可以测量多个参数，包括容积、气流的峰值、持续的时间、发声所占的比例、声门下压、声门功率、声门阻力等，其中唇音中断是空气动力测音系统的测量声门下压的基础。

唇音中断方法并不完全可靠。1992 年，Bard 展示一种新的装置可以去除唇音中断系统内固有的缺陷。这个系统是将一个气囊结构的阀门与一个放置在口腔中的导管相连。患者通过导管发音，而气囊的膨胀可以使得阀门关闭从而阻断气流。这种方法的特点是气囊关闭的过程被动而快速，不改变声门结构，它消除了双唇主动闭合阻断气流时声门结构的改变。当气囊膨胀，传感器记录管内的压力，并产生曲线的水平段反映声门下压（图 3-6-3）。

Jiang 等在 1999 年利用气囊阀门阻断发声气流从而导致口腔内压力升高发声终止。通过信号处理的手段，发声阈压在发声终止的时间点的声门下压和声门上压之差测得。用这种方法测得了帕金森病患者的空气动力学参数，结果显示帕金森病患者发声阈压值和喉阻力较高。在 2006 年，Jiang 等用不完全气流阻断的形式测量发声时声门下压：通过阻断气囊部分改变声门上阻力，在不阻断发声的情况下，通过气流及压力变化，根据压流关系计算得出声门下压。机械的被动阻断系统能克服唇音阻断的人为控制不稳定的缺点，更精确地测量喉发声时的空气动力学参数。

嗓音空气动力学研究手段已经取得了很大进步，但只有进行深入的空气动力学测量，才能获得一个全面的喉功能评估。标准化无创的研究手段将使得耳鼻咽喉科医师对嗓音疾病的诊断更加简单。

（Jack Jiang 庄佩耘 Adam Rieves）

第七章 喉部影像学诊断 Diagnostic Imaging of the Larynx

喉是由软骨和喉肌构成，既是呼吸的通道，又是发音器官。喉镜为临床上主要的检查方法，能观察喉部结构和病变，但难以观察病变浸润的深度、软骨及周围结构受累的情况，故影像学检查对喉部解剖结构的显示及病变的诊断有重要价值。随着影像技术的发展，喉部X线平片检查已经逐渐被CT、MR所取代。

第一节 喉部影像学检查方法

一、喉的应用解剖

从两栖动物到哺乳动物，喉的软骨、肌肉、黏膜主要来自鳃弓，在母体内就开始发育。孕6周时，会厌由底部的第三和第四咽拱门发育而成。孕8周，甲状软骨、环状软骨、杓状软骨形成。大约孕10~12周，声带不同程度的发育。孕7月，喉的解剖和功能均已接近成人。了解气道的软骨及关节的结构对于正确评价喉部影像十分必要。

喉软骨包括甲状软骨、环状软骨及杓状软骨，由以下三部分组成：未骨化的透明软骨，包含脂肪组织的骨髓腔及分散的骨小梁。软骨内骨化（例如，甲状软骨）从30岁左右开始出现，软骨的骨化过程均遵循特定的规律。会厌软骨和杓状软骨由黄色纤维软骨组成，通常不会骨化。然而笔者通过螺旋CT扫描发现，60~70岁左右受试者杓状软骨骨化。CT扫描很少能观察到60岁之前的环杓关节，60岁之后，杓状软骨开始骨化，表现为高密度的内、外骨皮质层和中央的低密度髓腔。未骨化的透明软骨及纤维弹性软骨的CT值与软组织相似。

甲状软骨板的夹角在儿童约为110°，女性约为120°，而男性约为90°。环杓关节的形态取决于关节面，环状软骨的关节面是圆弧形的曲面，其轴线倾向于水平面。环杓关节轴线和水平面之间的夹角是灵长类动物特有的，猕猴约55°，人类约55°~60°，非灵长类动物不存在该角度。环状软骨是一个完整的环，前、后弓的高度分别约为0.75cm和2.5cm。杓状软骨高度约1.2cm，可以双侧对称移动。螺旋CT扫描虚拟重建可以显示杓状软骨的各个面。环甲关节由甲状软骨下角的凸面与环状软骨板侧部的平面构成，是一个鞍型滑膜关节并有一个坚韧的关节囊韧带。

喉的CT影像学表现取决于组织密度，CT增强扫描喉黏膜及肌肉组织通常不强化。常规CT扫描是观察不到结缔组织的，但通过发音相特定算法扫描可以显示，因为后者可以区分喉及下咽部不同的组织结构。喉旁间隙双侧对称，位于黏膜和喉骨性结构之间，并延伸至杓会厌襞。声门上区（室带）毗邻会厌前间隙。杓会厌襞前内侧为喉腔，后内侧为梨状窝。在声门水平，（喉旁间隙的）内侧缘是声韧带的喉弹性圆锥，它附着于环状软骨上缘并且向前与环甲膜相连。环甲膜向后外侧形成声门旁间隙的外侧缘。同样，在声门水平，甲杓肌构成声襞，也占据了喉旁间隙的大部分空间。喉的影像学不仅可以辅助临床诊断，同时还可利用 3D 重建技术虚拟喉结构协助疾病诊断，通过喉镜数据及影像学数据可以更好地进行疾病诊断，并指导制订治疗策略。

二、喉 CT 和 MR 检查

CT 扫描和 MR 能够很好地评估喉的深层结构与病变特征，可以评价脂肪和肌肉内病变的位置以及范围。CT 成像是诊断喉外伤隐匿骨折和脱位的最佳手段，MRI 可以更敏感的检测软骨的病变。此外，对于能配合的患者，MR 检查是最佳检查方法，特别适于喉部手术的术前评价。

随着计算机技术的发展，螺旋 CT 扫描技术已取得了很大的进步。螺旋 CT 扫描仪所得数据通过工作站可以进行多平面重建（冠状面、矢状面和横断面）及三维图像的分析。在过去的二十年里，喉扫描及重建技术的进步不仅提高了图像的质量，同时也改进了获得一些高质量图像的方法。

CT 检查通常需要使用对比剂进行增强扫描，对比剂可以直接经静脉注射或口服，这取决于临床需要。静脉注射对比剂增强扫描可以应用于特定的检查（例如，观察颈部动脉），或应用于血管源性肿瘤（血管瘤）术前的定位。在使用对比剂之前应该仔细询问患者是否有过敏史（特别是药物或碘）、糖尿病史、哮喘、心脏病、肾脏疾病或甲状腺等病史，在这些情况下使用对比剂可能有较高风险或在扫描之后存在体内对比剂排除障碍导致潜在危险。必要时在扫描前、扫描中、扫描后采取特别的措施以确保安全。

CT 和 MR 成像可以清晰地显示声道的细微结构。此外，发音相的容积扫描和虚拟内镜技术（虚拟解剖）取得了发展成为新一代耳鼻咽喉科医师进行手术模拟和动态解剖研究必不可少的方法。螺旋 CT 数据的后处理可以从原始图像重建出多方向的高质量的图像。螺旋三维 CT 扫描可以进行更快的图像采集和多平面或三维图像重建。计算机模拟可以创建虚拟内镜，通过数据收集和重建，产生了喉腔、气管、血管、肌肉的“虚拟解剖”。虚拟内镜检查是一种诊断气道阻塞的性质及程度的无创技术，它将所要观察区域的解剖结构与周围结构分离（称为图像分割），然后确定每个解剖对象的阈值以便观察它的体积元素。声带的上阈值为 –100Hu，下阈值为 –700Hu。重建的解剖或“虚拟解剖”可以让检查者如同运用内镜一样观察到管腔结构，因此被称为虚拟内镜。计算机断层扫描虚拟内镜作为一种无创性放射技术，形成可视化三维重建的管腔内表面，可以看见核磁共振成像不能显示的空气 / 组织或液体 / 组织的界面。3D 虚拟解剖或虚拟内镜是通过工作站上的导航软件包，对横断面 CT 图像进行的数据重建，可以较好的评估喉腔的内表面。观察者的视野可以从喉腔一直到气管，或者是从气管到喉腔，可见声门下间隙、气管或更下方的结构。研究喉室、声带、声门下间隙以及气管，创建一个虚拟内镜影像的总时间不超过 10 分钟。喉镜下观察的图像与螺旋三维 CT 扫描图像或者发音相 CT 扫描图像相近。然而，喉镜很难准确观察声门下的结构（图 3–7–1 ~ 图 3–7–5）。

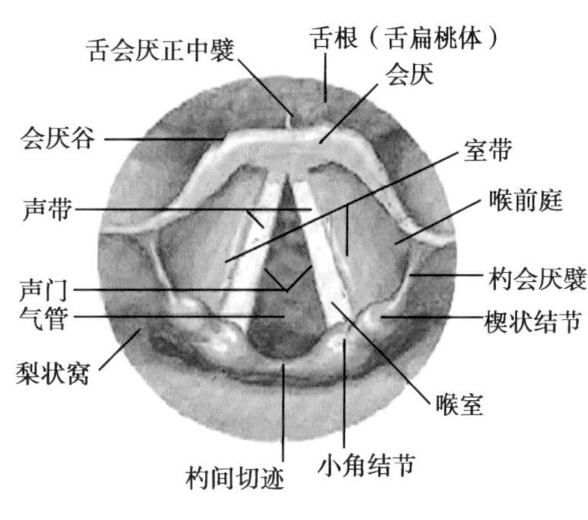

A

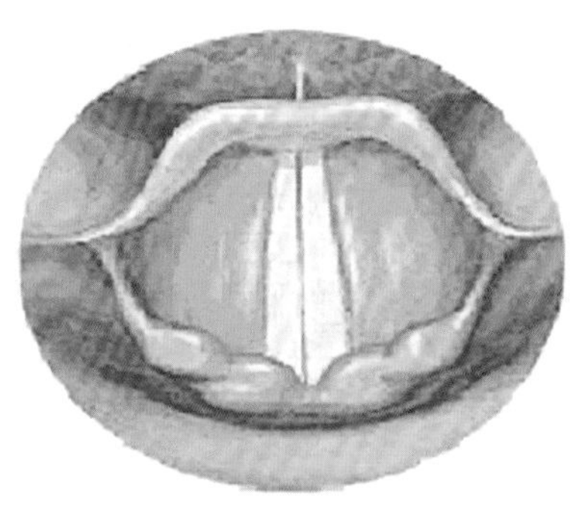

B

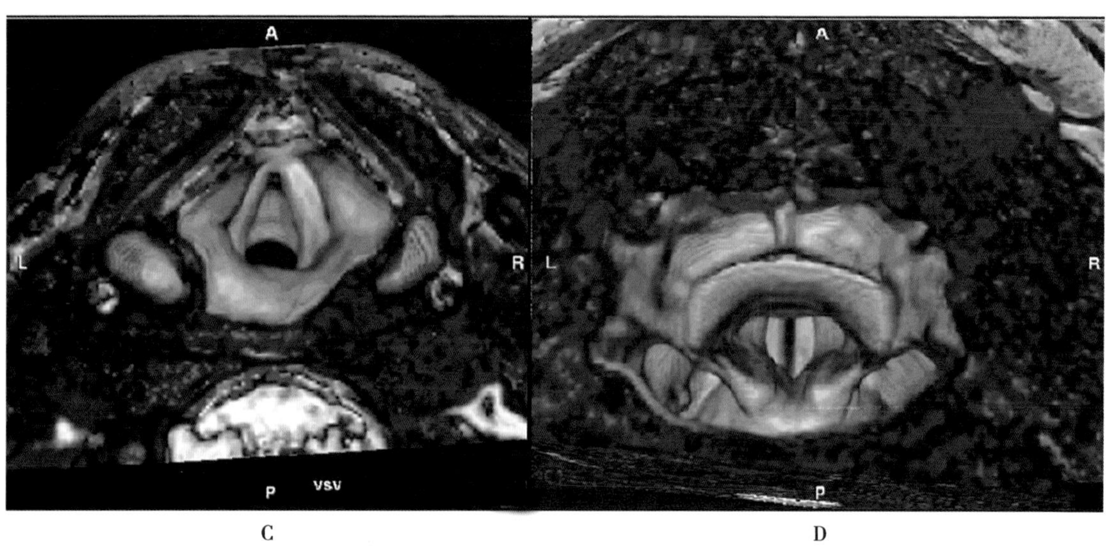

C D

（1）

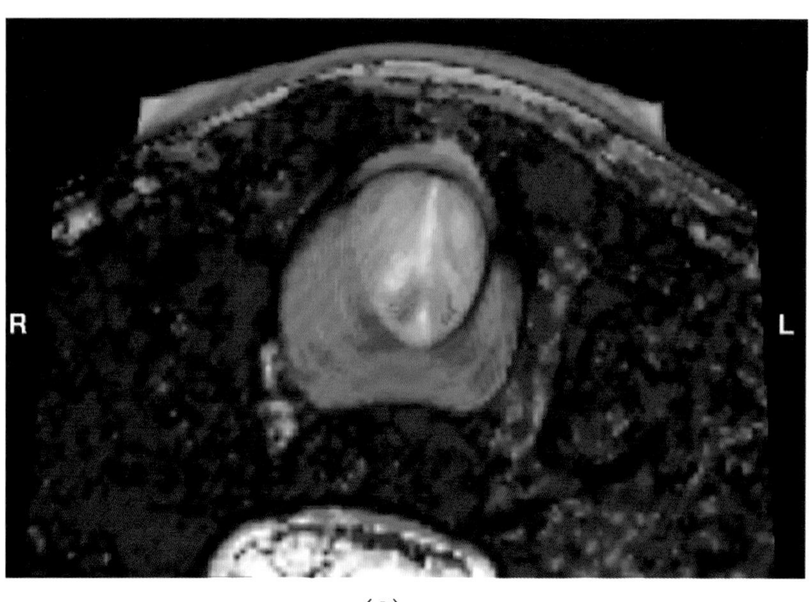

（2）

图 3-7-1 正常喉的仿真内镜图像
virtual endoscopy of normal larynx
（1）上面观（superior view）
（2）下面观（inferior view）

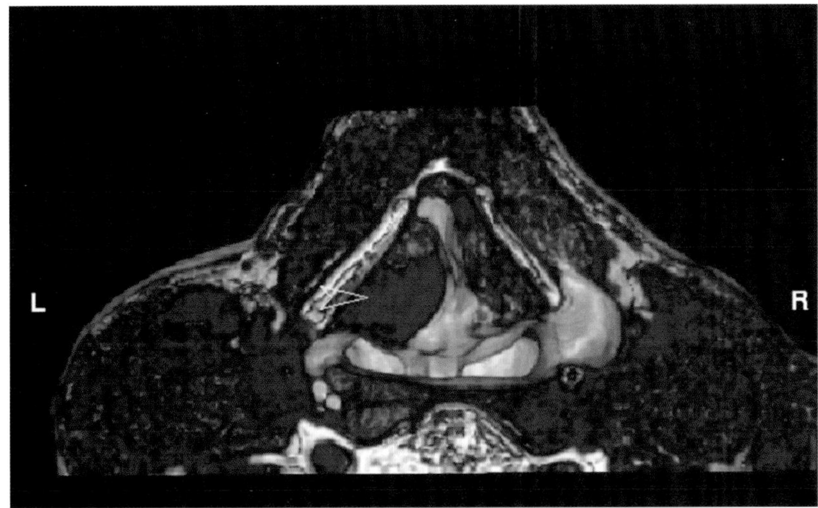

图 3-7-2　左声带癌的仿真内镜图像
virtual endoscopy of cancer of the left vocal fold

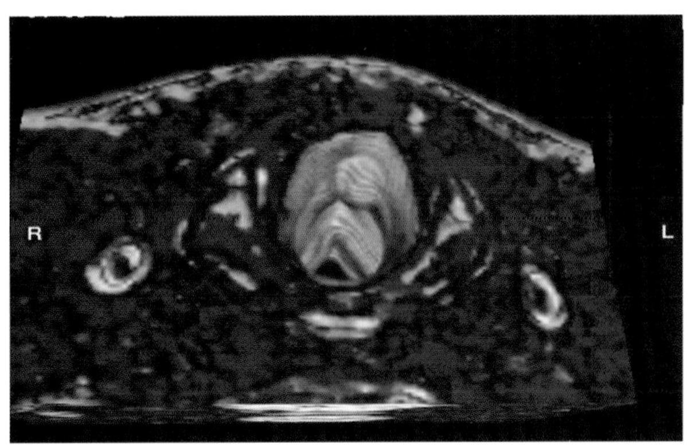

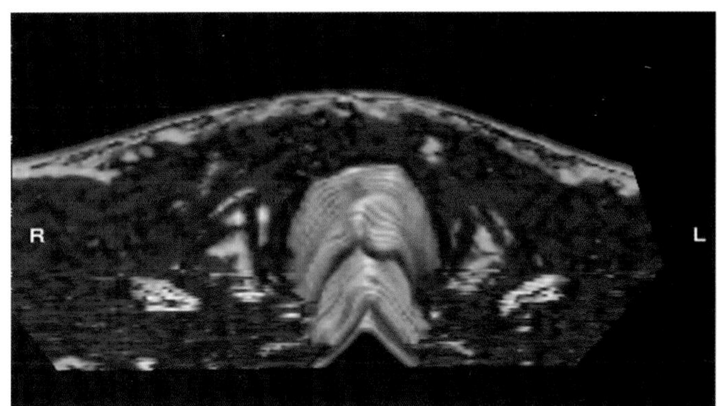

图 3-7-3　声门下癌的仿真内镜图像（经气管下面观）
virtual endoscopy of subglottic cancer，endo-tracheal inferior view

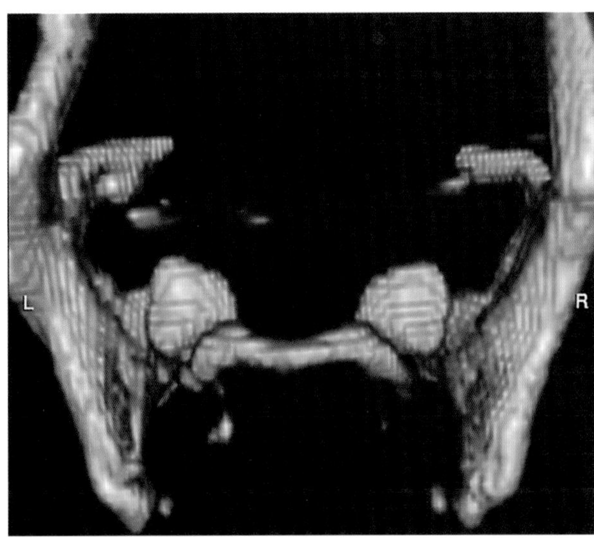

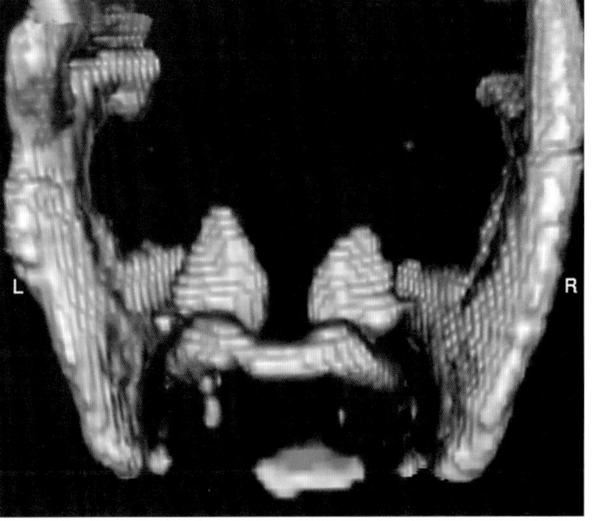

图 3-7-4　喉螺旋 CT 扫描三维重建图像（杓状软骨）
spiral CT scan 3D reconstruction of cartilage of the larynx of arytenoid

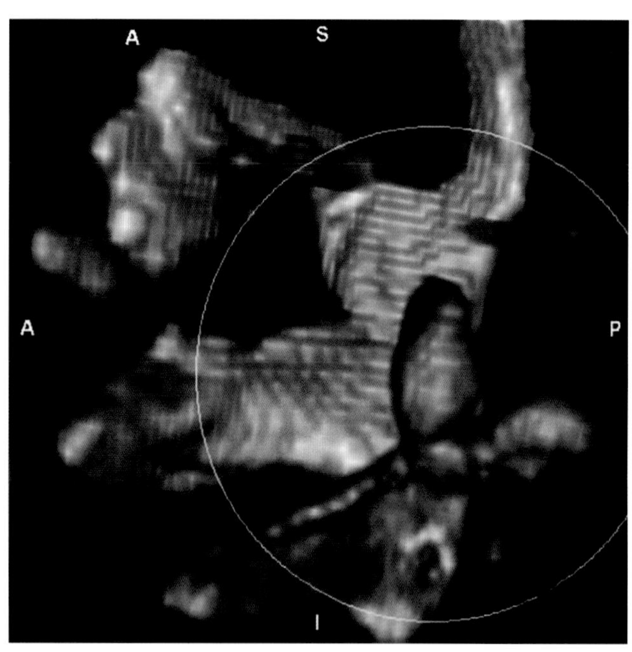

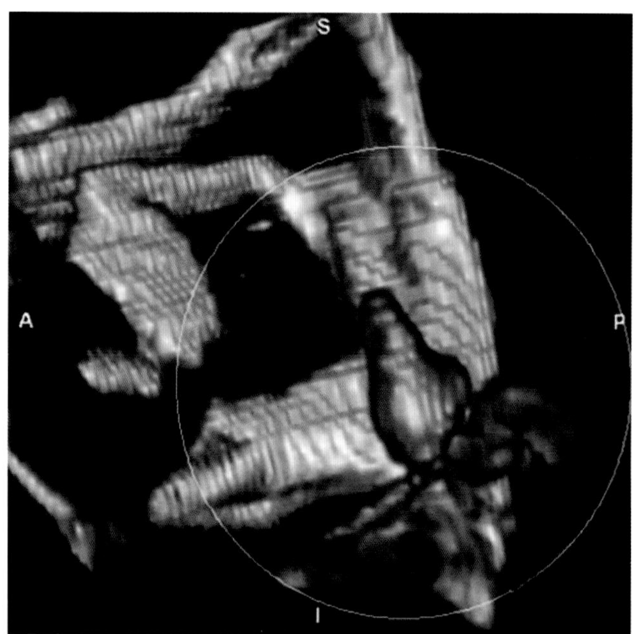

图 3-7-5 喉螺旋 CT 扫描三维重建图像（环杓关节运动）
spiral CT scan 3D reconstruction of mobility of the crico-arytenoid joint

MR 检查为非放射线无创性检查，对软组织分辨率优于 CT，随着 MR 扫描技术的发展和扫描序列的改进，扫描时间缩短，呼吸运动和血管搏动伪影减少，MR 在喉部检查的应用日益增多。喉部 MR 检查的体位和范围与 CT 扫描基本一致。一般以横断面为基本层面，加以冠状面或矢状面检查，可以根据病变的特点加做其他层面的检查。喉部 MR 检查一般采用颈部线圈，也可以采用头颈联合线圈。扫描范围：自舌骨至环状软骨下缘，扫描基线平行于声带。为消除来自颈部血管搏动伪影的干扰，可在扫描范围上、下方使用空间预饱和带。常用 MR 扫描序列包括喉部 T_1WI、T_2WI。具体参数根据不同机型、场强进行选择。

（Jean Abitbol）

第二节 喉 CT 和 MR 影像解剖

正常喉 CT 解剖，从上至下分为以下几个层面分别显示喉部结构。

1. 舌骨层面　前方可见呈倒 U 形骨，为舌骨体及大角。舌骨体前缘附有舌骨上肌群。舌骨两侧的下颌下腺影显示较清晰。舌骨和会厌前间隙在中央，舌会厌襞将会厌谷分为左、右两部分。会厌后方为喉入口（图 3-7-6）。

2. 杓会厌襞层面　会厌两侧向后外呈弧形软组织影为杓会厌襞，该结构的外侧空隙为梨状窝上部，梨状窝外侧由舌骨膜及咽缩肌组成。杓会厌襞内侧的椭圆形空隙为喉前庭（图 3-7-7）。

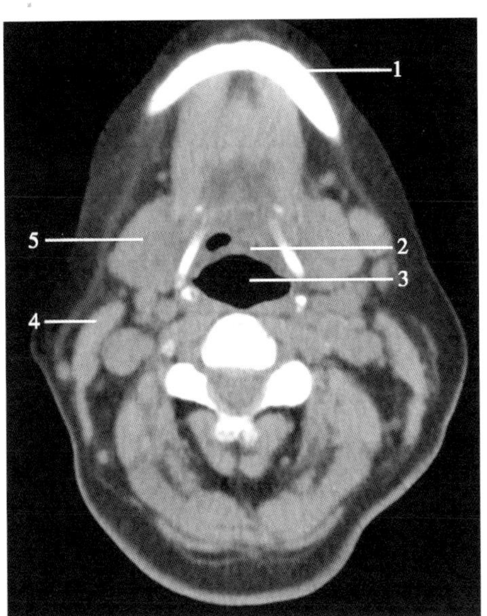

图 3-7-6　舌骨层面 CT
hyoid bone plane CT
1. 下颌骨 mandible
2. 会厌 epiglottis
3. 喉前庭 laryngeal vestibule
4. 胸锁乳突肌 sternocleidomastoid muscle
5. 下颌下腺 submandibular gland

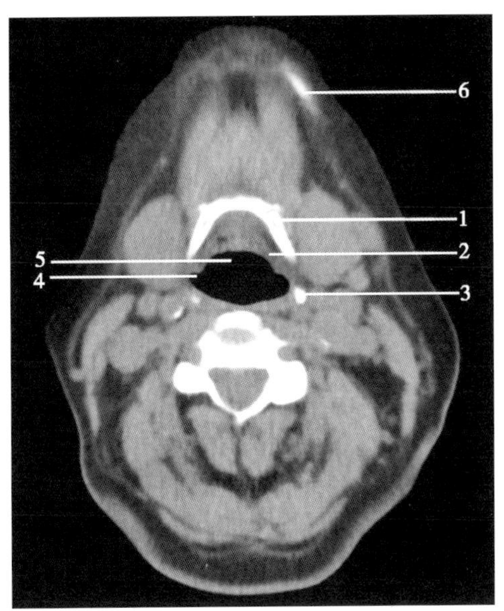

图 3-7-7　杓会厌襞层面 CT
aryepiglottic fold plane CT
1. 舌骨 hyoid bone
2. 杓会厌襞 aryepiglottic fold
3. 甲状软骨上角 superior cornua of thyroid cartilage
4. 梨状窝 pyriform sinus
5. 喉前庭 laryngeal vestibule
6. 下颌骨 mandible

3. 室带层面　喉腔后壁可见左、右各一，似三角形高密度的结构为杓状软骨的上部。两侧壁内缘呈凹陷的襞为室带，室带前端有时可见缺损，通常是由于室带与扫描平面不完全平行所致，易误诊为病变。室带和甲状软骨板之间有一低密度脂肪间隙为喉旁间隙（图 3-7-8）。

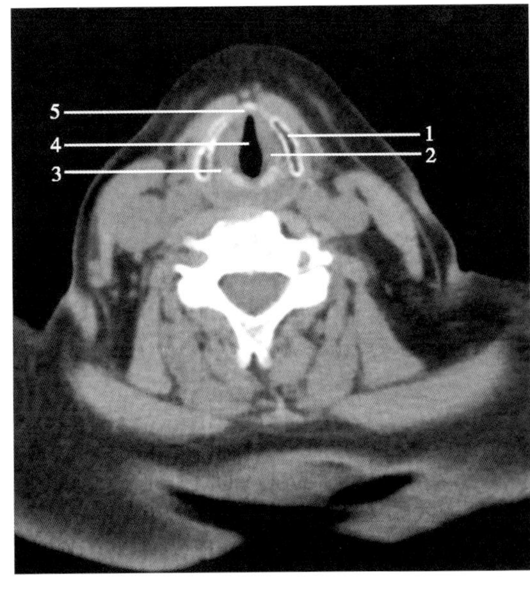

图 3-7-8　室带层面 CT
ventricular folds plane CT
1. 甲状软骨 thyroid cartilage
2. 室带 ventricular fold
3. 杓状软骨 arytenoid cartilage
4. 喉腔 laryngeal cavity
5. 前连合 anterior commissure

4. 声带层面 环状软骨外方左右各出现一个三角形杓状软骨的底部结构，三角形底部前角为声带突，外侧角为肌突。自杓状软骨声带突至甲状软骨交角间的软组织为声带，声带内缘呈平直状，与甲状软骨板间低密度条形区为喉旁间隙。两侧声带间三角形空隙为声门裂。声门裂的前端尖锐，该处在甲状软骨交角后的正常软组织的厚度为1～2mm，两侧声带前端会合处称为前连合，两者的夹角呈锐角（图3-7-9）。

5. 声门下区层面 甲状软骨板逐渐消失，由环甲膜和向下连接的环状软骨前弓所取代，最终气道由完整环状软骨所包绕。声门下气道呈椭圆形，前后径大于横径，腔面光滑。环状软骨下缘由环状软骨气管韧带与气管相连，气管软骨环呈后缘环状结构缺损，易与环状软骨区分（图3-7-10）。

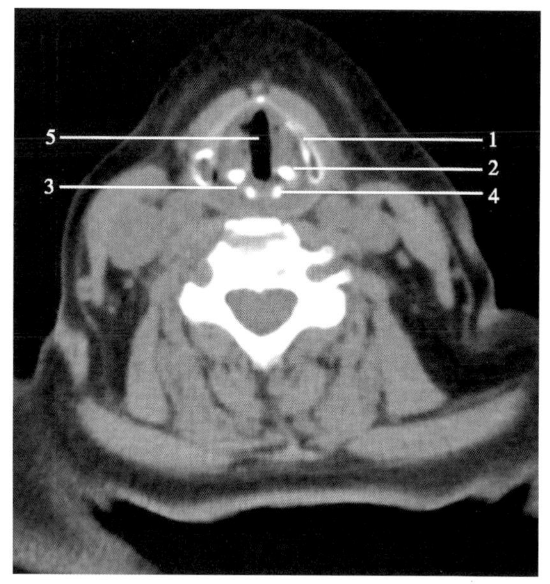

图3-7-9 声带层面CT
vocal folds plane CT
1. 甲状软骨 thyroid cartilage
2. 杓状软骨 arytenoid cartilage
3. 环杓关节 cricoarytenoid joint
4. 环状软骨 cricoid cartilage
5. 喉腔 laryngeal cavity

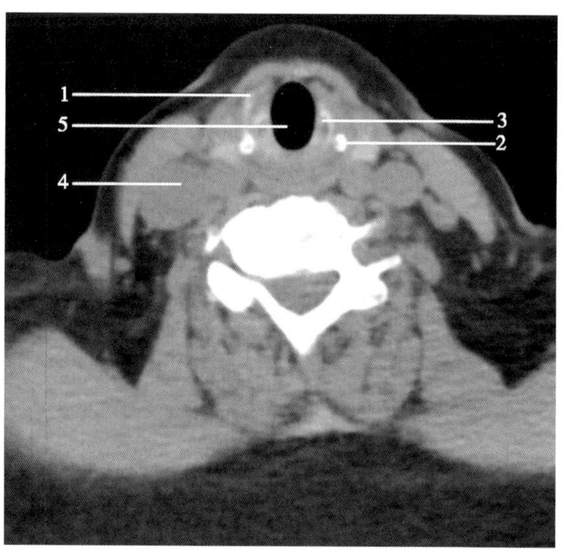

图3-7-10 声门下区层面CT
subglottic portion plane CT
1. 甲状软骨 thyroid cartilage
2. 甲状软骨下角 inferior cornua of thyroid cartilage
3. 环状软骨 cricoid cartilage
4. 颈部血管 vessels of the neck
5. 喉腔 laryngeal cavity

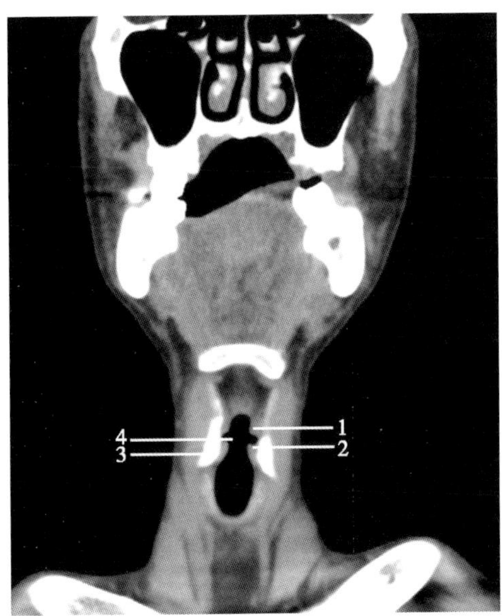

图 3-7-11 螺旋 CT 多平面重组冠状面图像
multi-planar reconstruction of spiral CT scanning
1. 室带 ventricular folds
2. 声带 vocal folds
3. 甲状软骨 thyroid cartilage
4. 喉室 laryngeal ventricle

6. 螺旋 CT 多平面重组冠状面图像 螺旋 CT 多平面重组（multi-planar reconstruction，MPR）冠状面图像可很好显示位于声带与室带之间的喉室（图 3-7-11）。

喉的 MR 的解剖与 CT 所见相似（图 3-7-12 ~ 图 3-7-16），喉部的信号强度随软骨的钙化与骨化及脂肪含量而不同。软骨钙化或骨化呈低信号，而脂肪髓腔呈高信号，会厌呈中等信号强度。喉部软组织间隙主要由脂肪组成，呈高信号，很容易与声带和钙化的环状软骨鉴别，会厌前间隙内的舌会厌襞为条状低信号。正常淋巴结在 T_2 加权像上呈中等信号，很容易识别。血管内血流速度快呈低信号，血液流速缓慢时，会表现为中等信号，可能会与淋巴结混淆，增强扫描有助于区分两者。黏膜在 T_1 加权像为等信号，而在 T_2 加权像及增强 T_1 加权像为高信号。所有的肌肉在 T_1 及 T_2 加权像呈等信号。T_1WI、T_2WI 均可显示喉部正常结构，但 T_2WI 易受呼吸及喉部运动伪影的影响。

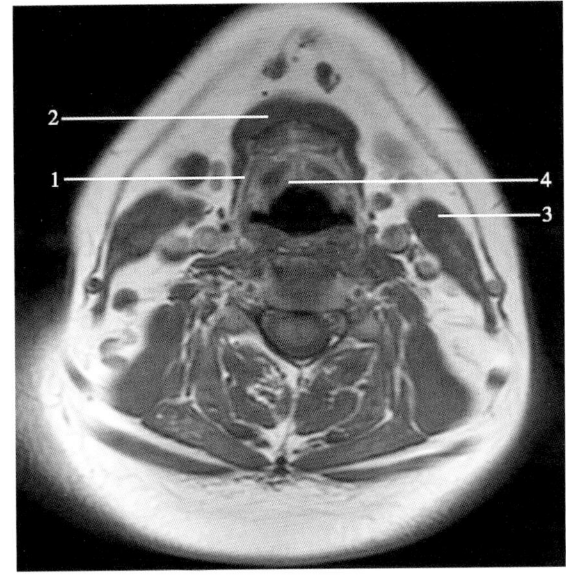

图 3-7-12 会厌层面（T_1WI）
epiglottis level（T_1WI）
1. 舌骨 hyoid bone
2. 舌肌 tongue muscle
3. 胸锁乳突肌 sternocleidomastoid muscle
4. 会厌 epiglottis

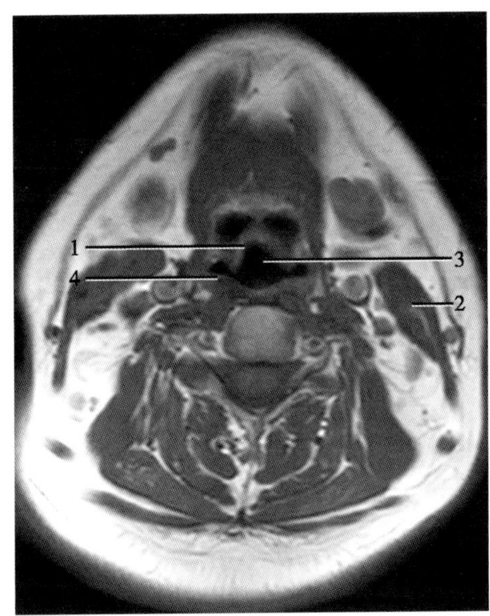

图 3-7-13 杓会厌襞层面
aryepiglottic fold plane
1. 杓会厌襞 aryepiglottic fold
2. 胸锁乳突肌 sternocleidomastoid muscle
3. 喉前庭 laryngeal vestibule
4. 梨状窝 pyriform sinus

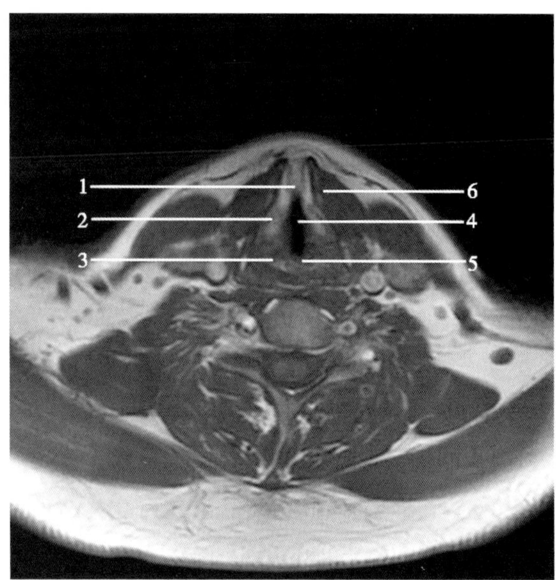

图 3-7-14 室带层面（T_1WI）
ventricular folds plane（T_1WI）
1. 前连合 anterior commissure
2. 室带 ventricular folds
3. 环状软骨 cricoid cartilage
4. 喉腔 laryngeal cavity
5. 后连合 posterior commissure
6. 舌骨下肌群 infrahyoid muscles

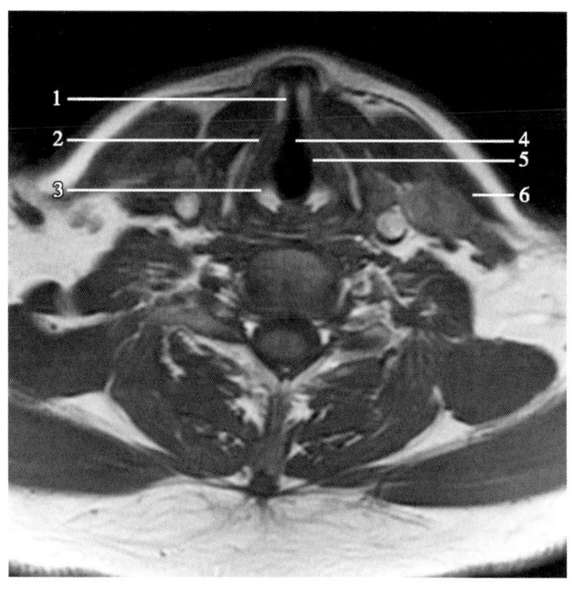

图 3-7-15 声带层面
vocal folds plane
1. 前连合 anterior commissure
2. 甲状软骨 thyroid cartilage
3. 杓状软骨 arytenoid cartilage
4. 声门裂 rima vocalis
5. 声带 vocal folds
6. 胸锁乳突肌 sternocleidomastoid muscle

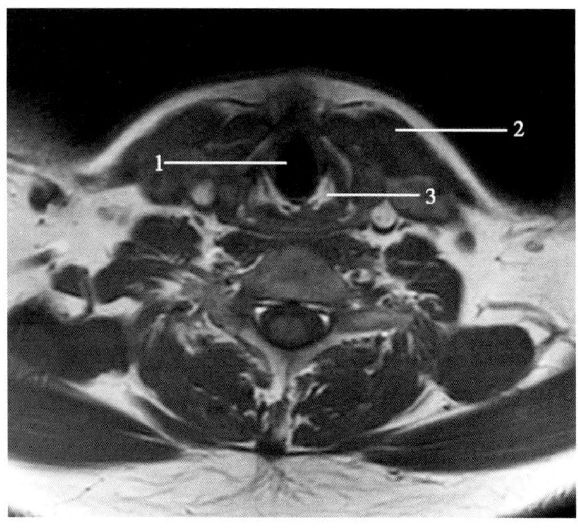

图 3-7-16 声门下区层面
subglottic portion plane
1. 声门下区 subglottic portion
2. 胸锁乳突肌 sternocleidomastoid muscle
3. 环状软骨 cricoid cartilage

第三节　喉部病变的影像学表现

一、喉部炎性病变

（一）慢性增生性炎症

慢性增生性炎症是慢性喉炎的一种类型，特征为喉部黏膜细胞增生致喉黏膜肥厚，多数通过喉镜检查可以诊断。

1. 影像检查方法选择与影像学表现　CT 为首选影像检查方法，但喉镜下诊断比较明确的患者一般不需要进行影像学检查。CT、MRI 显示喉黏膜不均匀增厚，以杓间区明显。室带、声带呈不对称增厚，边缘不平。增强扫描无强化或仅轻度强化。

2. 诊断要点　慢性增生性炎症病程长，影像学检查示黏膜呈弥漫性增厚。

3. 鉴别诊断　慢性增生性炎症需与喉癌鉴别，影像学表现无特异性，需病理检查鉴别。

（二）声带息肉

声带息肉为喉部常见病，多由发音不当或过度发声所致，多见于职业用声或过度用声者，也可继发于上呼吸道感染。多数通过喉镜检查可以诊断。

1. 影像检查方法选择与影像学表现　喉镜下诊断比较明确的患者一般不需要进行影像学检查。CT 表现为一侧声带前中游离缘的肿块，突出声门，密度均匀，边缘清楚光滑。弥漫性病变表现为一侧或双侧声带肥厚，边界清晰。注射对比剂后无强化。MR 扫描：与肌肉组织相比，息肉 T_1WI 呈低信号，T_2WI 呈等或略高信号。注射对比剂后无强化。

2. 影像学诊断要点　声带前中部结节，CT 上密度均匀，边缘清楚光滑；MR 表现为长 T_1 长 T_2 信号，信号均匀；增强扫描无强化。

3. 鉴别诊断　声带息肉需与喉乳头状瘤等鉴别，乳头状瘤增强扫描有强化。但当病变较小时，不易鉴别。

（三）喉结核

喉结核在耳、鼻、咽、喉结核中最多见，常继发于肺结核或其他器官结核，通过接触、血行或淋巴途径播散而来。近年来，喉结核病例并不少见，绝大多数以喉部症状为主诉，全身症状和肺部症状较轻微。

1. 病理组织学改变　喉结核病变较弥漫，常累及喉部多个结构，病灶易发生干酪样坏死。按病理变化一般分为浸润型、溃疡型和增生型 3 种。

（1）浸润型：黏膜下有淋巴细胞浸润，形成结节，伴黏膜局限性充血及水肿。

（2）溃疡型：结核结节发生干酪样坏死，形成结核性溃疡，溃疡向深部发展可侵及软骨膜及软骨，其中以会厌软骨及杓状软骨多见。继发化脓菌感染时可形成脓肿。

（3）增生型：晚期浸润病灶伴有纤维组织增生，形成结核瘤。

2. 影像检查方法选择与影像学表现　CT 为首选影像检查方法。MR 可以作为进一步了解软骨和软组织受累情况的辅助手段。喉结核在 CT 和 MRI 上常表现为会厌、杓会厌襞、声带及室带等喉内结构呈对称性、弥漫性黏膜增厚，密度或信号不均匀，双侧喉旁间隙常受累，增强扫描为不均匀的斑点状强化。喉软骨无破坏，很少累及声门下区。可伴有颈深淋巴结肿大，淋巴结中央可有坏死改变，增强后呈明显的环状强化。

3. 影像学诊断要点 ① 病灶弥漫分布，多种形态并存，常伴有增生、溃疡，增强扫描为不均匀斑点状强化；② 喉软骨正常；③ 结合临床特征及实验室检查，如伴有肺结核更支持喉结核诊断。

4. 鉴别诊断

（1）喉癌：喉结核病变弥漫广泛，无喉软骨的破坏。喉癌多局限，可以破坏喉软骨。以增生为主的喉结核难与喉癌鉴别，需依赖病理组织学检查。

（2）喉淀粉样变：病变常以声门下为主，肿胀软组织内可见钙化，喉结核少见此种表现。

（3）慢性喉炎：形态上难与喉结核鉴别，需比较组织病理学检查以鉴别。

二、喉部肿瘤和肿瘤样病变

（一）喉乳头状瘤

喉乳头状瘤是喉部最常见的良性肿瘤，可发生于任何年龄，以儿童多见。儿童喉乳头状瘤较成人生长快，易复发，成人喉乳头状瘤易恶变。

喉乳头状瘤为喉黏膜上皮来源的良性肿瘤。表现为复层鳞状上皮增生，中心有血管丰富的结缔组织，无黏膜下浸润。单发或者多发。

1. 影像检查方法选择与影像学表现 CT 或 MR 表现为声带、室带、会厌等喉黏膜表面乳头状肿物，突入气道（图 3–7–17），增强扫描有强化。MR 上乳头状瘤 T_1WI 呈等信号，T_2WI 呈高信号，注射 Gd–DTPA 后肿瘤可见轻度强化。喉软骨及喉旁间隙正常。成人反复复发者需活检排除癌变。

2. 影像学诊断要点 喉黏膜表面结节，无黏膜下浸润，喉软骨不受累。成人患者可能为癌前病变，需活检排除癌变。

3. 鉴别诊断 与喉息肉、早期喉癌鉴别。喉息肉不强化，与早期喉癌鉴别需依赖组织病理检查。

（二）喉部血管瘤

喉部血管瘤为喉部少见的病变，可发生于任何年龄，无明显性别差异。

1. 影像检查方法选择与影像学表现 CT 和 MRI 均可。对于弥漫型喉部血管瘤，MR 优于 CT。CT 表现为喉部密度均匀的肿物突入喉腔，边界光滑清楚，少数可见小点状圆形钙化的静脉石。增强扫描肿物显著强化或随时间延长逐渐强化。病变弥漫者可延伸至颈部皮肤、皮下间隙，部分可见增粗增多的引流静脉。MR 表现为长 T_1 长 T_2 信号，信号均匀，增强扫描强化明显（图 3–7–18）。动脉增强扫描表现为渐进性强化特点。弥漫型病变可见大量迂曲流空的血管影。

2. 影像学诊断要点 喉部血管瘤多位于喉黏膜表面，呈圆形或类圆形，边缘光滑，少数可分叶。CT 为均匀等密度，可有圆形或点状静脉石，增强扫描明显强化；MR 表现为长 T_1 长 T_2 信号，信号均匀，增强扫描强化明显。

3. 鉴别诊断 喉部血管瘤需与喉息肉、乳头状瘤鉴别。喉息肉增强扫描不强化，乳头状瘤轻度强化，强化程度不如血管瘤明显。

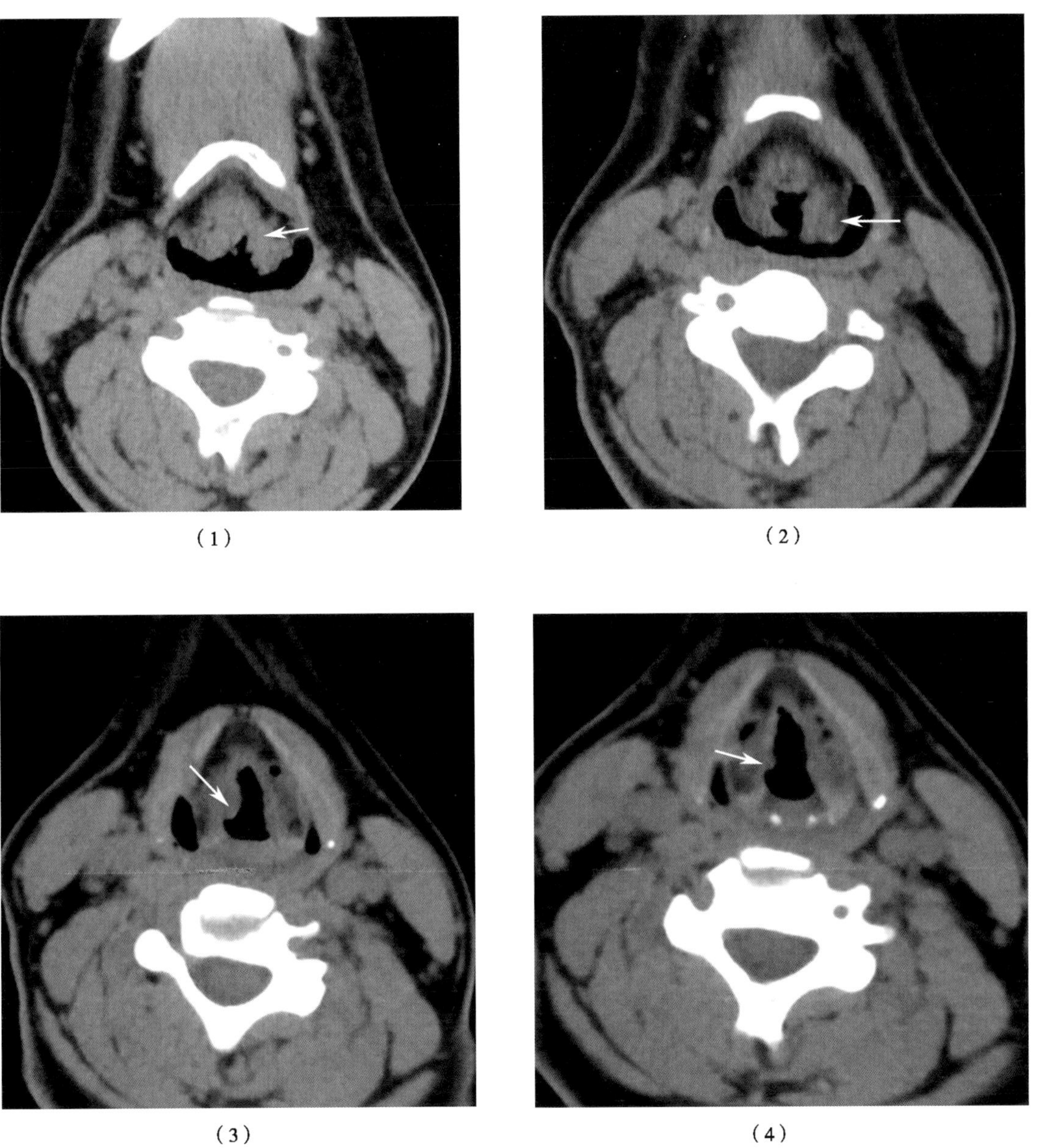

图 3-7-17 喉乳头状瘤 CT 表现
laryngeal papilloma
横断面平扫 CT 显示会厌 [图（1）中→]，双侧杓会厌襞 [图（2）中→]、室带 [图（3）中→]、声带 [图（4）中→] 增厚，结节影突向喉腔，会厌前间隙、喉旁间隙显示清晰（Axial CT section showed thickening of epiglottis [arrow in Fig（1）]，bilateral aryepiglottic folds [arrow in Fig（2）]，false and true vocal folds [arrow in Fig（3）and Fig（4）]，with a nodule protruding into the laryngeal cavity. Pre-epiglottic space and para-laryngeal space did not involved）

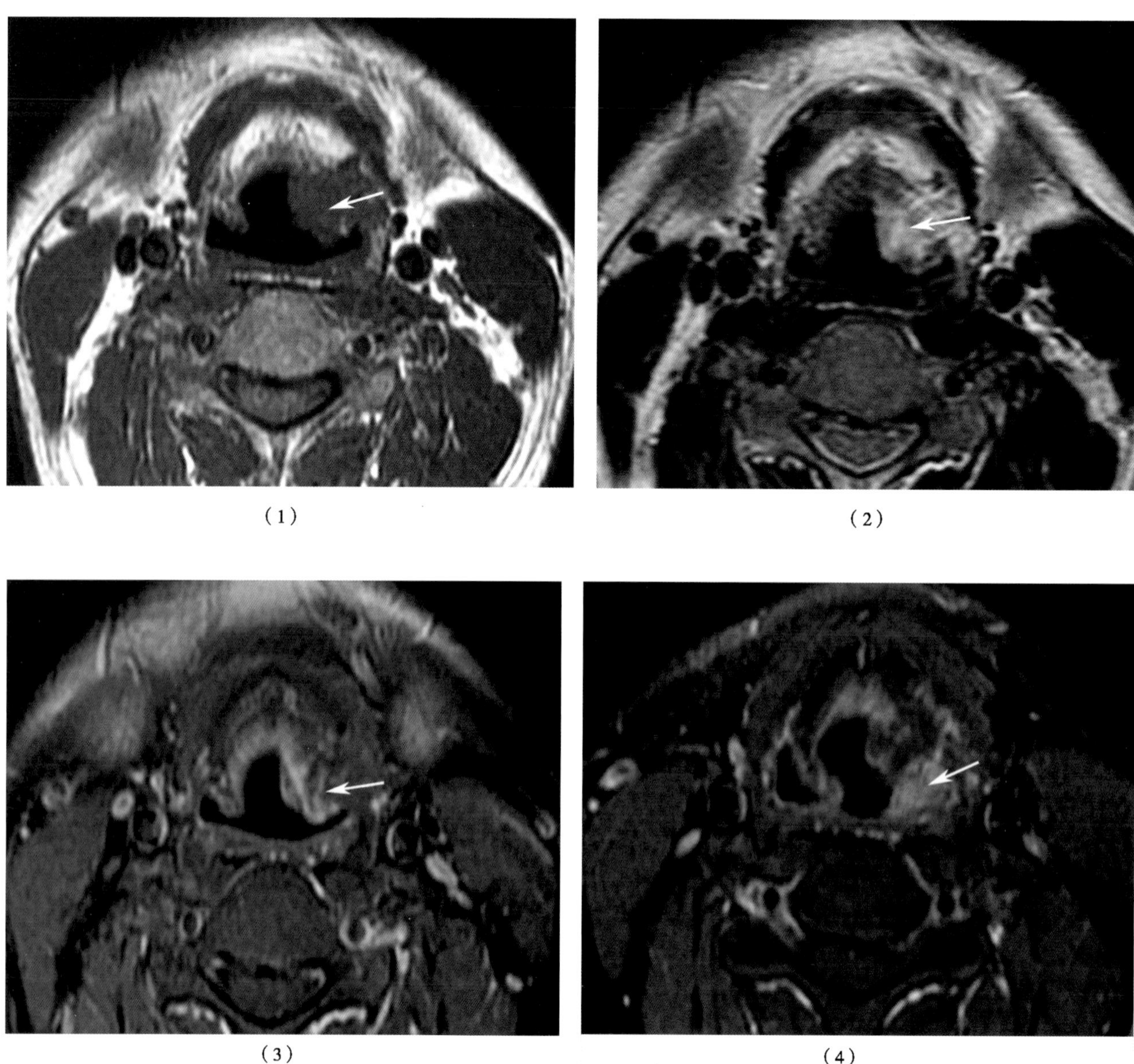

图 3-7-18 左侧杓会厌襞血管瘤
a hemangioma of the left aryepiglottic fold
T_1WI 呈低信号［图（1）→］，T_2WI 呈高信号［图（2）→］，信号均匀，增强扫描强化明显、不均匀［图（3）和图（4）］
（The neoplasm presented as hypo-intense signal on T_1WI［arrow in Fig（1）］，hyper-intense signal on T_2WI［arrow in Fig（2）］，with apparent heterogeneous enhancement［Fig（3）and Fig（4）］）

（三）喉部神经鞘瘤

喉部神经鞘瘤是一种少见的喉部神经源性肿瘤，可发生于任何年龄，无明显性别差异。肿瘤多位于声门上区，多见于室带、杓会厌襞及杓状软骨处，位于声带少见。

1. 病理组织学特征 喉神经鞘瘤多为单发、有完整包膜、生长缓慢的肿物，起源于喉上神经。根据病理学分为 Antoni A、Antoni B 两型，其中 Antoni A 型细胞排列紧密，Antoni B 型细胞排列疏松。

2. 影像检查方法选择与影像学表现 CT 表现为圆形或椭圆形病变，多呈膨胀性生长，表面黏膜光滑，无浸润性改变及喉软骨破坏，增强 CT 扫描图像上显示肿瘤内密度不均，呈明显不均匀强化，表现为低密度区内散在不规则结节状高密度强化影［图 3-7-19（1）］。MR 扫描示病变呈不均匀长 T_1 长 T_2 信号，长 T_1 长 T_2 信号代表囊性部分，提示含有大量 Antoni B 细胞，增强后呈明显不均匀强化［图 3-7-19（2）］。

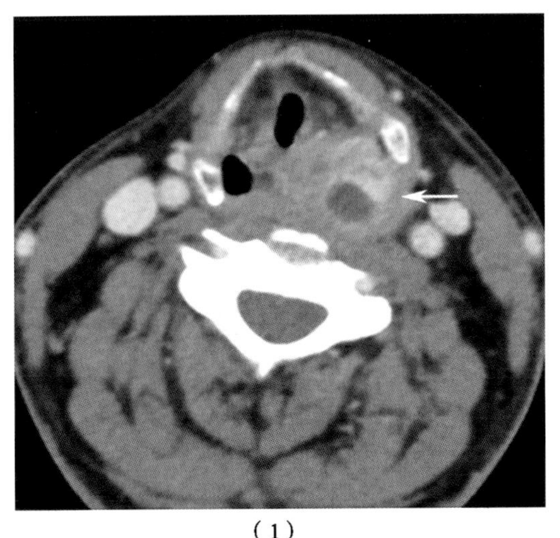

（1）

图 3-7-19 左侧杓会厌襞神经鞘瘤 CT 和 MRI
CT and MRI of a schwannoma of the left aryepiglottic fold
（1）横断面增强 CT 显示左侧杓会厌襞区类圆形肿块（白箭头），呈中度不均匀强化
[axial CT section showed oval neoplasm (white arrow) at left aryepiglottic fold with moderate heterogeneous enhancement]
（2） MRI 示肿块呈不均匀等 T_1（图 A 中→）等 T_2（图 B 中→）信号影，其内可见片状长 T_1 长 T_2 信号，增强后呈中度不均匀强化（C）
[the neoplasm presented as heterogeneous iso-intense signal on T_1WI (A, white arrow) and T_2WI (B, white arrow), with moderate heterogeneous enhancement (C)]

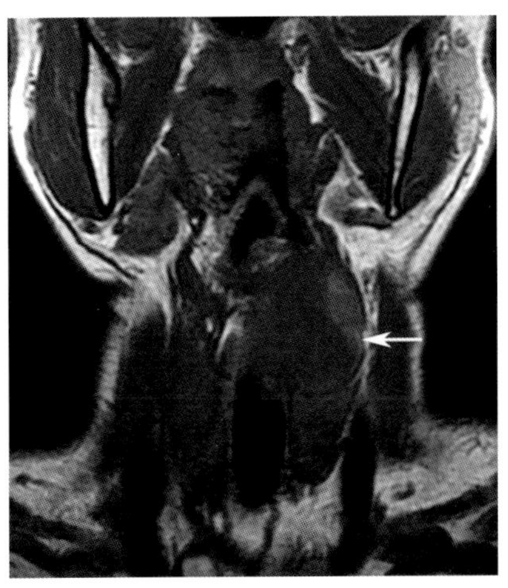

A

B

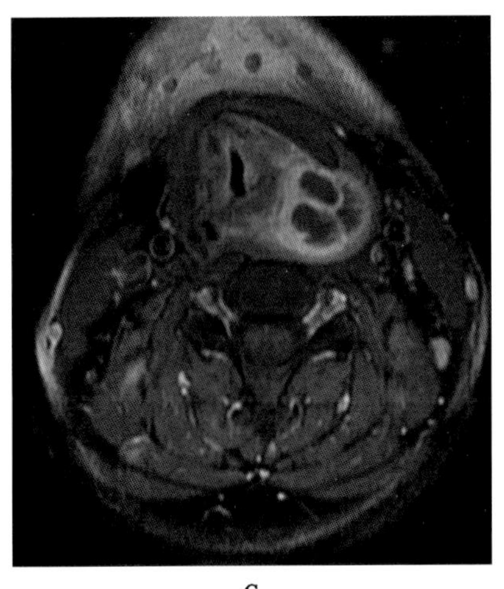

C

（2）

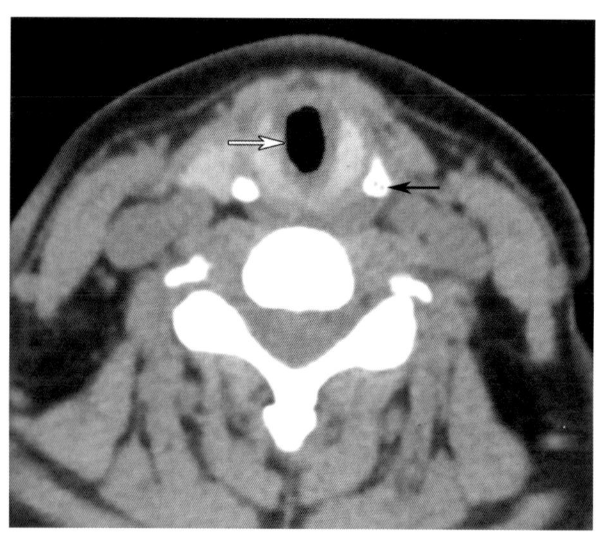

图 3-7-20 喉淀粉样变
laryngeal amyloidosis
横断面 CT 显示声门下区喉黏膜下结构弥漫增厚（白箭头），喉软骨密度增高（黑箭头）[axial CT section showed diffuse thickening (white arrow) in submucous tissue at subglottic area, with increased density in laryngeal cartilages (black arrow)]

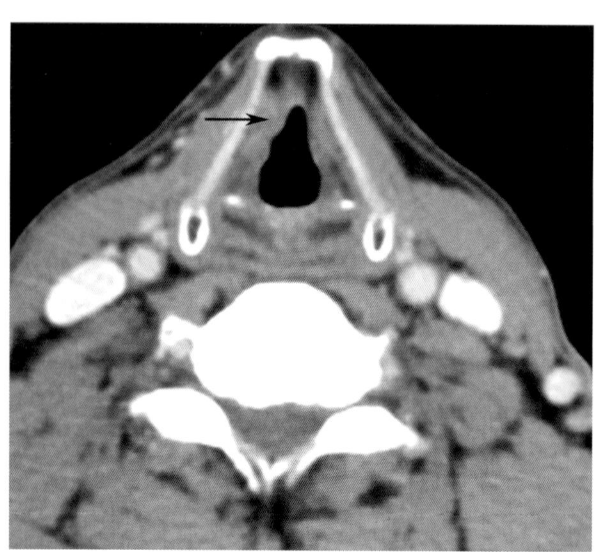

图 3-7-21 声门区喉癌 CT 表现
glottic carcinoma
横断面增强 CT 显示右侧声带表面凹凸不平，软组织增厚（黑箭头），喉旁间隙被软组织密度影取代（Axial CT section showed superficial rugosity and irregular thickening at right vocal fold, with para-laryngeal space replaced by soft tissue）

3. 影像学诊断要点 单侧边界清楚的肿块，呈膨胀性生长，表面黏膜光滑，增强扫描中度不均匀强化。

4. 鉴别诊断 神经鞘瘤需与喉息肉、血管瘤鉴别。喉息肉增强扫描不强化，血管瘤明显强化，神经鞘瘤呈明显不均匀强化。

（四）喉淀粉样变

喉淀粉样变，是一种原因不明的淀粉样物质均匀沉积于细胞间的病变，分为全身和局部两种类型。呼吸道以喉部为好发部位，发生率依次为室带、杓会厌襞和声门下区。

1. 病理组织学特征 淀粉样无结构物质，沉积于血管壁、纤维组织、黏膜和腺体的基底膜。病变表现为：结节型（肿瘤样）为单个或多个结节隆起，呈灰黄色或金黄色，表面光滑、质硬；弥漫浸润型，表现为黏膜下弥漫性增厚。

2. 影像检查方法选择与影像学表现 喉部软组织局限性结节样增厚，黏膜表面光滑，增强扫描结节强化不明显。弥漫型表现为弥漫性、不对称性喉软组织增厚，表面光滑。增强扫描强化不明显。可见斑点钙化，或喉软骨增生硬化（图 3-7-20）。

3. 影像学诊断要点 喉部软组织局限性或弥漫性增厚，黏膜表面光滑，增强扫描不强化，可有钙化，喉软骨增生硬化。

4. 鉴别诊断 喉淀粉样变主要与慢性增生性喉炎和喉结核鉴别。喉炎和喉结核均累及黏膜，而喉淀粉样变黏膜表面相对光滑。

（五）喉癌

喉部恶性肿瘤以鳞癌最常见，少数为腺癌。

1. 影像检查方法选择与影像学表现 CT 为首选的影像检查方法。MR 可以进一步了解软骨和软组织受累情况。

（1）声门型喉癌：早期表现为声带局部不规则或稍增厚变钝，而后可形成结节或肿块，合并坏死或溃疡，CT 上密度不均匀，MRI 上 T_1WI 为稍低信号，T_2WI 呈稍高信号，如有坏死则表现为高信号。增强扫描实性部分明显强化。病变可向腔内生长，也可向黏膜下生长，浸润声带旁声带肌和声门旁、喉旁间隙，通过间隙向上、下蔓延，也可通过前连合侵犯对侧声带，向上浸润会厌前间隙（图 3-7-21）。

（2）声门上型喉癌：病变常向周围间隙蔓延，并向下扩展为跨声门癌，并可早期发生颈部淋巴结转移。

（3）跨声门癌：为喉癌晚期阶段，此时肿瘤广泛侵犯喉内外结构（图 3-7-22）。

以上各区喉癌均可破坏喉软骨如甲状软骨、环状软骨和杓状软骨（图 3-7-23），可侵犯喉旁间隙及喉旁结构（如甲状腺、颈前肌肉等），可伴有颈深淋巴结转移。

2. 诊断要点　喉癌在喉镜下可以诊断，并通过病理确诊。影像检查主要为了进一步明确临床分期。检查时要观察以下几点：① 喉黏膜改变，如结节样增厚及黏膜下浸润；② 喉旁间隙和喉周间隙是否侵犯；③ 有无喉软骨破坏；④ 有无颈部淋巴结及其他远处转移。

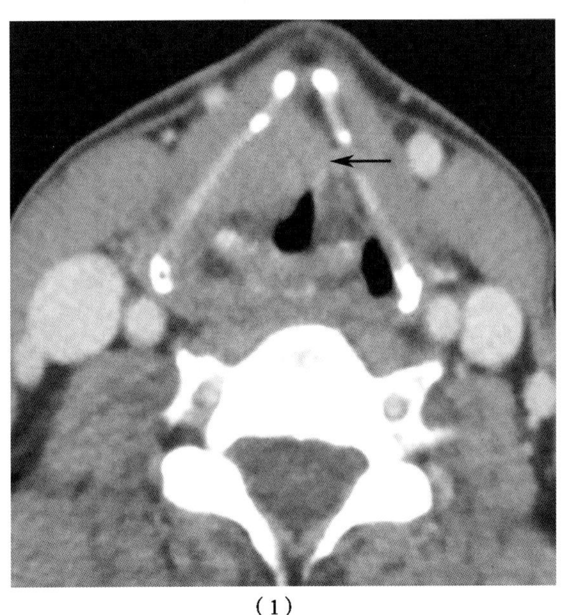

（1）

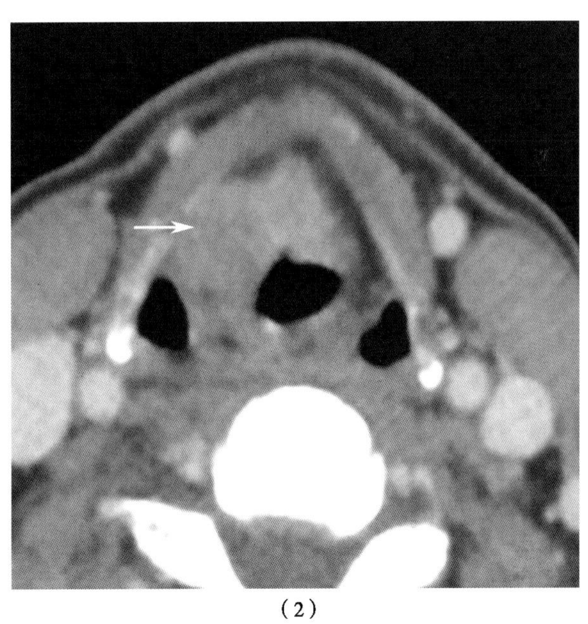

（2）

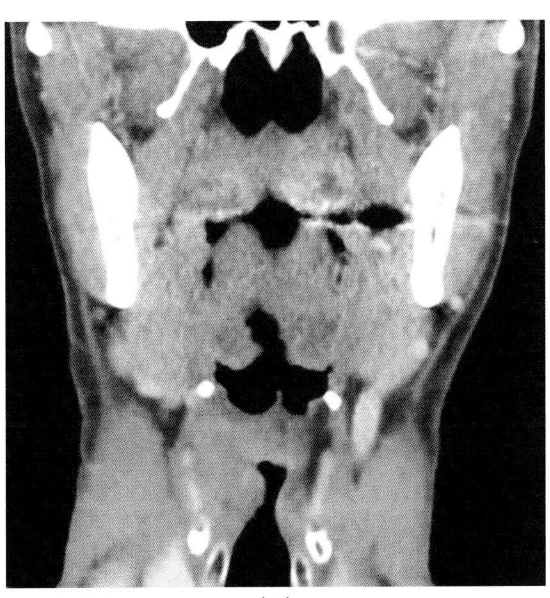

（3）

图 3-7-22　跨声门癌 CT 表现
transglottic cancer
横断面增强 CT［图（1）、图（2）］显示右侧声带、室带软组织肿块，累及喉旁间隙、前连合、左侧声带及杓会厌襞（黑箭头）；冠状面 CT［图（3）］示软组织肿块跨越声门，向上累及杓会厌襞，向外侧累及喉旁间隙（白箭头）
{Axial CT section［Fig（1），Fig（2）］showed right true and false vocal fold neoplasm，with involvement of para-laryngeal space（white arrow），anterior commissure，left vocal fold and aryepiglottic fold（black arrow）. Coronal CT section［Fig（3）］displayed neoplasm extending over glottis，involving aryepiglottic fold and para-laryngeal space}

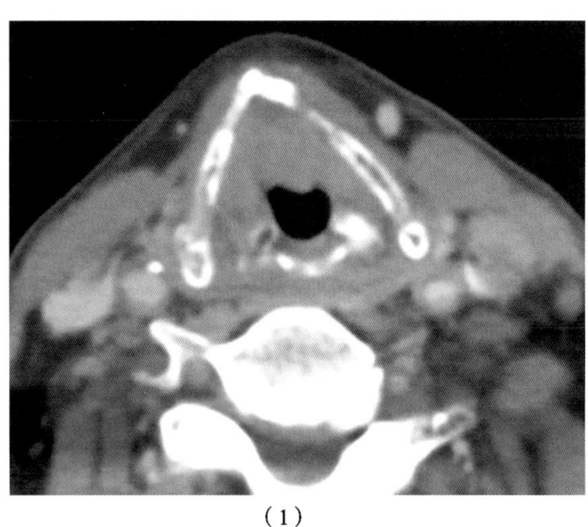

(1)

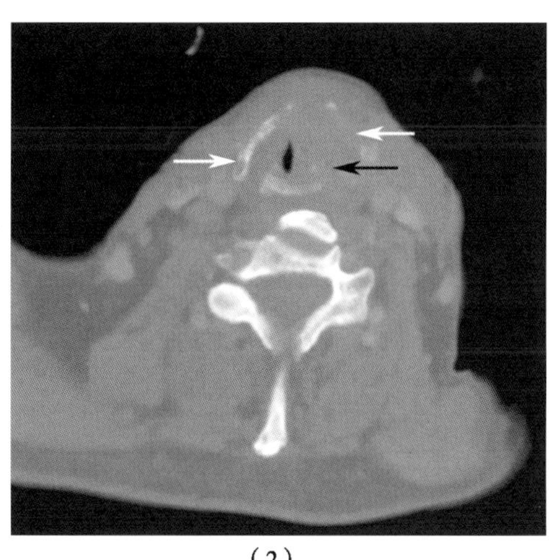

(2)

图 3-7-23 喉癌累及喉腔外结构的 CT 表现 laryngeal cancer with para-laryngeal space involved
横断面增强 CT 软组织窗[(1)]、骨窗[(2)]显示双侧声带软组织肿块，累及喉旁间隙、前连合及双侧甲状软骨板(白箭头)、左侧杓状软骨(黑箭头)
[axial CT section of laryngeal cancer with bilateral vocal folds，para-laryngeal space，anterior commissure，bilateral thyroid cartilage (white arrow) and left arytenoid cartilage (black arrow) involved，soft tissue window (1) and bone window (2)]

(六)会厌囊肿

会厌囊肿临床上一般可无症状，常在喉部检查时偶然发现，少数较大囊肿可有咽喉部不适感，构音不清。

1. 影像检查方法选择与影像学表现 CT 表现为圆形或椭圆形低密度病变，位于会厌舌面正中，表面光滑，无浸润性改变及喉软骨破坏，增强 CT 扫描图像上显示病变无明显强化，合并感染时囊壁增厚、强化(图 3-7-24)。MR 表现为类圆形长 T_1 长 T_2 信号，边缘光滑，增强后无强化。

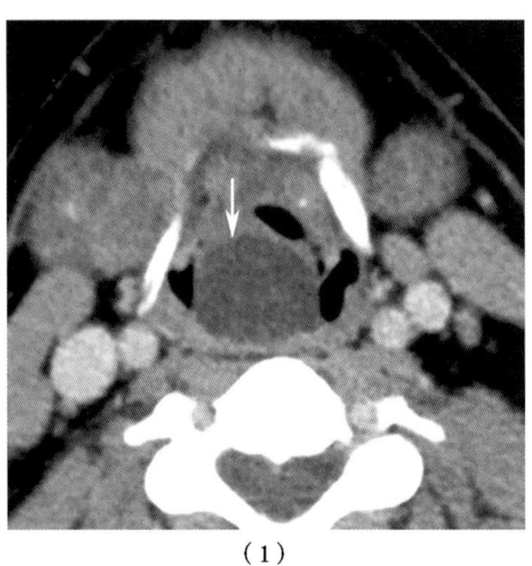

(1)

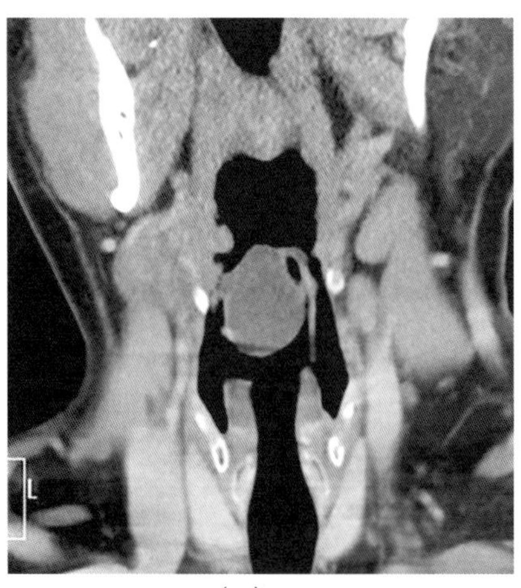

(2)

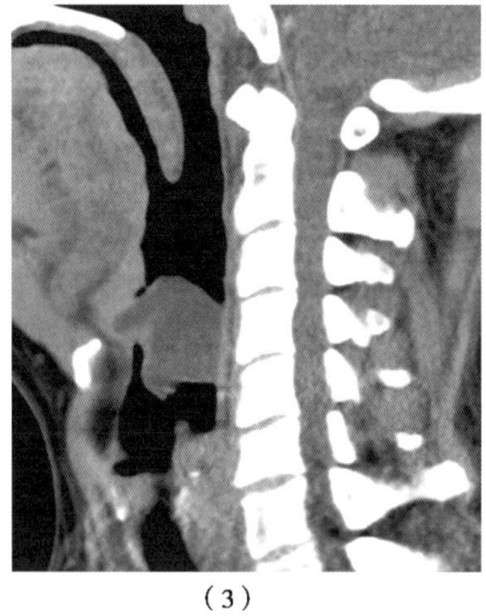

(3)

图 3-7-24 会厌囊肿
epiglottic cyst
横断面增强 CT[(1)]、冠状面[(2)]和矢状面[(3)]显示会厌类圆形肿物突向喉腔(白箭头)，增强扫描无强化
[axial CT section (1)，coronal CT section (2) and sagittal CT section (3) showed oval neoplasm of epiglottis，protruding into laryngeal cavity and without contrast enhancement]

2. 诊断要点 会厌舌面正中边界清楚的低密度肿块，表面光滑，增强扫描无强化。

3. 鉴别诊断 会厌囊肿需与神经鞘瘤、血管瘤鉴别。增强扫描血管瘤明显强化，而神经鞘瘤呈不均匀强化。

（七）甲状舌管囊肿

多数病例根据病史及检查即可明确诊断，术前影像学检查的主要目的是证实临床诊断、确定甲状腺组织的存在以及发现囊肿是否合并恶性改变。CT 检查可以提供重要的信息。

1. 病理组织学改变 甲状舌管是连接舌盲孔和甲状腺的临时通道，正常甲状舌管在妊娠的第 6 周随甲状腺下降至颈部后闭合，若甲状舌管胚胎性残余不萎缩，甲状舌管内分泌物潴留，即可产生甲状舌管囊肿。因此囊肿可以发生于舌盲孔至胸骨上切迹之间、颈前部中线的任何部位，多见于舌骨和甲状腺之间，大部分位于颈部中线，部分稍偏离中线。根据囊肿位置不同分为中心型和偏心型。

2. 影像检查方法选择与影像学表现 甲状舌管囊肿的 CT 表现具有以下特征：舌骨上下发生较多，舌骨下更多见，呈圆形或椭圆形低密度病变，少数为不规则形。由于囊内容物所含有的蛋白质、胆固醇成分比例不同，密度有所不同。增强扫描囊壁强化，囊内容物无强化。MR 扫描呈类圆形长 T_1 长 T_2 信号，依囊内容物成分不同，T_1、T_2 信号可发生一定变化（图 3-7-25）。

临床上应与异位甲状腺、表皮样囊肿、皮样囊肿、鳃裂囊肿、颏下淋巴结炎、甲状腺囊性肿瘤等疾病相鉴别。

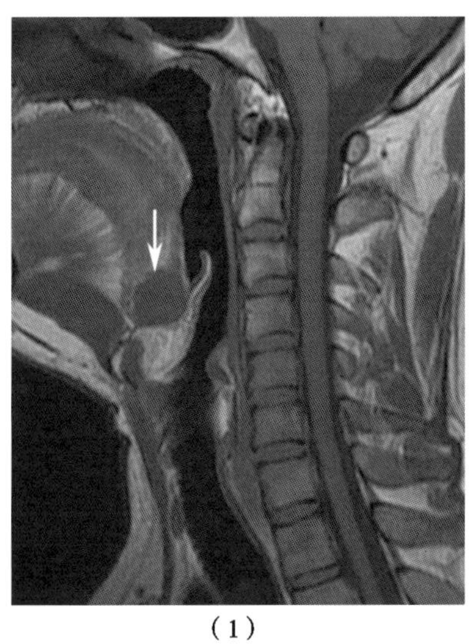
（1）

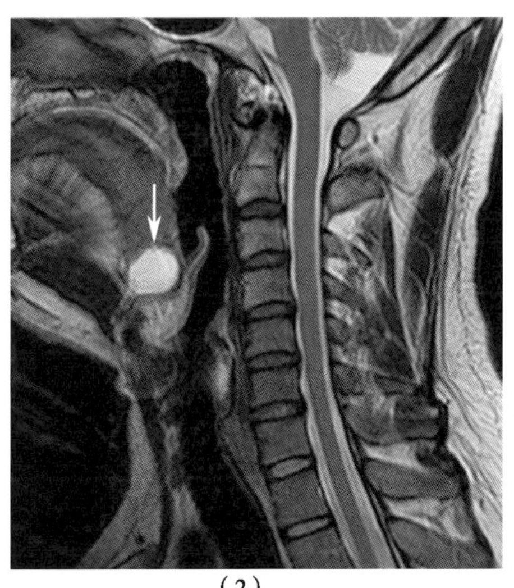
（2）

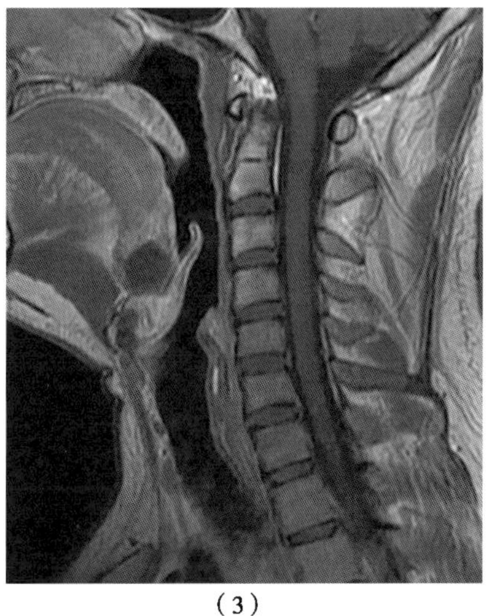
（3）

图 3-7-25 甲状舌管囊肿的 MRI 表现
MRI of thyroglossal duct cyst
矢状面 T_1WI［（1）中→］、T_2WI［（2）中→］示中线舌骨区一类圆形长 T_1 长 T_2 信号肿块，边缘清晰光滑，增强后（3）边缘轻度强化，内部无强化
{sagittal sections of T_1WI [（1）→] and T_2WI [（2）→] showed an oval neoplasm with sharply defined margin at hyoid area，presenting as long T_1 and long T_2 signal. After contrast agent administration（3），neoplasm appeared as rim-enhanced pattern，without inside enhancement}

三、喉外伤

严重的喉部外伤可导致喉软骨骨折、脱位、血肿，甚至气管环断裂，出现皮下气肿，常需要急诊处理。CT 检查可以明确损伤的位置和形态及气道情况，有无异物存留、喉损伤范围、血肿部位和大小。

1. 影像检查方法选择与影像学表现　CT 平扫可以明确喉软骨损伤的位置、形态，关节脱位情况及气道情况，有无异物存留，喉损伤范围、血肿部位及大小（图 3-7-26）。

2. 诊断要点　明确外伤史；CT 显示软骨损伤、异物、血肿等。

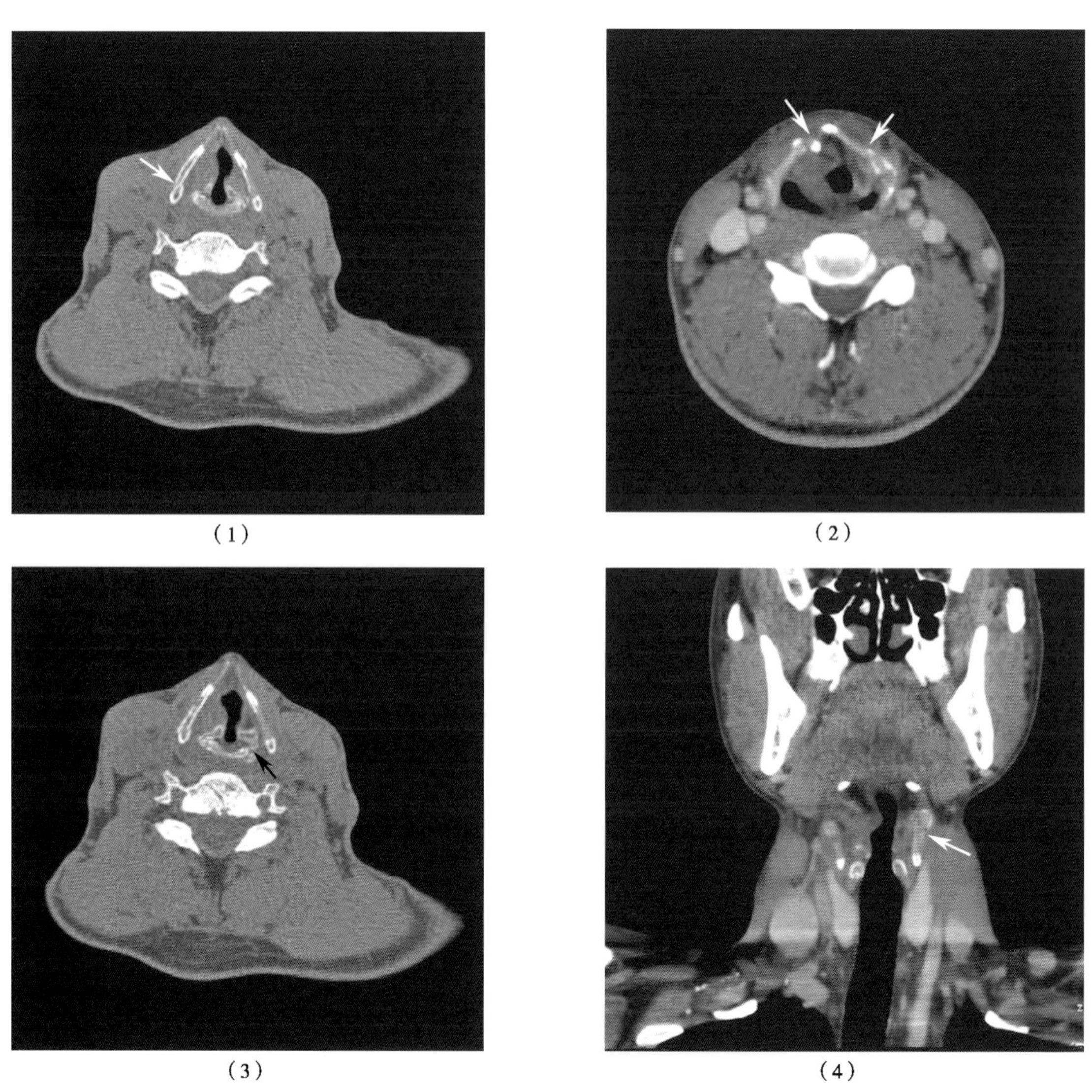

(1)　(2)　(3)　(4)

图 3-7-26　喉外伤 CT 表现
CT of laryngeal trauma
横断面骨窗［(1)～(3)］、冠状面骨窗（4）示双侧甲状软骨板多处骨折（白箭头），左侧环杓关节损伤（黑箭头）
{axial CT sections [(1)～(3)] and coronal CT section (4) of bone window showed multiple fractures of bilateral thyroid cartilage (white arrow), with left cricoarytenoid joint dislocation (black arrow)}

（刘中林　姜　虹　李建红）

第四篇
嗓音疾病
Voice Disorders

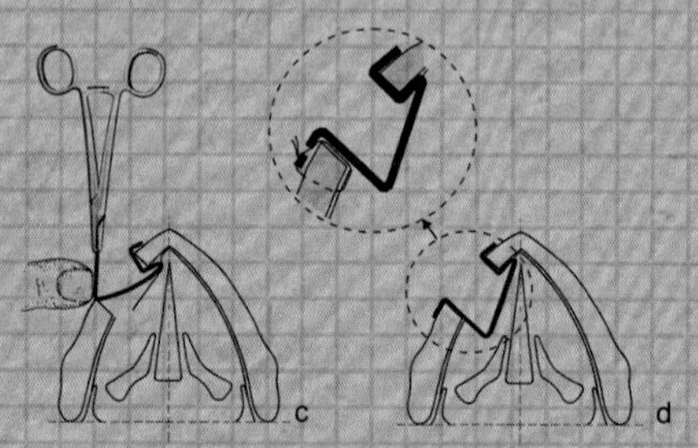
c
d

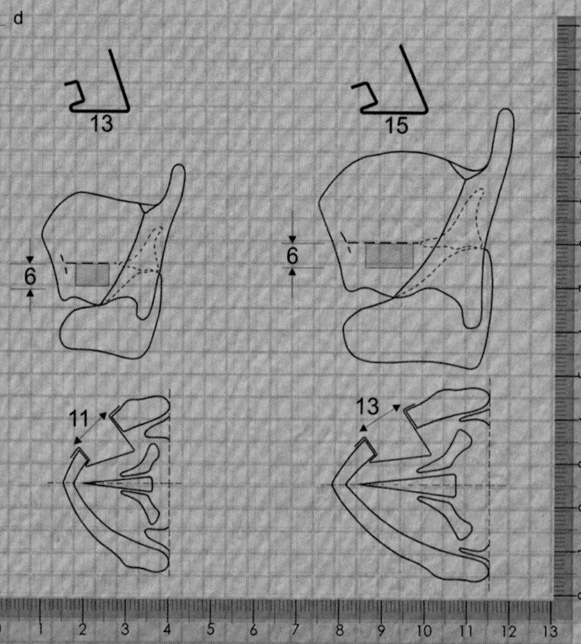
13
15
6
6
11
13

第一章
嗓音疾病诊断与治疗概述
Common Medical Diagnoses and Treatments in Patients with Voice Disorders: Overview

虽然从事嗓音专业的喉科医师多数是活跃在临床的外科医师，但是一个好的嗓音专家应该懂得如何运用专业手段进行综合治疗而不是盲目地选择手术治疗，同时治疗中还需要嗓音治疗团队的配合。后者包括言语－语言病理师（speech–language pathologist）、嗓音科学家（voice scientist）及其他相关人员，例如，神经科医师、胸科医师、内分泌科医师、内科医师、变态反应科医师等。

嗓音疾病十分复杂，目前尚无统一的分类标准，主要包括由于嗓音滥用或心理因素导致的功能性发声障碍及器质性嗓音疾病。器质性嗓音疾病以反流性喉炎、急性感染性喉炎及声带良性病变最为多见。在女性器质性嗓音疾病患者中，15% 的患者存在内分泌异常。

第一节 嗓音疾病影响因素

一、嗓音滥用

嗓音滥用（voice abuse）是引发嗓音疾病最常见的原因之一。如果患者出现发音疲劳，声音嘶哑在用嗓 1 天或 1 周后最为明显时，应高度怀疑是由于嗓音滥用和（或）用嗓不当引起。如果患者经常在嘈杂的环境中，包括汽车及飞机上说话，更容易出现嗓音滥用，例如合唱队指挥、嗓音教师及拉拉队领队等。存在嗓音滥用的患者，应及时就诊于从事嗓音专业的喉科医师，通过专业的指导，纠正错误的发音习惯。但遗憾的是多数人甚至歌手都缺乏这种专业训练。

在美国，针对嗓音滥用的专业训练可以在具有资格认证的言语－语言病理师的指导下进行，在其他国家这一治疗可由嗓音治疗师（phoniatrist）完成。通过专业治疗，不仅可以改善患者的言语－发音质量，还有助于其歌唱水平的提高。许多言语－语言病理师在吞咽康复、构音治疗等方面都经过严格的专业培训，但目前为止言语及语言专业培训课程中尚缺乏针对日常对话内容的嗓音康复治疗，也没有针对歌手发声障碍的训练内容。

在发音治疗过程中，专业的歌唱训练同样也有助于一些非专业的嗓音疾病患者的康复。歌唱训练主要要教会患者发音技巧，例如，如何放松、如何增强肌肉力量等，这些训练可以与正规的言语康复治疗同时进行。

二、感染与炎症

（一）不伴喉炎的上呼吸道感染

上呼吸道感染的患者有时仅仅有鼻塞症状，并无咽痛及嗓音异常。对于这种单纯的“伤风感冒”，如果喉部检查正常，可以建议职业用嗓者继续用嗓，但不要试图模仿过去正常的声音，而应该顺应病程自然转归变化。患病期间，患者应避免频繁清嗓及大声咳嗽，否则会加重喉部组织损伤。

（二）喉炎伴严重声带损伤

急性喉炎出现声带出血及黏膜损伤（例如声带黏膜撕裂）时患者应停止用嗓，包括说话及演唱。在此期间的治疗包括严格发音休息（voice rest）并积极治疗原发疾病。职业用嗓者声带出血最常见于经前期妇女应用阿司匹林或非类固醇类抗炎药物治疗痛经时。严重的声带出血或损伤后继发形成瘢痕者可能会导致声带振动功能永久性改变。目前，对于声带出血是否需要进行紧急处理仍存在争议。多数喉科医师认为，除一些严重的、会导致血肿机化及瘢痕形成的声带出血需要手术处理外，一般情况下可以通过保守治疗使血肿自行消退。

（三）不伴严重损伤的喉炎

声带轻、中度水肿及充血可由感染或非感染因素所致。

1. 非感染性喉炎　通常与嗓音滥用有关，也可能由于过敏、吸烟等原因引发的黏膜刺激所致。病变多见于声带前中 1/3 的黏膜。其中干燥性喉炎（laryngitis sicca）与脱水、空气干燥、张口呼吸及抗组胺类药物的应用有关。黏膜干燥还会引发黏膜刺激、咳嗽，导致轻度的炎症反应。

非感染性喉炎患者首先需要适度的发音休息，同时进行相应的治疗，还可以应用类固醇激素及其他药物。如果黏膜分泌物过多，可以应用小剂量抗组胺药物，但应谨慎使用。患者还应充分补充水分，以保持黏膜的润滑状态。

2. 感染性喉炎　可由细菌或病毒感染引起。严重者常合并气管及支气管炎症，病变很难在短期内控制。治疗时应避免滥用抗生素，但当病因不明、患者用嗓需求迫切时，可以酌情给予抗生素。

无论何种喉炎，选择绝对或相对适度的发音休息是必要的。若患者没有职业用嗓需求，作为最安全的保守治疗措施，可以考虑短期的绝对禁声，必要时可以借助写字板进行书面交流。禁声期间应告知患者不要用耳语声交流，因为在这种发音方式下，声带仍处于活动状态，且较轻声说话对声带损伤更为明显。吹口哨、演奏管乐器等活动因会引起声带运动也应被禁止。绝对禁声仅仅应用于严重的声带损伤者，例如黏膜的破损或出血，时间不要超过 7 ~ 10 天，通常为 3 天。虽然一些喉科医师并不认同发音休息会有利于嗓音恢复，但几天绝对的发音休息对喉炎患者还是有益处的。相对适度的发音休息则是要求患者尽量少说话，说话要轻柔，音高略高于正常；同时还应控制打电话的时间，说话时也要像演唱时那样运用腹部肌肉支持。相对适度发音休息利于多数病例的嗓音恢复。

在上述疾病的治疗中，言语病理师的职责就在于为嗓音保健、纠正嗓音滥用提供专业指导。对于专业用嗓者，在专业教师指导下的声乐训练也是十分必要的。当歌唱技巧出现问题引起发声障碍时，应建议歌手及演员咨询他们的声乐教师，获得必要的专业指导。

喉部雾化吸入治疗对声带、气管及支气管具有加湿、加温的作用，利于喉炎的康复。合并鼻部病变者还可以进行鼻腔冲洗。其他如超声波治疗、局部按摩、推拿、心理治疗及生物反馈疗法等，可以缓解患者焦虑情绪，减轻肌肉过度紧张，在治疗中起到很好的辅助作用。但心理治疗及生物反馈疗法需要在专业人员监督下完成。

（四）鼻窦炎

鼻窦黏膜慢性炎症常常会产生较稠厚的分泌物，引起鼻涕倒流。当倒流的黏液过度黏稠时，会影响发音。同时也会引起患者频繁的清嗓动作，进一步刺激声带。当慢性鼻窦炎伴有明显的过敏症状时，需应用药物治疗。但许多治疗过敏的药物有黏膜干燥等副作用，使很多职业用嗓者不愿意应用。

（五）过敏

过敏会使呼吸道黏膜及分泌物发生改变，同时引起鼻部阻塞，从而影响发音。对于轻度间歇性过敏的患者通常应用抗组胺药物治疗，但抗组胺药物所产生的副作用会加重发声障碍。因此发声障碍患者在重要用嗓场合（例如演讲、演出等）出现过敏症状时，可以用类固醇激素替代抗组胺药物，以减小副作用。

（六）呼吸功能异常

呼吸对于发音的重要性早已被认知。即使轻度慢性阻塞性肺疾病也会引起明显的发音问题，处理这类疾病引发的发声障碍需要呼吸科医师协同。如果可能，患者应选择口服药物，尽量减少吸入性用药，其中也包括类固醇类激素的吸入。

（七）下呼吸道感染

下呼吸道感染对嗓音的破坏作用与上呼吸道感染相同。支气管炎、肺炎，特别是呼吸道反应性疾病会使发音的动力减弱，引起机体发音代偿性过度紧张，导致发音器官损伤。咳嗽也是一种创伤性的发音活动。下呼吸道感染应积极治疗，有时需要应用支气管扩张药（最好口服用药）。

（八）扁桃体炎

扁桃体炎患者由于扁桃体过度肥大影响共鸣系统或由于炎性反应性疼痛引起发音方式的改变，从而影响发音质量。患者如果有明确适应证，就需要进行扁桃体切除手术。但对于职业用嗓者，扁桃体切除后构音及共鸣系统会发生改变，可能会影响患者的嗓音，因此应尽量避免扁桃体切除。

（九）其他

艾滋病（AIDS）目前的发病率呈上升趋势，这种致死性疾病也可以出现声音嘶哑及口腔干燥。原因不明的口腔念珠菌病，气管、支气管念珠菌感染及其他罕见病原体引起的呼吸道感染，应引起医师的注意。艾滋病常合并感染，流感嗜血杆菌、肺炎链球菌及病毒为最常见的病原。

喉科医师还要警惕喉部其他的急、慢性病变引起的声音嘶哑。喉结核并不少见，尽管喉结核过去被认为与肺部结核杆菌感染有关，但目前患者肺部结核的症状往往不典型，可能仅仅伴有轻微的咳嗽，而临床体征差异较大。

此外，3%～5% 的结节病及肉芽肿病会出现喉部症状。非干酪性肉芽肿可以发生于喉部，以室带多见，症状以呼吸道阻塞为主，发声障碍少见。

其他罕见疾病，包括麻风、梅毒、硬皮病、伤寒、斑疹伤寒等也可以引起喉部类肿瘤样改变。

各种真菌感染引起的病变在临床上很难确诊，包括组织胞浆菌病、球孢子菌病、隐球菌病、芽生菌病、放线菌病、念珠菌病、曲霉菌病、毛霉菌病、鼻孢子虫病及分支孢菌病等。寄生虫病也可以产生喉部肿块，例如利什曼病。一些病毒也可以引起喉结构的异常，最明显的是喉乳头状瘤。而疱疹病毒、天花病毒等也可以引起喉部感染。

三、全身情况

（一）老化过程

嗓音衰老（vocal aging）与全身健康状况有关，这一变化并非不可逆，可以通过发音治疗及其他治疗缓解。

（二）听力损失

听力损失作为发声障碍的一个原因常常被忽略。听觉反馈是说话及演唱的基础，这一调控机制受到干扰也会导致嗓音的变化，特别当患者并未意识到其听力异常时。

（三）胃食管反流

胃食管反流（gastroesophageal reflux）（或）咽喉反流（laryngopharyngeal reflux，LPR）在发声障碍患者特别是歌手中非常多见。此病主要是食管括约肌松弛，胃内容物反流，到达咽喉部引起相应的症状。最典型的症状为晨起声音嘶哑，口腔内有苦味伴口臭，咽喉部有异物感等。患者还经常伴有反复清嗓动作，慢性刺激性咳嗽及频繁发作的气管炎或气管支气管炎等。咽喉反流患者的烧心等食管炎的症状并不常见，因此在临床上经常会被漏诊。长时间的胃食管反流和（或）咽喉反流也与食管癌及喉癌的发生有关。

如果患者在严格的抗反流治疗 1 个月后症状没有明显改善，或考虑有其他病变时，应请消化科医师会诊，特别对于年龄超过 40 岁、反流症状超过 5 年者。24 小时 pH 监测利于这类疾病的诊断。当症状比较顽固时，还需结合其他体征及心理检查，除外贪食症的存在。

反流性咽喉炎治疗包括应用抗酸药物、H_2 受体阻滞剂或质子泵抑制剂，药物可以减少或阻止产酸。患者还应该调整饮食及睡眠习惯，例如早餐、午餐多进食，避免烟酒、咖啡因及特殊食物刺激，睡觉前 3～4 小时避免进食，睡眠时头部抬高等。治疗过程中还必须明确，控制酸度并不等同于控制反流。

（四）内分泌功能异常

人的嗓音对机体内分泌水平的变化异常敏感。内分泌异常对发音的影响主要表现在声带固有层液体成分的变化及伴随出现的声带体积及形态的改变。甲状腺功能减低者就属于此类，但其发病机制还不十分明了。轻度甲状腺功能减退患者可以出现声音嘶哑、发音低沉、发音疲劳、音域丧失及咽喉部异物感。甲状腺功能亢进也可以引起同样的发音异常。

性激素变化引起的嗓音改变在临床上也非常常见，特别对男性变声期的影响更为明显。性激素水平与男性发音音高有关，男低音较男高音睾丸激素水平更高，雌二醇水平更低。在欧美，被阉割的男性歌手一度很受欢迎，阉割在 7 岁或 8 岁进行，这类歌手青春期喉部发育停滞，嗓音停留在女高音或男高音范围，嗓音独特。青春期男性变声失败导致的发声障碍（男声女调）已经很少见，目前认为心理因素是主要的致病原因。隐睾、青春期延迟、Klinefelter 综合征或 Fröhlich

综合征等由于激素缺乏，患者会出现持续的音高过高。

性激素对女性嗓音的影响主要表现为与月经周期相关的嗓音的变化，是由于内分泌改变所继发的生理、解剖、心理变化所致，主要表现为月经期前发声效率降低、高音缺失、发音疲劳、轻度声音嘶哑等。这种改变对女歌手影响最大。月经期前喉黏膜下出血也很常见，妊娠也会导致嗓音的改变，症状与经前期相同，有时这些变化甚至会是永久性的。雌激素的应用对绝经后歌手有一定帮助，但需在妇科医师的监督下服用。

笔者发现，健美运动员及其他运动员滥用合成代谢类固醇的现象有所增加，这些药物属于雄激素或与雄激素密切相关，除了有其他副作用外，对发音质量的影响例如嗓音男性化、基频降低等也不容忽视，这种影响可能是永久性的。因此，任何情况下都不应给予女歌手应用雄性激素，即使是很少量的。

除甲状腺及性腺外，甲状旁腺、肾上腺、松果体及垂体等引发的激素水平的异常也可以导致发声障碍。其他类型内分泌紊乱也可以影响发声，例如胰腺功能障碍（糖尿病等）可以引起声音干涩。胸腺异常患者会出现嗓音女性化。

（五）神经源性疾病

很多神经源性疾病可以影响患者的发音功能，包括各种震颤性疾病（常见的为帕金森病和药物性震颤）、多发性硬化、肌张力异常、重症肌无力等。痉挛性发声障碍作为喉部肌张力异常性疾病，其诊断及治疗对于喉科医师来说具有特殊的挑战性。

（六）声带运动减弱

声带运动减弱（vocal fold hypomobility）可以由神经麻痹（paralysis）即声带无运动、不全麻痹（paresis）即声带运动受限、杓状软骨脱位、环杓关节功能障碍及喉软骨骨折等引起。鉴别诊断除了详尽的病史询问及全面的体格检查外，嗓音功能的评估必不可少，通常包括频闪喉镜检查、客观嗓音评估、喉肌电图检查及高分辨率喉部 CT 等。发音治疗是多数声带运动障碍患者病程初期的主要治疗方法。对于喉返神经麻痹患者，发音治疗可以使部分患者恢复满意的音质。如果疗效不明显或无效，则需进行手术治疗。

（七）健康状态

与其他运动一样，最佳的发音状态需要良好的健康状态及体能作为保障，其中胸、腹部呼吸支持及发音的耐久性尤其重要。全身的疾病，例如贫血、莱姆病、单核细胞增多症、AIDS、慢性疲劳综合征或其他的功能异常会削弱机体肌肉组织耐久性，或引起黏膜分泌的变化。机体其他疾病也会引起嗓音问题，例如腹泻及便秘会抑制腹肌持续性收缩，使腹肌运动减弱。肢体损伤，例如踝关节扭伤，可能使发音姿态发生改变。颈部肌肉及舌肌异常的代偿性功能亢进，也会引发发音异常，例如发音疲劳及颈部疼痛，但这些问题常常被发声障碍患者所忽略。

（八）精神心理性嗓音疾病

精神心理性嗓音疾病（psychological aspects of voice disorders）是指一些发声障碍的患者同时伴有精神心理问题，心理问题也可能是由相关的嗓音疾病导致，实际上，两者是相互影响的。嗓音专业人员已经开始意识到嗓音疾病患者心理问题的重要性。1971 年 Brodnitz 曾报道 2286 例各类嗓音疾病患者，其中 80% 是由于嗓音滥用或心因性原因导致的，20% 为器质性病变。需要通过一系列详细、全面的病史询问以及体格检查，才能辨别嗓音疾病的病因。心因性嗓音疾病需要进行全面的心理评估。目前有很多术语用于定义与精神心理因素相关的嗓音功能障碍，但并不准确。Aronson 认为心因性（精神源性）（psychogenic）发声障碍大体上等同于功能性（functional）发声障碍，但前者是对病因的一种正面的陈述，主要由一种或多种心理障碍（失衡）所导致，如焦虑、抑郁、转化反应或者人格障碍等，它会影响正常发音的随意控制。心因性疾病表现多样，言语病理师在分类上存在分歧，对是否把肌紧张性发声障碍排除在外仍有争议。Aronson 和 Butcher 等认为在情绪压力下，喉内、外肌的过度收缩是这类发声障碍甚至失声的共同特征。此外，喉部的病理表现与嗓音异常的严重程度并不符合。

心因性（精神源性）发声障碍通常表现为完全无法说话，耳语声，极度紧张或哽咽样言语，言语节律间断，或者声区异常（如男性假声）。患者通常在大笑或咳嗽等无意识发音时嗓音是正常的。由于声门上区过度紧张，声带一般很难暴露。严重肌紧张性发声障碍的声带呈明显的弓形，发音时声门上有前后的挤压。如果长期以此种方式发音，可能会造成声带损伤性改变，如形成声带小结等。

通过指导患者练习诸如吹口哨或用鼻吸气等方式，可以减轻声门上收缩的程度。另外，患者歌唱时较说话时更易发出声音。硬质内镜进行检查时，患者舌部伸出，常能诱发出清晰的声音。与精神源性相关的严重的肌紧张性发声障碍在某些时候，可以通过言语病理师的行为治疗而消除。喉肌电图可发现内收肌及外展肌的同时收缩的现象，对明确诊断可能有一定的帮助。精神源性的发声障碍还经常被误诊为痉挛性发声障碍。

精神源性的嗓音疾病并不能仅仅靠有没有明显的神经源性喉部异常来诊断，必须还应有与症状相关的心理动力学方面的检查基础才能够准确诊断。神经源性的疾病及精神源性的疾病可以同时存在。应该彻底排除精神源性的疾病所潜在的器质性因素。不典型的抑郁、人格转换、焦虑或转换症状等也可能是中枢神经系统、内分泌或其他疾病的首发表现，需要相应的学科会诊以明确诊断并进一步治疗。

四、发音结构异常

声带小结（vocal nodule）与嗓音滥用密切相关，发音治疗作为首选治疗可以治愈绝大多数患者。声带黏膜下囊肿（submucosal cysts）可能也属于发音创伤性病变，许多是由于黏液腺阻塞引起，需要手术治疗。声带息肉（vocal polyps）也可能与发音创伤有关，但多数需要手术切除。

声带接触性肉芽肿（contact granuloma of vocal fold）常常发生于接近声带突的声带软骨部或杓状软骨内面，与咽喉反流及创伤（包括嗓音滥用及插管引起的损伤）有关。治疗包括控制反流及发音治疗等，如果肉芽肿不断增大或经过一定时间治疗后不能缓解，才考虑手术治疗。

声带任克水肿（Reinke’s edema）患者发音低沉粗糙。常常与吸烟、嗓音滥用、反流性咽喉炎及甲状腺功能减低有关。治疗时应首先控制潜在的诱发因素，如果需要改善声音，则需要手术治疗。

声带沟（sulcus vocalis）发声障碍症状明显，且通过发音治疗嗓音改善不满意者，可以考虑手术治疗。

声带瘢痕（vocal fold scar）为创伤后声带纤维化使其固有的特殊层次结构消失，阻碍声带振动，引起发声障碍。一旦出现瘢痕，患者发音功能很难能够恢复正常状态。目前外科技术的发展为声带瘢痕的治疗带来希望。

声带出血（vocal fold hemorrhage）如前所述，多数声带出血可自行缓解。但一些情况下血肿机化并纤维化，导致瘢痕形成，会引起持久性声音嘶哑。因此，一些病例可以考虑手术黏膜下切开，引流血肿。声带出血者，应建议完全禁声直至出血吸收（通常为1周），而后需要继续相对发音休息直至血管及黏膜恢复，这通常需要6周或更长。声带反复出血常常由于血管脆性异常所致，手术时可以应用激光凝固血管，或在显微镜下切除血管。

喉乳头状瘤（laryngeal papilloma）是由人乳头状瘤病毒引起的上皮性病变。对于有症状的喉乳头状瘤需要手术治疗，最好应用激光进行手术。目前病变局部辅助注射西多福韦也显示出乐观的前景。

喉癌（laryngeal cancer）无论手术或放射治疗，早期声门癌预后好。但对于声门癌患者来说，心理上造成的影响也不容忽视。许多喉癌患者，心理问题较声带良性病变要严重得多。

第二节 发声障碍的处理

嗓音疾病的治疗不仅与耳鼻咽喉科医师有关，也需要多学科协同配合。

一、发音治疗

（一）言语－语言病理师

一名优秀的言语－语言病理师（speech–language pathologist）对职业用嗓者及其他有发声障碍的患者来说都是一种无形的财富。耳鼻咽喉科医师、言语病理师在治疗发声障碍方面具有各自不同的教育背景及经验。实际上，多数言语－语言病理师在培训阶段很少涉及有关职业用嗓保健方面的知识，而有关职业歌手的用嗓保健知识则更少。言语－语言病理师常常有各自的专业特长，例如一名侧重于治疗卒中失语、口吃、喉癌术后康复或吞咽障碍的言语－语言病理师并不需要了解职业用嗓者或其他发声障碍患者的需要。因此，在嗓音疾病的诊疗中，耳鼻咽喉科医师必须充分了解与其合作的言语－病理师的优势及劣势，通过密切协作，使其形成自己特有的专业技术特色。

言语（发音）康复治疗主要侧重嗓音保健、发音放松技巧、呼吸调节及腹部支持等，这些对发声障碍患者会有很大帮助。通常情况下，职业用嗓者很少注意讲话时嗓音的保护。言语康复师可以指导他们在说话时掌握正确的呼吸支持、放松方法及用嗓位置，并通过与歌唱教师间的协作，将这些发音技巧嫁接到歌唱表演中。

（二）歌唱嗓音专家

歌唱嗓音专家（singing voice specialist）是在嗓音损伤治疗方面经过特殊训练的歌唱教师，是与医学专家合作治疗歌手的发声障碍必不可少的成员。一些特殊病例，通过歌唱练习课程，可以提高患者的治疗效果。与在言语（发音）治疗一样，歌唱练习可以提高胸、腹部肌肉的力量，加强呼吸调节及喉、颈部肌肉力量。

在治疗中，歌手常常会请求耳鼻咽喉科医师为自己推荐一名歌唱嗓音专家。而多数医师并没有足够的专业经验去评判一名声乐教师的优劣，因此在对歌手是否需要更换教师的问题上耳鼻咽喉科医师应格外慎重。还应明确，就像医师不可能治愈每一名患者的每一个嗓音问题一样，歌唱教师也不可能将每一个走进其工作室的学生都培养成歌唱巨星。

（三）表演嗓音专家

表演嗓音专家（voice acting specialist）即戏剧嗓音指导，作为嗓音治疗团队中的新的成员，主要致力于戏剧专业的教育。与歌唱嗓音专家一样，通过表演嗓音训练不仅可以使受训者充分利用声乐及肢体动作技巧，改善发音功能，还可以起到缓解压力的作用。

（四）其他人员

涉及嗓音康复及治疗的人员还包括护士、医师助理、心理学家、精神病学家、呼吸科医师等。每个嗓音中心都需要与这些专业人员合作，提高其综合诊治水平。

二、外科手术治疗

近年来伴随新物质、新技术的发展，嗓音功能评估手段的进步，及人们对发音功能认知能力的提高，大量的嗓音外科手术得以广泛开展。对于外科手术详细的讨论可见相关章节。

有些问题需要特别注意，例如声带小结的治疗应尽可能避免手术干预，患者至少要进行6~12周观察，在言语病理师的指导下调整发音技巧。

对于外科治疗，很多患者存在恐惧心理。在职业用嗓者中，这种恐惧很容易诱发焦虑，并因此影响到患者对手术可能产生的意外的理解和记忆。有精神障碍以及对外科治疗有不切实际的预期的患者不适合手术治疗。需要喉切除的患者术前必须进行充分的心理指导和社会适应教育，包括对癌症诊断本身以及对突然失去发音功能的认知与接受。不同患者对术前和术后心理支持的效果评价好坏不一，如何有效地提供这项支持是嗓音心理学家面临的巨大挑战。

（Robert T. Sataloff）

第二章
喉先天性疾病
Congenital Disorders of Larynx

喉先天性疾病（congenital disorders of larynx）虽然较少见，但病种较多，并常伴气管、食管或全身其他部位的先天性畸形。喉先天性疾病的病情轻重和临床表现不一，轻者可无明显临床症状，重者在新生儿娩出后即出现吸气性呼吸困难、喉喘鸣等，甚至窒息死亡。

第一节 喉软化症

喉软化症（laryngomalacia）是一种婴幼儿常见的疾病，约占喉先天性畸形的 50%～75%。本病以吸气时声门上组织脱垂至呼吸道产生吸气性喉喘鸣和上呼吸道梗阻为主要特点，是新生儿及儿童喉喘鸣最常见的原因，患儿还可能伴有吞咽及喂养困难等症状。大多数婴幼儿喉软化症病情属轻中度，约 10% 病情属重度，症状出现时间早、程度重、病程长，严重影响患儿生存质量。

（一）病因

传统观念认为喉软化症多因妊娠期营养不良、缺钙及其他电解质不平衡导致喉部软组织（尤其是会厌、杓状软骨和杓会厌襞）过度柔软松弛，吸气时的负压使病变组织向喉内卷曲，相互接触造成喉腔狭窄，发生喉喘鸣和呼吸困难。目前，越来越多的文献提及胃食管反流与喉软化症密切相关。由于声门上结构向内塌陷引起的吸气时胸腔负压增加，增加胃内容物向食管内的反流，同时加重杓区的水肿，继发喉软化症。

（二）临床表现

1. 症状

（1）持续性或间歇性吸气性喉喘鸣，可因哭闹、体位改变（仰卧、低头）或呼吸道感染而加重。吸气时胸骨上窝、肋间隙、上腹部凹陷，重者表现为发绀及吸气性呼吸困难。无声音嘶哑，哭声和咳嗽声正常。

（2）患儿一般在出生后 2 周内出现症状，出生 6 个月时症状最为严重，之后稳定并逐渐缓解，18～24 月龄时症状消失。

2. 检查　直接喉镜下典型的喉部表现：杓状软骨脱垂或其上松弛组织向前阻塞声门，大而软或长而尖的卷曲会厌，吸气时会厌与杓会厌襞向后相互接近，此时用直接喉镜挑起会厌或插入两侧杓会厌襞之间，如喉喘鸣消失，即可确诊。

（三）诊断与鉴别诊断

1. 诊断

（1）详细了解病史：如妊娠、分娩情况，喉喘鸣起始时间、性质、程度，与体位的关系及有无呼吸困难和发绀，有无脑水肿、神经系统症状、血管瘤和畸形等。

（2）喉镜检查：是诊断本病最有效的方法。

（3）以金属吸引管吸引喉入口处引发会厌、杓区黏膜向喉腔脱垂，出现 Narcy 征阳性，为诊断依据之一。

（4）Roger 等（1995）制订了重度喉软化症的诊断标准：① 平静时有呼吸困难和（或）活动时呈现重度呼吸困难；② 吞咽困难；③ 身高和体重增长迟缓；④ 睡眠窒息或阻塞性通气不足；⑤ 难以控制的胃食管反流；⑥ 有因阻塞性呼吸困难而行气管插管术的病史；⑦ 活动时低氧血症和（或）高二氧化碳血症；⑧随窒息或阻塞性通气不足加重而出现睡眠监测的异常记录。

2. 鉴别诊断　除与其他先天性疾病鉴别外，还应与腺样体肥大、喉后天性疾病，如炎症、白喉、外伤、水肿或异物等鉴别，可行支气管镜和其他影像学检查以明确诊断。因新生儿喉部组织娇嫩，行支气管镜检查时需注意应快速、有效，避免组织损伤。

（四）治疗

对轻度或中度喉软化症无呼吸困难者，主要是精心护理和加强喂养。严重喉阻塞有呼吸困难或发绀者，应行气管切开术或其他成形手术（如杓会厌成形术、CO_2 激光喉成形术或声门上成形术等）。手术适应证为满足 Roger 标准中的 3 项或 3 项以上者。术中应注意保护杓间黏膜，避免瘢痕形成造成术后喉狭窄。

第二节　先天性喉蹼

先天性喉蹼（congenital laryngeal web）可发生在喉腔的任何平面，最多为声门区，本病发病率约占喉先天性疾病的 10%。

（一）病因

胚胎喉第 8 周发育时前部未开所致。声门下蹼常合并环状软骨畸形，声门上蹼常累及室带、前连合。

（二）临床表现

1. 症状　随喉蹼的大小而异。喉蹼较小者，可无明显症状，哭闹、活动或有呼吸道感染时可有喉喘鸣和呼吸困难；喉蹼中等大者，可出现声音嘶哑、哭声微弱和三凹征；喉蹼较大或成隔时，可导致无哭声、不能吮乳、发绀，甚至窒息、死亡。

2. 检查　直接喉镜见白色或淡红色膜状物即可明确诊断。

（三）诊断

喉蹼需与声门下狭窄、喉软化症、杓状软骨脱位、声带麻痹、环杓关节固定等喉部疾病鉴别。支气管镜、胸部 X 线检查可辅助诊断，并协助诊断伴发的其他畸形。

（四）治疗

喉蹼较小又无症状者无需治疗。喉蹼较大，有呼吸困难者应及时手术治疗。部分患儿梗阻虽尚未引起窒息，但喉蹼也将影响喉部的发育和发音，且这部分患儿易患呼吸道感染，发生严重呼吸困难，所以也应给予及时治疗。

手术治疗取决于喉蹼的分型：

1. 喉蹼薄　可在内镜下行喉内手术或 CO_2 激光切开。透明膜样蹼甚至可用气管镜直接穿通。

2. 喉蹼较厚、较复杂的蹼或隔　多采用开放外科手术治疗。可根据呼吸道阻塞情况先行气管切开术，然后行喉裂开术。术中应正中切开甲状软骨，暴露喉蹼，于喉蹼正中切开，去除多余纤维组织或软骨，缝合蹼的黏膜边缘，形成声带。为防止粘连，可在声带间放置硅橡胶膜，术后 1～2 周取出；也可将切开的喉蹼黏膜瓣反转缝合，覆盖创面，形成新的声带；还可应用颊黏膜行游离黏膜瓣移植法覆盖创面。以气道通畅和良好的发音为判断手术效果的标准。

婴幼儿喉蹼早期手术治疗还可促进喉发育、改善发音。

第三节　先天性喉囊肿

自 1881 年 Abercrombie 首次描述先天性喉囊肿（congenital laryngeal cyst），先天性喉囊肿的报道以个案为主，是临床少见病，占喉先天性疾病的 1.5%。新生儿发病率 1.82/10 万，其中有 50% 的病例是在婴儿窒息死亡后由尸体解剖得到诊断的。本病分为喉小囊囊肿和喉气囊肿，喉气囊肿多见于成人，新生儿和婴幼儿多为喉小囊囊肿，又称黏液囊肿，囊肿不与喉腔相通，不向喉室引流，喉小囊内充满黏液，逐渐膨胀扩大，多见于声门上一侧或会厌、会厌谷、杓会厌襞，40% 的患儿出生后数小时即有症状，95% 生后 6 个月内出现症状。

（一）病因

喉小囊膨胀扩大并充满黏液，不与喉腔相通。

（二）临床表现

1. 症状　随喉囊肿的大小、生长速度和位置而异。喉囊肿较小者，可无明显症状；喉囊肿中等大者，出现声音嘶哑、哭声微弱和三凹征；喉囊肿较大时，可导致无哭声、不能吮乳、发绀，甚至窒息、死亡。

2. 检查　直接喉镜见室带或杓会厌襞膨隆遮挡声门，表面光滑，声带活动正常或受限。

（三）诊断

喉囊肿需与喉软化症、喉部肿瘤等喉疾病鉴别，术前 CT 或颈部 B 超有助于明确诊断。

（四）治疗

注意观察生命体征，严重喉囊肿有呼吸困难或发绀者，应行气管切开术或穿刺抽液或揭盖法去除囊肿顶襞，但是极易复发。采取支撑喉镜下 CO_2 激光切除病变，复发率明显降低，囊壁完全切除是预防复发的关键。

第四节　先天性声门下血管瘤

先天性声门下血管瘤（congenital subglottic hemangioma）多发生在新生儿出生后 6 个月内，8～18 个月内迅速增生，在随后的 5～8 年里逐渐消退。女性多见，约为男性的 2 倍。声门下血管瘤可发生在声带至环状软骨区，可为单侧，也可扩大到对侧，至声带上方或气管。

组织病理学分为毛细血管型、海绵血管型和混合型三型，声门下血管瘤多为毛细血管型。

（一）临床表现

1. 症状 患儿多于生后2～3个月出现吸气性喘鸣、咳嗽、声弱、声音嘶哑、吞咽困难、呕吐、咯血等，伴程度不等的呼吸困难，多伴其他部位（如皮肤、口腔）的先天性血管瘤。

2. 检查 直接喉镜或纤维喉镜下见声门下区有特征性的红色或蓝色、光滑、柔软、广基的黏膜下包块。

（二）诊断

通过症状及直接喉镜检查一般即可确诊。颈部影像学（X线、CT或MRI）可明确病变范围。活检、针吸可造成大出血及阻塞气道等危险，故不宜采用。

（三）治疗

由于本病可自行消退，故无症状者可暂不治疗。本病的治疗方法较多，包括气管切开术、冷冻治疗、硬化剂治疗、激素治疗、外科手术切除等。

发生气道阻塞时应做气管切开术，但应注意避开声门下血管瘤的部位，以免出血，并且在血管瘤增生期应避免行气管切开术。冷冻治疗对血管瘤效果较好，但因可引起术后水肿，故使此方法受到限制。体积较小的血管瘤可先采用局部注射激素治疗，如效果不满意可行激光切除。较大的血管瘤，瘤体占喉腔60%以上，应先做气管切开术，然后行激光治疗。Healy等（1980）和Sie等（1994）分别报道用CO_2激光内镜下切除声门下血管瘤，证明CO_2激光治疗出血少，术后反应小，使大部分患者可避免气管切开，对单侧、双侧和环状血管瘤均可使用。对于气道内多发性血管瘤或伴较大的皮肤血管瘤者，可用干扰素治疗。开放外科手术多用于大的复发性血管瘤，术后可用肋软骨瓣行喉气管重建。

第五节 先天性喉裂

先天性喉裂（congenital laryngeal cleft）为喉腔存在不同程度的裂隙，多发生在喉后部，常合并气管食管裂、食管闭锁、气管食管瘘和喉、气道狭窄。

（一）临床表现

常表现为喉喘鸣、吞咽困难、食物进入气管引起呛咳、呼吸困难、发绀和不同程度的声音嘶哑，常因并发吸入性肺炎和肺不张而死亡。

（二）诊断

喉镜或支气管镜检查可明确诊断。检查时应注意杓间区、杓状软骨和喉后方的情况，同时注意喉裂与声带、环状软骨的关系，并注意是否伴有其他先天性喉疾病。喉裂在伴有食管闭锁和气管食管瘘时极易被忽略，故应特别注意。胸部X线和食管造影等影像学检查可协助诊断肺部和食管并发症。

根据喉裂范围可分3型：①Ⅰ型，从杓状软骨切迹向下到环状软骨下端；②Ⅱ型，喉裂累及部分气管软骨；③Ⅲ型，喉裂扩展到气管分叉处。Benjamin等（1989）根据症状和治疗方法不同将先天性喉裂分为4型：①Ⅰ型，声门上杓间裂；②Ⅱ型，部分环状软骨裂；③Ⅲ型，全环状软骨裂；Ⅳ型：喉、气管食管裂。

（三）治疗

通过内镜明确喉裂范围、程度，制订相应的治疗方案。

Benjamin 分型中，没有误吸症状的Ⅰ型喉裂无需治疗。Ⅰ型和短裂的Ⅱ型可在喉镜下修复。长裂Ⅱ型及所有Ⅲ型可通过开放手术修复。Ⅳ型需同时经颈前径路及开胸术暴露全段病变，在体外循环下予以修复。有误吸症状时应及时行气管内插管或气管切开术来保护气道，可行胃造口术、食管造口术等预防误吸。

手术并发症有喉返神经损伤、喉裂复发、肉芽形成、食管狭窄和气管食管瘘等。

第六节　先天性喉闭锁

先天性喉闭锁（congenital atresia of larynx）为喉发育异常导致喉腔未形成，出生时喉腔不能通气，可分为膜性和软骨性两种。在喉后部常有一小孔，为咽气管导管。本病为最严重的先天性喉狭窄。

（一）临床表现与诊断

患儿出生时皮肤颜色正常，但结扎脐带后不久，即发生发绀；有呼吸动作，但无空气吸入和哭声，伴严重的三凹征；常可伴气管食管瘘等其他畸形。

直接喉镜或纤维喉镜检查见喉部完全闭锁或声门下闭锁即可确诊。

（二）治疗

产房应备有新生儿喉镜、支气管镜和气管切开器械。当出现典型的新生儿无哭声，有呼吸动作，但无空气吸入时，应立即在直接喉镜下，用婴儿型支气管镜穿破膜性闭锁，给予人工呼吸和氧气吸入；如为软骨性闭锁，应立即行气管切开术。若该病治疗不及时，出生后不久即可导致患儿死亡。

第七节　先天性声门下狭窄

先天性声门下狭窄（congenital subglottic stenosis）是妊娠 3 个月时胎儿声门下腔发育障碍，致使环状软骨及声门下区发育畸形，可同时伴发其他喉气管异常。

（一）临床表现与诊断

常见症状为出生时呼吸有响声，但哭声正常，呼吸困难程度因梗阻程度而异，重者可引起新生儿窒息。

内镜检查是最重要的诊断手段，可用硬质内镜或纤维喉镜了解声门下狭窄的部位、长度以及狭窄腔的大小。影像学检查对声门下狭窄部位、程度也有重要的诊断作用。正常足月新生儿声门下直径大约为 5mm，≤ 4mm 即为狭窄。狭窄程度的分度：①Ⅰ度，管腔阻塞 <70%；②Ⅱ度，管腔阻塞 70% ~ 90%；③Ⅲ度，管腔阻塞 >90%；④Ⅳ度，管腔完全阻塞。

（二）治疗

轻中度阻塞无明显症状者，可不予治疗，但应注意预防呼吸道感染。对于狭窄长度不超过

1cm，且为膜性狭窄者可采用内镜下 CO_2 激光治疗。在开放性手术中，狭窄长度超过 1cm 者可选用喉气管成形术，严重的声门下狭窄者可选用切除狭窄段重建和吻合术。

第八节 先天性声带麻痹

先天性声带麻痹（congenital vocal fold paralysis）多伴中枢神经系统疾病、先天性心脏病等。可以是单侧或双侧，双侧声带麻痹较常见且更加危险。在单侧声带麻痹中左侧声带麻痹较右侧常见。

（一）病因

按病变部位可分为中枢性和周围性。中枢性病变常致双侧麻痹；产伤、颅内出血、颅内感染、脑水肿、脑积水、脊膜脊髓膨出等常导致单侧麻痹；先天性心脏病、先天性纵隔囊肿或肿瘤、气管支气管畸形、家族遗传可导致双侧外展性麻痹。

（二）临床表现与诊断

单侧麻痹患儿哭声低沉或嘶哑，吸气性喉喘鸣，呼吸困难。双侧声带麻痹可引起呼吸窘迫，但其哭声和发音可以是正常的（因为外展性麻痹的声带同样可以被动的振动）。并发上呼吸道感染时，可出现急性喉梗阻。

根据患儿声音嘶哑和呼吸困难的症状应想到本病，行喉镜检查进一步明确诊断。

（三）治疗

首先根据患儿情况决定是否行气管切开术缓解呼吸困难，其次进行病因治疗。单侧声带麻痹自愈率为 48%～62%，故一般患者仅需观察和进行发音训练，手术治疗至少应在观察 6 个月至 1 年以后进行，可采用喉框架手术、声带注射、神经再生术和喉起搏等方法治疗。双侧声带麻痹危险性较高，可行杓状软骨外侧固定术、声带外移固定术等声门扩大术保证呼吸，还可行神经修复术恢复喉神经支配功能。

第九节 先天性喉软骨畸形

先天性喉软骨畸形（congenital anomalies of laryngeal cartilage）主要包括会厌软骨畸形、甲状软骨畸形及环状软骨畸形。

一、会厌软骨畸形

发生于胚胎发育第 5 周，为两侧第 3、4 鳃弓融合不良造成。无症状者，可不治疗。双会厌者会厌柔软，吸气时被吸入喉入口，引起咳嗽、喉鸣和呼吸困难者，可在直接喉镜下行会厌部分切除术。会厌软骨畸形还包括会厌过大或过小，会厌过大引起呼吸困难者也可行会厌部分切除术，会厌过小无症状者可不处理，但应注意避免呛咳及误吸。

二、甲状软骨畸形

发生在胚胎发育第 8 周，因两侧第 4 鳃弓的翼板融合不全或发育不全，造成先天性甲状软骨裂、部分缺失或软骨软化。以上异常可引起吸气时甲状软骨塌陷，造成吸气性喉鸣和呼吸困难，重者需做气管切开。

三、环状软骨畸形

发生在胚胎发育第 8 周。两侧环状软骨融合不良造成先天性环状软骨裂，即喉裂。先天性环状软骨增生可致喉狭窄或喉闭锁，引起呼吸困难、窒息，此时应紧急行气管切开术。

（王　军）

第三章 炎性疾病 Inflammatory Diseases

第一节 急性单纯性喉炎

急性单纯性喉炎（acute simple laryngitis）为喉黏膜急性、弥漫性、卡他性炎性病变，常继发于上呼吸道感染，多发于冬春两季。

（一）病因

1. 感染　由病毒或细菌感染引起，可先为病毒感染，后继发细菌感染；亦可由细菌直接感染所致。常见细菌为金黄色葡萄球菌、溶血性链球菌、草绿色链球菌、肺炎球菌、流感嗜血杆菌、卡他莫拉菌等。

2. 用嗓不当或用嗓过度　如发音过多、大声喊叫、剧烈咳嗽等均可引起声带黏膜急性炎症。

3. 有害因素刺激　吸入粉尘、化学气体、高热蒸气、烟尘或烟酒刺激等均可引起喉部黏膜急性炎症。

4. 外伤　喉部创伤、异物或器械损伤可继发急性喉炎。

5. 其他　疲劳、感冒致全身抵抗力下降易诱发本病。

（二）病理

喉黏膜弥漫性充血，喉黏膜及黏膜下层多形核粒细胞及淋巴细胞浸润，黏膜下组织渗出形成水肿。黏液腺分泌增加，随炎症发展分泌液由稀薄变为黏稠，严重时转为脓性，亦可形成假膜。喉黏膜如发生损伤或脱落可形成溃疡。

（三）临床表现

1. 症状

（1）可有发热、畏寒、疲乏等全身症状。

（2）声音嘶哑轻者发音粗糙，音质欠圆润；重者发音沙哑，甚至完全失声。

（3）喉部干燥、异物感、喉痛，发音时疼痛加重。

（4）咳嗽、咳痰　初起干咳无痰，后有黏脓性分泌物咳出，如分泌物稠厚则不易咳出。

2. 体征　喉镜检查可见喉黏膜弥漫性充血、肿胀，声带呈淡红或鲜红色，声带边缘充血较明显，有时可见声带黏膜下出血。声带边缘圆钝，发音时声门闭合不全。喉腔黏膜表面常有分泌物附着。

（四）诊断与鉴别诊断

根据患者全身、局部症状及喉镜检查即可做出诊断。注意与急性特异性喉部感染疾病（如喉白喉）、传染病先驱性喉炎、变应性喉炎等相鉴别。

（五）治疗

1. 发音休息　禁声或少发音，减少声带运动。

2. 去除致病因素　如戒除烟酒，避免有害理化因素的刺激等。

3. 抗感染治疗　可局部应用抗生素和类固醇激素超声雾化吸入，症状重者可全身应用抗生素和类固醇激素治疗。

4. 药物治疗　应用各种锭剂（含碘喉片、中药含片等）局部含服，可消炎镇痛，减轻症状。中药治疗可应用疏风清热、宣肺开音之中草药或中成药。

5. 物理疗法　应用超短波疗法或红外线照射，可促进喉部炎症消退。

（六）预后

急性单纯性喉炎预后较好，经及时治疗数日后症状改善，无后遗症。部分患者 7 ~ 10 天可自愈。但如反复发作，不注意发音方法，未及时合理治疗，可转变为慢性喉炎。

第二节　慢性喉炎

慢性喉炎（chronic laryngitis）为喉部黏膜慢性非特异性炎症，可累及黏膜下组织，包括慢性单纯性喉炎、肥厚性喉炎和萎缩性喉炎，后者近年较少见。

（一）病因

1. 急性喉炎反复发作或迁延不愈。

2. 用嗓不当或用嗓过度　多见于职业用嗓者，如演员、教师、营业员等，因长时间用嗓或过高、过强发音所致。

3. 有害物刺激　如长期吸入有害气体、粉尘，烟酒过度等。

4. 邻近器官的慢性炎症　鼻、鼻窦、咽、扁桃体及下呼吸道炎性病变蔓延及分泌物刺激，可继发喉部慢性炎症。

5. 咽喉反流因素。

6. 变态反应因素。

（二）病理

发病初期喉黏膜血管扩张、充血，上皮及固有层水肿，淋巴细胞浸润，腺体分泌增多；继而出现纤维组织增生及玻璃样变性，黏膜及黏膜下组织增生肥厚，上皮化生、角化，腺体肥大，分泌物变稠厚。长期病变喉黏膜及腺体可发生萎缩，上皮纤毛脱落，与纤维素性渗出物混合成脓痰、脓痂。

（三）临床表现

1. 症状

（1）声音嘶哑：轻者嗓音间歇性嘶哑改变，发音易疲劳，音色低沉、粗糙；重者持续性沙哑，甚至失声。

（2）喉部有不适、干燥、刺痛、烧灼感、异物感等。喉部分泌物增加，有黏痰附着喉部，患者有清嗓习惯。

2. 体征

（1）慢性单纯性喉炎：喉黏膜弥漫性充血，轻者浅红色，重者暗红色；声带肿胀，边缘变钝，表面有分泌物附着，可伴有声门闭合不全。

（2）肥厚性喉炎：黏膜弥漫性或局限性肥厚，声带充血呈深红或暗红色，边缘圆钝，声门闭合不全。室带亦可肥厚，遮盖部分声带，发音时呈代偿性内收。杓会厌襞也可增厚。

（3）萎缩性喉炎：喉黏膜干燥、变薄，喉腔可有痂皮附着。声带萎缩变薄，张力减弱，声门闭合时可有梭形缝隙。

（四）诊断与鉴别诊断

根据长期声音嘶哑症状及喉镜检查所见可做出诊断，注意与其他可引起长期声音嘶哑的喉部病变相鉴别，如血管性声带炎、单侧声带炎、慢性特异性喉部感染疾病（喉结核、喉梅毒等）、喉关节炎、早期喉癌等。

（五）治疗

1. 去除病因　适当发音休息，避免长时间或高强度、高音调用嗓，纠正不正确发音方法；改善工作环境，避免有害气体、粉尘刺激；戒除烟酒；积极治疗鼻、咽及下呼吸道炎症病变；对部分病例可以针对性应用抗反流及抗过敏药物治疗。

2. 局部治疗　应用类固醇激素雾化吸入，可加入 α－糜蛋白酶等减少渗出，促进吸收；局部物理治疗有助于消炎、消肿，可应用超短波、红外线、直流电或音频电疗等。

3. 中药治疗　应用宣肺开音中成药，如黄氏响声丸、金嗓开音丸等。

4. 针灸治疗　可选人迎、水突两穴针刺治疗。

（六）预后

慢性单纯性喉炎经积极治疗，注意发音休息及发音训练，一般可治愈。肥厚性喉炎因声带已发生纤维组织增生，故预后较差。萎缩性喉炎预后不佳。

第三节　血管性声带炎性改变

血管性声带炎性改变（vascular vocal corditis）系以声带血管扩张或黏膜下出血为主要特征的声带炎性病变，女性多见。

（一）病因

多见于职业用嗓者，主要与嗓音滥用或发音过度有关，如大声叫喊、高声歌唱、剧烈咳嗽及喷嚏等。有出血倾向者（血小板减少、再生障碍性贫血、血友病、白血病等）及女性月经期易诱发本病。

（二）病理

声带长期过度运动或喉部慢性炎症等可使声带动脉血管扩张，静脉回流受阻而局部淤血，此时，突然剧烈用嗓可使声门下压力猛然上升，声带局部静脉压突然升高，毛细血管破裂而造成声带黏膜下出血改变。

（三）临床表现

1. 症状

根据病变程度而不同，轻者仅有轻度声音嘶哑，重者在用嗓过度时突然出现明显声音嘶哑，甚至失声，伴咽喉疼痛，之后表现为发音费力、易疲劳、音高低沉等。

2. 体征

喉镜检查可见以下类型：

（1）血管扩张型：一侧或双侧声带黏膜表面呈点状或线状血管扩张，形成血管纹。

（2）类血管瘤型：又称血管痣型，由较大血管扩张形成，形态似小红痣，突出于声带黏膜表面（图 4-3-1）。

（3）黏膜下出血型：轻者声带局限性片状出血，色鲜红，与周围黏膜界限分明（图 4-3-2）；重者出血较多者呈弥漫性出血，一侧声带全部表现鲜红色，伴水肿，严重时形成血肿，位于声带边缘，影响声门闭合。频闪喉镜检查可见双侧声带黏膜波不对称，患侧黏膜波减低。

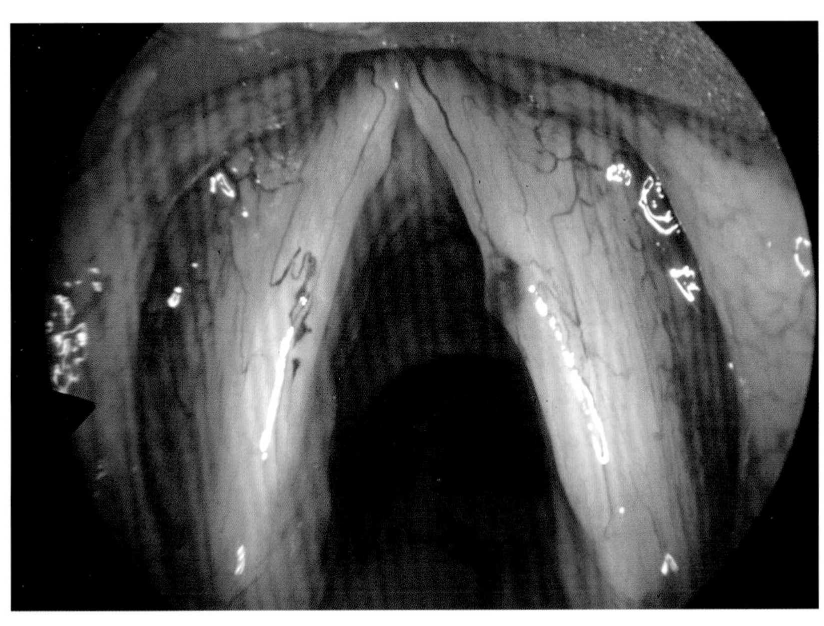

图 4-3-1　血管性声带炎性改变（类血管瘤型）
vascular vocal corditis

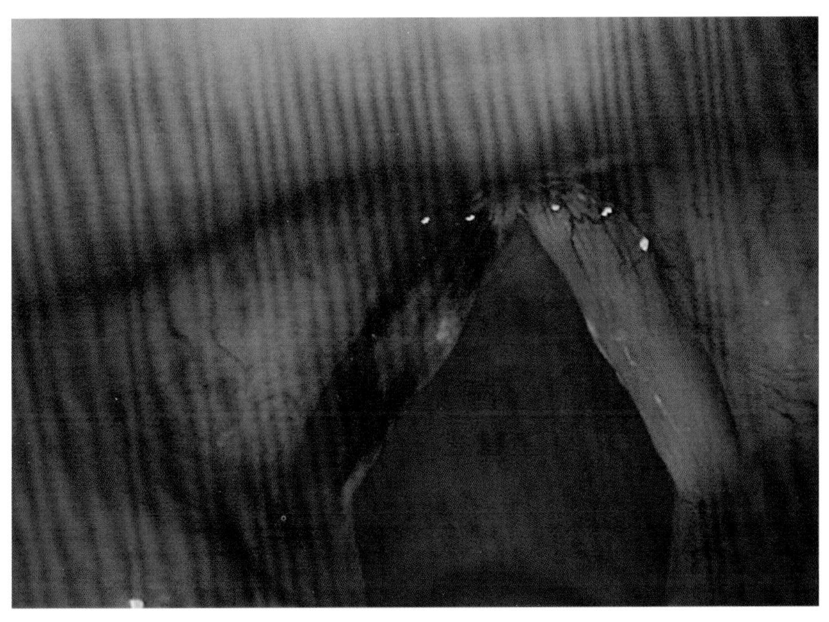

图 4-3-2　血管性声带炎性改变（黏膜下出血型）
vascular vocal corditis

（四）诊断与鉴别诊断

根据患者有用嗓过度史，突然出现声音嘶哑，喉镜检查见声带不同类型血管性炎性改变，即可做出诊断。

注意与急性单纯性喉炎、慢性单纯性喉炎、声带息肉、单侧声带炎性改变等相鉴别。

（五）治疗

1. 发音休息　有声带出血者应完全禁声。

2. 发音治疗　出血吸收后应进行发音训练，掌握正确发声方法，避免过度、不当用嗓，以防复发。

3. 药物治疗　出血时服用止血药物及维生素 K、维生素 C 等，并应用抗生素预防感染。出血停止后应用酶类药（溶菌酶、糜蛋白酶等）促进血浆蛋白吸收，防止纤维组织增生。中药治疗可应用凉血止血、祛瘀开音等方剂，也可用三七片等止血中成药。

4. 局部治疗　直流电药物离子（5% 碘化钾）透入可促使血液吸收，消除炎症；扩张血管及小血管痣可在喉镜下用 30%～50% 硝酸银或激光、微波凝固，防止出血。较大血管瘤可在喉镜下手术切除。

（六）预后

血管扩张型预后较好。黏膜下出血型如及时治疗，出血约在 10～15 天内吸收，2～3 周后可逐渐恢复用嗓。类血管瘤型手术治疗效果较好。如治疗不及时，继续用嗓者恢复差。有全身出血性疾病者预后不佳。

第四节　单侧声带炎性改变

单侧声带炎性改变（unilateral vocal corditis）指一侧声带充血、肿胀，除外肿瘤及结核后的一种声带慢性炎性病变。该病以往易忽视，但在临床并非少见，发病女性多于男性。

（一）病因

本病病因尚不十分清楚，一般认为由于自主神经功能失调导致，但尚未有研究结果证实。

本病可见于职业用嗓者，用嗓不当或用嗓过度可能为原因之一。亦有学者认为反复上呼吸道感染、变态反应体质、内分泌失调等与本病有关。曾有报道认为本病与交感神经障碍有关，因为血管受一侧交感神经支配，故称该病为“血管运动神经性单侧声带炎”或“血管舒缩性声带炎”。另有观点认为此病发生与发音时头位有关，发音时如头歪向一侧，可导致两侧声带振动不协调，以致声带发生病理改变。一侧声带手术后也易发生单侧声带炎。

（二）病理

本病声带黏膜的病理表现与慢性单纯性喉炎相似，表现为患侧声带黏膜血管扩张、充血，间质性水肿，淋巴细胞浸润，黏液腺分泌增多。久之可发生纤维组织增生及黏膜肥厚。

（三）临床表现

1. 症状

声音嘶哑长期不愈，发音易疲劳，音色低沉，音域变窄。患侧喉痛，干燥不适，感觉异常。

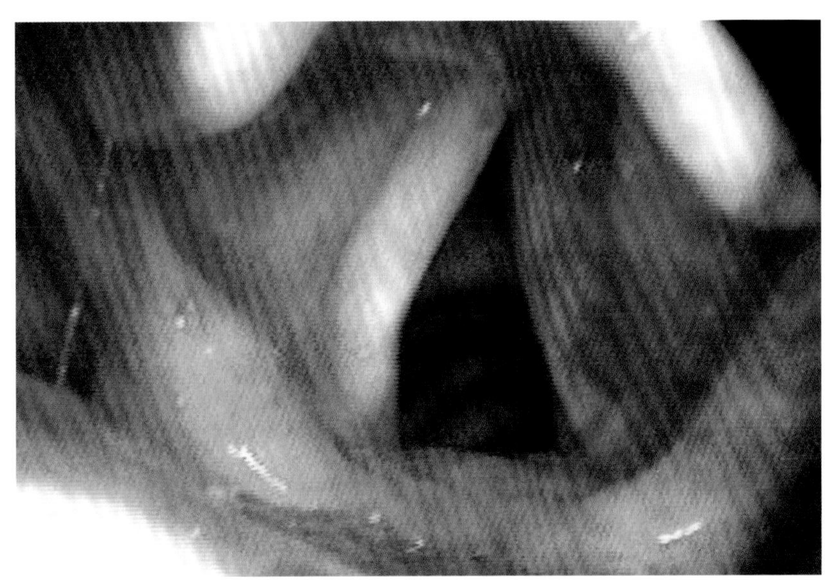

图 4-3-3 单侧声带炎性改变
unilateral vocal corditis
频闪喉镜检查可见一侧声带弥漫性充血、肿胀

2. 体征

（1）喉镜检查：可见一侧声带不同程度弥漫性充血、肿胀，轻者可见粉红色扩张血管网，重者呈暗红色，晚期声带变硬；健侧声带色泽及形态完全正常（图 4-3-3）。

（2）频闪喉镜检查：两侧声带振动不对称，患侧声带黏膜波减低或消失，健侧声带振动正常。

（四）诊断与鉴别诊断

根据患者长期嗓音嘶哑特点，喉镜下可见一侧声带炎症改变，即可诊断为本病。注意与单侧血管性声带炎性改变、喉结核、喉癌等相鉴别。

（五）治疗

1. 适当发音休息。

2. 心理疏导 调节患者自主神经功能。

3. 发音训练 矫正患者不正确发音方法，注意发音时头部位置。

4. 药物治疗 服用钙剂可调节交感神经功能，降低毛细血管通透性，减少炎症渗出。局部或全身应用类固醇激素或肾上腺素有抗过敏及抗炎作用。碘化钾药物离子透入可促进炎症吸收。服用调节自主神经功能的药物。

（六）预后

该病预后不良，往往经长期治疗仍无疗效。

第五节 喉关节炎

喉关节炎（laryngeal arthritis）包括环杓关节炎（cricoarytenoid arthritis）和环甲关节炎（cricothyroid arthritis），前者多见。

（一）病因

1. 全身关节炎　最常见为风湿性及类风湿性关节炎，其次是痛风、Reiter病、系统性红斑狼疮、Tietze综合征、强直性脊椎炎及腮腺炎性关节炎等。

2. 感染喉炎、喉软骨膜炎等　可直接侵犯喉关节，梅毒、结核、淋病等特异性感染也可引起喉关节炎。

3. 创伤　如颈部外伤、气管插管、内镜检查、插鼻饲管、放射治疗等引起的喉外伤及喉内伤。

（二）病理

1. 风湿性及类风湿性关节炎病理改变　初期关节滑液层及软骨炎症，包括关节渗出，滑膜增生及浆细胞和淋巴细胞浸润。后期滑膜增厚，血管翳形成，并沿关节面蔓延释放酶及其他软骨破坏介质，关节软骨发生破坏、吸收，纤维增生可代替消融的软骨，产生关节腔纤维强直，最终发生骨强直及关节变形。

2. 关节创伤后病理改变　初期关节急性炎症反应，关节腔出血，周围组织充血水肿，炎症细胞浸润；后期软骨膜增厚，胶原纤维增生，关节腔消失、纤维化。

（三）临床表现

病变可分为急性和慢性。可发生于单侧，也可双侧。

1. 环杓关节炎

（1）症状

1）喉部不适、异物感及灼热感，喉痛，发音、吞咽及咳嗽时加重，向耳部放射，伴吞咽困难。

2）声音嘶哑，发音疲劳。

3）双侧病变者可有吸气性呼吸困难及喘鸣。

（2）检查：病程的不同阶段可有不同的表现。

1）环杓关节炎急性期：可有甲状软骨上角及前方压痛；喉镜下可见杓状软骨区红肿，向杓会厌襞及室带延伸；声带正常或稍红肿，吸气时呈弓形，发音时声门后部闭合不全，杓状软骨有触痛。

2）环杓关节炎慢性期：杓状软骨区黏膜粗糙、增厚，声带运动受限或固定，发音时声门闭合不全呈三角形缝隙。如声带内收位固定，则吸气时声门裂明显变窄。杓状软骨触诊可固定。少数病例可在声带、声门下、环后区或环杓关节等处发现类风湿结节。

3）环杓关节创伤急性期：可见杓状软骨区及杓会厌襞充血、肿胀，可伴黏膜下出血。

4）环杓关节创伤慢性期：可表现为杓状软骨区黏膜增厚、溃疡、肉芽及瘢痕等。

5）关节脱位：杓状软骨可发生移位，两侧关节活动不对称，双侧声带常不在同一平面。

（3）影像学检查：可提供一定的信息。

2. 环甲关节炎

（1）症状：主要表现为声音低沉、沙哑，音量变小，发高音困难，发音易疲劳等，伴吞咽梗阻感。

（2）体征：急性期可于一侧或两侧环甲关节处压痛。喉镜检查单侧者可见患侧声带松弛，声门后端偏向患侧，严重时喉结向健侧偏斜；双侧者可见两侧声带均松弛，发声时声门闭合不全呈梭形缝隙。

（3）实验室检查：风湿性关节炎者红细胞沉降率增快、抗链球菌溶血素 O 试验增高；类风湿性病变者类风湿因子可阳性。

（四）诊断与鉴别诊断

根据患者全身关节炎病史或喉外伤、插管、内镜检查史，有喉部异物感、喉痛及声音嘶哑等症状，结合喉镜检查结果，即可做出诊断。红细胞沉降率、抗链球菌溶血素 O 试验、类风湿因子检测等可辅助诊断。

注意与喉软骨膜炎、声带麻痹、功能性发声障碍、喉癌等鉴别。

（五）治疗

1. 急性期　注意发音休息。可行局部理疗抗炎镇痛，如透热疗法、水杨酸药物离子透入等。风湿或类风湿引起者可应用抗风湿药、抗炎镇痛药或类固醇激素治疗；细菌感染所致则应用抗生素治疗。关节腔内类固醇激素注射亦有一定疗效。环杓关节固定者可在喉镜下行杓状软骨拨动术。环甲关节炎可行环甲关节推拿治疗。

2. 慢性期　主要采用手术治疗以纠正固定的杓状软骨。对于双侧声带内收位固定伴呼吸困难者，可行一侧杓状软骨外移固定术或一侧杓状软骨切除声带外展术。声带内收障碍引起声音嘶哑者可采用声带注射术、甲状软骨成形Ⅰ型手术或杓状软骨内收术。呼吸困难明显者应行气管切开术。

第六节　喉部特异性感染性疾病

一、喉结核

喉结核（laryngeal tuberculosis）为结核杆菌感染引起的喉部慢性传染性疾病，多为肺结核的继发感染多见于中年男性，儿童及青少年很少发病。20 世纪 80 年代中期以来，结核病出现了全球性恶化趋势，大多数结核病疫情很低的发达国家结核病卷土重来，众多发展中国家的结核病疫情明显回升，喉结核发病亦有增多，值得重视。

（一）病因

1. 原发性感染　以往认为原发性喉结核少见，但近年发病率升高。多因结核杆菌直接侵犯喉部黏膜而发病，感染途径可通过空气污染或接触结核病患者的用具。

2. 继发性感染　主要继发于肺结核，也可继发其他器官结核。带有结核杆菌的痰液可因咳嗽，或通过气管、支气管黏膜纤毛运动而向上侵袭喉部。结核杆菌亦可由原发病灶经血液或淋巴液到达喉部引起感染。喉粟粒性结核即为血源性感染。

（二）病理

多发生于喉部复层鳞状上皮的部位，如杓区、杓会厌襞、声带、室带、会厌及声门下区。病变发生于室带和杓会厌襞处，则由于组织松弛而易肿胀。溃疡多为晚期表现。病理改变包括 4 种类型。

1. 浸润型 为初期病理表现，喉黏膜上皮增生，固有层大量淋巴细胞浸润，形成结核结节，由类上皮细胞、朗汉斯巨细胞细胞组成。

2. 溃疡型 结核结节增大融合，中央发生干酪样坏死，上皮破溃、感染形成溃疡。

3. 软骨膜炎型 溃疡向深部扩展破坏，可暴露喉软骨，引起喉软骨膜炎，重者可发生软骨坏死。

4. 结核瘤型 病灶发展过程中伴大量纤维组织增生，包裹结核结节形成肿瘤样结构，呈乳头状突起，称为结核瘤。

（三）临床表现

1. 症状

（1）局部症状：主要表现为不同程度的声音嘶哑，最初发音易疲劳、费力，发音低沉，后呈持续性沙哑，严重者可完全失声；喉部不适、干燥、灼热、疼痛、吞咽困难；咳嗽、咳痰、咯血等症状；部分患者可因喉阻塞出现呼吸困难。

（2）全身症状：如低热、消瘦、乏力等。

2. 体征 喉镜检查可见声带、杓区黏膜充血、粗糙；声带边缘、会厌呈鼠咬状或锯齿样浅溃疡面；喉黏膜及声带表面有结节样突起；声带突或杓间区肉芽组织增生；会厌根部或其他部位可见肿瘤样结核瘤；声带运动受限或固定；长期病变喉腔出现瘢痕及狭窄。

3. 影像检查 胸部 X 线或 CT 检查可确定有无肺结核及病变类型。

4. 实验室检查 痰涂片或培养可检出结核杆菌，活动性结核红细胞沉降率可增快，结核菌素试验及血清结核抗体检查可呈阳性。

（四）诊断与鉴别诊断

根据患者结核病史、声音嘶哑和喉痛等症状及喉镜检查的特征性表现可做出初步诊断。胸部 X 线或 CT 检查、红细胞沉降率、痰结核菌检查、结核菌素试验等可辅助诊断。喉部病变组织病理检查是明确诊断的主要方法。

注意与声带息肉、喉乳头状瘤、喉癌、声带接触性肉芽肿、喉硬结病、喉厚皮病、喉真菌病、喉梅毒等相鉴别。

（五）治疗

1. 一般治疗 注意休息、营养，尽量禁声，禁止烟酒。

2. 抗结核治疗 全身应用抗结核药物，如链霉素、异烟肼、对氨基水杨酸钠、乙胺丁醇、利福平等，多主张两种以上药物联合应用。治疗时间以半年为一个疗程，一般需 2～4 个疗程。

3. 激素治疗 在应用抗结核药物基础上，加用类固醇激素，如泼尼松等，可较快改善症状，对减少炎性渗出及粘连有一定效果。

4. 免疫治疗 可应用转移因子、左旋咪唑、免疫核糖核酸等免疫增强剂及扶正固本的中药治疗，有增强患者细胞免疫功能的作用。

5. 手术治疗 较大的结核瘤可考虑手术切除。因喉阻塞出现呼吸困难时，须施行气管切开术。喉狭窄者可行喉成形术，切除瘢痕组织，修复创面，必要时放置 T 形硅胶管支撑。

（六）预后

早期诊断、合理应用抗结核药物治疗预后较好。纤维性肺结核预后较好，浸润性或播散性结核预后较差。病变局限者预后佳，病变范围广、侵犯软骨、软骨膜者预后不佳。全身健康状况差，兼有糖尿病等慢性疾病者预后差。

二、喉梅毒

梅毒为梅毒螺旋体引起的全身性感染疾病，分为先天性和后天性梅毒，均可发生于喉部，称为喉梅毒（laryngeal syphilis）。我国在 20 世纪 50 年代末已基本控制了梅毒，但近年又有复燃趋势。

（一）病因

病原体为梅毒螺旋体，梅毒患者是唯一的传染源。后天性梅毒大多数由于性接触传染，少数通过输血或破损的皮肤黏膜接触患者、污染物品而感染。先天性梅毒通过梅毒孕妇胎盘传给胎儿。

（二）病理

1. 先天性梅毒分两期。

（1）早期先天性梅毒：多在 1 岁以内发病，主要表现为喉部黏膜卡他性炎症或黏膜斑。

（2）晚期先天性梅毒：多发生于 2 岁以后，喉部病变表现为黏膜溃疡、肥厚性肉芽肿、黏膜肿瘤状或弥漫性增生。

2. 后天性梅毒分为三期。

（1）第一期梅毒：感染后 2 ~ 4 周发病，表现硬下疳，可见于会厌部，由淋巴细胞、浆细胞及结缔组织增生形成，中央软化形成溃疡，周围血管扩张。

（2）第二期梅毒：见于感染后 7 ~ 10 周，发生于喉部的病变表现为卡他性喉炎、黏膜丘疹及黏膜斑。

（3）第三期梅毒：又称晚期梅毒，在感染 2 年后发生，病变包括梅毒瘤、溃疡、软骨膜炎及软骨炎、瘢痕粘连，可混合存在。

3. 组织病理学特征　主要为黏膜下血管内膜炎和血管周围炎，血管内皮水肿增生，血管周围淋巴细胞、浆细胞浸润。血管内膜浸润使管腔阻塞，周围组织坏死溃疡，固有层网状内皮细胞、淋巴细胞、浆细胞及多核巨细胞浸润及成纤维细胞增生，上皮过度角化或乳头状增生，晚期出现上皮样细胞和巨细胞肉芽肿性浸润，局部干酪样坏死。

（三）临床表现

1. 症状　患者常兼有全身其他部位梅毒损害表现。

（1）先天性梅毒：喉部症状有声音嘶哑、咳嗽、喉痉挛、喉喘鸣等。

（2）后天性梅毒：主要喉部症状为声音嘶哑，严重时失声。如发生迅速溃烂可有局部疼痛。病变侵及会厌、舌根及咽侧壁可引起吞咽困难。晚期，病变侵犯声门及声门下区，可发生吸气性呼吸困难及喉喘鸣。

2. 体征　喉镜检查可见上述各种病变。二期梅毒表现为喉部黏膜弥漫性充血，有黏脓性分泌物，出现广基的黏膜疹及灰白色黏膜斑。三期梅毒可见结节状暗红色梅毒瘤及较深的溃疡，表面覆盖灰黄色污秽渗出物，声带可出现运动障碍，会厌卷曲变形或局部缺损，声门狭窄。

（四）诊断与鉴别诊断

根据患者有不洁性接触史，全身其他部位可有梅毒病变，喉部症状及喉镜检查所见，分泌物涂片暗视野检查发现梅毒螺旋体，血清学检查阳性，即可做出诊断。过去所采用的康氏反应及华氏反应检查缺乏特异性，现多采用性病研究实验室试验、快速血浆反应素试验、不加热血清反应素玻片试验等血清学检查。

二期梅毒注意与慢性喉炎鉴别。三期梅毒须与喉真菌病、喉结核、喉乳头状瘤、喉癌等相鉴别。

（五）治疗

梅毒一经确诊，应及时进行规范治疗。

1. 一般治疗 给予营养饮食和维生素，戒除烟酒，禁止性生活。

2. 药物治疗 首选药物为青霉素，具有疗效高、疗程短、毒性低、方法简便等优点。早期梅毒患者给予普鲁卡因青霉素 80 万 U，每天 1 次，肌内注射，共 10 天。晚期梅毒患者给予普鲁卡因青霉素 80 万 U，每日 1 次，肌内注射，15 天为一个疗程，共 2 个疗程。早期先天性梅毒患者采用普鲁卡因青霉素 5 万 U/kg，每天 1 次，肌内注射，共 10 天。晚期先天性梅毒采用普鲁卡因青霉素 5 万 U/kg，每天 1 次，肌内注射，10 天为一疗程，可用 2～3 个疗程。青霉素过敏者可应用四环素、红霉素口服，近年认为也可应用头孢类药物治疗。

3. 局部治疗 主要是对症处理。咽喉疼痛可给予含片、镇痛药。咽喉黏膜溃烂处用 10%～20% 硝酸银涂抹，促进愈合。坏死脱出的喉部软骨应在喉镜下取出。喉阻塞出现呼吸困难者需行气管切开术，喉狭窄者可行喉成形术。

（六）预后

早期梅毒经及时、合理的治疗，预后较好。晚期梅毒因溃疡而发生瘢痕性喉狭窄，患者治疗效果往往不理想，引起永久性声音嘶哑及呼吸困难，多数需终生依赖气管套管呼吸。

三、艾滋病

艾滋病（acquired immune deficiency syndrome，AIDS）即获得性免疫缺陷综合征，其发病率逐年上升，死亡率高。患者因免疫功能的严重缺陷而导致全身顽固性感染，喉部亦可受累，出现发声障碍等症状。

（一）病因

本病由人类免疫缺陷病毒感染引起，传染途径主要通过性接触、血液、血制品及母婴传播。HIV 特异性作用于辅助性 T 细胞，导致人体细胞免疫功能严重损害，引起多器官机会性感染、肿瘤及神经系统损害等。各种机会性感染的病原体有 20 余种，包括细菌、真菌、病毒、原虫等。

（二）病理

早期损害可见受累组织炎症反应，毛细血管扩张、内皮细胞肿胀，小血管增生、渗出、出血，淋巴细胞及浆细胞浸润，肉芽肿形成。病变发展可发生恶性肿瘤，常见卡波西肉瘤，其病理特征为梭形细胞增生，血管瘤形成。少数患者可合并非霍奇金淋巴瘤。多数患者可合并分化不良型淋巴瘤，包括小分裂细胞型和大细胞免疫母细胞型。

（三）临床表现

1. 症状　成人从感染 HIV 到发病潜伏期长短不一，短者几个月，长者 10 余年。

（1）全身症状：包括发热、乏力、盗汗、腹泻、消瘦、淋巴结肿大、皮疹、关节痛等。感染受累器官主要有肺部、消化系统、神经系统、血液系统、皮肤等。

（2）喉部症状：喉部病变主要有会厌炎、卡波西肉瘤、念珠菌病、病毒感染引起的喉返神经不完全麻痹等，出现咽痛、声音嘶哑、呼吸困难、慢性咳嗽等症状。

2. 体征　喉镜检查：会厌炎患者可见会厌黏膜苍白、水肿；念珠菌感染者可见声带、室带表面天鹅绒样物覆盖及坏死性溃疡；部分患者咽喉部可见坏死性肉芽肿物，即卡波西肉瘤；喉返神经不完全麻痹表现为单侧声带运动障碍。

（四）诊断与鉴别诊断

根据患者有发热、消瘦、淋巴结肿大等全身症状，受累器官的临床表现，如口腔、咽喉念珠菌病及卡波西肉瘤、卡氏肺囊虫肺炎等，血清 HIV 抗体阳性，$CD4^{+}T$ 细胞下降或 $CD4^{+}/CD8^{+}T$ 细胞比值减少，即可确诊。其喉部病变需注意与其他病因引起的喉部感染（如喉非特异性炎症、喉部真菌感染、喉梅毒、喉结核等）及肿瘤（如喉乳头状瘤、喉癌等）鉴别。

（五）治疗

目前尚缺乏有效治疗方法，仅缓解症状。

1. 支持疗法　改善患者全身消耗状况。

2. 免疫治疗　应用 IL–2、干扰素、粒细胞 – 巨噬细胞集落刺激因子等，可提高机体细胞免疫功能。

3. 抗感染治疗　应用抗生素、抗真菌药、抗病毒制剂控制机会性感染，但往往效果不佳。

4. 药物化学治疗　对卡波西肉瘤可用长春新碱、依托泊苷、ICRF–54、α– 干扰素、IL–2 等治疗，可达部分缓解。

5. 中药治疗　应用清热解毒、扶正祛邪、补气养血、调整阴阳的中药治疗，可改善症状。

6. 手术治疗　对口腔、咽喉部局限卡波西肉瘤，可行 CO_2 激光切除。

（六）预后

本病预后极差，男性平均存活时间 14 个月，女性 12 个月。早期诊断和治疗可延长患者生命。

四、喉白喉

喉白喉（laryngeal diphtheria）由白喉杆菌感染引起，常继发于咽白喉，亦可原发于喉部。该病为急性呼吸道传染病，秋末、冬春为高发季节，多见于 2～5 岁儿童。我国近年通过预防接种工作使该病发病率明显下降。

（一）病因

病原体为白喉杆菌，传染源为带菌者及患者，主要通过飞沫、灰尘传播，亦可通过污染的手、玩具、日常用具等传播。白喉杆菌产生的外毒素能阻断细胞内蛋白质合成，对细胞有强烈的毒性作用。

（二）病理

喉部病理变化表现为局部坏死性炎症，渗出的纤维蛋白、细胞等凝固形成灰白色假膜，与黏膜下组织粘连紧密，不易擦去。白喉杆菌产生的外毒素可引起全身中毒损害，产生中毒性心肌炎、周围神经炎、肾炎等病理改变。

（三）临床表现

1. 症状 病变多由咽白喉向下发展所致，患者可有咳嗽、声音嘶哑，严重者可出现失声。如喉部黏膜肿胀明显或有假膜阻塞喉腔，则可出现吸气性喘鸣和呼吸困难。全身症状有发热、乏力、食欲缺乏等中毒症状。严重者可并发心肌炎或末梢神经麻痹等。

2. 检查 咽部可见假膜。喉镜检查可发现喉黏膜充血肿胀，有斑点状或片状假膜，色灰白，不易擦去，假膜脱落处黏膜可见出血的溃疡面。

（四）诊断与鉴别诊断

根据患者病史、咳嗽和声音嘶哑等症状及喉镜检查发现咽喉部假膜可做出初步诊断。细菌学检查有助于诊断，分泌物或假膜涂片可找到白喉杆菌。细菌毒性试验及锡克试验阳性者可明确诊断；细菌毒性试验阳性、锡克试验阴性诊断为白喉带菌者；细菌毒性试验和锡克试验均为阴性则可排除白喉诊断。

需与急性单纯性喉炎、急性喉气管支气管炎、急性会厌炎、喉部真菌感染、喉梅毒、喉麻风、喉结核等相鉴别。

（五）治疗

应严格隔离、卧床休息，给予易消化富营养的饮食。需早期足量注射白喉抗毒素，轻者2万～4万U，重者4万～8万U。青霉素有杀灭白喉杆菌及预防继发感染的作用，应及早足量使用。注意患者呼吸情况，如出现呼吸困难需及时处理，避免出现心力衰竭等并发症。

（徐洁洁）

第四章
咽喉反流和胃食管反流病
Laryngopharyngeal Reflux and Gastroesophageal Reflux Diseases

第一节　咽喉反流和胃食管反流病概述

胃食管反流病（gastroesophageal reflux disease，GERD）是一组由于胃内容物反流入食管、咽喉、口腔及气道，引起相关症状、体征的疾病，其症状表现多种多样。咽喉反流（laryngopharyngeal reflux，LPR）是指胃食管反流累及咽部和喉部，引起相关的症状和体征。反流性喉炎（Reflux laryngitis，RL）是 LPR 的一个组成部分。咽喉反流的症状和临床表现与 GERD 并不相同其诊断仍然存在争议。

20 世纪 70 年代之前几乎没有与耳鼻咽喉科相关的 LPR 和 GERD 报道。自 20 世纪 70—80 年代以来，相关研究陆续发表。近年来，咽喉反流与耳鼻咽喉科疾病的相关性越来越受到临床医师的重视。最新的研究证明咽喉反流是一类复杂的症候群。对医师而言，了解关于咽喉反流的基本知识和临床治疗的最新观点是非常重要的。据统计，在耳鼻咽喉科就诊的患者中，4% ~ 10% 的患者存在与反流相关的症状和体征，而实际情况中这一比例可能更高，在喉部和嗓音疾病的患者中，大约有半数与咽喉反流密切相关。1989 年，Wiener 等报告了 32 例临床 LPR 的耳鼻咽喉科患者双探头 pH 监测的结果，其中 78% 的患者的 pH 监测提示 LPR。1991 年，Sataloff 等报道了在 583 名职业用嗓者（包括歌手等）中有 265 人（45%）患有反流性喉炎，并在 12 个月内持续就诊。

由于 LPR 涉及多个解剖部位，包括胃和食管、喉、咽和口腔、气管和肺。因此，LPR 的处理需要多学科的团队合作。耳鼻咽喉科医师应该熟知 LPR 和 GERD 的解剖学、生理学、病理学及诊断，为患者选择适合的治疗方式。虽然这已经超出了传统的耳鼻咽喉科的学习范围，但熟悉 GERD 和 LPR 的最新理念和技术是十分必要的，这有助于耳鼻咽喉科医师组建专业的嗓音治疗团队，为患者提供最佳的医疗保健服务。

第二节　咽喉反流的发病机制

一、食管及食管括约肌的解剖与生理概述

吞下或吞咽过程为三个阶段：口腔期（随意的 / 主动的）；咽期（不随意的）；食管期。这三个紧密相连又相互协调、互相配合的过程，受大脑延髓的吞咽中枢调控。

人类的食管是一个肌肉性管状器官，主要功能是将食物从口腔运送至胃内。食管肌层的构成包括位于内层的环行肌及外层的纵行肌，肌层的外面无浆膜层。食管两端各存在一个具有张力、可收缩的环形括约肌作为食管的边界，即食管上括约肌和食管下括约肌。成人食管体部的平均长度，即两个括约肌间的平均长度，男性为 24cm，女性为 22cm。

食管上括约肌（upper esophageal sphincter，UES）主要由横纹肌组成的环咽肌构成，UES 前后方向收缩时产生较强的力量，形成裂隙样形态。UES 的活动是受神经支配的，直接接受由脑干（疑核）发出的神经传入信号，传递至骨骼肌的运动终板。UES 张力的维持主要靠连续不断的刺激，而一次正常吞咽可暂时性抑制 UES 的张力。

食管下括约肌（lower esophageal sphincter，LES）由平滑肌组成，关闭时形态基本为圆形，但有研究证实它在一定程度上呈非对称性放射状，其后外侧方向的压力相对较高。LES 神经支配源于脑干背侧的运动神经核，其传出神经是迷走神经及 LES 区域的食管肌间神经丛的神经元突触。LES 拥有两个重要生理功能：第一，它可阻止胃食管反流；第二，吞咽时的松弛允许食物经食管进入到胃内。

食物经咽部通过 UES 进入近端食管，这一过程从开始到结束仅需大概 1 秒的时间，需要咽部收缩与 UES 松弛协调配合。UES 松弛时间大概仅为 500 毫秒。吞咽的食管期需要纵行肌、环形肌的协同收缩及括约肌的松弛。在吞咽食管期的起始阶段，纵行肌收缩使食管短缩，环形肌收缩形成蠕动波。食管平滑肌从近端至远端的顺序收缩可产生蠕动清除波。

食管位于胸腔内，相对于近端的咽部及远端的胃为负压，因此，食管括约肌必须保持经常的关闭状态以防止空气或食物“自由”进入食管内。如果 UES 失去正常张力，则吸气时空气将“自由”进入食管腔。如 LES 压力过低，胃内容物会不受抑制地反流入食管远端，尤其在仰卧位时。所以，括约肌对于防止液体及气体的异常运动（反流）是非常重要的。

因 UES 呈悬带状紧密连接于环咽肌及环状软骨间，故来自于 UES 前后方向强大的力量可使 UES 经常保持在持续收缩关闭状态。正常 UES 在前后方向压力接近 100mmHg，其旁压力接近 50mmHg。LES 的收缩张力保持在 10～45mmHg，比其下方的胃内压力略高。当胃内压高于食管下段括约肌压力时，反流就发生了。但是，除了机械性的原因导致括约肌功能失调外，胃部疾病（高泌酸、碱性反流）、动力异常还有胃排空受损等都可以引起反流。

二、咽喉反流的病理生理机制

有关咽喉反流的病理生理机制目前认为，反流可以引起喉部的直接损伤或继发性损伤。直接损伤是由于胃酸及胃蛋白酶与喉部黏膜的直接接触引起。另外，胃酸刺激食管远端黏膜可能引起迷走反射，产生慢性咳嗽和清嗓，继而导致喉部黏膜继发性创伤性损伤。

胃酸经食管反流至咽喉，却并不引起食管的损伤。其原因可能是由于食管远端黏膜的特殊性及其耐酸的防护机制。食管的防护机制主要有四种：第一，食管蠕动，将胃酸从食管中清除；第二，食管黏膜特化，可以耐受间断的酸刺激；第三，经过食管的唾液对胃酸的中和作用；第四，食管中的碳酸盐的生成。研究指出，由于咽喉部缺乏蠕动，也不具有类似食管黏膜的防御机制，当咽喉部黏膜受到胃酸和胃蛋白酶的刺激时较食管黏膜更易受到损伤，一些患者会出现明显的症状和体征。动物实验发现胃酸与胃蛋白酶（被酸激活）共同作用可以影响声带上皮的完整性。有学者指出，每周小于 3 次的反流事件就会损伤声带黏膜，而食管远端正常情况下每天的反流事件为 0～50 次。Axford 等研究显示，喉部黏膜存在与食管黏膜不同的细胞防御机制。有学者还提出，咽喉反流患者中黏蛋白基因表达和碳酸酐酶存在异常。研究表明，咽喉反流患者 *MUC3*，*4*

及 *MUC5AC* 基因表达下调，引起喉部黏膜黏蛋白基因表达的改变和（或）喉部黏膜化生，因此反流更容易造成喉部黏膜损伤。Eckley 等人发现咽喉反流患者质子泵抑制剂治疗前后的唾液表皮生长因子浓度均低于对照组，提示咽喉反流患者黏膜保护机制存在缺陷。胆汁反流也可以引起喉部刺激症状。

近年多项研究提出了许多有关咽喉反流病理生理机制的新发现。Altman 的研究尤其引人注意，发现喉黏膜下腺体的浆液细胞及导管中存在质子泵。已有研究显示胃蛋白酶可使碳酸酐酶同工酶Ⅲ（carbonic anhydrase isoenzyme Ⅲ，CAIⅢ）和鳞状上皮细胞应激蛋白（squamous epithelial stress protein，Sep70）两种喉黏膜保护蛋白减少。在 LPR 患者中胃蛋白酶被喉细胞摄取，并在 pH 值下降时被激活。Barrett 食管患者食管黏膜及 LPR 患者喉黏膜中均发现胃蛋白酶存在。有趣的是，胃蛋白酶只在 pH 值低于 4 时，对喉黏膜上皮中的 CAIⅢ产生不可逆影响，而食管上皮中的 CAIⅢ不受影响。这些喉部的胃蛋白酶受体可能是未来干预性治疗的靶点。这也可以解释 LPR 患者在弱酸反流时会出现症状和体征，而造成喉黏膜损伤的原因是长期暴露于 pH 值为 5 的环境中，胃蛋白酶在 pH 值为 3.0 ~ 6.5 范围内都可以一定程度上被激活。pH 值高于 5 时胃蛋白酶的是否具有活性存在争议。

2009 年 Johnston 等发现胃蛋白酶通过受体介导的细胞内吞作用进入喉上皮细胞，其活性在 pH 值为 2 时最高。2010 年 Bulmer 等发现胃酸及胃蛋白酶对猪的喉黏膜的影响与咽喉反流患者的喉黏膜的变化相似。Samuels 等报道气道中胃蛋白酶的存在提示反流。鉴定气道中存在胃蛋白酶只有两种方法，包括免疫法和酶催化法，二者各有优缺点。Richter 等认为胃酸结合胃蛋白酶和胆汁酸盐与慢性食管炎及 Barrett 食管的发生发展存在联系。目前并未发现弱酸或非酸反流物能引起食管及食管外结构（包括喉及肺）的损伤。

此外，组织病理性炎症及其与食管和食管外疾病发病机理的相关性也是目前研究的主题。

LPR 与 GERD 间存在重要的病理生理差异。例如，立位反流、卧位反流或夜间反流是 GERD 患者的典型表现，而立位的反流和反酸症状最少。而 LPR 患者全天中的立位反流更常见，通常无卧位反流。学者发现，部分 LPR 患者仅在唱歌时才能观察到咽喉反流。一项研究显示，LPR 患者食管动力异常更常见，导致酸清除迟缓。与此相反，Postma 等研究显示 GERD 患者的食管酸清除时间显著长于 LPR 患者。LPR 患者中 UES 功能异常并不少见。2010 年 Szczesniak 等提出食管 –UES 松弛反射上调可能是反流性喉炎的病理生理学机制。该研究发现后部喉炎患者中食管快速注气诱导的 UES 松弛反射较正常对照组上调，同时也发现该组患者中被认为是气道保护机制之一的咽 –UES 收缩反射阈值增高。

Vardouniotis 等报道 LES 张力低下是 LPR 病理生理机制的重要组成部分，LES 功能调节有其复杂的分子机制，组织的抗反流机制与遗传因素有关。研究发现，在环后区的成纤维细胞中，抑制炎症反应的生长因子 TGF-β_1 过度表达，成纤维细胞生长因子 FGF-2 表达下降。Cheng 等提出胃酸暴露导致的巨噬细胞激活也与 GERD 和误吸导致的肺部疾病有关。

Chong 和 Jalihal 报道食管远端的异位胃黏膜（heterotrophic gastric mucosal patch，HGMP）患者中有 LPR 症状的比例更高。HGMP 是食管上括约肌远端异位的胃黏膜，通常认为是先天性的。由于 HGMP 能产酸，这可能是部分 LPR 患者的病因。

第三节 胃食管反流病的临床表现

GERD 的诊断主要依据症状及脏器损伤表现，如食管炎、咽、喉及口腔的炎症及急慢性的肺损伤。本节将对 GERD 的典型、非典型症状及食管外症状做一概括。胃食管反流的食管和食管外症状见表 4–4–1。

表 4-4-1 胃食管反流相关症状

食管症状	食管外症状
胸痛	哮喘或呼吸问题（如打喷嚏、气促）
吞咽困难	慢性咳嗽
烧心	牙敏感（牙釉质腐蚀）
吞咽痛（少见）	声音嘶哑
反酸	喉炎或喉痉挛
多涎反酸	恶心
	耳痛

一、症状

（一）食管（典型）症状

胃食管反流病的典型症状主要包括烧心（heartburn）和反酸（regurgitation）。烧心定义为餐后或俯身时出现短时间的剑突下烧灼感，且需要口服抗酸药来缓解症状。反酸定义为胃内容物自发反流入食管及口腔。当烧心及反酸同时出现时，超过 90% 的人即可被诊断为胃食管反流病。在美国，7% ~ 10% 的人每天出现烧心，40% ~ 50% 的人每月发作一次；超过 2 千万人每周至少有 2 次烧心的症状并且需要常规口服抗酸药或其他非处方的抗反流的药物。在一项基于人群的研究中，6% 的人每周出现反酸，20% 的人每周有过烧心或反酸的症状，59% 的人每个月都有过上述症状。随着年龄增长，烧心症状发作的比例会轻微下降。

典型的烧心指的是患者胸骨处烧灼感，可向上放射至咽喉部。通常于餐后 1 ~ 2 小时或举重物、弯腰时出现。饱餐或进食辣椒、柑橘类食物（如西柚或橙汁）、过油的饮食等都更容易引起烧心。摄入可乐、咖啡、浓茶甚至啤酒也会增加胃内产酸从而出现相关症状。一些药物也会诱发烧心。夜间烧心往往由于睡前进食或饮酒引起。烧心症状可在口服一些抗酸药、H_2 受体抑制剂或者饮水后有缓解。

烧心虽然是胃食管反流病的特征性症状，但其他疾病也可以引起烧心，比如出口梗阻型的贲门失弛缓症，一些发酵型的不易消化的食物潴留在食管内，亦可引起类似烧心的症状。功能性烧心往往是肠易激综合征的症状之一。当然，如果患者仅仅只有一个烧心症状，更多的可能性就是胃食管反流病。

烧心和反酸对胃食管反流病诊断的敏感性和特异性很高，然而这两个症状的表现和发作频率与内镜下食管炎症的程度无明显相关性。同时烧心的频率也不能反映胃食管反流病的严重程度，但夜间烧心通常提示有糜烂性食管炎。在因烧心而就诊的患者中，50%～60% 存在内镜下的食管糜烂，其他则为非糜烂性的胃食管反流病。而在严重病例中，如 Barrett 食管或食管狭窄的患者，可能无烧心症状或很少出现。

当烧心、反酸同时出现时，有很大的可能性是胃食管反流病。反酸不伴随烧心可能提示 Barrett 食管（酸敏感度下降）、贲门失弛缓或其他食管疾病。反酸还可以作为胃食管反流病存在食管外症状的首发症状，尤其是反流相关的肺病，并可作为治疗结果的预后指标。

（二）食管外（非典型）症状

胃食管反流病还可能出现一系列非典型或食管外症状，包括不合并冠心病的胸痛（非心源性胸痛）、哮喘、支气管炎、慢性咳嗽、复发性肺炎、声嘶、慢性后部喉炎、咽部异物感、耳痛、口腔溃疡、呃逆以及牙釉质腐蚀。跟烧心和反酸不同，这些非典型或食管外症状在人群中的发生率或频率目前缺乏系统的流行病学统计。非典型症状与反酸和烧心的关系目前尚有争议。

声嘶是胃食管反流病最常见的耳鼻咽喉症状。诸多研究提示约 50% 的耳鼻咽喉科患者（如声嘶）存在烧心症状，但亦有学者认为，详细的问询病史后，这个数字至少上升到 75%。其他咽喉反流症状包括口臭、清嗓、干咳、舌苔厚、咽部异物感、慢性咽痛、咽痒、鼻后滴漏等。相关症状还会造成专业歌手暖嗓困难、发音疲劳及间歇性喉炎。

二、体格检查

对怀疑有咽喉反流的患者必须进行全面检查，以排除系统性疾病。如果需要，还应当进行更专业的相关系统检查。基本的检查通常包括头颈部的系统检查，尤其要重点关注耳部和听力情况，鼻腔通畅程度，是否有过敏征象，口腔、颞下颌关节、喉部和颈部是否存在异常等。咽喉反流程度较重者还要关注口腔结构的异常改变，如中切牙釉质缺损等。

对于伴有咽喉及嗓音异常的患者需要进行喉部检查。可以应用间接喉镜或纤维喉镜进行初步检查，而更为全面的喉部检查则需要在频闪喉镜下进行，进一步评估患者的声带黏膜振动特征。如果需要，还要对患者说话及歌唱时的嗓音进行正规评估，包括嗓音音质的客观定量评估、肺功能评估、声门闭合效率评估、嗓音谐波特征评估等，喉肌电图检查可以评估喉神经肌肉功能。

咽喉反流患者喉镜下可以观察到多种体征，最常见的征象为喉部黏膜的红斑和水肿。反流性喉炎患者典型的喉部表现包括杓区黏膜红斑、杓间黏膜增生（结节样或鹅卵石样表现）等（图 4-4-1）。Belafsky 等设计了反流体征评分量表（reflux finding score，RFS）对患者的咽喉反流相关体征进行评估（表 4-4-2），同时提出应当将 RFS 与反流症状指数量表（reflux symptom index，RSI）结合使用（表 4-4-3）。尽管 RFS 的有效性和可靠性还有待进一步确定，但研究者发现，在不同的评估者及同一评估者应用 RFS 进行评估都有很好的可重复性（尽管所有的观察者来自同一个医疗中心），RFS 也可以用于评估咽喉反流患者的治疗效果。

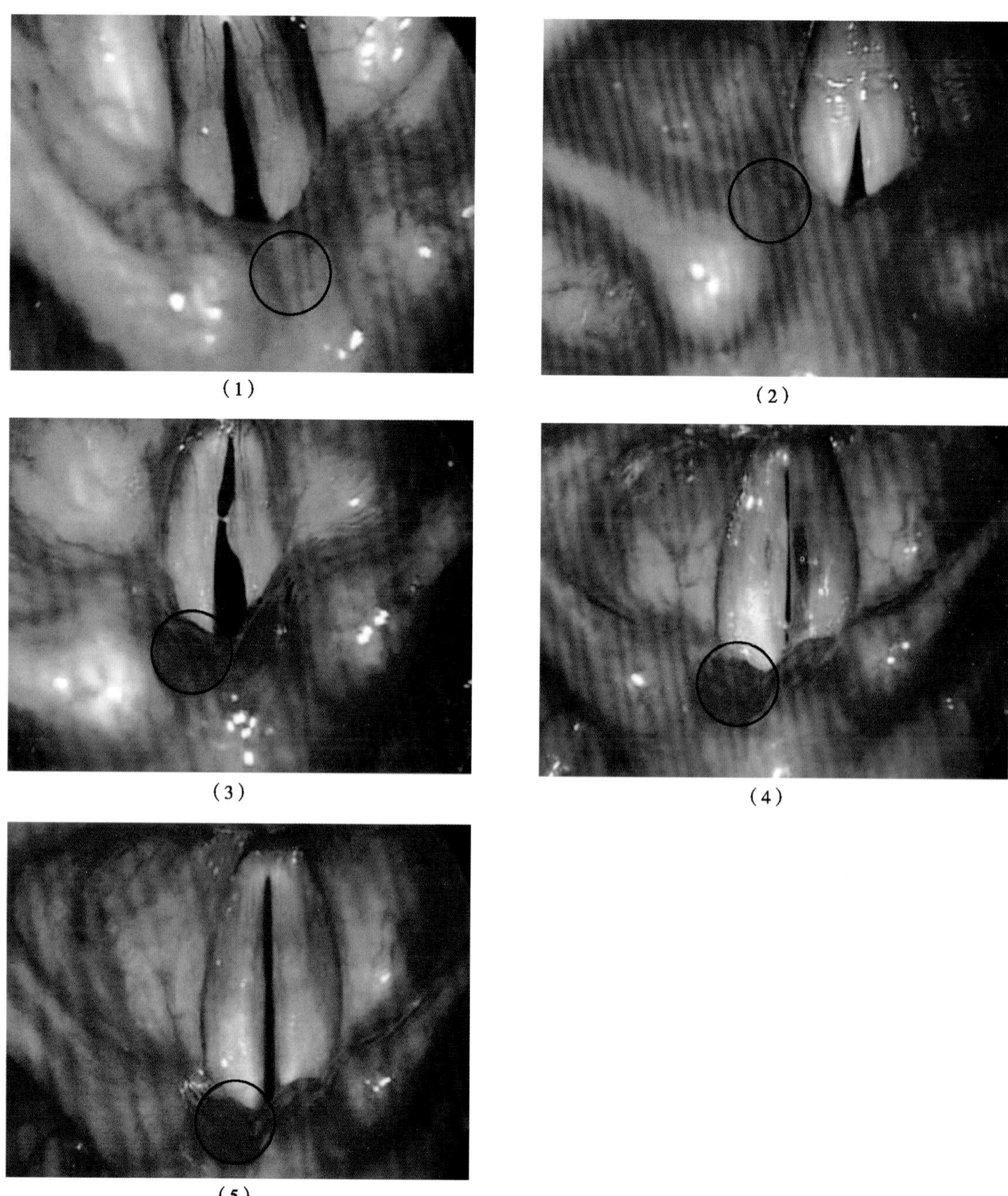

图 4-4-1 喉镜下咽喉反流征象
the feature of laryngopharyngeal reflux of laryngoscope
评估喉部黏膜红斑情况是多种咽喉反流评估方法中的一种。可见 5 个程度的喉部黏膜红斑：（1）正常，（2）轻度，（3）中度，（4）中重度，（5）重度

表 4-4-2　反流体征评分量表

体征	评分	体征	评分
假性声带沟	0= 无 2= 存在	弥漫性喉水肿	0= 无 1= 轻度 2= 中度 3= 重度 4= 堵塞
喉室消失	0= 无 2= 部分 4= 完全		
红斑和（或）出血	0= 无 2= 局限于杓状软骨 4= 弥漫	后联合增生	0= 无 1= 轻度 2= 中度 3= 重度 4= 堵塞
声带水肿	0= 无 1= 轻度 2= 中度 3= 重度 4= 息肉样	肉芽肿	0= 无 2= 存在
		喉内黏液附着	0= 无 2= 存在

表 4-4-3　反流症状指数量表

最近 1 个月是否受下列问题困扰	0= 没有问题　5= 问题严重					
声嘶或发声障碍	0	1	2	3	4	5
持续清嗓	0	1	2	3	4	5
痰过多或鼻涕倒流	0	1	2	3	4	5
吞咽食物、水或药片有阻塞感	0	1	2	3	4	5
饭后或躺下后咳嗽	0	1	2	3	4	5
呼吸不畅	0	1	2	3	4	5
烦人的咳嗽	0	1	2	3	4	5
咽喉异物感	0	1	2	3	4	5
烧心、胸痛、胃痛	0	1	2	3	4	5
总分						

咽喉反流程度严重的患者常出现咽反射亢进，同时喉部敏感性会降低，笔者对咽喉反流患者进行内镜下感觉阈值评估，发现患者在治疗前反应减弱，而在治疗后有所改善。

尽管有很多文献已经报道了关于咽喉反流症状和体征的研究，但相关症状及体征在该病诊断中的意义仍缺乏证据并存在争议。这与很多原因有关，如缺乏对人群中“正常”标准的定义等。因此，还需要不同学科间开展多中心研究，以明确与咽喉反流相关的一些常见体征的敏感性和特异性，以及咽喉反流对生活质量和健康的影响。

三、胃食管反流病并发症

胃食管反流病会造成一些严重并发症，包括食管狭窄、食管溃疡、缺铁性贫血和Barrett食管。后者是一种癌前病变，表现为食管正常的鳞状上皮会发生肠化，并出现典型的染色的特点。约2% ~ 10%的胃食管反流病患者会出现食管狭窄，10% ~ 15%的患者可出现Barrett食管。反流病患者还可以出现吞咽困难、吞咽痛及上消化道出血。缓慢加重的吞咽困难，尤其是出现在进食固体食物时，提示食管狭窄。而固体和液体的吞咽困难则提示食管炎相关的食管动力异常。尽管吞咽困难不是常见症状，但在存在耳鼻咽喉症状的胃食管反流病患者中，Barrett食管、食管硬皮病及反流相关的动力异常发病率增加。存在动力异常的患者可能需要接受手术治疗。吞咽痛更常见于感染或药物相关的食管炎，在反流患者中并不常见。有时候食管炎会引起隐性的消化道出血和缺铁性贫血。目前反流性喉炎相关的并发症发生率还不清楚。

第四节　咽喉反流的诊断

对怀疑有咽喉反流的患者，首先应进行详细的病史询问，还需要进行体格检查和喉镜检查，必要时进行药物试验性治疗或pH监测，诊断流程见图4-4-2。如果患者存在吞咽困难，应考虑行相应的吞咽功能检查。值得 ·提的是，耳鼻咽喉科医师常常困惑对于疑似LPR患者是先选择早期行如pH监测等诊断性检查，还是先选择药物试验性治疗？目前尚无明确答案。

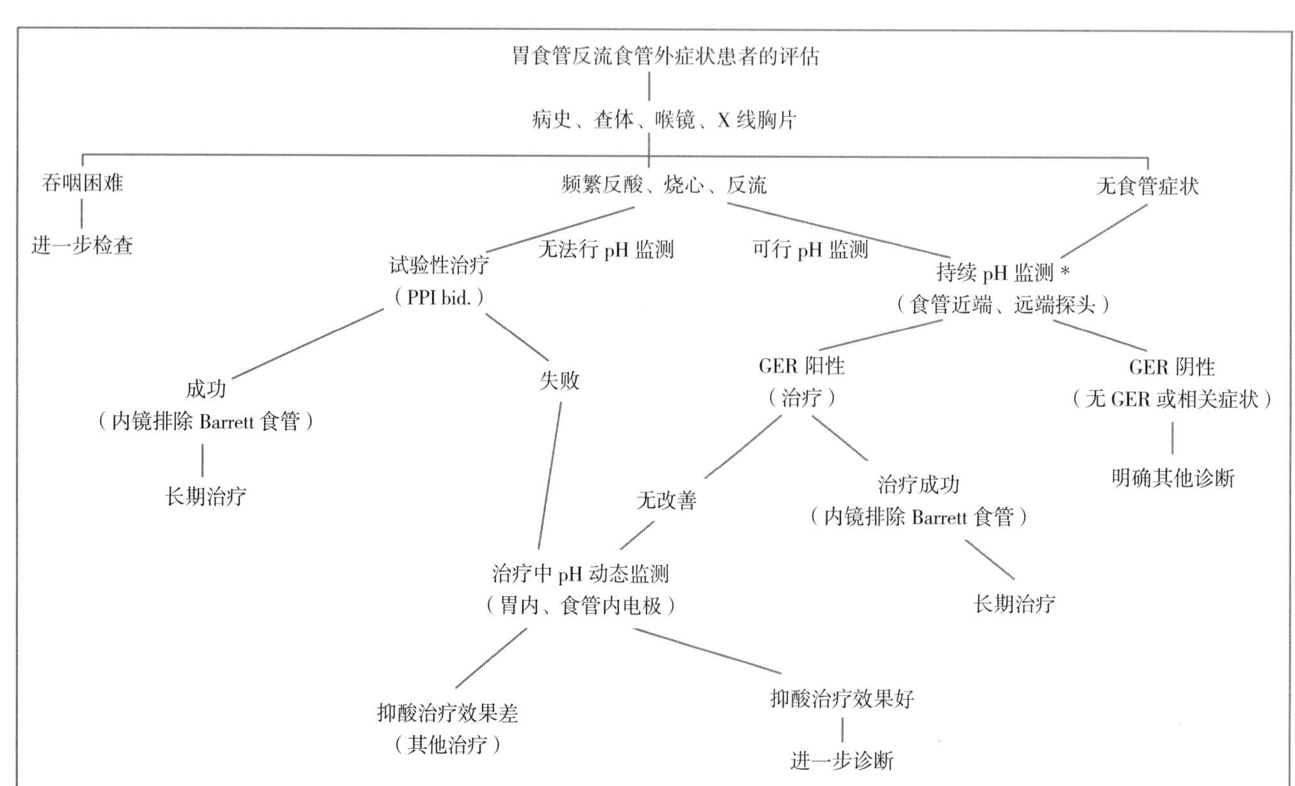

图4-4-2　胃食管反流病合并耳鼻咽喉疾病患者的评估流程图
outline of approach to the patient with gastroesophageal reflux disease and otolaryngologic disease
PPI为质子泵抑制剂；GER为胃食管反流；bid.为每日两次
*若pH监测难以进行，或无食管相关症状临床仍高度怀疑者，则试验性治疗应作为首选

本节简单介绍胃食管反流的基本检查方法，及针对耳鼻咽喉专科患者的相关诊断方法（表 4-4-4）。

表 4-4-4 胃食管反流诊断方法的选择

观察项目	应行的诊断性试验
是否存在反流?	钡餐检查 pH 监测
是否有黏膜损伤?	钡餐检查（气钡双重对比）研究 内镜检查 黏膜活检
症状是否由于反流引起?	试验性治疗 pH 监测（症状指数）
获得预后或术前信息?	食管测压 pH 监测

一、试验性治疗

当患者表现为典型的烧心和反流时，其实不需要进行更深入的检查。使用 H_2 受体拮抗剂、促动力药或原子泵抑制剂（proton pump inhibitor，PPI）8 ~ 12 周后，症状有所缓解，就可以证明这些症状继发于 GERD。由于在耳鼻咽喉科患者中，通常缺乏烧心症状，治疗终点是基于其他症状，那么为明确诊断就需要进一步进行诊断性检查。

如果患者疑似胃食管反流并伴有耳鼻咽喉的相关症状，就需要应用大剂量抗反流药物长期治疗，通常选择 PPI。然而，对于咽喉反流患者，药物的成本效益和临床疗效尚缺乏实验证实。目前笔者对怀疑反流引起的咽喉症状的患者使用 PPI，每天 2 次，治疗至少 8 ~ 12 周。

这里要强调，有反流性咽喉炎的患者相比无咽喉症状的消化不良的患者需要更强化的治疗，包括使用更高剂量的 H_2 受体拮抗剂或早期使用 PPI。治疗中最好通过对食管内和胃内的 pH 监测来判断疗效。即使患者正在使用 PPI，这些研究也是值得做的，因为一些患者对奥美拉唑有抵抗性，也会对其他 PPI 有抵抗性。我们最近的研究提示奥美拉唑抗性也会出现在初始治疗有效的患者中。此外，24 小时 pH 监测正常仅仅说明缺乏酸反流，而并不能证明反流不存在。中性 pH 的液体反流也可能诱发症状，特别是对于歌手和演员。我们非常迫切的需要对该现象进一步的研究并确定最佳处理措施。

目前尽管没有数据支持手术比药物治疗咽喉反流更具有优越性，但是对一些有所选择的病例而言，手术也许会比药物治疗获益更多，尤其是目前腹腔镜下胃底折叠手术的疗效的提高，并且 H_2 受体阻滞剂或质子泵抑制剂的长期应用会增加潜在的风险及更多的花费，因此胃底折叠术是值得考虑的。

二、pH 监测

（一）动态 24 小时 pH 监测

动态 pH 监测（16 ~ 24 小时）可用于量化食管反流，是判定症状与 GERD 相关性的最重要监测手段。检查时将直径 2mm 的锑电极经鼻置于食道远端、食管下括约肌上 5cm，食管括约肌的位

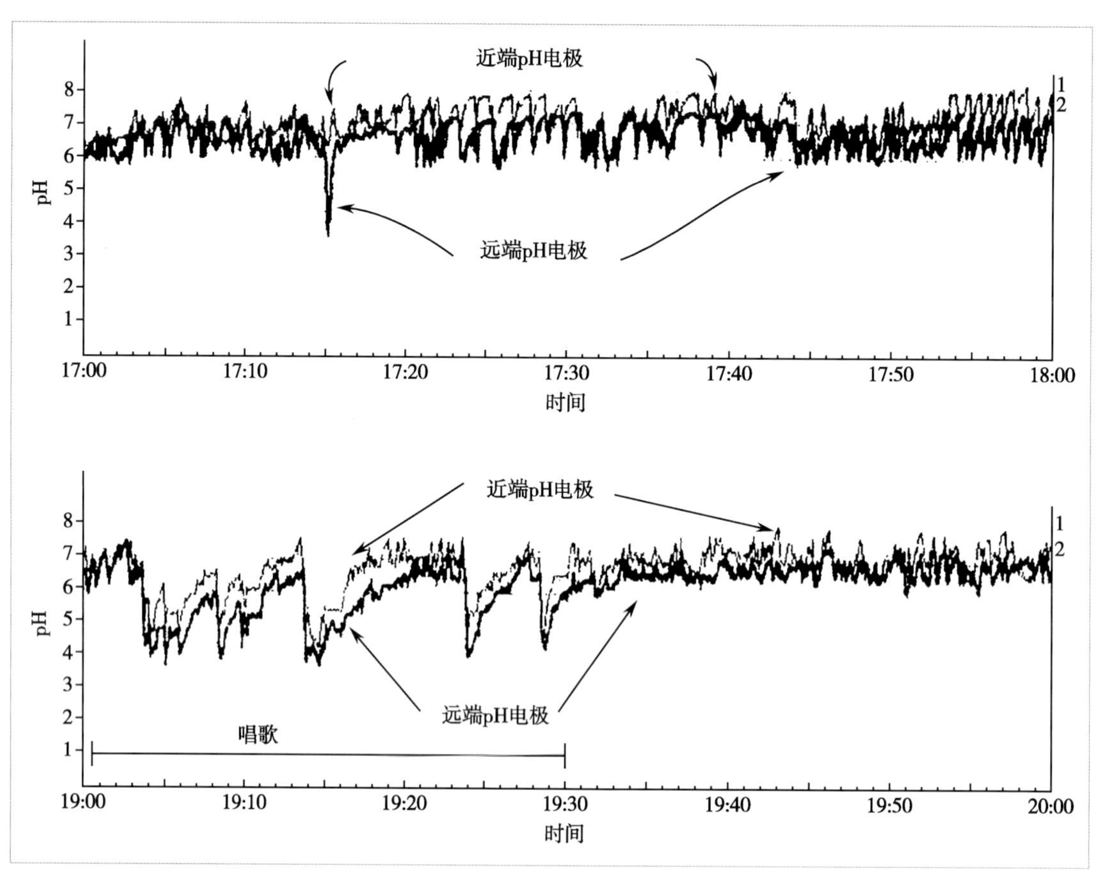

图 4-4-3 监测唱歌 1 小时内 20 分钟期间的双探头 pH 监测趋势图
dual-electrode pH probe monitoring while singing for a 30-minute period of the 1 hour shown
该患者存在典型烧心症状，唱歌时其近端和远端酸暴露提高

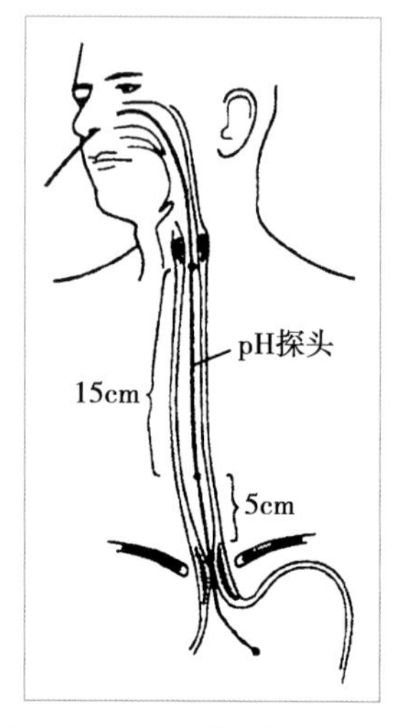

图 4-4-4 双探头 pH 监测电极放置示意图
the setting of a dual-channel antimony pH probe
pH 探头远端电极置于 LES 上 5cm，近端电极置于 LES 上 20cm 即 LES 正下方，二个探头距 15cm 距离

置通过食道测压确定（图 4-4-3）。双探头 pH 监测（dual-channel pH monitoring）的一个电极位于 LES 上 5cm，另一个置于 LES 上 20cm 即近端食管，UES 下方（图 4-4-4）。准确的定位对结果的分析非常重要。探头与一个小的数据接收器连接，固定于腰带或者腰部，可对有典型症状的患者反流事件进行设置记录。数据接收器有一个症状按钮，在监测中允许记录 6 种症状。监测前应告知患者在症状出现的时候按下症状按钮，并记录到日记卡上。通过分析症状与相关反流事件的关系，得出症状指数，对于哮喘、咳嗽和胸痛患者更有意义，也可用于研究在治疗过程中症状与反流的相关性。

单一监测导管上可以放置多个电极，以监测胃和食管内 pH、食管远端、食管近端酸暴露。有咽喉症状的患者食管近端、食管上括约肌下的异常酸暴露，提示可能存在反流。胃内电极可用于监测抗反流治疗后胃酸的变化。许多研究者将探头置于食道上括约肌以上的下咽处，认为这样可以更加确定反流的存在。但如此很难保证食管远端的探头位于食管下括约肌上 5cm，且下咽部放置的探头会引起喉咽部不适且没有正常值范围；此外，咽部探头电极由于干燥、酸性食物或液体包绕导致 pH 下降至 4 以下，会导致误判。Koufman 及其同事将近端探头电极置于环咽肌上方、喉后部，认为这个位置可以避免电极干燥并可以记录到有效数据，且认为只要出现咽部酸暴露（即使只有一次）即为异常。尽管近端探头的位置是在环咽肌以上部位还是以下仍存在争议，需要应用双探头电极进行检测是不容置疑的。若无近端电极，食管单探头 pH 监测诊断 LPR 敏感性只有 62%。

有耳鼻咽喉部症状或上气道症状可疑 GERD 的患者是进行动态 pH 监测的适应证。笔者更倾向在临床早期进行监测，以便在可能的情况下明确诊断。

动态 pH 监测在抗反流治疗中的意义更加重要，特别是对于 PPI 一天两次为期 8 ~ 12 周治疗无效的患者，在治疗的同时进行监测，评估胃内酸抑制程度，食管内酸暴露程度及反流事件与症状的相关性。连续 pH 监测对那些 PPI 治疗耐受或无效的患者有重要诊断价值。如果酸反流仍存在，治疗剂量可能需要增加或者调整。如果持续足量抑酸后症状仍存在，需考虑其他诊断。然而，对于足量抑酸的定义比较复杂，无统一标准。

目前有争议之处在于患者反流症状持续存在，但 24 小时 pH 监测却并未监测到食管酸暴露。接着有人提出了“碱性反流（alkaline reflux）”或“pH 中性反流（pH–neutral reflux）”的概念。碱性反流的诊断不应仅基于 pH 值高于 7，还需同时分析其与症状的相关性。一种监测 pH 中性反流的新方法是在食道探头上进行多点阻抗测定，该装置可以监测到食道中液体的存在，且可判断液体移动方向，而与 pH 值变化无关。对怀疑碱性或 pH 中性反流的患者是否需要进行外科治疗是必须经过包括患者在内的医疗团队的仔细协商后慎重决定，而通过目前的 pH 监测技术无法确定。

虽然动态 24 小时 pH 监测被广泛用于评估疑似 LPR 患者，但其敏感性和特异性存在争议。动态 pH 监测仍存在一些局限性，①pH 监测并非均有条件进行；②其敏感性和特异性并非 100%；③患者每天发生反流的频率不尽相同；④在有食管外症状的患者中食管近端和远端的酸暴露时间是相同的，这就增加了存在酸暴露的单个个体 pH 监测假阴性结果的可能。

此外，pH 监测的异常发现不一定能预测患者对治疗的反应。同样，最近对 145 例埃索美拉唑或安慰剂治疗的对照研究发现，症状或喉部体征的改善与治疗前 pH 监测的结果无关。出现这种结果可能是由以下几个关键因素所致：对咽部的异常酸暴露的时间反流次数缺乏共识；操作者因素及探头位置的变异（如测压或直接可视下定位探头）；pH 监测反流的灵敏度，每日可能都不一样。也有学者建议应用反流面积指数（是从近端反流事件的次数和持续时间以及 pH 值低于给设定基值（4 或 5）的程度来计算的）等参数，可能增加 pH 监测的灵敏度。

因此，笔者认为 24 小时 pH 值监测不能用来对疑似 LPR 患者进行确定或排除诊断。有效的 PPI 诊断性治疗仍然是最重要的决定反流与 LPR 症状的关系的方法。

（二）无线胶囊 pH 监测

无线胶囊 pH（无导管）监测技术（telemetry capsule pH monitoring）的发展增加了监测和治疗疑似反流的能力。该项技术安全、耐受性好、可靠，可对 48 小时的食管酸暴露进行评估。但由于目前无线胶囊体积较大，无法置于下咽部 / 食管近端，尚未用于 LPR 研究中。

（三）多探头腔内阻抗联合 pH 监测技术的应用

多探头腔内阻抗联合 pH 监测（combined multichannel intraluminal impedance pH，MII）是

一项新技术，可用于证实气体、液体及气液混合态的胃食管反流，还可鉴别反流性质：酸性（pH<4），弱酸性（pH 4.1～7）和非酸性（pH>7）。目前的探头可同时监测胃内和远端食管 pH，测定 LES 上方 3～17cm 范围的反流高度。早期数据表明一些有所谓的食管外疾病的患者可能与弱酸反流或非酸反流有关，而对于这类反流类型与咽喉反流的关系尚需要进一步研究。MII-pH 监测适用于所有抑酸治疗无效、特别是有 LPR 症状患者。

（四）咽部 pH 监测

借鉴胃食管反流的诊断标准，LPR 的诊断标准为双探头 24 小时 pH 监测中出现一次 pH<4 或 pH<4 的总时间百分比达到 1%。虽然标准的 24 小时监测技术对 LPR 有良好的诊断功能，但它往往会造成病人明显的不适，因此可能并不能完全代表患者的疾病状态。

目前已经开发出新的、用于监测口咽部的 pH 值探头。多项研究已经阐述了口咽探头在诊断 LPR 中有实用价值，且患者的依从性较好，可用于筛选可能有疗效的患者。2009 年，Golub 等研究了 15 例 LPR 症状患者，对其同时放置双探头 pH 和 Restech（Houston，Texas）口咽探头。发现这两种探头对反流事件的相关性高，相关系数为 0.95（$p<.001$）。除了与传统 pH 值的高相关度外，口咽部探头还具有一些显著的优点。首先，传统 pH 探头中的传感器需要液体环境才能正常工作，探头放置在咽部会因电极干燥而导致“假阳性”（假性反流），而口咽探头不需要特殊的液体环境。其次，传统探头的传感器位于导管的一侧，这会导致被黏膜壁包裹而出现“假阴性”的读数。口咽探头上的传感器位于水滴形尖端，降低了黏膜包裹的可能性。此外，传统探头的放置需要通过测压来定位。而口咽探头的位置可以经简单的口咽检查，通过在导管尖上定位红色的闪光 LED 灯来确认。

三、食管测压

食管测压（esophageal manometry）可以检测 LES 以及食管动力。GERD 患者中只有少数患者 LES 压力是降低的，但是食管动力异常普遍存在，最常见的是食道无效运动（ineffective esophageal motility，IEM），即在 30% 以上水吞咽时远段食道的收缩幅度小于 30mmHg。笔者认为，这是 GERD 患者最常见的动力障碍表现，可见于 35% 的食管炎患者。在 GERD 相关性疾病患者中 IEM 的发病率更高，例如 GERD 相关性咽喉炎、哮喘和咳嗽。

食管测压对于预先确定 pH 值监测探头安放位置意义重大。尽管近端探头可以在喉镜直接观察下放置，但是没有食管测压远端探头无法定位。根据 Johnson 研究，与食管测压相比较，即使是近端探头安放位置准确率也仅能达到 70%，而通过探头间距离的评估，安放远端探头的准确率仅仅达到 40%。使用固定距离为 15cm 和 20cm 的探头，远端探头放置准确率仅为 3%（15cm）或 40%（20cm）。这些错误有可能是致命的，因为食管远端酸暴露值的计算是根据远端探头定位在 LES 以上 5cm 进行的。甚至远端探头与 LES 之间距离的轻微的变化都可以引起酸暴露数据的实质性改变。

四、钡餐检查

钡餐检查（barium swallow）广泛应用于食管疾病的诊断。双重对比的钡餐检查是评估食管最佳的选择。吞咽异常、水虹吸可能被认为是病理性反流的特征表现。该试验目前已用于辅助耳鼻咽喉科对反流性病的诊断。对于专业歌手和演员，采用钡餐和水虹吸试验是检查白天反流的最佳选择。

钡餐检查的最佳用途是评价怀疑有并发症的胃食管反流病患者，如运动异常或消化道狭窄，这在吞咽困难的患者中十分常见。钡剂存留有助于定位固体吞咽困难患者的阻塞部位。

虽然钡餐检查可以显示正在发生的反流以及食管黏膜损伤，但目前认为钡餐检查在 GERD 诊断中敏感性和特异性均较低。

五、食管镜检查

食管内镜检查用于诊断食管黏膜疾病、糜烂性食管炎或 Barrett 食管化生。疑似 GERD 的患者，不是内镜检查的绝对指征。内镜检查适合于对试验性药物治疗无效、症状超过 5 年、需要排除 Barrett 食管化生的患者，以及存在吞咽困难、吞咽疼痛、体重减轻、贫血、消化道出血等肿瘤“报警”症状的患者。内镜检查结果有助于预测药物治疗的方案和预后。

六、食管活检

对于 GERD 患者来说，活检和细胞学评价价值十分有限，除非考虑存在 Barrett 食管或怀疑恶性肿瘤才会取活检送病理学检查。

七、幽门螺杆菌感染的评价

幽门螺杆菌（*Helicobacter pylori*，Hp）是慢性 B 型胃炎、胃十二指肠溃疡病、胃癌的致病因素，但是 Hp 在胃食管反流病中的意义仍然不确定。胃食管反流患者是否需要根除 Hp，甚至根除 Hp 是否适得其反，目前研究尚未明确。

八、量表评估

除了应用上述仪器检查外，疗效评估还包括嗓音障碍指数量表（VHI）、反流体征量表（RFS）评估、咽反流症状量表（pharyngeal reflux symptom questionnaire）评估等。一些研究发现，焦虑、抑郁等可以影响患者对生活质量评估及症状指数的判断，从而降低量表对于症状的评估意义，影响量表的使用。

第五节 咽喉反流相关疾病

咽喉反流容易漏诊的原因除了其症状不像 GERD 那样典型外，还与以下三个因素相关。首先，一些检查体征没有得到临床医生的足够重视，例如后部喉炎，杓间黏膜增生等征象常常被忽略，尤其当黏膜水肿弥漫存在于整个喉部而不是局限于杓区时更易被忽略。其次，试验性药物治疗往往收效甚微，一方面可能是由于患者用药剂量不足（如 PPI 的用药可能仅一天一次）；另一方面治疗后咽喉反流体征的改善需要几个月甚至更长时间，在此之前的评估可能会影响结果；第三，应用于 GERD 的常规检查会有假阴性结果，其中不仅包括钡餐检查、Bernstein 酸高灌注实验、放射性核素扫描，还包括食管镜检查、24 小时 pH 监测（取决于使用的诊断标准）。

因此，喉科医师必须对患者出现的咽喉反流相关症状保持高度的警觉，一旦发现应积极开展相关检查，对检查结果进行合理解释，同时要考虑到这些检查的敏感性、特异性、局限性及争议性。

咽喉反流治疗前需要对反流对喉及所有环咽肌以上的黏膜表面造成的影响进行详细的研究。

已经证实咽喉反流与儿童及成人的分泌性中耳炎相关。Habesoglu 等认为咽喉反流可能是鼓室成形术失败的一个因素，他们推荐将反流评估和治疗作为慢性中耳炎和耳疾病，包括咽鼓管功能障碍患者的处理常规。另有研究报道咽喉反流和肥胖是舌体肥大和阻塞性睡眠呼吸暂停的风险因素。Corvo 等人研究认为显著的咽喉反流与干燥综合征（患者经唾液分析确诊）相关。

在鼻内镜下鼻窦手术的咽喉反流患者鼻腔冲洗液中已发现胃蛋白酶的存在，提示慢性鼻－鼻窦炎与咽喉反流有着密切的联系。鼻部胃蛋白酶的检测也许可以作为未来筛查咽喉反流的一个途径。

研究人员和临床医师已经对有咽喉反流的患者的症状，咽喉反流与嗓音疾病、喉部良恶性病变、慢性咳嗽、肺部疾病、哮喘过敏的关系进行了研究。Chung 等研究了咽喉反流与喉部良性病变的关系，结果显示对照组、声带小结组、声带息肉组以及任克水肿组咽喉反流的发病率分别为 65%、66%、75% 和 95%。Saleh 认为咽喉反流同鼻后滴漏以及慢性咳嗽有关系。Randhawa 等指出咽喉反流的喉部体征可能与过敏患者的相似。在他们的小样本群体研究中，10 人诊断患有哮喘，而仅有 3 人患有咽喉反流，因而他们提出了咽喉反流可能存在被过度诊断的问题。

近期研究显示咽喉反流与阻塞性睡眠呼吸暂停有关。Eskiizmir 及 Kezirian 提出阻塞性睡眠呼吸暂停患者更用力的呼吸运动会导致胸腔内压力升高，使反流增加。Suzuki 等人认为食管下括约肌的松弛可能是轻－中度阻塞性睡眠呼吸暂停患者反流的原因。他们还发现了反流导致的自发觉醒。Karkos 等报道了睡眠时食管上括约肌压力显著降低。但是，他们指出尚缺乏对照试验和（或）Meta 分析来说明反流与打鼾和 / 或呼吸暂停的关系。Wang 等在 2010 年对患有咽喉反流及阻塞性睡眠呼吸暂停患者的口咽分泌物进行了胃蛋白酶浓度的监测。他们发现咽喉反流组胃蛋白酶的高水平与 RSI 和 RFS 的高分值相关。在阻塞性睡眠呼吸暂停患者中，胃蛋白酶与 RSI 分值无相关性。

一、后部喉炎

除了红斑和水肿外，反流性喉炎可以导致声带严重的病理改变。在 1968 年，Cherry 和 Margulies 发现反流性喉炎是声带接触性溃疡和肉芽肿的一个潜在的致病因素。他们还观察到，治疗反流性胃食管炎可以使声带突肉芽肿消失。Delahunty 和 Cherry 研究发现胃酸刺激可使狗的声带突出现肉芽肿，这也表明了即使相对较短时间的酸刺激也可能会导致喉黏膜的异常。

反流性喉炎长期以来还被认为是导致声门后部狭窄的因素之一，尤其是在插管之后。Olson 认为反流性喉炎也可能是导致环杓关节炎的致病因素之一，从黏膜的慢性炎症和溃疡，进而累及环杓关节。笔者也发现了这一问题。反流的并发症除了声门后部狭窄及声门上狭窄外，还有声门下狭窄。

二、喉肉芽肿

喉肉芽肿（laryngeal granulomas）目前是令患者及医师共同困惑的一个问题。所有的肉芽肿病例都必须考虑是否有反流因素的存在。如果有反流症状长期存在，应通过内镜检查排除 Barrett 食管，同时对肉芽肿进行活检。如果选择试验性药物治疗，应用质子泵抑制剂（每天早餐和晚餐前）2～3 个月，症状和体征会显著改善。如果出现恶化，需要及时进行活检。应该指出的是，完全愈合可能需要 8 个月，甚至更长时间。

对于一些肉芽肿复发的病例，需要应用 24 小时 pH 监测进行再评估，检查时患者应暂停使用 PPI 和 H_2 受体阻滞剂。可以在内镜下对食管或环后黏膜进行活检。对于极少数用药初期反应良好，但之后药效消失的患者，H_2 受体阻滞剂可能有效。对于顽固性肉芽肿的患者，当疗效欠佳时，可以考虑腹腔镜下行胃底折叠术。当然还应当继续在嗓音治疗团队的指导下进行发音训练。

三、伤口延迟愈合

反流性咽喉炎的慢性刺激会影响伤口愈合，这既包括声带突溃疡和肉芽肿恢复的延迟，还包括声带手术术后的愈合延迟。因此，在声带手术前专科医师应对咽喉反流做出判断，并采取更为积极的治疗措施。

四、喉狭窄

Koufman 报道通过 24 小时 pH 监测发现，92% 的喉狭窄患者有 LPR。这一发现与 Little 等人早前的报道相一致，他们用胃酸及胃蛋白酶刺激狗损伤的声门下的黏膜，导致溃疡不愈合及声门下狭窄。对咽喉反流长期有效的控制是成功治疗喉狭窄的关键因素之一。

五、咽异物感

咽喉部的异物感通常与 LPR 有关。但相关文献中对此并无明确的结论。据目前文献报道，咽异物感患者中 LPR 的发生率为 23%～38%。因此咽喉异物感的患者应考虑是否有 LPR 的存在，需进行相应的评估以及应用 PPI 进行试验性治疗。

六、喉痉挛

喉痉挛（laryngeal spasm）是无意识的声带强力内收导致气道阻塞，患者会出现濒死感。典型的喉痉挛常常突然发生且毫无预兆，可以发生于大笑或锻炼的时候，也可以没有任何诱因。夜间发病时会使患者惊醒。反流是喉痉挛的一个公认的原因。发病机制可能与 pH 降至 2.5 或更低时刺激会厌表面的化学感受器而诱发喉痉挛有关。Loughlin 等人认为这一反射性过程与喉上神经功能有关。根据笔者的经验，LPR 是几乎所有阵发性喉痉挛的原因，而且抗反流治疗可以获得很好的疗效。

七、肌紧张性发声障碍

尽管咽喉反流与肌紧张性发声障碍（muscle tension dysphonia，MTD）的关系尚不确定，但是有理由认为二者之间可能存在相关性。Koufman 等发现在与肌紧张性发声障碍有关的声带器质性病变（包括声带小结、声带任克水肿、血肿、溃疡及肉芽肿）的患者中，咽喉反流的发生率占70%。LPR 不仅可以引起炎症反应，还会使喉部处于高度敏感状态。喉痉挛就是这种情况下的极端表现。无论是慢性刺激导致的喉部肌肉的亢进状态，还是机体应对喉部突发酸反流的一种防御行为，都可能会导致亢进的发音行为。咽喉反流与肌紧张性发声障碍可以同时存在，而胃酸以及胃蛋白酶对声带黏膜的刺激可能会使声带更易受损伤，甚至进一步发展成为声带器质性病变。过去，耳鼻咽喉科医师以及言语病理师把大多数的肌紧张性发声障碍视为一种原发性疾病。但是根据笔者的临床经验，大多数肌紧张性发声障碍患者，很可能潜在诸如咽喉反流或者喉上神经不完全麻痹等疾患，从而造成其发音的亢进状态。因此对所有包括肌紧张性发声障碍在内的嗓音疾病的患者，应积极寻找并治疗其首要病因。

八、阵发性声带运动障碍及咳嗽

阵发性声带运动障碍是一种以吸气时声门间断性内收为表现的喉部肌张力障碍，又称为声带矛盾（反常）运动障碍（paradoxical vocal fold movement disorder，PVFMD）。Yelken 等指出PVFMD 是一种“假性哮喘”，患者在首次就诊时常常被误诊。“哮喘”的发作以及严重程度与PVFMD 并不相关。但 PVFMD 的患者大多有咽喉反流与过敏。

Murry 等对咳嗽与 PVFMD 的相关性进行了研究，他们认为 PVFMD 可能由于在酸的慢性刺激下咽喉部感觉缺失，从而引发咳嗽反射。咳嗽反射可以视为一种清除咽喉微小颗粒的保护性机制。

九、声带任克水肿

胃酸或者胃蛋白酶对喉部黏膜的长期刺激可以导致喉部组织的显著改变，包括声带任克水肿、喉癌等疾病。Koufman 等已经证实大多数声带任克水肿患者的 24 小时 pH 监测结果是异常的，这一发现与笔者的临床经验相符。但目前仍然不能确定反流是否是任克水肿的主要原因，或者与其他喉部黏膜刺激因素如吸烟、过度用声或者甲状腺功能减低等的协同作用有关。尽管如此，我们还是应该积极地对任克水肿患者进行反流的评估以及抗反流治疗。声带任克水肿的反流控制要长期进行，在术后恢复期尤为关键，这些在伤口延期愈合内容中里已经谈到。

十、喉部恶性肿瘤

已经证实，胃食管反流与 Barrett 食管和食管癌之间有明确的关联。近期的一些新的证据认为LPR 与喉癌之间可能存在一定的联系。目前认为，对喉癌患者或者有患癌风险的患者应当进行反流筛查，并对确诊者进行抗反流治疗；对于没有发现患癌危险因素但存在 LPR 的患者进行癌症监控。这种措施对预防恶变的长期效果尚未知，但笔者在包括可疑白斑病变、单纯咽喉反流、甚至在持续吸烟及饮酒的患者中观察到病变的好转。并且很多消化科医生建议进行食管、胃、十二指肠镜检查时，要同时对喉部进行观察。对 GERD 患者进行食管外检查，LPR 的诊断率可升高至 4.6%。

十一、婴儿猝死综合征以及其他儿童相关疾病

已经发现，咽喉反流与婴幼儿的很多疾病相关，包括口臭、发声障碍、喉痉挛、喉软化症、哮喘、肺炎、反胃及呕吐、疝气、腹痛、哮吼、睡眠呼吸暂停以及婴儿猝死综合征（sudden infant death syndrome，SIDS）。有研究表明 SIDS 可能与胃酸反流到喉部有关，婴儿猝死综合征已经成为继喉癌和食管癌之后反流性喉炎引起的又一严重耳鼻咽喉科疾病。

目前的一些研究仍在继续探讨儿童咽喉反流与中耳炎的关系。有几项研究已经证实胃蛋白酶及胃蛋白酶原在分泌性中耳炎患儿的中耳渗出液中被检出。Katra 等人通过阻抗和 pH 监测研究了腺样体肥大患儿中幽门螺杆菌感染与反流的关系，提出反流对于幽门螺杆菌感染、咽喉部淋巴组织及腺样体增生有很大影响。

与成人不同，新生儿和幼儿无法主诉咽喉反流相关的症状。但可以通过喉镜、支气管镜以及 24 小时 pH 监测来进行诊断。pH 监测在患有喉炎的新生儿中有很大价值，其中咽部监测可能对未经治疗或者食管监测中遗漏的咽喉反流的诊断有帮助。咽喉反流的诊断在有声嘶或频繁的呼吸系统疾病的儿童中容易被漏诊。儿童可以给予 H_2 受体阻滞剂和（或）PPI 进行治疗，部分患儿也可选择行胃底折叠术，尤其适用于因反流而危及生命的患儿。

第六节 咽喉反流与职业用嗓者

咽喉反流可能发生于任何人，但在职业用嗓者特别是歌手中更常见。

一、职业用嗓者发生咽喉反流的主要原因

1. 歌唱技巧中常运用腹式呼吸腹式呼吸时，腹肌强有力的收缩使腹腔内容物向上推挤，胸骨下拉。这一动作促使空气进入胸腔使胸腔内气体压缩，气流呼出，同时也压迫胃部，拮抗食管下括约肌的作用。唱歌导致反流的机制与其他体育运动，例如举重或其他使腹腔压力改变的情况（如妊娠也受激素影响）等导致反流的机制相似。目前普遍认为运动可能诱发反流，即使在无症状年轻志愿者（平均 28 岁）中。尽管未得到证实，GERD 或 LPR 患者中运动诱发反流效应较无反流病史者更为显著。

2. 很多歌手表演前都不进食，以免饱胀的胃部阻碍腹式呼吸的运用。表演通常在晚上进行，演出后饥饿会导致歌手在睡前进食大量食物。这些都会促进反流。

3. 表演者通常压力较大。心理压力与食管运动异常（可能与反流有关）及其他胃肠疾病如肠易激惹综合征相关。心理压力过大会增加食管收缩幅度，也可影响胃酸分泌，其也会增加 LPR 的发生，这会形成一个恶性循环。LPR 对咽部的刺激可直接引起食管下括约肌一过性松弛，或降低松弛阈值引起胃胀气。

4. 很多歌手甚少关注饮食营养情况，经常饮用咖啡或进食高脂肪食物（包括快餐）、辛辣食物、柑橘类食物（特别是柠檬）及西红柿（包括披萨和意大利面酱）。此外，由于歌手对其声音的依赖性，即使喉部有轻微炎性变化都可能影响其演出效果。因此歌手较其他用声少者更易因反流症状就诊。

二、咽喉反流对职业用嗓者的影响

存在咽喉反流的职业歌手或演员除了有暖嗓时间延长等主诉外，还会在练声过程中出现喉部黏液过多、不自主地频繁清嗓表现，尤其是在练声或歌唱开始的 10～20 分钟内。在演讲、特别是演唱过程中过度用力的发音习惯也与反流性喉炎有关，这可能是用嗓者避免误吸的一种无意识行为。言语病理师、歌唱嗓音专家及表演嗓音专家可以通过嗓音康复训练，帮助职业用嗓者在一定程度上克服这种继发性的肌紧张性发声障碍，但可能只有在反流症状得到有效控制后这种发声障碍才会完全消除。

第七节 胃食管反流病的治疗

胃食管反流病的治疗重点为消除症状，愈合损伤的黏膜，治疗并发症和维持症状缓解这 4 个方面。治疗需结合生活方式改变，药物治疗以及适时应用抗反流手术。胃食管反流病是一种慢性疾病，需要持续、足量、正确的用药。长期治疗是有效管理的关键（图 4-4-5）。

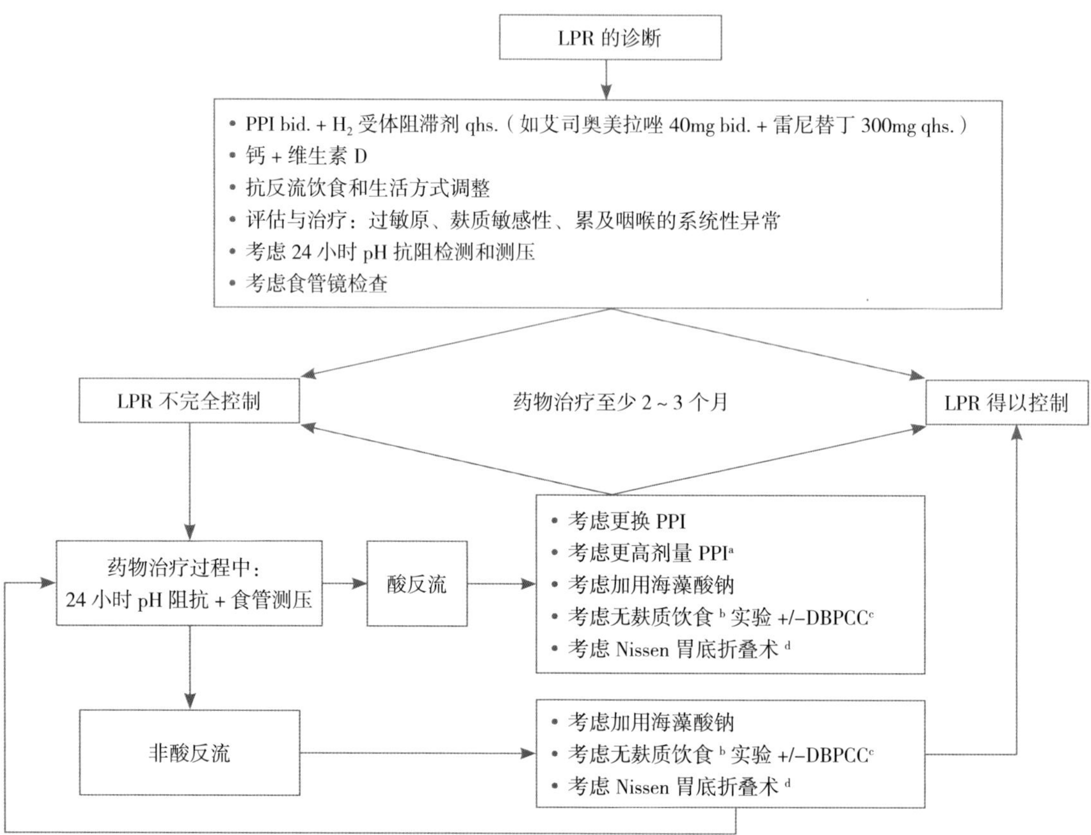

图 4-4-5 咽喉反流的管理流程及麸质敏感的评估管理
laryngopharyngeal reflux algorithm incorporating gluten sensitivity evaluation and management.
a. Portnoy JE，Gregory ND，Cerull CE，et al. Efficacy of super high dose proton pump inhibitor administration in refactory laryngopharyngeal reflux: a pilot study. J Voice. 2014;28（3）:369－377
b. 无麸质饮食建议可以在血清学试验之前开始，可在任何步骤实施
c. DBPCC double-blind placebo controlled（gluten）challeng= 双盲对照（麸质）安慰剂实验
d. 复查停药后的 24 小时 pH 阻抗监测和测压建议在胃底折叠术后 3 个月进行
e. Nissen 胃底折叠术可能对非酸反流性咽喉炎，特别是 24 小时 pH 监测中症状指数阳性的患者是有治疗价值的
f. Nissen 胃底折叠术也可以应用于不愿意长期服用抑制分泌药物的患者

相比之下，治疗哮喘、咳嗽、LPR 和其他食管外表现的临床试验相对较少。目前食管外反流的治疗是参照烧心和糜烂性食管炎患者的治疗以及临床试验的观察结果和临床经验。一般来说咽喉反流和其他食管外的表现的患者需要应用更高剂量的药物以减轻症状，通常是应用每天两次的 PPI，并且治疗时间会更长。但由于有关食管外反流诊断的“金标准”尚不明确，评估治疗终点在某种程度上比较困难。本节重点讨论胃食管反流病，特别是咽喉反流和其他外食管表现的 GERD 的治疗原则。

一、生活方式的调整与健康教育

生活方式的调整简单而有效，对于控制 GERD 的症状至关重要（表 4–4–5）。应使患者了解胃食管反流病及咽喉反流和慢性反复出现的特征，以及疾病治疗的长期性。

（一）睡眠体位调整

许多研究支持咽喉反流患者睡眠时抬高床头的重要性。夜间 pH 监测的研究显示床头抬高 6 英寸比平卧位睡眠食管的酸暴露显著下降。有学者建议也可以通过在患者的床垫下放置一块楔状泡沫橡胶来产生类似的效果。整个床垫长（全长度）楔型倾斜比只垫高腰部更好。不推荐用枕头代替楔状泡沫橡胶或抬高床头，因为枕头过高会使患者腰部的弯曲，身体位置发生变化，反而会增加腹内压从而加重反流。另外，当患者翻身趴着睡觉时，过高的枕头可能会使患者背部向后弯曲引起疼痛，这可能会导致其放弃这种“床头抬高”的睡眠方式。还可以建议患者选择左侧卧位睡眠，这将会使食管胃结合部在胃内容的上方的有利位置，从而减少平卧位的反流。

对许多职业用嗓者尤其是歌手，由于唱歌时呼吸支持的需要，腹内压增加，常常会发生立位反流，对这类人群单一的改变生活方式是不够的。此外，如果 24 小时 pH 监测表明这些患者没有仰卧位或夜间反流，也有必要让他们睡眠时抬高床头。

（二）调整饮食

消除或减少来自食物对胃的刺激可以减轻症状（表 4–4–5）。

表 4-4-5　胃食管反流治疗的生活方式改变

抬高床头（6 英寸）- 避免选用水床	减少或停止吸烟
调整饮食 1. 低脂肪高蛋白 2. 避免特定的刺激物 　a. 柑橘类果汁 　b. 番茄制品 　c. 咖啡、茶 　d. 酒精 　e. 可乐 　f. 洋葱 3. 睡觉前禁止进食（至少 2 小时） 4. 避免巧克力、祛风剂（降低食管下括约肌压力）	避免使用可能存在危害的药物 1. 影响 LES 压力 　a. 抗胆碱能类 　b. 镇静药 / 安眠药 　c. 茶碱 　d. 前列腺素 　e. 钙通道阻滞剂 2. 有可能引起食管损伤 　a. 钾片 　b. 硫酸亚铁 　c. 抗生素（凝胶胶囊），如四环素 　d. 非甾体抗炎药、阿司匹林 　e. 阿仑膦酸钠

胃扩张可以引起食管下括约肌一过性松弛，导致异常反应的发生。吃得过饱、高脂肪饮食会增加胃的扩张，减慢胃排空。饱腹后睡觉或饭后躺下睡觉可能会刺激食管下括约肌一过性松弛，增加反流。因此应提醒患者避免在进食后 2 ~ 3 小时内睡觉和饭后平卧是至关重要的，尤其是当反流发生在平卧时（咽喉反流情况并非总是如此）。

（三）减少或停止吸烟

吸烟对整体健康有害，会加重胃食管反流病。吸烟会降低 LES 的压力，延缓食管清除，增加反流频率和潜在的黏膜损伤。吸烟可能会降低 H_2 受体拮抗剂的有效性，特别是夜间（因为反流物清除延迟，导致反流损伤较为严重）。但吸烟对 PPIs 的作用效果的影响还不明确。

（四）避免使用可能存在危害的药物

一些药物可能会降低食管压力、促进反流，还有很多药物可以直接导致食管损伤（药物所致食管炎），加重反流导致的黏膜损伤，这些药物应该慎用于 GERD 患者。但药物的影响因人而异。经验表明，没有一种药物会明显加重 GERD，故不需要停用某种必须服用的药物，特别是需要和 PPI 共用时。

（五）其他

笔者前期的初步研究尚未发现 LRP 和麸质敏感性存在相关性。但临床实践中，笔者发现越来越多的 LRP 患者进食无麸质饮食后，症状有所改善。这表明 LRP 和麸质敏感性可能存在一定的相关性。麸质过敏包括乳糜泻和非乳糜泻性麸质过敏，表现为胃肠道症状和肠外症状。近期的文献显示 GERD 在乳糜泻患者中更常见，且对无麸质饮食反应良好。麸质敏感性对 LRP 的影响，可能是潜在的未了解的领域，研究这个领域是很有必要的。我们已经将怀疑 LRP 的患者可能的麸质敏感性纳入常规考虑。至少，该项认知可以让怀疑麸质敏感的患者来到胃肠专科咨询。按照美国胃肠病协会的的乳糜泻和非乳糜性麸质敏感的研究和指南，嗓音对 LRP 患者进行实验室相关检查，特别是抑酸治疗无效的或有既往病史提示的患者。实验室检查包括：组织转麦谷蛋白酶（TTG）IgA，IgG；醇溶蛋白脱酰胺肽（DGP）IgA，IgG；抗醇溶蛋白抗体（AGA）IgA，IgG；总 IgA；小麦特异性 IgE；HLA–DQ 基因分型。

二、药物治疗

很多抗酸剂和 H_2 受体拮抗剂被用于治疗症状性反流。这些药物应该在除外器质性病变后应用（表 4–4–6）。

然而，抗酸剂的使用依然是有争议的，一些专家认为在足量抑酸治疗下，抗酸治疗是多余的。众所周知，在每天常规应用 40mg 剂量的奥美拉唑和 60mg 的兰索拉唑后，反流仍然可能发生。这已经被 pH 监测证实，一些患者需要应用更大剂量才能完全抑酸。偶发的反流在很多使用奥美拉唑 40mg/ 天的患者可能是“正常”和无意义的。然而对 LRP 患者，特别是以嗓音为职业者，咽部酸暴露是非常不利的。一些内科医师在使用 PPI 之外，还会选择加用抗酸剂、H_2 受体阻滞剂和 / 或改善生活方式，而不是对每例患者都行服药时的 24 小时 pH 监测或使用更高剂量的 PPI。睡前或在剧烈运动（如唱歌）前可以考虑使用抗酸剂。这一方法对于歌手的嗓音改善或许有效。

表 4-4-6　胃食管反流的标准药物治疗

药物			用法用量
促动力药物		甲氧氯普胺	5~10mg，每日 4 次
		西沙比利	10mg，每日 4 次（仅用于安慰性质的治疗）
抑酸药	H_2 受体阻滞剂[a]	西咪替丁	400mg，每日 2 次（非糜烂性症状性疾病）
			800mg，每日 2 次（糜烂性食管炎）
		雷尼替丁	150mg，每日 4 次（非糜烂性症状性疾病）
			150mg，每日 4 次（糜烂性食管炎）
		法莫替丁	20mg，每日 2 次（非糜烂性症状性疾病）
			40mg，每日 2 次（糜烂性食管炎）
		尼扎替丁	150mg，每日 2 次（所有类型的反流）
	质子泵抑制剂[b]	奥美拉唑	20mg，每日 1 次，晨服（急性维持治疗）
		兰索拉唑	30mg，每日 1 次（急性期）
			15mg，每日 1 次（急性期和维持期）
		泮托拉唑	40mg，每日 1 次（急性期和维持期）
		艾司奥美拉唑	20~40mg，每日 1 次（愈合期）
		雷贝拉唑	20mg，每日 1 次（急性期和维持期）

注：a. 也作为 OTC 减少药物剂量应用；
b. 更高的剂量用于治疗食管外症状

很明显，进一步优化治疗仍然有必要，例如在咽喉反流的治疗中，PPI 联合睡前使用 H_2 受体阻滞剂，原因将在下文讨论。巴氯芬作为一类 GABA 受体阻滞剂，可以放松骨骼肌，用于治疗痉挛。现在，它也已被用于有效的治疗反流。2012 年，Constantino 等发布了一项随机临床试验，显示联合巴氯芬可以显著减少立位的反流。巴氯芬对治疗儿童难治性反流也有效。

（一）H_2 受体阻滞剂

从 1970 年代末期，H_2 受体阻滞剂一直是治疗 GERD 的主要药物。唯一的作用机制就是抑制胃酸的分泌。对 LES 压力和食管廓清无效。4 种 H_2 受体阻滞剂（西咪替丁、雷尼替丁、法莫替丁和尼扎替丁）在使用等同剂量时效力相同。这些药物适用于所有年龄段人群，并可以完全缓解 60% 患者的烧心症状，对修复食管黏膜异常作用较小，且常被高估。H_2 受体拮抗剂最适用于治疗非糜烂性食管炎，成功率高达 75%。高剂量的 H_2 受体阻滞剂，最高每日 4 次。

H_2 受体阻滞剂是非常安全的药物，临床试验中副作用很少见。极少的病例在静脉注射后出现肝炎、血小板减少、精神异常。药物相互作用很少见，尽管在西咪替丁中稍多一些。但是同时使用大仑丁、华法林、茶碱应谨慎。

已有报道，H_2 受体拮抗剂也已应用与 GERD 食管外症状的治疗，例如哮喘和慢性咳嗽等。

（二）促动力药

促动力药可以提高 LES 压力、食管廓清功能和胃排空功能，是纠正 GERD 病理问题的理想的药物。然而最常见的促动力药物胃复安和西沙比利治疗 GERD 的效果令人失望。因其对心血管的副作用，西沙比利已经在美国市场被撤回。西沙比利主要用于有夜间烧心的轻度或非糜烂性食管炎患者。相比单独用药，与 H_2 受体阻滞剂联合应用可以获得更好的症状缓解和愈合的效果。然而，联合用药的花费和依从性相比 PPI 并无优势。促动力药物在 LRP 患者中还未进行研究。

胃复安的中枢神经系统副作用（嗜睡、烦躁不安、锥体外系的影响）限制了其应用，特别是老年人和职业用嗓者。西沙比利的副作用主要是腹泻（约 10%）和恶心。QT 间期延长和室性心律失常可在联合应用大环内酯类抗生素（如红霉素）或抗真菌药物的患者中出现。胃复安在美国是允许常规应用的。

（三）质子泵抑制剂——GERD 最有效的非手术治疗

如何治疗包括咽喉反流在内的 GERD 的食管外症状仍存在争议。目前而言，耳鼻咽喉科医师常应用 PPIs 联合 H_2 拮抗剂（通常在睡前）进行治疗，但不同医师间 PPIs 用量存在差别。

1. 质子泵抑制剂的对 GERD 的作用 质子泵抑制剂通过抑制阻断壁细胞中，H+ K+ ATP 酶分泌过程，可达到良好的抑酸效果，缓解反流症状及促进糜烂的黏膜愈合。有研究显示 PPI 能有效控制咽喉反流相关的声音嘶哑等症状。每日一次奥美拉唑或雷贝拉唑可达到 67%～95%（平均 83%）症状缓解及食管炎黏膜愈合。有大型临床研究应用兰索拉唑 30mg 每日 1 次或奥美拉唑 20mg 每日 1 次治疗 8 周，临床有效率均大于 85%。持续给药 1 年，可达到 85% 的症状完全缓解及食管炎黏膜愈合。维持治疗方案中，PPIs 每日治疗效果显著高于隔天治疗、每周治疗及 H_2 受体拮抗剂治疗。奥美拉唑 20～60mg/ 天维持治疗 5 年，可达到症状完全缓解及食管炎黏膜愈合，并可用于 H_2 受体拮抗剂无效的病人。该研究提示：应用适宜剂量的 PPIs 可达到接近 100% 患者长时间的症状缓解，约有 30% 对 H_2 受体拮抗剂抵抗的患者需要每日口服两次甚至更多的 PPIs，多数病人对稳定剂量的 PPIs 应答并无耐药发生。

对于难治性的反流患者，通常会应用 PPIs 联合促胃肠动力药治疗，然而，目前没有研究证实联合用药优于加大 PPIs 剂量。PPIs 在餐前给药效果最佳，如果需分次给药，可在早晚餐前，并可继续增加给药频率。早餐前漏服药将降低 PPIs 的有效性。如需 PPIs 联合抗酸药应用，两者应间隔约 1 小时，即 PPIs 在餐前半小时服用，抗酸药在餐后半小时后服用。如果需联用 H_2 受体拮抗剂，应在睡前用药。最近研究表明 PPIs 每天两次联合睡前服用 H_2 受体拮抗剂效果显著。

还有很重要的一点，在大多数病例中，症状常先于体征改善，最近 Belafsky 等人的一项研究表明，在治疗的最初 2 个月，症状改善幅度最大，而喉镜征象在最初 2 个月改善较小，并且在治疗的 6 个月及以上时间内持续好转。

我们应认识到 PPI 疗法并非普遍有效。Belafsky 等指出食管咽喉反流不同于咽喉反流，这种疾病的特征是因食管廓清障碍及动力异常引起的近端食管内容物返流到咽喉，而不是酸和消化道损伤。在胃底折叠术后患者及未接受手术的患者也可能存在食管内或食管咽喉反流的问题。将食管内或食管咽喉反流误诊为是咽喉反流可能为 PPI 治疗无效的原因。

2. PPIs 的副作用 临床实践表明多数的咽喉反流患者存在慢性胃食管反流，需要长期应用药物治疗或抗反流手术治疗，甚至两者同时应用。值得注意的是，通常咽喉反流的症状较之食管反流更难解决。而且，症状改善通常在体征好转前，体征通常需要 6 个月或更长时间才能恢复。

PPIS 和其他药物的剂量及抗反流手术的选择需依据症状缓解及黏膜愈合情况个体化选择。近年来的研究表明长期的药物治疗是安全的，药物不耐受或快速抗药反应极为少见。

长期应用 PPIS 还可能影响一些患者的维生素 B_{12} 和铁的水平。其他与长期应用 PPIs 有关的不良反应还包括萎缩性胃炎（可能进展为肠化生和腺癌）、高胃泌素血症（胃泌素水平的增加与大鼠胃黏膜腺上皮肿瘤的发生相关）等。有些专家建议对长期应用 PPIs 的患者进行幽门螺旋杆菌的检查及根除，然而美国 FDA 因证据不足为由暂未支持这一建议。

PPI 治疗的可能副作用还包括头疼，腹泻和消化不良，其在使用者中发生率不足 2%。如果发生上述副作用可改用另一种 PPI。有关 PPI 副作用的新报道包括感染风险（社区相关性肺炎和难辨梭菌感染），及 PPI 应用与长骨骨折、与氯吡格雷（波立维）合用时的心血管事件的风险。美国食品药品监督管理局（Food and Drug Administration，FDA）在 2009 年发出关于警惕 PPI 与氯吡格雷联用时发生心血管不良事件风险的警告，特别是奥美拉唑、兰索拉唑和艾司奥美拉唑，2010 美国 FDA 发出关于 PPI 应用时发生手腕、髋骨和脊柱骨折风险的警告。2012 年，美国 FDA 发出关于难辨梭菌感染相关风险的警告。2011 年，美国 FDA 曾警告长期使用 PPIS 可能并非是有益的。有关于 PPI 使用与发生痴呆风险，需要更多的相关研究。

（四）抗幽门螺旋杆菌治疗

如果决定要进行根除幽门螺旋杆菌治疗，则需要联合用药。包括克拉霉素、甲硝唑和 PPI 的三联治疗方案被证实是有效的，并且副作用很少。

三、手术治疗

综上所述，药物不能治愈反流，但是，手术可以消除反流。GERD 手术治疗已取得了很大的进步，目前腹腔镜 Nissen 胃底折叠术和内镜下抗反流手术提供了除了药物治疗之外的新的选择。越来越多的病人选择进行外科治疗。

1. 外科治疗指征 包括持续的反流症状，药物治疗无效或患者对药物不耐受。对于担心长期药物治疗的费用和影响的患者或需要持续药物治疗才能症状控制的患者，手术是重要的选择。复杂的胃食管反流病患者、Barrett 食管、狭窄或溃疡等需要长期治疗的患者也应考虑手术治疗。

2. 术前评估 术前需对患者进行详细的病史询问及体格检查，行上消化道内镜检查、食管钡餐、24 小时 pH 监测、食管测压、其他检查包括肺功能检查、嗓音功能检查等。

3. 手术方式

（1）胃底折叠的修复手术

1）Nissen 胃底折叠术：目前最普遍的抗反流手术。

a. 腹腔镜进路手术：大多数接受抗反流手术治疗患者的首选。

b. 胸腔进路手术：适用于再次抗反流手术、胸内食管需要同步手术、合并左肺病变需同时手术、缩短食管及肥胖患者。

2）胃底部分折叠术：有食管运动功能障碍患者的首选。

3）Collis 胃成形术：用于延长食管

（2）非胃底折叠修复手术（胃固定术）

4. 手术并发症　感染、出血、疝形成、脾损伤、肺栓塞、持续性吞咽困难、食管或胃穿孔等。腹腔镜特有的并发症包括穿刺损伤，高碳酸血症、气胸、纵隔气肿。

四、内镜下抗反流治疗

目前美国 FDA 批准了四种内镜下 GERD 治疗的操作：① 胃食管连接处的射频治疗；② 经口纤维胃镜下缝合；③ 注射生物相容的非降解共聚物，用于加强 LES 肌层；④ 内镜下全层折叠的 Plicator 装置。

五、小结

如果患者病史及喉镜检查高度怀疑存在胃食管反流或咽喉反流，而不能进行 pH 监测，患者反酸烧心频繁发生，或内镜下证实存在胃食管反流或咽喉反流，则应将抗反流试验性治疗作为首选。笔者选择首先试验性使用 PPI 每日两次治疗，结合规律饮食控制及行为矫正 8 ~ 12 周。若无好转，则在 PPI 治疗的同时行 pH 监测，以明确胃酸抑制是否充分，并评估食管内酸暴露的情况。如果食管远端酸暴露时间超过总时间 1.2%，应进一步药物治疗。“正常”的食管内酸暴露，尤其是食管近端酸暴露，并不一定提示结果阴性。即使是食管远端端酸暴露为正常的患者，其反流症状量表也可能是阳性，此时也认为存在异常，应行进一步治疗。对于大多数患者来说，不存在任何食管内酸暴露，同时胃酸充分抑制（pH > 4 时长超过 50%），被认为是药物治疗有效。若确诊为胃食管反流相关的耳鼻咽喉疾病，在行长期药物治疗和手术之前应行内镜检查排除 Barrett 食管。

（Robert T. Sataloff）

第五章
声带良性病变
Benign Vocal Fold Disorders

声带良性病变（benign vocal fold disorder）以声带小结、声带息肉、声带囊肿、声带任克水肿等增生性最为多见，也是声音嘶哑的最常见原因，主要为声带上皮层及固有层浅层发生改变。诱因主要包括用嗓过度或用嗓不当，其他易患因素包括吸烟、感染、咽喉反流、变态反应等。

第一节　声带小结

声带小结（vocal nodule）位于声带游离缘前中 1/3 交界处，表现为局限性黏膜肿胀或结节样突出，多双侧对称。多见于成年女性及学龄儿童，特别是男孩。

（一）病因

1. 用嗓不当　声带小结主要由于用嗓过度或用嗓不当引起。患者常常习惯使用硬起声发音，音高过高或过低等。多数患者还有高声哭喊、尖叫，说话时间过长或在嘈杂的环境中用嗓时间过长等经历或不良习惯。

2. 流行病学因素

（1）性别因素：有学者认为，女性声带振动频率较男性快且音高更高，因此声带更易损伤而形成声带小结。

（2）职业因素：教师、售货（票）员、演员、律师等职业用嗓人员是易患声带小结的高危人群。

（3）年龄因素：声带小结为学龄儿童声音嘶哑的最常见原因，特别是男孩常常极度活跃，自我约束力差，喜爱尖声叫喊等都为易患因素。儿童声带小结的准确发病率尚不清楚，Silverman 对 162 名在学儿童进行研究发现，20% 有慢性声音嘶哑，其中 1/2 为声带小结。根据 Von Leyden H 1985 年调查，超过 100 万的美国儿童有声带小结。男孩的发病率是女孩的 2 ~ 3 倍。青春期前年龄段声带小结发生率相对较低，青春期后声带小结有自动消失的趋势。

3. 精神因素　Aronson 认为，成人声带小结多发生于爱说话，具有攻击性，情绪易紧张、愤怒、压抑的人群。儿童声带小结患者，同样具有好动、用嗓无节制等特点。

4. 其他相关因素　包括：① 变态反应因素；② 慢性咳嗽；③ 咽喉反流；④ 内分泌失调；⑤ 上呼吸道感染；⑥ 声带脱水，分泌物过度黏稠；⑦ 耳及听力问题；⑧ 先天性疾病等。

（二）病理生理机制

通常认为，声带小结主要是由于发音强度增加及发音持续时间增加，导致双侧声带在反复、硬性对抗性运动及高速气流的作用下引起损伤。从功能上来说，声带膜部中点为发音时偏移最大、最强有力的接触部位，因此声带小结好发于声带前中 1/3 交界处。

声带小结属于上皮性病变，组织学上表现为声带基底膜带增厚、棘细胞增生伴或不伴有角化，无血管性改变。声带固有层及肌层一般不受影响，但发音时在生物力学作用下，上述结构也会产生相应的改变。研究显示，反复的发声损伤会导致声带基底膜带破裂，进而导致固有层浅层损伤。而创伤后异常的愈合会引起纤维连接蛋白沉积并在固有层内更为致密的排列，使声带组织有效振动进一步减弱。

（三）临床表现

1. 症状　声带小结患者多伴有声音嘶哑、音域改变、气息声及发音疲劳等症状。少数声带小结并不影响发音，患者可无明显症状。

（1）声音嘶哑：常常为最早及最主要的症状。患者晨起时可无任何发声障碍的征象，但随着嗓音的过度使用，声音嘶哑会逐渐加重。声音嘶哑的程度还与声带小结的位置、类型及大小有关，小结越靠前声音嘶哑越明显。病程早期患者声音嘶哑多为间断性，发音休息后可缓解，后期声带小结增大时可引起声门闭合不全，呈现气息声，患者还会出现周期性失声。

（2）音域改变：表现为不能发高音和（或）音域减低。

（3）发音疲劳：早期可为间断性。

（4）咽喉痛及咽喉部不适：患者可同时伴有咽部不适，发音时咽喉部疼痛及清嗓（throat clearing）等症状。

2. 检查　喉镜检查可见声带游离缘前中 1/3 交界处局限性黏膜肿胀或结节样突出，双侧对称。发音时声门闭合不完全呈沙漏样，频闪喉镜下可见黏膜波轻度减低或正常。

声带小结根据形态又可进一步分为：① 软性小结：又称为早期小结（early nodule），为用嗓不当引起的局限性炎性改变，表面微红、质软伴水肿；② 硬性小结：又称为慢性小结（chronic nodule），多见于用嗓不当的职业用嗓者，病变色白、厚，纤维化明显，频闪喉镜下硬性小结黏膜波多呈轻度不对称（图 4–5–1）。

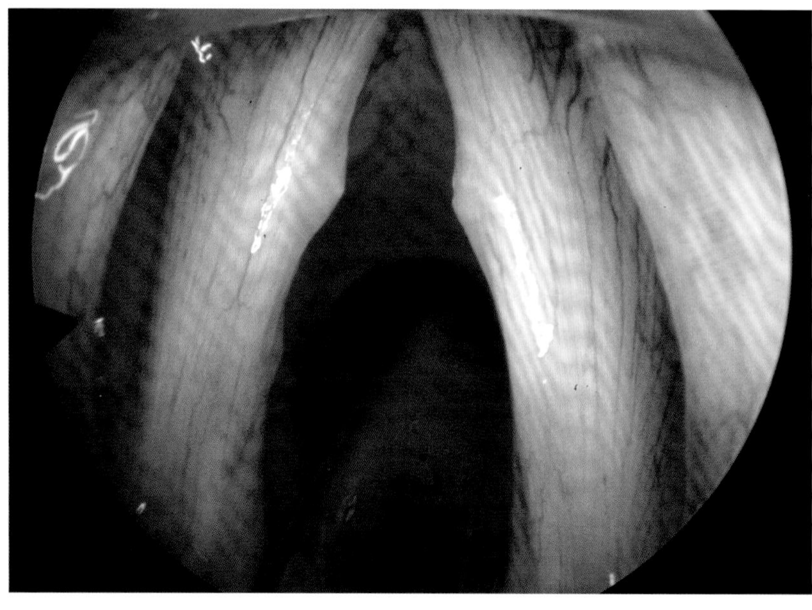

图 4–5–1　声带小结（双侧）
bilateral vocal fold nodules

（四）诊断与鉴别诊断

1. 诊断　根据患者病史、症状及喉镜检查所见即可做出初步诊断。

2. 鉴别诊断

（1）声带囊肿或声带息肉：声带小结应与声带囊肿或声带息肉鉴别，当声带息肉及声带囊肿位于一侧声带时，对侧可出现接触性的反应，类似于声带小结。频闪喉镜是准确诊断声带小结的主要手段。

（2）声带生理性黏膜肿胀：许多职业用嗓者在用嗓过度后声带前中 1/3 交界处会出现软肿胀（隆起），这种生理性的肿胀通常被归为正常范围，发音休息 24～48 小时后可消失，因此对此类患者应随诊观察，切不可过早地将生理性的肿胀误诊为声带小结。

（五）治疗

1. 控制致病因素

（1）校正不良的发音习惯，加强嗓音保健：由于声带小结多与嗓音滥用有关，因此首先应注意矫正患者的不良发音习惯，包括：① 控制谈话的时间，特别是儿童；② 不要在背景噪声过大的环境中长时间说话；③ 避免不当的用嗓及过度紧张的硬起声发声，包括喊叫、尖叫、过度哭笑等。

（2）避免不良因素的刺激：包括：① 避免过度咳嗽或反复清嗓等行为；② 避免粉尘、烟雾及容易引起分泌物黏稠或过敏的食物刺激；③ 控制咽喉反流因素。

2. 发音治疗　声带小结患者首选发音治疗。通过治疗，使病变缩小、消失或使症状消失。即使对于最终需要手术切除的声带小结，手术前后的发音治疗对于防止复发也是十分必要的。治疗过程中还应求得心理医师及言语病理师的合作，以获得最佳疗效。

3. 手术治疗　当保守治疗无效、病变明显增大时，可选择手术治疗。对于少数喉镜发现的无症状小结，可无需手术。

第二节　声带息肉

声带息肉（vocal fold polyp）是声带固有层浅层局限性病变，多位于声带游离缘中 1/3，单侧多见，带蒂或不带蒂。多见于成人。

（一）病因

声带息肉的发病机制尚不明确，常常与用嗓过度后引起损伤性反应有关，包括用嗓过度后血管脆性增加、声带局限性出血等。

（二）组织病理学特征

典型的声带息肉位于固有层浅层，早期上皮层多正常，但在疾病发展过程中，可伴有不同程度的棘细胞增生及角化。固有层浅层可呈假性肿瘤样改变，表现为退行性、渗出性、局限性炎性过程，可伴有炎性细胞浸润、胶原纤维增生、透明样变性、水肿或血栓形成等，病程较长者在陈旧性病变中还可以发现淀粉样蛋白沉积及纤维变性。除一些声带息肉由于出血后纤维化而使深层的声韧带受累外，病变一般不累及声韧带。一些声带息肉通常有明显的滋养血管经声带上表面进入息肉基底，息肉样变组织内还常常会有出血。血管破裂、血液或液体渗出，往往是带蒂息肉形成的原因。

（三）临床表现

1. 症状

（1）声音嘶哑：基底较广的声带息肉较有蒂息肉对声带振动及发音的影响更大，声音嘶哑多呈持续性。

（2）音域改变：表现为发音音高单调和（或）音域减低。

（3）发音疲劳：发音疲劳程度与声带息肉大小、位置及软硬程度有关。

（4）咽喉痛及咽喉部不适：患者可同时伴有咽部不适、发音时咽喉部疼痛及清嗓等症状。

2. 检查　声带息肉多位于声带游离缘前中部，可以非常局限或广基，可表现为苍白、透明、水肿、血管瘤样或凝胶样，呈现圆形或分叶状等不同形态。频闪喉镜下发音相可见声带振动双侧不对称，声门闭合不完全。声带黏膜振动特征还与声带息肉的类型及位置有关。声带息肉位置若不在声带振动缘，声带振动可以不受干扰。水肿样息肉声带黏膜波呈现增强或正常，如果息肉富含有血性、胶冻样基质或纤维化，声带被覆层质量增加，黏膜波呈现轻度减低（图 4-5-2）。

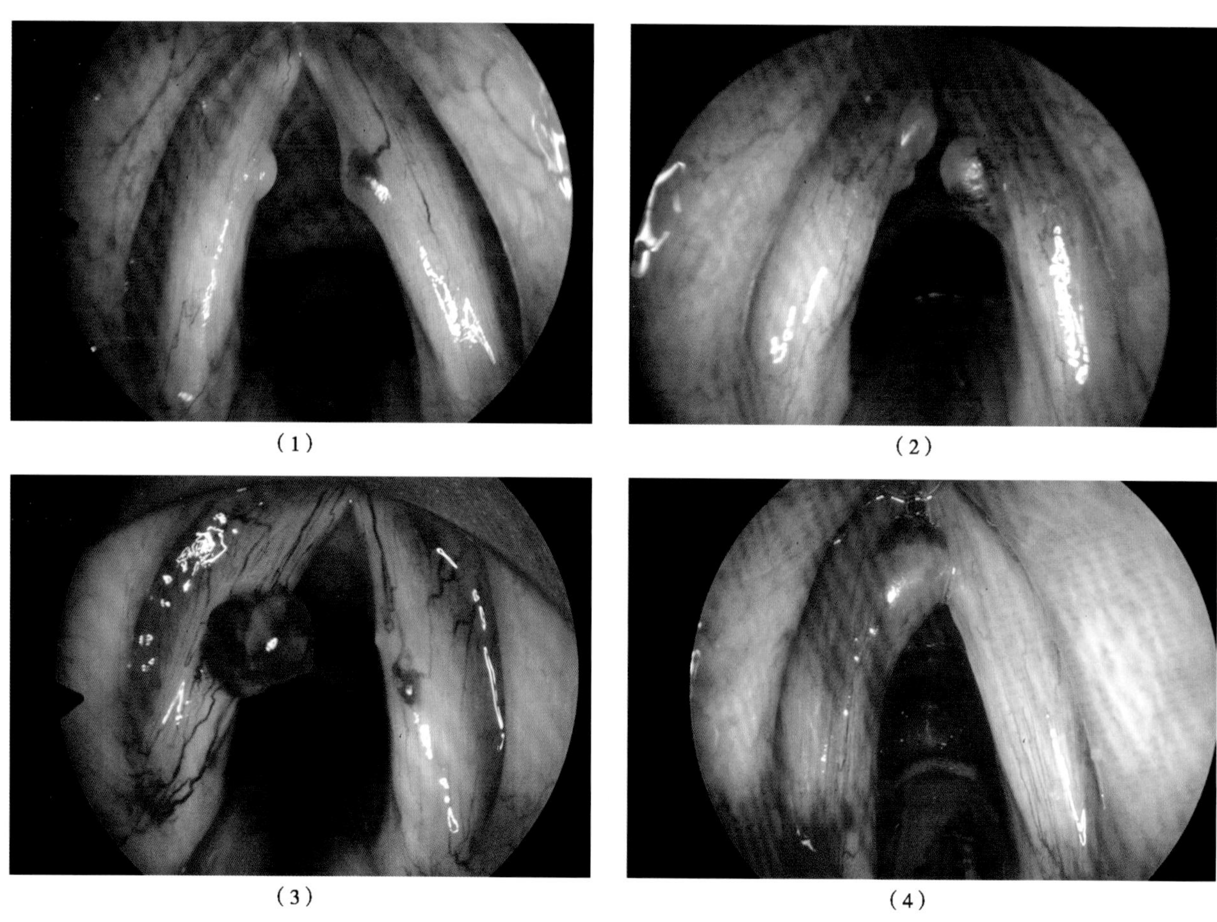

图 4-5-2　声带息肉
vocal fold polyps

（四）诊断与鉴别诊断

根据患者症状及喉镜检查所见即可做出初步诊断，需与声带小结、声带囊肿及早期声门癌等鉴别。根据组织病理学特征可以确诊。

（五）治疗

1. 保守治疗　多数声带息肉需要手术切除。部分患者可以考虑短暂的限制用嗓。手术前后发音治疗可以矫正不良的发音习惯，避免嗓音滥用。

2. 手术治疗　目前声带息肉多在全身麻醉下通过显微外科手术切除，应强调在声带固有层浅层进行操作，去除病变，注意保护声带游离缘的正常上皮及声韧带，避免前连合损伤。当发现有明显扩张血管供应息肉时，为防止息肉的复发，可应用 CO_2 激光封闭扩张血管。

术后常规雾化吸入 1 周，发音休息 7～10 天。

第三节　声带任克水肿

声带任克水肿（Reinke's edema）为一种特殊类型的声带良性增生性病变，主要表现为声带黏膜下固有层浅层（任克间隙）全长高度水肿，常常为双侧。既往将声带任克水肿又称作声带广基鱼腹状息肉、息肉样声带炎、息肉样退行性变、声带慢性水肿样肥厚等。

（一）历史回顾

1860 年 Turck 描述这种特殊的声带水肿为声带的慢性炎症。19 世纪 90 年代，Hajek 及 Reinke 通过喉的灌注实验，向声带黏膜下层注入一定的空气或液体时，产生与临床上声带水肿相似的人工水肿，并提出“任克间隙”这一概念。为纪念 Reinke 的贡献，故将此病称为声带任克水肿（Reinke's edema）。

（二）病因

水肿是声带对外伤、污染、用嗓不当所产生的自然反应，除过度嗓音滥用等因素外，此病与吸烟关系最大，也与咽喉反流、鼻及鼻窦的慢性疾病及代谢异常等有关。徐文、韩德民等（2004）报道，声带任克水肿以中、老年患者为主，平均年龄为（51.0±5.4）岁，61.2% 患者为男性。

1. 用嗓不当或嗓音滥用　用嗓不当或嗓音滥用为声带任克水肿常见的诱因。用嗓不当会刺激黏膜并引起肌张力紧张，而长期的用嗓不当会导致声门上功能明显亢进，引起空气动力学的变化，使发音阻力进一步增加。随着时间的推移，引起声带固有层膨胀及上皮过度增生，形成任克水肿。用嗓不当还会导致声带血管性改变包括血管形态异常、扩张，静脉曲张或血肿等，使发声障碍进一步加重。在职业用嗓人员中，声带任克水肿在古典歌手少见，更多见于流行歌手，而电台及体育播音员、律师及售货员等发病率也比较高。

2. 吸烟　国外文献报道，98% 声带任克水肿患者都有长期吸烟历史。吸烟可使血流减慢、增加血小板凝集、改变血脂及血红蛋白浓度，增加声带黏膜血栓形成的概率，导致缺氧、缺血。

3. 咽喉反流　部分声带任克水肿还可能与咽喉反流等因素有关。

4. 代谢异常 声带任克水肿与甲状腺功能减退等全身代谢异常有关。

5. 其他 鼻及鼻窦的慢性疾病对声带任克水肿的形成也起到一定的作用。单侧声带任克水肿发病的机制尚不知晓。

（三）组织病理学特征

声带任克水肿组织病理学上主要的特征为声带任克间隙广泛、慢性水肿膨胀。病变早期声带任克间隙内基质少而清亮。随着时间的推移，声带任克间隙内基质呈黏液样或凝胶样改变，固有层膨胀，上皮过剩，逐步形成典型的松软的“象耳样”息肉样改变。声带任克间隙水肿使被覆层质量及流动性增加，而声韧带及声带肌不受影响。

（四）临床表现

1. 症状 声带任克水肿患者均有长期持续声音嘶哑病史，病程从几年至几十年不等，症状有赖于水肿范围。

（1）声音嘶哑：患者声音嘶哑，音高低沉，女性更为明显，说话音高似男声。

（2）发音疲劳。

（3）咽喉部不适：患者可伴咽喉部异物感，引发频繁的清嗓症状，从而进一步刺激病变声带。

（4）呼吸困难：病变严重者水肿的声带可阻塞声门，患者出现不同程度的呼吸不畅甚至呼吸困难或喉痉挛。

2. 检查 声带任克水肿病变累及整个声带膜部，常常为双侧，可以不对称。病变最初位于声带上表面、喉室，进而累及声带游离缘的上唇、下唇。

喉镜检查可见声带全长呈膨胀性水肿，黏膜半透明、表面毛细血管网清晰可见（图 4–5–3）。病史较长者黏膜增厚，表面会覆以角化物。频闪喉镜下可见双侧声带黏膜波振动幅度增加。对可疑有声带任克水肿的患者，在进行喉镜检查时可嘱患者用力吸气，利于发现水肿样病变，特别有助于声带任克水肿早期的诊断。

（五）诊断与鉴别诊断

根据患者病史、症状及喉镜检查所见即可做出初步诊断，还应进行组织病理学检查进一步确诊并除外恶性病变。目前对于声带任克水肿尚无统一分型，可以根据声带任克水肿量多少分为轻度、中度、重度。对于怀疑合并甲状腺功能减低者还应进一步检查甲状腺功能。

（六）治疗

1. 保守治疗 当声带任克水肿潜在的病因被确定及治疗后，一些患者声带水肿会部分缓解，但多数患者需要手术治疗。

（1）控制致病因素：吸烟患者应建议戒烟，伴有咽喉反流者应进行相应的抗酸治疗。

（2）控制嗓音滥用，同时进行发音治疗。

（3）合并甲状腺功能减低患者应首先进行内科治疗。

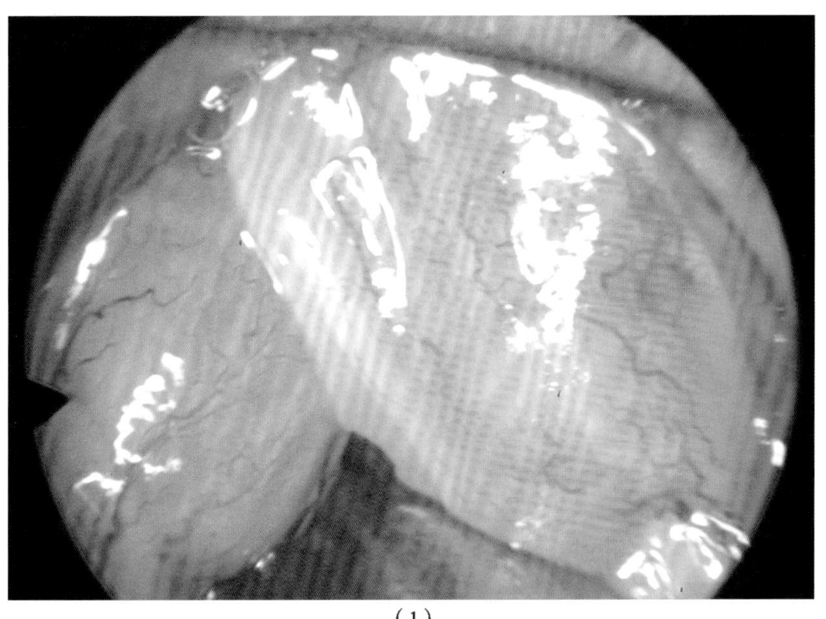

（1）

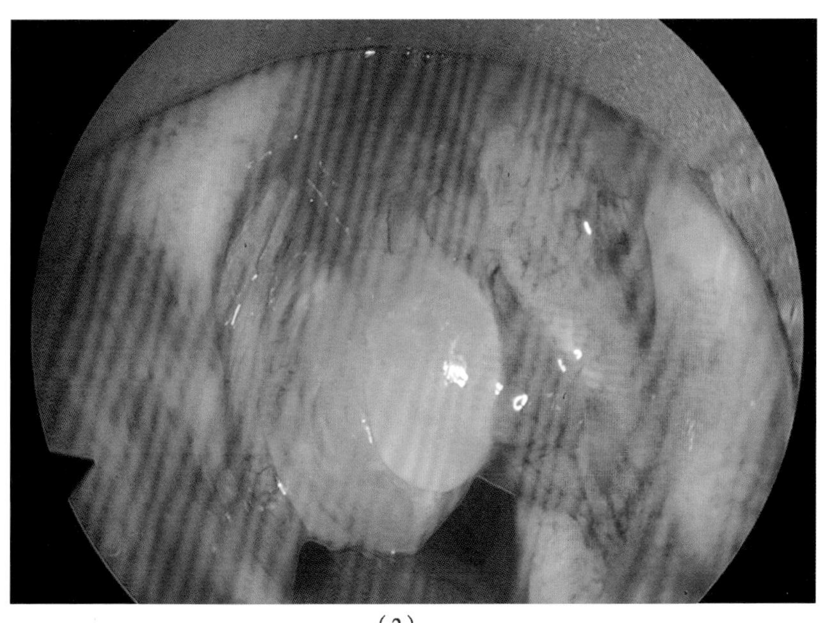

（2）

图 4-5-3　声带任克水肿
Reinke's edema

2. 手术治疗　声带任克水肿如果在戒烟、停止不良刺激及矫正嗓音滥用后无缓解，需要进行手术治疗。手术适应证包括患者对其发音质量不满意、有癌变可能或有呼吸道阻塞症状者。但对于一些专业用嗓人员来说，声带任克水肿的低沉音色可能是其重要的、标志性嗓音特征，选择手术时应慎重。

手术在全身麻醉、显微镜下进行，术中应用显微器械及 CO_2 激光，切除过多的黏膜及细胞外基质成分，但切勿矫枉过正而影响声门闭合或声带黏膜振动。

术后常规雾化吸入 1 周。由于手术范围涉及双侧任克层全长，术后恢复时间较长，恢复过程约 3 ~ 4 周。为防止声带粘连，术后患者不必完全禁声，可以适当限声或适当做深呼吸运动。同时建议术后继续戒烟及抗酸治疗，并进行发音治疗。

（七）预后

声带任克水肿累及声带全长，病程长，治疗康复时间相对延长。如果手术方法得当，手术后很少复发。在临床治疗过程中，在切除病变同时，应纠正不良的生活习惯及发音习惯，保证术后发音功能的恢复。

第四节　声带囊肿

声带囊肿（vocal fold cyst）为原发于声带内的囊肿，多见于成人。通常为单侧，但可以引起对侧接触性小结（kissing nodules）。

（一）病理生理机制

声带囊肿常常由于创伤导致黏液腺管阻塞所致，患者多有嗓音滥用的病史，也可以为先天性或有其他原因。

声带囊肿可以为先天性或后天性。先天囊肿为皮样囊肿或上皮下囊肿，被覆鳞状上皮或呼吸上皮，内为干酪样物质；后天性囊肿多数为潴留囊肿，由于腺管阻塞所致，外覆立方或扁平上皮，内为黏液样液体。声带囊肿通常局限于固有层浅层，但少数情况下囊肿附着在声韧带上（例如，先天性囊肿）。囊肿通常突入声带振动缘，使被覆层质量增加，声带僵硬程度增加（特别是合并有黏膜下出血时），从而影响声带振动及声门闭合。

（二）临床表现

1. 症状　主要症状为持续性声音嘶哑，不能发高音，发音易疲劳等。当囊肿自行破裂时症状可暂时缓解。

2. 检查　声带囊肿多位于声带中部、向内侧或上表面膨出，表面光滑，呈现半透明或淡黄色。患侧声带饱满，健侧可合并有声带小结。声带囊肿无论单、双侧，都会干扰双侧声带振动。频闪喉镜下见发音时声带振动不对称，囊肿区域黏膜波明显减低或消失，声门闭合不完全，最大闭合相时呈现沙漏样裂隙（图 4–5–4）。

一些声带囊肿还可同时合并声带沟或声带瘢痕等结构异常。

（三）诊断与鉴别诊断

普通喉镜确诊声带囊肿较为困难，可能直到手术时才发现。频闪喉镜检查有助于对声带囊肿的诊断，可通过声带黏膜振动特性与声带小结及声带息肉相区分。

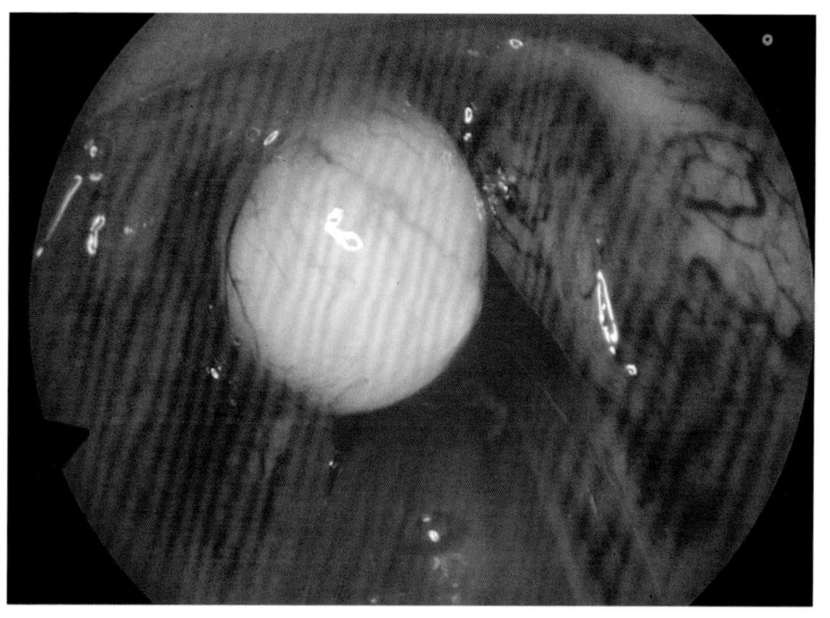

（1）

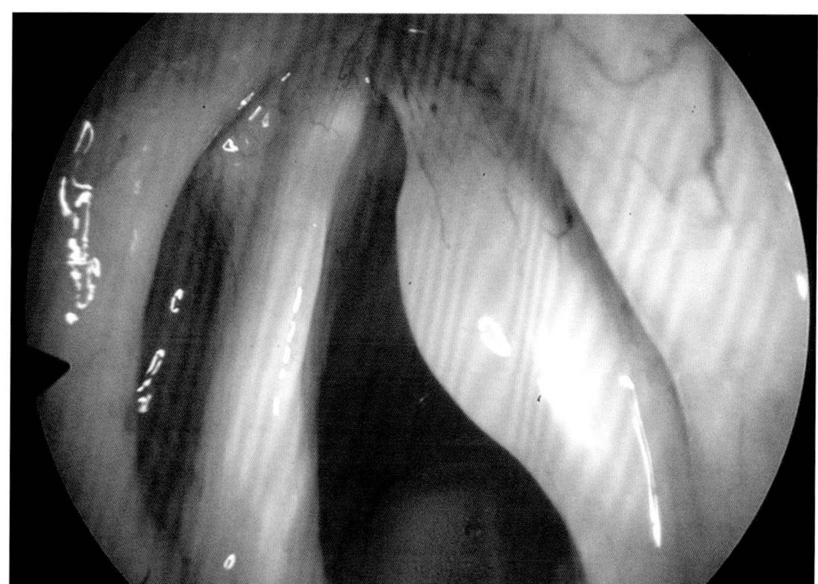

（2）

图 4-5-4　声带囊肿
vocal fold cysts
（1）左侧声带囊肿
（2）右侧声带囊肿

（四）治疗

声带囊肿常常需要手术切除。手术通过内侧微瓣法进行，声带使损伤降至最低，囊肿较大者可以采取外侧微瓣法。术中囊壁应完全去除以防止复发。手术前后可以辅助进行发音训练。

（徐　文）

第六章
喉部其他良性病变
Miscellaneous Benign Lesions of the Larynx

本章重点描述了声带接触性肉芽肿、喉淀粉样变性病、声带沟、类脂蛋白沉积症及其他全身相关喉部病变。

第一节 声带接触性肉芽肿

声带接触性肉芽肿（contact granuloma of vocal fold）又称声带突接触性肉芽肿，位于声门后部，最常见于声带突、杓状软骨的内侧面。接触性溃疡多为接触性肉芽肿病程的早期。

（一）病因及发病机制

声带接触性肉芽肿病因及发病机制仍不明确，可能与创伤、咽喉反流等因素有关。损伤包括机械性损伤和炎性损伤。

1. 机械性损伤

（1）发音损伤（vocal trauma）：用嗓过度或用嗓不当（例如低调发音）为声带接触性肉芽肿最常见的原因。Von Leden 及 Moore 通过喉的高速摄影记录发现低调发音时杓状软骨振动明显，认为在声带接触性肉芽肿形成中，发音音高、强度及声带质量等因素起重要作用。Hillman 研究认为声带接触性肉芽肿发病机制与声带息肉及小结不同，是患者发音时声带高速关闭，杓状软骨碰撞力量明显增加，导致声带软骨部损伤所致。

（2）非发音性损伤（nonvocal trauma）

1）插管损伤：由于声带突软骨部血供差，黏软骨膜较薄，较为脆弱。当插管管径较大、盲目操作或合并上呼吸道感染时，均增加局部损伤、肉芽肿形成的危险。此外，其他诱发因素还包括来自插管的化学消毒物质、插管本身化学成分的刺激及插管时患者头位变化等刺激。若插管持续时间过长，插管滞留喉、气管腔时，如果咽喉部反射仍存在，杓状软骨与插管间就会相互抵抗，进一步增加声带突肉芽肿形成的危险。

2）手术损伤：除插管因素外，手术直接损伤也可能是声带接触性肉芽肿形成的因素。

2. 炎性因素

（1）咽喉反流：对于无外伤史患者，咽喉反流可能是声带接触性肉芽肿形成的重要原因。早在 1968 年，Cherry 发现用胃液刺激声带突区域可诱导肉芽肿形成，因此认为反流可能是导致声带接触性肉芽肿形成的原因之一。但有学者提出反流因素不是声带接触性肉芽肿产生的唯一因素，Ward 等发现声带突接触性肉芽肿患者多为吸烟、大量饮酒、夜间暴饮暴食、情绪易紧张者，此类患者不仅存在用嗓过度这一机械性损伤因素，同时吸烟、饮酒本身也促进了咽喉反流。

（2）感染因素：感染虽不是形成肉芽肿的主要原因，但间接的刺激可导致肉芽肿形成。口腔、肺及鼻窦的细菌、病毒及真菌感染可促进声带接触性肉芽肿的形成。

（3）变态反应因素：习惯性的清嗓动作及反复咳嗽可引起杓状软骨碰撞，引发声带突的损伤，而习惯性清嗓动作也可能是喉部受鼻腔分泌物刺激的反应或受胃内容物反流的刺激引发。

3. 先天性因素

先天性声带接触性肉芽肿的发病机制尚不清楚。

（二）组织病理学特征

声带接触性肉芽肿组织病理学显示为慢性炎性肉芽组织，包括成纤维细胞、胶原纤维、增生的毛细血管、白细胞。接触性溃疡多为接触性肉芽肿自然病程中的早期表现。

（三）临床表现

1. 症状

（1）咽喉痛及咽喉部不适：患者常常以持续性咽喉部不适、咽痒及咽喉部疼痛感为首发症状而就诊，咽喉部疼痛通常位于甲状软骨上角，还可放射至同侧耳部。

（2）声音嘶哑及发音疲劳：通常为轻度、间断性。较小的肉芽肿可无症状。

（3）呼吸困难：呼吸道阻塞偶有报道，多因肉芽肿增生明显阻塞呼吸道所致。

（4）咳嗽及咯血。

2. 检查　声带接触性肉芽肿位于声带突，颜色从浅灰色至暗红色，大小不等，肉芽较小者声带膜部形态及声带振动常常不受影响（图 4–6–1）。

（四）诊断与鉴别诊断

根据患者病史（例如，近期是否有外伤或插管史）、症状及喉镜检查所见可做出初步诊断，同时还应进一步除外或确定是否合并有反流性咽喉炎。

声带接触性肉芽肿位于声带突，应与喉癌及其他喉后部病变相鉴别。还应与其他肉芽肿性疾病相鉴别，包括结核、组织胞浆菌病、球孢子菌病、芽生菌病、韦格纳肉芽肿病、硬结病、梅毒、麻风病、克罗恩病等。

（五）治疗

既往对于声带接触性肉芽肿多选择手术治疗，但复发率非常高。因此目前对于手术治疗采取谨慎态度，提倡以控制咽喉反流及发音治疗等非手术治疗为主。

1. 保守治疗

（1）发音治疗：多数学者认为发音治疗对于声带接触性肉芽肿是有益的，但何时进行及如何进行尚有争议。治疗方法包括适当的发音休息，通过适当的呼吸调节音高、减低发音张力、矫正不良发音习惯。

（2）咽喉反流治疗：患者应尽量避免引起反流性咽喉炎的因素，限制易引起反流的物质（巧克力、咖啡、酒精、烟草等）的摄入，避免在夜间进食过多的肉类。并可应用质子泵抑制剂及 H_2 受体拮抗剂等进行抗反流治疗，往往需要应用半年或更长时间，抗反流治疗可以获得良好疗效，甚至可以治愈一部分患者。

（3）类固醇激素应用：全身应用类固醇激素类药物可减轻炎症、缓解疼痛，也可在病变局部注射类固醇激素。

（4）肉毒毒素注射：对于怀疑病变是由于用嗓不当引起的病例，可以局部应用肉毒毒素注射

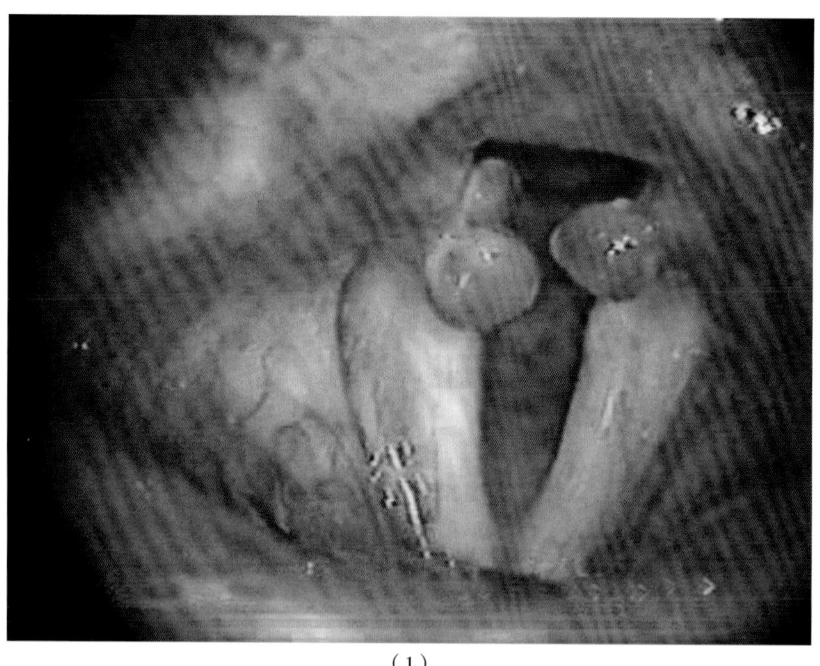

（1）

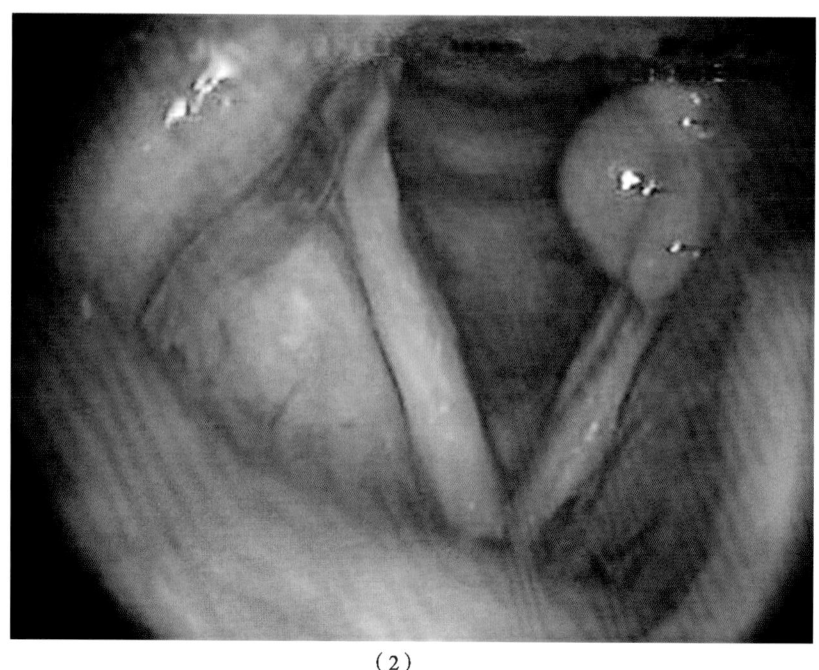

（2）

图 4-6-1 声带接触性肉芽肿频闪喉镜像
stroboscopic view of contact granulomas of the vocal folds

治疗。多数学者主张在甲杓肌注射 A 型肉毒毒素以减低杓状软骨内收力，也有学者主张在环杓侧肌进行注射。

2. 手术治疗 一些不良的刺激因素虽然被很好控制，但肉芽肿仍会复发或持续存在。手术治疗的适应证为经过保守治疗后肉芽肿并未被很好控制或复发，患者伴有明显声音嘶哑、呼吸道阻塞症状或需要活检明确诊断。

手术应尽量避免对软骨膜或邻近正常黏膜的损伤，在去除肉芽肿同时保证杓状软骨完整，以免引起继发性软骨膜炎及杓状软骨骨化。McFerran 等认为肉芽肿手术切除后顽固性软骨膜炎可能是多次复发的原因。

3. 其他治疗　放射治疗、电凝及冷冻等由于会引起恶变或疗效不佳，目前已很少应用。

（六）预防

应教育患者正确用嗓，尽量避免长期插管，对插管患者常规应用抗酸治疗，适时处理反流性疾病。

第二节　喉淀粉样变性病

淀粉样变性病是一种代谢性疾病，为可溶性蛋白质以异常不可溶性的纤维蛋白（淀粉体蛋白）形式在细胞外沉积，导致组织及器官损伤。常累及心脏、血管壁、胃肠道、舌、气管、肺及胸膜等部位，以心肌最多见。

在头颈部和呼吸道中，喉部是最常见的发病部位。1873 年 Borow 首次报道第一例局限性喉淀粉样变性病（laryngeal amyloidosis）。

（一）病因及发病机制

喉淀粉样变性病的病因及发病机制尚不明确，与吸烟、用嗓过度、反复感染的关系尚未确定。有越来越多的证据显示，呼吸道所发现的淀粉体纤维来自于免疫细胞。

淀粉体由蛋白及淀粉组成，沉积在人体组织中。在上呼吸道淀粉体的沉积有两种类型：结节型和弥散性上皮下沉淀型，喉部和鼻咽部常见结节型淀粉样变。喉淀粉样变性病多与淀粉样蛋白轻链沉积有关，淀粉样物多数在血管壁内及浆液黏液腺的基底膜中聚集，少数情况下还可见由淋巴细胞及浆细胞构成的炎性浸润。

（二）临床表现

喉淀粉样变性病比较少见，占喉良性病变的 0.2% ~ 1.5%，多属于原发性、局限性病变，很少累及全身其他器官。15% 的患者会出现多灶性病变，累及全身其他系统，主要在上呼吸道及胃部，以气管最常见。

喉淀粉样变性病多发于男性，儿童少见；患者年龄集中在 50 ~ 70 岁之间。

1. 症状

（1）喉淀粉样变性病呈现缓慢渐进性发病，症状不典型，可出现咽部不适、声音嘶哑、音域减低、呼吸困难、吞咽困难、喉喘鸣等。呼吸道出血比较少见。

（2）喉气管淀粉样变患者还会出现咯血、慢性咳嗽、反复呼吸道感染等症状。

2. 检查　喉部淀粉样变可同时涉及不同区域，最常见于声门上区（室带、喉室），其他包括声门下区、声门及杓区等。喉气管淀粉样变患者还会出现相应的气管、支气管表现。

（1）喉镜检查：主要表现为光滑的黏膜下结节，呈蜡样半透明黄白色肿胀，弥漫性或肿瘤样增生（图 4–6–2，图 4–6–3）。

（2）影像检查：并不特异，但 CT 或 MRI 检查有助于病变范围的确定。

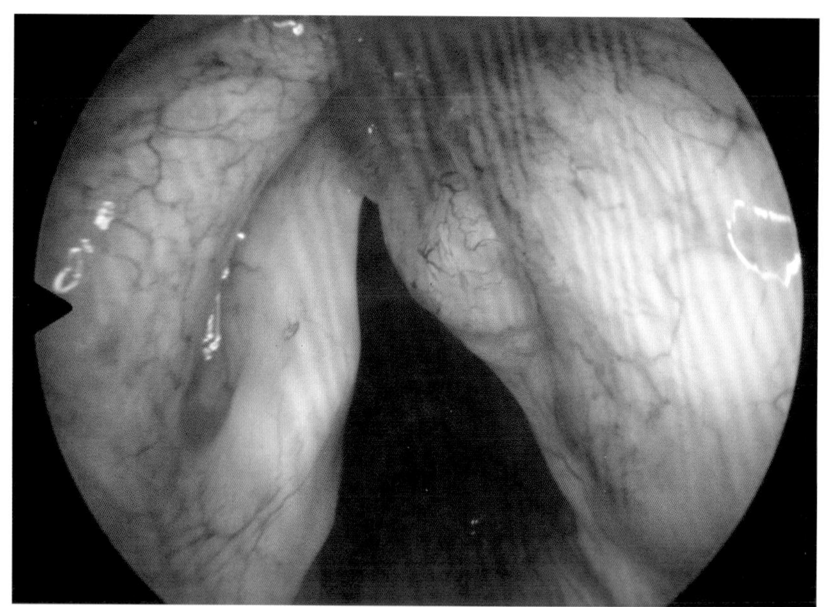

图 4-6-2 右侧喉室及室带淀粉样变性
amyloidosis involving the right supraglottic area

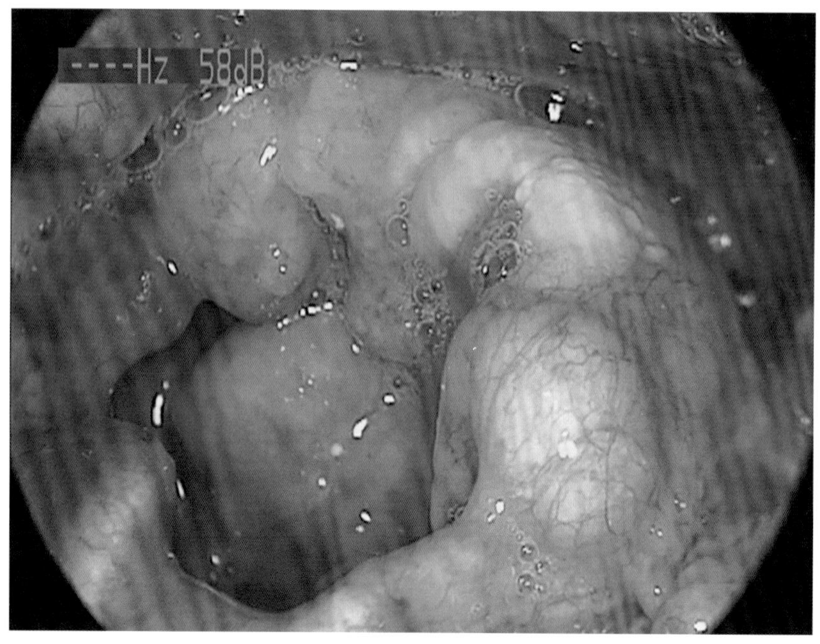

图 4-6-3 喉部淀粉样变性
amyloidosis involving the supraglottic area

（3）病理学诊断：在光学显微镜下，经 HE 染色后，上皮下细胞外淀粉样物沉积呈现出非细胞、无定型、均一的嗜酸性基质。特殊染色的组织学检查可作为诊断的标准，即在偏光显微镜下，经刚果红染色后呈现出经典的亮绿色双折射。

（三）诊断与鉴别诊断

1. 诊断　喉淀粉样变性病的临床表现多样，诊断时应通过喉镜及影像学检查评估喉部及气管淀粉样变性的程度，还需进一步排除系统性的病变。最终诊断依靠病理学证实。

2. 鉴别诊断

（1）室带肿物：以室带囊肿及室带良性肿瘤多见。室带囊肿（ventricular fold cysts）为黏液潴留囊肿，病变通常位于室带前端，常常衬以立方上皮细胞，患者年龄多大于50岁。

（2）其他喉部病变：还应与喉结节病、喉部神经鞘瘤、喉部恶性肿瘤，喉部小唾液腺良性肿瘤和喉软骨瘤等鉴别。

（3）全身性淀粉样变性：由于淀粉体可以与多发性骨髓瘤、甲状腺小细胞癌及髓样癌、喉的髓外浆细胞瘤联合存在，因此对喉淀粉样变性病患者还应进行全面系统的检查，排除全身性淀粉样变性。除询问详细的家族病史外，可以进行适当的临床、放射学影像及实验室检查，必要时还需要进行胃肠道、消化器官、心肌活检，有的患者甚至需要骨髓活检。

（四）治疗

目前对喉淀粉样变性病的治疗主要是通过切除病变，缓解症状，维持喉气道的稳定，改善发音质量。

1. 保守治疗　对于病程缓慢，病变局限、无症状者，可进行随诊观察。

2. 手术治疗　对于有症状患者则考虑手术切除。手术方式根据病变的部位、范围及呼吸状况而定，呼吸道阻塞严重者可考虑气管切开。20世纪70年代曾采用颈外进路喉裂开手术治疗喉淀粉样变性病，但创伤较大。目前主要采用支撑喉镜下手术切除，特别是显微镜下应用CO_2激光进行操作。通过喉显微外科手术在切除病变同时可以避免气管切开，降低手术创伤及并发症，喉功能保留效果良好。

3. 其他治疗　如放射治疗、化学治疗及类固醇激素治疗等对喉淀粉样变性病治疗作用并未得到证明。

（五）预后

喉部淀粉样变性病的预后与局部累及情况及是否有潜在的全身性病变有关。病变局限者预后好，但即使手术也很难把广泛分布的、多发的、黏膜下淀粉样沉积物完全切除，超过50%的患者可能会出现复发。复发还可能是由于淀粉样物进行性沉积引起，因此术后需要定期进行喉镜检查。CT和MRI检查有助于判断喉部及其邻近组织中的淀粉样物的存在。

合并气管、支气管淀粉样变预后较差，全身性的淀粉样变患者主要死亡原因是心脏病和肾衰竭。也有文献报道1例喉局限性淀粉样变性病8年后发展为全身性淀粉样变性，因此有学者建议喉部淀粉样变性病患者应长期随诊至少10年。

第三节　声带沟

声带沟（sulcus vocalis）为平行于声带边缘的纵向的沟样凹陷，可延及部分或整个声带膜部，可以引起声门闭合不全及声带振动异常，导致不同程度的发音障碍。早在1892年，解剖学家Giacomini就将此类声带描述为沟样畸形的声带。

（一）病因

对于声带沟的病因及发病机制仍存在争议，目前有先天性及后天性病因两种观点。

1. 先天性因素　Arnoid综述了比较解剖学的研究认为，声带沟为先天性起源。Bouchayer等认为，声带沟为Ⅳ、Ⅵ鳃弓发育缺陷，可能由于表皮样囊肿破裂所致，他们发现55%的声带沟患者在儿童时期出现发声障碍，常伴有声带囊肿，且具有家族相关性。笔者既往报道的23例声带沟患者，平均发病年龄13±1.7岁，变声期不明显，未发现有家族遗传史（徐文等，2001，2006）。

2. 后天获得性因素 后天性假说由Shin等提出，他发现成人声带沟与外伤或感染因素有关，常常作为次要诊断或在手术中证实。有些患者曾有喉炎、嗓音滥用或咽喉反流史。Nakayama等对喉癌标本的大体连续切片中观察还发现，声带沟出现率为48%。而后天性声带沟与其他声带器质性病变间的因果分析尚需进一步探讨。

（二）病理生理机制

1. 病理生理特征 声带沟为声带边缘畸形凹陷伴部分组织缺失，呈纵向，多为双侧，程度不一。组织学上主要表现为声带固有层缺陷、瘢痕化或消失，上皮与其下方的声韧带甚至声带肌粘连。声带局部内陷呈现弓形，声带边缘的僵硬程度增加。而一些患者还可能伴有甲杓肌的萎缩，使声带弓形进一步加重。声带沟区域毛细血管缺乏，声带沟周围的组织存在不同程度的纤维化，固有层的变化越大，声带沟越严重。

2. 分型 Ford、Nakayama及Hsiung等根据局部特征及尸检的组织学特点将声带沟分为3型。

（1）Ⅰ型：声带上皮略凹陷，固有层正常。

（2）Ⅱ型：为沟样萎缩纹又称声带纹（sulcus vergeture），沟上皮呈线性凹陷，固有层浅层缺失，较薄的上皮内陷与声韧带粘连。声带内侧边缘呈弓形，声韧带未受累。Sulcus vergeture来自法语vergeture，最初用以描述皮肤萎缩性的变化，类似妊娠纹。

（3）Ⅲ型：称为声带沟（sulcus vocalis）。指沟上皮内陷插入声韧带，呈现囊袋样凹陷，病变严重者伴有声韧带弹力纤维断裂、破坏，使沟上皮呈深度凹陷，直接与声带肌纤维相连，还可伴有声带肌萎缩。此类声带沟与声带囊肿、声带黏膜桥和（或）声带炎症有关。有一些学者认为这类声带沟属于开放的表皮样囊肿，在接近囊或囊袋最深处上皮可表现为角化过度。

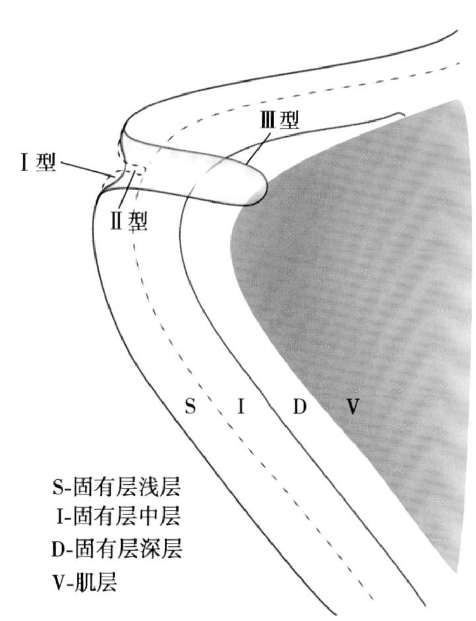

图4-6-4 声带沟模式图
schematic illustrations of the classification of sulcus vocalis

Ⅰ型声带沟又称生理性声带沟（physiologic sulcus），声带振动及声门闭合基本不受影响。Ⅱ型及Ⅲ型声带沟属于病理性声带沟（pathological sulcus），声带固有层障碍导致声带僵硬，声带振动中断或消失，声门闭合不全。Gray等认为病理性声带沟可能与声带反复慢性的损伤导致基底膜损伤及纤维连接蛋白沉积增加引起异常的愈合反应有关。Bouchayer及Cornut等认为声带沟（sulcus vocals）与声带纹（sulcus vergeture）是有区别的，前者指附着于声韧带的上皮内陷所形成的，后者指沿声带内侧缘的上皮线状凹陷形成。而Lindestad及Hertegard等将两者归结为声带沟组。2004年Hsiung等报道的22例声带沟患者中，9例患者（40.9%）为Ⅱ型，13例患者（59.1%）为Ⅲ型。2006年徐文、韩德民等报道，在23例手术治疗的病理性声带沟患者中，12例（52.2%）一侧为Ⅱ型，对侧为Ⅲ型，8例（34.8%）双侧均为Ⅲ型，3例（13.0%）双侧均为Ⅱ型。其中Ⅲ型沟的深度也不尽相同，从声韧带部分缺失至完全缺失，后者多见（图4-6-4）。由于声带沟的分型比较复杂，更为标准化的分型还需要深入研究。

（三）临床表现

1. 症状 声带沟的临床症状为声音嘶哑伴气息声，发音疲劳或发音无力。多数患者症状在变声期后明显。但较轻的生理性声带沟或声带沟未位于声带游离缘时，患者也可以没有症状。

（1）声音嘶哑：患者多以持续性中、重度声音嘶哑就诊，同时伴有明显的气息声。患者发音弱、音高异常、音质单一，双侧病变症状重于单侧病变。部分患者伴有代偿性假声。

（2）发音易疲劳：患者常感发音无力，不能长时间用嗓。

2. 检查 频闪喉镜下可见沿声带游离缘内侧细线形或较宽的沟样凹陷，单侧或双侧，可累及声带全长或部分（图 4-6-5）。声带呈现弓形，可伴有声门闭合不全，声门形态多呈梭形。发

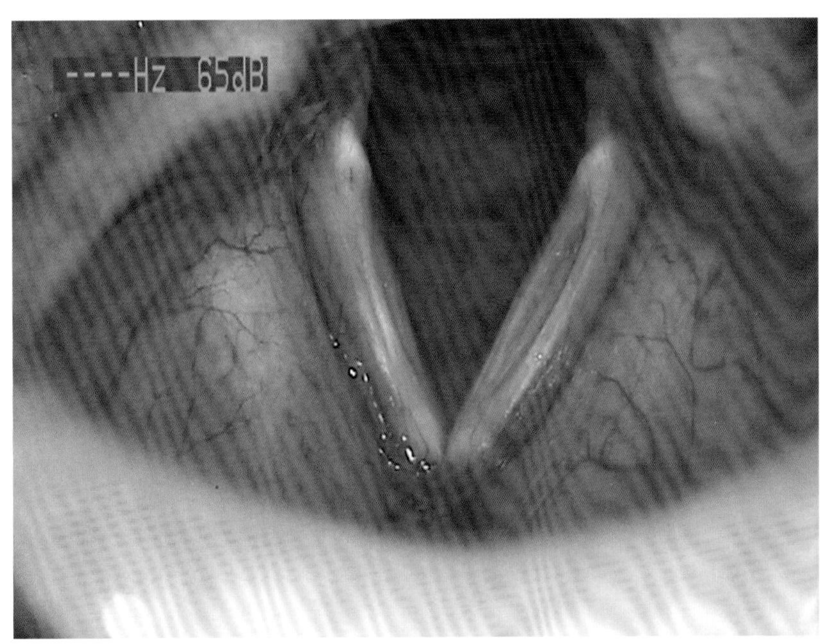

（1）

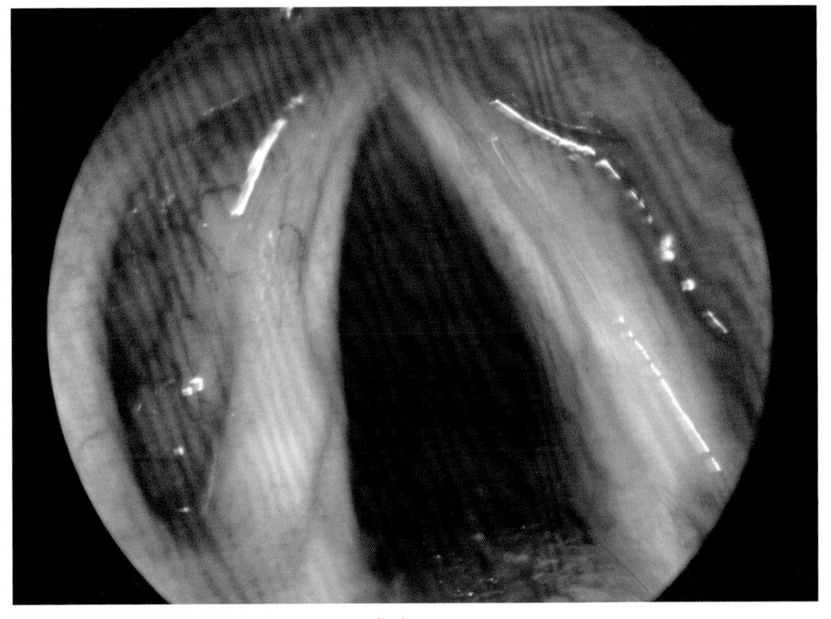

（2）

图 4-6-5 双侧声带沟
bilateral sulcus vocalis

音相声带振动僵硬，声带沟局部黏膜波减低或消失，黏膜波自下而上常常不能播散过声带沟平面。患者还可伴有不同程度的声门上功能亢进，发音位室带过度代偿性内收。笔者同时也发现少部分患者声带表面呈现代偿性充血、肥厚。

3. 嗓音特征 Remacle 研究发现声带沟患者最长发音时间（MPT）减低，嗓音声学评估参数中标准化噪声能量（NNE）、微扰值增加。笔者研究发现，患者基频均有不同程度的增高，其中男性更为明显，考虑为声带结构的改变及声带闭合不全所致声门上结构代偿性挤压发声所引起，而女性发音固有频率较高，因此基频的相对改变不明显。声带沟患者 NNE 明显升高，NNE 用于衡量嗓音信号的相对噪声成分，与气息声的感知有关。而患者 MPT 明显减低，与声门闭合不良及发音疲劳感具有相关性。

（四）诊断与鉴别诊断

1. 诊断 由于受传统临床检查的限制，声带沟作为引起声音嘶哑的一种病理状态，在常规喉镜检查中常常被忽略或误诊为声门闭合不全、声带肥厚等。

生理性声带沟可无明显临床症状，频闪喉镜显示声带的振动不受影响，黏膜波接近正常。病理性声带沟可引起中、重度声音嘶哑伴气息声，一些患者往往自青春期开始就有明显声音嘶哑的症状，频闪喉镜显示声带振动僵硬，声门闭合不全，黏膜波减低或消失（表 4–6–1）。

表 4-6-1 声带沟分类及特征

项目	Ⅰ型	Ⅱ型	Ⅲ型
发音障碍	接近正常	中度异常	严重异常
黏膜波（频闪喉镜）	接近正常	局部僵硬 黏膜波减低或消失	局部僵硬 黏膜波消失
固有层浅层	正常	受累或消失	消失
声韧带	正常	正常或与上皮粘连	异常或消失
声带肌	正常	正常	受累或未受累

因此对于自变声期或变声期后出现的病因不明的持续性声音嘶哑，特别当常规检查发现声带弓形及不明原因的声带闭合不全，未发现其他器质性病变时，应进一步行频闪喉镜检查除外声带沟的存在。

2. 鉴别诊断

（1）弓形声带（bowed vocal folds）：临床上，老年声带、声带麻痹、声带萎缩、其他神经肌肉疾病等均可以出现弓形声带及声带闭合不全，但仅从临床症状上往往难以鉴别，可以进一步通过频闪喉镜、喉肌电图神经系统检查等进行区分。

（2）假性声带沟（pseudosulcus vocalis）：假性声带沟与（真性）声带沟常容易混淆，前者于 1995 年首次被描述，是指声带下缘的黏膜水肿自前连合处经声带突延伸至喉后部，与声带边缘间形成假性沟，可能与咽喉部反流有关。另外老年人由于声带肌萎缩，显现为声带下缘的水肿，也可以出现假性声带沟样改变。

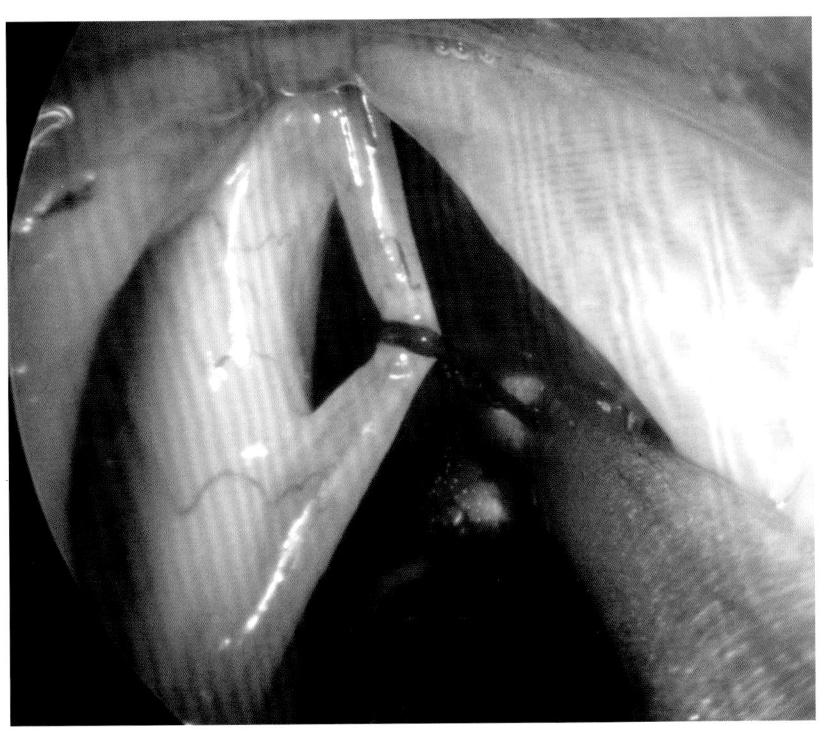

图 4-6-6 左侧声带黏膜桥（黑丝线所牵拉组织）
a mucosal bridge of the left vocal fold

（3）黏膜桥（mucosal bridge）：为声带边缘表面黏膜与其下组织部分分离，形成一薄的、纵向黏膜带。黏膜桥比较少见，通常为先天性，但也可能是创伤后引起。有学者认为黏膜桥也与声带沟有关，是单纯（简单）声带沟的一种变异。但黏膜桥的出现往往会掩盖声带沟的真实深度，合并黏膜桥的声带沟的治疗更为困难（图 4-6-6）。

（五）治疗

声带沟的治疗仍在不断探索中，尚无一致的治疗方案。生理性声带沟无明显临床症状者无须处理，病理性声带沟由于固有层存在不同程度的缺陷，不仅可以引起声门闭合不全，声带振动功能也受到影响，患者会出现明显的声音嘶哑，严重者需要手术治疗。病理性声带沟治疗的关键在于矫正声带固有层缺陷，改善声门闭合及声带振动特性，因此治疗难度较大。

1. 发音治疗 生理性声带沟或症状较轻的病理性声带沟患者可以采用发音训练，发音训练也是需要手术治疗的患者必要的辅助治疗，可以矫正患者多年形成的不良的声门上代偿发音习惯。

2. 外科治疗 既往不主张对声带沟进行手术治疗，但经过近 10 余年的发展，对于症状明显且患者要求迫切者可以选择手术治疗。手术方法仍在不断发展，国内外学者也进行了很多尝试，包括声带沟切除、甲状软骨成形术、杓状软骨内移术、内镜下声带注射及自体筋膜填充手术等。

（1）声带沟黏膜切除：手术有使声带组织进一步缺失、瘢痕加重的危险，因此很少单独应用。

（2）声带沟黏膜松解术：Pontes 及 Behlau 曾提出围绕声带沟行多个横向松解切口松解瘢痕，获得一定疗效。Bouchayer 及 Cornut 等报道，将声带沟上皮与其深层粘连带分离，瘢痕松解后用纤维蛋白胶作为黏合剂将黏膜复位，对于声带萎缩较严重者，可同时在声韧带内注射胶原（也可选择脂肪）进行填充，但这一方法复发率比较高。Remacle（1989，2000）报道沿用 Bouchayer 及 Cornut 的方法，对 45 例Ⅱ型声带沟患者进行治疗，术中应用显微器械结合激光沿整个声带沟切开黏膜，分离其下声韧带，手术获得良好效果。

（3）声带注射术：应用类固醇激素、自体胶原及透明质酸等物质进行声带注射可以填充固有层存在的较小缺陷并起到软化瘢痕的作用，但这种方法并不完全适用于固有层存在较大缺陷的声带沟，且由于填充材料制作过程复杂，易吸收等缺点，在临床未广泛应用。有学者提出局部脂肪注射至少可以起到软化瘢痕的作用，笔者近期也尝试将脂肪注射至声带沟处以改善声带固有层的缺陷，取得一定疗效。

（4）甲状软骨成形术：有学者报道应用甲状软骨成形术Ⅰ＋Ⅲ型治疗声带沟具有一定的疗效。但手术不能有效解决固有层的缺陷及恢复声带有效的振动特性，因此患者术后很难获得良好的发音效果。

（5）自体筋膜移植填充术：Shapshay 等在狗模型上应用颊黏膜移植填充治疗声带沟。1999 年 Tsunoda 等提出应用自体筋膜移植治疗声带沟，疗效乐观，为声带沟的治疗开辟了一条新的途径。Tsunoda 认为自体筋膜代谢率比较低，具有很好的生物相容性，其特性与声带固有层接近，移植后存活率高，通过手术可以最大程度地恢复声带振动特性，并使声带恢复一定的容积，改善声门闭合不全。应用自体物质修复固有层缺陷，并发症少，组织刺激性小，无排斥反应，不会引起过敏反应。2006 年徐文、韩德民等报道对 23 例双侧声带沟患者在全身麻醉显微镜下行声带沟瘢痕松解＋筋膜填充手术，合并声带肌萎缩的患者同时行声门旁间隙脂肪注射。19 例患者随诊 6 个月至 1 年，未发现筋膜吸收，其中 5 例患者随诊 2 年，发音稳定性进一步改善。但此种手术术后患者嗓音恢复时间相对较长，因此如何使患者恢复良好的发音状态还需要进一步探索。

第四节　其他少见声带良性病变

一、类脂质蛋白沉积症

类脂质蛋白沉积症（lipoid proteinosis）又称 Urbach-Wiethe 病，于 1929 年首先由维也纳皮肤科及耳鼻咽喉科医师 Urbach 及 Wiethe 描述，为罕见的皮肤及黏膜透明变性，属于常染色体隐性遗传性病，与 *ECM1* 基因突变有关。类脂质蛋白沉积症的病因尚不明确。病变主要累及皮肤及上消化道－呼吸道黏膜，声音嘶哑为其首发症状。目前为止，有关类脂质蛋白沉积症的英文文献报道更多见于皮肤科杂志，强调典型的皮肤科特征。

喉部改变是类脂质蛋白沉积症最具特征性的黏膜表现，主要累及声带及杓间区黏膜，也可累及声门上。声音嘶哑常常为类脂质蛋白沉积症首发及最常见的症状，多数出现于婴儿期，并可伴随终生。笔者曾对 22 例类脂质蛋白沉积症患者喉部特征、全身表现、组织病理学特征及手术疗效进行探讨，100％的患者有持续性声音嘶哑，以重度嘶哑为主。95.4％患者声音嘶哑出现于婴幼儿期［14 例（63.6％）发生于新生儿期，其中 4 例出生后出现；7 例（31.8％）发生于 1～3 岁］（徐文等，2010）。频闪喉镜检查显示声带及杓间区不规则淡黄色物质沉积伴声门闭合不全，声带黏膜波减低甚至消失，仅发现 1 例患者会厌受累。上述喉部体征较易与慢性肥厚性喉炎、喉淀粉样变性病、声带肿物等混淆（表 4-6-2）。

表 4-6-2　22 例类脂质蛋白沉积症患者既往诊断及治疗史（徐文等，2010）

既往诊断	例数	既往治疗
慢性喉炎	10	抗炎治疗或发音训练
喉部肿瘤	1	声带切除
声带息肉	1	声带息肉切除
声门闭合不全	1	观察
慢性咽炎及扁桃体炎	2	扁桃体切除
舌系带短	1	舌系带成形术
未诊断	6	未治疗

眼睑部变化为类脂质蛋白沉积症另一个最具特征性的改变之一，患者（上）眼睑睑缘可以出现半透明串珠形丘疹样改变（图 4-6-7）。眼睑部改变多发生于声音嘶哑开始后很多年，笔者资料显示 81.8% 发现于 6～8 岁后。但对于临床征象较轻者，往往容易被忽略，患者多为无意间发现。

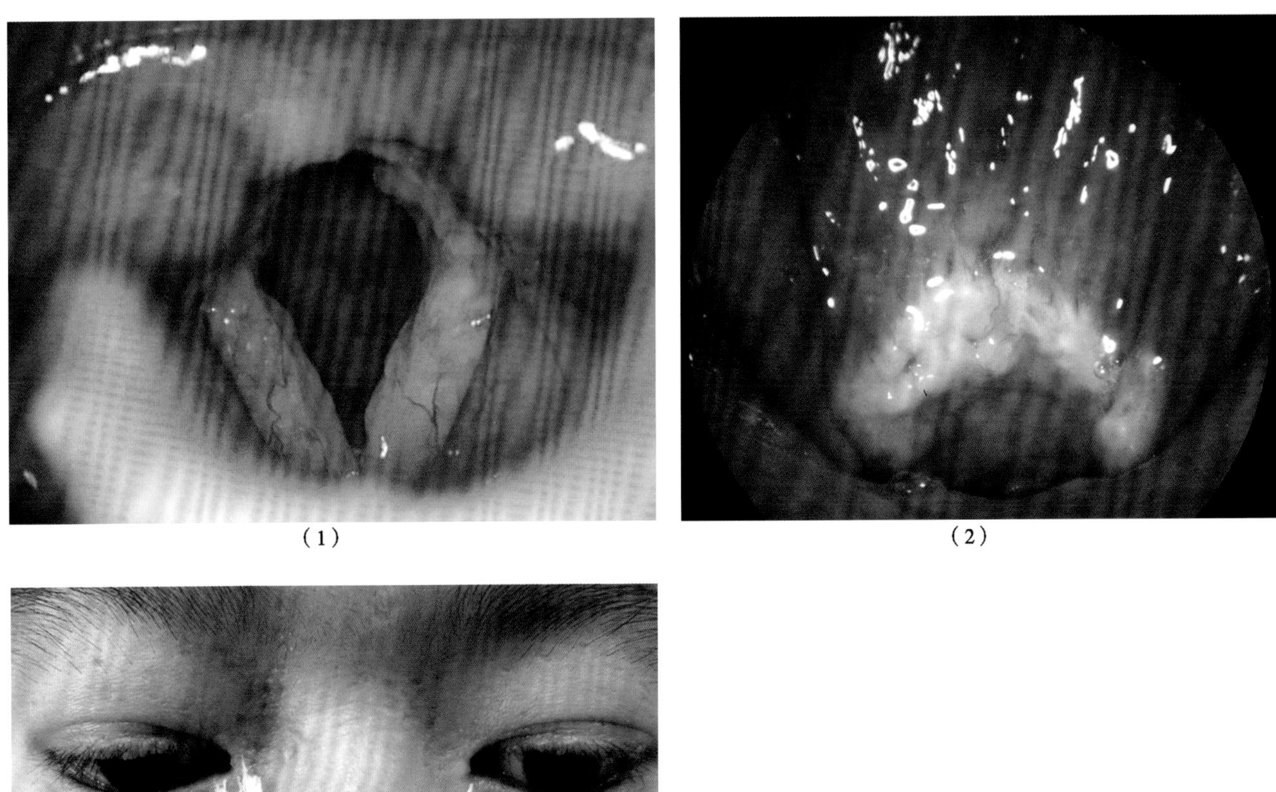

（1）　（2）　（3）

图 4-6-7　类脂质蛋白沉积症临床特征（徐文等，2010）
clinical features of lipoid proteinosis（Xu W，et al. Otolaryngological manifestations and genetic characteristics of lipoid proteinosis. Ann Otol Rhin Laryngol，2010，119（11）：767-771）
（1）声门区：双声带及杓间广基淡黄色不规则物沉积（irregularities along edges and surface of vocal folds and thickening of the interarytenoid regions due to the deposition of yellowish papules）
（2）咽部：不规则淡黄色物沉积（pharyngeal involvement with thickened waxy mucosa）
（3）上睑缘半透明串珠形丘疹样改变（whitish moniliform papules along upper eyelids）

部分患者口腔及口唇黏膜，咽部黏膜，舌、软腭、扁桃体等也会受累，可以出现舌部齿痕、舌系带沉积及缩短，甚至出现构音异常。但以上征象容易被忽略或与其他常见的口、咽部病变相混同，笔者的资料中 6 例患者既往被误诊为慢性咽炎、慢性扁桃体炎、舌系带发育异常等（表 4–6–2）。也有学者曾报道，一些患者还可合并牙齿发育不良、复发性腮腺炎、颌下腺炎等。

类脂质蛋白沉积症皮肤其他变化包括面部瘢痕及四肢（肘、膝）皮肤增厚、瘢痕、色素沉积，少数患者头皮受累会导致脱发。但皮肤的改变往往容易被耳鼻咽喉科医师忽略，笔者的资料中患者皮肤变化相对较轻，仅 31.3% 皮肤变化明显，因此此病的诊断还需要皮肤科医师会诊进一步明确诊断。

文献报道，一些病例还会出现神经精神症状，例如癫痫症及选择性记忆减退、精神分裂等，可能与颞叶或海马扁桃体复合体钙化有关。

类脂质蛋白沉积症需要借助组织学检查进一步确诊。眼睑及咽喉部病变组织学上均表现为透明物质在真皮、黏膜下及血管周围广泛沉积，透明沉积物质为 PAS 反应阳性，刚果红染色阴性。

由于类脂质蛋白沉积症在皮肤及黏膜损害程度及发病时间上存在差异，临床特征因个体而异，因此容易漏诊或误诊。通过临床及病理特征可与红细胞生成原卟啉血症、黄瘤病、皮肤淀粉样变等疾病进行鉴别诊断。

此病进展缓慢，成年后症状稳定，一般不影响寿命，但可能终生伴有声音嘶哑。目前无特效疗法，尽管个案研究报道口服二甲基亚砜等治疗，但疗效存在争议。笔者通过喉显微手术切除声带沉积物，部分患者需要二期手术附加声带脂肪注射，术后患者嗓音质量、声带形态及功能均有不同程度改善，远期疗效稳定。同声带沟一样，喉类脂质蛋白沉积症手术前后还需要进行发音训练，矫正患者不良的发音方式。

总之，根据典型的临床表现，如生后不久出现的声音嘶哑，喉镜下特征，眼睑及相应皮肤变化等有助于对类脂质蛋白沉积症做出判断，同时结合组织病理学等检查可以进一步确诊。通过声带显微手术去除病变可获得一定疗效。而对于基因突变的分子学特征研究将有利于未来的诊断及治疗。

二、其他全身相关性疾病

系统性红斑狼疮、白塞病、肉芽肿性多血管炎、类风湿性关节炎、复发性多软骨炎等也可引起咽、喉及气管改变，引起发声障碍和（或）呼吸困难。临床表现多样。

其中白塞病（Behcet’s disease，BD）又称贝赫切特病，是一种以慢性全身性血管炎为病理症性疾病，主要表现为复发性口腔溃疡、生殖器溃疡、眼炎及皮肤损害。复发性多软骨炎（relapsing polychondritis）是一种病因未明的，以软骨组织炎症为特点的自身免疫性疾病，反复发作，慢性进展。病变累及多器官，近一半的患者喉、气管及支气管会受累及，最常见的症状为吸气性呼吸困难，其次为声音嘶哑，喉镜检查可见声门区、声门下区的弥漫性肿胀，软组织增厚，声带下缘可见黏膜环形增生改变伴梭形狭窄。随着病变进展，可出现声门及声门下狭窄，气管软骨受累导致气管黏膜增生、气管软化、气管环轮廓模糊、气道塌陷引起气管支气管瘢痕性狭窄甚至闭锁。粒细胞肿瘤可以累及喉，很容易被误诊为喉肉芽肿。

类风湿性关节炎不仅可以引起环杓关节及环甲关节炎，还可以引起神经源性肌肉萎缩及喉的类风湿小结（结节），并可以产生呼吸道阻塞症状。痛风也可以引起喉的关节炎，痛风结节可以表现为声带黏膜下白色肿物，纤维组织内含有尿酸盐结晶。

还有一些少见的皮肤病变也可以累及喉部，产生明显的病变，有时引起呼吸道阻塞。这些包括寻常性天疱疮，多见于 40 ~ 60 岁成人。天疱疮可以累及黏膜，包括会厌。大疱性表皮松解是一组先天性病变，常见于出生或出生后不久，可以引起喉狭窄。

（徐　文）

第七章 喉神经肌肉功能障碍 Laryngeal Neuromuscular Dysfunction

喉神经肌肉功能障碍（laryngeal neuromuscular dysfunction）包括喉神经麻痹、神经肌接头病变、喉肌病变等，其中以喉神经麻痹最多见。可引起声带运动障碍或声门闭合不全，导致声音嘶哑、饮水呛咳或呼吸困难，严重者可危及生命。如何准确诊断、及时治疗，对耳鼻咽喉科医师来说仍旧是一个挑战。

喉神经麻痹又称声带麻痹，是由于单侧或双侧喉返神经、喉上神经或迷走神经损伤导致声带完全或部分失神经支配所致。

第一节 喉返神经麻痹

（一）应用解剖

迷走神经起自延髓，经颈静脉孔在颈静脉前方出颅，神经的后内侧大部分紧贴于颈静脉，下行至位于颈静脉孔下方的节状神经节（下神经节），从下神经节分出咽丛和喉上神经。左侧迷走神经沿着颈动脉进入纵隔并绕到主动脉弓前部，喉返神经分支在主动脉弓下方折返走向内侧，沿气管食管沟向上。支气管食管前动脉滋养左侧迷走神经和主动脉下区域的喉返神经起始部分。右侧迷走神经通常沿颈动脉下行，在无名动脉的分支处，右侧喉返神经分支环绕锁骨下动脉并沿着甲状腺上叶侧面上行，然后达到颈总动脉后的气管食管沟。左侧喉返神经长约 12cm（从主动脉到环甲关节），而右侧大约是 5～6cm（从锁骨下动脉到环甲关节），右侧喉返神经直至环甲关节水平才出现在气管食管沟。少数情况下（不足 1% 者），右侧喉返神经在甲状腺水平直接从迷走神经分离出来，这种变异的“非返神经（nonrecurrent nerve）”的走行使其在甲状腺手术中极易受到损伤。

喉返神经于下咽缩肌深处及环甲关节后方入喉，在喉内分为运动支和感觉支，也有报道，35%～80% 的喉返神经在入喉之前即已分开。喉返神经运动支由 500 至 1000 个轴突组成，其中的 1/4 支配声带唯一的外展肌——环杓后肌。除杓间肌外，甲杓肌、环杓后肌、环杓侧肌均受单侧喉返神经支配。

（二）病因

目前，喉返神经麻痹（recurrent laryngeal nerve paralysis）的确切发生率还不明确，先天性畸形、血管损伤、病毒感染、细菌感染、神经毒性药物应用、肿瘤以及创伤等因素都会导致喉返神经损伤。喉返神经麻痹按神经损害的位置分为中枢性麻痹及周围性麻痹，以周围性麻痹多见，约占 90%。

1. 中枢性麻痹

（1）大脑皮层病变：迷走神经起源于延髓疑核，疑核接受同侧和对侧大脑延髓纤维，喉部运动受两侧皮层支配，因此皮层病变引起的喉神经麻痹者极为罕见，主要发生于双侧大脑皮层病变或是巨大病变累及两侧皮层运动中枢时。

（2）脑干病变：喉的运动神经核在延髓的疑核，某些中脑运动神经核（网状核），纹状体及锥体外系的病变（例如，动脉血栓、出血、肿瘤、延髓空洞症、脊髓灰质炎、流行性脑脊髓膜炎、多发性脑脊髓硬化症、萎缩性肌僵直、遗传性运动失调、癫痫、震颤麻痹、风湿性舞蹈症、脑软化等）可以引起喉返神经麻痹。

2. 周围性麻痹 周围性麻痹主要指迷走神经核以下，喉返神经分出处以上的迷走神经或喉返神经损伤。由于左侧喉返神经行程较右侧长，左侧喉返神经麻痹发病率较右侧约多1倍。2004年Myssiorek综述14篇有关单侧喉返神经麻痹病因的文献，显示不同专业、不同医疗机构、不同地域所报道的病因均存在差异（表4-7-1）。2007年徐文、韩德民等总结了87例喉返神经麻痹的病因，其中上呼吸道感染及特发因素占41.4%，手术损伤占35.6%；而笔者近期对2009–2014年200例单侧声带麻痹患者病因的统计结果（未发表资料）显示，手术损伤患者最多，占45%，其中2/3为甲状腺手术；感染及特发性因素占37%；肿物及压迫因素占11%；外伤因素占7%。手术及外伤导致的喉返神经损伤较重，神经完全损伤占73%，感染及特发因素导致喉返神经完全损伤占50%。

表4-7-1 单侧喉返神经麻痹的主要病因（Myssiorek，2004）

研究（病例数）	时间（年）	肿瘤（%）	手术（%）	特发性（%）	插管（%）
Clerf（299）	1953	38	20	12	—
Parnell和Brandenburg（100）	1970	32	32	10	—
Titche（134）	1976	38	10.4	2.2	3.7
Hirose（600）	1978	6.8	37	41	1.5
Tucker（210）	1980	22	42	14	—
Yamada等（519）	1983	17	12	41	11
Terris等（84）	1992	40.5	34.5	10.7	7.1
Bruggink等（215）	1995	25	43	18	—
Benninger等（280）	1998	25	24	20	7.5
Ramadan等（98）	1998	32	30	16	11
Havas等（108）	1999	14	40	33	2
Srirompotong等（90）	2001	29	24	13	8
Yumoto等（422）	2002	19	33	22	7.5
Laccourreye等（325）	2003	8.6	75	12	—

（1）创伤因素

1）颅底或颈、胸部外伤。

2）医源性损伤：很多外科手术操作都有损伤迷走神经或喉返神经的危险，最常见的原因包括甲状腺手术、颈部手术、颅底手术、颈前入路颈椎手术、胸部手术等。

A. 甲状腺手术：是医源性喉返神经麻痹最常见的原因。Collazo-Clavell 报道甲状腺手术后喉返神经永久性麻痹的发生率是 0.5%～2.4%，暂时性麻痹发生率为 2.6%～5.9%。1994 年 Wagner 报道 1026 例甲状腺切除术病例，5.9% 出现喉返神经麻痹，其中 59% 是暂时性的，2.4% 是永久性的。任何增加局部瘢痕形成的因素（如甲状腺炎、既往手术史、放射治疗史）都会影响预后。手术范围扩大或同时进行颈部手术会使喉返神经面临更大的损伤风险。

B. 颈动脉内膜剥离术：颈动脉内膜剥离术后喉返神经麻痹发生率在 2%～6% 之间，其中牵开器牵拉、钳夹损伤以及神经血管供血中断是导致损伤的主要原因。一些研究显示大部分病例术后喉返神经麻痹会改善。

C. 颈前入路颈椎手术：颈前入路颈椎手术自 1957 年被采用以来，喉返神经损伤是该手术最常见的并发症。统计显示发生率约为 2%～6%。神经损伤很可能是由于神经牵拉和插管套囊压迫喉返神经所致。

D. 颅底手术：颅底手术术后常伴有短暂的脑神经改变。脑神经节段性的脱髓鞘，使其更易损伤。迷走神经近端损伤会导致喉部及下咽部感觉丧失，而腭括约肌功能的丧失增加了呼吸和吞咽困难的发生率。颅底副神经节瘤（例如迷走神经副神经节瘤、颈静脉副神经节瘤）切除术导致的迷走神经损伤很常见。2001 年 Jackson 对 176 例颅底副神经节瘤病例的研究发现，术前迷走神经麻痹的为 30%，术后另有 25% 的病例会出现神经麻痹。

E. 胸腔手术：左侧喉返神经在胸腔内的行程较长，损伤发生率较右侧高。心脏手术后出现的喉返神经麻痹会被误认为心脏或呼吸功能障碍，因而容易被忽略，损伤原因包括：中央静脉导管损伤，牵拉心脏、食管、锁骨下动脉，或手术操作直接导致喉返神经损伤。食管扩大切除、气管切除及纵隔手术也同时增加了两侧喉返神经损伤的风险。纵隔镜检查引起的喉返神经麻痹发病率较低，约 0.18%～0.53%。

F. 气管插管：气管插管引起的喉返神经麻痹约占 7.1%～11%，其原因可能为气管插管时喉返神经的前支受压于充气套囊与外侧甲状软骨间所致，多数插管引起的喉返神经麻痹能够恢复。

（2）肿瘤及其他病变：据统计，由喉外肿瘤引起喉返神经麻痹者占 17%～32%。1990 年 Furukawa 等的研究显示，在 69 例肿瘤导致的喉返神经麻痹中，28 例（41%）来自于甲状腺，21 例（30%）来自于肺部，14 例（20%）来自于食管，3 例（4%）来自于纵隔。

1）颅底肿瘤：颅底肿瘤压迫颈静脉孔处的迷走神经或鼻咽癌侵犯颅底侵及迷走神经导致神经损伤。神经源性肿瘤，例如迷走神经鞘瘤可引起声带麻痹，但肿瘤生长缓慢，患者常常没有自觉症状。

2）颈部肿瘤：甲状腺肿瘤、颈部淋巴结转移、恶性淋巴瘤、颈动脉瘤、颈部神经源性肿瘤等可压迫或侵及迷走神经或喉返神经，甲状腺良性病变引起的喉返神经炎和水肿可以导致喉返神经麻痹。神经麻痹在甲状腺恶性肿瘤病例中更为常见。一些病例中，尽管神经已经被恶性肿瘤包住（例如，腺样囊性癌），但可能并无明显神经麻痹症状。

3）胸部病变：包括肺部肿瘤、食管肿瘤、纵隔肿瘤、主动脉瘤、主动脉弓硬化、肺结核、心包炎、硅肺病、肿瘤的纵隔转移等都可以压迫或损伤胸段喉返神经。部分动脉导管未闭等心脏先天畸形可以伴有左侧喉返神经麻痹。

4）放射治疗并发症：头颈部恶性肿瘤的放射治疗可以引起迷走神经或合并其他脑神经损伤。例如，鼻咽癌放射治疗（伴或不伴化学治疗），剂量超过 7000 cGy，能导致放射区域神经周围纤维变性和血供缺失。放射治疗后神经损害可能有 0.5 ~ 10 年的潜伏期。

（3）感染、中毒因素：一些患者在出现喉部症状前可有上呼吸道感染的病史。

1）病毒感染：在喉返神经损伤的病因中，对病毒感染的研究非常有限，因为阳性的病毒滴定并不能证明与神经受损有关，很难在喉返神经麻痹和病毒感染之间建立一个直接的联系。单纯疱疹病毒、水痘带状疱疹病毒、EB 病毒、流感病毒和人免疫缺陷病毒密切相关的巨细胞病毒都曾被报道与喉返神经受损有关。病毒感染导致的中枢和周围神经损伤包括神经水肿、脱髓鞘、轴突断裂等，可能与病毒直接作用或机体的免疫应答有关。已有报道，0.37% 传染性单核细胞增多症患者可以出现神经系统并发症。EB 病毒导致神经损伤的机制仍然不明，神经在损伤后数周至数月可恢复。带状疱疹病毒感染导致暂时性喉返神经麻痹短期内会再复发。单纯疱疹病毒所引起的喉返神经麻痹常常是永久性的，而流感病毒引起的喉返神经麻痹可以恢复。

2）特异性炎症：急性风湿病、莱姆病、白喉、梅毒及疱疹等可以引起喉返神经麻痹。

3）化学物质中毒：铅、砷和酒精中毒可引起神经毒性损伤。扁桃体手术、颈动脉手术时局部麻醉药物的注射也可引起暂时的喉返神经麻痹。目前了解最多的可引起喉返神经麻痹的药物是长春新碱，在细胞的有丝分裂期长春碱类药物能与神经细胞内的微管结合，影响轴浆的流动，导致神经元受损，神经元受损越多神经麻痹持续越久，多数患者在停药以后 4 ~ 6 周可以恢复。有机磷中毒可以抑制神经 – 肌接头处的抗胆碱酯酶，引起暂时的神经麻痹，表现为肌无力和脑神经麻痹并迅速出现呼吸困难，在辅助呼吸的帮助下，4 ~ 18 天内可以完全恢复。

（4）特发性病因：顾名思义即未发现明确的病因。早期文献中特发性的病因所占比率较高。随着影像技术的提高，喉镜检查的开展，实验室病毒滴定度的测定，降低了所谓的特发性喉返神经麻痹的发病率。在英文文献中，特发性的病因占 10% ~ 27%，Benninger 等报道特发性原因引起的单侧声带固定患者中 24% 可以自然恢复。

（5）其他因素：包括风湿免疫系统疾病，神经肌肉疾病（例如重症肌无力等），线粒体病，卟啉症，家族性周期性低血钾，糖尿病引起的神经病变，甲状腺癌手术切除后放射性碘治疗，颈静脉血栓形成等均可以引起喉返神经麻痹。

（三）病理生理机制

目前神经损伤的分类方法有许多种，1943 年 Seddon 将神经损伤的病理表现分为：① 神经失用，神经无器质性损伤，只是暂时失去传导性；② 轴突断裂，神经膜完整，连续性好，神经容易再生；③ 神经断裂，表现为神经干完全断裂，常无法再生。1951 年 Sunderland 又将神经断裂分为：① 伤及神经内膜，伴有神经内瘢痕，可以引起错向再生；② 伤及神经束膜，损伤产生的瘢痕将会妨碍轴突再生；③ 伤及神经外膜，这意味着神经完全横断。一般认为神经完全再生通常见于神经失用及轴突断裂损伤，而神经断裂损伤难以获得完全再生及功能恢复。

对于神经完整或可能完整的病例可以采取等待措施，如果喉返神经被切断，可以进行一期修复，但即使神经被成功修复，轴突与轴突间难以准确的再生，吻合术后常常会发生联带运动等并发症。

（四）临床表现

喉返神经内收肌支粗大，支配环杓侧肌、声带肌、甲杓肌及杓间肌（也有文献报道后者由外展肌支支配）；外展肌支细小，仅支配环杓后肌，故当喉返神经受损时，外展肌最早麻痹，其次为内收肌。临床上根据喉内收肌及外展肌先后受累程度，分为喉返神经不完全麻痹及完全麻痹，前者指患侧外展肌支损伤，内收肌支尚正常，后者指患侧内收肌支及外展肌支均受损。

喉返神经麻痹的临床表现较为复杂，因损伤部位、程度及原因而异。

1. 症状

（1）单侧喉返神经麻痹：神经不完全损伤者，症状往往不明显，单侧喉返神经麻痹的患者通常无呼吸困难的症状。

1）声音嘶哑伴气息声：患者发音无力、气息声明显，不能高声说话或喊叫，可伴高调的假声或出现双音，专业用嗓者音域上限受到影响。神经损伤后期一些患者健侧声带代偿性内收，发音质量会明显改善甚至恢复正常。

2）发音或运动时漏气感明显，声时缩短：患者呼吸、说话时感气短，发音易疲劳，晨起发音较好、随时间的推移逐渐加重。一些患者上楼梯或用力时会有气喘的感觉。

3）咳嗽及清嗓无力，咳嗽时有明显漏气现象。

4）吞咽障碍：患者饮水或进食时可出现呛咳，前者更为明显，严重者可伴有误吸。

（2）双侧喉返神经麻痹

1）神经不完全麻痹：双侧声带不能外展，但内收功能正常，患者以呼吸困难为主要症状，许多患者需要气管切开。

2）神经完全麻痹：双侧声带内收及外展功能均受到影响，根据麻痹声带固定的位置不同，患者表现为声音嘶哑，音量小、说话费力、不能持久，患者自觉气促。一些患者出现误吸、咳痰困难、喘鸣等症状。

2. 体征

（1）单侧喉返神经麻痹：患侧声带多固定于旁正中位，声门闭合不全。病程后期健侧声带代偿内收，声门闭合改善，甚至恢复正常。神经不完全麻痹者，发音时患侧声带可以部分内收。

（2）双侧喉返神经麻痹

1）神经不完全麻痹：双侧声带接近中线位置，吸气相不能外展，发音时，声门可闭合。

2）神经完全麻痹：双侧声带位于旁正中位，声带边缘松弛，不能闭合，亦不能外展，喉气管内常积存分泌物。

尽管内镜检查时常用旁正中位、中间位、正中位等描述麻痹声带的位置，但由于神经损伤后肌肉的残余功能，神经再生与错向再生，肌肉的纤维化，自主神经系统的紧张性，环杓关节的纤维化固定及弹性圆锥张力等因素的影响，因此临床上很难对麻痹声带最终的位置进行机械的归类。

（五）诊断

对于喉返神经或迷走神经麻痹的患者，需要通过详细的病史询问，细致的体格检查，必要的影像学检查及对发音、吞咽、呼吸功能的专业评估进一步确诊。对于原因不明的病例，从颅底至纵隔进行仔细的排查是必不可少的。Terris 等发现 57% 病例能够通过病史及体格检查（包括内镜检查）直接找出声带麻痹原因（其中 85% 的病因为肿瘤），其他的病例则需要进行进一步评估。

1. 病史询问　包括症状，病程，诱发因素，全身系统性疾病史，神经系统病史，吸烟、饮酒史，颅底、颈部、胸部手术或气管内插管等手术史及外伤史等。

对发音、吞咽及呼吸等相关症候群的询问，对于诊断也至关重要，包括患者的发音习惯、发音需求及职业要求等。如果有鼻腔反流（nasal regurgitation）出现，说明腭部麻痹，提示可能存在迷走神经高位病变。若声带麻痹同时伴有严重的吞咽困难则需要进一步排除食管病变。

2. 体格检查　在详细地询问病史后，应进行全面的头、颈部检查，脑神经的检查及对发音、呼吸及吞咽功能的评估。由于声带麻痹检查的时效性，所有的检查应都在合理的时间内有效地完成。

（1）头颈部检查：包括头颈部常规检查及对后组脑神经功能相应的筛查，迷走神经麻痹的病例应除外其他后组脑神经的异常。

（2）喉镜检查：纤维喉镜检查可以除外鼻、咽喉、气管的病变，评估声门闭合及声带运动状态，对于双侧声带麻痹的患者还需要评估声门狭窄及呼吸困难的程度。频闪喉镜检查作为常规内镜检查的补充，可以提供声带振动及声门上代偿情况。为进一步确定声带麻痹的特征，喉镜检查时还需评估发音、吞咽及呼吸等不同状态下喉结构与功能的变化，例如，除常规发声外，可嘱患者连续发短音，以确定声带的活动程度。必要时还可以在喉镜下通过杓状软骨触诊（拨动）（arytenoid palpation），来鉴别声带麻痹及环杓关节固定。需要时还可以通过支气管镜及食管镜检查除外气道及消化道肿瘤或隐匿的病变。

（3）嗓音功能及发音能力的检查：发音功能的评价包括一般的嗓音特征的评估，及针对声带麻痹的特征性评估。此外，对构音功能的评估，有助于发现腭、咽部的异常。

1）嗓音特征评价：除进行全面的耳鼻咽喉科检查外，医师应仔细辨别患者在不同频率及强度下的发音特征。

A. 正常说话时发音状况：嘱患者用会话时的音高及音量朗读几段含有标准语音的句子，喉返神经麻痹患者在朗读开始时的发音相对正常，而在段落结束时的发音明显减弱伴气息声。在患者朗读时还应注意是否有代偿性或强迫性的假声发音。

B. 用力（强力）发声时发音状况：嘱患者大声朗读同样的语句，或让患者持续喊“嗨”。一些单侧声带麻痹患者平静说话时发音正常，而当用以上形式发音时就会出现“发音摇摆（vocal luffing）”，即随着发音响度的增加，出现强弱变化的双音或音量虽增加但每次呼吸时说出的字词量却减少，或发音努力和气流增加却不能发出对应响度的声音。如果同时伴有软腭麻痹，患者还会伴有开放性鼻音。

2）音域评价：部分患者音域范围可能接近正常，但音域的上限常常受到影响，特别是专业用嗓者。

3）用力咳嗽时的发音特点：由于无效的声门闭合，声带麻痹患者咳嗽时发声不具有冲击性，表现为呼气样喘息音，漏气感明显。

4）最长发声时间（MPT）：用以评估声门闭合效率，声带麻痹患者 MPT 减低，常小于 10 秒，一般为 2～5 秒。一般来说，MPT 大于 10 秒才能保证正常交流时言语的连贯性。

（4）喉肌电图诊断：由于关节运动障碍、肌肉疾病、瘢痕挛缩等各种原因引起的声带运动不良的临床表现与神经损伤引起的声带麻痹极为相似，在临床上很难鉴别，而神经麻痹和上述机械性运动障碍的治疗策略又不同，因此早期的确诊和及时有效的治疗是决定预后的关键。肌电图在鉴别声带麻痹、声带瘢痕及杓状软骨脱位等引起的声带固定中起了重要的作用。通过检测喉内肌肌电活动及神经传导功能，可定性和半定量诊断神经肌肉损伤及程度，有助于确定特定神经病变及其位置，为预后提供有意义的信息。但应注意，双侧声带麻痹引起喉梗阻时，喉肌电图操作时应谨慎，必要时行气管切开或采取其他保证呼吸道安全的措施。

1）定位诊断：声带运动不良者可以通过常规喉肌电图进行初步定性筛查。喉肌电图基本的评估应包括环甲肌、甲杓肌及环杓后肌，甲杓肌及环杓后肌的肌电特征反映喉返神经的功能状态，环甲肌肌电特征反映喉上神经的功能状态。若环甲肌及甲杓肌均发现异常，提示神经损伤位置较高，接近喉上神经自迷走神经主干分支处。如果仅甲杓肌及环杓后肌出现异常，则可能是下颈部或纵隔出现问题。如果迷走神经及其他后组脑神经肌电图异常，提示颅底、颈静脉孔区域病变。

2）定性诊断：徐文、韩德民等（2006，2007）对声带运动不良患者喉肌电图及诱发肌电图特征进行分析发现，在 87 例肌电图证实的喉返神经损伤患者中，46 例（52.9%）仅仅通过病史询问及体格检查无法确定神经是否有损伤，而其他 41 例患者（47.1%）虽然通过临床表现可以明确神经损伤，但仍需通过肌电图检查进一步确定神经损伤程度。喉返神经完全损伤时，喉肌肌电近静息状态，可见失神经电位［纤颤波和（或）正锐波］，募集电位不明显；喉返神经不完全损伤时，喉肌电图显示相应喉肌正常运动单位电位中夹杂失神经电位或再生电位（多相位电位），喉肌收缩时募集电位稀少，呈现为单纯相或混合相（图 4-7-1，图 4-7-2）。失神经电位一般在神经损伤后 2 周左右出现，笔者的研究发现失神经电位最早出现于神经损伤后 5 天。损伤后 2 周到 3 个月失神经电位明显增加。再生电位通常出现于神经损伤后 2 周，神经损伤 3 个月后，失神经电位减少，再生电位明显增多。神经损伤后去神经支配与神经再生同时发生，因此在同一肌肉上常常可见到不同的喉肌电特征。多数学者认为喉肌电图最好在损伤后 3 周至 6 个月进行，肌电图检查进行的越早，对预后的评价越准确，但过早期的肌电图评估可能会夸大损伤的程度。

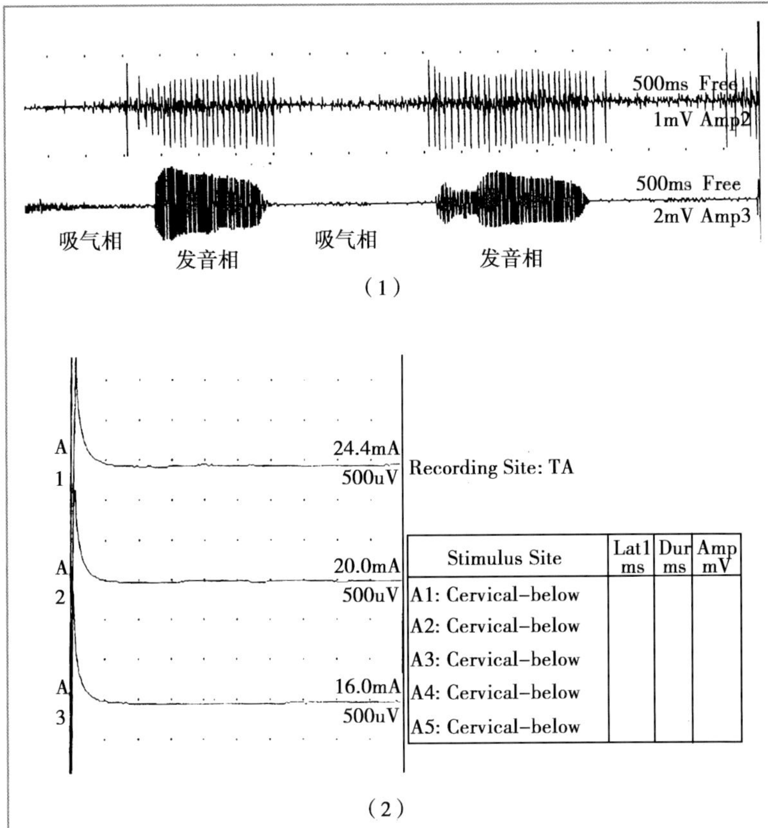

Stimulus Site	Lat1 ms	Dur ms	Amp mV
A1: Cervical-below			
A2: Cervical-below			
A3: Cervical-below			
A4: Cervical-below			
A5: Cervical-below			

图 4-7-1 喉返神经完全损伤甲杓肌肌电图
LEMG of thyroarytenoid muscle with complete injury of recurrent laryngeal nerve

（1）肌电图显示患侧甲杓肌募集电位为单纯相，上线为肌电图信号，下线为发音信号

（2）神经诱发电位显示刺激患侧喉返神经，自甲杓肌未记录到诱发电位

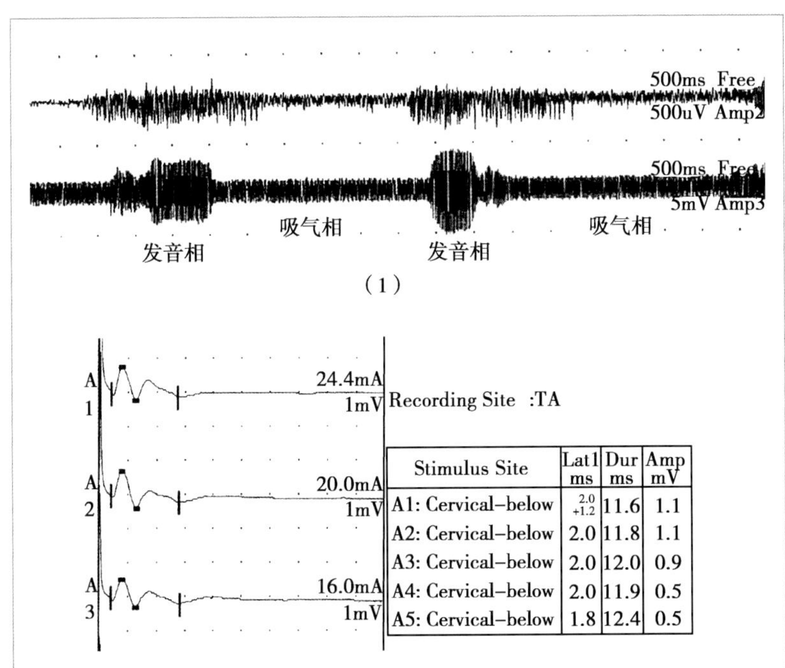

Stimulus Site	Lat1 ms	Dur ms	Amp mV
A1: Cervical-below	2.0 +1.2	11.6	1.1
A2: Cervical-below	2.0	11.8	1.1
A3: Cervical-below	2.0	12.0	0.9
A4: Cervical-below	2.0	11.9	0.5
A5: Cervical-below	1.8	12.4	0.5

图 4-7-2 喉返神经不完全损伤甲杓肌肌电图
（LEMG of thyroarytenoid muscle with incomplete injury of recurrent laryngeal nerve）

（1）肌电图显示患侧甲杓肌募集电位为混合相，上线为肌电图信号，下线为发音信号

（2）神经诱发电位显示刺激患侧喉返神经，自甲杓肌记录到诱发电位潜伏期延长、波幅减低

2001 年 Sittel 等按照 Seddon 分类标准对喉神经损伤的肌电图特征进行归纳：① 神经失用：自发性活动时无纤颤电位及正锐波，随意性活动时有单个运动电位发放，募集电位呈干扰相，振幅减低；② 轴突断裂：自发性活动时可记录到纤颤电位或正锐波，随意性活动时为复合电位，募集电位呈混合相；③ 神经断裂：自发性活动时有纤颤电位或正锐波，随意性活动时无正常运动单位电位，募集呈单纯相。

对于常规肌电图异常或无法判断时可进一步行喉诱发肌电图检查进行半定量分析。诱发肌电图是检测周围神经传导功能的可靠方法，喉神经诱发电位主要评估参数包括潜伏期、波幅及时程。神经诱发电位潜伏期，反映神经髓鞘功能，波幅反映所测神经纤维的数量和同步兴奋的程度。徐文、韩德民等（2006，2007）研究发现正常的喉返神经及喉上神经诱发电位潜伏期稳定，约 1.7ms。喉返神经诱发电位波幅一般在 1.0mV 以上，但个体差异较大，影响因素较多。喉返神经完全损伤者诱发电位消失，神经不完全损伤者传导功能减弱，潜伏期明显延长，诱发电位波幅明显减弱（图 4–7–1，图 4–7–2）。

3）术中监测：喉返神经监测已应用于甲状腺手术中。2002 年 Otto 及 Cochran 等报道，对 81 例甲状腺手术患者进行了神经监测，4 例（4.9%）术后出现喉返神经麻痹，神经监测的灵敏度为 75%，特异性为 92.2%。2002 年 Friedrich 等报道，通过术中电生理监测对 223 例患者进行了前瞻性研究，结果显示喉返神经监测没有显著改变喉返神经暂时性麻痹的发生率，但使永久性麻痹发生率由 3% 降低到 1.8%。多数研究者认为术中监测不能替代精细的手术操作。

4）预后评价：应用喉肌电图评估声带麻痹的预后，各研究间差异很大，结果很难统一。一些学者认为预测声带运动恢复良好的指征为运动单位电位波形及募集相正常，无电静息或自发电位活动。而恢复不良的指征则与上述描述相反。2003 年 Munin 等应用上述标准对 31 例声带麻痹患者进行预后判断（肌电图检查在症状开始后 3 周至 6 个月进行），敏感性为 91%，特异性为 44%。也有学者提出以运动单位电位波幅的均方根值作为预后判断标准。

在进行肌电图检查时，应了解神经损伤的时间特征。神经麻痹 6 个月以内，随意活动时出现运动单位电位者神经恢复概率高于未出现运动单位电位者，如 6 个月内喉肌电图始终为电静息状态，提示神经自发恢复的可能性极小。临床上，还应观察喉肌电动态变化过程，与既往肌电图结果的对比有助于了解神经再生（再支配）的程度以及是否达到稳定的状态。此外，通常认为，神经损伤 6 个月后无论喉肌电图有何发现，声带运动都很难再恢复，这可能是随着时间的推移继发出现环杓关节纤维化、强直所致，而声带麻痹继发出现的环杓关节的障碍容易被忽略。

总之，喉肌电图及诱发肌电图检查有助于对声带运动不良的评估及鉴别诊断，而在临床诊断中还要结合病史、体征及其他辅助检查最后确诊。

（5）吞咽及感觉功能评价：对吞咽及感觉功能的评估有助于神经损伤的定位。喉上神经、迷走神经高位病变及舌咽神经、舌下神经的病变均可以引起吞咽和（或）感觉功能异常。迷走神经近端分支或咽支的病变会导致咽部麻痹（软腭麻痹），单独咽支病变的患者可以出现开放性鼻音及鼻腔反流。

1）软腭及咽肌功能评价

A. 通过纤维喉镜观察软腭上表面，注意软腭抬举的对称性及咽侧壁活动的对称性，了解腭咽关闭是否对称。

B. 评估软腭功能时，国外文献报道可嘱患者间断和持续发“pah”，说“pick up the cupcake”“Susie sang softly”及持续用力发/s/音，这些方法可以测试不同压力下腭咽封闭时阻力大小。

C. 咽肌运动的观察：梨状窝分泌物潴留提示该侧下咽肌力弱或食管入口可能有阻塞。纤维喉镜检查时嘱患者持续发高音，并维持一定的音量，观察下咽的收缩状况，收缩正常时，咽部呈对称的马蹄形收缩，下咽外侧壁和下咽后壁的交界处有肌肉膨出。咽部麻痹时，患侧缺乏明显的肌肉膨出，被牵拉向健侧。

2）咽喉部感觉功能评估

A. 基本的评估方法：将纤维喉镜深入喉部，观察引发咳嗽或咽反应的刺激程度，以此了解声门上和声门下的感觉情况。尽管不同个体及年龄间敏感性存在差异，喉部感觉正常者通常不能耐受纤维喉镜过度伸入（靠近）喉腔。若感觉明显减弱或缺失则提示喉上神经受损，迷走神经高位病变。

B. 空气脉冲刺激喉上神经分布区黏膜：目前此方法应用最广，检查时空气脉冲经前端有孔的纤维喉镜发放，刺激梨状窝和杓会厌襞黏膜，测定喉黏膜感觉阈值。

3）吞咽功能评估：如果出现吞咽功能障碍，应进一步进行相应功能评估（详见第七篇第一章第四节）。

3. 实验室检查　进行相应的特异性检查，除外声带导致麻痹的一些特殊原因，包括甲状腺肿瘤及甲状腺功能障碍（甲状腺功能检查，甲状腺放射性核素扫描等）、莱姆病、糖尿病、风湿免疫系统疾病、重症肌无力等。

4. 影像学检查　在喉神经麻痹病因不明的情况下，可从颅底至主动脉弓之间进行影像学检查排除潜在的病变，重点包括颈部（甲状腺）、食管、胸部（纵隔）、颅底、食管区域。

超声是发现甲状腺病变的首选影像学检查方法，具有较高的敏感及特异性。对于不能耐受喉镜及喉肌电图检查的儿童，喉部超声还可以清晰地显示喉部软骨结构，实时观察声带的运动情况，有助于儿童声带麻痹的诊断。

有学者认为胸部平片只有54%的阳性发现率，而CT能够发现高达73%的纵隔肿瘤。因此如果必要，可进一步行MR、CT等影像学检查确定病变部位。对于喉返神经损伤的病例，病变位于结状神经节以下水平，影像扫描范围应从颅底至上纵隔；如果喉上神经及喉返神经完全麻痹，或迷走神经的其他分支受累（腭或咽麻痹），尤其合并其他脑神经病变时，则应高度怀疑上颈部或颅底处的迷走神经主干区域病变，此时，需要应用增强MR对颅底和颈部进行扫描。若MR检查为阴性，需行颞骨或颅骨的高分辨CT扫描。笔者团队曾对368例临床初步诊断为特发性声带麻痹的病例进一步通过头颈部检查，放射影像及肌电图检查，结果发现，31例（8.4%）合并后组脑神经损伤，其中38.7%经MR或CT发现存在颅内或颅底病变。若患者出现多个脑神经分布区域肌力减弱，却不都是同侧的，则应行脑部的MR检查，并请神经科医师会诊以除外如多发性硬化症、吉兰－巴雷综合征等神经变性所致的神经功能异常。可疑食管病变者需行食管镜或食管钡剂透视等检查。

若经过以上全面的检查仍未发现导致声带麻痹的病变，则考虑为特发性原因，但仍需密切观察病情进展。

（六）鉴别诊断

除上述病因鉴别外，还应与下述两种情况导致的声带运动不良相鉴别。

1. 非神经源性声带运动不良　由于肿瘤浸润、特异性炎症、喉淀粉样变性、外伤、瘢痕等累及声门，此种情况声门区可见新生物、增厚或瘢痕等改变。频闪喉镜下黏膜波明显减低或完全消失。

2. 环杓关节源性声带运动不良　包括先天发育异常、环杓关节炎、杓状软骨脱位、环杓关节区域肿瘤等（见相关章节）。

（七）治疗

首先应针对病因，进行相应的处理，后续治疗则以恢复或改善喉的发音、吞咽或呼吸功能为目标。

1. 病因治疗　对有明确病因者，应积极解除病因，同时酌情应用神经营养药物、糖皮质激素、扩血管药物及物理治疗等，对神经功能恢复有一定的辅助作用。

2. 发音及吞咽功能康复训练　在单侧声带麻痹的治疗中，发音及吞咽功能康复训练是非常重要的一环。一些患者经过康复训练可以改善发音质量及吞咽功能，即使对于最终需要手术治疗的患者也是必要的辅助治疗及吞咽训练也是等待观察阶段的有效手段。训练包括，头、颈部肌肉放松练习，有氧训练，胸腹部肌肉力量及控制练习，呼吸与发音节律协调性训练，以锻炼咽喉部、颈部及肢体肌肉力量。经典的训练方法包括强力声带内收练习，例如推或拉椅子。训练时间的长短由喉科医师、言语康复师及患者共同决定。

3. 外科治疗

（1）单侧声带麻痹治疗：主要目的为改善发音、减轻误吸。声音嘶哑是困扰单侧喉返神经麻痹患者最根本的问题，也是治疗的焦点。对单侧喉返神经麻痹半年以上、神经及发音功能无恢复可能者可行声带内移手术，包括声带注射手术及喉部框架手术，使麻痹的声带内移，改善声门闭合（见相关章节）。有手术适应证的部分患者可行相应的喉神经修复重建手术（详见第五篇第十章）。

（2）双侧声带麻痹治疗：双侧声带麻痹常伴随严重的呼吸困难及喉鸣，治疗的首要目的是缓解呼吸道梗阻，但常常需要在改善呼吸与保留发音之间做出取舍。对于严重呼吸道梗阻患者，紧急情况下可先行气管切开。

1922 年 Jackson 首倡通过切除室带及声带治疗双侧声带麻痹，此前气管切开是唯一的治疗方法。之后，双侧声带麻痹的外科治疗逐渐发展为 3 个主要模式，各具利弊：① 喉外进路杓状软骨切除加声带外移术，但不能保留发音功能且疗效有限；② 喉神经修复重建手术，适合部分病例，未能普及使用；③ 内镜下喉内进路杓状软骨切除加声带外移术，因术中出血、黏膜水肿、操作困难等原因也已很少应用；④ CO_2 激光杓状软骨切除术：1984 年 Ossoff 等首次报道，由于手术颈部无切口、创伤小，出血少，无水肿反应，操作简便，术中即可迅速估计呼吸道大小等优点逐渐为学者们所提倡（详见第五篇第六章）。

4. 其他治疗方式　包括肉毒毒素注射、喉起搏器的应用、喉移植及基因治疗等。

（1）肉毒毒素注射：环甲肌肉毒毒素注射用于治疗双声带麻痹，也有学者将肉毒毒素注射至甲杓肌及环杓侧肌治疗联带运动。

（2）喉起搏器的应用：喉起搏器（laryngeal pacing）是一种功能性神经肌肉刺激器，起搏后可刺激麻痹肌肉并使之恢复活动，由 Zealear 和 Dedo 等于 1977 年首次应用于声带麻痹的治疗。喉起搏器原理为吸气相电刺激喉返神经后支，使环杓后肌收缩，开大声门，恢复通气；非吸气相电刺激暂停，声带松弛，被动回至中线位，声带振动发音。因此，理论上喉起搏器既改善通气，又能保证发音，与杓状软骨切除术、声带外移术等相比，更符合喉的正常生理特点。临床上由于大多数声带麻痹患者并非完全失神经改变，所以用喉起搏器进行刺激治疗可防止肌萎缩，还有助于避免喉肌联带运动。对于完全失神经支配的病例，应用起搏器治疗，可以防止肌萎缩的发生，利于术后声带运动的恢复。但目前喉起搏器未广泛应用于临床，仍有许多问题需要解决：如电极植入时对周围组织的损伤；起搏器植入后电极线断裂、移位及喉局部组织感染；持续性电刺激环杓后肌产生肌肉疲劳；喉起搏器结构的微型化等。

（3）喉移植：喉移植（laryngeal implantation）的探索始于上世纪20年代，兴起于60年代以后，但时至今日仍未能广泛开展，远落后于其他组织和器官的移植。究其原因有技术方面的，也有伦理和经济方面的。目前喉移植的主要障碍为，移植的喉不仅要存活，还必须与受体组织协同一致地运动，完成喉的呼吸、发音等全部功能。而喉功能的高选择性神经分配较为特殊，即功能拮抗的两组肌肉（参与发音的声带内收肌和参与吸气的外展肌）均由喉返神经支配，这是目前一个亟待解决的问题，也是喉移植目前的研究重点。

（4）基因治疗：未来，基因治疗可能为喉返神经麻痹的治疗提供选择。

（八）预后

在喉神经麻痹中，神经再生较常见，再生来源包括切断的喉返神经、喉上神经、自主神经及支配咽缩肌的神经分支等。神经再生并不意味着声带运动功能的恢复，其中一个原因是有时少量神经再生虽然能引出局部电位，但受累喉肌恢复功能则需要充分的神经再生；另一个原因是喉返神经包含内收及外展纤维，再生神经纤维错向生长，到达拮抗肌运动终板，致使具有拮抗作用的肌肉同时收缩，形成联带运动（synkinesia）。联带运动的出现提示神经损伤程度较重，累及神经内膜或神经横断。联带运动临床表现与声带内收肌及外展肌神经纤维再生的比例有关。Crumley 将喉联带运动分为：Ⅰ型联带运动：声带几乎没有运动，但患者呼吸及发音相对正常；Ⅱ型联带运动：声带出现自发痉挛性抽动，发音质量差；Ⅲ型联带运动：声带强直性内收，影响呼吸功能，发音质量相对正常，这可能是由于支配环杓侧肌的神经纤维再生大于环杓后肌的神经纤维再生所致；Ⅳ型联带运动：声带呈现强直性外展，导致发音时声门闭合不全伴气息声，患者容易出现误吸，这可能是由于支配环杓后肌的神经纤维再生大于环杓侧肌的神经纤维再生所致。许多学者认为，联带运动虽不能恢复声带正常运动功能，但有助于防止声带肌萎缩，使声带保持一定的张力。Shindo 等通过狗的模型发现，在喉返神经横断的最初 3 个月，甲杓肌及环杓后肌出现萎缩。3 个月后失神经支配的肌纤维直径增加，9 个月时，失神经支配肌纤维直径达到正常肌肉纤维水平。笔者团队研究发现，环杓后肌较甲杓肌更易出现联带运动。正常情况下，吸气时环杓后肌收缩，发音时相对静息；当出现联带运动时，环杓后肌在发音时收缩，其募集电位大于吸气时的募集电位，甲杓肌则呈现相反的表现。图 4–7–3 显示喉返神经损伤患者患侧甲杓肌及环杓后肌联带运动的募集电位表现。

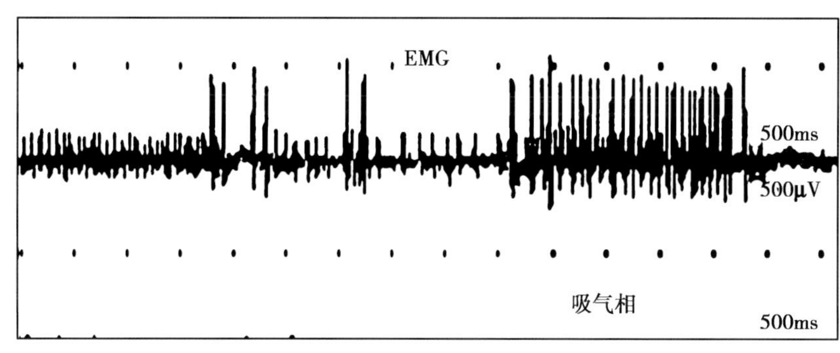

（1）

（2）

图 4-7-3 喉返神经损伤后甲杓肌及环杓后肌联带运动，上线为喉肌电图信号，下线为发音信号（徐文等，2007）
synkinetic coactivation of the affected PCA muscle and TA muscles with recurrent laryngeal nerve injury（Xu，et al，2007）
（1）吸气相甲杓肌出现联带运动（LEMG showes TA muscles activated on inspiration）
（2）发音相环杓后肌出现联带运动（LEMG shows PCA muscle activated on phonation）

第二节 喉上神经麻痹

（一）病因

与喉返神经麻痹相似，喉上神经麻痹（superior laryngeal nerve paralysis）由很多原因引起，既往医源性创伤（例如甲状腺切除术）被认为是最常见的原因，但症状和体征均不特异，临床诊断困难。除甲状腺手术外，颈淋巴结清扫术、环咽肌切开术、颈前进路颈椎手术、颈动脉内膜切除术及喉声门上切除术等也可能伤及喉上神经。1980 年 Adour 报道，病毒性神经炎可以导致多发脑神经病变，其中包括喉上神经。Dursun 等也提出了病毒学假说。其他病因包括：神经源性病变，特发性原因，Reye 综合征等。

（二）临床表现

喉上神经麻痹的临床表现各不相同，与神经损伤程度、病理变化及患者对发音的关注程度有关。

1. 症状

（1）发声障碍：正常情况下环甲肌在发假声或发音紧张度提高时活跃，因此理论上喉上神经麻痹最常见的症状为声音嘶哑伴气息声，音高减低，音（调）域变窄，音量减弱，声时缩短。其中以音高降低最为突出，特别对专业用嗓者音域上限的影响尤为明显。

（2）发音疲劳：喉上神经麻痹患者在高调发音或用力发声时需要付出额外的努力，常常会出现发声疲劳。

（3）感觉障碍：喉上神经内支的损伤会引起喉上部感觉缺失，患者会出现咽喉部感觉缺失或感觉异常，如咽异物感、咳嗽、咽部神经痛、感觉迟钝及感觉异常等。但如果仅是喉上神经外支受损，感觉功能不会受到明显的影响。单侧喉上神经麻痹者，对侧喉黏膜的感觉仍存在，因此仅会产生轻微的单侧感觉迟钝。双侧喉上神经麻痹者，喉黏膜感觉丧失，易出现误服，导致吸入性肺炎。

2. 体征　典型的喉上神经麻痹声带外展、内收运动正常；麻痹侧声带张力减弱，呈弓形或松弛，特别是在发高音时明显。声带振动时黏膜波不对称。因健侧环甲肌收缩，使环状软骨弓向同侧旋转，环状软骨板向对侧旋转，故喉镜下见前连合偏向健侧，后连合偏向患侧，声门向麻痹侧倾斜，但声门偏斜在临床上也很难界定。喉上神经功能障碍者两侧声带的垂直高度亦不对称，患侧声带低于健侧。但没有上述征象，也不能除外喉上神经功能异常。有学者还认为通过让患者发滑音，对于评价喉上神经的功能非常有价值。即发音时嘱患者逐渐从最低到高向最高音过渡，而后再逐渐回复至最低音，这样利于观察声带突位置的变化。

即使对于有经验的医师，无论单侧或双侧喉上神经功能障碍，由于喉部体征差异较大，很难应用上述“典型”的喉上神经麻痹体征进行诊断。笔者的研究资料显示，喉上神经麻痹，很少单独出现。

3. 喉肌电图和诱发肌电图检查　喉肌电图和诱发肌电图检查是诊断喉上神经麻痹及其程度的可靠方法。

4. 咽喉部感觉功能检查（见本篇第七章第一节）

（三）诊断与鉴别诊断

喉上神经麻痹的临床表现不典型，需要与其他原因导致的音高降低、发音无力、弓形声带、声门闭合不全等相鉴别。必要时可以进行喉肌电图检查确诊。

（四）治疗

文献报道，喉上神经麻痹通常能够自行缓解，短则几天，长则十几个月。但为防止功能障碍持续时间过长或永久性功能障碍，应给予相应治疗。

1. 对于症状较轻的患者，可以调整饮食结构及方式　建议进食糊状黏稠食物，减少进食流质食物。重症者需应用鼻饲进食。

2. 发音治疗及吞咽康复治疗　需在言语病理师的帮助下进行。

3. 药物治疗　原发性喉上神经功能障碍可应用抗病毒药、皮质类固醇、神经营养药物及改善血管微循环的药物。

4. 手术治疗　对于上述治疗无效，患者症状明显者可以选择进行声带注射填充手术或甲状软骨成形手术。

第三节 痉挛性发声障碍

痉挛性发声障碍（spasmodic dysphonia，SD）被认为是一种原发性、局灶性喉肌张力异常，导致患者痉挛样发声及发声中断，1871 年 Traube 首次描述此疾病。主要影响患者发音的连续性，严重者会影响患者言语及社会交流能力，但至今其确切病因和治疗方法仍是争论的焦点。

（一）病因及发病机制

痉挛性发声障碍病因不明。曾经被认为是一种精神、心因性疾病。目前许多研究认为，痉挛性发声障碍是一种中枢运动神经系统障碍，与基底节损害或者异常有关，可能由于神经肌接头处乙酰胆碱释放异常引起。痉挛性发声障碍可以同时合并其他肌张力异常，例如眼睑痉挛，面部、躯体及四肢肌肉非随意重复运动，腭、唇及舌部肌肉颤动等。Blitzer 对 24 年间诊治的 1300 名患者进行总结，其中 82.4% 为喉部局限性痉挛，12.3% 出现颅面部其他部位（眼睑最多见）痉挛，5.3% 进展至颅面以外。有一些患者呈家族聚集性，可能与遗传因素有关，有研究认为相关基因位于第 9 对染色体上。一些患者发音震颤的症状继发于上呼吸道感染，喉部损伤或有长期用嗓不当等。

（二）临床表现

痉挛性发声障碍最常见于 30～50 岁人群，女性多见，主要分为内收肌型痉挛性发声障碍、外展肌型痉挛性发声障碍及混合型痉挛性发声障碍。

1. 症状

（1）内收肌型痉挛性发声障碍：内收肌型痉挛性发声障碍（adductor spasmodic dysphonia）最常见，占 80%～90%。主要由于发音时以甲杓肌为主的内收肌突发非随意收缩或痉挛引起声带的过度内收致使声带停止振动，表现为音质紧张呈痉挛样发音，伴发音中断（以元音为主），30% 患者伴有发音震颤。患者发音时有过度用力的感觉，易疲劳，而当笑、咳嗽、歌唱或高调说话时痉挛消失。症状较轻者可偶尔影响一、两个单字发音，严重者影响言语交流的连贯性。患者在情感受压抑或与陌生人交流时或打电话时症状会加重，而晨起或饮酒后会好转。笔者的研究也发现，81% 患者常因工作紧张或情绪波动而加重。

（2）外展肌型痉挛性发声障碍：外展肌型痉挛性发声障碍（abductor spasmodic dysphonia）较少见，由于发音时环杓后肌非随意的突发痉挛使声门开放，声带无法振动，表现为声音低哑，发清辅音时气息样停顿及发音无力，严重者发音接近耳语声。

（3）混合型痉挛性发声障碍：兼有内收肌型及外展肌型痉挛性发声障碍的特征。

（4）其他类型：2006 年 Chitkara 等提出痉挛性发声障碍还存在呼吸型及歌手型，后者发音异常出现于歌唱时，表现为中音区声带内收肌亢进、发音停顿。

2. 体征

（1）内收肌型痉挛性发声障碍：发音时声带过度内收，以杓间区最为明显，可伴有震颤。

（2）外展肌型痉挛性发声障碍：发音时声门裂隙较宽，伴局部震颤。

（3）部分合并其他部位的肌张力异常或震颤征象。

3. 喉肌电图检查　喉肌电图作为一种客观检测手段，可以为痉挛性发声障碍诊断提供神经肌肉电生理学上的主要信息，具有特殊价值。患者的喉肌电图可以出现高张力肌电信号及非周期性节律。Hillel 应用单纤维肌电图对正常人及痉挛性发声障碍患者肌电特点进行分析，发现在连续言语过程中，甲杓肌持续活跃，因此患者容易出现发声疲劳。笔者的研究发现，内收肌型痉挛性发声障碍患者甲杓肌募集电位呈密集束状放电的干扰相，最大募集相电位波幅明显增大（平均为 3090μV，最高达 5000μV），是正常对照组的 2～4 倍，差异极其显著；患者甲杓肌运动单位波幅电位的也明显增加。喉诱发肌电图检查发现，患者喉返神经内收支（甲杓肌）诱发电位波幅增加明显，平均为 10.3mV，最大达 26.3mV。因此，笔者首次提出甲杓肌最大募集相电位波幅及诱发电位波幅增加可以作为内收肌型痉挛性发声障碍喉肌电图诊断的特征性指标。此外，患者肉毒毒素注射后肌肉出现失神经电位特征也是治疗有效的客观指标。

（三）诊断与鉴别诊断

痉挛性发声障碍的诊断目前以主观评估为基础，依靠临床表现来判断。我们通过研究提出，痉挛性发声障碍在临床特征的基础上可以结合患者喉肌电图特征进行诊断及疗效评定。

痉挛性发声障碍还可以伴舌、腭、面、躯体、四肢等部位的痉挛及震颤，因此在诊断中还需要神经内科医师及精神科医师进行会诊、评估，排除特发性震颤（essential tremor）、帕金森病等其他神经系统疾病及心因性因素。特发性震颤表现为非随意、有节律的震颤，可以累及咽部肌肉及带状肌。功能性发声障碍，肌紧张性发声障碍（muscle tension dysphonia，MTD）等也可引起发声紧张中断，但这类患者喉结构、功能及肌电图检查均正常，且通过发音训练症状会明显改善，而痉挛性发声障碍患者发音训练治疗的效果不佳。

（四）治疗及预后

目前对肌张力异常主要采取对症治疗，尚无法治愈，针对痉挛性发声障碍的治疗亦如此。由于中枢神经系统的镇静、遗忘等副作用，使药物治疗受到很大限制。心理治疗可减轻患者的心理压力，嗓音及言语康复治疗也仅仅起到辅助作用。手术治疗包括切断过度活跃的肌肉或支配的神经等，但由于长期疗效不肯定、复发率较高、创伤大等原因，不宜作为首选治疗。

痉挛性发声障碍目前公认的首选治疗方式仍为局部 A 型肉毒毒素（botulinum toxin A）注射。Blitzer 等于 1984 年及 1988 年首次报道将肉毒毒素应用于内收肌型及外展肌型痉挛性发声障碍的治疗。1990 年美国耳鼻咽喉头颈外科学会确认肉毒毒素注射为痉挛性发声障碍安全、有效的治疗方式，1998 年再次确认其为痉挛性发声障碍的主要治疗方式。我国这方面的治疗也已展开。

肉毒毒素由肉毒杆菌产生，A 型肉毒毒素喉肌注射后可以抑制乙酰胆碱自运动突触前裂隙释放，注射喉肌失神经支配，使喉肌暂时性弛缓性麻痹。通过这种化学去神经作用使症状得以缓解。有学者认为肉毒毒素注射后，中枢突触传递也被部分阻滞，皮质的感觉输入减少；同时皮质延髓下行至脑干处运动神经元群的冲动也会减少，因而可以同时改善未注射肌肉肌张力的异常。

喉肌肉毒毒素注射方式主要在肌电图监视下应用特制的注射针电极经颈部进行注射（图 4-7-4）。注射针的另一端连接于肌电图仪，可以同时观察记录肌肉活性。内收肌型痉挛性发声障碍注射时经环甲膜进路，在肌电图监视下嘱患者发 /i/ 或屏气，将肉毒毒素注射入甲杓肌或环杓侧肌，募集相最为活跃处为最佳的注射位置。外展肌型注射时注射针经环甲膜穿过环状软骨

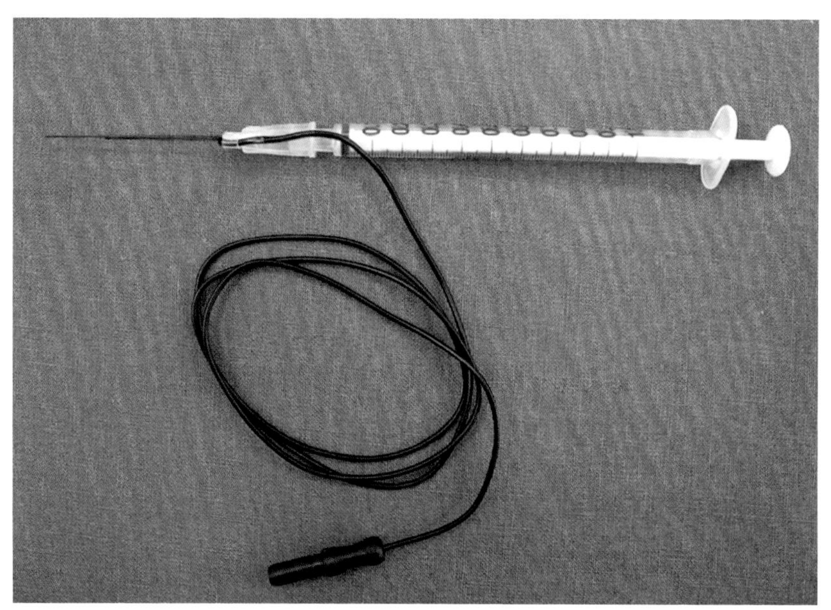

图 4-7-4 肉毒毒素注射针
botulinum toxin type A injection needle

板（有突破感）至环杓后肌，在肌电图监视下嘱患者深吸气，确定肌肉的最佳注射位置。肉毒毒素注射也可以在纤维喉镜监视下经环甲膜注射或间接喉镜或频闪喉镜下应用弯针经口腔注射。喉肌电图监控下进行肉毒毒素注射的优势在于，能够以肌张力异常的运动单位为目标，使注射局限于运动终板，还可降低药物扩散至邻近肌肉引起的副作用。痉挛性发声障碍的肉毒毒素注射很少在全身麻醉下进行。

对于痉挛性发声障碍，肉毒毒素首次注射可以选择单侧小剂量、双侧小剂量或单侧交替大剂量等不同方案，一次注射总量不能超过 10U。之后需要根据疗效调整注射剂量及侧别，使治疗效果最大化及副作用最小化。近年来很多报道推荐小剂量注射，内收肌型通常采用双侧注射，平均注射剂量约 1U/ 侧。对于副作用较大、不能耐受双侧注射的患者可尝试选择单侧或交替双侧注射。为避免引起呼吸道阻塞，外展肌型应采用单侧注射。2010 年 Blitzer 报道 1300 名痉挛性发声障碍患者，内收肌型双侧注射者平均注射剂量 0.9 U/ 侧，单侧注射者平均剂量为 1.5 U；选择交替注射者应间隔 2 周，以获得满意的疗效。Blitzer 认为，对于专业用嗓者，需要采用小剂量、短周期注射。2011 年 Novakovic 等对 133 例痉挛性发声障碍患者应用肉毒毒素治疗的副作用及疗效进行评估，内收肌型平均注射剂量：A 型肉毒毒素为 1.17 U，B 型肉毒毒素为 218.6U。

肉毒毒素注射后 12 ~ 24 小时症状开始改善，笔者观察最短起效时间为 6 小时。注射后 2 周药效作用最明显，疗效一般维持 3 ~ 4 个月。内收肌型肉毒毒素治疗短期有效率为 90% ~ 97%，外展肌型肉毒毒素治疗总有效率为 60% ~ 70%。伴有发声震颤者及外展肌型疗效不佳。

A 型肉毒毒素是一种具有潜在致命性的神经毒素，一次应用剂量大于 500U 会产生急性肉毒毒素中毒征象，目前没有药物能够克服肉毒毒素引起的神经肌肉接头处的阻滞，因此使用时应在专业人员指导下进行，还应避免与能够增强神经肌肉阻滞的药物例如氨基糖苷类等共同使用。肉毒毒素注射后局部肌肉会出现不同程度的麻痹，因此痉挛性发声障碍患者在症状改善的同时会伴随出现声音嘶哑气息声及发音无力、吞咽不适或饮水呛咳等副作用。然而，声音嘶哑及气息声的出现也是治疗有效及疗效持续的标志。外展肌型注射后，若出现呼吸困难的症状应停止治疗。并发症出现率双侧注射高于单侧，因此为降低并发症，获得良好的疗效，根据笔者的经验，内收肌型首次注射可给予单侧大剂量（大于 2.5 ~ 5U/ 侧），2 周后根据患者临床表现及肌电图改变决定对侧是否需要追加注射（图 4-7-5，图 4-7-6）。与既往文献报道一致，笔者发现外展肌注射后症状改善不满意，其原因有待进一步探讨（图 4-7-7，图 4-7-8）。

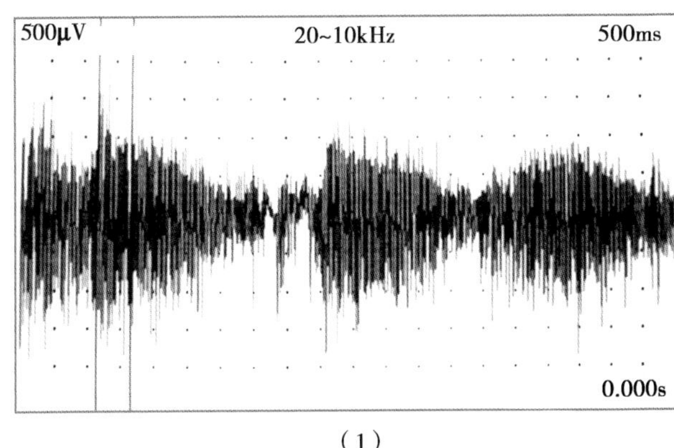

（1）

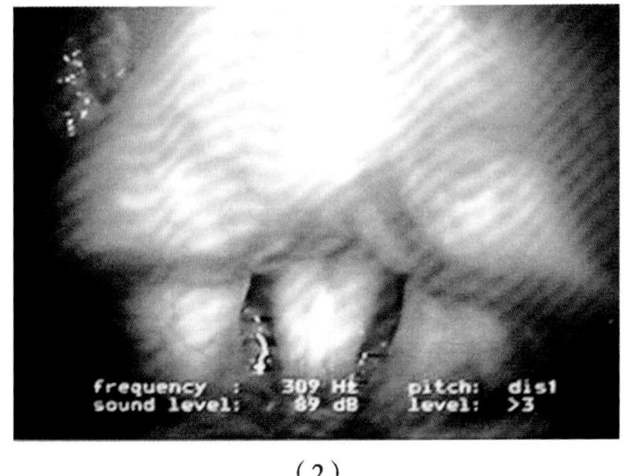

（2）

图 4-7-5　内收肌型痉挛性发声障碍（徐文 等，2005）
adductor spasmodic dysphonia（Xu，et al，2005）
（1）甲杓肌肌电图（LEMG of involved TA muscle）
（2）频闪喉镜下显示发声相声带过度内收（stroboscopic view）

500μV
50ms

（1）

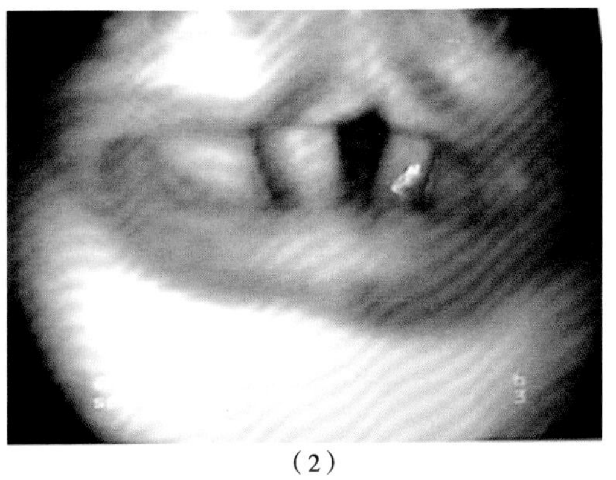

（2）

图 4-7-6　双侧甲杓肌肉毒毒素注射后 2 周（徐文 等，2005）
two weeks after botulinum toxin injection of bilateral TA muscles（Xu，et al，2005）
（1）甲杓肌肌电图（LEMG of injected TA muscle）
（2）频闪喉镜下显示发声相声带内收麻痹、声门闭合不全（stroboscopic view）

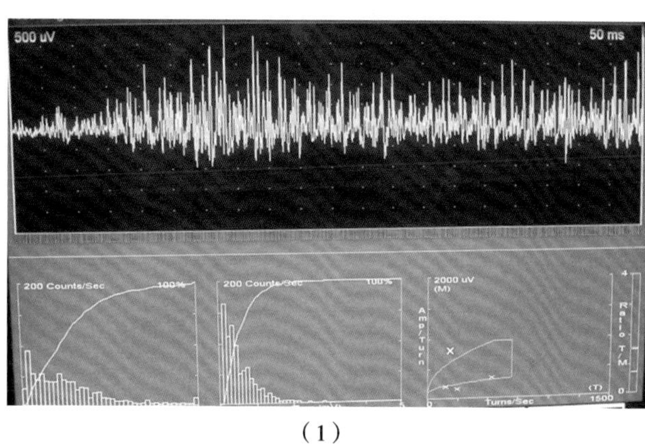

（1）

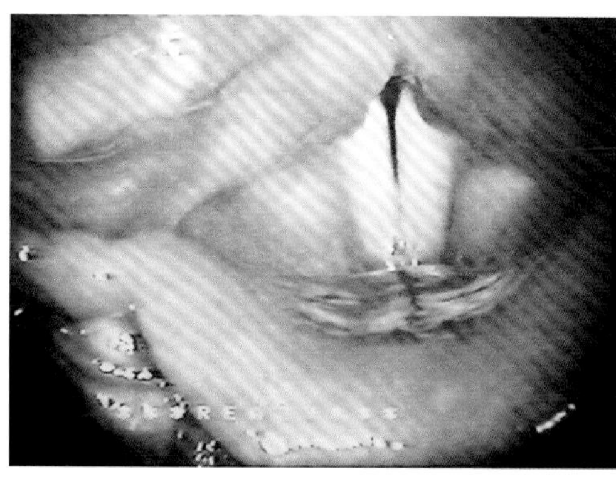

（2）

图 4-7-7 外展肌型痉挛性发声障碍（徐文等，2005）
abductor spasmodic dysphonia（Xu，et al，2005）
（1）环杓后肌肌电图（LEMG of involved PCA muscle）
（2）频闪喉镜下显示发音相声门闭合存在缝隙（stroboscopic view）

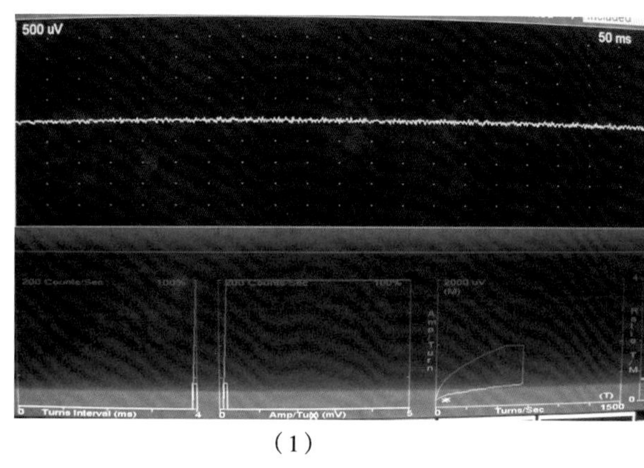

（1）

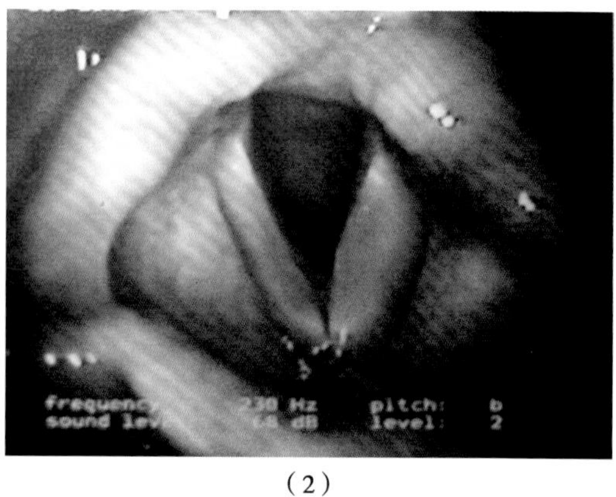

（2）

图 4-7-8 左环杓后肌肉毒毒素注射后 2 周（徐文 等，2005）
two weeks after botulinu mtoxin injection of left PCA muscle（Xu，et al，2005）
（1）环杓后肌肌电图（LEMG of injected PCA muscle）
（2）频闪喉镜下显示吸气相左声带外展麻痹（stroboscopic view ）

如果剂量适当，肉毒毒素的治疗还是比较安全的，副作用比较短暂，持久的并发症及严重的副作用比较少见。多数并发症是由于肉毒毒素局部扩散引起邻近部位的反应，因此，为防止药物局部扩散，肉毒毒素稀释时应控制注射总量，通常为 0.1ml。也有研究发现，肉毒毒素注射后远处肌肉可能出现相应的麻痹现象。肉毒毒素治疗的禁忌证包括药物过敏、注射部位存在炎症或感染，相对禁忌证包括神经肌肉传导疾病、凝血性疾病（包括抗凝治疗）等。

肉毒毒素注射的疗效要根据症状改善程度、副作用及其持续时间进行综合判定。肉毒毒素注射疗效一般维持约 3～4 个月，通常需要重复注射。笔者提出应根据首次肉毒毒素注射后症状改善程度及喉肌电图表现综合判断疗效，确定再次注射的方案及时机。对于症状复发者，若患者喉肌肌电提示失神经支配表现未完全恢复则不建议立即再次注射，以避免对作用肌肉不可逆的损伤，特别是对于专业用嗓者应更为慎重。

此外，痉挛性发声障碍肌电活动异常往往不仅限于一块肌肉，这也是一些患者治疗失败的原因之一。而对中枢神经系统调控异常的关注，也为痉挛性发声障碍的综合治疗带来希望。

第四节　重症肌无力

重症肌无力（myasthenia gravis，MG）是最常见的累及横纹肌神经肌肉接头的自身免疫性疾病。据《中国重症肌无力诊断和治疗指南（2015 年版）》的定义，它是一种由乙酰胆碱受体（AChR）抗体介导、细胞免疫依赖、补体参与，累及神经肌肉接头突触后膜，引起神经肌肉接头传递障碍，出现骨骼肌收缩无力的获得性自身免疫性疾病。极少部分 MG 患者由抗 MuSK 抗体、抗 LRP4 抗体介导。

（一）病因与病理生理机制

正常情况下，乙酰胆碱与乙酰胆碱受体结合产生局部终板电位，从而引发肌肉动作电位，触发肌纤维的收缩。而重症肌无力患者神经肌肉接头处产生的终板电位波幅不足，传递被阻滞导致肌肉收缩减弱。

重症肌无力的发病机制可能是由于体内产生抗乙酰胆碱受体的抗体，在补体参与下与乙酰胆碱受体发生免疫应答，使肌肉 80% 的乙酰胆碱受体达到饱和，经由补体介导的细胞膜溶解作用还会使乙酰胆碱受体大量被破坏，导致突触后膜传递障碍而导致肌肉无力。

重症肌无力患者胸腺多有异常，10%～15% 患者合并淋巴上皮细胞型（T 细胞）胸腺瘤，约 70% 患者的胸腺未退化，胸腺重量较正常人重，腺体内有淋巴细胞增殖。目前已从胸腺中检测到乙酰胆碱受体亚单位的 mRNA，在正常和增生的胸腺中都能发现“肌样细胞”，具有横纹并载有乙酰胆碱受体。这提示重症肌无力是一种自身免疫性疾病，在一些特定的遗传素质的个体中，由于病毒或其他非特异性因子感染胸腺后，导致“肌样细胞”表面的乙酰胆碱受体构型发生变化，刺激机体的免疫系统产生抗乙酰胆碱受体的抗体。重症肌无力患者 HLA 基因型（B_8、DR_3、DQB_1）的频率较高提示其发病可能还与遗传因素有关。

约 50% 重症肌无力患者受累肌肉内有淋巴细胞聚集，周围有小坏死灶，但无周围血管受累。少数病例有散在肌纤维坏死伴炎性细胞浸润。病理检查受损的横纹肌终板部位突触间隙加宽，突触后皱褶减少，结构简化，膜上乙酰胆碱受体减少，有 IgG 和补体沉淀。

重症肌无力患者眼外肌最常受累，其次为脑神经支配的肌肉，如面肌、咽喉肌，这些肌肉共同的特征为持续活动时间长，肌肉运动单位的乙酰胆碱受体含量少。另外，喉肌活动是呼吸及发音等喉功能活动的动力源，即使是在睡眠状态，喉肌也处在持续运动状态中，因此也易受累。

（二）临床表现

1. 症状

（1）一般特征：重症肌无力表现为部分或全身横纹肌肌力弱，并伴有明显的易疲劳性，通常活动后加重，休息后改善，特征性的表现为“晨轻暮重”。症状和病程多呈波动性，病变早期症状波动，可自发缓解、复发或恶化，晚期症状严重，休息后亦不能完全恢复，部分肌肉可发生萎缩。80% 以上患者有胸腺异常（胸腺瘤或胸腺增生），还常合并其他如甲状腺功能亢进、系统性红斑狼疮、类风湿性关节炎等自身免疫性疾病。

（2）咽喉部症状：患者咽喉部症状并不典型，部分患者会有声音嘶哑、音量小，吞咽困难等症状。Carpenter 和 Grob 等报道有 30% 重症肌无力患者有咽喉科症状，其中 6% 以音量小、发音费力、吞咽困难等为首发症状。笔者团队对 30 例重症肌无力患者进行研究发现，37% 患者有上述咽喉部症状，少数重症患者感觉呼吸费力、症状晨轻暮重，用嗓过度后加重。

2. 体征　多数患者咽喉部形态及声带运动无明显异常。根据笔者团队的观察，仅有 16.7% 患者喉镜发现双声带运动略显无力，咳嗽时明显，发音时声门闭合有缝隙，声带黏膜波稍弱。

3. 肌电图检查　肌电图检查在重症肌无力的诊断中有重要作用，是大多数病例最可靠的诊断手段。重症肌无力的肌电图检查包括常规的肌电检查、单纤维肌电图检查、神经传导检查和重复神经刺激技术（repetitive nerve stimulation，RNS）检查，可以从不同角度反映神经肌肉传递的异常，其中 RNS 在重症肌无力诊断中的作用尤为重要。单纤维肌电图对重症肌无力检测敏感度高，但特异性较差。

笔者团队研究发现，喉神经重频刺激衰减率以大于 10% 为阳性标准，对于受累喉肌肌肉的检测更为灵敏。不同肌肉 RNS 敏感程度不同，北京协和医院报道眼外肌阳性率为 56.3%，腋神经 68.4%，面神经为 32.1%，笔者团队测得喉神经阳性率为 83.3%（图 4-7-9）。以往 Cumhur 等曾研究 25 例重症肌无力患者发现，15 例伴吞咽困难症状，无吞咽症状患者吞咽相关的舌骨上肌群肌电活动出现异常。笔者研究发现，喉神经重频刺激阳性患者中 63.3% 未出现明显的咽喉科症状，症状重的患者喉肌 RNS 诊断阳性率高，波幅衰减率大。

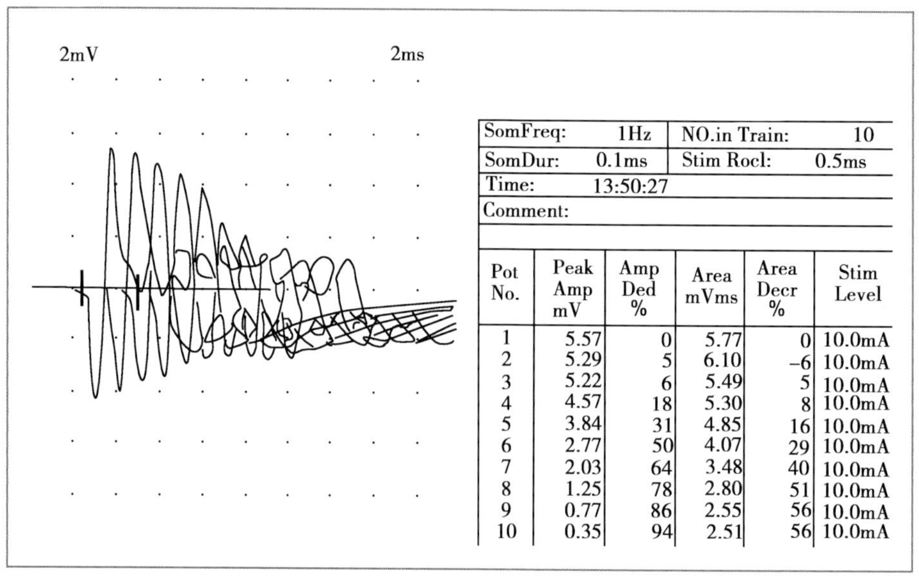

Pot No.	Peak Amp mV	Amp Ded %	Area mVms	Area Decr %	Stim Level
1	5.57	0	5.77	0	10.0mA
2	5.29	5	6.10	−6	10.0mA
3	5.22	6	5.49	5	10.0mA
4	4.57	18	5.30	8	10.0mA
5	3.84	31	4.85	16	10.0mA
6	2.77	50	4.07	29	10.0mA
7	2.03	64	3.48	40	10.0mA
8	1.25	78	2.80	51	10.0mA
9	0.77	86	2.55	56	10.0mA
10	0.35	94	2.51	56	10.0mA

图 4-7-9　重症肌无力受累甲杓肌重频刺激反应
repetitive nerve stimulation test of involved TA in patient with MG

4. 其他辅助检查 部分患者胸部CT可发现胸腺增大或胸腺瘤，全身型重症肌无力患者肌肉中抗乙酰胆碱受体的抗体检测阳性率为85%～90%，而在其他肌无力患者中一般不易检出，因此对诊断本病有特征意义，但抗体滴度与临床症状不一致。

（三）诊断与治疗

可疑重症肌无力的患者需要神经内科、胸外科会诊，明确诊断。诊断时要根据较典型的临床特征，并结合神经肌电检查、药物试验（如静脉注射依酚氯铵或肌内注射或口服新斯的明试验阳性，即表现为测试的肌肉收缩力改善）、冰袋试验、实验室检查（如放射免疫法测定血清乙酰胆碱受体抗体或特异性肌蛋白激酶阳性）等共同做出。神经肌电检查：1Hz或3Hz重复电刺激（衰减反应）可出现阳性；单纤维肌电图可见颤抖增宽或阻滞数目增多。另外还需进行胸部CT检查，观察有无胸腺增大或胸腺瘤；进行甲状腺功能检查，明确有无甲状腺功能亢进；颅和眶MR检查排除脑神经压迫性和炎症性损害。

重症肌无力需要与进行性肌营养不良、肌萎缩侧索硬化、线粒体肌病、甲状腺功能亢进引起的肌无力、其他原因引起的眼肌无力、兰伯特－伊顿综合征以及其他类型的神经肌肉传递障碍相鉴别。

综上所述，重症肌无力患者虽只有少部分表现出耳鼻咽喉科临床症状，但部分患者可能已有喉部肌肉受累。因此对于原因不明的声音嘶哑、发音无力的患者，若喉肌电重频刺激检查阳性，应将重症肌无力作为必要的鉴别诊断。

第五节 喉肌病变

喉肌病变（laryngeal myopathy）包括遗传性肌肉病变如肌营养失调、线粒体疾病、内分泌障碍、外伤或炎症等导致的肌肉障碍。喉肌受累表现为喉肌力弱，声门闭合不全，声带运动减弱等。有关喉肌病的报道较少，喉肌电图的特征因肌病的分期及病理而异，Yin等建议当声带运动正常而喉张力减弱时，或患者有遗传性肌病同时伴有发音障碍时可进行喉肌电图检查排除肌病。严重的肌病可与肌细胞退化及纤维化有关。一些肌病，例如线粒体肌病临床表现与重症肌无力及肌营养不良相近，但肌电图大致正常，重复频率刺激无衰减，疲劳实验通常呈阴性，确诊则需要肌肉活检。

（徐 文）

第八章
声带机械性运动障碍
Vocal Fold Mechanical Limitation

声带机械性运动障碍（vocal fold mechanical limitation）或声带固定以全身麻醉气管插管所致的杓状软骨脱位或半脱位最为常见，还可能由于外伤、感染或长期气管插管引起关节损伤、瘢痕或杓间瘢痕粘连所致。环杓关节炎亦会造成声带运动障碍。另有少数病例由于咽喉部肿瘤累及关节或肌肉导致声带固定。环杓关节炎或及声带瘢痕内容见相关章节。

喉神经麻痹和关节运动障碍均可能导致声带运动不良，但二者的治疗原则并不相同，早期确诊和治疗是影响预后的关键。喉肌电图检查可以定性和半定量诊断神经肌肉性损伤，在声带运动不良患者的诊治中起重要的作用。

第一节　杓状软骨脱位

杓状软骨脱位（arytenoid dislocation）系指杓状软骨与环状软骨关节面完全分离，而杓状软骨半脱位（arytenoid subluxation）是指杓状软骨与环状软骨关节面接触异常，但未完全分离。全身麻醉气管插管及钝挫性喉外伤是导致杓状软骨脱位最常见的原因，前者最为多见，约占80%。也有少数患者因咳嗽或喷嚏等导致杓状软骨自发性脱位或因鼻饲管插入等刺激所致。早期诊断、及时有效的复位治疗是恢复患者声带运动及发音质量的关键。

（一）发病机制

环杓关节是由内衬滑膜的关节囊所包绕的滑动关节，容易产生脱位或半脱位，损伤后关节腔容易出现水肿及纤维素性渗出，可造成关节固定。杓状软骨脱位主要表现为声带运动不良及杓状软骨位置异常，声门闭合受到影响，从而导致声音嘶哑、发音无力，严重者合并饮水或进食呛咳而影响吞咽功能。全身麻醉气管插管致的杓状软骨脱位于1974年由Prasertwanitch等首次报道，约占气管插管的0.1%。孙安科等对28 606例全身麻醉气管插管患者进行统计，其中0.27%病例插管后出现声带运动不良。

气管插管导致杓状软骨脱位的发病机制仍不明了，可能与插管直接损伤环杓关节，导致脱位有关。杓状软骨脱位左侧多见，可能与麻醉时操作者多习惯于右手插管有关。杓状软骨前脱位最常见于插管时，可能与麻醉喉镜咬合杓状软骨后唇，损伤环杓后韧带，使杓状软骨向前、内倾斜有关；后脱位常见于拔管时，杓状软骨向后外移位。近年来喉罩引起的杓状软骨脱位的病例也逐渐增加。

笔者团队曾经对57例全身麻醉插管导致的杓状软骨脱位患者进行统计，83.3%的患者为择期非急诊、非困难气道手术，插管过程顺利。其中腹外科手术占77.2%，因此环杓关节脱位的发生可能还与手术方式、患者体位变化及麻醉策略等有关（徐文等，2013）。

（二）临床表现

杓状软骨脱位的患者会出现持续性声音嘶哑伴发音费力等症状，一些患者同时伴有饮水或进食呛咳。

喉镜下可见不同程度的声带运动障碍及声门闭合不全，脱位可以发生于任何方向，以前脱位最为常见，少数情况下也会发生后脱位或双侧脱位。笔者观察的 57 例全身麻醉插管导致环杓关节患者中，杓状软骨向前内移位 53 例，向后外侧移位 4 例，患侧声带明显呈弓形 19 例，杓区明显充血水肿 9 例。

对于有喉部外伤或手术史的患者，频闪喉镜下还应仔细辨别是否有声带或杓区的出血、水肿、黏膜损伤、肉芽或瘢痕。若患者有气管插管置留时间较长的病史，应注意是否同时合并后连合瘢痕粘连。

（三）诊断与鉴别诊断

杓状软骨脱位主要根据病史及临床体征进行诊断，特别是患者是否有全身麻醉插管史、外伤史，是否患有风湿免疫类疾病等。

对怀疑有杓状软骨脱位的患者，喉镜检查的重点是观察声带运动状态、声带位置，杓状软骨位置变化等特征。Rubin 等认为，杓状软骨脱位患者时还应关注双侧杓状软骨声带突垂直高度及声带长度的差异。但在实际临床诊断中这一特征很难判断。

喉肌电图检查有助于对声带运动不良的原因进一步判断。声带机械性运动障碍患者通常拥有正常的肌电图，无异常电位出现，募集电位为干扰相，喉神经诱发电位潜伏期及波幅正常。但笔者近期的研究也发现，少部分全身麻醉插管后杓状软骨脱位，部分患者喉肌电图异常，原因尚不明确。可能与喉返神经前支在声带突下方 6～10mm 处贴近黏膜表面走行，其外侧为甲状软骨翼板，此处易受套囊压迫而易受到损伤有关；也可能因充气状态下的套囊在喉内移动时直接摩擦该区域而导致喉返神经损伤；或因在插管过程中颈部过度后仰致迷走神经张力过高，导致喉神经损伤。Rubin 等报道 74 位杓状软骨脱位患者中，39.7% 喉肌电图有异常，但不影响治疗预后。笔者研究显示全身麻醉插管后杓状软骨脱位的患者 35.6% 伴有喉返神经功能明显异常，可见失神经电位，但这些患者均未观察到喉肌联带运动的现象，且 96.7% 患者杓状软骨复位后喉肌电图恢复正常，提示这种神经损伤多为暂时性，复位后多数神经功能可以恢复，但其病生理转归机制还有待进一步探索（徐文等，2013）。

有文献报道，喉部 CT 可以反映杓状软骨脱位情况，环杓关节间隔可消失或模糊。空气动力学分析有助于记录治疗前后的变化。

（四）治疗

杓状软骨复位（reduction of arytenoid cartilage）是环杓关节脱位的治疗首选，手术通常在表面麻醉、喉镜下进行，手术治疗目的为纠正脱位、恢复患者的发音质量及声带的正常运动。

1. 杓状软骨复位方法　对于杓状软骨复位方法有很多报道，治疗中操作方法非常关键。Sataloff 等认为杓状软骨复位时需要相当大的力量才能使杓状软骨重新归位，因此推荐应用特殊的喉镜作为复位工具，杓状软骨前脱位者应用 Hollinger 喉镜镜片尖端弯唇自梨状窝将杓状软骨复位，后部脱位者应用 Miller-3 喉镜镜唇直接抵住杓状软骨进行复位。但笔者认为此种方法需要特殊器械，很难广泛应用。

在国内，1966 年王鹏万首次报道将杓状软骨拨动术应用于环杓关节运动病变的治疗，间接喉镜下将弯卷棉子插入杓状软骨外侧、梨状窝处 1cm 深度，沿杓状软骨运动轨道，将杓状软骨向上、内、后方拨动复位。1984 年，余永真、王鹏万等报道对 102 例声带运动障碍患者实施了杓状软骨拨动复位，结果仅有 22 例嗓音基本恢复正常，疗效不甚满意。此方法虽在国内沿用至今，但笔者认为，应用喉棉拭子操作稳定性差，不易固定及控制复位方向，且杓状软骨体积小、不规则，复位时单向施力杓状软骨受力面积局限，会影响杓状软骨成功复位。

笔者对上述方法进行了改良，提出改良杓状软骨拨动复位技术（revised closed reduction of arytenoid cartilage）。改良杓状软骨拨动复位术在表面麻醉、间接喉镜下行。当咽喉部表面麻醉后，应用喉钳轻柔“握持”患侧杓状软骨上部表面，于平静呼吸状态下进行操作，借助喉钳对杓状软骨本身的推动力及对杓状软骨上部黏膜的牵拉力量使软骨复位；对于杓状软骨前脱位者将杓状软骨向后外侧方向旋转拨动；对于后脱位者将杓状软骨向前内侧方向旋转拨动（图 4-8-1）。对于既往有杓状软骨多次复位史的病例，由于杓状软骨位置及活动度已非原始的脱位状态，需要向前内或后外双向进行拨动。一般可进行 2～3 次拨动，只要方法得当无需很大的力量足以完成复位操作，且不会对喉部黏膜造成明显损伤。杓状软骨复位后患者声音嘶哑即刻改善，则提示复位有效。杓状软骨拨动时动作应轻柔，防止粗暴操作对杓区黏膜、软骨及关节的进一步损伤。术后应鼓励患者适当用嗓，常规雾化吸入 2～3 天。间隔 3～4 天后行再次拨动复位，常规进行 2～3 次拨动。笔者认为，局部麻醉、喉镜下进行复位更有利于疗效观察，可以重复操作，并实时调节操作手法。此种改良的杓状软骨拨动复位方法应用喉钳夹持复位，着力部位、复位方向较易控制，操作简便，患者耐受性好。对颈部短粗、肥胖的患者还可尝试在纤维喉镜监视下进行此项操

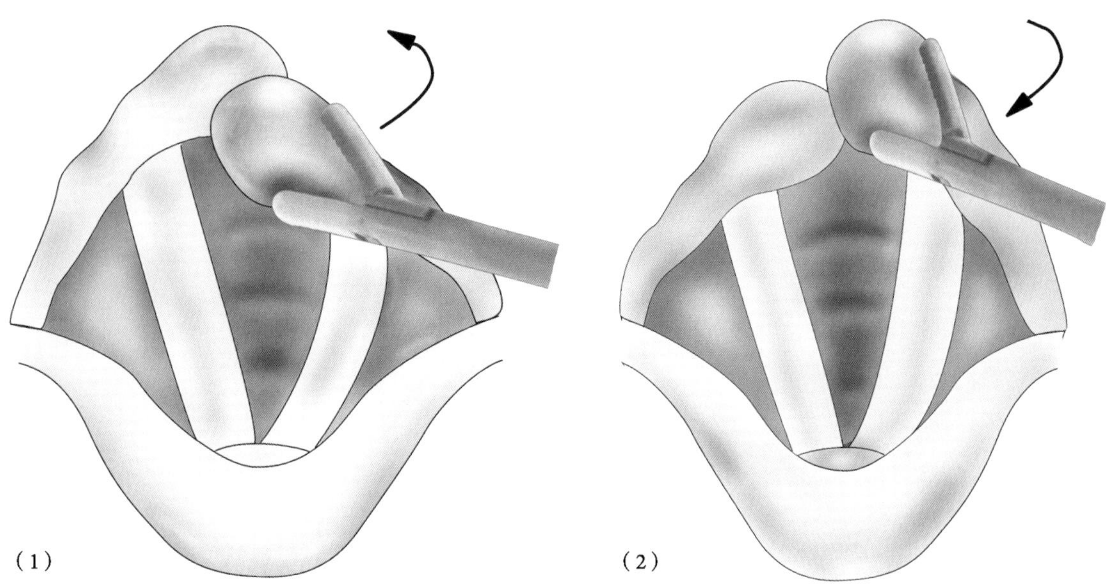

图 4-8-1　局部麻醉间接喉镜下改良环杓关节拨动复位术示意图（徐文等，2013）
revised closed reduction of the arytenoid dislocation was performed under local anesthesia through indirect laryngoscopy（Xu，et al，2013）
（1）杓状软骨前脱位者将杓状软骨向后外侧方向旋转拨动复位（the arytenoid was rotated in a posterolateral direction for anterior dislocation）
（2）杓状软骨后脱位者将杓状软骨向前内侧方向旋转拨动复位（the arytenoid was rotated in an anteromedial direction for posterolateral dislocation）

作。只有当患者不能耐受局部麻醉操作时，才考虑全身麻醉下复位。

Sataloff 等提出，对于一些特殊的病例可以采用手指复位法，操作时局部麻醉下用纱布将舌拉出，将示指置于患侧梨状窝，推动杓状软骨进行复位，此方法主要适合于软骨后脱位的复位。临床上笔者将此方法应用在婴幼儿杓状软骨复位。如果常规复位不能成功，可以进行开放性复位，开放环杓关节囊，移动杓状软骨达到最佳位置。

还有很多辅助措施可以与杓状软骨复位联合进行。对于复位后疗效不稳定，例如当后脱位复位后，由于剧烈咳嗽杓状软骨会再次脱位的部分患者，可对环杓后肌进行肉毒毒素注射，暂时性降低肌肉的牵拉。Rontal 等介绍肉毒毒素注射可以加速自发恢复，但肉毒毒素注射不适合应用于关节已出现纤维化者。对于一些时间比较长的脱位，特别是复位后不稳定者，还可以同时进行声带内移手术，包括甲状软骨成形手术或脂肪、胶原声带注射填充术。

2. 复位时机选择 既往认为，杓状软骨脱位后 24～48 小时是复位的最佳时间，如果脱位病程较长，创伤的喉软骨面可能会纤维化而造成关节一定程度上的僵硬，影响复位效果。笔者的观察发现，环杓关节脱位后 6 周内进行复位可以获得满意的发音效果并恢复正常的声带运动。Sataloff 等报道，杓状软骨脱位后 10 周内进行复位仍可以获得稳定、良好的治疗效果。晚期复位虽然无法使杓状软骨运动恢复，但可以矫正患侧与健侧声带突及声带的垂直高度的差异，使患者发音质量得到改善。笔者的研究中 1 例全身麻醉插管患者在脱位后 5 个月进行复位，尽管杓状软骨运动并未恢复，但其发音质量明显改善。因此对于晚期杓状软骨已出现纤维化、固定的病例，杓状软骨拨动后杓状软骨及声带的运动即使很难改善，但可能会使受累杓状软骨（声带突）水平及垂直位置发生一定程度的位移，有助于健侧声带代偿性内收，从而改善声门闭合，使嗓音功能得到一定程度的改善。

（五）预后

笔者的研究资料显示，57 例全身麻醉插管杓状软骨脱位患者复位后嗓音质量均有改善，51 例（89.5%）发音正常，6 例轻度嘶哑（10.5%）；声带运动 54 例（94.7%）恢复正常，3 例（5.3%）改善但未达到正常，其中 1 例病程为 5 个月，1 例为肝移植患者。10 例非插管原因（钝挫性喉外伤）导致的声带运动不良患者进行杓状软骨复位后，声带运动及发音 7 例恢复正常，1 例改善（轻度嘶哑）但未达正常，2 例无效。杓状软骨复位术的疗效全身麻醉插管组明显高于非插管组，其原因可能与损伤机制密切相关。钝挫性喉外伤很少由于单纯的环杓关节脱位引起，外伤后喉部黏膜损伤、软骨骨折等导致的瘢痕挛缩、神经损伤等均可能影响声带运动，而这种变化在后期就诊时通过临床及喉肌电图特征很难鉴别。因此对于钝挫性喉外伤导致的声带运动不良的病例，若试验性进行杓状软骨拨动无效，则应停止进行尝试，防止对喉部组织造成进一步损伤，并进一步明确病因。

（六）总结

全身麻醉插管导致声带运动不良以杓状软骨脱位最为常见，部分病例喉肌电图检查异常，但多为可逆性变化。频闪喉镜和喉肌电图可协助诊断。笔者提出的改良杓状软骨拨动复位术疗效稳定，对于杓状软骨脱位后 6 周内的病例可纠正脱位、恢复声带运动及患者的发音功能。非插管原因特别是钝挫性喉外伤导致的声带运动不良原因更为复杂，喉部瘢痕挛缩、软骨骨折、神经损伤可能是影响疗效的原因，应进一步实施其他治疗手段。

第二节 环甲关节损伤

环甲关节为甲状软骨下角与环状软骨侧缘形成的滑车关节，环甲关节损伤（cricothyroid joint injury）会引起严重的嗓音异常。

（一）临床表现

环甲关节脱位较少见，常常是由于颈部外伤直接损伤喉软骨支架所致。由于甲状软骨及环状软骨间倾斜角度改变，患者会出现明显的发声障碍。环甲关节脱位表现为声门偏斜，但声带活动正常。喉肌电图正常或患侧的环甲肌出现一定程度的肌病理变化。环甲关节损伤患者还需要进一步除外喉返神经损伤可能。1978 年 Schultz-Coulon 曾报道 1 例运动后严重喉部损伤患者，患者低调发音时正常，但不能持续发假声，通过干板 X 线照相术确诊为单侧环甲关节半脱位。1998 年 Sataloff 报道 2 例环甲关节损伤，第一例为 38 岁职业篮球运动员，曾有 12 次颈前部撞击伤史，最后一次损伤后表现为持续性声音嘶哑伴气息声，发音低沉，不能控制嗓音，影像学检查发现环甲关节融合、骨化，环甲间隙增宽。另一例为 36 岁男性在一场激烈争论后发病，表现为吞咽困难，发音弱，打喷嚏及咳嗽时喉部疼痛，影像学检查发现左侧环甲关节分离。

（二）治疗

环甲关节脱位的治疗可以先行发音训练，无效者再考虑进行手术复位治疗，治疗方面的经验还需要进一步探索。

第三节 声带突撕脱

声带突撕脱（vocal process avulsion）可以由气管插管或喉部外伤引起，这也是杓状软骨损伤最常见的原因。

（一）临床表现

声带突撕脱患者损伤后会有持续几周至几个月的发声障碍，其他急性损伤的症状包括疼痛及吞咽困难。

声带突撕脱应用常规检查往往难以发现，频闪喉镜对确诊有帮助。主要征象包括：声带突与杓状软骨体明显分离，声带突角度或位置异常，声带突活动度独立于杓状软骨之外，唱滑音时声带缩短或声带延伸减弱。全身麻醉显微镜下探查对于最终确诊有一定的帮助。

仔细观察杓状软骨体与声带突运动的关系可以与杓状软骨脱位鉴别。喉肌电图检查也有利于诊断。

（二）治疗

声带突撕脱明显者需要及时手术，可以在显微镜下切开骨折部位进行处理。损伤后期，可以通过发音训练改善嗓音。

（徐　文）

第九章
内分泌相关性嗓音疾病
Endocrine-Related Voice Disorders

出生后，随着年龄的增长，体内的性激素水平在不断变化。10 岁以前，男女的变化无显著性差异，10 岁以后，性别差异变化明显，嗓音也随着不同发育阶段变化。本节所要阐述的是内分泌相关性嗓音疾病（endocrine-related voice disorder）的基本特征。

第一节　性激素异常与发声障碍

一、病理性变声

（一）青春期后音高异常

此类患者青春期后，音高居高不下，表现为持续假声，也称恒存性假声。患者音域也较正常同龄人窄，表现为声音较弱，发音易疲劳。患者第二性征均表现正常。喉镜检查声带的形态和运动基本正常，少数患者发声时声门有小裂隙。多数患者因为自己怪异的嗓音而羞于和人交往，性格孤僻。因说话语音似女性，所以又有人将其命名为“男声女调”。本病也可见于女性，虽然极少，却也不是男性独有，可见将其命名为“男声女调”并不准确。

一色信彦认为，青春期随体内性激素水平升高喉部快速增大，软骨支架超过声韧带的增长速度，甲状软骨与杓状软骨间距加大，声带被拉紧拉长而使音高上升成假声，因此他提出用甲状软骨Ⅲ型成形手术治疗，使甲状软骨与杓状软骨间距缩短，声带放松而降低音高。虽然这种手术的效果立竿见影，但术后可因出现声门闭合不全而致声音嘶哑。

杨宝琦则认为，人的嗓音言语功能是从婴儿时期开始，将家人的言语声由听觉器官传入至大脑皮质和皮质下中枢，然后通过传出神经指令发音和言语器官发音和言语，逐渐建立一种条件反射后，即交由皮质下中枢管理，即所谓“二级中枢控制”。青春期时，喉软骨支架、声韧带和喉内肌的发育暂时不平衡，甲杓肌的功能不稳定，产生环甲肌的代偿性收缩，将甲状软骨拉向前下而使声带拉紧拉长，使声带从全长整体振动变为边缘和部分振动，形成假声。青春期以后，喉部发育已完成，功能已稳定，但这种错误的条件反射已成为一种习惯的发音方式。因此认为青春期后音高异常是一种功能性而不是器质性发声障碍，应命名为“青春期后持续假声”，应用发音训练进行治疗，通过大脑皮质建立新的条件反射和正确的发音方式。杨强等根据这一理论，应用发音训练，治愈了 21 名 16～21 岁的男性患者，治疗前常规用放射免疫法检测血清睾酮和雌二醇水平，21 例中仅 3 例显示血清睾酮低于正常值，其中 1 例为 16 岁，2 例皆为 17 岁。这 3 例患者除了发音训练外，同时给口服雄激素治疗，1 个月后复查，嗓音基频已降至正常成人范围，血清睾酮也恢复正常。这 3 例的治疗效果是发音训练还是药物或者是两种治疗协同作用所取得，尚不能得出结论。

（二）变声期延长

正常人的变声期一般在6个月左右，可延长到2年，如超过2年以上即为变声期延长。可能由于喉的各部分组织发育协调和互相匹配较缓慢，说话声音高较正常成人高，谈话中常出现音高翻转现象，即真声和假声相互交替出现，像京戏中的小生的唸白，主要以男性患者多见。

喉镜检查除少数声门闭合遗留小裂隙外，无其他异常。

（三）颠倒性变声

颠倒性变声又被称为“反常性变声”，是一种女性发声障碍，甚为罕见。表现为变声期后喉软骨较正常大，发音似男性，基频很低。

（四）早发性变声

为男性青春期前早熟的体征。除嗓音基频在幼儿时即降至成年人水平外，其他第二性征亦可同时出现。有报道2例患者年仅4岁和2岁就发生这些变化，原因为下丘脑和睾丸肿瘤，雄性激素产生过多所致。

上述4种病理性变声情况，都和体内雌雄激素的水平和变化密切相关，因此对于这类可疑的患者应检测血清中睾酮和雌二醇水平，如有异常应给予相应激素治疗，或转至内分泌科治疗，同时进行发音训练治疗。手术治疗虽不除外，但不应作为首选方法。

二、性腺功能不足

性腺功能不足是指青春期前开始，卵巢或睾丸发育不良，也可能是垂体促性腺激素分泌低下引起。这类患者青春期前相关的变化尚不明显，青春期后到成年会出现第二性征发育不全和性功能减退的表现。发音特征表现为男性基频过高，仍保留在童声水平，女性嗓音低沉，两者的音域皆较正常成人窄。治疗只有用相关的激素替代疗法。

三、激素应用相关发声障碍

长期应用抑制排卵药物避孕，或者用雄性激素治疗某些妇科疾病，可引起女性男性化，表现为音高变低，音域变窄，嗓音粗糙，发音易疲劳等。一般停药后数月多能恢复正常，个别病例也可能持续2年以上症状才消退，甚至难以完全恢复。

第二节 其他激素异常与发声障碍

一、甲状腺功能亢进相关性发声障碍

甲状腺功能亢进是因甲状腺肿大（弥漫性和结节性）、甲状腺腺瘤等所致甲状腺素分泌过多，临床表现为神经兴奋性增高、组织代谢率高、食欲亢进、体重减轻、心率加快、肺活量下降、不同程度的眼球突出等。最重要的并发症为甲状腺功能亢进性心肌病，主要为肌无力和肌萎缩。这种肌病如涉及喉部则出现声带张力下降，发音时间短，音域变窄，喊叫及歌唱无力，发音易疲劳，声音嘶哑和颤抖。喉镜检查可见声带张力不足，声门闭合遗留梭形小裂隙，无其他异常，应行甲状腺功能检测和B超探测。针对病因进行治疗。

二、甲状腺功能减退相关性发声障碍

甲状腺功能减退，是指由先天性甲状腺发育不全、脑垂体功能减退、后天性甲状腺炎症破坏、甲状腺根治性切除手术后等导致甲状腺素缺乏，基础代谢低下，可出现全身黏液水肿、食欲减退、心动过缓、反应迟钝、皮肤变厚、四肢发凉等。发声障碍是与甲状腺功能减退相关的早期症状之一。

喉镜检查可见声门闭合有梭形裂隙，有学者用频闪喉镜检查，发现有喉内肌轻瘫表现，黏膜可变厚、水肿。声音低沉、嘶哑、易疲劳，音域变窄、声时缩短，儿童患者还表现语音单调，言语模糊不清。

治疗主要用激素替代疗法，但应尽可能早期治疗，否则症状不可逆。

三、甲状旁腺功能减退相关性发声障碍

多由于甲状腺切除术时损伤或同时切除了甲状旁腺所致，主要是血钙减少，出现手足搐搦和喉痉挛，不但有痉挛性发声，而且可以出现阵发性吸气性呼吸困难。喉镜检查可见发声时声带、室带都过度内收。给予钙剂治疗可以缓解症状。

四、肾上腺皮质功能减退相关性发声障碍

本病很少见。按病因分类：① 原发性：由于自身免疫、结核、感染、肿瘤、白血病等破坏双侧大部分肾上腺所致者；② 继发性：由垂体、下丘脑病变引起促肾上腺皮质激素不足所致者。两种类型的共同特点为全身肌无力、肌萎缩，当然亦可使喉内肌无力和萎缩，表现为全身显著软弱无力，发音无力，极易疲劳，甚至失声。此病应针对其病因治疗。

五、垂体生长激素分泌异常相关性发声障碍

生长激素是由垂体前叶分泌，垂体的病变影响生长激素的分泌。如分泌过强，刺激骨细胞增生，形成肢端肥大病，喉在生长激素的作用下，体积增大，声带变长变厚，嗓音音高下降，音域变窄，男性发音低沉，女性音高则变为男性音高，男女的嗓音皆嘶哑。

Moore 等对 4 名遗传性生长激素释放激素受体缺乏的成年男性患者和 4 名后天获得性生长激素受体缺乏的男性垂体肿瘤患者，进行了嗓音频谱分析。4 名遗传性生长激素受体缺乏的患者还表现有身材短小及小头畸形。结果发现，4 名先天性患者的基频明显高于正常组，进入正常女性的基频范围，其音质粗糙明显。而 4 名后天性生长激素缺乏的患者，音质和先天性患者相同，但其中 1 名最年轻（22 岁）的患者基频升高至介于成年男性和女性之间的频率，其他 3 名的基频都在正常范围。

治疗应根据不同情况，用相应激素治疗，或可控制嗓音的改变。

（杨　强）

第十章 儿童嗓音疾病 Pediatric Voice Disorders

目前，儿童嗓音疾病（pediatric voice disorders）有上升趋势，其诊断、治疗及预防不容忽视。儿童嗓音疾病发生率为3.9%～23.4%，最常发生于8～14岁之间，男性多见。美国超过100万儿童患有发声障碍，2012年美国国家卫生访问调查组（The National Health Interview Survey，NHIS）以家庭面谈的方式对儿童发声及吞咽障碍进行大规模调查研究，入选的4 203 798名3～17岁儿童中，1.4%过去1年间曾出现持续1周以上的嗓音问题，而超过一半的发声障碍儿童并没有被明确诊断。在我国还没有这方面的大宗统计。

儿童嗓音疾病以良性病变为主，有些同时伴有喂养困难及呼吸道阻塞症状。儿童嗓音疾病会对儿童的心理及生理发育产生影响，妨碍儿童各方面的成长。由于儿童发声障碍的特殊性，多学科诊断和治疗是至关重要的。

第一节 儿童嗓音疾病的诊断

（一）病因及发病机制

儿童的喉结构与成人不同，喉较小、位置相对高，会厌形状更卷曲，声带膜部比例小，声带分层结构尚未发育成熟，声门及声门下黏膜易水肿。儿童发声障碍的病因可归为解剖结构异常、先天性、炎症、外伤、肿瘤、神经性和功能性原因等。对于儿童发声障碍，系统、完整的病史询问是诊断及鉴别诊断的关键，确定发病的时间和病程对于诊断非常重要。根据发病时间可区分其大体病因：先天性疾病常常在出生时发现。神经源性疾病通常在出生时发病或神经科症状出现时发现。医源性原因通常有医源性干预发生，如发生于气管插管后的声门下狭窄。感染性病变通常表现出疾病相关的系统体征；非感染性炎症导致发声障碍如反流性喉炎，婴儿咽喉及胃食管反流性疾病很常见，表现为频繁食物反流和打嗝。声带小结等声带良性增生性病变通常与儿童用嗓过度有关。

了解儿童既往史，如用药及手术等病史也相当重要，相关的全身用药状况、神经系统和呼吸系统状况都可对儿童嗓音产生影响。由于儿童处于生长发育时期，了解儿童各系统及发音器官的发育情况也十分必要。

（二）检查

对于出现声音嘶哑、哭声弱、喘鸣的儿童，应行喉镜和气管镜检查明确诊断。对配合好的儿童可以进行间接喉镜检查，但大部分儿童不能耐受。几乎所有年龄段儿童都可行纤维喉镜检查，清醒状态下行纤维喉镜检查可以获得鼻、咽喉部的动态影像，利于了解鼻、咽喉的功能状态。频闪喉镜有利于进一步了解声带的振动特征，但检查时需要儿童的积极配合。严重的解剖异常或分泌物过多会干扰对于咽喉部的观察。

在进行专科检查同时不能忽视对全身其他系统的评估，特别对于先天性障碍的儿童尤为重要。必要时，应请口腔科、神经科、心理科、儿科等相关科室会诊，除外唇、腭裂及舌系带异常等导致的构音困难及儿童神经系统、智力发育及心理异常（如自闭症）等。同时还应排除儿童听力异常对于发音性构音异常的影响。

影像学检查对于排除儿童气道病变必不可少。

（三）嗓音功能评价

嗓音功能主、客观评估对于儿童同样适用，有助于进一步确定儿童嗓音疾病的类型，指导治疗措施的制订。喉肌电图也用于儿童声带运动异常的评估，由于技术上操作困难及部分儿童不能耐受，儿童应用的适应证尚在探索之中。喉感觉功能检查在成人应用广泛，但在儿童的应用尚有待推广。24 小时 pH 监测在儿童咽喉反流诊治中的应用也逐渐开展。

（四）治疗

儿童嗓音疾病的治疗需要针对不同的病因、临床特征及生长发育状态采取观察随诊、对症治疗及病因治疗等。治疗方式主要包括保守治疗与手术治疗，保守治疗中嗓音康复训练、行为治疗、心理治疗及家庭（参与）治疗对儿童尤为重要。

第二节 常见儿童嗓音疾病

本节重点探讨了喉先天性疾病、喉发育异常、儿童声带麻痹、儿童声带良性病变、儿童喉部肿物、儿童功能性发声障碍的诊断与治疗要点。

一、先天性疾病

喉先天性异常最常见的三大原因为喉软化症、先天性声门下狭窄及声带麻痹（单侧或双侧）（见本篇第二章）。其他还包括先天性喉囊肿、先天性喉蹼、先天性声门下血管瘤等。

（一）先天性喉囊肿

Abercrombie 于 1881 年首次描述了先天性喉囊肿（congenital laryngeal cyst）。1970 年 De Santo 提出了先天性喉囊肿的分类方法：小囊囊肿（saccular type）和导管囊肿（ductal type）。喉小囊囊肿是指喉小囊的黏液潴留，由喉室口闭塞引起，又分为喉前型及喉侧型。导管囊肿由于黏膜下唾液腺导管阻塞引起，通常发生于会厌谷，约占喉囊肿的 75%。喉囊肿的症状取决于囊肿的大小和位置。喉喘鸣（stridor）是先天性喉囊肿最常见的表现，其他症状还包括发作性发绀、声音嘶哑、喂养困难以及营养障碍等。

喉喘鸣的儿童需要通过喉镜检查确诊，喉超声检查或磁共振可作为辅助检查手段。

喉囊肿的治疗取决于其大小和位置，先天性喉囊肿的治疗可以内镜下经口腔或颈部进路手术切除。内镜下手术方法包括穿刺抽液，囊肿开窗，内镜切除和激光切除等。对喉小囊囊肿，有建议颈外进路彻底切除病变，避免复发。笔者近年来尝试支撑喉镜、显微镜下应用 CO_2 激光彻底切除喉小囊囊肿，获得满意疗效（图 4-10-1）。

（二）先天性喉蹼

先天性喉蹼（congenital laryngeal web）较少见，胚胎喉的不完全分离可造成声门前部喉蹼的

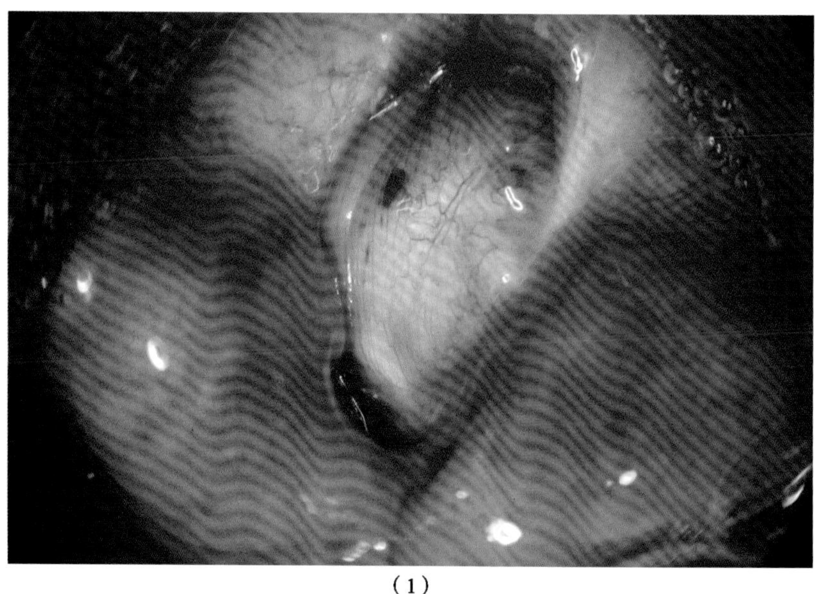

（1）

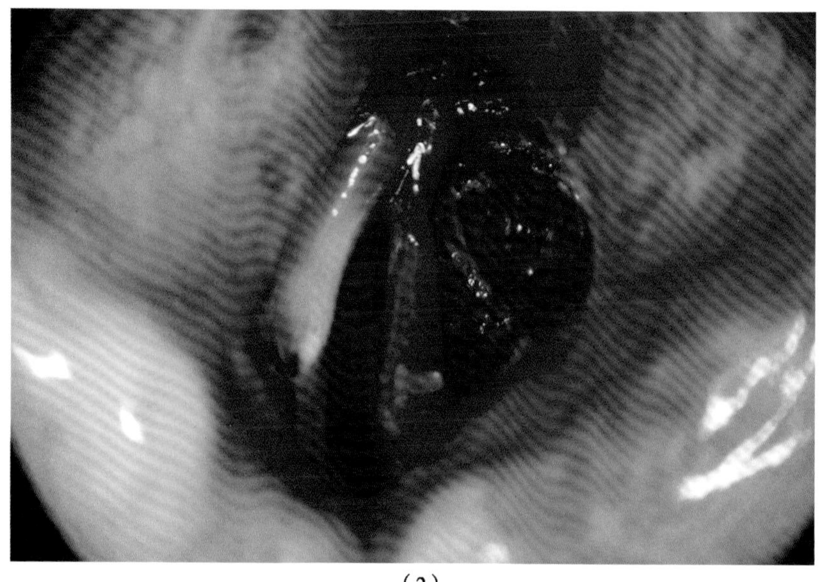

（2）

图 4-10-1 先天性喉囊肿（右侧）
congenital laryngeal cyst of the right side
（1）术前（preoperative view）
（2）术后（postoperative view）

形成。先天性喉蹼的严重程度各不相同，轻者仅位于喉前部，重者可堵塞声门。

患儿出生后即可出现症状，临床表现各异，取决于受累的喉部结构及气道受损的程度。常见的症状包括出生后哭声异常、喘鸣（通常双相，用力时加重）、反复哮吼、发作性发绀，也可以出现气管、支气管炎和肺炎反复发作。声门前部喉蹼多表现为声音嘶哑，而喉蹼位于声门后部或全长表现为呼吸异常。

纤维喉镜检查、全身麻醉下直接喉镜和气管镜检查有助于准确分型和分期，同时应排除先天性喉裂等伴随病变。

儿童喉蹼症状严重者需采取手术治疗，治疗方案和手术进路需根据喉蹼声门下延伸的程度而定。内镜下喉蹼切开适合治疗较薄的未向声门下延伸的声门前部喉蹼，但先天性喉蹼多同时伴随环状软骨畸形、增厚，这种情况下就需要经颈部进路行喉气管成形术。

二、发育异常

以往认为，声带发育不良导致的声带沟、声门闭合不全等多由于患儿青春期声带结构发育不协调所致，多在变声期及以后发病。也发现有变声期前儿童声带闭合不全的病例，且部分患儿有家族遗传史，结合以往对于成人声带闭合不全患者的研究，有父女、母女、母子遗传，也有隔代遗传，具体尚需进一步分析研究。声带发育是一个动态的相对平衡的过程，任何一个阶段均有可能产生声带上皮、固有层、肌层的发育不良，或其中某一部分的发育异常，导致相应的疾病，笔者也曾发现了一例 11 岁儿童双声带角化病例，患儿无明确的诱因如烟酒史、刺激气体吸入等，其发病原因需进一步探讨。

三、儿童声带麻痹

儿童声带麻痹（pediatric vocal fold paralysis）可以是单侧或双侧，主要表现为声音嘶哑和喉喘鸣，严重者会影响患儿喂养及发育。儿童声带麻痹分为先天性及迟发型（late-onset），前者占先天性喉部异常的第二位（15%～20%），发病率仅次于喉软化症。由于儿童解剖、生理特点及发育生长特征，儿童声带麻痹的诊断与治疗具有特殊性。

（一）病因

引起儿童声带麻痹的病因很多，主要包括先天性、医源性因素、神经源性因素、特发性因素、外伤（产伤）、炎症或代谢异常等。Daya 等对 102 例儿童声带麻痹的一项长期回顾性研究显示，医源性因素占首位（43%），随后为特发性因素（35%）、神经源性因素（16%）及产伤（5%）；68% 患儿于 1 岁前确诊，其中 65% 出生时出现症状。目前国内针对儿童声带麻痹的病例报道较少，笔者曾对 152 例声音嘶哑儿童进行统计，声带麻痹占 9.2%，麻痹原因有外伤、感染，先天性等。王华等对 2500 例声音嘶哑患儿电子喉镜检查结果进行回顾，声带麻痹占 5.6%，77.3 % 患儿小于 1 岁，大部分患儿同时合并有先天性心脏病。

1. 产伤　新生儿声带麻痹以产伤为多见，占 5%～20%，多数为产钳损伤。

2. 医源性因素　主要是由于手术导致迷走神经或喉返神经损伤，以单侧声带麻痹最为多见，其中 50% 见于心血管手术，多见于动脉导管未闭结扎术，其他还包括纵隔手术或气管食管瘘修补手术等。Daya 等报道，动脉导管结扎术后声带麻痹发生率为 25%。Zbar 报道动脉导管未闭术后声带麻痹的出现率为 8.8%，主要发生于低体重儿及早产儿。此外，全身麻醉插管导致的声带麻痹比较少见。

3. 特发性因素　一些学者报道，特发性原因占小儿声带麻痹的第二位，并以双侧声带麻痹为主。

4. 神经源性因素　中枢神经系统病变也是导致婴儿及儿童双侧声带麻痹一个主要原因。中枢神经系统先天性病变中以 Arnold–Chiari 畸形（Ⅱ型）最为常见，约占 1/3 的病例，其他还包括脑积水、脊髓脊膜膨出、缺氧性大脑性瘫痪、脑出血等牵拉或压迫迷走神经或损伤其神经核团导致双侧声带麻痹。

5. 感染性因素　儿童免疫力相对较差，神经系统易受病毒等感染损伤，这也是造成儿童声带麻痹的原因。

6. 先天因素　包括先天性心脏病（如动脉导管未闭等）、先天性神经系统发育异常等，可导致先天性单侧或双侧声带麻痹。

（二）临床表现

儿童声带麻痹中单侧麻痹约占 48%，双侧麻痹约占 52%。儿童声带麻痹的症状包括喉喘鸣，发音或哭声弱，喂养困难或误吸等。与成人不同，喉喘鸣为最常见的症状。

1. 单侧声带麻痹　主要表现为声音嘶哑伴轻度喉喘鸣，气息样哭声或喂养困难（误吸）。

2. 双侧声带麻痹　患儿喉喘鸣更为严重，常表现为高调喉喘鸣伴呼吸困难，严重者伴发发绀、三凹征及呼吸暂停等，后者更多出现于合并心脏或神经系统异常的患儿。双侧声带麻痹患儿发音功能可正常，出现误吸的概率较小。

Daya 等统计发现，声带麻痹最常见的症状为喉喘鸣（86%），发生于 96% 的双侧声带麻痹及 77% 单侧声带麻痹患儿。单侧声带麻痹患儿中哭声异常或发声障碍占 51%，而在双侧声带麻痹中仅占 2%。喂养困难在单侧麻痹中占 23%，而在双侧声带麻痹中仅占 4%。

儿童声带麻痹常常作为全身多系统异常的一种表现，会伴随中枢神经系统病变，心血管病变及肺部异常等，并可能并发喉软化症、气管 、支气管软化及声门下狭窄等，这类患儿的临床表现则更为复杂，需要逐一排查。Nisa 等系统综述 1950—2011 年 Medline 中文献，69 例双侧声带外展麻痹的新生儿中 54% 合并系统其他异常。

（三）诊断

儿童声带麻痹患者需要进行系统的评估，包括患病年龄、详细的病史、声带麻痹的原因，全身其他相关系统及喉部异常特征，既往治疗及疗效情况等。

诊断声带麻痹临床常用的检查手段主要包括喉镜、喉部影像检查、喉肌电图等。

1. 喉镜检查

（1）纤维喉镜检查：纤维喉镜的应用有效提高了儿童声带麻痹诊断的准确性。以喉喘鸣为主要症状的儿童，清醒状态下纤维喉镜检查是确诊的必要手段，通过喉镜观察可以判断声带动态运动情况及喉部、上呼吸道潜在结构的异常。但一些婴幼儿在进行喉部检查时往往很难配合，且由于咽喉部分泌物潴留的干扰、儿童杓状软骨区域水肿黏膜常常遮挡声门，这些因素会降低检查的成功率及准确性。合并喉梗阻的患儿，纤维喉镜检查还会增加喉痉挛的风险。

（2）直接喉镜检查：对纤维喉镜检查不能配合的患儿，可以选择全身麻醉直接喉镜下检查，但应在较浅麻醉下进行，以便于动态评估观察应保留自主呼吸。全身麻醉直接喉镜下检查时还可以同时进行杓状软骨的触诊，除外环杓关节脱位引起的声带运动不良，并可以进一步排除杓间区瘢痕粘连。

对于双侧声带麻痹患儿建议进一步行气管镜及食管镜检查，除外上呼吸道、消化道潜在的病变。Daya 等报道，近 45% 的双侧声带麻痹伴有上气道异常，其中喉软化症、气管支气管软化及声门下狭窄最为常见。

2. 影像学评估　由于儿童喉部软骨尚未骨化，喉部 CT 上喉软骨很难与周围软组织区分，而 MRI 检查时间相对较长患儿很难配合。此外这两项检查均不能实时观察发音、呼吸状态下声带的动态变化，而这些变化对声带麻痹的诊断至关重要，因此喉部 CT 及 MRI 在儿童声带麻痹诊断中作用有限。

近年来，喉部超声波检查作为一种实用、可靠、安全无创的辅助检查手段，已应用于儿童声带麻痹的诊断及随诊观察中。笔者团队近年的研究也显示，由于儿童甲状软骨板未钙化，超声波可以穿透，可以清晰显示甲状软骨、声带、杓状软骨等喉部重要结构并实时观察声带运动，与纤维喉镜结果比较，喉部超声诊断的准确率可达 90%。喉部超声检查可以弥补鼻咽纤维喉镜、CT 和 MRI 的不足，其操作便捷，可以在床边或手术室进行，无放射性损伤，无需麻醉和镇静药物，容易被患儿及家长所接受。

3. 喉肌电图检查　是诊断成人声带运动障碍的标准检查方法，但由于儿童喉部发育、患儿配合程度等影响，儿童喉肌电图尚无法在临床广泛开展。目前儿童喉肌电图检查一般需要在手术室全身麻醉、保留自主通气情况下进行操作，主要监测肌肉包括环甲肌及甲杓肌。Ysunza 等报道 EMG 对儿童声带麻痹诊断的敏感性为 100%，特异性为 92%。

在进行以上专科检查同时，儿童声带麻痹诊断还应请相关学科进行多系统的综合评估，除外全身其他系统的合并疾病。对双侧声带麻痹的患儿应进行全面的神经系统评估，必要时进行脑部 MR 以除外任何可能存在的中枢神经系统改变。

（四）治疗与预后

儿童声带麻痹的治疗大致同成年人，但应结合儿童喉的成长和变化历程，根据患儿的年龄、病因、症状、呼吸道阻塞程度及麻痹类型进行决策，避免影响儿童喉部发育。

1. 儿童单侧声带麻痹的治疗　有报道，儿童单侧麻痹自愈率可达 48% ~ 62%。对于轻度发声或吞咽障碍的病例，可以采取观察等待和发音训练等无创治疗，患儿可尝试偏向患侧进食或睡眠，以减轻误吸及吸气性喉喘鸣的发生。声音嘶哑严重或误吸症状严重影响喂养及发育或预后不良是外科手术的指征。通过声带注射填充手术或是喉框架手术使声带内移以改善患儿的发音及吞咽功能。

声带注射填充手术由于操作简便，不会对喉部结构产生不可逆的影响，可以作为儿童单侧声带麻痹手术治疗的首选。目前注射物质以自体脂肪或胶原等为首选，而一些不可吸收物质，例如硅胶颗粒、羟基磷灰石钙等由于其长期作用尚不可知，不建议应用于处于生长阶段的儿童。

对于儿童实施喉框架手术的时机及手术方法存在很多争议，主要原因在于：① 儿童不能耐受在局部麻醉下进行此类手术；② 儿童喉的大小及结构，软组织厚度会随着发育不断发生变化，照搬成人的声带内移技术处理，术后声带内移位置常常不理想；③ 儿童期通过手术暂时获得的良好疗效可能会在儿童生长发育过程中逐渐丧失。目前，尚缺乏儿童青春期前行喉框架手术的长期疗效随访报道。一些学者建议对儿童病例应采取更加谨慎的态度，等待声带运动自行恢复或直至青春期后再考虑采取喉框架手术治疗。而神经修复手术目前也很少应用于儿童声带麻痹的治疗。

2. 儿童双侧声带麻痹的治疗　儿童双侧声带麻痹合并明显呼吸困难者可以首先选择气管切

开，有约 50% 的病例需要气管切开。Nisa 等统计 69 例双侧声带外展麻痹的新生儿中 59% 选择气管切开，41% 选择保守治疗（18% 应用 CPAP 治疗）。文献报道 15% ~ 70% 双侧声带麻痹儿童随着时间的推移（6 个月至 11 年不等）声带运动功能会有一定程度的恢复，约 50% 特发性双侧声带麻痹出生后 1 ~ 2 年自行恢复，Daya 报道 10% 患者自行恢复时间超过 5 年，也有个案报道恢复时间甚至达 9 ~ 11 年。迷走神经核团成熟延迟可能是声带运动功能较晚恢复的原因。

由于部分儿童双侧声带麻痹可以自行恢复，建议对于儿童双侧声带麻痹外科手术的实施应谨慎，气管切开后最好有一段时间的观察期，以等待声带运动的自行恢复，应至少随诊至 2 岁。特发性双声带麻痹的手术甚至有建议延至青春期后考虑。尽管如此，目前近 50% 的患儿需要外科手术改善呼吸道（声门）开放并尽可能保留发音功能。手术方式包括杓状软骨切除术、声带外移手术、声带（部分）切除及环状软骨后部裂开 + 肋软骨植入术等，根据不同的术式手术可以在内镜下或经颈部开放进路进行。Brigger 等认为儿童病例推荐采用杓状软骨部分切除联合声带外移缝合，对喉部结构破坏小。

最佳手术时机除病情外，还需要综合考虑患者经济、家庭、社会状况、心理发育等因素。术后拔管率仍为双侧声带麻痹疗效评价的公认标准，而治疗结果最终在呼吸道扩大与发音质量保留间调整、平衡。

四、儿童声带良性病变

儿童长时间用嗓过度、大声喊叫、唱歌可致声带过劳，张力过大，导致声带黏膜充血，上皮层及固有层水肿、继而纤维组织增生、黏膜肥厚，产生慢性喉炎、声带小结、声带息肉、声带水肿等一系列声带增生性病变。其他情况，如听力异常、腭咽发育不全等也会引起儿童嗓音滥用。Martins 对 304 名持续声音嘶哑的儿童（4 ~ 18 岁）行频闪喉镜检查明确诊断，结果显示 57.57% 为声带小结，其次为声带囊肿。根据笔者对北京同仁医院 152 名儿童声音嘶哑患者的临床研究发现，声带良性增生性病变在儿童声音嘶哑患者中占 65.3%，男性明显多于女性（约 2∶1）。患儿声音嘶哑病程由数周、数月至数年不等。发病时间以变声期前多见，从 5 岁开始，逐渐增加，10 岁 ~ 12 岁明显增多。声带小结在变声期前和变声期发病大致相似，声带息肉和声带肥厚多发于变声期前，分别占各自总发病例数的 66.7% 和 75%，慢性喉炎、声带水肿多发于变声期，占总例数的 87.5%。笔者认为此时期儿童多临近变声期，或为变声期初期，刚刚形成层次明显的声韧带，韧性和弹力较差；且此年龄患儿甲状软骨周径增长明显；声带增长、变宽、增厚，呈生理性充血、肿胀；患儿发音仍呈童声特征，但音域窄，发声控制差，易疲劳；因此较其他年龄段更易导致声带损伤，从而产生声带一系列增生性病变。

以往研究发现，儿童期用嗓过度所致声音嘶哑以双声带小结为最多见（38% ~ 78%）。笔者团队的研究资料显示，儿童良性增生性病变以声带息肉最多（36.7%），声带肥厚次之（20.4%），慢性喉炎和声带小结各占 16.3%，声带水肿占 8.2%。声带息肉绝大多数为双侧发病（91.6%）。以上结果可能是由于笔者的资料均应用频闪喉镜进行喉部检查，与纤维喉镜或间接喉镜检查对病变，例如声带小结放大程度不同所致，另一个原因可能为就诊的患儿多为病变程度较重者（图 4-10-2 ~ 图 4-10-4）。

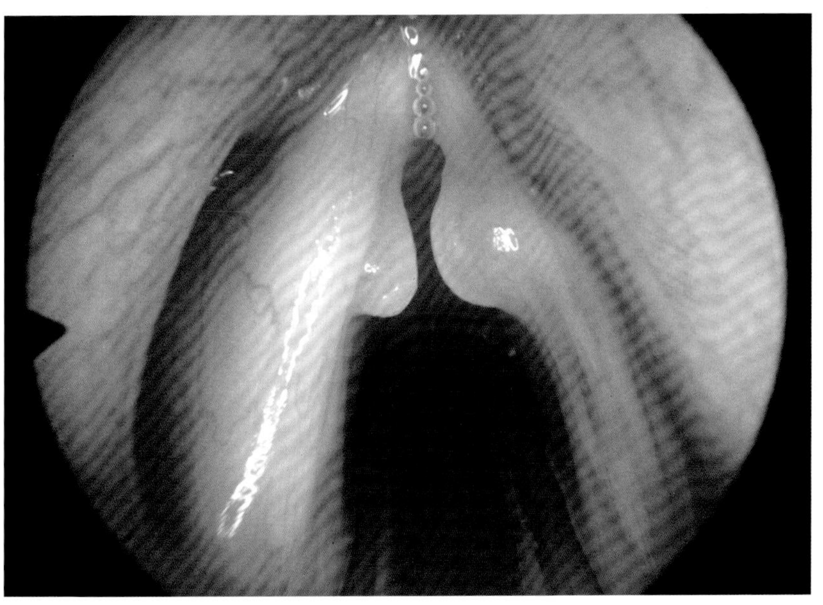

图 4-10-2　儿童（男，2.5 岁）双侧声带息肉
a 2.5-year-old boy with bilateral vocal fold polyps

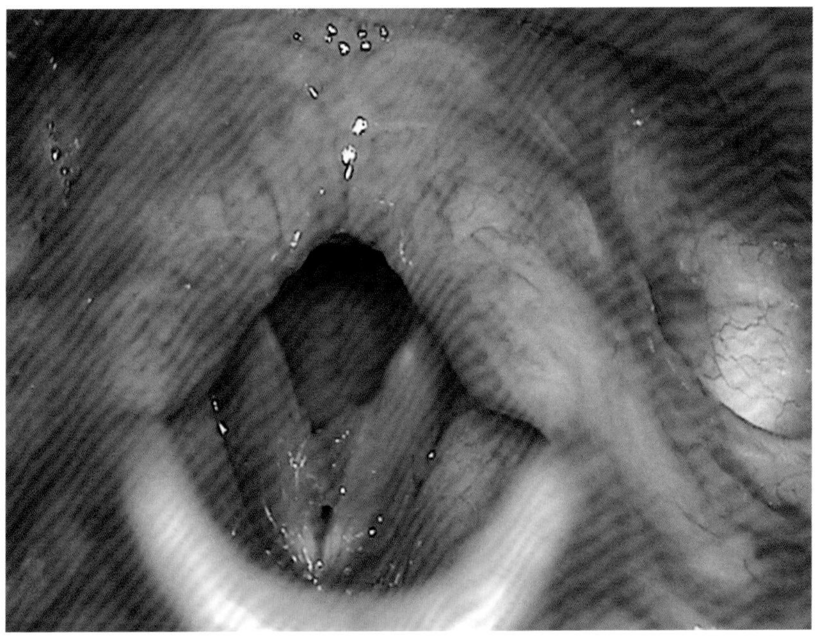

图 4-10-3　儿童（男，15 岁）左侧声带息肉
a 15-year-old boy with left vocal fold polyp

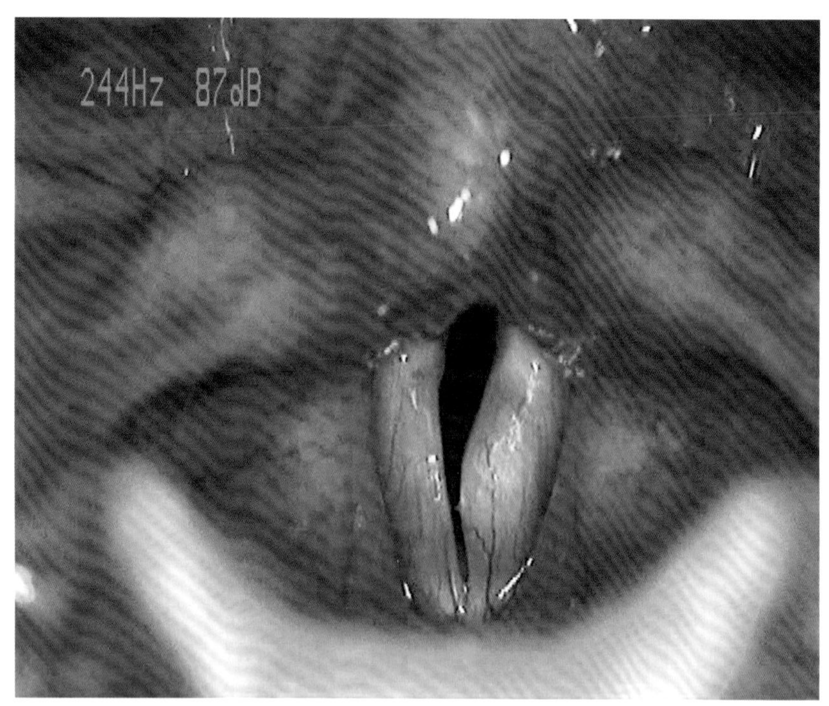

图 4-10-4 儿童（男，12 岁）左侧声带囊肿
a 12-year-old boy with left vocal fold cyst

对儿童声带小结和息肉，多主张采取保守治疗，因儿童声带尚未发育成熟，黏膜层和黏膜下固有层较薄，手术所造成损伤和瘢痕可能会影响其正常发育。建议患儿注意用嗓健康，避免用嗓过度，通过发音训练帮助儿童正确用嗓。如果儿童年龄太小，无法正确掌握用嗓方法，就需持续监测和反复训练。如果保守治疗不能恢复且病史较长的患儿，可采取在全身麻醉支撑喉镜下显微外科手术。笔者对 10 例声带息肉患儿采取手术治疗，术后声带结构及发音功能恢复良好。操作者应对儿童呼吸道检查操作了然于心，由于儿童患者肺储气量小、喉小、对术后水肿耐受力差，因此手术时应选择合适的显微器械，尽量局限病变切除范围，避免损伤正常组织。手术者的经验和熟练操作也相当重要。此外，术前还应考虑潜在并发症及其应急处理措施。

五、儿童喉部肿瘤

儿童喉部肿瘤较少见，98% 的呼吸道肿瘤为良性。复发性呼吸道乳头状瘤为儿童喉部最常见的良性肿瘤，血管瘤和神经源性肿瘤则在其次。喉肿瘤对儿童嗓音的影响多是持续性的且进行性加重，并可能伴随喉喘鸣及呼吸困难。如果出现明显的呼吸道梗阻，需要迅速进行治疗。

复发性喉乳头状瘤多发于婴幼儿，75% 的患儿在 5 岁前确诊。复发性喉乳头状瘤，与人乳头状瘤病毒感染有关，主要为 HPV6，11 型感染，最常见感染方式为母婴垂直传播感染。患儿初发症状多为声音嘶哑，随病变发展，严重者可导致呼吸困难及喉鸣，检查时可见喉部多发粉红色乳头状瘤（图 4-10-5）。婴幼儿喉乳头状瘤容易误诊、漏诊。

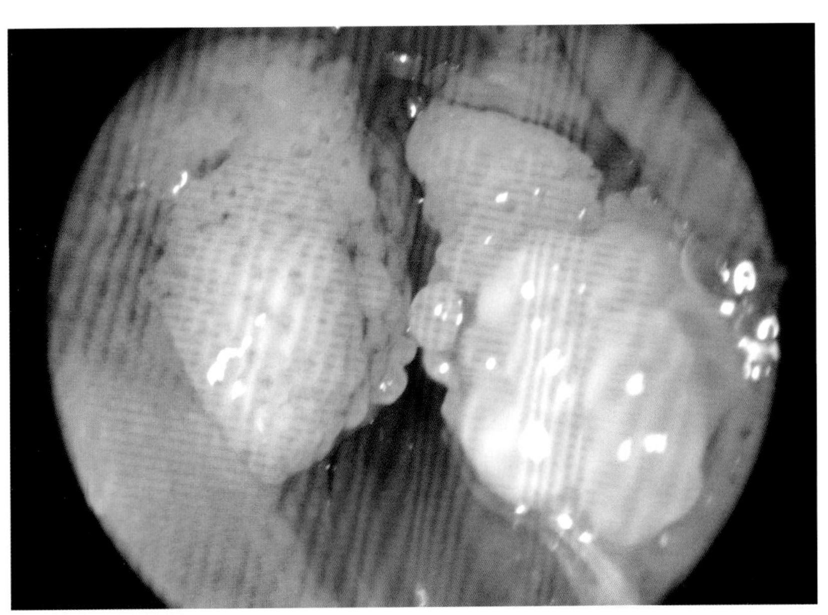

图 4-10-5　儿童喉乳头状瘤
juvenile laryngeal papilloma

目前对复发性呼吸道乳头状瘤尚无根治方法，手术治疗是主要的治疗手段。手术多采用全身麻醉支撑喉镜下应用 CO_2 激光及切割动力系统切除治疗，手术中应尽量去除病变，开放气道，同时保留正常结构，避免喉瘢痕及狭窄形成。由于病变易复发，常需反复手术。治疗过程中可能需要气管切开术来缓解急性呼吸道梗阻，而气管切开术可能导致喉乳头状瘤病变的扩散。多数学者认为，除非必要应尽量避免行气管切开术。若行气管切开术，一旦疾病控制后，应尽早考虑拔管。部分患者自青春期后复发减少。

六、儿童功能性发声障碍

儿童功能性发声障碍（functional dysphonia，FD），约占儿童发声障碍的 2～4%。患儿喉部无器质性改变，诱因除心理、精神因素外，还与嗓音滥用、发音行为异常、喉肌肌力不平衡等因素密切相关。临床中较易发生误诊、漏诊等情况。笔者对 595 例 3～18 岁儿童发声障碍的回顾性研究显示，功能性发声障碍占 7.06%，男性为主，主要见于 7～14 岁儿童，未见学龄前期患儿。患儿以无明显诱因、过度用声、感冒等为主，学龄期患儿主要表现为声嘶或失声，部分青春期患儿还伴有发音中断、费力及音调异常。半数以上的患儿发音时出现声门上代偿。发音训练对于功能性发声障碍儿童具有明显疗效。

（徐　文）

第十一章 功能性发声障碍 Functional Voice Disorders

功能性嗓音障碍（functional voice disorders）是指发音器官（动力器官、振动器官和共鸣器官）的解剖结构正常，但由于长期不良发声行为致使发音器官之间功能不协调而出现的嗓音异常。如果这种不良发声行为没有得到及时纠正，将会引起声带器质性病变。根据功能不良性发声障碍发生的性质，可分为功能过强性发声障碍和功能减弱性发声障碍，其中以功能过强性发声障碍最常见。

不良发声行为（unhealthy phonation）是指采用不正确的方法进行发声，可以指呼吸方法、声带位置及共鸣腔应用等方面。不良发音行为的形成与患者的职业、性格（日常说话习惯）及生物因素等有着密切的关系。职业因素包括发声强度、职业对嗓音的要求、工作环境（背景噪声、污染）等；性格因素的影响包括说话声音的大小、范围、语速和用嗓习惯等；生物因素包括所有可能影响声带黏膜、呼吸功能的因素，如吸烟、呼吸系统疾病、变应性疾病、鼻窦炎、咽喉反流、生理状况（月经期、妊娠期）等。

第一节 功能过强相关性发声障碍

功能过强相关性发声障碍（hyperfunctional voice disorders）是指过强或过度用力发音导致的发声障碍。嗓音的强弱取决于声门下压，声门下压的高低与声门阻力的大小有关，即声门的闭合力量。正常情况下，声门下压、声门闭合力量及声带紧张度是相互平衡的，这个平衡一旦失调，声带过度紧张，闭合力量过大，将引起发音过强或声带收缩过紧而导致发声障碍。早期表现有发音疲劳，间断性地出现嗓音嘶哑。这时，患者通常以为只不过是劳累，说话多了，休息一下就会好。但是，如果这种不良发音行为没有得到及时纠正，将会损害声带而出现各种声带病变。职业用嗓是导致功能过强相关性发声障碍的一个重要因素，约有3/5的病例发生在用嗓多的职业，发病年龄多位于20～50岁之间。

（一）病因

功能过强相关性发声障碍是由多方面因素共同作用发展起来的，通常是在易感人群，存在有诱发因素的情况下，容易出现嗓音的误用或滥用，从而形成不良发音行为，最终导致发声障碍。

1. 易感（危险）人群

（1）用嗓多者：对嗓音要求高的职业，如教师、歌唱演员、主持人、讲解员、官员、售货员、餐饮服务员等从业人员，以及抚养幼儿的年轻母亲，这些人群容易出现嗓音的“误用”或“滥用”，是不良发音行为的危险人群。

（2）性格因素：争强好胜、能说善辩、说话多、爱大声说话或喊叫者，性格急躁、遇事不冷静者容易出现短暂的、暴发的过度发音行为。如果这种不良发音行为经常发生，将引起声带充血，最终发生声带病变。

（3）吸烟和饮酒者：吸烟严重损害声带黏膜，尤其是大量吸烟者。然而，对于有神经质的患者，如果突然戒烟引起的心理不适应，反而会加重发声障碍。因此对这类患者，应该逐渐减少吸烟量，或者保持少量的吸烟。同样，经常喝酒，酒精会引起声带黏膜充血，导致发声障碍。

（4）听功能障碍者：正常的听觉和听觉监控是说话和演唱的基础，如果失去听觉对嗓音音量的监控，致使说话声音过大，长时间大音量说话将损害声带，出现发声障碍。然而，临床上听力损失作为发声障碍的一个原因常常被忽略。

（5）发音方法有缺陷者：从事歌唱或戏剧表演的人员，由于职业要求，经常处于过强用嗓的状态，如果演员未经过专业培训，或没有掌握正确的发声方法，容易形成过度用力发声的不良习惯。

（6）噪声环境：长期暴露在噪声环境下的人员：如售货员、售票员、餐馆服务员、农贸市场商贩等，经常处于过强、过度用力的发声状态，如果不加以节制，容易形成不良发音行为。

（7）环境因素：经常暴露在灰尘、刺激性气体或干燥空气等不良环境中，会导致喉黏膜干燥、充血等反应，从而影响到发声。

（8）与声音嘶哑患者密切接触者：通过模仿声音嘶哑患者的发声，这种模仿不仅有声音的模仿，也有发声习惯和发音行为的模仿，多见于儿童。

2. 诱发因素

（1）呼吸道炎症：急性咽炎、扁桃体炎、喉炎，喉部创伤（喉部插管），呼吸道变应性疾病等发音器官本身或相邻器官的炎症可引起嗓音损害。这些损害通常是暂时性的，随着炎症的消退，嗓音逐渐恢复正常。但如果在发音器官处于炎性水肿时期，仍不节制发声，继续勉强或用嗓过度，如长时间大声说话、尖声喊叫（儿童）等，将损害发音器官，导致发声效率下降，从而形成不良的过度用力发音行为。

（2）咽喉反流：正常健康人可以发生生理性咽喉反流，并无症状和组织学改变。

（3）心理因素：职业、家庭、情感等方面的不良事件造成的心理冲击，可反映到嗓音上，或作为诱因导致不良发音行为的形成。

（4）经前期和月经期：这一时期的声带黏膜上皮也发生相应的改变，表现为声带黏膜的充血水肿，柔软性下降。大多数情况下，这种生理性改变并不会引起明显的嗓音改变。然而，如果不注意节制用嗓，如歌唱演员等用嗓多的职业，有可能形成不良发音行为。

（二）临床表现

根据过度用力发音最初发生的部位，可分为发生在动力器官、发生在振动器官（声带）或发生在共鸣器官的功能性发声障碍。这三种类型的过度用力发音都将破坏发音肌群之间的协调，以及发音器官之间的平衡，最终作用于喉部，使声带水平处于“危险”状态。

1. 症状

（1）嗓音音质变化：从轻微的变化到明显的改变，并且这种音质的改变不稳定，可以间断性地出现。有时仅凭听觉，很难确定是否有嗓音的损害，但能感觉到患者有嗓音发紧、发音费力，发声能力下降等现象。声音嘶哑最初是间歇性，与用嗓情况有关，即用嗓多后声音嘶哑加重，经过休息后声音好转，以后逐渐成为持续性声音嘶哑，发音易疲劳。如果炎症累及环杓关节，则晨起或声休时间过长后，声音嘶哑反而加重，说话一段时间后声音嘶哑减轻。一般表现为，嗓音不洪亮，音质不圆润、不清亮，音高异常，音域变窄、高音困难等。若存在有室带参与发音，音质更差，嗓音粗糙、嘶哑、音高变低，音强减弱。

（2）主观感觉：因发音的刺激，可有咽喉部的各种不适感，如异物感、干燥、频繁清嗓、颈部酸痛或紧缩感等类似于慢性咽炎的表现，常需借助于清嗓达到暂时的缓解。

（3）过度用力的发音行为：① 失去正常的头、颈、躯干直立放松姿势，表现为头、颈部紧张；② 每次发音时，可伴有下颌向前移动、胸廓内陷、弓背抬肩等形体表现；③ 舌骨上肌群及颈部肌群张力增加，导致颈部肌肉凸起，甚至颈静脉怒张。

2. 喉镜检查　功能过强性发声障碍是由于声带肌、室带、喉腔及口咽部肌群收缩增强，喉镜检查对诊断具有重要的意义，可帮助明确过度用力发声的位置或水平，以及错误发音的行为和程度。主要表现有：声带强硬碰撞、发声时室带内收甚至接触、声门上（喉入口）挤压、声带暴露差、共鸣腔呈现瓶颈样狭窄等。

（1）动力器官过强用力发音：多见于长时间大声说话或歌唱者。正常情况下，声音强度的增加是通过延长声门关闭时间以达到增加声门下压来实现的。当长时间用这种方式发音，或歌唱技术有缺陷，不能很好地维持声门下压与声门上压（来自于共鸣器官的反向压力）之间的平衡，从而破坏喉内肌的协调作用，杓间肌不能完全关闭声门后部，而环杓侧肌仍继续作用，长时间强烈收缩声带突，导致声门后 1/3 处于开放状态。

（2）振动器官（声带水平）过强用力发音：声带黏膜可以完全正常、轻度充血或游离缘变圆钝。发音时声带紧张，声门迅速闭合（硬起声），两侧声带向中线靠拢，边缘相互挤压，在声带振幅最大的部位（声带前中 1/3 交界处），常可见有黏性分泌物积留或有“拉丝”现象，经过咳嗽清嗓后分泌物立即消失；但反复发音后，分泌物又重新积留在相同位置上。有时可见声带表面有扩张的小血管，甚至声带黏膜下点片状出血；如果不消除不良发音行为，以后该处声带游离缘增厚隆起，而形成小结等声带良性病变。频闪喉镜下：声带振动幅度变小，声门闭合不全有缝隙；这些声带的异常表现在发高音时加重，降低音高或音强时减轻甚至消失。

（3）共鸣器官过强用力发音：表现为室带慢性充血，甚至代偿性增生肥厚。咽喉部肌肉张力增加，发音时喉处于高位，音色发紧。喉镜下表现为：喉前后挤压，发音过程中杓状软骨过度向前向内移动与会厌靠拢，喉入口缩小，影响到声带的暴露；室带参与发音，发声时，室带不同程度地内收，轻者遮盖声带前部，严重者影响到对整个声带的观察；呼吸期，可见声带松弛、黏膜颜色正常或充血。室带参与发声是对声带功能不良的一种代偿性反应。

（三）治疗

功能过强相关性发声障碍的治疗主要是发音训练，以消除患者的嗓音误用和嗓音滥用。同时，积极治疗上呼吸道感染病灶，咽喉反流性疾病，消除导致不良发音行为的诱发因素。治疗前的发音功能检查和评估是进行发音训练的基础。一方面，治疗师可以获得导致患者出现错误发音行为方面的资料；另一方面，帮助患者认识出现嗓音问题的原因，以及不良的发音行为带来的后果。发音训练的重点是呼吸训练和放松训练，其目的是使发音器官得到放松，学会正确的发音方法，达到恢复正常嗓音或改善有缺陷的嗓音的目的，使患者在说话进行交流时有轻松、愉快的感觉，并能根据说话背景要求自如有效地采取相应的发音方法。伴随着发音功能的改善，咽喉部的各种不适感将逐渐减轻或消失。

第二节　功能减弱相关性发声障碍

功能减弱相关性发声障碍（hypofunctional voice disorders）是由于喉肌劳损，肌张力不足，松弛乏力，致使声门闭合不全，出现的发声障碍。功能减弱性发声障碍的声门下压力较低，音强较弱，响度不足，说话声中有气息声。

（一）病因

临床上，以功能减弱相关性发声障碍来就诊的患者相对较少，多是由于职业需要要求检查。根据发生原因，功能减弱性发声障碍分为原发性和继发性两类。

1. 原发性　多见于年老体弱、肺功能减弱、身体消瘦、病后或大手术后的患者，以及性格内向者。嗓音较弱可以是一个人的性格特点，这类人不喜欢高音调、大声说话，他们不善于表达自己的想法，常克制说话及压抑嗓音。

2. 继发性　是由于长期过强用力发音，如继发于功能过强性发音，导致喉肌劳损、喉肌收缩无力，或是因为慢性喉炎、喉内肌炎后肌纤维萎缩导致喉肌张力下降，收缩无力。

（二）临床表现

1. 症状　声音弱或嗓音强度不够，音质黯淡不明亮，歌唱困难尤其是高音区，发音容易疲劳，嗓音单调，发出的声音是一种没有起伏变化和没有穿透力的声音。由于嗓音缺少力度，不能高声说话，会影响到患者从事的工作，如教师、销售等对嗓音有要求的职业。

2. 喉镜检查　声带表面光滑，边缘整齐；声带黏膜颜色正常或轻度充血。发声时，存在有不同程度的声门闭合不全，表现有以下几种类型。

（1）单纯型：声门闭合良好，仅有声带张力轻度减弱。

（2）三角形：是由于杓间肌功能减弱导致声门后部闭合不全，留有三角形裂隙。

（3）梭形：是由于甲杓肌功能减弱，致使发声时两侧声带前后接触中间不接触，声门裂呈梭形（两侧声带张力减弱）或弓形（一侧声带张力减弱）。

（4）完全不闭合型：发声时两侧声带完全不接触留有一个贯穿声带全长的缝隙。实际中，声门闭合不全的情况有很大的变化性，从一个发声到另一个发声都会有变化。当发高音或增强发声强度时，声门闭合情况往往得到改善甚至变为正常，此现象可用来帮助诊断。

（三）诊断与鉴别诊断

需要强调的是在考虑诊断为功能减弱相关性发声障碍前，应该排除由全身性疾病引起的发声障碍。

1. 内分泌因素　垂体及甲状腺功能减弱，如黏液水肿、甲状腺肿、垂体肿瘤等导致的内分泌异常。

2. 肌无力症　神经－肌肉运动终板水平的神经传导功能减退。如果患者没有用嗓过度，嗓音疲劳发生在1天内，并感到有全身疲乏或以上肢疲乏为主的表现时，应该想到肌无力症的可能。

3. 身体衰弱　重病后的衰弱或严重贫血等，会使嗓音变得黯淡无力。

4. 抑郁症　表现为嗓音弱，音调单调。对于这些原因导致的原发性发声障碍，发音训练一般无效，必须通过治疗原发病才能达到改善发音的目的。

（四）治疗

功能减弱相关性发声障碍治疗原则是积极治疗原发疾病及进行发音训练。发音训练的目的是消除不良发音习惯，采用正确的呼吸方法，加强喉内肌的收缩功能，特别是在声门闭合中起重要作用的环杓侧肌及杓间肌。对体弱、肺功能不足者应加强锻炼，增强体质，改善肺功能，从改善全身情况方面来恢复正常嗓音。

附：

发音疲劳

发音疲劳（vocal fatigue）是指发声超过一定的时间和强度以后，出现音量和音质下降的现象，是功能减弱性发声障碍的一种特殊类型。其主要原因是用嗓过度或发音方法不当，或妇女在月经期，或脑力、体力劳动强度较大而休息较少的情况下仍连续用嗓，容易出现发音疲劳。在早期，发音疲劳是一种生理现象，保护机体不受损害，是一种要求休息的信号。喉镜检查表现为沿声带游离缘的声门闭合不全，尤其是声带后1/3水平（声带软骨部），而声带本身无任何病变。发音疲劳后，早期经过充分发音休息，嗓音能够得到恢复，一般不需要医学处理，但反复出现或疲劳过度则发生嗓音疾病。

（于　萍）

第十二章
喉狭窄
Laryngeal Stenosis

喉狭窄（laryngeal stenosis）是指各种原因引起喉腔狭窄甚至闭锁，从而影响呼吸和发音功能的一种病理状态。喉狭窄往往同时合并颈段气管狭窄，因此统称为喉气管狭窄（laryngotracheal stenosis）。喉狭窄在临床上并不少见，目前车祸引起的喉外伤性狭窄不断增加。此外，伴随喉气管插管在辅助正压呼吸及全身麻醉中的广泛应用，插管（留置）造成的闭合性喉损伤及相继引发的喉气管狭窄的发生率也在逐渐增加。

喉狭窄的分类较复杂，可以依据病程分为急性喉狭窄及慢性喉狭窄，急性喉狭窄可由于插管或外伤所致，慢性喉狭窄分为先天性狭窄及后天性狭窄。根据狭窄发生部位不同，喉狭窄又可分为声门上区狭窄、声门区狭窄及声门下区狭窄，严重者可累及气管，临床上处理非常困难。

第一节 喉狭窄的病因与病理生理机制

（一）病因

1. 喉部外伤　喉部外伤是后天性喉狭窄最常见的原因，分为喉部钝挫伤（闭合性）及穿透性（开放性）损伤。喉部外伤会导致：① 喉软组织损伤、血肿、黏膜撕裂；② 喉软骨（甲状软骨、环状软骨、杓状软骨）及舌骨骨折；③ 神经损伤；④ 韧带损伤导致杓状软骨脱位；⑤ 喉－气管离断等。

（1）闭合性喉外伤：颈部创伤是闭合性喉外伤的常见原因，包括车祸外伤、运动伤、拳击打伤、扼勒伤等。闭合性喉外伤颈部皮肤无伤口，急性期常常由于处理不及时或不恰当，导致治疗延迟，引起继发性喉气管狭窄。

（2）开放性喉外伤：包括刀割伤、爆炸伤等。

2. 医源性损伤　多由于术中或术后喉部软骨支架或喉内软组织损伤导致喉腔狭窄。

（1）插管性狭窄：喉气管插管可引起黏膜损伤、溃疡、肉芽组织形成，杓状软骨脱位或声带麻痹等。插管留置时间过长或气囊压力过高造成的喉气管损伤是慢性喉狭窄的最常见原因。许多研究认为，成人气管插管留置超过 7～10 天，喉气管狭窄的出现率会相应增加，新生儿插管超过 1 周会导致严重的喉气管损伤。插管管径过粗也会增加喉气管损伤的危险，因此建议全麻痹时，成年男性插管最大内径应为 7～8mm，成年女性插管最大内径应为 6～7mm。

（2）喉部手术：喉裂开及各类喉部分切除术术中若喉组织被过度切除或喉腔内未经适时修复或放入支架支撑，术后则会继发喉狭窄。

（3）气管切开紧急环甲膜切开、高位气管切开术（特别是儿童）术后喉狭窄的概率较正规气管切开概率增大。

（4）喉部手术操作不当：如果手术同时涉及双侧声带前部，例如位于前连合区域或声带前部的病变切除等，术后声带粘连的危险性大大增加。

3. 喉气管化学性及物理性损伤　损伤因素如强酸、强碱、烧灼、放射线损伤等。化学腐蚀伤常常同时合并下咽部损伤或狭窄。放射治疗所引起放射性软骨坏死所导致的喉部瘢痕及狭窄可以发生在放射治疗后，甚至放射治疗后几十年。

4. 全身性免疫系统疾病　系统性红斑狼疮、白塞病、Wegner 肉芽肿病、复发性多软骨炎、类天疱疮、大疱性表皮松解症等也可引起喉气管狭窄。

5. 特异性炎症感染　包括结核、梅毒、麻风病、鼻疽病、伤寒、猩红热、白喉、真菌病及喉硬结病等。

6. 喉肿瘤　喉软骨瘤、纤维瘤或血管瘤等良性肿瘤及恶性肿瘤等，由于肿瘤侵及软骨或继发感染引起软骨膜炎也可导致喉狭窄。

7. 先天性喉狭窄　包括喉发育不良、喉裂、喉畸形、先天性喉蹼等。

8. 特发性喉狭窄　原因不明，多导致声门下区狭窄、弹性圆锥病变、纤维炎性病变等。

（二）病理生理机制

1. 外伤性损伤　喉外伤特别是伴有喉软骨支架骨折、移位或缺失时，不仅会引起喉软骨的塌陷，喉内黏膜还常常伴有撕裂或缺失。插管或其他类型的喉内损伤，喉内黏膜也会伴有坏死、脱落或受损，可产生永久性瘢痕。

2. 继发性感染　喉黏膜的受损常会继发细菌感染、并发软骨膜炎或软骨炎引起软骨坏死，进一步破坏软骨支架。感染的发生还会导致炎性渗出、肉芽组织生长、纤维组织增生和瘢痕形成，最终引起喉气管腔狭窄或闭锁。咽喉反流的刺激会使组织的抵抗力进一步减低，增加感染概率。

3. 血肿机化　喉部间隙对外伤性喉狭窄的形成起重要作用，外伤后这些间隙很容易形成血肿，血肿若不能吸收或排出，会继发巨噬细胞浸润、纤维组织沉积，胶原纤维收缩，引起喉狭窄及喉活动度减低。

第二节　喉狭窄的临床表现与诊断

一、临床分型

（一）声门上区狭窄

声门上区狭窄（supraglottic stenosis）多见于喉部化学性烧伤、特异性感染及车祸造成颈部外伤的患者。喉部化学性烧伤多伴有咽部损伤，患者声门上区及咽部黏膜受腐蚀，黏膜坏死脱落，在愈合过程中，会厌可与咽壁发生粘连造成狭窄。颈部外伤患者，声门上区受损时，会厌撕裂向后移位，如在外伤急性期处理不及时或处理不当，黏膜断缘与喉前庭、室带黏膜创面形成异常愈合，形成瘢痕狭窄。结核、白塞病等特异性感染或自身免疫性疾病也会引起咽喉部黏膜溃疡、坏死、瘢痕样愈合，出现会厌畸形、声门上瘢痕缩窄或与咽壁粘连（图 4-12-1，图 4-12-2）。

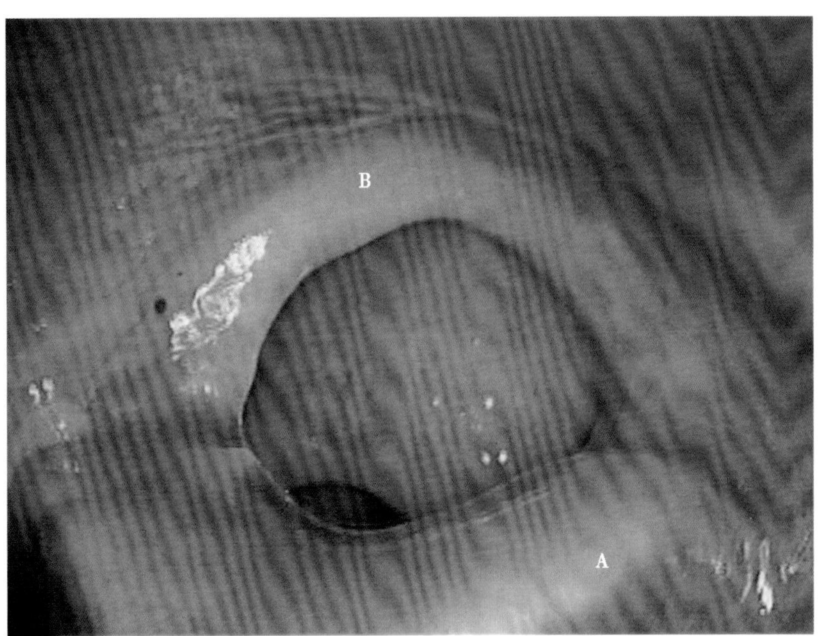

图 4-12-1　声门上区狭窄
supraglottic stenosis
A. 会厌　B. 环形狭窄带

（二）声门区狭窄

声门区狭窄（glottic stenosis）最常见的原因为双侧声带手术后，前连合及声带前端的粘连狭窄（图 4-12-2）。喉外伤后声门区狭窄多伴有声门上或声门下或气管的狭窄，而局限于声门区的狭窄多见于闭合性喉外伤所导致的黏膜损伤，但在损伤早期常常容易被忽略。

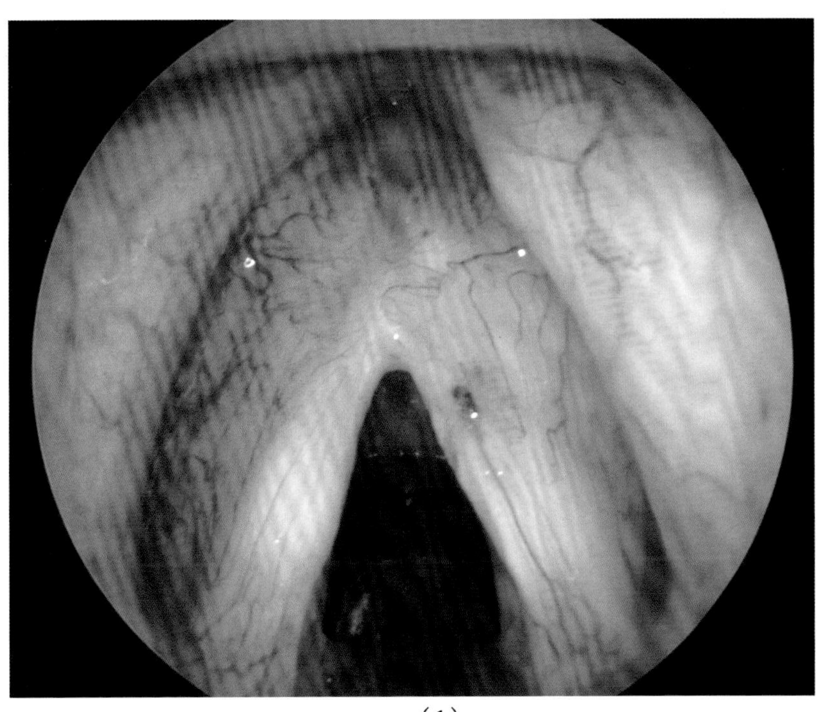

（1）

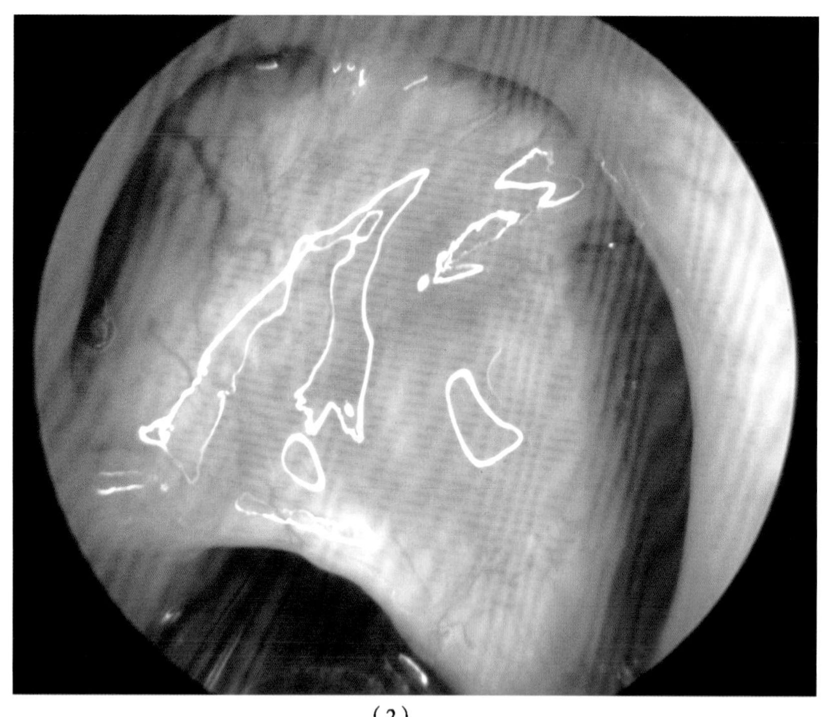

（2）

图 4-12-2 声门区狭窄
glottic stenosis
（1）声带前部蹼（anterior glottic web）
（2）声带膜部蹼（membranous glottic web）

1. 声门前部狭窄 声门前部狭窄（anterior glottic stenosis）多位于双声膜部带间及前连合。喉外伤未及时处理者声门前部瘢痕往往较厚，范围常常累及室带及喉室。

2. 声门后部狭窄 声门后部狭窄（posterior glottic stenosis）常常向下累及声门下区，分为杓间区粘连及完全性声门后部狭窄，前者瘢痕位于声带突间、在后连合区域形成一窦道，后者瘢痕位于杓间区域及后连合，瘢痕可局限于黏膜下或延伸一侧或双侧环杓关节。声门后部狭窄分级最常采用 Bogdasarian 及 Olson 提出的分级系统（表 4-12-1）。

表 4-12-1 声门后部狭窄分级（Bogdasarian，Olson）

类型	病理
Ⅰ	杓间区瘢痕，喉后部正常
Ⅱ	喉后部瘢痕
Ⅲ	喉后部瘢痕伴单侧环杓关节固定
Ⅳ	喉后部瘢痕伴双侧环杓关节固定

3. 声门完全性狭窄 声门完全性狭窄（complete glottic stenosis）很少独立发生，通常伴有声门上或声门下狭窄。成人多由于开放性喉外伤伴广泛的软骨骨折或早期未及时实施修补或支撑子支撑，儿童继发于气管内插管的后遗症。

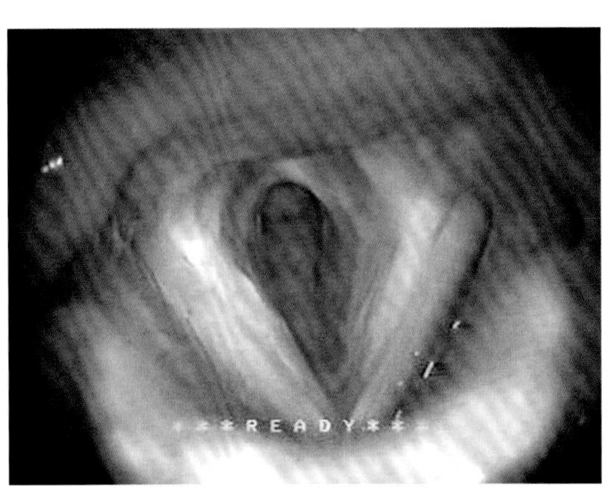

图 4-12-3　声门下区狭窄
subglottic stenosis

（三）声门下区狭窄

车祸外伤、高位气管切开、喉气管插管是声门下区狭窄较常见的原因，为喉狭窄中最常见的一种类型，常合并气管狭窄（图 4-12-3）。也有一些声门下狭窄原因不明。声门下区狭窄一般为环形，伴有喉返神经损伤时，会出现一侧或双侧声带固定。插管导致的喉气管狭窄主要发生在 3 个部位，即声门下区、气管造口处（第二、三气管环）和套囊所在部位（约在第五、六气管环处）。严重的喉外伤者，喉软骨可出现粉碎性骨折，外伤后一期未及时处理或处理不当，可遗留严重的喉狭窄。

二、临床表现

（一）症状

喉狭窄主要表现为呼吸、发音及吞咽状况的改变。轻度喉狭窄，通常无明显症状。后天性喉狭窄患者症状多发生于损伤发生后 2～4 周。

1. 呼吸道梗阻　呼吸困难的程度、症状因喉气管狭窄程度而异。已经行气管切开的患者则主要表现为不能堵管和拔管困难。

2. 发声障碍　主要表现为声音嘶哑、发音无力或失声。

3. 吞咽困难　有时可伴有进食呛咳，反复误吸甚至引发肺部感染。

4. 其他　咽喉部分泌物积存可引起阵发性咳嗽，还可能继发出现上呼吸道感染。

（二）体征

1. 颈部体征　颈部可见皮肤外伤痕迹或伤口，有时可见喉结平坦或消失等喉软骨标志异常。

2. 内镜检查　纤维喉镜、直接喉镜、频闪喉镜均为喉狭窄有效直观的检查方法。

（三）影像学检查

喉狭窄患者在呼吸道状况稳定后应进行影像学检查，以评估狭窄段位置及长度，特别对于呼吸道受累者更为必要。

1. 喉及气管正侧位 X 线检查　既往认为对儿童喉狭窄的诊断尤为重要。对于后天性喉狭窄，若见到局部钙化则提示此处为损伤的部位。但目前已较少应用。

2. 干板 X 线照相术　可以很好显示组织 – 气流界面，可以发现软组织细微改变，但需要更长的曝光时间，患者所受的放射线辐射增加，因此目前很少应用。

3. 高分辨率 CT 及 MRI　可显示狭窄区域位置、长度，喉气管软骨结构及软组织的变化，对喉气管狭窄的诊断和治疗均有帮助。通过颈、胸部 CT 还可以排除呼吸道其他部位的狭窄。

（四）嗓音功能检查

1. 通过嗓音声学评估、空气动力学分析及频闪喉镜检查可较好评估患者发音功能及声带振动特性。

2. 对于声带运动障碍患者，还需要通过喉肌电图检查进一步确诊。一些可疑神经麻痹的患者如果喉肌电图正常，则高度怀疑声带运动不良是由于杓状软骨脱位、杓状软骨损伤，环杓关节损伤或关节僵硬或杓间区粘连或肌肉受累等机械性因素所致，需要进一步鉴别。

（五）肺功能检查

能够提高对呼吸道阻塞的客观评价。

三、诊断

根据喉气管狭窄的发生、发展，诊断时可依据以下几点。

1. 病史和症状　应明确喉气管损伤史，询问患者是否有长期慢性呼吸困难、声音嘶哑、失声、喘鸣等症状，或气管切开堵管后是否有呼吸困难，能否拔管。

2. 内镜检查　观察咽部、声门上区、声门区、声门下及气管狭窄的情况。对喉气管狭窄的准确分级是明确诊断、确定治疗方案及预后的基础。喉气管狭窄分级以 Cotton 等提出的按狭窄的直径进行分级的方案应用最为广泛（表 4-12-2）。

表 4-12-2　Cotton 喉气管狭窄分级

分级	喉气管腔阻塞程度
Ⅰ	小 70%
Ⅱ	70%~90%
Ⅲ	大于 90%；有明确的腔隙存在
Ⅳ	完全阻塞；无腔隙存在

3. 喉气管 CT 和 MRI 检查　对了解狭窄部位，喉软骨支架情况以及与周围组织关系的评估有重要价值。

第三节　喉狭窄的治疗

喉气管狭窄的治疗十分复杂，需根据患者的全身状况、年龄、病因、狭窄的部位、范围和程度、狭窄性质（软性及硬性狭窄）及声带的活动情况等确定治疗方案。治疗的目的是恢复呼吸或发音功能。

一、全身系统治疗

喉气管外伤特别是急性期，应强调全身情况的处理和生命体征的观察，包括：休克的治疗、失血的纠正、重要脏器损伤的处理以及建立通畅的呼吸道等。

二、外科治疗

（一）治疗原则

在患者全身情况平稳后，应迅速明确喉外伤的部位、程度和范围，及时、准确地治疗是防止喉狭窄的关键。轻度狭窄无需气管切开，中或重度狭窄或环状软骨畸形明显者需首先气管切开以建立安全的呼吸道。

1. 声门上区狭窄　可以采取喉声门上成形手术。与恶性肿瘤的声门上切除不同，在切除瘢痕、修复缺损的同时，尽量保留周围的正常黏膜，保护喉上神经。

2. 声门区狭窄　不仅威胁患者呼吸功能而且严重影响患者的发音质量，因此对于这类患者治疗时在确保呼吸道通畅基础上应着力改善患者的发音功能。

（1）声带膜部狭窄（喉蹼）：多选择内镜下手术，合并声门下狭窄时可以通过内镜或喉裂开手术，切除瘢痕粘连，并放置支撑子支撑。

（2）声门部后连合粘连：治疗相对比较困难，内镜下应用喉显微器械或 CO_2 激光切除黏膜下瘢痕组织。根据环杓关节活动情况，切除或保留杓状软骨。也可行喉裂开，切除后连合瘢痕，进行修复（图 4-12-4）。

3. 声门下狭窄　多继发软骨塌陷或整个腔隙的环形狭窄，可能涉及多个解剖区域。手术应当针对狭窄区域，并且保留邻近的正常组织和软骨。声门下区狭窄的长度 <1cm，可在喉镜下使用激光切除瘢痕，然后通过气管切开口置入 T 型管。T 型管之上下端须超过创面，同时对管壁无张力支撑。声门下区狭窄长度 >1cm，可采用颈外进路喉气管重建手术。声门下区环形狭窄可使用 CO_2 激光放射状切开松解瘢痕，注意保护正常黏膜组织。

（二）内镜下喉狭窄手术

可在支撑喉镜下切除狭窄瘢痕和（或）进行扩张后支撑子支撑治疗。适用于无喉软骨支架塌陷或塌陷较轻或软骨缺如较小的患者，如果喉软骨支架缺损明显，禁用内镜法治疗。

1. 狭窄扩张术　是治疗喉狭窄的传统方法，适用于狭窄形成的早期，无明显软骨支架缺损且狭窄范围小的病例。手术在支撑喉镜下进行，应用扩张子或球囊进行扩张，有时需要重复进行。由于手术适应证的限制，临床很少单独应用。

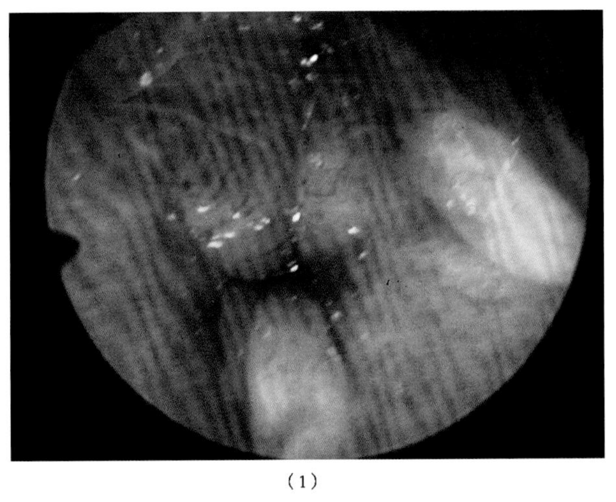

（1）

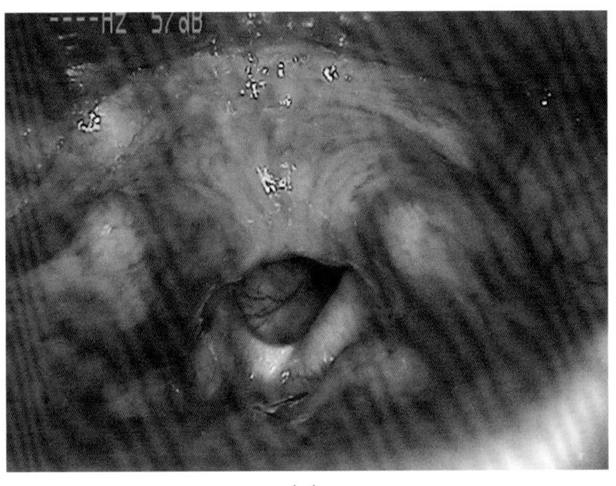

（2）

图 4-12-4　闭合性喉外伤后声门完全性狭窄
complete glottic stenosis after laryngeal blunt trauma
（1）术前观（preoperative view）
（2）内镜下手术 +T 管支撑术后 6 年（six years after endoscopic surgery with T-tube placement）

2. 狭窄瘢痕切除或松解术 1985 年 Toohik 最早报道应用 CO_2 激光处理声门区前部狭窄，效果比较满意。手术时在支撑喉镜下暴露喉部，显微镜下运用 CO_2 激光或显微器械切除喉腔狭窄的病变，包括新生的肉芽组织、瘢痕组织、粘连带或固定的杓状软骨，以达到扩大喉腔改善呼吸和（或）发音功能的目的。手术首先切开或松解张力较大处瘢痕组织，再沿切口向两侧切除或气化瘢痕，注意保护喉内正常黏膜特别是声门区黏膜以防瘢痕再生。术中根据喉内瘢痕的厚度，可选择不同的激光功率。当瘢痕组织较厚，不能一次彻底切除时，可分次进行手术，但注意应首先切除影响呼吸的瘢痕组织以改善呼吸状况，利于进一步治疗。有时单纯瘢痕松解切开实际上是简单重复最初的损伤机制，甚至使损伤进一步扩大，引起术后瘢痕再形成，使狭窄进一步加重。单纯应用此类方法复发率较高。

3. 狭窄瘢痕松解 + 黏膜缝合声带成形修复术 适合于喉部软骨支架完整、无移位，瘢痕粘连带局限于声门、相对较薄的喉蹼（<5mm）。2002 年 Schweinfurth 对一例 14 岁复发性喉乳头状瘤激光术后粘连患者在全身麻醉下进行瘢痕松解，喉蹼分离，并通过黏膜（瓣）缝合方法消除或减小黏膜创面，达到治疗目的。笔者采用此项技术治疗喉蹼也获得满意疗效（徐文，韩德民等，2007）。

4. 狭窄瘢痕松解 + 支撑子放置 手术适应于较厚的声门型喉狭窄或喉蹼，但喉蹼厚度 <1cm，未合并明显声门上、声门下狭窄者。

20 世纪初最早使用金属的支撑子，由于疗效不理想，并发症多，很快被淘汰。后又应用特氟隆、硅橡胶及其他反应小的物质作为支撑子。随后各类支撑物的应用，治疗的成功率不断提高。1996 年 Chiu 等提出显微镜下用喉显微器械或 CO_2 激光分离瘢痕，应用硅橡胶膜作为支撑子并经皮肤缝合固定，治疗声门型狭窄或喉蹼，获得良好疗效。2007 年徐文，韩德民等首次在国内报道对 15 例喉蹼患者全身麻醉支撑喉镜下对喉蹼进行锐性分离、松解后，通过声带黏膜缝合减小创面，支撑喉镜下放置硅胶膜作为支撑物，3～4 后周取出支撑子。笔者认为，此方法优点在于避免颈外入路手术或气管切开，避免长期声门支撑子支撑，创伤小，并发症小，利于患者呼吸及发音功能的改善。对于有喉外伤史患者在手术选择时应注意，如果合并软骨支架缺失或移动或合并声门下、气管等联合性狭窄，不适合实施此类手术。

如果狭窄段较长（>1cm）累及声门下，部分患者也可以选择在狭窄瘢痕松解的基础上，放置 T 型管作为支撑，T 型管位置上端不要超过会厌根或杓状软骨隆突平面。T 型管通常需要放置 1 年或更长时间（图 4-12-5）。

（三）颈外进路喉气管重建手术

手术是在颈外进路喉裂开的基础上，切除喉气管腔内瘢痕组织，修复喉软骨支架以扩大喉气管腔。

1. 适应证 主要适应于：①既往内镜治疗失败；②喉、气管软骨支架缺失明显；③合并颈段气管狭窄；④喉、气管呈环行狭窄；⑤后连合杓间区存在纤维化瘢痕组织；⑥气管切开后气管严重细菌感染；⑦激光切除后软骨或软骨膜暴露有软骨炎或软骨膜炎的趋势。

2. 手术方式 主要包括喉及环状软骨裂开，骨及软骨移植及支撑物植入。根据喉气管内狭窄部位裂开声门、环状软骨或气管，切除喉气管腔内瘢痕组织，尽量保留腔内黏膜行对位或 Z 字

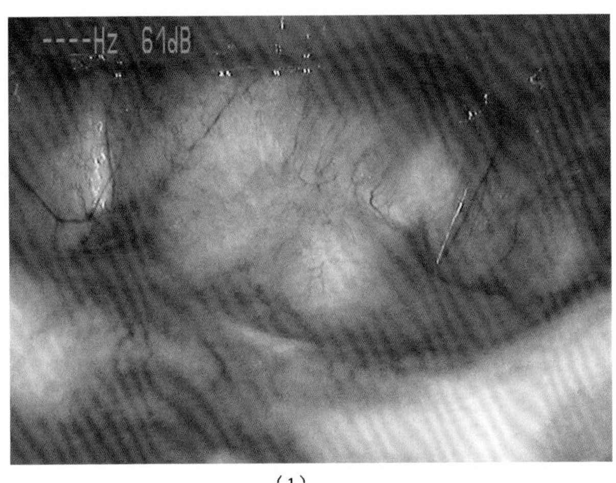

(1)

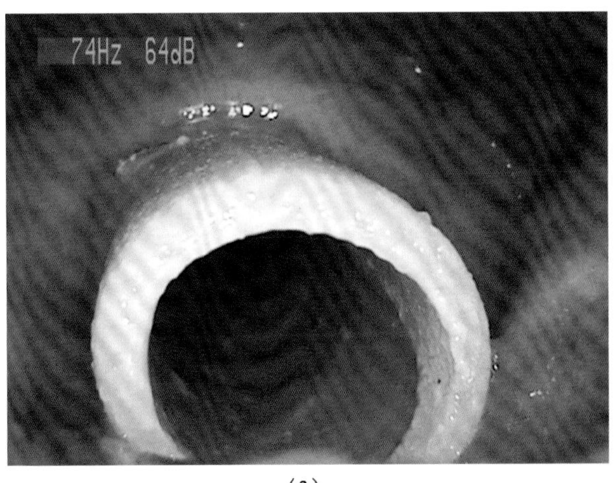

(2)

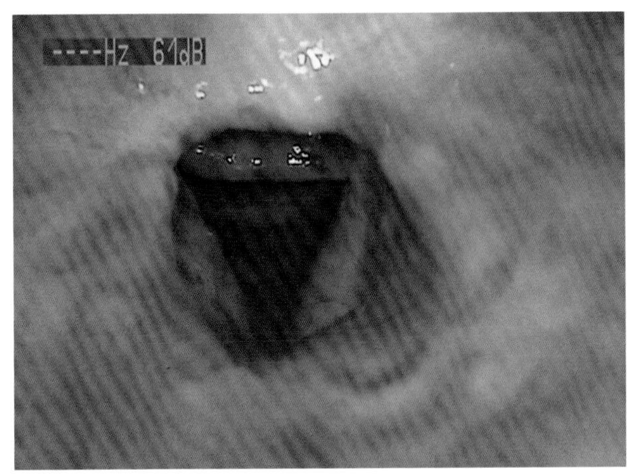

(3)

图 4-12-5 喉结核感染后声门上闭锁、会厌缺如 supraglottic atresia caused by laryngeal tuberculosis
(1)术前观(preoperative view)
(2)内镜下手术+T管支撑(endoscopic surgery + T-tube placement)
(3)T 管拔除后 2 年(two years after T-tube removal)

缝合；同期修复喉软骨支架。对喉气管软骨缺损严重的病例，应采用其他组织修复喉，如会厌下移、带肌蒂的舌骨、鼻中隔软骨、胸锁乳突肌锁骨膜与甲状软骨、环状软骨或气管软骨缺损对位缝合固定。对缺损严重或缺损超过气管环 50% 以上的患者，为防止术后喉气管的再度狭窄，喉腔或气管腔内还需放置扩张子或 T 型管进行扩张，一般需要放置 1 年以上。

（四）狭窄段切除端端吻合术

适用于合并颈段气管狭窄的患者，但仅限于气管狭窄不超过 5cm 的患者，不适用于气管软化或周围组织被纤维组织包绕难以松解者。术中将狭窄的气管段与气管环游离后切除，行端端吻合，包括：气管与环状软骨吻合术、气管与甲状软骨吻合术或气管与气管吻合术等。

三、生物材料喉气管重建

组织工程学的发展会为喉气管狭窄提供更为简捷、有效的治疗。目前新型生物医用材料包括羟基磷灰石、组织工程学重建的喉气管支架等，少数尚处于实验研究阶段或临床应用的初级阶段。

（徐 文）

第十三章 声带瘢痕 Vocal Fold Scar

喉部手术后，一些患者发声障碍未缓解甚至加重，这其中很大一部分原因是由于声带瘢痕（vocal fold scar）的产生及声带振动的减弱。声带瘢痕的治疗及诊断始终面临着巨大挑战，目前尚无持久有效的外科治疗方法。因此，如果选择外科手术治疗，术前应客观地向患者进行解释手术方法的选择及预后，使患者了解恢复其正常或专业嗓音质量的概率，包括术后发声还可能会恶化的可能性。

第一节 声带瘢痕的诊断

声带瘢痕会使声带边缘特有的分层结构消失，干扰正常黏膜振动，从而影响发音功能。这种情况多见于声带黏膜剥脱术后或声带其他手术或外伤后。声带分层结构及黏膜波的异常也可以是先天性的，例如声带沟。声带瘢痕还可以由于声带振动机械性受限或继发声门闭合不全等导致发声障碍，例如致密的声带蹼或声带膜部纤维增生（可以继发于明显的声带出血）的形成。声门闭合不全可以因瘢痕团块体积增加而受牵拉所致或由于声带上皮与声韧带或声带肌粘连导致声带边缘变薄引起，后者最为常见。对于声带瘢痕团块明显增生者可以通过瘢痕组织切除，恢复声带边缘的振动。

嗓音功能的评价对于声带瘢痕的诊断非常必要，其中对声带振动特征的准确评估最为关键。声带振动边缘的柔软性是产生良好音质的关键，对声带振动边缘的评估可以进行高速摄影、频闪喉镜、高速录像、喉记波扫描分析（VKG）、电声门图或光声门图等检查。频闪喉镜检查为声带瘢痕的正确诊断与处理提供许多有益的信息。喉手术后发声障碍的患者，常规检查未发现异常者，多数情况下，频闪喉镜下可以观察到声带振动减弱（瘢痕）区域。但对于严重的发声障碍，则需要进一步借助VKG或喉高速摄影检查来获得更为详细、更为有用的信息。客观的嗓音分析，特别是空气动力学及声学评估对于声带瘢痕的诊断、治疗及疗效评估具有特殊的价值。

第二节 声带瘢痕概念与研究

在正常声带，血管和胶原纤维平行于声带振动缘排列，使声带具有一定的柔韧性并利于正常黏膜波的形成。在瘢痕声带，胶原纤维排列方向紊乱，上皮可能被牵拉至声带深层。这些会导致声带边缘不规则，声门闭合不全，声带僵硬度增加，引起包括黏度、剪切强度在内的黏弹性的改变，最终会影响黏膜振动。

预防声带瘢痕产生及促进瘢痕修复涉及创伤修复科学方面的探索，例如，已有研究发现成纤维细胞介导基质细胞的迁移和增生，在损伤后 3 ~ 5 天开始合成胶原蛋白。成纤维细胞也参与蛋白聚糖和黏多糖的合成，包括透明质酸（损伤早期）、纤连蛋白（损伤整个时期）和弹性蛋白（损伤后合成不良）。胶原蛋白和瘢痕组织形成与声带边缘不平行的、较正常厚而致密的束状结构。创伤后合成的弹性蛋白较分散而无序。未来进一步的研究可能会揭示促进损伤后胶原蛋白合成分布及提高弹性蛋白产生的方法，其中包括术前采取预防性措施减少术后瘢痕的发生，如干细胞的应用等。可以预见的是，通过基因工程刺激声带上皮细胞和固有层分层结构的再生治疗声带瘢痕，这一方法可能会优于现有的治疗策略。希望最终能够预测个体创口愈合不良（声带瘢痕体质）风险的基因信息，并在术前相应地调整治疗措施，预防瘢痕的形成。

第三节　声带瘢痕的治疗

声带瘢痕的治疗有赖于以下因素：① 瘢痕的大小、位置及严重程度；② 不同患者对发声的需求及期望值；③ 治疗团队的水平。通常声带振动缘一旦瘢痕化，人类声带所特有的分层结构被破坏，患者的嗓音功能就很难恢复正常。但是，还是有很多治疗手段可以使患者的嗓音得到改善。

一、发音训练

发音训练是治疗声带瘢痕的必要手段。声带明显损伤的患者几乎都会出现发音代偿行为，这些代偿行为会导致发音功能亢进，不利于发音功能的改善，有时甚至是有害的。这类无意识的代偿行为甚至可能发生于训练有素的专业用嗓人员。发音治疗中，应训练患者充分利用支持及共鸣系统，提高发音强度，消除代偿性的肌紧张性发声障碍，减轻发音疲劳。

经过发音训练使患者在充分应用发音技巧、且声带瘢痕稳定后（一般 6 ~ 12 个月），评估患者对发音质量的最终接受程度，决定下一步治疗方案。如果对发音功能仍不满意，一些患者还可以通过手术在一定程度上减轻声音嘶哑，改善气息声。即使通过手术治疗通常也很难恢复正常的发音功能，因此术前一定要评估患者的期望值是否合理。

二、外科治疗

由于声带瘢痕使声带黏膜波减低或消失，并引起声门闭合不全，导致声音嘶哑。目前对于声带瘢痕尚无一个公认的理想的外科治疗方法。一些手术方式只是对于一些选择性的病例有效。

有关手术治疗声带瘢痕的文献资料很少，许多有经验的嗓音外科医师也只是对少数患者尝试进行手术治疗。恢复声带振动的方法包括：① 将类固醇类的药物注射至声带振动缘；② 分离黏膜瓣，松解粘连带；③ 分离黏膜瓣，并将类固醇填入瓣膜下。尽管上述方法并不一定会产生满意的疗效，但至少对缓解瘢痕有一定的帮助。Pontes 及 Behlau 曾提出一种独特的方法治疗声带沟，即行多个松解性切口，术后发音质量改善明显。目前这一方法也被应用于处理医源性声带瘢痕，对严重、广泛的瘢痕也有一定的帮助。

声带瘢痕引起的声门闭合不全可以通过声带内移手术解决。过去多通过注射特氟隆使声带内移，但由于此物质本身可以引起瘢痕，因此自 1980 年代中晚期就已被摒弃。对于严重的声门闭合不全，笔者认为甲状软骨成形 I 型手术效果最好。应用自体脂肪外侧注射（lateral injection of autologous fat），使声带一定程度的内移，也会获得良好效果。但考虑到重吸收问题，脂肪需要过度注射约 30% 量。其他注射物质包括胶原、筋膜、透明质酸、羟基磷灰石等。本章将重点讨论声带边缘瘢痕的处理方法。

声带胶原注射首先由 Ford 等提出，并对胶原进行了广泛的研究。在皮肤上进行胶原注射的长期结果显示，胶原可以使治疗区域的瘢痕组织缩小。自体同源胶原优于同种异体的胶原。作为一种比较稀薄的液体，胶原注射操作准确、简易。治疗局限性声带瘢痕时，可将胶原注射入声韧带。但对于更广泛的声带瘢痕，例如声带剥脱术后形成的瘢痕，胶原的疗效则非常有限。也有学者认为，胶原利于一些疑难问题的处理，例如可以应用于顽固性的声门后部闭合不全及喉上神经及喉返神经联合麻痹的治疗。

1995 年笔者提出将自体脂肪填充至声带振动边缘治疗声带瘢痕，重建一个具有振动功能的声带边缘。请注意这里所指的是填充而并非注射。手术中首先需要分离出一个黏膜袋，并填入脂肪以防止黏膜与声韧带及声带肌再粘连。切口位于声带上表面，向声带振动边缘方向分离出一个小的“隧洞”。在声带上表面切口，便于有一定成角的器械经隧洞到达声带瘢痕的前后边缘。这种设计的好处在于当器械撤出后，隧洞自然封闭，可以防止脂肪从囊袋中脱出。如果声带上表面切口较大，为防止脂肪脱出，需要进行缝合，但笔者认为这样会产生额外的组织损伤。具体操作时用直角剥离子及有角度的刀或剪刀沿声带内侧缘分离，形成囊袋。囊袋向上达振动边缘的上表面，向下至少至振动缘下 3 ~ 5mm，涵盖与发声时黏膜波产生相关的整个声带的内侧面。将之前获取的脂肪填入隧洞，撤出器械后，隧洞自然封闭。如果脂肪脱出，应进行缝合（图 4–13–1）。这些过程在局部麻醉下进行。操作完成后，局部麻醉下让患者发音或咳嗽以确定植入物质是否稳固。既往脂肪注射的经验证实，应避免过度操作或损伤脂肪。大脂肪颗粒的获取，可以应用传统方法经腹部切取或用大号吸脂器吸取。获取的脂肪用盐水漂洗。可以用显微器械经隧洞填入脂肪，但将脂肪均匀、紧密地填入则比较困难；这种方式较应用 Brünings 注射器植入脂肪创伤更大。因此作者目前选择应用最大号的 Brünings 注射针将脂肪注射到振动边缘的囊袋中。通过显微镜下检查发现，经 Brünings 注射器注射，脂肪颗粒被拉长，在一定程度上会损伤脂肪，但脂肪排列紧密，不会造成更大的损伤，这也许是目前最好的处理方法。一项有关脂肪填充的综述显示，术后频闪喉镜下声门闭合，黏膜波及僵硬程度明显改善，具有统计学意义。嗓音主观感知的参数也有明显改善。笔者还在继续应用这一手术方法，但应明确这只是治疗声带瘢痕引起发声障碍的众多方法之一。

对于一些特殊的声带振动缘瘢痕，特别是那些严重的外伤或肿瘤广泛切除术后形成的瘢痕，处理起来则非常棘手。无振动能力的瘢痕化声带被牵拉向外侧，声门闭合受到严重影响。半喉切除后，会产生致密的瘢痕组织，即使通过甲状软骨成形手术，声带也不可能充分内移，有时甚至需要进行声带瘢痕扩大切除。有些病例需首先切除瘢痕化的半喉，再应用带状肌进行修复。当然这类超常规的治疗方法需要严格掌握适应证。

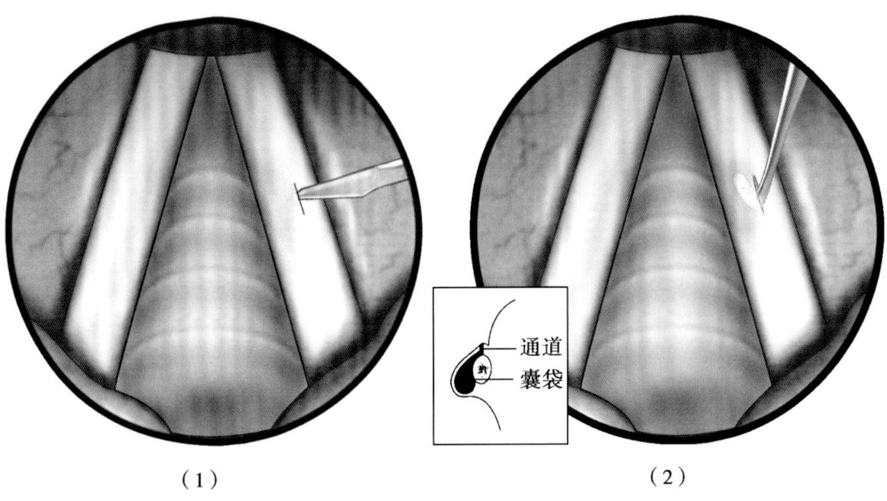

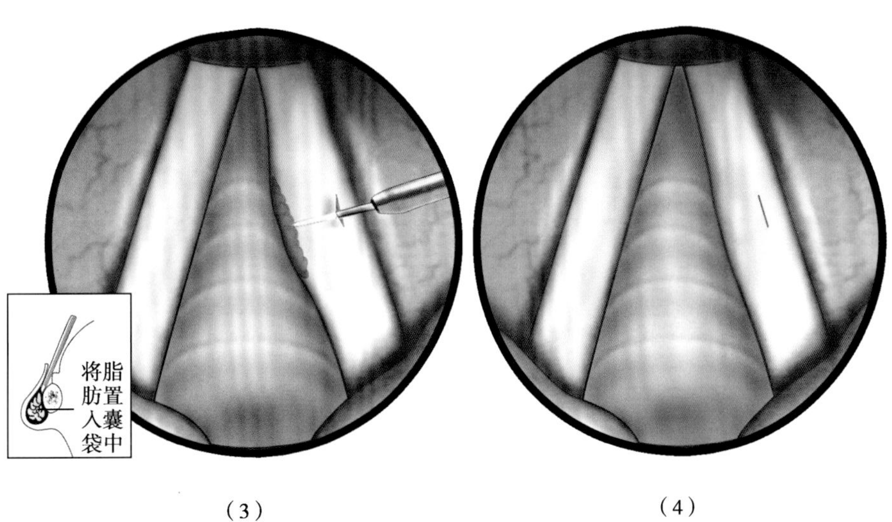

图 4-13-1　自体脂肪填充至声带振动边缘治疗声带瘢痕
autologous fat implantation into the vibratory margin of the vocal fold as a treatment for vocal fold scar
（1）在瘢痕化声带表面行小切口，向声带振动边缘方向分离出一狭小的隧洞（a small incision is made on the superior surface of the scarred vocal fold，and a narrow access tunnel is excavated to provide access to the medial edge）
（2）经隧洞，用一有角度的器械分离形成囊袋（through the access tunnel，an angled instrument is used to elevate a pocket）
（3）用最大号的 Brü nings 注射器，经隧洞将脂肪填入囊袋（a Brünings syringe with the largest needle is passed through the tunnel and used to deposit fat in the pocket）
（4）撤去注射针后，隧洞自然封闭（when the needle is removed，the small access tunnel closes spontaneously）

（Robert T. Sataloff）

第十四章 喉部良性肿瘤 Benign Tumors of Larynx

喉部良性肿瘤（benign tumors of larynx）即喉部良性真性肿瘤，病理上可分为上皮性和非上皮性两大类。喉部上皮性良性肿瘤以乳头状瘤为代表，喉部非上皮性良性肿瘤发病率低，如血管瘤、纤维瘤、神经源性肿瘤、软骨瘤、脂肪瘤、黏液瘤及淋巴管瘤等。对于由于炎症、损伤及代谢紊乱等原因引起的具有肿瘤外形的病变，如喉部囊肿和淀粉样变等，称为假性肿瘤。这些病变在形态和症状方面与真性肿瘤有很多相似，但在组织病理学上却有很大差别，但真假肿瘤可发生相互转变。

喉部良性肿瘤多源于上皮或结缔组织，除非发生恶变，均不浸润周围组织，也不发生转移，肿瘤生长缓慢，但如不完全切除，也可复发。

第一节 喉乳头状瘤

喉乳头状瘤（laryngeal papilloma）是喉部最常见的良性肿瘤，约占喉部良性真性肿瘤的70%。根据发病时间通常分为两型：① 幼年型喉乳头状瘤（juvenile laryngeal papilloma）：表现为多发性，一般在出生后 6 个月至 5 岁发病，极易复发，随年龄增长疾病有自限趋势；② 成人型喉乳头状瘤（adult-onset laryngeal papilloma）：多为单发性，一般在 20 岁以后发病，平均年龄为 50 岁，有癌变倾向。

（一）病因

喉乳头状瘤与人乳头状瘤病毒（human papilloma virus，HPV）感染有关，其中的 HPV6 和 HPV11 是儿童的致病因素，而成人型考虑与 HPV16 和 HPV18 感染有关。发病机制有两种学说：①病毒潜伏感染激活学说；②乳头状瘤细胞或病毒颗粒播散学说。临床上对喉乳头状瘤患者行气管切开术后可加速肿瘤的广泛浸润的现象支持后一种学说。幼年型喉乳头状瘤在青春期后有自然消退现象，部分成年女性患者在妊娠、分娩后病变也可逐渐消退，提示本病与机体的内分泌、免疫以及性激素水平有关。

（二）病理

喉部鳞状上皮或纤毛上皮呈乳头状改变，中心有含丰富血管的结缔组织，不向黏膜下层浸润，有时可见上皮中有凹空细胞，为病毒感染细胞的组织病理学特征。电镜下见细胞核内有大量病毒颗粒。

（三）临床表现与诊断

喉乳头状瘤常见症状为进行性声音嘶哑，肿瘤较大者甚至失声，随着病变的发展，可出现喉鸣及呼吸困难，成人患者还可有咽喉异物感、咳血性痰等症状。

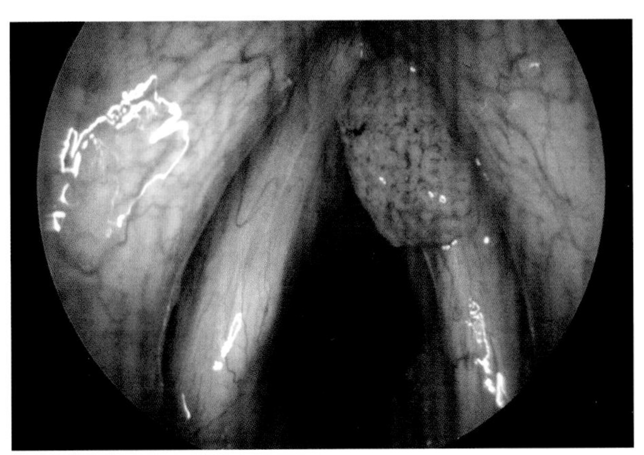

图 4-14-1　喉乳头状瘤成人型
adult-onset laryngeal papilloma

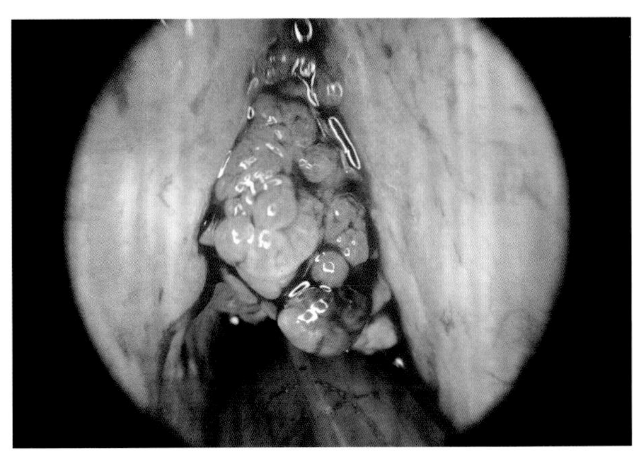

图 4-14-2　儿童喉乳头状瘤
juvenile laryngeal papillomatosis

喉镜下见肿瘤呈乳头状突起，基底宽窄不一，可带蒂，也可为广基，颜色灰白、淡红或暗红（图 4-14-1）。

根据症状和喉镜检查所见，诊断多无困难，病理检查可确诊。

（四）治疗

1. 外科治疗　以手术切除为主，现已广泛应用显微镜下支撑喉镜下用 CO_2 激光切除、气化瘤体，有准确、无出血、损伤小，无瘢痕、术后并发症少，缓解期长和气管切开率低等优点。术中应避免损伤喉部正常黏膜，不宜采用喉裂开等手术途径，要尽量避免行气管切开术，否则易引起肿瘤向气管内播散。喉显微切割钻也已广泛应用于呼吸道乳头状瘤的手术治疗，可缩短手术时间，减少并发症。

2. 辅助治疗　自体瘤疫苗、转移因子及干扰素治疗，但疗程长、疗效不确切，仍需进一步研究。

第二节　喉血管瘤

喉血管瘤（hemangioma of larynx）可发生于任何年龄。血管瘤可发生于全身各部位，特别好发于头颈部的鼻腔、口腔和咽腔，喉部不多见。良性血管瘤可分为毛细血管瘤和海绵状血管瘤两种病理类型，前者多见。

（一）病因

喉血管瘤的病因及机制尚未明确，有以下几种学说：① 遗传素质，可有头颈部等身体其他部位血管瘤的家族史；② 外伤压迫，如黏膜下血肿机化可形成纤维血管瘤；③ 炎症感染，致局部血流障碍，继发血管扩张；④ 不明原因。

（二）病理

光镜下见毛细血管瘤由小的薄壁毛细血管增生组成，血管由单层内皮细胞被覆，血管腔清楚

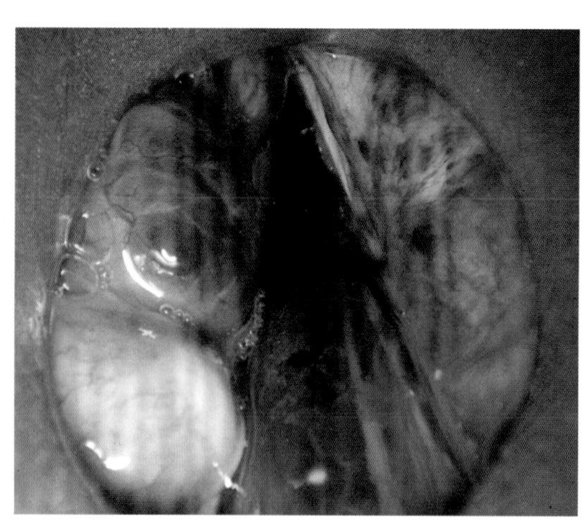
图 4-14-3 喉血管瘤
laryngeal hemangioma

可见，间以少量结缔组织。如结缔组织比例增加，则称为纤维血管瘤。海绵状血管瘤由扩张的薄壁血管组成，血管内皮细胞受压变扁平，血管腔内充满血液，并可见血栓形成。

（三）临床表现

1. 症状 喉血管瘤主要症状有声音嘶哑、咽喉异物感、吞咽困难等，还可出现咳嗽、咽喉痛、打鼾等症状，偶见咯血，肿瘤较大时可发生呼吸困难。需特别注意的是小儿声门下血管瘤，对生命威胁较大（详见喉先天性疾病）。

2. 检查 喉镜下见毛细血管瘤多位于声带和喉室，有蒂或无蒂，表面光滑，呈红色或紫色，大小不一。海绵状血管瘤瘤体颜色暗红，表面高低不平，呈弥漫状，广泛者可延及颈部皮下，隐现青紫色（图 4-14-3）。

（四）诊断与鉴别诊断

除症状及局部体征外，影像学检查有助于确定病变范围及特征。CT 常显示肿瘤内有密度不均匀的钙化灶，MRI 的 T_2 增强图像上可见与病变范围一致的高信号区域。一般不主张活检，以免发生大出血。

成人喉血管瘤应注意与血管性恶性肿瘤相鉴别，婴幼儿患者主要与喉部其他先天性疾病鉴别。

（五）治疗

如无症状，喉血管瘤可暂不处理，定期观察。如有经常反复出血，且肿瘤小而局限者，可考虑电灼术或 CO_2 激光手术切除。海绵状血管瘤内注射平阳霉素可抑制血管内皮细胞的增生，促使血管瘤消退。肿瘤较大，或反复出血严重者，应先作气管切开，在喉裂开术下切除肿瘤。

第三节 喉软骨瘤

喉软骨瘤（chondroma of larynx）罕见，好发年龄在 30 ~ 70 岁，男性发病率为女性的 3 ~ 5 倍。喉软骨瘤是由成熟透明软骨构成的良性肿瘤，可发生于任何一种喉软骨，但以发生于环状软骨后部及甲状软骨者较多，杓状软骨和会厌软骨等次之。发生于软骨体内的称为内发性软骨瘤，占绝大多数。还有少数发生于骨膜，向外突出，称为骨膜性软骨瘤。在瘤内如有骨质形成，则称为骨软骨瘤。

（一）病因

病因不明，有学说认为内发性软骨瘤的形成是由于生长软骨板的软骨细胞移行在不正常位置，这些不正常的软骨是在正常的软骨骨化后保留在骨骺端的，随骨髓生长再移行进入骨干。

（二）病理

1. 大体观 肿瘤多位于骨中央，呈浅蓝色，透明分叶状结构，其间有黄色的钙化和骨化，有黏液样变性的部位质较软。骨皮质内侧面有不规则的嵴突，骨膜面较光滑。

2. 显微镜下观　软骨瘤由透明软骨细胞及软骨基质构成。软骨细胞分化成熟，透明基质呈分叶状，可发生黏液样变性、钙化和骨化。

（三）临床表现与诊断

喉软骨瘤的临床症状和体征常不典型，视肿瘤的位置及大小而异。原发于喉内者，可逐渐出现声音嘶哑、喘鸣、吸气性呼吸困难和吞咽障碍。发生于喉软骨外者，喉外可出现坚硬肿块，随喉软骨活动，无压痛，增大可压迫喉返神经引起声音嘶哑，这类患者应与甲状腺肿瘤鉴别。

喉镜检查可见肿瘤成灰白色，表面光滑、坚硬，覆有正常或较薄的黏膜，基底较广。X线显示瘤组织阴影不连续，并可看到周围或中心呈点状或有骨化现象。CT示肿瘤边缘较清晰，内部可见突起的骨梁结构，此为软骨性肿瘤的特征性表现。确诊仍需组织病理学检查。

（四）治疗

肿瘤小无症状者，可暂不手术，定期随访。肿瘤较大者可采用喉裂开或甲状软骨外侧切开切除肿瘤，手术既要彻底，又要考虑保留喉功能。手术残留可导致肿瘤局部复发和恶变。如喉部软骨因被破坏失去支架作用，为预防喉狭窄，应在肿瘤切除后行喉重建术。

第四节　喉纤维瘤

喉纤维瘤（fibroma of larynx）来源于结缔组织，由慢性炎症或声带黏膜下血肿机化所致。

（一）病理

光镜下见纤维瘤由分化成熟的成纤维细胞组成，间质胶原纤维丰富，可见水肿及黏液样变性，血管较少。

（二）临床表现与诊断

纤维瘤多发生于声带前中部，也可见于声门下、喉室、室带及会厌，症状视纤维瘤发生的部位及大小而定。声带纤维瘤可有声音嘶哑，发生于声门区的巨大纤维瘤，可致喘鸣或呼吸困难。

喉镜下可见肿瘤外形似息肉，带蒂或广基，表面光滑，呈灰白色、淡红色或深红色，质地致密坚硬。

确诊依靠病理。

（三）治疗

以手术切除为主，小的纤维瘤可通过显微手术切除，巨大纤维瘤需在喉裂开术下切除。

第五节　喉神经鞘瘤

喉神经鞘瘤（neurilemmoma of larynx）源于神经鞘细胞，又称施万瘤（Schwannnoma）。

（一）病理

镜下特征为肿瘤性施万细胞增生，形成致密区和疏松区，两者交替相间。

（二）临床表现与诊断

1. 症状与体征　颈部舌下神经、迷走神经、喉返神经和交感神经等均可发生，早期不易发现。肿块边界清楚、光滑，中等硬度，与周围组织粘连较少。发自神经干中心者，可压迫神经，而出现相应的神经功能障碍或麻痹症状。发生于迷走神经、喉返神经者，可出现间歇性或持续性声音嘶哑。按压肿块可产生放射性咳嗽，还可有吞咽困难和呼吸不畅。

2. 喉镜检查 可见肿瘤多位于杓会厌襞后方或突入梨状窝，色淡红，表面光滑，有完整黏膜覆盖。

3. 确诊依靠病理检查。

（三）治疗

以手术切除为主。体积小者可通过显微手术切除，肿瘤大时多经颈外进路喉裂开或咽侧切开在黏膜下将肿瘤切除。术中应探察肿瘤与神经的关系，然后沿神经走行方向切开浅层组织，分离包绕肿瘤的神经束，直达肿瘤表面时，钝性剥出肿瘤。切忌将包绕肿瘤的神经束误认为是肿瘤，否则将造成永久性神经功能丧失。

第六节 喉神经纤维瘤

喉神经纤维瘤（neurofibroma of larynx）不多见。多为单发，也可伴发于全身性神经纤维瘤病。主要发生于中青年。

（一）病理

本质上也来源于施万细胞，是由受累的神经纤维、胶原纤维和施万细胞组成。长梭形神经纤维瘤细胞呈波浪状排列成束，施万细胞成漩涡状排列。与神经鞘瘤的区别在于：神经纤维瘤常无包膜，神经鞘细胞排列疏松，一般不成栅栏状排列，混有胶原纤维束，而且脂肪或皮肤附属器常包括于其中。

（二）临床表现与诊断

1. 症状与体征 喉神经纤维瘤可累及杓会厌襞、杓状软骨、声带和室带。症状有声音嘶哑，肿瘤大者可出现呼吸困难。

2. 喉镜检查 见肿瘤呈圆形或椭圆形，表面光滑、色淡红，质坚实，界限清楚。

3. 确诊依靠病理。

（三）治疗

主要手术切除，病变较小者可通过显微手术切除，病变较大者则需行喉裂开术或咽侧切开术。

第七节 喉淋巴管瘤

淋巴管瘤在头颈部的发病率较高，多见于舌、颊部及颌下，发生于喉部者很罕见。大多数淋巴管瘤在婴儿出生时即已存在，经过一段相当长的无症状期，在炎症、机械刺激等诱因的影响下，肿瘤增大，于青壮年期开始出现症状，借此可解释喉淋巴管瘤（lymphangioma of larynx）成人多见的临床现象。

（一）病理

可分为4型：① 毛细淋巴管瘤（capillary lymphangioma）；② 海绵状淋巴管瘤（cavernous lymphangioma）；③ 囊状淋巴管瘤（cystic lymphangioma）；④ 全身性淋巴管瘤（systemic lymphangioma）。喉淋巴管瘤以海绵状淋巴管瘤和囊状淋巴管瘤多见。

（二）临床表现

早期多无临床症状，肿瘤长大可有声音嘶哑、呼吸困难、吞咽障碍和喘鸣等。

喉镜检查见肿瘤呈海绵状，色灰白或淡红，基底宽广，触之有弹性，受压时瘤体可缩小。

（三）诊断与鉴别诊断

确诊依靠病理。肿瘤发生于喉部淋巴管较丰富的区域，如会厌、喉室及杓会厌襞等处。

本病主要需与血管瘤鉴别。婴幼儿期发病时还应与喉软化症、急性声门下喉炎和喉乳头状瘤鉴别。

（四）治疗

首选手术治疗，应根据肿瘤的部位和大小，选择支撑喉镜下或行喉裂开术切除肿瘤。激光治疗可最大限度保全发音及吞咽功能，对于肿瘤范围局限者可做首选。还可通过局部注射5-氟尿嘧啶、博来霉素等药物，使肿瘤体积缩小。

第八节　喉腺瘤

喉腺瘤（adenoma of larynx）为增生的腺体所构成，肿瘤生长缓慢，很少见。常见发生部位是黏液腺丰富的喉室、声门下或会厌。可自表面黏膜或深部腺体发生。

（一）病理

镜下见腺瘤由黏膜腺体组成。瘤细胞常似正常，腺体细胞无间质，由单层瘤细胞形成许多管状结构突入管腔，形成小乳头。管状结构彼此不连通，无一定排列方向，无器官样结构。

（二）临床表现与诊断

主要为声音嘶哑、咽喉异物感、吞咽疼痛等。肿瘤较大或发生于声带时，常出现呼吸困难。

喉镜检查见肿瘤表面光滑、广基、圆形、带蒂或无蒂；位于黏膜下者，从米粒大到鸡蛋大不等。

确诊依靠病理。应与喉癌鉴别。

（三）治疗

首选外科手术治疗，可通过显微手术切除肿瘤，必要时可做喉裂开术切除肿瘤。

（王　军）

第十五章
喉白斑与癌前病变
Laryngeal Leukoplakia and Precancerous Lesion

喉白斑（laryngeal leukoplakia）多发生于声带黏膜，又称声带白斑。声带白斑的发生发展与多种致病因素的长期作用有关，有一定的恶变倾向，因此临床上又被归为癌前病变（precancerous lesion）。“白斑（leukoplakia）”一词，即“white plaque”来源于希腊语，用于描述任何不易擦去的、非特殊病变（例如念珠菌感染）引起的黏膜白色病变。1877 年 Schwimmer 首次用“白斑”一词描述口腔黏膜不同部位的白色病变。1920 年 Pierce 首次报道了喉白斑病。1923 年 Jackson 首次提出喉白斑为癌前病变这一概念。但既往将声带白斑完全等同于癌前病变这一观点有失偏颇，声带白斑仅是一个临床诊断名词，其病理学类型差异较大。

本章将对声带白斑的病因，喉癌前病变的组织病理学分类标准，声带白斑的诊断、治疗策略及预后等进行概括，但其中一些观点仍存在争议，需要进一步研究、总结与归纳。

第一节　声带白斑的流行病学特征与病因

声带白斑多发生于男性患者，Bouquot 等对美国 Rochester 市人口中 1934—1984 年临床诊断喉白斑的病例进行统计，男性及女性发病率分别为 10.2/100 000、2.1/100 000。声带白斑患病年龄与其病理类型有一定关系，高龄男性可作为声带白斑恶变的高危危险因素进行考量。Isenberg 等统计，声带白斑首次活检中无异型增生、轻度或中度异型增生、重度异型增生 / 原位癌患者的平均年龄分别为 59.8 岁、63.8 岁、65.3 岁。笔者团队研究也观察到，声带白斑病理诊断为黏膜炎症或单纯增生患者的平均年龄为 50.2 岁，病理诊断为重度异型增生或原位癌患病年龄为 62.9 岁。

声带白斑的病因复杂，与刺激因素长期持续作用于声带上皮有关，包括长期吸烟、酗酒、病毒感染、吸入刺激性物质、发音损伤及反流等。吸烟对喉癌及癌前病变的作用已被多项研究证实，且与患者的吸烟量、持续时间等有关，酗酒会使喉癌发生的风险进一步增加，尤其是同时有吸烟及酗酒习惯的患者。Bouquot 等报道 108 例喉角化症患者中 84.3% 有吸烟史，35.2% 有酗酒史。笔者团队既往报道的 138 例手术治疗的声带白斑患者中，58.7% 患者存在吸烟嗜好，31.9% 患者嗜酒，26.8% 患者同时存在吸烟饮酒嗜好，但并未发现烟酒暴露程度与声带白斑病理分型间存在相关性。

2003 年 Lewin 等首次报道胃食管反流可能与喉异型增生及喉癌的发生相关。Simpson 等发现对声带白斑伴有咽喉反流的患者给予抗酸治疗，白斑黏膜可以完全恢复正常，推测酸性刺激和声带白斑之间存在一定关联。反流物中的胃酸、胃蛋白酶或其他消化液成分可能对声带黏膜产生慢性刺激使其发生异型增生甚至癌变。但反流因素是否为喉癌前病变及喉癌的独立危险因素仍有争议。

第二节 声带白斑的组织病理学与临床特征

声带白斑的组织病理学的改变包涵了从鳞状上皮增生、异型增生、原位癌到浸润癌的不同类型。

一、喉癌前病变的组织病理学分类

1959 年 Kleinsasser 首次提出喉癌前病变的系统分类，将其分为伴有不典型增生的角化和不伴有不典型增生的角化两种类型。1986 年 Friedmann 等根据宫颈癌模式将宫颈上皮内瘤变的概念引入喉癌前病变的分类，提出“喉上皮内瘤变（laryngeal intraepithelial neoplasia，LIN）”的概念，将上皮异型增生看作喉上皮病变发展的不同阶段。

目前对喉癌前病变的组织病理学分类主要包括以下 3 种：① 2005 年 WHO 分类；② 鳞状上皮内瘤变（squamous intraepithelial neoplasia，SIN）分类；③ Ljubljana 分类（squamous intraepitheliallesion，SIL 分类）。以上三种病理分类方法在命名、诊断标准等方面均不同，三者之间无明确的对应关系，其近似关系见表 4-15-1 所示，可供参考。

表 4-15-1 喉癌前病变的组织病理学分类方法及比较

WHO 异型增生分类（2005）	SIN 分类（1989）	Ljubljana 分类（1999 年）（SIL 分类）
鳞状上皮单纯增生	鳞状上皮单纯增生	鳞状上皮过度增生（良性）
轻度异型增生	轻度异型增生（SIN1）	基底层和副基底层增生（良性）[a]
中度异型增生	中度异型增生（SIN2）	不典型增生（潜在恶性）[b]
重度异型增生	重度异型增生 / 原位癌（SIN3/CIS）[c]	
原位癌		原位癌（恶性）

注：SIL：squamous intraepitheliallesion（鳞状上皮内病变）；SIN：squamous intraepithelial neoplasia（鳞状上皮内瘤变）；CIS：carcinoma in situ 原位癌

[a] 基底 / 副基底细胞增生在组织学上可能类似轻度异型增生，但前者在概念上为良性病变，后者则为低级别的癌前病变；[b] 危险上皮，接近中重度异型增生；[c] 提倡 SIN 分类者认为应把重度异型增生和原位癌归于同一级别

2005 年 WHO 分类是目前应用最多的组织病理学分类标准，它根据上皮异型增生程度进行分级，一定程度上反映病变的生物学行为（图 4-15-1，表 4-15-2）。具体分级为：鳞状细胞（单纯）增生、轻度异型增生、中度异型增生、重度异型增生、原位癌。

1. 正常声带黏膜　为非角化鳞状上皮，上皮分层排列有序，细胞分化成熟。

2. 鳞状上皮单纯增生　细胞数量增多，上皮增厚可被覆以明显的角质层，但无细胞异型性变化。

3. 异型增生　组织结构紊乱伴细胞异型性改变。

（1）轻度异型增生：是指组织结构紊乱局限于上皮下 1/3 处，细胞的不典型性变化轻微。

（2）中度异型增生：组织结构紊乱延伸至上皮中 1/3。

（3）重度异型增生：组织结构紊乱超过上皮 2/3，合并细胞不典型性改变。

（4）原位癌：全层或近全层细胞结构紊乱伴有明显的细胞不典型性改变。

但此分类标准，仍然是根据形态学的改变依靠检查者的主观评价进行诊断，不同病理医师甚至同一病理医师对同一样本的诊断可重复性低。近年来，喉癌前病变及喉癌中蛋白或基因的差异性表达，即生物标记物的研究为预测喉癌前病变的恶变潜能提供了新的手段。

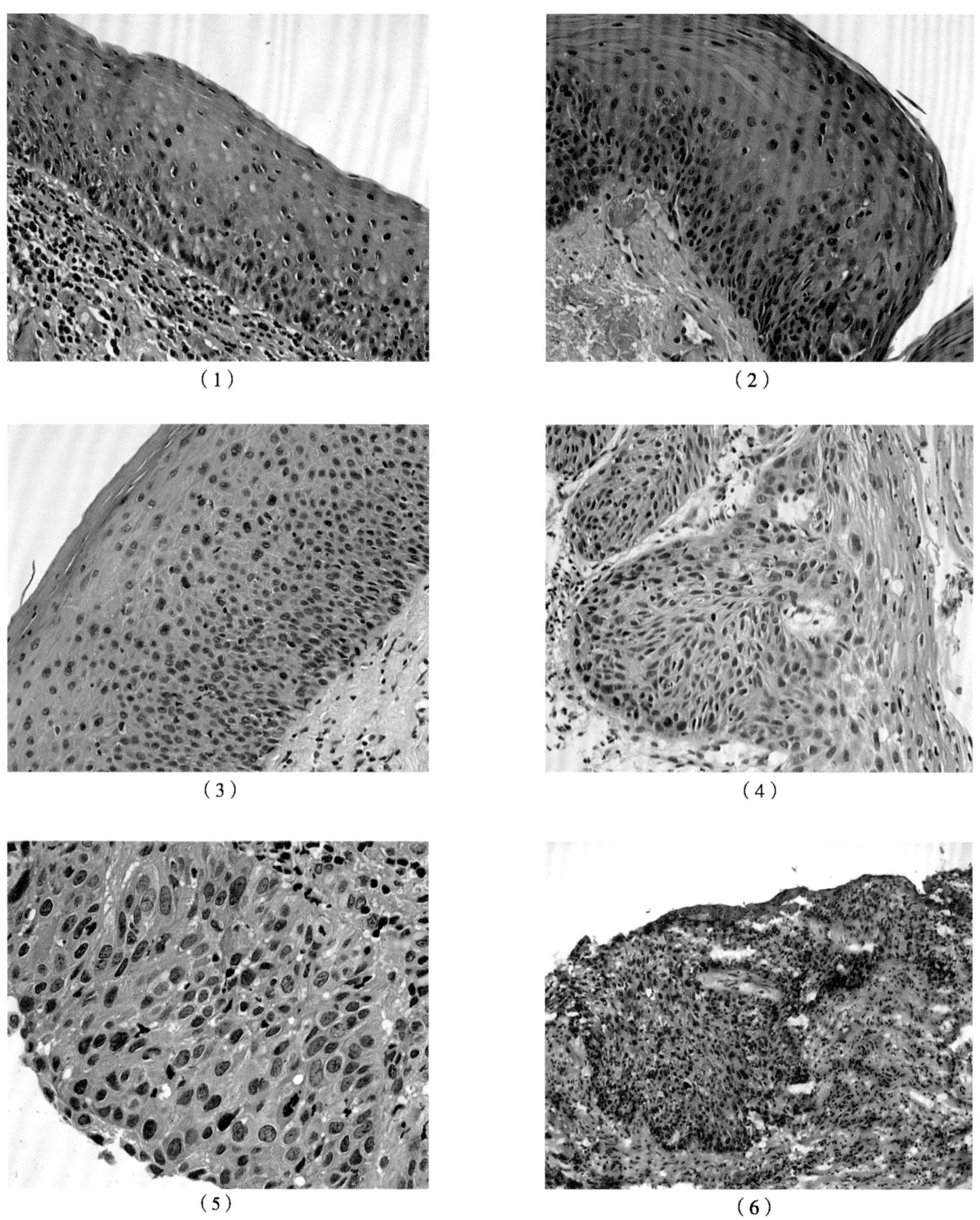

图 4-15-1 声带白斑的典型病理分类（HE 染色）
histopathological features of vocal fold leukoplakia，HE
（1）正常喉鳞状上皮（normal laryngeal epithelium），×20 （2）轻度异型增生（mild dysplasia），×20
（3）中度异型增生（moderate dysplasia），×20 （4）重度异型增生（severe dysplasia），×20
（5）原位癌（CIS），×40 （6）浸润癌（invasive squamous carcinoma），×10

表 4-15-2　异型增生的判断标准

组织结构	细胞学
上皮分层不规则	核大小异常（核增生不均）
基底细胞极向消失	核形状异常（核多型性）
滴状（上皮）网状钉突	细胞大小异常（细胞增生不均）
核分裂数量增加	细胞形状异常（细胞多型性）
浅表层核分裂异常	核 - 浆比增大
单个细胞的早熟性角化（角化不良）	核大小增加
（上皮）网状钉突内可见角化珠	不典型核分裂相
	核仁的大小和数量增加，着色加深

二、组织病理学特征与转归

声带白斑的病理组织特征差异较大，在临床诊疗过程中需要着重辨别。综合文献报道，临床诊断为喉白斑病的活检或手术样本中，超过 50% 的比率为鳞状上皮单纯增生或炎性改变，部分存在上皮异型增生、少部分为浸润癌。Isenberg 等回顾分析了 136 例声带白斑患者的 208 个活检样本，分别有 53.6%、33.5%、15.2% 上皮为无异型增生、上皮轻度或中度异型增生、上皮重度异型增生或原位癌。Gallo 等对 259 例喉角化症患者的病理检查结果统计发现，55.2% 为单纯增生伴角化。笔者团队对 138 例全身麻醉支撑喉镜下声带白斑手术标本的组织病理特征进行分析，鳞状上皮单纯增生或慢性炎症占 61.6%，轻度、中度、重度异型增生或原位癌分别占 13.0%、7.2%、10.9%，浸润癌占 7.2%。

部分声带白斑存在恶变潜能，恶变率从 2% ~ 74% 不等，恶变风险随异型增生程度的增加而升高。由于目前的研究多为单中心、小样本的回顾性研究，因此不同报道结果差异较大。Weller 等经 Meta 分析统计 940 例喉癌前病变的患者，总体恶变率为 14%，重度异型增生为 30.4%、轻 / 中度异型增生为 10.6%。另一项 Meta 分析显示轻度异型增生的癌变率为 0% ~ 41.7%，中度异型增生的癌变率为 0% ~ 48.0%，重度异型增生或原位癌的癌变率为 19.4% ~ 64.7%，也呈现出相同的趋势。由于各研究的随访时间不同，声带白斑恶变时间报道也同样存在较大差异，Weller 等报道恶性转化时间为 1.8 ~ 14.4 年（平均 5.8 年）。一些研究报道，恶变患者中超过一半发生在首次活检后 2 ~ 3 年间。

需要指出的是，仅根据异型增生的程度并不能准确预测评估喉癌前病变的恶变风险，一些轻度异型增生也会转化为癌，而一些严重的异型增生可能保持稳定状态或可以消退。有研究发现，3.7% 组织学上不伴异型增生的角化者最终进展为癌，提示不伴异型增生的角化也并不完全是“良性”的，仍需定期随访。喉黏膜上皮恶性的转变还与危险因素的刺激有关，特别是吸烟及饮酒等因素。

三、临床表现与诊断

由于声带白斑中既有良性（炎症）病例，又有癌前病变或癌变病例存在，因此在治疗前需要对声带白斑良恶性及恶变倾向做出一个初步界定，结合患者年龄特征、烟酒刺激、咽喉反流等因素、内镜下病变特征等进行综合评估，避免对良性病变的误诊及对具有恶性潜能病变的漏诊，提高诊断的准确性，为治疗方案的制订提供依据。

1. 症状　声带白斑患者常常以声音嘶哑为首发症状就诊，主要表现为波动性嘶哑、咽喉部刺激感、咽痛和（或）慢性咳嗽等。

2. 喉镜检查（图 4–15–2）

（1）（纤维）喉镜检查：为临床诊断的常规应用方法，镜下病变形态表现各异，病变范围或局限于声带前端，或遍布声带全长；可以是白色斑、片状弥漫生长，也可呈现为边界清晰的白色增厚黏膜，或被覆不规则外生性白色疣状物。一些病变也可表现为溃疡样或合并红斑。

（2）近年来频闪喉镜、窄带成像内镜、自体荧光内镜等技术的应用有助于对声带白斑性质进行进一步的辨别。

1）频闪喉镜：通过频闪喉镜下声带黏膜振动变化的观察，可以为进一步排除或筛查癌前病变或早期浸润癌提供依据。频闪喉镜下黏膜波的异常减低可以作为判断上皮病变的严重程度的参考指标之一。Djukic 等研究发现，97% 的重度异型增生以上的病变频闪喉镜下出现黏膜波减低，对于这类病例可以进一步活检确诊。笔者团队研究也显示，随着声带白斑病变异型增生程度增加，声带黏膜波振动有明显减低趋势。黏膜炎症或单纯增生的声带黏膜波 68.5% 近正常，中、重度以上异型增生的声带黏膜波约 80.0% 明显减低或消失。

2）窄带成像技术：是应用滤光器过滤内镜光源所发出的红蓝绿光波中的宽带光谱，仅用窄带光谱观察上皮黏膜下血管的形态。窄带成像内镜应用此项技术可以提高喉癌前病变和早期癌诊断的敏感性及特异性。

3）自体荧光内镜：应用在外来激发光作用下肿瘤组织及癌前病变组织自体荧光波谱不同的原理进行评估。研究发现，自体荧光内镜在检测喉黏膜改变上较正常白光模式敏感性及特异性更高。

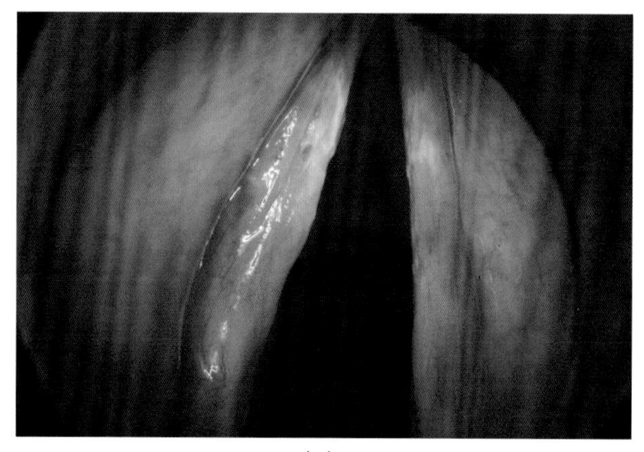

（1）

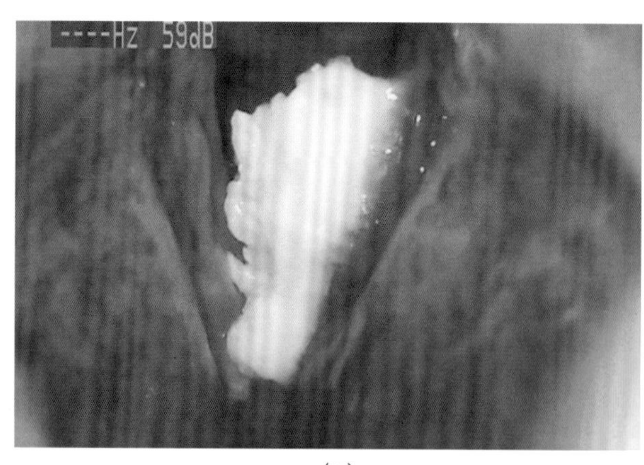

（2）

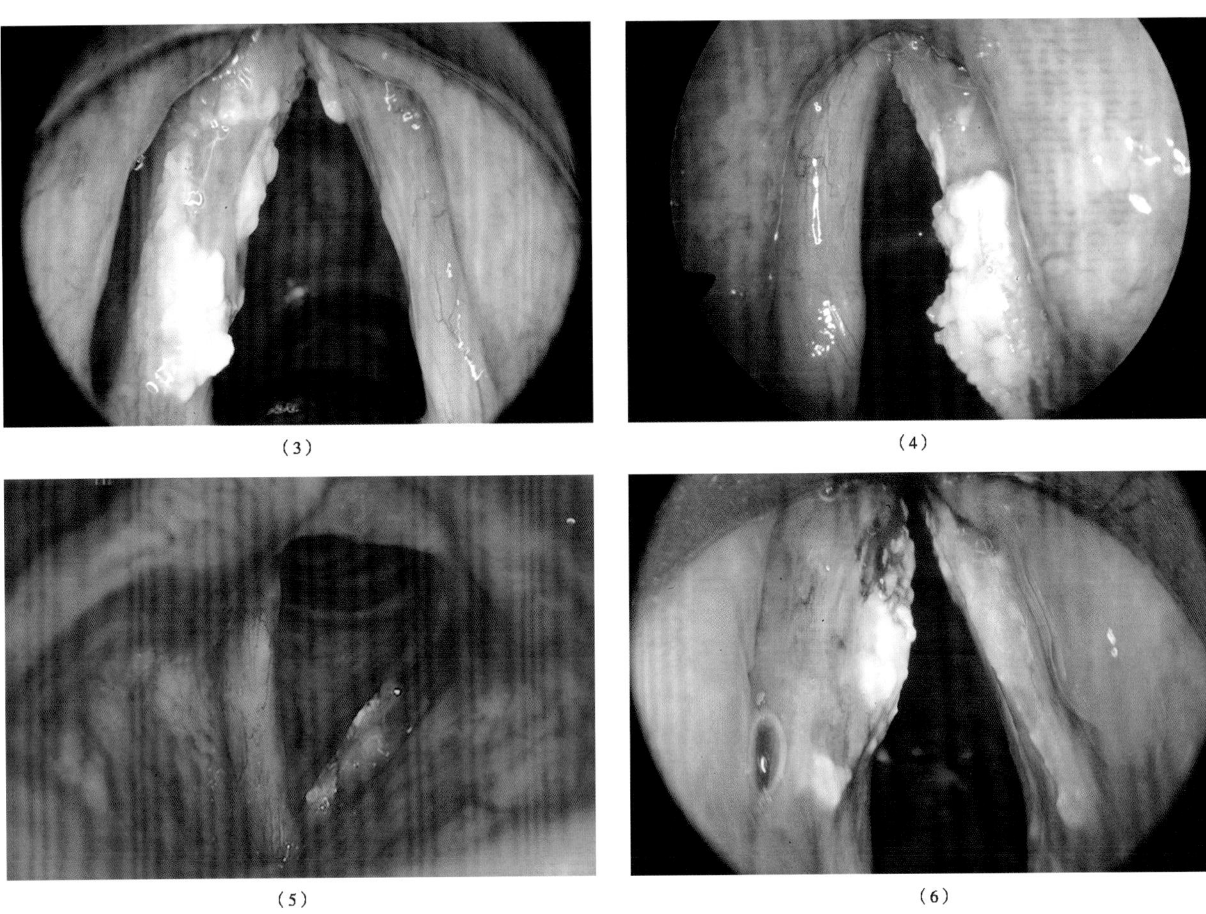

(3) (4) (5) (6)

图 4-15-2　声带白斑喉镜表现
laryngoscopy view of vocal fold leukoplakia
(1) 声带白斑（鳞状上皮增生伴角化）(vocal fold leukoplakia with hyperkeratosis and hyperplasia)
(2) 声带白斑（轻中度异型增生）(vocal fold leukoplakia with mild to moderate dysplasia)
(3) 声带白斑（轻中度异型增生）(vocal fold leukoplakia with mild to moderate dysplasia)
(4) 声带白斑（中度异型增生）(vocal fold leukoplakia with moderate dysplasia)
(5) 声带白斑（重度异型增生）(vocal fold leukoplakia with severe dysplasia)
(6) 声带白斑（左侧高分化鳞癌，右侧重度异型增生）(laryngeal leukoplasia, severe dysplasia of the right vocal fold and carcinoma of the left vocal fold)

四、治疗

声带白斑的治疗策略尚未达成一致的共识。控制诱发因素，是目前学者们一致推荐的，如严格戒烟，必要时抗反流治疗。声带白斑的治疗选择包括观察性等待（observational waiting）、手术切除等。部分声带白斑属于炎症或单纯的鳞状上皮增生性改变，并非真正病理意义上的癌前病变或癌，这类患者可选择保守治疗或控制易感因素、随访观察，无需手术处理。对异型增生明显的癌前病变，例如高级别异型增生，需进行切除性活检并密切随诊。轻度异型增生患者由于恶变率相对较低，可选择观察性等待或重复活检；对于重度异型或原位癌等高恶变风险病变则需要及时外科治疗切除病变，并需要密切随诊；对中度异型增生患者的生物学行为及预后存在争议，对其选择保守观察或手术治疗争议较大。

外科治疗方式的选择基于准确的组织病理学诊断。对可疑病例活检时，为保证诊断的准确性，避免局部活检可能导致的病理学诊断偏差，建议采取病变切除性活检（excisional biopsy）。手术治疗推荐应用激光或冷器械切除病变，根据组织病理学特征（鳞状上皮单纯增生或慢性炎症，异型增生或原位癌）选择病变上皮切除、声带部分切除（Ⅰ型~Ⅱ型）。多数学者认为，声带白斑的治疗中 CO_2 激光切除较传统冷器械手更具有优势。Dispenza 等一项前瞻性研究，应用冷器械进行切除，低级别异型增生的复发率为13%，中度异型增生患者复发率接近29%。他们建议对低级别异型增生选择Ⅰ型（上皮下）声带切除，中度异型增生或复发的低级别异型增生的病例选择Ⅱ型（声韧带下）声带切除。Minni 等应用 CO_2 激光对轻度异型增生患者进行Ⅰ型声带切除的复发率为12%，对中度异型增生患者进行Ⅰ型和Ⅱ型声带切除的复发率分别为8% 及0%。

其他形式的治疗包括光动力治疗和放射治疗。放射治疗在声带白斑治疗中应用较少，一般喉癌前病变不建议应用放射治疗。光动力治疗疗效的现有数据很有限。还有一些研究提示，应用药物或天然物质治疗喉异型增生可能会降低恶性转化的危险性。

五、结果与预后

喉异型增生复发较常见，复发率达46.4%。由于声带白斑组织病理学差异较大，恶性转化时间离散度较大，跨度较长，很难制订出个性化、适当的随诊时间。2010年，由80名英国病理学家及耳鼻咽喉科医师提出的共识，对随诊策略及处理提出的一些建议可以作为参考。

1. 随诊策略与危险度评估

（1）高危病变（high risk lesions）：① WHO 分类为重度异型增生或原位癌（Ljubliana 分类为不典型增生或原位癌）；或②轻度或中度异型增生伴以下一项或多项：a. 持续吸烟；b. 持续嘶哑；c. 内镜下病变明显。

（2）低危病变（low risk lesions）：轻度或中度异型增生且病变不明显或嘶哑不明显或不吸烟者。

2. 随诊时间

（1）高危患者：随诊应与喉癌 T_1 相同：第1年每1个月1次，第2年每2个月1次，第3年每3个月1次，第4~5年每6个月1次。

（2）低危患者：至少随诊6个月。之后，可在嗓音变化或其他可疑症状出现时就诊。对于低危患者，一些临床医师认为最少（规律）随诊2年。

总之，声带白斑的病因复杂，临床特征及病变形态各异，其组织病理学改变包涵了从良性到恶性的一系列异质性的改变。目前对其病因、命名、组织学分类、治疗策略、预后等还有很多方面尚未达成一致，建立多中心合作研究及前瞻性研究是未来探索的方向。

（徐　文）

第十六章
喉部恶性肿瘤
Malignant Tumors of Larynx

第一节　喉鳞状上皮癌

喉鳞状上皮癌（laryngeal squamous epithelium cancer）是仅次于肺癌的呼吸道第二高发癌，约占全身肿瘤的 1%～5%，据 WHO 的 2012 年癌症报告，全球男性喉癌新增人数：138 102，发病率平均水平为 3.9/10 万。全球女性喉癌新增人数：18 775，发病率平均水平为 0.5/10 万。2012 年全球男性喉癌死亡人数：73 261，平均水平为 2.0/10 万。2012 年全球女性喉癌死亡人数：10 115，平均水平为 0.2/10 万。

喉癌的发病率世界范围内差异较大，我国喉癌发病率、死亡率远低于世界平均水平。总的来说：我国北方发病率高于南方，城市高于农村，男性高于女性。喉癌的发病年龄多见于 50～70 岁。

（一）病因

喉癌的发生机制尚未明了。随着分子生物学的发展，已从分子水平对肿瘤的发生有了深入的认识。自 Huebner（1969）首次提出癌基因以来，已发现 100 多种癌基因和抑癌基因。喉癌的发生与癌基因的扩增和过度表达以及抑癌基因 *p53*、*p16* 等的失活有关。喉癌的发生是一个多因素综合作用的结果，常见的喉癌发生的危险因素如下。

1. 吸烟　吸烟与喉癌的发生的关系已在一系列流行病学研究中得到了肯定。据文献报道，约 80%～90% 喉癌患者有长期（平均 15 年以上）吸烟史，且半数以上每天平均 15 支以上。一般来说，吸烟者患喉癌的危险度是不吸烟者的 3～39 倍。但吸烟导致喉癌的确切机制还不清楚，一般认为，烟中的主要致癌物质多环芳烃进入人体后在体内芳烃羟化酶的作用下被激活为终致癌物，然后再与细胞中的大分子物质（DNA、RNA 及蛋白质）共价结合，从而使细胞中的相关基因发生变异。因此，长期吸烟使喉黏膜上皮细胞内被激活的致癌物质增多，在多种其他因素的协同作用下，最终导致癌变。

2. 饮酒　饮酒也是喉癌的一种独立危险因素。饮酒与吸烟不同的是其对喉癌发生的影响随喉癌原发部位而不同，对声门上癌危险度为 4.3，而声门癌为 2.1。虽然许多研究认为饮酒与喉癌的关系不如吸烟明显，但近来研究发现，酒精长期摄入会损伤喉黏膜上皮，可使维生素 B_2 缺乏，影响免疫球蛋白的合成，从而抑制免疫功能，尤其是饮酒并吸烟者，会加速癌变。

3. 性激素　喉癌发病有明显的性别差异。喉是第二性征器官，也被认为是性激素的靶器官。喉癌的发生是否受睾酮的影响，国内外均在探索。实验证明，血清睾酮水平在三期喉癌患者中明显升高，与健康对照组间有显著的差异。但喉癌的发生和发展，是否受性激素，尤其是睾酮的影响，国内外仍争论不一。

4. 环境与职业因素　环境与职业因素对喉癌的影响一直引起国内外学者的关注。研究认为，接触石棉、芥子气、铜、铝、铬及镍等的工人，发生喉癌的风险高，并与接触的时间长短明显相关。近年来随着工业的发展，城市中喉癌的发病率明显高于边远农村，这足以说明环境污染与喉癌发病的关系。

5. 微量元素及维生素 微量元素在一些生物活动中，通过金属蛋白的激活或抑制发挥着生物活性。研究认为金属阳离子与核酸相互作用，影响基因配对和组合，从而导致细胞癌变。对喉癌患者全血 10 种微量元素的检测发现，低镁、高镍很可能是喉癌的发病因素之一。

6. 生物学因素 人类乳头状瘤病毒（HPV）感染是喉癌的一个病因，HPV 可能通过引起 *p53* 的表达改变从而促进喉癌的发生。幽门螺杆菌在喉癌的发病中也可能起重要的作用，可能通过对黏膜的破坏而使得其他危险因素（如吸烟及饮酒等）更易促进黏膜上皮的癌变。

喉癌的前期病变：多数学者认为喉角化症（包括白斑病和厚皮病）及成人喉乳头状瘤是癌前病变。喉角化症最多见于声带，黏膜表面呈白色斑块状隆起或点状白色角化物，有癌变倾向。其他病变如慢性增生性喉炎及声带任克水肿等是否作为喉的癌前病变有待进一步研究。

其他因素如离子射线、遗传因素、精神因素等与喉癌的发生可能有一定关系。

（二）组织病理学特征

原发性喉恶性肿瘤中鳞状细胞癌约占 98%。喉鳞状细胞癌根据浸润程度可分为早期癌和浸润性癌。原位癌（carcinoma in situ）是最早期的喉癌，病变仅局限于上皮层，基底膜完整。原位癌突破上皮基底膜可在固有层内形成浸润癌巢。喉癌可发生于喉内所有区域，但以声门型喉癌（glottic carcinoma）最为多见，约占 60%；声门上型喉癌（supraglottic carcinoma）次之，约占 30%；声门下型喉癌（subglottic carcinoma）极为少见。但在我国北方某些地区则以声门上区癌为主。

喉癌根据大体病理学特征又分为：① 溃疡浸润型：肿瘤略向黏膜表面突出，可见向深层浸润的溃疡，溃疡边缘不齐，界线不清，其肿瘤实际的侵犯范围常比术前所见的病变要大；② 菜花型：肿瘤呈外突状生长，形似菜花，边界不清，一般不形成溃疡；③ 结节或包块型：肿瘤表面为不规则结节或球形隆起，多有较完整的被膜，很少形成溃疡，少数瘤体过大，基底小而下坠；④ 混合型：兼有溃疡和菜花型的特点，表面高低不平，常有较深的溃疡。

（三）临床表现

喉癌的症状以声音嘶哑、呼吸困难、刺激性咳嗽、吞咽困难和颈部淋巴结转移为主，有时伴咽异物感、口臭及少量咯血等。然而上述症状视喉癌原发部位不同而各具特点，有时缺乏特异性，易与一些常见的咽喉部疾病如咽炎及喉炎等混淆，易造成误诊和漏诊。

1. 声门上型喉癌 声门上型喉癌早期多无任何症状，当病变发展到一定程度时，才出现明显的症状。

（1）咽喉部异物感：声门上型喉癌患者，多以咽喉部异物感及不适感为早期症状。

（2）咽喉部疼痛：多为肿瘤向深层浸润生长或肿瘤发生溃疡的表现。开始时仅在吞咽时有不适或疼痛，随着肿瘤的发展，喉痛可为持续性，且向同侧耳部放射。

（3）声音嘶哑：仍是大多数声门上区喉癌患者的主要症状。声音嘶哑的出现，可能肿瘤发展到声带，也可能为以下原因：① 肿瘤侵及室带，向下挤压喉室和声带；② 肿瘤下坠阻塞声门；③ 声带血液回流障碍，声带水肿。

（4）呼吸困难：多为声门上型喉癌的晚期症状。出现呼吸困难的原因主要是：① 肿瘤体积大，堵塞喉入口；② 肿瘤坠入声门；③ 肿瘤侵及声带或声带不能外展而使声门狭窄；④ 喉黏膜的水肿。

（5）其他：① 喉部饱满：常表明肿瘤已发展到喉外及侵及带状肌，或会厌前间隙已广泛受累；② 吞咽困难：表明肿瘤广泛侵及舌根或下咽部；③ 痰中带血：肿瘤表面溃疡，多为少量咯血；④ 颈部包块：表明颈部淋巴结转移发展到相当程度。

2. 声门型喉癌

（1）声音嘶哑：是声门型喉癌的首发症状。声门型喉癌好发于声带游离缘的前、中 1/3 交界处，随着病情的发展而进行性加重，甚至失声。

（2）呼吸困难：声门型喉癌另一常见症状。声门是呼吸道最狭窄的部位，故声门癌发展到一定程度，呼吸道狭窄、声带运动受限制会出现喉阻塞。

（3）其他症状：晚期可有喉痛、痰中带血或颈部淋巴结转移。还可因穿破环甲膜、环状软骨及甲状软骨而出现喉前包块。

3. 声门下型喉癌　因病变部位比较隐蔽，早期症状多不明显。直到肿瘤生长到相当程度，发生声门下阻塞而出现呼吸困难，或因侵及声带而出现声音嘶哑，也可有痰中带血、颈部包块等症状。声门下型喉癌患者常以呼吸困难为首发症状而就诊。

4. 跨声门癌　跨声门癌（transglottic cancer）是近年新提出尚在讨论中的一种喉癌的类型。国际抗癌联盟（UICC）和美国抗癌联合委员会（AJCC）以及最近修订的 TNM 分类法中（2010）仍将喉癌分为声门上癌、声门癌、声门下癌三种类型。Robert（1936）最早描述这种喉癌，并指出其原发部位是喉室。Mcgavran（1961）首先提出“跨声门癌”的定义，为肿瘤在喉室深部组织内上下扩展。Ogura（1977）则认为跨声门癌有包括声带在内的两个解剖亚区受肿瘤侵及者。Kirchner（1977）的判断标准是除了肿瘤在垂直方向超出喉室外，还伴有声带固定。

连续切片观察，跨声门癌以广泛浸润声门旁间隙为特点。肿瘤在黏膜下浸润扩展，而黏膜表面可相对完整；肿瘤可经声门旁间隙向外侵及甲状软骨板和外下方的环甲膜，向前经前连合腱浸润甲状软骨，向后达梨状窝。肿瘤在声门旁间隙向外发展，受软骨、弹力圆锥、韧带的限制。膜性组织屏障仅在一定程度上限制肿瘤的生长扩散。而喉软骨架具有较强的抗肿瘤的能力，主要体现在软骨膜上。缺乏软骨膜的前连合腱处，肿瘤易经此入侵甲状软骨。软骨的骨化部分形成骨小梁，有小的骨髓腔和血管易被肿瘤入侵。

跨声门癌临床表现为：① 以声音嘶哑为首发症状，病程长，缓慢加重；② 肿瘤位于喉室上、下深部黏膜，并沿黏膜下浸润扩展，早期不易发现，且活检较为困难；③ 病变发展到一定程度易出现持续性呼吸困难，常需做气管切开。

5. 喉癌的分级和分期　根据肿瘤的生长范围和扩散的程度，按国际抗癌协会（UICC）TNM 分类方案（2010）如下。

（1）解剖分区

1）声门上区：① 舌骨上会厌（包括会厌尖，舌面，喉面）；② 杓会厌襞，喉面；③ 杓状软骨；④ 舌骨下会厌；⑤ 室带。

2）声门区：① 声带；② 前连合；③ 后连合。

3）声门下区

（2）TNM 临床分类

原发肿瘤（T）：

T_x 原发肿瘤不能估计

T_0 无原发肿瘤证据

T_{is} 原位癌

声门上型：

T_1 肿瘤限于声门上 1 个亚区，声带运动正常

T_2 肿瘤侵犯声门上 1 个亚区以上、侵犯声门或侵犯声门上区以外（如舌根黏膜、会厌谷、梨状窝内壁黏膜），无喉固定

T_3 肿瘤限于喉内，声带固定，和（或）下列部位受侵：环后区、会厌前间隙、声门旁间隙、和（或）伴有甲状软骨局灶破坏（如：内板）

T_{4a} 肿瘤侵透甲状软骨板和（或）侵及喉外组织。（如：气管，包括舌外肌在内的颈部软组织，带状肌，甲状腺，食管）

T_{4b} 肿瘤侵及椎前间隙，包裹颈总动脉，或侵及纵隔结构

声门型：

T_1 肿瘤侵犯声带（可以侵及前连合或后连合），声带运动正常

T_{1a} 肿瘤限于一侧声带

T_{1b} 肿瘤侵犯两侧声带

T_2 肿瘤侵犯声门上或声门下，和（或）声带运动受限

T_3 肿瘤局限于喉内，声带固定和（或）侵犯声门旁间隙，和（或）伴有甲状软骨局灶破坏（如：内板）

T_{4a} 肿瘤侵透甲状软骨板或侵及喉外组织（如：气管，包括舌外肌在内的颈部软组织，带状肌，甲状腺，食管）。

T_{4b} 肿瘤侵及椎前间隙，侵及纵隔结构，或包裹颈总动脉

声门下型

T_1 肿瘤限于声门下

T_2 肿瘤侵及声带，声带运动正常或受限

T_3 肿瘤限于喉内，声带固定

T_{4a} 肿瘤侵透环状软骨或甲状软骨板，和（或）侵及喉外组织（如：气管，包括舌外肌在内的颈部软组织，带状肌，甲状腺，食管）。

T_{4b} 肿瘤侵及椎前间隙，侵及纵隔结构，或包裹颈总动脉

6. 临床分期

表 4-16-1　喉癌的临床分期

临床分期	T	N	M
0 期	T_{is}	N_0	M_0
Ⅰ期	T_1	N_0	M_0
Ⅱ期	T_2	N_0	M_0
Ⅲ期	T_3	N_0	M_0
	T_1，T_2，T_3	N_1	M_0
ⅣA 期	T_{4a}	N_0，N_1	M_0
	T_1，T_2，T_3，T_{4a}	N_2	M_0
ⅣB 期	任何 T	N_3	M_0
	T_{4b}	任何 N	M_0
ⅣC 期	任何 T	任何 N	M_1

（四）诊断

喉癌的诊断主要依靠病史和体征，此外必要的辅助检查也十分重要。对较长时间（达 3 周以上）的声音嘶哑，尤其是年龄在 40 岁以上患者，应进行仔细的喉镜检查。对咽喉不适、异物感、疼痛及刺激性咳嗽者，也应做常规喉镜检查，并对可疑病变尽快活检。

喉癌的疗效很大程度上取决于早期诊断。要达到早期诊断，须从多方面、多途径努力。如肿瘤普查：对高发人群、高危人群进行筛查。采用间接喉镜检查、纤维喉镜检查、频闪喉镜检查或直接喉镜检查，并注意喉慢性疾患及癌前病变的随访。对慢性喉炎、喉角化症、喉白斑、喉乳头状瘤等，应采取密切随访、早期处理原则。对于不明原因的咽喉部不适、声音嘶哑，患者本人应提高警惕，及时就医。医务人员则应加强随诊意识，以防漏诊。

1. 一般检查　包括喉外形及颈部淋巴结检查。病程的早期喉外形正常，晚期因肿瘤侵犯甲状软骨，可引起喉外形改变，甲状软骨左右推动时与颈椎间摩擦音的消失。颈部淋巴结的触诊在喉癌的诊断中很重要，一般应按顺序检查两侧颈部淋巴结有无肿大，特别注意颈内静脉淋巴结链及气管前淋巴结。喉癌的常见淋巴结转移部位在胸锁乳突肌前缘或深层的颈总动脉分叉处。

2. 辅助检查

（1）喉镜检查（图 4-16-1 ~图 4-16-4）

1）间接喉镜检查：临床上最基本的方法。

2）直接喉镜检查：仍是目前喉检查的重要方法之一，可弥补间接喉镜的不足，并可在检查的同时进行活检。

3）纤维喉镜检查：有呼吸困难者应慎用，必要时气管切开后再进行。

4）频闪喉镜检查：对早期声带癌的诊断有一定价值。通过频闪喉镜观察声带振动情况，观察声带黏膜的细微活动，而做出诊断。

5）窄带成像内镜：NBI 内镜通过识别黏膜表面微细血管形态变化提高对喉癌诊断的敏感性和喉部病变诊断的正确率，从而增强内镜在喉癌术前诊断和术后随访中的作用。

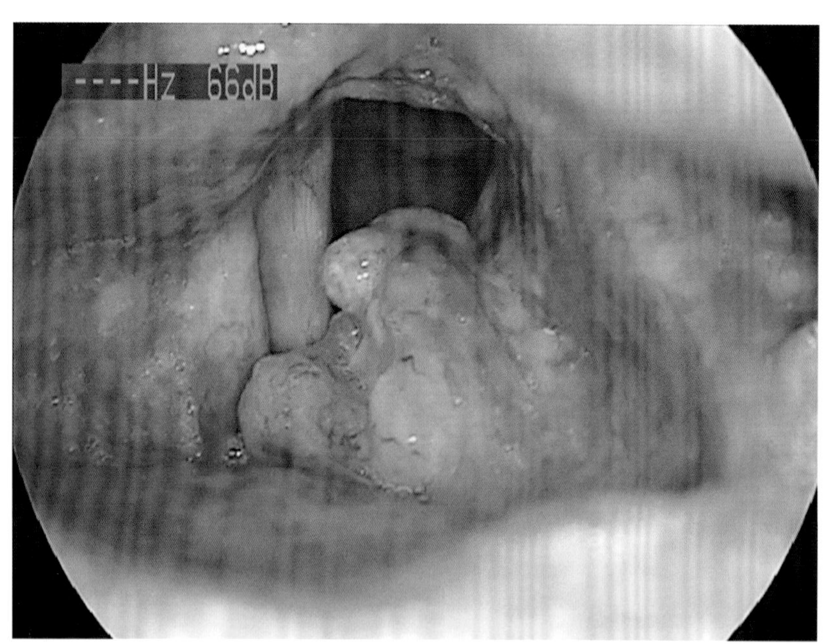

图 4-16-1 声门上型喉癌
supraglottic carcinoma

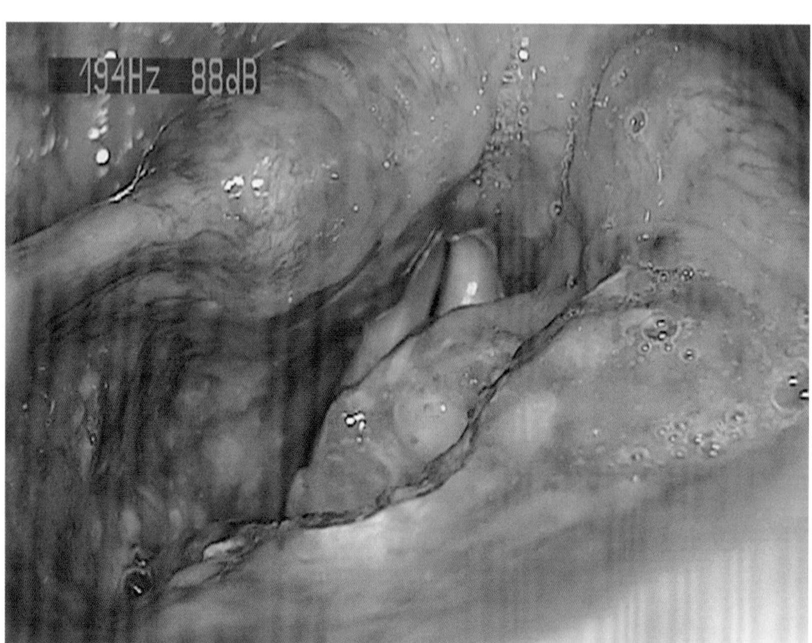

图 4-16-2 声门上型喉癌
supraglottic carcinoma

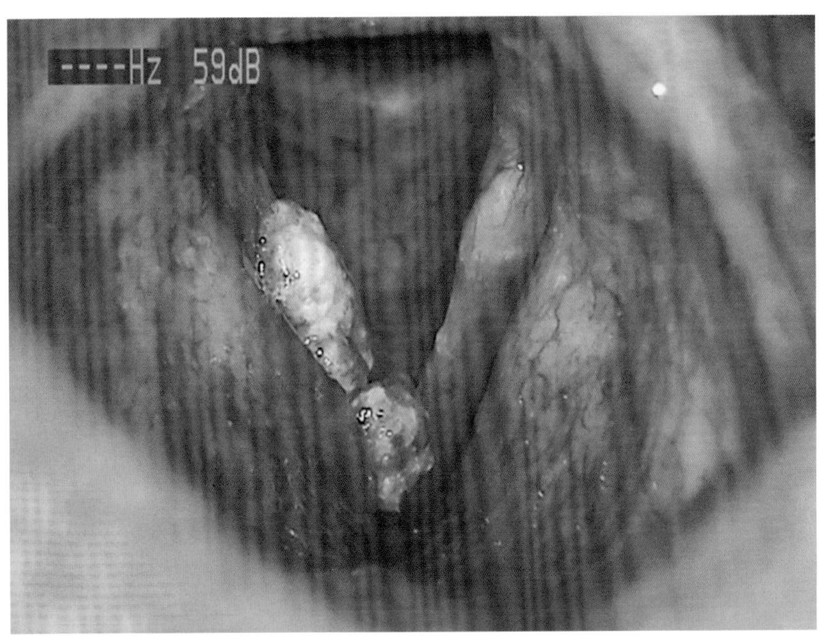

图 4-16-3　声门型喉癌
glottic carcinoma

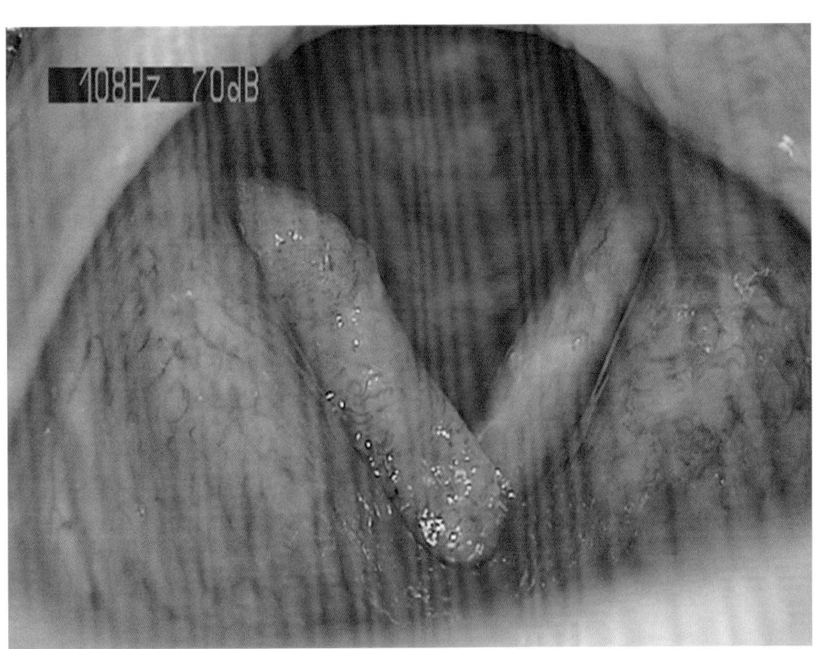

图 4-16-4　声门型喉癌
glottic carcinoma

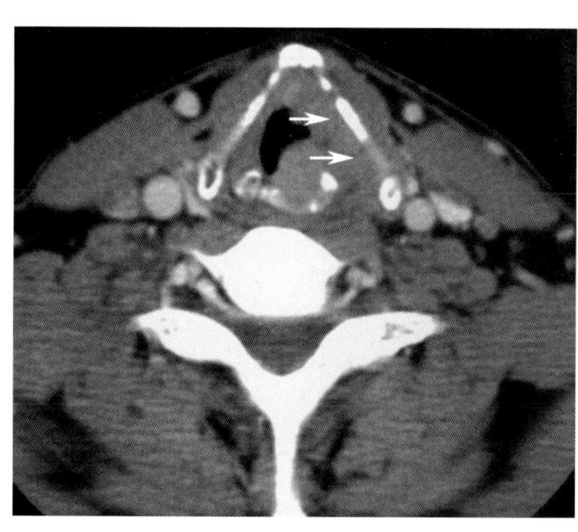

图 4-16-5 CT 示晚期喉癌声门旁间隙受累和甲状软骨破坏
CT scan of laryngeal carcinoma with paraglottic space and thyroid cartilage involved

（2）组织病理学检查：喉癌的定性诊断主要依赖于组织病理学检查，包括活体组织学和细胞学检查：①活体组织检查为喉癌确诊的手段，可根据实际情况及条件，在喉镜下钳取活组织进行病理学检查；②脱落细胞学检查是在喉镜下用特制的喉刷刷取肿瘤表面的脱落细胞，然后进行涂片、染色、镜检。但有较高的假阳性和假阴性，临床上较少应用。

（3）影像学检查：为了解肿瘤侵袭的部位和范围，需做喉部的影像检查，包括：喉侧位片、造影、CT 扫描等。CT 扫描对肿瘤的位置、大小、软骨是否受侵、会厌前间隙、声门旁间隙等深部结构的受侵情况可进行较为详细的了解（图 4-16-5）。应注意由于甲状软骨的钙化、骨化极不规则，在 CT 上和肿瘤的破坏常不易区别。此外，CT 对颈部淋巴结转移也有诊断意义。

（4）磁共振检查：磁共振对软组织的分辨率比 CT 扫描高，在了解喉癌的侵及范围、颈部及上纵隔的淋巴结转移方面优于 CT 扫描。

（5）放射性核素诊断：用亲肿瘤的放射性制剂，使其选择性浓聚于肿瘤组织，而呈现放射性热区。常用的有亲肿瘤放射性制剂如 ^{67}Ga、^{169}Yb、^{111}In、^{99m}Tc 等，其标记的亲肿瘤药物如博来霉素发生射线，注射后喉癌病变区有较多的浓聚，用摄像术可以显示。

发生于声带或室带的肿瘤，一般容易诊断。而原发于喉室的肿瘤由于部位隐蔽，早期发现比较困难，及至发展到声带固定时，尚看不到肿瘤，常被误诊为声带麻痹、慢性喉炎、功能性失声等。因此，当发现一侧声带运动受限或固定，尤其是室带表面膨隆者，应及时行 CT 扫描。CT 扫描往往可显示一侧喉室变形或消失，声门旁间隙有团块影，梨状窝变浅或消失。

（五）鉴别诊断

1. 声带息肉　可为单侧或双侧，表面光滑呈灰白色或半透明状。

2. 喉白斑　发生于声带表面的黏膜上皮增生性病变，呈白色斑块样。本病有癌变倾向，应随诊观察或行早期干预治疗。

3. 喉结核　多有不同程度的咽喉痛，肺部多有结核病史。好发于声带后部、杓状软骨、后连合、会厌喉面，喉镜下见黏膜弥漫性充血、肿胀，病变处可有表浅糜烂。需病理与喉癌鉴别。

4. 喉乳头状瘤　成年人病变多单发，一般发生于声带，活动不受限。

5. 喉淀粉样变　病因不明。多为喉部单发性疾病，表现为单发或多发结节，或黏膜弥漫性增厚，常主要累及喉室及声带，少数病例可累及声门下和气管，甚少出现声带固定。需病理与喉癌鉴别。

6. 喉梅毒　梅毒瘤好发于喉的前部，易溃烂，坏死后形成无痛溃疡。喉部轻微痛，有性病史。喉部组织病理检查可确诊。

7. 其他　喉返神经麻痹、环杓关节炎有时也可误诊为喉癌，故应加以鉴别，此外喉癌还应和呼吸道硬结病、气管内或喉内异位甲状腺、喉气管囊肿及喉软骨瘤相鉴别。

（六）治疗

和其他恶性肿瘤一样，喉癌的治疗手段包括手术、放射治疗、化学治疗及免疫治疗等，目前多采用以手术为主的综合治疗。

1. 手术治疗　为治疗喉癌的主要手段。其原则是在彻底切除肿瘤的前提下，尽可能保留或重建喉的功能，以提高患者的生存质量。喉癌的手术包括喉全切除术和各种喉部分切除术。随着对喉癌肿瘤生物学特性认识的不断深入，综合治疗手段及外科技术也出现了日新月异的发展，引领喉癌的治疗理念从追求整体器官的扩大切除向着根治肿瘤的前提下尽量保留喉功能逐步转变，在根治肿瘤提高生存率的同时，尽可能提高患者的生存质量，喉功能保留正逐步成为喉癌治疗的核心和关键。

喉癌常有颈淋巴结转移，为此颈淋巴结清扫是喉癌手术的重要组成部分。特别是声门上型喉癌，颈淋巴结转移率高达 55%，N_0 病例的颈淋巴结隐匿性转移率为 38%。故除了对临床上触及颈淋巴结肿大的病例应行颈淋巴结清扫术外，对 N_0 的声门上型喉癌，应行分区性颈淋巴结清扫术。

2. 放射治疗

（1）单纯放射治疗：主要适应于：① 早期声带癌，向前未侵及前连合，向后未侵及声带突，声带运动良好；② 位于会厌游离缘，比较局限的声门上区癌；③ 全身状况差，不宜手术者；④ 晚期肿瘤，不宜手术治疗的各期病例，可采用姑息性放射治疗。

（2）术前放射治疗：目的是使肿瘤缩小，癌细胞活力受到抑制，更有利于彻底手术切除。对病变范围较广，累及喉咽且分化程度较差的肿瘤，常采用放射治疗加手术的方式。

（3）术后放射治疗：① 原发肿瘤已侵至喉外或颈部软组织；② 多个颈淋巴结转移或肿瘤已侵出淋巴结包膜；③ 手术切缘十分接近瘤缘（小于 5mm）或病理证实切缘有肿瘤残留者可采用术后放射治疗。

3. 化学治疗　喉癌中 98% 左右为鳞状细胞癌，常对化学治疗不太敏感，虽然近年来化学治疗有一定的进展，但在喉癌的治疗中仍不能作为首选治疗方法。

4. 生物治疗　近十几年来，随着分子生物学、细胞生物学、肿瘤免疫学的发展，使肿瘤生物治疗可能成为肿瘤治疗的第四种方式。生物治疗主要包括：生物反应调节和基因治疗。

（七）预后

喉癌是常见的头颈部恶性肿瘤。许多因素与喉癌的预后相关，如 TNM 分期、治疗方案选择、患者全身情况、肿瘤组织学分型、术后康复情况等。肿瘤体积、声带运动度以及各种解剖部位（如：声门旁间隙、前连合、对侧声带、杓状软骨、喉室等）是否受累，并不是决定疾病预后的主要因素，但与手术术式的选择和术后患者的生活质量密切相关。

第二节 下咽癌

下咽癌（hypopharyngeal carcinoma）又称喉咽癌，常被作为一种喉的肿瘤来讨论，这是因为喉与下咽解剖上关系邻近的原因。

下咽癌较少见，年发病率为 0.17/10 万 ~ 0.80/10 万，占头颈部恶性肿瘤的 1.4% ~ 7.0%，占全身恶性肿瘤的 0.5%。其主要病理类型为鳞状细胞癌，多发生于梨状窝区（70% ~ 80%），其次为下咽后壁区（5% ~ 22%），环后区少见。下咽癌好发年龄为 50 ~ 70 岁，梨状窝癌和下咽后壁区癌多发于男性，而环后癌多见于女性。男女比例约为 10：1。

（一）病因

下咽与喉的解剖毗邻及组织来源相似，其发病原因也存在相似性。

1. 吸烟　下咽癌患者多有长期大量嗜烟酒史，Carpenter 报道 96% 的下咽癌患者有吸烟史，93% 的长期饮酒史。

2. 饮酒　酒精能刺激黏膜，诱发黏膜上皮营养不良，降低其免疫力。且饮酒者多伴有吸烟，酒能促进烟的致癌作用。

3. 其他　病毒感染、放射线、遗传因素、某些维生素及微量元素、缺铁性贫血以及机体免疫功能低下等都与下咽癌的发生有关。

（二）病理与生长扩散特点

下咽癌 95% 以上为鳞状细胞癌，56% ~ 71% 的肿瘤细胞分化较差。由于发生区域不同，下咽癌的生长与扩散存在差异。

1. 梨状窝癌　多呈浸润生长，易于黏膜下广泛扩展。有学者对梨状窝癌进行连续切片研究，并将其分为内壁型、外壁型、内外壁型及浅表扩展型等。梨状窝癌位于外侧壁者常早期侵及甲状软骨后部，向外可穿过甲状软骨或环甲膜侵及甲状腺，亦可绕过甲状软骨后缘侵及喉外组织或甲状腺，甲状软骨被累及常提示梨状窝尖部受累。内壁者常向喉内侵犯，造成患侧声带固定。梨状窝癌向上扩展可侵及舌根部，亦可及扁桃体；向下累及梨状窝尖，很少侵及颈段食管。

2. 环后癌　多呈结节状，临床上早期患者少见。肿瘤原发于后壁者多局限于后壁；而原发于前壁者易侵及环杓后肌和环状软骨，进而侵犯甲状腺和气管，并常侵及梨状窝。晚期侵及下咽全周、颈段食管和喉返神经。环后癌易转移至气管周围和颈深下淋巴结群。

3. 下咽后壁癌　多沿后壁向上、下扩展及向后浸润，较少环形扩展累及侧壁。早期病变多为红色，肿瘤发展增厚、外凸，中央可有边缘不整齐的溃疡；肿瘤常于黏膜下广泛扩散，向上侵入口咽及鼻咽，直接侵及颈椎和颅底者少见；向下侵入环后区；多发癌灶约占 17%。淋巴结转移多为咽后区淋巴结、颈内静脉淋巴结，双侧转移者为 10%。

（三）临床表现

1. 症状

（1）异物感及咽痛：下咽癌患者早期可伴有咽部异物感，吞咽时觉有食物黏附感。病情发展则出现咽喉疼痛。梨状窝或侧壁的癌肿多为单侧咽痛，多能指出疼痛的部位。癌肿侵及软骨或软组织时，则疼痛加剧，有时可放射至耳部。

（2）吞咽及呼吸困难：梨状窝癌或环后癌侵及梨状窝尖、食管入口或肿瘤直接阻塞咽腔可引起吞咽困难，而肿瘤压迫阻塞喉前庭或环后癌侵及双侧环杓后肌或环杓关节时则出现呼吸困难。

（3）声音嘶哑：梨状窝或环后癌侵及喉内肌、环杓关节、喉返神经时会出现声音嘶哑。

（4）呛咳：声带麻痹、下咽水肿或肿瘤阻塞咽腔，唾液或食物易误入气管而引起呛咳，进食时尤甚。

（5）其他：晚期肿瘤患者累及颈部大血管时可导致严重咯血。晚期患者会有贫血、消瘦、衰竭等恶病质表现。

2. 体征

（1）咽喉部征象：常见下咽上区、梨状窝或下咽后壁隆起的菜花状或溃疡型病变，环后区和梨状窝尖病变则不易窥见。

（2）颈部肿块：常早期出现，有时为首发症状，以单侧为多见。肿块多位于胸锁乳突肌前缘深面、颈中或下部，质地硬，无痛。

（四）诊断

下咽癌患者缺乏早期特异性症状，易误诊为慢性咽炎或咽异感症，确诊时已是晚期。因此，对年龄在 40 岁以上，出现咽部异物感或咽部疼痛者，尤其伴有颈部淋巴结肿大者，应仔细检查，明确诊断。

1. 颈部检查 肿瘤压迫或侵及喉部时可有喉体增宽或不对称。环后受侵则表现为喉、气管向前膨隆明显，左右推挤喉部时摩擦感消失，一侧或两侧颈部可触及质硬肿大的淋巴结。

2. 内镜检查 纤维喉镜检查可明确咽喉部受累的情况和咽喉的功能。对于杓会厌襞肿胀、梨状窝积液或食物残渣潴留者应行直接喉镜检查，以明确梨状窝尖、环后区病变情况。食管镜检查则可了解食管受累与否，受累程度及发现可能存在的第二原发癌，并同期进行取活组织检查。

3. 影像学检查

（1）钡剂透视或造影摄片：除发现杓区或环后区椎前软组织局部增厚、表面高低不平外，可见局部腔壁僵硬，腔内充盈缺损或闭塞，如有食管上端侵犯，可见气管后椎前软组织增厚，造影见管腔不规则狭窄。

（2）CT 检查：CT 能很好地显示癌肿浸润程度和范围，对会厌前间隙的受累和甲状软骨、杓状软骨的破坏显示清晰。梨状窝癌的 CT 征象有梨状窝实质性团块、甲状软骨和颈部软组织不对称、杓状软骨移位、同侧环甲间隙增宽、甲状软骨断离等。环后癌则主要表现为环后软组织不对称，使气管和喉移位等，下咽后壁癌则见下咽后壁软组织变厚。CT 对颈部淋巴结转移诊断有一定的帮助，其准确率约为 84%（图 4-16-2）。

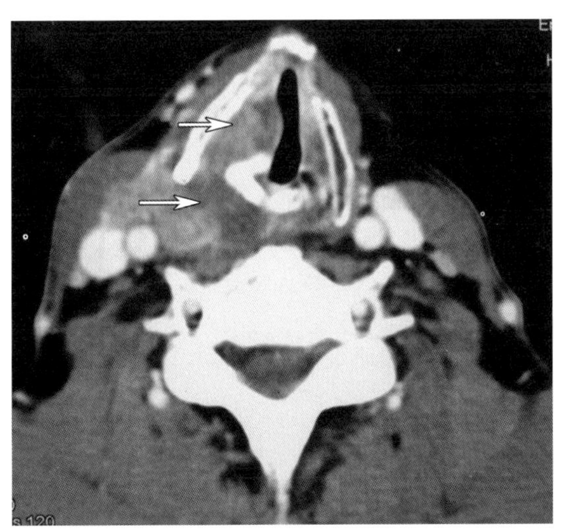

图 4-16-2 CT 示梨状窝癌侵犯甲状软骨
CT scan of pyriform sinus carcinoma with thyroid cartilage involved

（3）MRI 检查：对肿瘤的累及范围及周围组织的情况优于 CT。对颈转移灶的诊断较 CT 准确。准确率约为 92%。

4. 病理检查　病理检查是确诊的主要依据，根据病理检查中细胞分化程度可估计预后。

（五）治疗

采取手术、放射治疗及化学治疗等综合治疗。根据肿瘤的范围采取不同的手术方式。肿瘤累及喉部，需同时行喉切除。有颈部淋巴结转移者，需行颈淋巴结清扫。根据肿瘤切除后缺损的情况，采用带蒂皮瓣、肌皮瓣、胃上提、结肠代食管等进行修复，术后辅以放射治疗或化学治疗。

手术可切除的肿瘤分成两类：早期肿瘤（T_1，N_0；小 T_2，N_0）、不需要全喉切除术的患者以及晚期可切除肿瘤（T_1，N+；$T_{2\sim4a}$，任何 N）、需要全喉切除术的患者。NCCN2010 指南认为早期患者可选手术或放射治疗。对于只行根治性放射治疗（无化学治疗）的患者，手术可用于清除颈部残留的病灶。对于颈部完全缓解的患者，接下来需要进一步观察。较晚期肿瘤（T_1，N+；$T_{2\sim3}$，任何 N）的患者需要全喉切除术加部分或者全部咽切除，除了参与包括功能评估在内的多学科临床研究外，有 3 种治疗方法：① 诱导化学治疗，如果完全缓解可加用根治性放射治疗；如原发灶部分缓解可加用同步放射、化学治疗；如果诱导化学治疗后疗效还不及部分缓解时选用手术治疗；② 手术切除病灶与颈部清扫术，如术后病理有不良预后因素时加用放射治疗或化学、放射治疗；③ 同步化学治疗 / 放射治疗。其中诱导化学治疗为指南 1 类推荐。

（六）预后

下咽癌的总的生存率是 35%～40.1%，淋巴结转移的出现与否对预后有着明显的意义。据报道有颈部淋巴结转移的患者有 20%～25% 的在就诊时已发生了远处转移。早期的下咽后壁癌（Ⅰ、Ⅱ期）如没有淋巴结转移，可具有很好的预后。相反，梨状窝癌即使很小时就可能已经有了淋巴结转移。大多数死于早期梨状窝癌的患者往往发生了颈部的复发，这可能因为这些患者已经有颈部的微转移，却逃离了放射治疗或颈部淋巴结清扫术的治疗。环后癌发现时往往已是晚期病变，已经扩展到气管旁，出现食管旁和（或）纵隔淋巴结转移，因而预后很差。

（于振坤　龚单春）

第十七章
喉切除术后嗓音康复
Vocal Rehabilitation Following Laryngectomy

喉功能手术的开展在根治肿瘤基础上，借助各种修复手段，使无数患者术后发音功能得以保留，大大地提高了生存质量。喉全切除术后，言语功能的丧失对生活质量的影响有时甚至比生存本身更为重要，患者术后可通过食管发音、气管食管发音重建及人工喉等方法最终获得“新声”。

第一节　喉功能术后嗓音康复

一、声带切除术

如前所述，CO_2 激光声带切除术在癌前病变及早期声门癌治疗中独具优势，根据病变范围采取声带部分切除、声带完全切除或声带扩大切除等不同方式，通过手术可以阻断恶性发展趋势、根治肿瘤，同时最大程度地保留发声功能。

1974 年 Hirano 提出声带由被覆层 – 体层两个振动器组成，其间为过渡层，声带任何层次的损伤均会引起不同程度的发声障碍。Keilmann 等认为，支撑喉镜下 CO_2 激光声带切除较传统的颈外进路声带切除术后发音功能保全好。Okamura 等（1987）通过动物实验观察声带创面的愈合过程，认为即使声带黏膜被广泛切除，术后声带仍可恢复术前轮廓，恢复时间决定于黏膜损伤程度。徐文、韩德民等（2007）对 140 例早期声门癌及癌前病变患者应用 CO_2 激光行声带不同层次的切除治疗后嗓音功能进行研究，结果发现声带上皮切除及声韧带切除术后，声带体层完整、振动的主体存在、声带轮廓正常，通过上皮的部分再生及与对侧声带共同振动仍可获得良好的发音质量，并无明显并发症出现（图 4–17–1，图 4–17–2）。

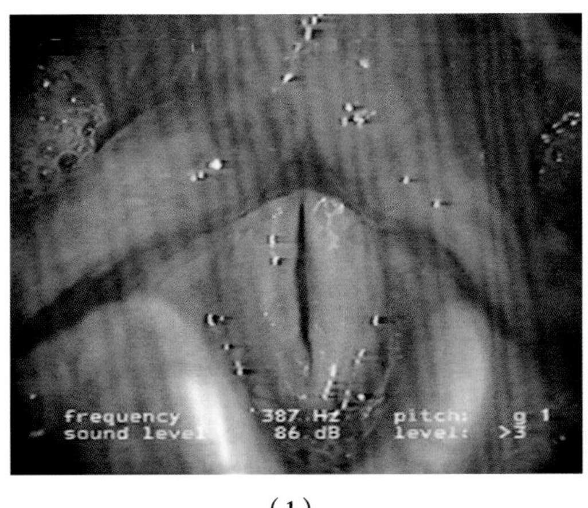

（1）

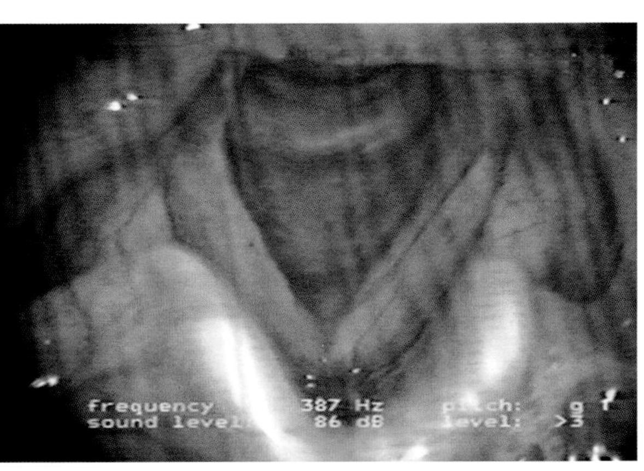

（2）

图 4–17–1　右声带上皮切除术后 1 个月
one month after right subepithelial cordectomy
（1）发音相（phonation）（2）吸气相（inspiration）

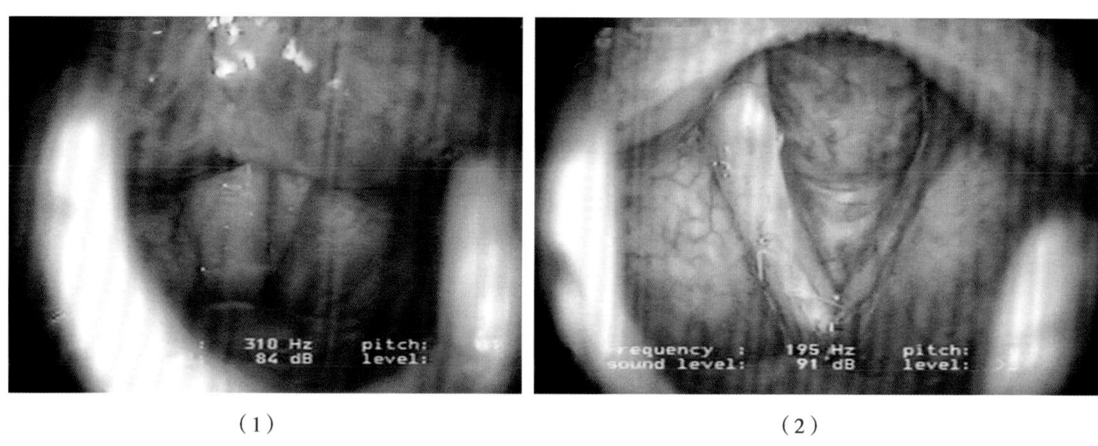

（1）　　（2）

图 4-17-2　左声韧带切除术后 3 个月
three months after left subligamental cordectomy
（1）发音相（phonation）（2）吸气相（inspiration）

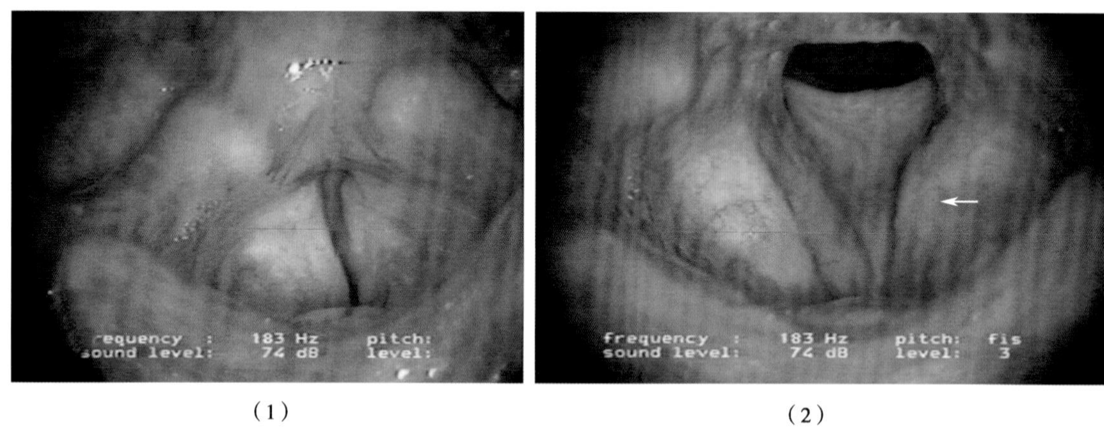

（1）　　（2）

图 4-17-3　左声带完全切除术后 9 个月
nine months after left complete cordectomy
（1）发音相：左室带黏膜振动参与发声（phonation）（2）吸气相：左室带增生肥厚（inspiration）

Ⅲ ~ Ⅴ型声带切除术，术后声带正常振动模式被破坏，但由于喉部软骨支架及神经肌肉协调的完整性得以保留，配合声门上结构代偿发音，最终仍可获得良好的发音效果（图 4–17–3）。

二、喉部分切除术

喉部分切除术（partial laryngectomy）在根治肿瘤的基础上，借助各种修复手段，通过修复体与喉残余结构的共同作用，使喉癌患者术后发音功能得以保留，生存质量提高。

（一）喉水平部分切除术

理论上喉水平部分切除术（horizontal partial laryngectomy）去除喉声门上部分，对正常发音功能似乎无明显影响。徐文、韩德民等（2001）对 93 例喉部分切除术（28 例喉水平部分切除、35 例喉垂直部分切除、30 例 3/4 喉部分切除）患者发音特点进行研究，结果发现，声门上喉部分切除后，伴随喉前庭结构的消失，在吞咽反射过程中喉的保护作用依靠声门结构来代偿。由于声带

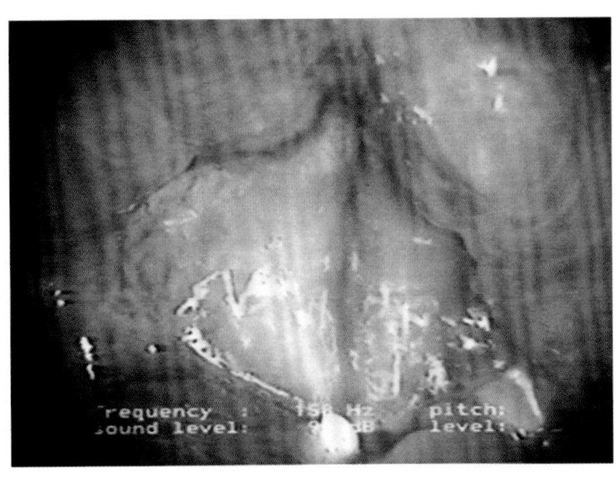

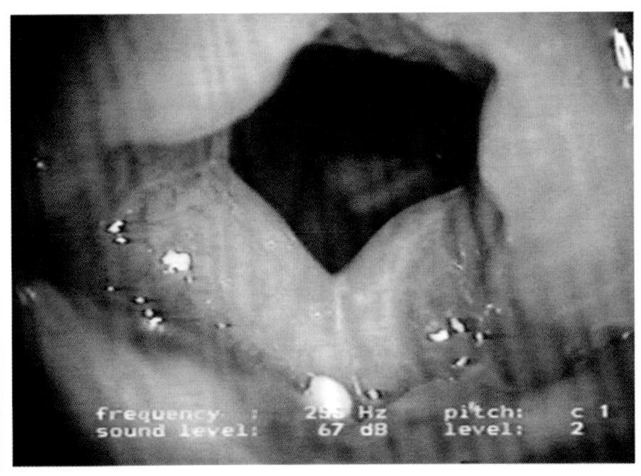

（1）　　（2）

图 4-17-4　喉水平部分切除术后频闪喉镜像
stroboscopic view of a patient with horizontal partial laryngectomy
（1）发音相（phonation）（2）吸气相（inspiration）

表面黏膜增厚，黏膜波振动异常粗大，导致振动的稳定性减低，发音时噪声成分增加（图 4–17–4）。同时由于术后喉部上提、声道缩短，F2、F3 共振峰频率明显提高。

（二）喉垂直部分切除术

喉垂直部分切除术（vertical partial laryngectomy）术后为防止误吸、保证发音、恢复呼吸道功能，需要进行声门修复重建，应用最多的修复体为邻近肌肉、黏膜、软骨膜、软骨瓣。Blaugrund 研究认为，重建声门理想组织为含有血管的带蒂肌瓣，不仅以足够的体积填充术后声门缺损，其黏滞性可以等同于自然的喉结构。目前效果较佳的为有黏膜被覆的肌瓣，以胸骨舌骨肌瓣较为多见。

理论上，患侧的修复体与健侧声带共同作用振动为术后发声的理想状态，但笔者研究发现，多数喉垂直部分切除术患侧修复体平面与正常声带平面垂直高度存在差异，因此发声时以修复肌瓣及与其接近的对侧声门上区黏膜组织（室带及杓区黏膜、会厌根部等）为主体，挤压振动发声，而健侧声带并未参与振动发声（图 4–17–5）。由于室带含有大量腺体且无肌肉支持，不能主动收缩，振动稳定性差，因此室带的振动属于被动性、无规律的黏膜颤动，使发声质量受影响。

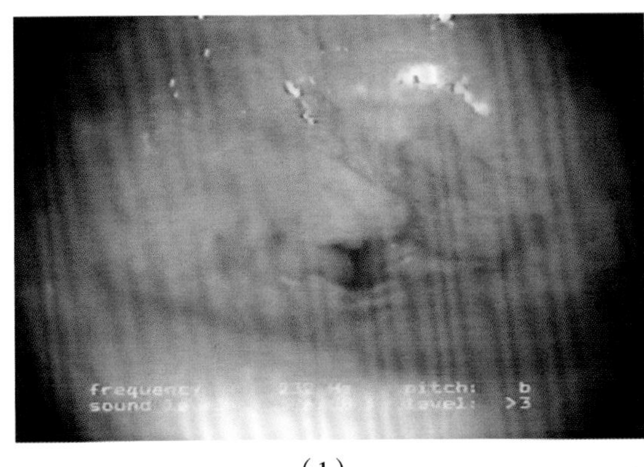

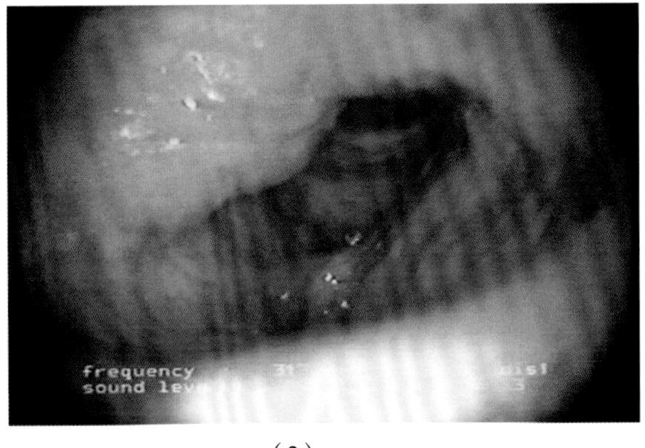

（1）　　（2）

图 4-17-5　左垂直部分喉切除术后频闪喉镜像
stroboscopic view of a patient with left vertical partial laryngectomy
（1）发音相左侧修复肌瓣与对侧声门上区黏膜组织挤压发声（phonation）（2）吸气相（inspiration）

（三）喉 3/4 部分切除术

笔者发现，喉 3/4 部分切除术（horizontal–vertical partial laryngectomy）术后，发声时以患侧修复体与健侧杓区代偿增生的黏膜为主体振动发音或以患侧修复体与健侧声带为主体振动发音。喉 3/4 切除术后发音的稳定性及谐波能量优于喉垂直部分切除，但无统计学差异。3/4 喉切除发音质量略优的原因可能是因为术后患侧修复体位置更接近于健侧声带平面。在笔者的研究中，13.3% 的患者修复用的胸骨舌骨肌瓣相对较薄，在保证其修复填充作用的同时具有良好的振动特性，健侧声带可直接参与振动发声，获得较好的发音效果（图 4–17–6）。

总之，喉部分切除术后，喉部残余结构与修复体作为发声振动主体，修复体与残余结构的相对位置及二者协调性对发音质量的影响较修复体特性更为重要。在修复过程中应充分考虑修复体位置、特性及与机体的代偿功能的协调性，以最大限度恢复患者发音功能。

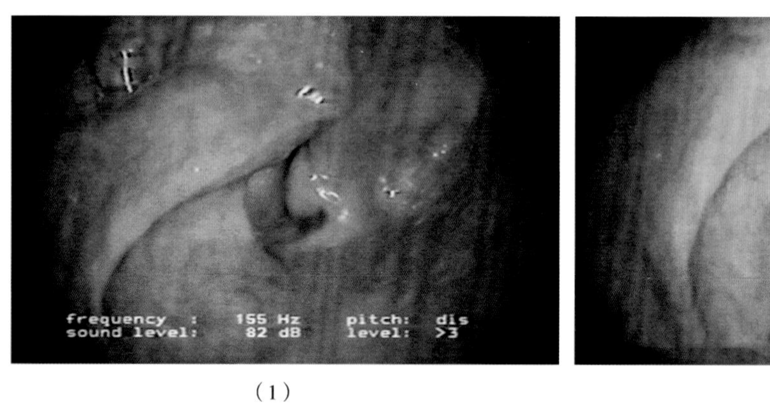

（1）

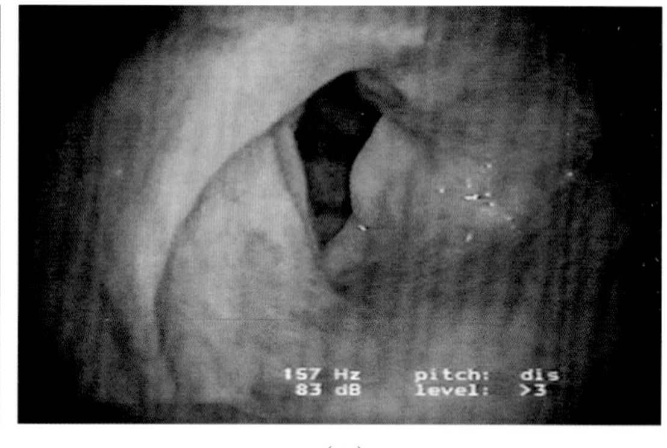

（2）

图 4–17–6　喉 3/4 部分切除术后频闪喉镜像
stroboscopic view of a patient with horizontal vertical partial laryngectomy
（1）发音相：左侧修复肌瓣与对侧声带共同振动发音（phonation）；（2）吸气相（inspiration）

第二节　喉全切除术后言语康复

言语的产生有赖于动力器官、振动器官、共鸣器官及构音器官等协同作用。发声时，受控制的肺部气流呼出振动声带，后在共鸣及构音器官的综合影响下，原始的声音被放大、修饰，使其具有个体言语特性。喉全切除术后，正常发音器官丧失，使患者重获“新声”的 3 个主要方法为：食管语（esophageal speech）、人工喉（artificial larynx）及气管食管语（tracheoesophageal speech）等。这三种发音方式中，发音质量以气管食管语最佳；食管语发音自然，交流自由，易于推广，但发音强度低，持续时间短，需要训练；人工喉发音清晰度差，需要特殊的装置及双手的帮助，适于 70 岁以上不能进行食管发音者（表 4–17–1）。

表 4-17-1 喉全切除术后各类发音方式比较

言语类型		振动源	振动体
食管语		食管内气体	咽部黏膜
气管食管语（发声假体）		肺内气体	咽部黏膜
人工喉	电子喉	电池驱动	塑型振动膜
	气动装置	肺内气体	装置内橡胶圈

若患者同时行舌部分或全切除，术后由于舌的构音功能严重受限，只能借助计算机化言语系统或会话键盘进行交流。

一、人工喉

为外置辅助发声装置，分为人工机械喉及电子喉。需经简单训练后可应用，术后 1 ~ 2 天即可开始训练。

（一）人工机械喉

即气动发声装置，主体由可调节的橡皮圈构成，一端为漏斗型，另一端连接于话筒。漏斗端位于气管造瘘口上，呼出气流振动橡皮圈（膜片）产生声音经麦克风传送至口部，后经构音器官调节转换为言语。发音的音高因橡胶圈的长度而异。但此类装置较为笨拙，且存在消毒、清洁等问题。

（二）电子喉

是最常用的人工喉装置，在电池驱动下振动膜片发声。连接装置分为口型及颈型。电子喉缺点在于使用时还需要患者用一只手把持，声音非自然化，音高调节还不够理想，需要电池驱动等。

二、气管 – 咽吻合术

喉全切后，将气管残端与咽腔缝合，气流由气管通入咽腔而发声。但此方法术后并发症多，特别是误咽及拔管率不够理想，目前很少采用。

三、气管食管语

适用于不能发食管语或不愿应用电子喉的患者，其原理是在气管 – 下咽或气管 – 食管之间形成一个通道（瘘），肺内气流经此通道进入食管或下咽腔，冲击黏膜而发声，再经过构音器官的共同作用形成言语。1980 年 Singer 及 Blom 介绍将发声假体植入气管食管造口处，假体的单向活瓣可防止食管内分泌物误吸入气管。平均需要 7 小时言语训练，患者就可获得交流能力。

（一）一期气管食管瘘发声重建

一期气管食管瘘发音重建技术简单、花费少，无需额外手术操作。术后 10 ~ 21 天患者可开始讲话。假体安装后 1 周，若感发音易疲劳，应调节呼吸并降低言语速度及语句长度，必要时扩大造口并安置低阻力假体。放射治疗者在放射治疗 3 ~ 4 周因黏膜炎症及放射治疗水肿可暂停说

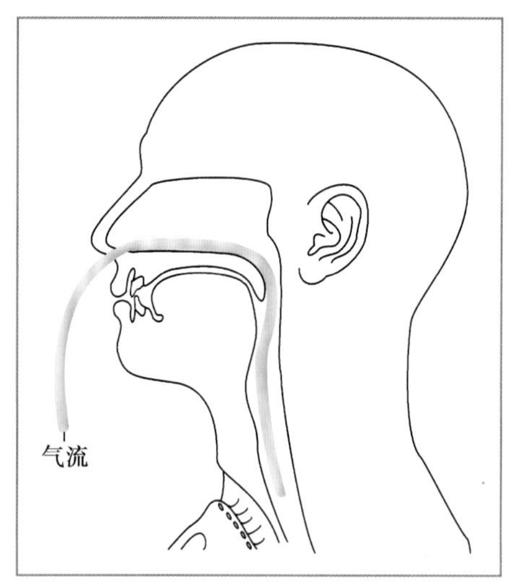

图 4-17-7 食管充气试验
esophageal insufflation test

话。为防止咽－食管段肌肉痉挛，可同时行环咽肌切开或单侧咽丛神经切除术以保护咽壁的血供及调整残存咽－食管段静息张力，提高发声基频。

（二）二期气管食管瘘发声重建

二期气管食管瘘发声重建适用于术后或放射治疗后 3 个月，气管造瘘口直径应至少 1.5cm。安装前应进行 Blom-Singer 食管充气实验评估咽－食管段环咽肌振动的紧张程度（图 4-17-7）：① 充气实验成功：可持续发声 15 ~ 20 秒同时可以自 1 数到 15；② 充气实验失败、但经咽丛神经阻滞后发声明显改善者则怀疑有咽食管痉挛的存在，可通过透视下经钡剂吞咽检查证实，必要时行环咽肌切开或单侧咽丛神经切断；③ 充气时言语较弱或近耳语声者说明咽－食管段张力较低，指压颈部可产生较强的声音。Lewin 认为充气实验对气管食管发音失败的评估的准确率可达 90%。

（三）发声假体

目前有各种类型的发声假体可以选择。应用假体发声可持续较长时间，产生的言语强度高，基频接近正常，患者阅读速度及最长发声时间接近正常。由于发声假体的动力源与正常发声接近，可产生有音高的声音（表 4-17-2）。Staffieri 应用放射影像及食管测压、频闪喉镜、频谱检查、肌电图检查对 10 例气管食管发声患者（4 例气管食管造瘘，6 例放置发声钮）进行研究，发现 7 例患者在发声时 $C_{3\sim4}$、$C_{5\sim7}$ 部位存在 2 个缩窄，3 例患者在 $C_{4\sim6}$ 出现单一部位的缩窄，发声时缩窄部位可以产生与正常声带类似的黏膜波样运动，一个或两个振动部位对发声并无影响。Omori 认为较高部位的缩窄才是发声产生的区域。使用单纯气管食管造瘘发音者与应用发音钮发音者的嗓音频谱分析无差别，前者嗓音基频为 82Hz（75 ~ 103Hz）、强度 50dB（40 ~ 65dB），后者基频为 88Hz（80 ~ 110Hz）、强度 58dB（48 ~ 70dB）。

发声假体应用后，临床上会出现一些相应的并发症（表 4-17-3）。

表 4-17-2 发声假体发音特点

优点	缺点
发声响度大	需手术介入
发声时间长	假体需维护
言语可理解	可引起并发症

表 4-17-3 发声假体并发症及处理

并发症	解决方式
唾液漏	更换新假体
假体移动	重新插入
气管造瘘口狭窄	修复造瘘口
去除假体后造口持续存在	手术关闭

四、食管语

按国际无喉学会统计，美国约有 60% 的无喉者用食管发声，日本为 90%。患者年龄、咽－食管段的异常（张力过低、张力亢进、局部痉挛）是影响食管语的常见因素。

平静呼吸状态下，咽部及食管上段为一封闭的管道。发音时咽－食管段张开，通过“注入法或吞咽法（injection）”或“吸入法（inhalation）”（舌压法及舌咽下压法）或两者结合吸入气体，空气由此处进入食管上段，形成一空气“储存袋”。发声时空气由“储存袋”排出，经新“声门”（咽部－食管段）引发该部肌肉收缩，振动黏膜与空气柱发声，经口腔构音形成食管语。

食管语康复训练开始于术后 1～2 周，最快者可在几天内掌握要领，经过 2～3 周的训练，发出简单的语句。发音较好的患者一般经过 3 个月的时间可以掌握注气法。

（一）动力器官的变化

食管语的发音动力源来自存储位于食管上段的空气，气体量约为 50～80ml，经过训练后可达 200～300ml，但这仅相当于肺活量的 1/10，因而发声音量较小。食管语学习的关键是如何将空气“吸入”食管上段，并适时、适度释放少量的气体以振动咽部黏膜发声。X 线钡剂透视显示，发音良好者在气流摄入时，贲门关闭，食管全长在瞬间迅速、平行的扩张，气流完全摄入后食管迅速开始压缩，自第二狭窄向上移动。当食管下段迅速关闭时，膈肌向上运动与最大呼气相一致。徐文、韩德民等（2002）通过食管压力测定研究发现食管语患者食管上段压力明显高于健康对照者。发音良好者食管上、中段压力接近，而发音不良者压力增加更为明显，特别是食管中下段压力达健康人 2 倍以上，且会产生胃部胀痛等不适。正常喉在发持续性元音时压力保持在 3～10cmH_2O（声门下压），食管语在新声门下压力为 20～60cmH_2O，对抗气流的阻力较高。有学者认为食管发音良好者咽－食管段开放的初始压力为 15～20mmHg。

（二）发音器官的变化

食管音属非喉源性发声，将具有良好肌肉、神经调节的声带振动体替代为由横纹肌及黏膜组成的黏膜肌肉结构，属于非随意运动，发音稳定性较差，不能产生精细的调节作用。患者食管入口黏膜特征明显影响发音质量，食管语发音良好者黏膜较薄、延展性较好、闭合良好，既具有一定的振动特性，可产生类似于声带黏膜波的黏膜振动，又可保持良好的闭合特点，保证在振动过程中维持一定的“新声门”下压力（图 4-17-8）。

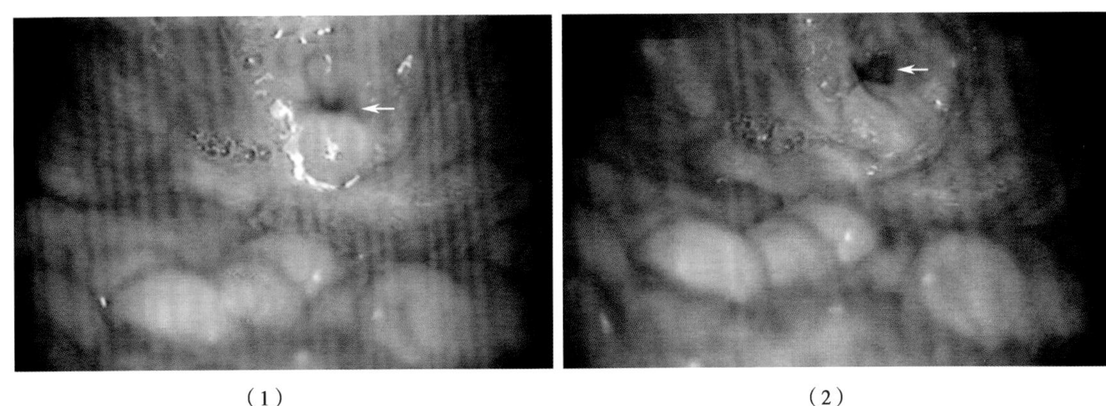

（1）　　（2）

图 4-17-8　食管发声频闪喉镜像
stroboscopic view of esophageal phonation
（1）发音相：咽－食管段黏膜缩窄发声（phonation）（2）注气相咽－食管段黏膜开大（inhalation）

（三）构音及共鸣器官的变化

健康人可通过调节喉的张力及口腔的形状产生不同音素，食管语者则更多地依靠构音的调节提高言语质量。食管语患者发声位置略靠前，口唇保持开大，下颌及舌位略低，保证舌的后部在言语时不会影响咽腔间隙，从而使口及咽腔的空气最大化，共振峰频率 F_1 显著增高，以上调节使食管音的清晰度进一步提高。

若“新声门”有瘢痕形成或过度痉挛，空气注入困难，无法振动发声，患者则只能利用口腔中少量空气，使舌与颊、腭及齿等处摩擦发出口腔语，虽然此类声音单薄、音量小且缺乏音高的变化，但可进行近距离交流。

（四）嗓音声学特点

食管语音质较为粗糙，为不规则颤动发声，发声时基频微扰及振幅微扰、噪声成分相对较高；基频明显减低，较正常男声低一个八度，笔者曾对 40 例食管发音患者的嗓音及言语特征研究发现，其中 32 例发音良好者基频为（108.48 ± 42.81）Hz；食管音最长发声时间明显减低（2.20 ± 1.07）秒，发声断续。

（五）言语特征评估

1. 主观评估　根据 Wepman 及 Hyman 评分法，主要依据言语清晰程度，言语流利程度，换气声音强弱，交流能力进行判断。

2. 言语速度判定　①最大数数时间（maximum count time，MCT）一次最大换气时间内所能连续说出最长的阿拉伯数字；②每分钟最长数数：为 1 分钟内所能连续说出最长的阿拉伯数字。

3. 清、浊辅音发音能力　食管语发音良好者可较好地区分清辅音、浊辅音，而发音不良者不能很好地控制气流及口唇位置，无法区别两者。其中鼻辅音处理最为困难，当腭咽保持关闭时，鼻辅音往往缺乏或低沉；但若腭咽保持开放状态，将会过度耗费气流，因此无喉者必须保持鼻音短促、近似爆破样。有时过渡或句末位置的鼻辅音完全消失，鼻部共振加入到邻近的元音中，但听者由于语言上的预期值，可能仍能感知到此辅音的“存在”。无喉者无法产生喉清音 /h/，也可利用听者的错觉，通过舌后部运动或发音前造瘘口气流的释放替代气流自咽部排出，发音前略暂停或略增加字首元音的持续时间均可模仿 /h/ 的作用。无喉者用于发声的气体量减少，发塞擦音或擦音也较为困难。为增强无喉者辅音发音质量，可进行以下调整：① 运用舌及唇的压力及口内压变化产生这些辅音；② 通过夸大与爆破音释放有关的摩擦，模仿吸气气流模拟清辅音；③ 清辅音口内压较浊辅音大，在发浊音时，可通过增加口内气流压力产生清音的错觉；④ 利用元音持续的感知原理：辅音的起点与元音开始间的时间若超过 25 毫秒，听者多可以感知。

4. 音高变化的调节　由于食管语发音的“新声门”不如正常声带精细，无法轻松发出不同的嗓音。患者训练时应注意扩大音域范围，进行语句的朗读练习及歌唱练习。仅少数食管语患者可以恢复歌唱能力。

日本学者报道，良好的食管语应有以下特征：① 能够根据环境需要适时运用食管语来交流；② 吸气应快速而自然，时间通常为 0.5 秒；③ 从空气进入食管到发音时间间隔应越短越好，通常为 0.2 秒；④ MCT：4 ~ 9 个字或持续拉长元音 2 ~ 3 秒；⑤ 1 分钟之内可讲的字数：为 85 ~ 129 个字；⑥ 句子表达正常；⑦ 音高：发声较好者频率可达 52 ~ 82Hz 间；⑧ 音量：比正常人低

6～7dB；⑨ 节奏：较少出现节奏错误；⑩ 清晰度：构音正确率达 90%。根据笔者研究结果，食管语发音者 MCT 最多为 24 字，每分钟内最多可发 140 个数字。熟练发音者，发声前将气体摄入食管时迅速而短暂，不易察觉，发声过程自然，不受口唇及舌位的干扰，并可较好地区别清辅音与浊辅音，少数患者可以恢复歌唱能力。而发音不良者不能很好地控制气流及口唇位置，无法区别清、浊辅音。

（六）并发症及注意事项

患者在进行食管发音时，若发声方法不正确会出现咽部肌肉过于疲劳、咽部黏膜疼痛、呼吸困难或胃肠胀气，因此发声时在保证食管排出空气的同时尽量屏住呼吸以维持咽部及食管压力、减少气管造口产生的噪声。

患者不能有效发音的原因主要是因为：① 不能有效将气体下咽；② 下咽气流控制不当；③ 由于食管入口黏膜痉挛、瘢痕、肥厚等原因，气体不能冲击食管入口黏膜振动发声。

（七）食管发音或气管食管假体发音比较

Hassonville 研究认为，食管音较气管食管发音柔和。食管音的基频明显小于正常人及气管食管发音，气管食管发音强度及持续时间与正常等同。食管发音不能调节声音源的振动频率，非周期信号成分较高。

五、咽部及颈段食管重建术

喉、全下咽切除或喉、全下咽、食管切除联合以空肠重建者，空肠壁缺乏神经及肌肉支配张力低，发音基频低，缺乏语调，言语理解程度较差，最长发声时间较食管音短。由于空肠内存在黏液，嗓音质量受到影响，但对此类言语的评价尚缺乏具体数据。

（徐 文）

第十八章
艺术嗓音与嗓音疾病
Performer's Voice and Voice Disorders

从事艺术嗓音的表演者是对嗓音有着特殊要求的专业用嗓人员，与普通人群不同，他们中的大多数在儿童时期就立志成为一名艺术家，并希望能够永远地运用其与众不同的嗓音去说、去唱。专业表演者在清晨睡醒的第一件事就会想："今天我的嗓音怎么样"，而大多数普通人则不会有这样的想法。实际上，表演者需要时刻监控自我的发音质量和用嗓技巧，而普通人则不需要。就像打击乐器乐手娴熟地运用他们的手指，舞者自如地舞动的他们的肢体一样，艺术嗓音表演者需要时刻调整的是他们的嗓音。

表演者在职业和非职业场合都需要用嗓，因此造成发音功能损伤的概率也大大增加。而这种损伤不像普通人那样是由于发音技巧运用不当所致，多是由于在感冒、过敏、胃或腹部疾病等不适状态下用嗓时引发的。嗓音受损后，表演者则不得不运用特殊的代偿技巧进行发音。本章重点介绍艺术嗓音（performer's voice）的特点及其保健。

第一节　艺术嗓音用嗓特点和要素

在职业生涯中，表演者需要在舞台上轻松自然地运用其嗓音进行表演。优秀的表演者拥有良好的控制发音的技巧，而这些确保他们能够充分展示自己的艺术魅力并使观众陶醉其中。为了达到这样的目标，表演者通常需要上千次反复练习关键的段落。在训练时，表演者可能要反复演唱同一首歌的前 3～4 小节 1000 多遍以确保得到最佳的嗓音控制、肌肉记忆（muscle memory）、呼吸–发声–共鸣 / 构音器官间的平衡以及每一个音符的艺术特色。无论咽喉结构是否正常，表演者表演前所需要进行准备工作都是一样的。

表演者们需要非常精细的发音调控与协调，因此嗓音治疗师应针对不同个体制订相应的嗓音康复训练计划及标准。例如，"普通"发声障碍患者每天需要进行 3 次嗓音康复训练，而表演者由于恢复工作的愿望强烈，通常会要求增加嗓音康复训练至每天 10 次。因此，治疗师应让表演者学会对自己的嗓音进行监控。如果需要发音休息，治疗师就要向患者明确发音休息的涵义，并明确告知不这样做的危害和严重后果。

一、共鸣与构音

表演时除了注重调整元音发音口形外，元音–辅音发音的协调极为重要。正如嗓音康复方面的先驱、嗓音教师 Oren Brown 指出，元音如同歌手生存的空间，而辅音则是歌手走向另一片天地的大门。不管是从表演还是从嗓音科学角度来说，这一观点是不容置疑的。

辅音具有精密的声学特征。从言语科学角度来讲，辅音主要由滤波（共鸣）结构产生，发辅音时构音器官应有较强的形成和控制声波能量的能力。元音主要由振动结构（声源）及滤波（共鸣）产生，发音时喉部（声源）持续振动，唇部或者舌部的共鸣作用则作为气流的第二个阻力器。因此，辅音强大的滤波功能，可以降低喉部的阻力负荷，使元音产生的阻力降低，减少元音发音负担。

为了获得辅音发音时所需要的有效阻力，表演者在发辅音时着力加强构音需求，包括对音素的共鸣特性（像鼻音）或阻力特性（像滑音、摩擦音或塞擦音）或反压力特征（像爆破音）等实时准确的调控。除非有特殊要求，辅音音素的音长通常较短。

元音主要是靠唇或舌构形形成，具有两个共鸣特征（Riley 及 Carroll，1995）。第一种共鸣特征是回响共鸣（ring resonance），主要通过面颅骨的振动产生，可以增强嗓音的穿透力，从而使音色更加明亮、高亢。图 4-18-1 中发音位置靠前、以回响占优势的元音音素为：/i/，/ɪ/，/e/，/ɛ/，/æ/，/a/。在发这些音时，气流阻力将被直接导向面部骨性结构，同时喉部关闭发声使阻力稳定。回响共鸣不能与鼻音相混淆。鼻音产生在腭咽过度开放时，由于气流分流到鼻道所致。而回响共鸣是通过骨组织聚集声能，在鼻腔、面颊和前额产生两次振动。对回响共鸣的感觉会受到黏膜充血的影响，有时还会受到鼻中隔、鼻部两侧、鼻颧骨区或上颌骨等结构的影响，但表演者的回响共鸣相当稳定。由于咽鼓管的作用，有些表演者会感觉中耳也可以出现共鸣。

头腔共鸣（loft resonance）是元音的另一种共鸣特征，为发元音时颅腔内（通常位于口咽区域）的空间感或高度感。头腔共鸣能使音色更为丰富、柔和。以头腔共鸣为主的元音，发声位置靠后，例如：/ɔ/、/o/、/ʊ/、/u/ 等。头腔共鸣经常会引起喉位置的轻微下降。相比回响共鸣的穿透力，头腔共鸣对发声具有保护作用。发声障碍者这种共鸣特点会出现异常。

嗓音功能亢进（hyperfunctional voice disorders）者以回响共鸣发音为主。当发音增强时，这种发音方式并非通过增加头腔共鸣增加声能会导致喉部紧张。随着喉内外肌逐渐出现失衡，会导致喉垂直位置抬高。对于这类发音问题，可以利用头腔共鸣平衡回响共鸣，使喉部放松。

嗓音功能低下（hypofunction voice disorders）者的发音则可能以头腔共鸣为主。由于喉肌萎缩或喉神经病变，声带水平只能发出很弱的嗓音，这类声音无论是共鸣还是喉（声源）的层面都缺乏穿透力。通过回响共鸣可以明显提高这类发声障碍者嗓音的穿透性与清晰度，但却不足以补偿过宽的声门裂隙。

	前	中	后
高	i		u
	ɪ		ʊ
中	e	ɝ　ɚ	o
	ɛ	ʌ　ə	ɔ
低	æ　a	ɑ	

图 4-18-1　美式英语元音四边形关系
the vowel quadrilateral for American English

二、声源与发声

声源信号的基频（与音高相关）与喉的功能直接相关。发音方式及音高的控制决定于对声带纵向张力的平稳调控。发音的起始响度取决于对于声带黏膜波动振幅以及声带内 – 外方向运动的持续控制，声音的响度通过共鸣器官会得到进一步放大。职业用嗓者在提升他们的发音能力时，需要解决喉部控制问题。声带出现病变时会导致音高和（或）响度控制异常。

通常情况下，不能仅仅通过声音嘶哑程度来判断嗓音疾患是由于发声技巧问题还是喉部病变引起，需要经过详细的病史询问及仔细的检查后才能确定。经验丰富的喉科专家对职业嗓音需求的敏感性非常重要。既往喉科专家曾经认为，许多表演者都有过度焦虑，而实际上这可能是表演者对自身喉功能的细微变化过度敏感的反应。有的表演者主诉自己的嗓音有严重的问题，但其声带可能仅有轻微的改变。而另一些表演者即使声带已经出现明显的病变，但他们仍能够运用娴熟的代偿技巧，使嗓音仅呈现出轻微的异常。另外还有一种相当复杂的情况，即表演者可能在一种发音状态下（如唱歌时）发音非常清晰，但在另一种发音状态下（如说话）却有明显的发声障碍。

表演者的嗓音问题多数是由于用嗓过度引起。最初，患者会抱怨声区转换不稳，无法运用假声发音，或声强变化很难控制。一旦发声障碍加重，表演者无论在何种用嗓环境下（职业和非职业）及何种状态下（歌唱和谈话）都会出现嗓音控制异常。当表演者发现或怀疑自己的声带受损时，可能会下意识地改变发音方式，这种变化通常首先出现在日常交流时。

嗓音受损后，表演者会选择采取改变音高、音量或者调整呼吸等方式来挽救他们的嗓音。然而，有时这些代偿方法会对喉部组织（包括功能和肌肉惯性运动）产生更大的损害。嗓音康复治疗师的职责就是要帮助表演者重新找回正确的发音技巧，以最快途径促进患者嗓音和职业的恢复。

通过喉内肌控制练习及减少喉负荷的练习可以促进喉的功能恢复。虽然经过发音训练有些声带良性病变未得到完全控制，多数患者通过这些简单有效的强化练习，在生理上、情感上及理念上有所收获。发音治疗应具有针对性，要充分考虑喉部病变程度、患者对发音（说话及歌唱）的需求、交流方式、既往训练 / 治疗经历、全身状况，完成精细动作的能力及用嗓的变化等。

三、呼吸调节

发音与呼吸调节的关系非常复杂，呼吸时空气进入肺部与肺泡的气体完成气体交换，然后再排出肺部，对声带形成平稳的发声压力。吸气性喘鸣患者由于肌张力异常，吸气后、发音前肌肉无法放松，因此无法产生一个平缓的发音气流。表演者在表演时经常需要快速吸气，但扩大吸气并不是过度吸气，发音时少量的空气吸入反而要比与大量吸入空气更有效地使肺部充满。Gould 及 Okamura（1974）在研究表演者的肺活量时发现，表演者的肺活量并不比普通人大，只是更有效的利用了肺内气体。因此，表演者在发音时应注意如何利用需要的气体量更好的呼吸，而不是呼吸更多的空气。

呼吸调节还与体型有关。Hoit 及 Hixon（1986）将人分为瘦长、中等及矮胖三型。瘦长体型者胸腔更长，可以容许肺部向侧下更大扩张；中等体型者肌肉相对发达，较瘦长体型者呼吸更加有力；矮胖型比较肥胖，需付出更多努力以获得有效的呼吸，矮胖者更容易出现矛盾呼吸。在考虑到体型因素的同时，年龄、全身状况以及体重分布等因素对于呼吸及发音的影响，也不能忽视嗓音的好坏与体型并无绝对的相关性。

平稳、对称的呼吸对于发音也很重要。规范的发音姿势是健康、高效发音最为重要的因素（Riley，Carroll，1995）。良好的姿态利于空气平稳的吸入和呼出。

总之，共鸣与构音、发音、呼吸等系统有效配合是表演者成功表演的关键要素。

第二节　表演者嗓音损伤与康复

在日常生活中，声带会出现小的损伤，但很快就能恢复。许多表演者也意识到，当他们用嗓过度或用嗓过剧造成损伤时，减少用嗓就可以有效恢复嗓音功能。2002 年 Zeitels 研究显示，很多专业歌手的声带都有不同程度的损伤性改变。当声带损伤持续时，表演者的嗓音会丧失其特色。而这些变化，表演者是可以察觉到的，也就是说，他们首先把自己当作是一个歌者，然后才是其生活中的角色。

一、嗓音损伤

体育运动导致的损伤可能发生在比赛和训练场上，嗓音损伤（vocal injury）也与之类似。嗓音“运动员”们经常因嗓音损伤而苦恼，害怕公众了解真相后会影响其职业生涯，因此像体育运动员一样，即使他们感觉不舒服也仍然坚持工作。如果演出日程太满，不能充分休息，喉的组织结构会因过度受损而引发病变。

一旦嗓音受损，特别是需要外科治疗时，表演者将要度过自己职业生涯中最坏的时期。表演者应该了解嗓音受损的因素，而这些可以由嗓音治疗师帮助完成。嗓音损伤是多种因素综合作用的结果，用嗓过度只是其中的一个因素，其他因素还包括发音技巧、身体因素、环境因素、药物的副作用、饮食以及遗传因素等。从专业角度看，歌手的嗓音损伤更容易发生于说话时，而演员的嗓音则在唱歌时容易损伤。其他许多不可预知的危险因素也常常会导致嗓音受损，有时日常生活因素也会引起嗓音损伤。

二、嗓音康复

（一）嗓音康复治疗

在嗓音康复期间，嗓音康复治疗师（voice therapist）不能简单的要求患者停止发音或取消与发音有关的活动，而应根据表演者职业和非职业的发音需求，制订现实可行的目标。康复治疗师必须具有辨别嗓音质量的特殊能力，了解表演者如何有效地运用用嗓技巧来达到表演要求，从专业而不是个人喜好的角度评估各类歌唱和表演风格。

嗓音康复治疗中，需要限制肌肉运动。就像专业运动员在术后需要休息几周以恢复运动技能一样，嗓音“运动员”在嗓音损伤后也需要数周来恢复嗓音音质和发音持久性及对嗓音的控制能力。

表演者重返回工作场所（排练场或音乐会）后，治疗师除了需要制订有效的解决方法减少再损伤风险、提高发音持久性，完成嗓音和演出目标的要求外，还应不断了解治疗相关的反馈信息，这样才有助于表演者的最终康复。

嗓音治疗师有时会承担部分嗓音训练师（vocal trainer）的工作。嗓音训练师是嗓音产生（发音）的专家，而不是生理学家。同样，嗓音教师（voice teacher）的职责是通过提供发音的技巧方面的指导，使用嗓者的正常嗓音得到进一步提高，而对处理各种因素导致的发声障碍则力不从心。嗓音教练（vocal coach）擅长节目选取及表演方面的指导。因此，处理嗓音疾病时，治疗团队最佳的组合应包括喉科专家，嗓音治疗师，并至少包括嗓音教师、嗓音训练师及嗓音教练中的一员。

嗓音功能康复治疗必须具有针对性，应建立在发音生理的基础上，力求对喉部组织结构的冲击降到最小。嗓音治疗师应向表演者讲明这些目标，并告知治疗过程中每一项训练措施所包含的发音技巧。

嗓音治疗师需要了解表演者在嗓音出现问题之前的发音时肌肉记忆特征及反射情况。表演者对其既往音色和发音方法的描述可能不完全准确，但通过表演者既往的表演或练习的录音磁带、录像带，可以了解其发音技巧或发音固有状态、肌肉记忆特征；还可以通过自动应答电话录音、家庭录像等资料判断表演者嗓音特点。治疗师既要了解表演者损伤前嗓音固有特点，又要分析可能导致损伤后无法有效代偿的发音技术缺陷。

此外，当声带受损伤或机体不适（感冒或轻度喉炎）时，表演者反射性行为通常可以保护表演者免受伤害，并在嗓音功能失调的情况下也能表演很长时间。对表演者来说，控制呼吸、喉部的力量调整、共鸣作用及对压力的控制等反射性行为都非常重要。

（二）表演者的心理调整与压力应对

正向的压力会促使表演者成功，负向的压力会导致表演者失败。有些压力是可以预见的，有些却会不期而至，危及表演者的嗓音。许多表演者可以意识到压力对自己演艺事业的影响，从而采取相应措施将消极因素转化为积极因素。尽管嗓音治疗师可以指导处理这些紧张因素，但对于表演者来说，向相关心理专家咨询更为明智。

表演者之所以选择演艺职业，是因为能够实现自己的生活愿望。当其演艺事业不断发展时，有些人有时会突然感到一种沉重的负担，因为他们意识到其全部生计都依赖于自己的表演能力，一定要避免受伤。情绪抑郁在表演者中很常见。鉴于个人和职业压力的危害性，心理专家指出表演者在治疗嗓音损伤同时保持生活的平衡是非常重要的。

在整个职业生涯中，作为一名专业用嗓者，表演者需在职业和非职业两种状态下使用嗓音。由于需要依赖小小的声带维持他们的生计，当健康状况不能满足用嗓需求时，职业用嗓者应适度减少用嗓，这些需要得到治疗小组及家庭成员的理解和支持。

总之，艺术嗓音需要具有特殊的用嗓技巧、用嗓策略，并保持高质量的发声状态。如果整体健康状况无法平衡职业和非职业状态下的用嗓要求，将会导致嗓音损伤。为避免持久的嗓音异常及因此而葬送其职业生涯，职业用嗓者和嗓音治疗人员（包括喉科专家、嗓音治疗师、发音训练师和心理学家）有义务不断寻求新的手段及方法，提高表演者的健康水平，并延长其职业用嗓生涯。如果嗓音损伤已经出现，则需应用最好的保健康复手段治疗及个体化保健，争取尽快恢复。

忽略嗓音保健的必要性是不负责任的表现。

第三节　艺术嗓音相关嗓音疾病

一、常见嗓音疾病

（一）声带增生性病变

表演者最常见的嗓音疾病为声带增生性病变（例如声带小结、声带囊肿及声带息肉），主要是由于患病期间仍需要连续演出，有时甚至为了满足节目需要不得不继续过度用嗓所致。当发音要求超过了喉的负荷能力，损伤的风险就会加大。

表演者表演（彩排）地点多比较干燥，温度比较高，舞美灯光会产生大量热量，通风环境也比较差，这些都增加了损伤的风险。当患有感冒或伴有严重的过敏时，表演者常常感觉需要冲开喉部水肿组织才能够发音，这种状态打破了正常的润滑平衡。疾病自身的作用或者继发于药物治疗的副作用也增加了声带增生性病变发生的可能。表演者在患病期间用嗓音时，应牢记 Punt（1967）的建议：当出现喉炎、不适或疲劳感时需尽可能地保证发音休息，切勿强行努力发音。

声带良性增生性病变应进行早期干预，对于一些病变，例如声带小结，通过康复训练会获得较好的疗效。训练方法包括：声道半关闭练习（semi-occluded vocal tract，SOVT），唇部振动发音，轻柔地发元音 /i/，从低音到高音再从高音到低音反复练习以及重新调整呼吸驱动力量和共鸣 / 构音滤波阻力之间的关系练习。还可以采取保守性用嗓、减少张嘴呼吸、增加空气湿度等措施，并及时处理其他可以降低免疫力的因素，如变态反应因素等。

（二）声带出血

对于表演者来说，第二大最常见的损伤是声带出血（vocal fold hemorrhage）。声带出血往往是由于声带边缘血管的破裂所致，妇女更多见，主要是因为月经期喉部毛细血管脆性增加所致。基于这一原因，女性表演者应当在月经期前 2 天及行经开始的前 2 天避免过度用嗓（Abitbol 等，1999）。当然，声带出血在男性中也会出现，打喷嚏、咳嗽、屏气都会导致声带出血。声带边缘血管扩张也会增加声带出血的危险。活动性声带出血期间用嗓，会增加发生出血性息肉（hemorrhagic polyp）的风险。一些证据表明，大量摄入姜、绿茶及抗凝血药物会增加出血的危险。

一旦出现声带出血，必须限制用嗓，不能冒险大声或过度高声用嗓。一般需要绝对的发音休息 5 ~ 10 天，直至声带振动恢复正常。

（三）喉炎

表演者用嗓过度还会引起干燥性喉炎及慢性喉炎。这类损伤并不需要手术治疗，但却需要保护性用嗓，及一段时间的发音治疗。

（四）声带接触性溃疡及肉芽肿

过度激进的用嗓和（或）伴有明显的胃食管反流或喉咽反流可以导致声带接触性溃疡及肉芽肿。这种损伤出现后，需要限制用嗓，增加饮水，改进饮食，并针对病因进行适时处理。饮食对治疗的重要性必须强调，该类病变不宜手术治疗。

二、治疗原则

声带小结多数选择发音治疗，可以避免手术，加用激素效果会更好。虽然一些声带囊肿和声带息肉（甚至出血性息肉）可以通过嗓音保护和发音训练来缓解，当病变影响到表演者职业生涯时则需要选择手术切除病变。而对于一些增生性病变，如果表演者能够充分运用发音技巧控制发音，则无需手术。许多成功的表演者，即使声带出现异常，仍能很好地延续其职业生涯。

一旦确定实施手术治疗，表演者需要有一段时间停止用嗓。术后完全的发音休息可能需要几天，之后逐渐增加用嗓，直至音域、音质及发音持久性恢复正常。

手术者应具备高超技术和丰富经验，手术前的发音治疗可以将病变减少到可控制的范围，使疗效达到最佳。同时，发音治疗也是术后康复计划的一部分，术后再训练时间可以缩短至 2 个疗程，但根据手术复杂程度及患者恢复状况也可能需要更长的时间。

术后的愈合过程依赖于许多因素，包括全身愈合能力，喉部组织损伤情况，手术切除范围及切除的方式，术后健康状况（能否避免感冒等），全身健康状况（是否患有糖尿病、免疫性疾病等），能否遵从医嘱进行发音休息及嗓音保护，以及喉部病变的病理类型等。

术后第一周为恢复的第一阶段，即上皮组织再生期。术后第二个恢复期一般延续 7～21 天，为声带振动功能恢复时期。术后恢复的后期则涉及声带固有层、基底膜、上皮组织间协调性的改善，最终使患者恢复正常的音域及发音持久性。尽管也有些表演者在术后 10 天就开始登台演出而未引起声带永久性损伤，但术后恢复期一般要持续至少 6 周。

术后的发音治疗应根据表演者对嗓音的需求及声带生理变化而定。初期应以平稳、温和的方式用嗓。训练中应渐进性发音，逐渐提高音高、加大音量。在谈话及歌唱时要避免极限用嗓或突然发音。最好先恢复常用的频率音域，再过渡到高强度音域的恢复，还应避免嗓音疲劳。术后用嗓过度通常会导致声带组织永久性的损伤。

第四节　表演者嗓音衰老

嗓音衰老（vocal aging）出现于 75 岁左右，但实际上可能早在此前许多年就已开始。年龄对嗓音的影响女性与男性不同，不同用嗓者间也有明显的差异。广义上的嗓音质量，也包括声音的共鸣特性，在晚年也会影响表演者的表演能力。老年人声带黏膜固有层及喉内肌的变化会导致正常声带振动组织的缺失，同时黏膜的含水量也会发生改变。在一些个体上，发音治疗和（或）外科治疗可以成功干预嗓音的老化。

机体整体的老化过程较嗓音老化更为复杂，这也是导致表演者离开职业舞台的主要原因。虽然表演者多采取逐渐减少演出的时间及演出次数，并寻找有效的发音方法延缓嗓音老化，但大多数表演者仍倾向于 70 岁以后退休，一些人此后可能还会继续从事艺术嗓音教学工作。

（Linda M. Carroll）

第十九章
老年嗓音
The Older Voice

老年人与儿童及青年人在喉及肺的结构和功能，激素及机体状况，对损伤的敏感性，认知能力（包括记忆力）和其他方面存在差异。重要的是，嗓音的减弱或不稳定往往反映的是心智的不稳定，这会影响老年人的社会形象。加之多数老年人存在听力下降，造成与他人的交流困难，这些会导致老年患者与社会的脱离，影响其生活质量。我们需要熟知老年嗓音疾病患者的特殊性，应用专业的治疗手段，使老年人保持或回复“年轻”的发声状态。

有关嗓音随着年龄增长的改变以及相关处理，相应章节中已经有了详细的说明。本章只介绍一些对老年嗓音疾病具有临床实际应用价值的信息。

第一节　嗓音衰老与老龄化

嗓音的衰老是很明显的。一般情况下，我们在打电话的时候可能只听几句话就可以判断说话者的年龄是儿童、成年人、还是老年人。虽然随着身体结构和功能的改变，与年龄相关的嗓音特征的改变不可避免，但是有一些特征是可以通过医学干预或者发音训练来改善。对于耳鼻咽喉科专家而言，需要熟悉嗓音衰老的机制。如果能与有经验的言语病理师、歌唱教师以及其他专家（内科学专家、内分泌学专家、运动生理学家等）一起合作治疗老年患者，效果可能会更理想。

一、老年嗓音相关的解剖和生理变化

在老年阶段，呼吸系统解剖结构和生理功能方面发生了显著的变化。呼吸肌收缩力和收缩频率的下降、胸廓的硬化以及肺组织弹性的降低，都可减弱发音动力。肺活量下降，用力呼气量和气流率也会下降，这些改变也会影响呼吸方式。有些变化是有性别差异的，例如男性呼吸改变的同时通常会伴有声门闭合不全，并会随着年龄的增长而发展。在女性，与年龄相关的改变更多的是在腭咽、舌以及唇水平，喉的活动度也会降低。

随年龄的增长成年人喉部解剖结构和生理功能上也会发生明显的改变，包括软骨的骨化和钙化，喉内肌的萎缩，关节退行性改变等。有关声带上皮随年龄相关的变化存在不同观点，一些研究者认为，声带上皮会随着年龄的增长而增厚；而另外一些研究者则认为不会发生变化。也有报道称，男性声带上皮厚度增加会持续到 70 岁，之后则会变薄；而女性，随着年龄的增长上皮会逐渐增厚，尤其是在 70 岁之后。有关声带固有层的多样性改变也有很多报道，包括固有层浅层的增厚、水肿，弹性纤维的退化、萎缩以及肌原纤维数量的减少。与女性和青年男性相比，老年男性声带黏膜僵硬度增加，会导致发音费力。在从成年到老年的过程中，可能除了肌萎缩的程度在两性之间差别不大外，男性喉部的改变比女性更明显。

有文献报道，从成年到老年过程中声道中颌面部解剖结构的改变明显。在这个时期，面颅

骨在持续增长，但增长幅度趋于平缓（3%～5% 增量）。面肌的改变表现为弹性降低，血供减少，面肌萎缩以及胶原纤维的断裂。颞下颌关节随着年龄的增长也会出现很大的改变，包括关节盘的变薄、血供的减少、下颌髁突和关节窝的退化改变。随着年龄的增长，口腔黏膜会失去弹性并变薄，结缔组织退化。这些改变是由于正常的衰老所致，还是因药物、疾病或一些病理改变造成的，目前尚无定论。尽管牙齿缺失本身并不是衰老的必然表现，但牙齿结构变化却与衰老有关。舌的变化表现为黏膜变薄和舌表面的裂纹。也有报道称咽肌、腭肌也会随着年龄的增长出现退行性改变。

老年人唾液腺分泌功能的丧失会引起口腔干燥、吞咽障碍以及口腔不适，口腔也更容易发生感染。有报道，老年人舌肌的肌力会显著下降。从成年到老年，尽管在吞咽过程中舌的最大压力保持稳定，但在吞咽时舌的压力会随年龄的增加而减弱。

言语基频随着年龄的增加也会发生改变，并存在性别差异。男性言语基频在 50 多岁会降低，随后升高，这可能与声带肌的萎缩或者激素水平的变化有关。女性的言语基频比较稳定，直到更年期才略有下降，此后基频会进一步下降。有趣的是，这些改变在专业歌手身上并不明显。言语强度也会随着年龄的增长发生变化。即使考虑到听力下降等因素，70 岁以上的男性也比青年男性说话音量更大。老年女性却没有这样的音量增加的变化。但随着年龄的增长，无论男性还是女性最大音量都会有所下降。此外，女性的最小音量会有升高，她们不能像青年女性一样轻声细语。

二、嗓音衰老

衰老会影响嗓音的音高、音质以及音量，老年歌手常常会出现气息声，音域缺失，特征性的颤音、抖音增多，呼吸控制丧失，发音易疲劳，音高不准以及其他一些特征。

尽管对于个体而言衰老引起的改变不可避免，但并不是所有的变化都是不可逆的。事实上，随着对衰老过程认识的提高，很多改变都可以被预防甚至纠正。Woo 等人也得出过相似的结论。老年喉部改变，需要经过细致的医学评估和嗓音评估后才能确定。作为医师和发音训练师，需要进行深入观察，不要轻易对患者说：“我对你的嗓音无能为力，因为这是衰老的表现。”

衰老与机体功能的减退有关，其中包括准确性、速度、耐受性、稳定性、力量、协调性、呼吸量、神经传导速度、心脏功能以及肾功能等一系列改变——肌肉组织和神经组织萎缩，参与神经传导的化学物质改变，韧带萎缩，软骨骨化（包括喉软骨），关节面会变得毛糙，从而不能正常地活动。声带会失去弹性纤维和胶原纤维，变得更僵硬、更薄，声带的边缘也变得不再光滑，以上这些都可能与嗓音的衰老有关。

我们现在无法确定多老算“老”，也不能通过患者的年龄来进行嗓音分级。考虑到不同个体的具体情况和功能，生物年龄是一个更为有用的参考标准。尽管衰老是不可避免的，但不同的个体在衰老速度和程度上是不同的。

三、老年嗓音相关的心理和心智变化

与年龄有关的心理上的改变也会对于嗓音功能产生重要的影响。老年人常会出现一些精神异常，包括阿尔茨海默病，记忆力和情绪的异常等。在老龄人多发的多发性梗死性痴呆患者中，会出现认知功能的损害和一些神经源性疾病等后遗症。情绪的紊乱，包括抑郁症，在老年人中并不少见。再者，老年人也是精神疾病发病的高危人群。认知能力的改变，尤其是出现情绪障碍和妄想后记忆力和继发性人格的改变，可能会影响老年人专注地、连贯地发音以及在嗓音康复治疗中的配合能力。

四、老年嗓音相关的内分泌系统变化

老年人也会常出现性功能障碍，这与激素的变化密切相关，主要表现在血清睾酮水平下降，而后者对发音功能也会产生影响。女性，绝经后雌激素水平是很低的，虽然尚并不清楚这种改变是否会影响性功能，但却与黏膜的分泌、结构，以及情绪变化相关。许多女性性功能障碍的患者接受雌－雄激素类药物的治疗，雄激素可以导致嗓音不可逆的男性化表现，所以应尽可能地避免应用雄激素类药物，尤其是对于职业用嗓者。

除上述内分泌问题，老年人的甲状腺疾病也应该予以特别的关注。甲状腺功能减退症的老年患者往往不会像青年患者那样出现“典型”的症状，包括精神迟缓、全身无力、神经质行为、听力下降、体重增加、肌肉骨骼不适、皮肤干燥、面部表情的改变等。有很多症状往往被误认为是衰老导致的，因此容易造成误诊。甲状腺功能的变化可以导致音质的改变，包括音域缺失及发音有效性降低，甚至“失声”。当甲状腺疾病被治愈时这些嗓音方面的改变一般也会随之消退。

五、其他方面变化

对于老年嗓音疾病患者，医师要进行多方面的评估，包括评估听力下降的影响，确定患者是否还存在音高失真（复听）和响度失真（募集反应）等问题。这些问题会影响发音，需要在康复治疗过程中予以相应处理。对于歌手而言，与衰老相关的口腔结构的改变也是一个棘手的问题。老年人的口腔黏膜同皮肤的改变（变薄和脱水）是一样的，更容易受损，歌手以及其他职业用嗓者会受口腔干燥感觉的困扰。95% 的口腔恶性肿瘤发生在 40 岁以上的人群。头颈部的恶性肿瘤也可以导致严重的发声障碍。

在诊疗老年嗓音疾病患者时还需考虑其他一些因素，包括心脑血管疾病、肥胖、卒中、糖尿病、癌症、膳食、骨质疏松症、视力下降、吞咽障碍、贫血、关节炎、神经功能障碍（包括震颤）、失禁、胃肠功能紊乱、记忆力和注意力下降等。所有的这些因素都可能会对嗓音造成不良影响，包括对喉的直接影响，或者影响与嗓音相关的动力器官或共鸣器官。在制订治疗方案时，必须考虑到上述问题对嗓音再训练及其效果产生的影响。

六、治疗

目前，喉科医师、言语病理师和嗓音教师以及其他专业人员，已经可以借助一些手段来减慢嗓音的衰老。例如，女歌手在更年期前，雌激素的降低可以导致声道的黏膜、肌肉以及机体其他部位的结构发生改变，我们可以通过激素替代治疗来预先阻止这些变化，治疗剂量取决于绝经前雌激素的水平。医师必须清楚了解激素替代治疗的禁忌证，尤其是患者患有其他疾病时，例如乳腺癌。衡量相关治疗的风险和效果都需要听取相关专业专家的建议。

机体衰老的改变并不具有特异性。在许多方面和病理性、失用性的表现是相同的，特别是肌肉失用导致的肌纤维的缺失与老年人肌纤维的缺失很难鉴别。适当的锻炼不仅能维持肌肉的功能和协调性，还可以有助心血管系统、神经系统以及呼吸系统更好地发挥其作用。呼吸功能的减退会破坏由早期的发音训练所建立起来的良好的呼吸方式。适当的营养和体重控制也是非常重要的。

对于职业表演者，笔者认为，在治疗时还要考虑到每一个体发音潜能的变化，这是非常必要的。例如，当一个歌手 18 岁时，他或她只要发挥自己完美嗓音 50% 的潜力，就有可能获得听众的认可。但是，一名上了年纪的歌者，生理状况会退化。如果这个歌者仍然只发挥其自身能力的 50%，其表现就可能远低于听众可接受的范围。但是，如果通过适当的治疗，歌者恢复自身潜力 70%、80% 或 90% 的水平，就可以使其维持专业水准达几十年。因此，对于治疗衰老引起的发声障碍，应当将传统的嗓音治疗、歌唱训练、表演嗓音技巧以及有氧运动相结合，提高机体神经肌肉的性能。康复训练可以有效恢复嗓音至可接受的水平，并且消除嗓音中许多“衰老”的信息。但是当嗓音治疗和药物治疗无法使患者恢复到满意的嗓音状态时，可以借助于喉的外科手术治疗。然而，绝大多数的衰老引起的发声障碍不需要手术治疗。

（一）发音治疗

专业的发音治疗对老年发声障碍是很有帮助的。治疗不应仅仅局限于发音，必须关注全身状况，其中有氧训练是最基本的，利于恢复发音的动力。发音治疗最好由一个团队完成，包括喉科医师、言语病理师、歌唱嗓音专家和表演嗓音专家。

歌唱嗓音专家与言语病理师共同工作，结合专业的歌唱练习有利于嗓音康复。通过唱歌可以增加呼吸支持并可使语句延长、音域扩展，声音响度增强。这一方法对所有年龄段的患者都适用，特别对老年患者效果更佳。

从 1995 年开始，笔者的嗓音团队吸纳了一名表演嗓音训练师，主要负责训练患者说话的强度和穿透性，面部和身体的功能的控制，情感的语言表达，说话语料的准备和说明以及其他交流的技巧。这些技巧的学习能够提高患者的音质和音量，还可以增强患者对控制言语交流能力的自信。这种自信几乎与发音改善一样的重要，尤其是对老年人。依据笔者的经验，发音训练对老年患者是非常有效的。专业的嗓音治疗可以最大程度上帮助这些患者，尤其对于那些严重老龄化的嗓音效果更佳。

（二）外科手术

一些老年患者即使采用最好的发音治疗可能也是于事无补。当声带变薄或呈弓形而导致声门闭合不全时，患者会代偿性的提高音量，出现功能亢进（肌紧张性发声障碍），导致发音疲劳，声音嘶哑加重。如果声门裂隙较小，通过发音训练可以增加肌肉体积从而恢复声门的闭合。同时，提高发音的技巧可以在轻微气息声存在的情况下增强嗓音的可听性。然而，当声门裂隙较大，就应考虑手术治疗。

（三）嗓音美容

嗓音美容（voice lift）是指使用多学科的手段来恢复年轻化的嗓音。嗓音美容通常被误解为借助外科手术来改善嗓音，类似于“面部拉皮”。事实上，外科手术只是嗓音美容的一部分，术前需进行医疗评估、发音治疗。只有在非手术治疗确实效果不理想时，才考虑手术干预。

第二节 未经训练职业歌手和合唱歌手的嗓音衰老

一、未经训练职业歌手

随着年龄的增长，未受过专业训练的职业歌手也面临着特殊的挑战。即使缺乏正规的训练，他们经过多年成功的、长期的演艺生涯，多数人已经可以正确地很“自然地”歌唱，甚至唱了几十年的非古典歌手（如摇滚歌手）在多数情况下也是运用技巧在演唱。然而，随着年龄的增加，这些歌手缺乏足够的知识和技能去适应生理上的变化。对这些人的培训必须从医疗评估，有氧环境，加强背部、腹部和胸部肌肉的力量，以及发音再教育开始。发音训练应当从最基础开始，包括唱歌及讲话的训练。老年人可能需要更长的时间来适应。由于几乎每一个人说话的频率要远高于唱歌，为获得更好的治疗效果，在培训的课程中还应加入规范的言语嗓音训练课程，这些需要言语病理师和（或）表演嗓音师的参与。

二、合唱歌手

多数合唱歌手也都缺乏专业的嗓音训练，不幸的是，许多合唱指挥也从未接受过嗓音或声乐技巧及声乐健康方面的训练。因此需要针对合唱歌手进行个人演唱课程方面的培训，及专业的训练，以避免在嘈杂的合唱环境中由于 Lombard 效应而过度大声歌唱。合唱团的歌手在排练结束时的嗓音的状态应该是清亮、无嘶哑的。如果可能，在排练结束后还需要更多的“热身”练习。如果指挥得当，合唱团员良好的嗓音可以持续整个音乐表演季，而不会受到损伤。

总之，应当通过医学干预和适龄的发音课程来应对老年嗓音的变化。良好的身体和声带状态、必要的心肺功能的监控、适当的药物治疗、合理的体重控制及营养摄入以及选择性的手术治疗，都会使职业用嗓者享受额外的几年或几十年嗓音的改善，这些措施也会使普通老年嗓音患者获益。

（Robert T. Sataloff）

第五篇
嗓音疾病治疗

Treatment of
Voice Disorders

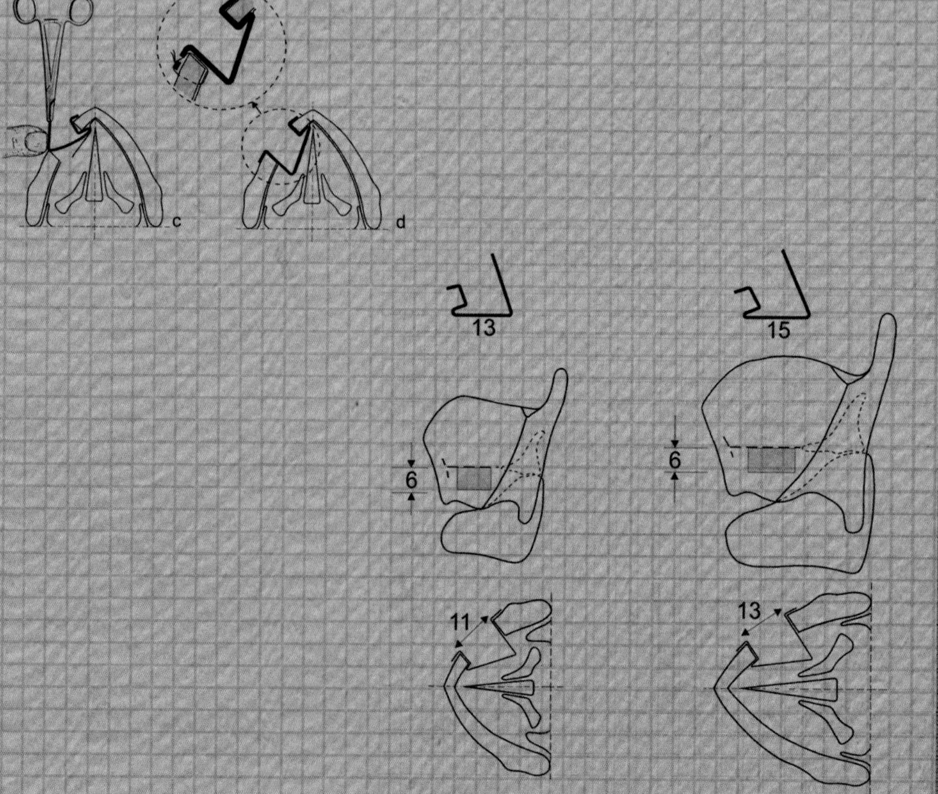
c
d
13
15
6
6
11
13

第一章
嗓音疾病治疗原则
Principles of Treatment of Voice Disorders

嗓音疾病的治疗过程需要多学科共同参与完成，主要以耳鼻咽喉科医生、言语病理师（speech pathologist）（国内又称为言语康复师）为主，前者负责患者的整体治疗及外科手术，而后者负责对发音质量进行主、客观评估，制订嗓音及言语康复治疗方案并进行相应的治疗。治疗过程中还需要例如心理科、口腔科、神经内科、肿瘤科、影像科、病理科专家及声乐专业人员及患者家庭成员的参与。治疗涉及各种类型发声障碍康复、无喉言语康复、吞咽障碍康复等。

嗓音疾病的病因较复杂，目前强调以综合治疗为主，主要包括保守治疗和外科治疗。

第一节 嗓音保守治疗原则

保守治疗对于嗓音功能的保护与改善至关重要，包括适当的发音休息、嗓音及言语康复、药物治疗及物理治疗等，同时还需配合心理治疗，以获得满意的疗效。

一、嗓音与言语康复治疗

嗓音功能的保健与康复是专业临床工作者的基本任务，嗓音与言语康复治疗主要集中在嗓音保健（vocal hygiene）、发音教育（vocal education）及嗓音及言语康复训练几个方面。

1. 发音教育 作为嗓音康复治疗的主要部分，关键是让患者了解到正常嗓音是如何产生的，干扰患者正常发音的主要问题是什么，嗓音治疗中需要采用什么的方法及其具体过程，治疗过程中对患者的要求及预期疗效等。

2. 嗓音保健 作为嗓音康复治疗的另一个核心部分，主要包括减少嗓音的滥用与用嗓不当；避免环境及不良生活习惯的影响，每天保证适量饮水，忌烟酒，避免辛辣等刺激性食物、化学物质或其他刺激物质的刺激。嗓音滥用与用嗓不当是一些嗓音疾病的重要诱因之一，因此，加强嗓音保健，引导、传授并教会患者正确运用发音技巧，防患于未然，可以明显降低嗓音亚健康状况的发生。

3. 嗓音及言语康复训练 主要在专业人员包括言语病理师的指导下，调整呼吸及发音，充分利用胸腔、喉腔、口咽腔、鼻腔及头颅的共鸣作用，并通过听觉反射不断纠正不良的发音习惯及方法，以求达到最佳发音效果，通过上述训练，可以改善部分患者的发音功能，有些患者甚至可以避免手术治疗，详见第六篇。

二、药物治疗

根据嗓音疾病患者症状及咽喉部病变特点可给予相应的抗生素、激素、中药或其他对症药物。并配合以局部雾化吸入及物理治疗。对于存在咽喉反流者还可以给予质子泵抑制剂及 H_2 受体拮抗剂治疗。

（一）雾化吸入

雾化吸入是咽喉、气管疾病局部给药方法。将所应用的药物置入雾化吸入器中，形成气雾状，患者深呼吸经口将雾化吸入器喷出的药物吸入咽喉部，药物可均匀分布在黏膜表面，达到治疗目的。吸入的药物多为抗炎、消肿、化痰及促进黏液排泌的药物。吸入次数可根据病情而定，每日 1～3 次，疗程也应根据疾病的轻重程度和恢复状况而定，一般吸入 3～6 天。

（二）局部涂抹

将药物涂抹于喉部，操作可在间接喉镜、纤维喉镜、频闪喉镜或直接喉镜下完成。

（三）局部注射

药物局部注射是将治疗药物注射于喉组织内，注射方式可通过间接喉镜、直接喉镜、频闪喉镜、纤维喉镜等，也可经甲状舌骨膜、甲状软骨或环甲膜将药物注入声门旁间隙、会厌前间隙、声带、喉部肌肉或杓会厌襞。用于局部注射的药物可为生物制剂、自体组织（例如脂肪、筋膜）、抗肿瘤药等。

声门旁间隙自体脂肪或筋膜注射可以用于治疗单侧声带麻痹所致的声门闭合不全。痉挛性发声障碍的治疗就是在喉内肌注射 A 型肉毒毒素。A 型肉毒毒素局部注射还应用在声带接触性肉芽肿及环咽肌痉挛等发声、吞咽障碍的治疗中。平阳霉素局部注射可用于治疗咽喉部血管瘤。

三、物理治疗

（一）低温冷冻治疗

低温冷冻能降低生物体内分子运动的速率，并对生物细胞有杀伤作用。喉部冷冻治疗是以破坏病变组织或其他组织达到治疗目的。冷冻治疗应用最多的冷却剂是液氮，它具有低温、不易燃、不易爆、来源丰富的优点。由于咽喉及嗓音显微手术的开展，这类治疗应用已显著减少。

（二）微波治疗

微波治疗的工作原理是由磁控管振荡产生高频微波能，通过治疗探头向组织定向发送，并按治疗的需要进入机体的不同深度，利用组织内的水性成分作为热源，将微波电能转变为热能，使组织温度升高，产生热效应，凝固组织达到治疗目的。伴随喉显微手术的开展，这类治疗也很少应用。

（三）低温等离子射频治疗

等离子射频治疗近年来开始应用于耳鼻咽喉科，等离射频子采用的是双极技术，针型电极的一极插入组织中发放射频，另一极置入身体的其他部位形成回路。射频使电极和组织间形成等离子体薄层，层中离子被电场加速，并将能量传递给组织，在低温下打开分子键，使靶组织中的细胞以分子单位解体，分解为碳水化合物和氧化物造成组织凝固性坏死。但目前此项技术是否适用于嗓音显微外科手术尚有争议，其在嗓音疾病治疗领域的疗效及并发症的预防有待进一步观察。

第二节　嗓音外科治疗原则

对于嗓音疾病保守治疗无效者，可通过外科手段恢复、改善嗓音质量。近年来伴随新物质、新技术的发展，对嗓音功能认知的提高及评估、治疗手段的改进，嗓音外科手术技术不断提升，目前嗓音外科发展迅速的领域主要包括：① 嗓音显微外科手术（phonomicrosurgery）；② 声带注射填充手术（injection augmentation laryngoplasty）；③ 喉部框架手术（laryngeal framework surgery，LFS）；④ 喉神经修复手术（laryngeal reinnervation surgery）等。

一、嗓音显微外科手术

嗓音显微外科手术（phonomicrosurgery）是在显微镜或内镜下，应用显微器械或激光进行操作，在精确切除病变同时最大限度保留声带正常的组织结构及功能。手术力求保持声带上皮的完整性（特别是振动缘），将固有层浅层的破坏降至最低。

二、声带注射填充手术

声带注射填充手术（injection augmentation laryngoplasty）是将自体物质或异体生物材料注射或填充至声带固有层或声门旁间隙，使声带体积增加、声带内移，以改善声门闭合及恢复声带振动特性，恢复发音及吞咽功能。注射填充物质主要包括：自体脂肪、胶原、透明质酸等。声带填充注射手术操作简便易行、创伤小，疗效稳定。

随着组织工程技术、分子生物学、基因治疗等技术的进一步发展，相信声带注射填充技术拥有更广阔的研究前景和临床应用价值。

三、喉部框架手术

喉部框架手术（laryngeal framework surgery）是通过改造喉部软骨支架达到矫正嗓音的目的，主要包括 Isshiki 甲状软骨成形术Ⅰ～Ⅳ型及其变通手术。近年手术不断改良，以Ⅰ型手术即声带内移术应用最广，与杓状软骨内收手术相结合应用于治疗声带麻痹、声带萎缩引起的声门闭合不全。

四、喉神经修复手术

喉神经修复手术（laryngeal reinnervation surgery）主要用于治疗声带麻痹等。从理论上讲，此类手术是恢复声带自主运动、治疗声带麻痹的理想方法。但由于手术技术复杂，颈部创面大，手术时机的选择及治疗效果等因素的限制，迄今仍未广泛开展。

五、其他

喉癌术后重建与康复也是嗓音医学关注的课题。20 世纪 50 年代以来，喉功能手术开展，在根治肿瘤基础上，借助各种修复手段，使患者术后发音功能得以保留，大大地提高了患者的生存质量。喉全切除术后，患者可通过食管发音、人工喉及各类喉发音重建等方法最终获得“新声”。

吞咽与发音过程涉及相同器官（唇、舌、齿、喉等），发声障碍常常还同时伴有吞咽功能的异常。因此，在嗓音疾病的诊断治疗过程中，还需要同时处理所伴随的吞咽功能障碍，吞咽障碍的外科治疗等也是当今研究的热点。

（徐　文　韩德民）

第二章 嗓音显微外科手术概论 Phonomicrosurgery

第一节 嗓音显微外科手术概况

一、发展史

耳鼻咽喉头颈外科发展至今，随着专业分科不断深入，人们对发音特性的认知及改造也逐渐深化。1855 年 Garcia 首次报道应用口镜对喉部进行观察，此后喉科学逐渐发展，专业不断深化。喉外科手术开展的第一个 100 年，主要以喉部肿物或病变的切除为治疗重点，嗓音功能的保护与改善则处于次要位置。随着经济发展及社会需要，人们对交流质量的要求不断提高，以改善或恢复嗓音为主要目的的手术——嗓音外科手术逐渐开展。

近几十年来，随着对发音机制研究的逐步深入，发声障碍诊断水平及发音功能评价手段不断更新，麻醉学的进步，手术显微镜、手术显微器械及 CO_2 激光（carbon dioxide laser）临床应用逐渐推广，各种新的手术方法得以实践，推动了嗓音显微外科的发展，并成为嗓音外科领域中最为活跃的部分。1954 年 Rosemarie Albrecht 首次描述在显微镜下对声带进行观察。20 世纪 50 年代，气管内插管全身麻醉技术为手术稳定顺利进行提供了必要的保障。1962 年 Kleinsasser 将显微镜应用于声带手术中，使手术的精确程度大大提高。之后 Zeiss 推出 400mm 聚焦透镜显微镜，使术者可以应用长柄的喉器械进行精细操作。Jako 随后对显微镜进一步改良，操作者可以通过双目进行观察，双手进行手术操作。1962 年 Jako 设计出第一套喉显微外科器械，进一步提高了手术精细程度，减低了操作中对周围组织的损伤。20 世纪 70 年代 CO_2 激光应用于上呼吸道手术中，使显微外科的处理范围大大拓宽。20 世纪 70 年代至 80 年代，学者们对发音机制的研究进一步深化。1975 年 Hirano 通过对声带的组织学研究，提出著名的 Body–Cover 声带振动理论，即声带具有独特的分层结构及相应的精细运动功能。Gray 通过细胞生理学的研究，对声带良性病变任克间隙的病理生理变化作了深入阐述，促使外科医师开始思考根据声带不同层次的解剖、功能及其病理生理改变进行手术。上述发展为嗓音显微外科的诞生与发展奠定了坚实的理论及实践基础。

20 世纪 90 年代初，“嗓音显微外科手术（phonomicrosurgery）”概念的提出，标志着嗓音外科治疗的精度及广度进一步拓宽。嗓音显微外科手术应遵循以下原则：充分暴露病变区域，镜下精细操作，严格保护正常组织结构，最大限度恢复、保留发音功能。

二、手术适应证和禁忌证

嗓音显微外科手术主要适用范围包括声带良性增生性病变（声带小结、声带息肉、声带囊肿、声带假性囊肿、声带肉芽肿、喉淀粉样变性等），声带血管性病变，喉良性肿瘤（如喉乳头肿瘤），癌前病变及早期声门癌，喉狭窄，喉蹼及双声带麻痹，声带瘢痕，声带沟及黏膜桥等。

严重的颈椎病、严重的心脑血管疾病等为手术禁忌。喉腔术野暴露不良者无法进行显微外科手术。

三、围术期处理

术前正确诊断及评估是手术成功的必要保证，其中嗓音功能的评价必不可少，频闪喉镜检查对观察评估声带振动特征尤为重要。手术前后正确的嗓音康复治疗一定程度上可以矫正患者不良的发音方法及用嗓习惯，利于术后康复。同时还应关注吸烟、咽喉反流、变态反应、内分泌、心理等因素对嗓音疾病的影响，并进行针对性评估与治疗。

手术前还应考虑到麻醉插管及支撑喉镜下喉腔暴露的难易程度，对于肥胖、甲颏距离短、颈部短粗、下颌后缩及既往全身麻醉插管困难的患者，麻醉插管及喉腔暴露有一定难度，应予以特别关注。术前还应根据患者特点及病变特征考虑器械选用及术式设计等问题。

第二节 嗓音显微外科手术方式

一、基本操作与器械选择

嗓音显微外科手术是在全身麻醉气管内插管后通过特殊设计的支撑喉镜或悬吊喉镜充分暴露喉腔及手术野，在手术显微镜的观察下，以特殊设计的显微手术器械或 CO_2 激光进行喉部手术。

手术器械的选择有赖于外科医师的经验和专业化程度、病变特征、镜下喉部术野暴露程度等。可以根据患者的年龄、性别、气道特征及手术需要选择喉镜的类型及型号。如果前连合暴露不佳，可由助手轻压颈前甲状软骨或换用特制的前连合镜。手术显微镜多采用包括焦距为400mm前透镜及可放大6～40倍的双目手术显微镜，并可配备示教镜、照相、摄录像设备。手术时手术显微镜的视轴应与喉镜镜管长轴在同一条直线上，调节显微镜的焦距，通过双目观察喉内病变，双手操作施行显微手术。

手术可以应用传统的“冷器械”（显微器械）及“热器械”（激光）进行操作，器械选择由术者决定。既往多数人偏爱应用冷器械（显微器械），而 CO_2 激光目前被认为是安全、实用的手术工具，切口规则、出血少、热效应小。笔者经验，临床实际工作中将两者结合使用往往会起到事半功倍的效果（图5-2-1～图5-2-6），由北京同仁医院周兵主任摄影。

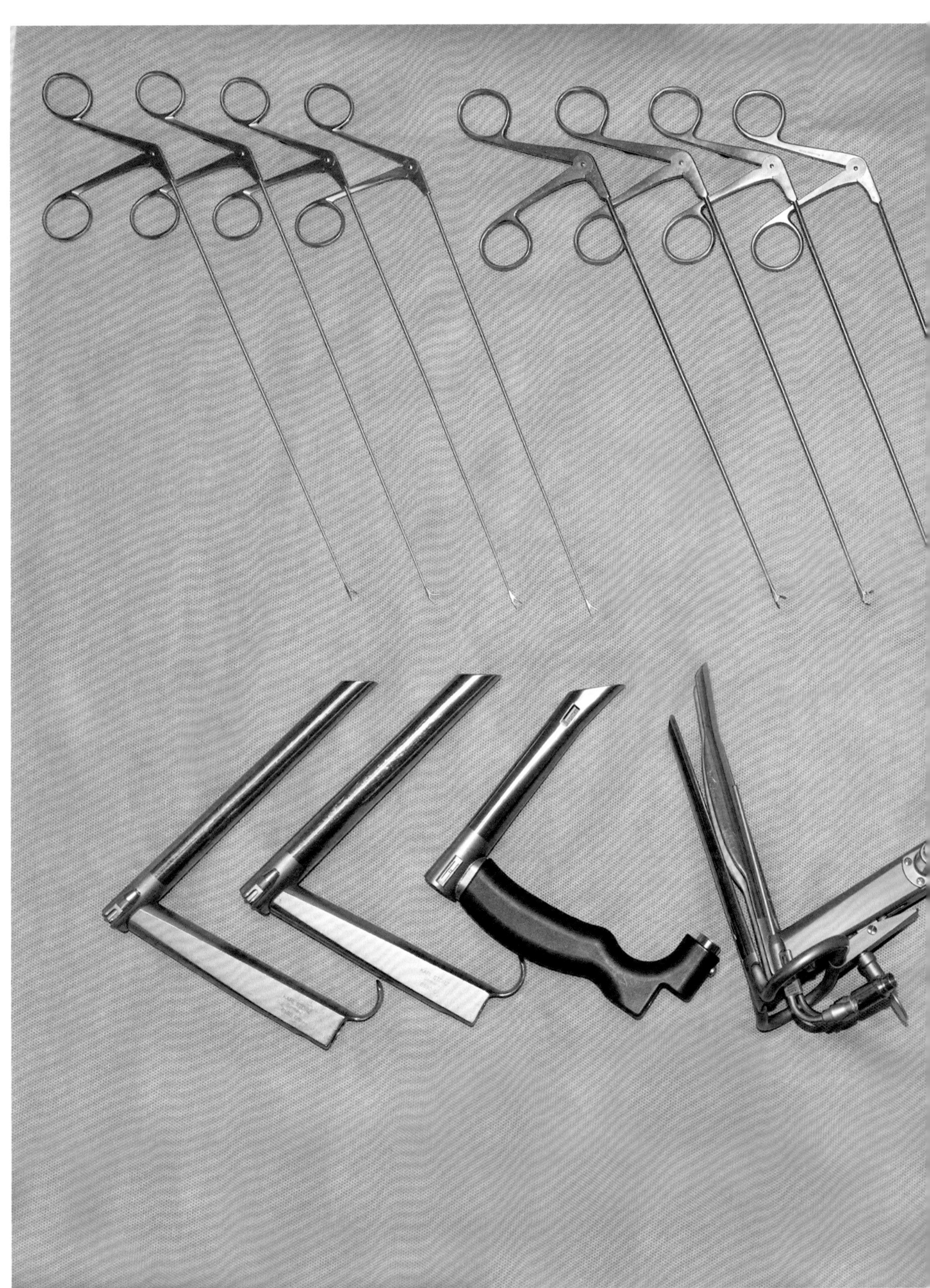

图 5-2-1 喉显微手术器械与支撑喉镜
laryngeal microsurgical instruments and operating laryngoscopes

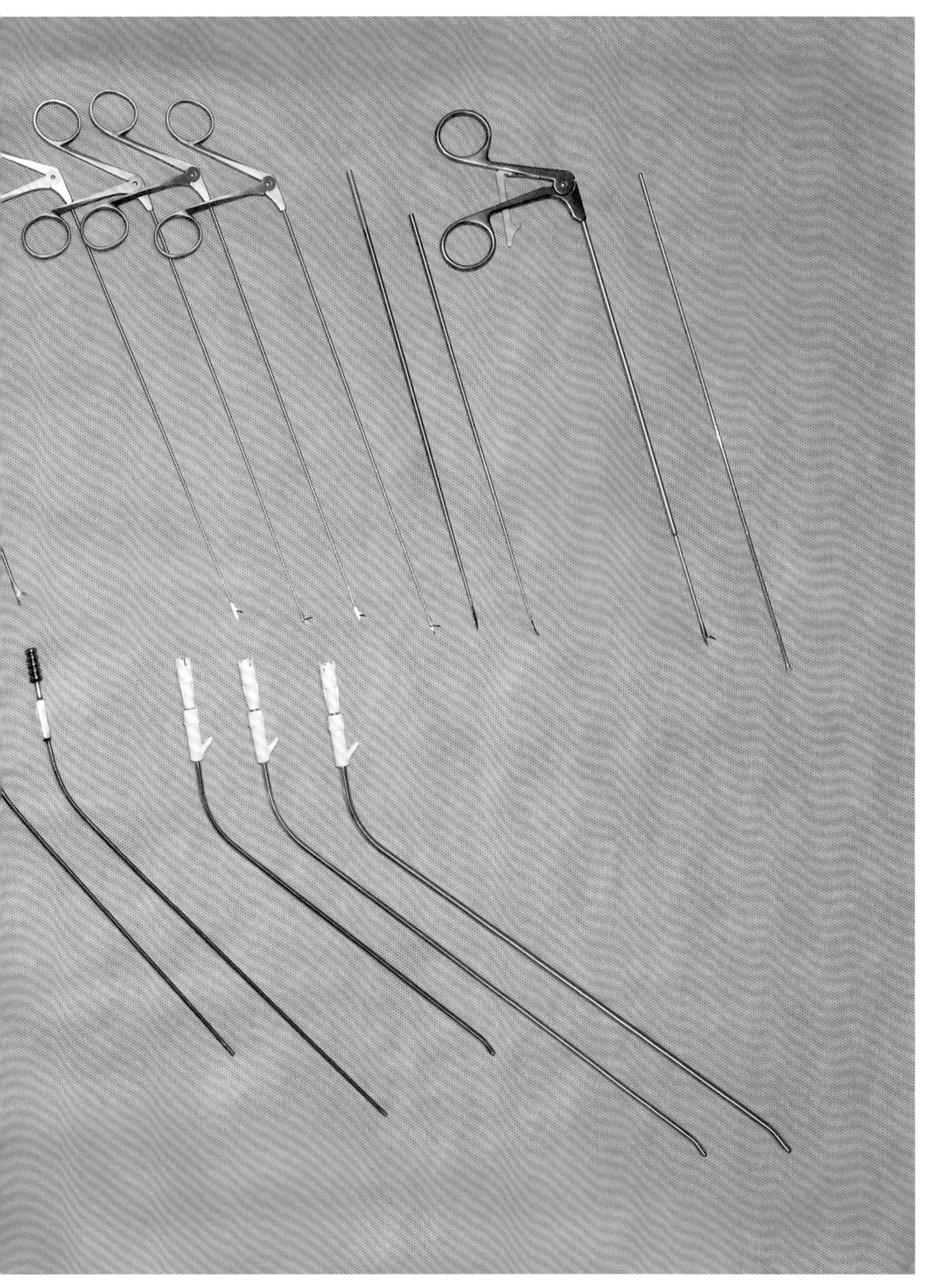

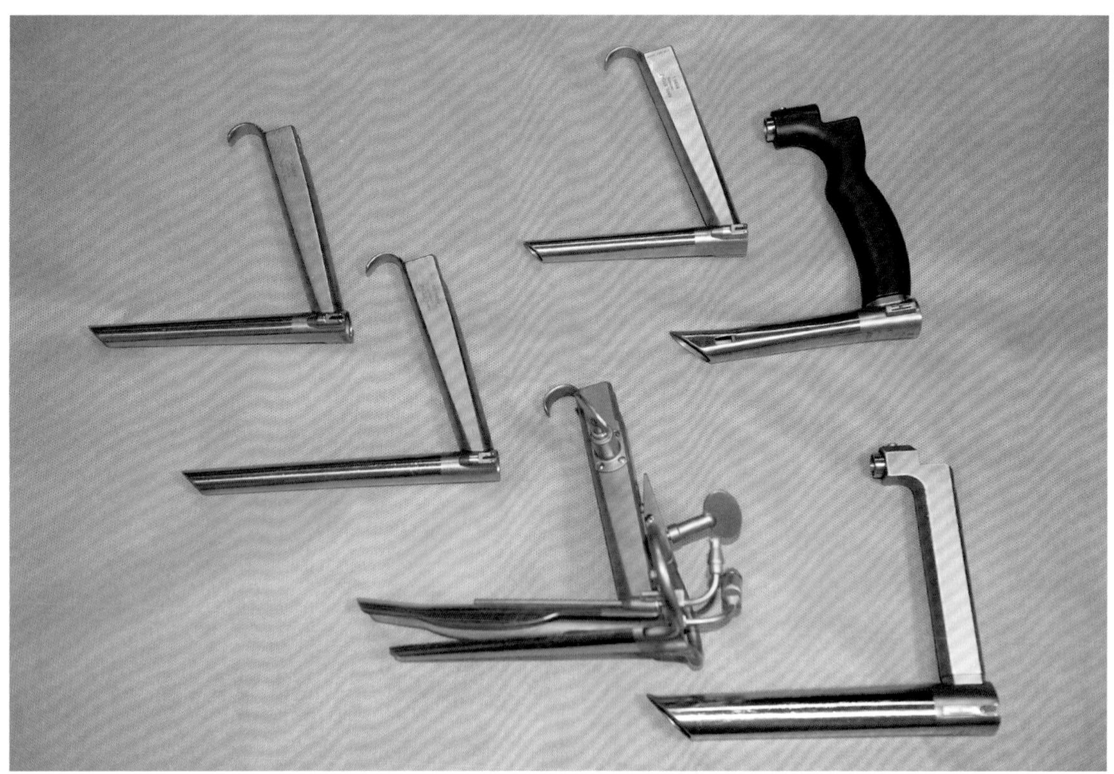

图 5-2-2 支撑喉镜
operating laryngoscopes

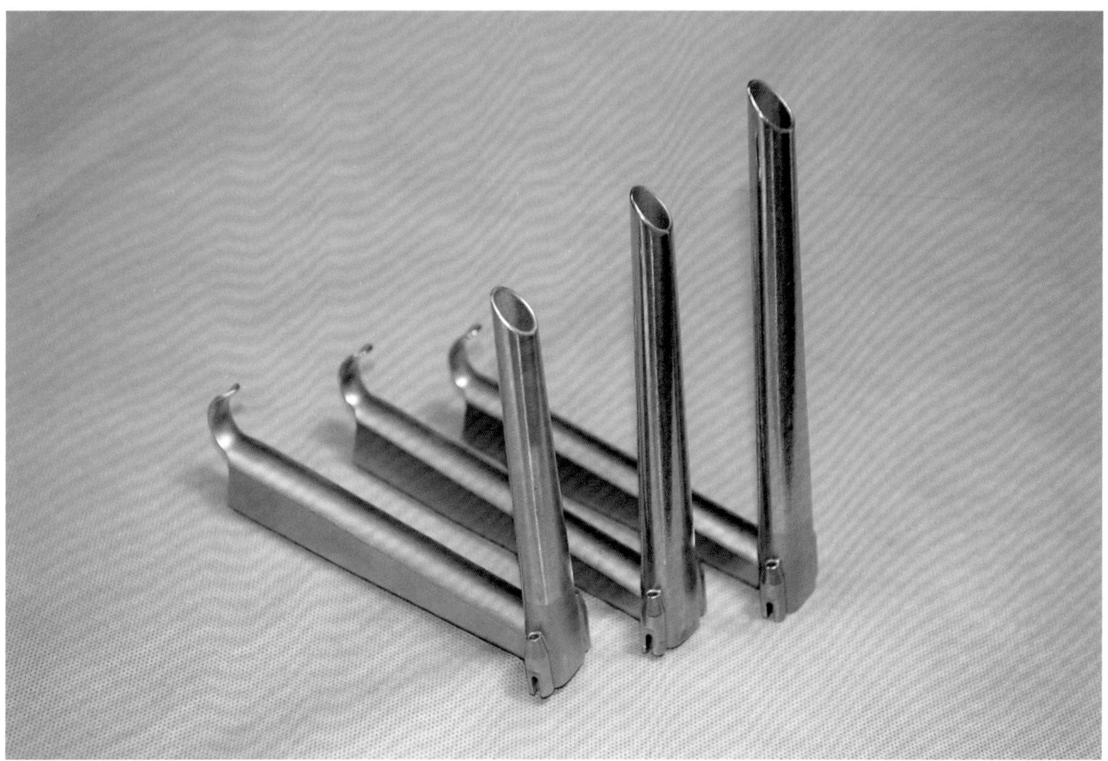

图 5-2-3 不同型号的喉镜
laryngoscopes of different sizes

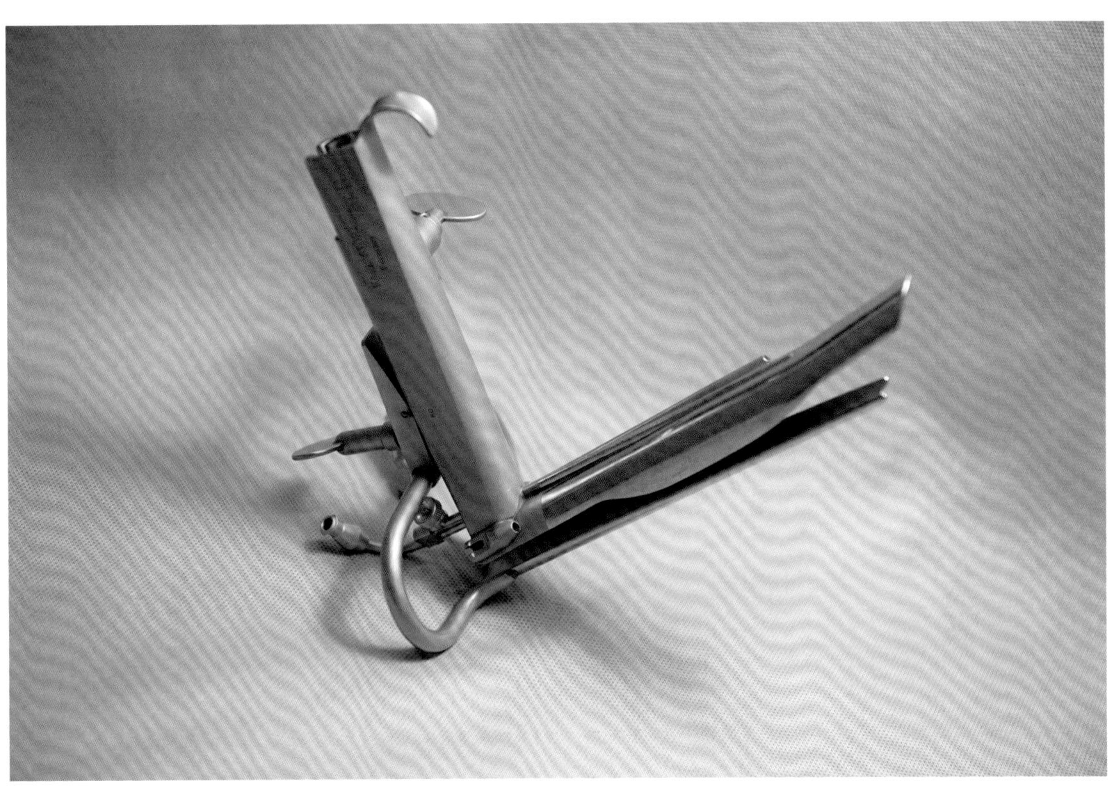

图 5-2-4　支撑喉镜
operating laryngoscope

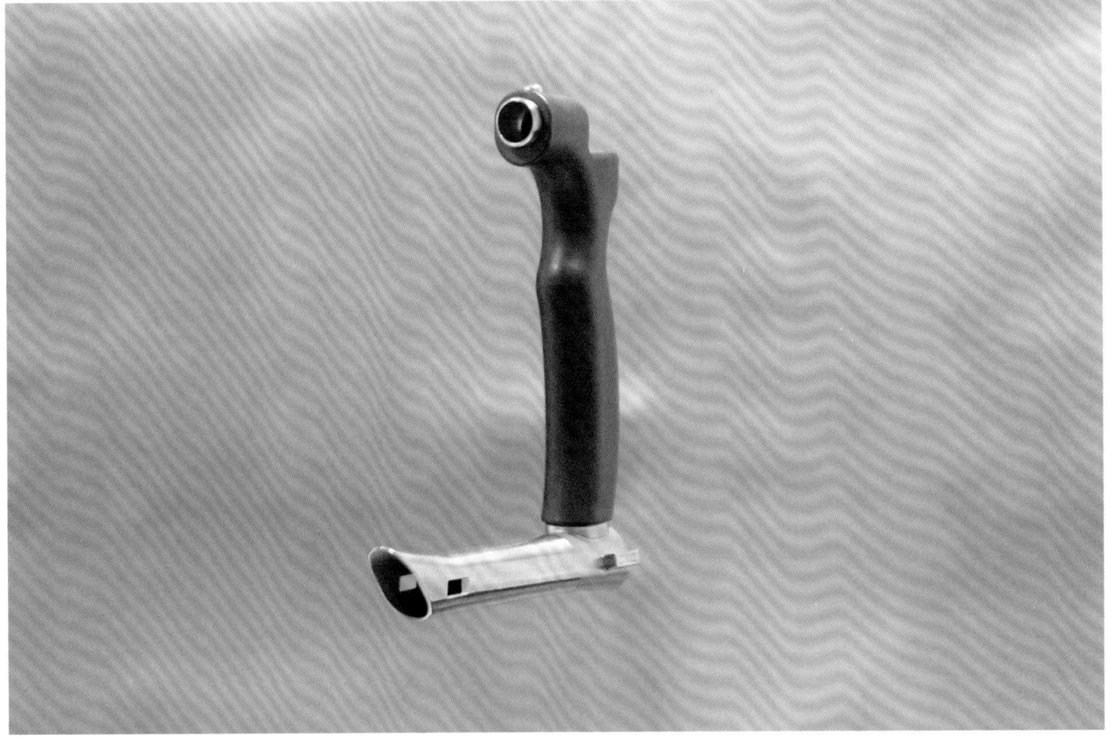

图 5-2-5　支撑喉镜
operating laryngoscope

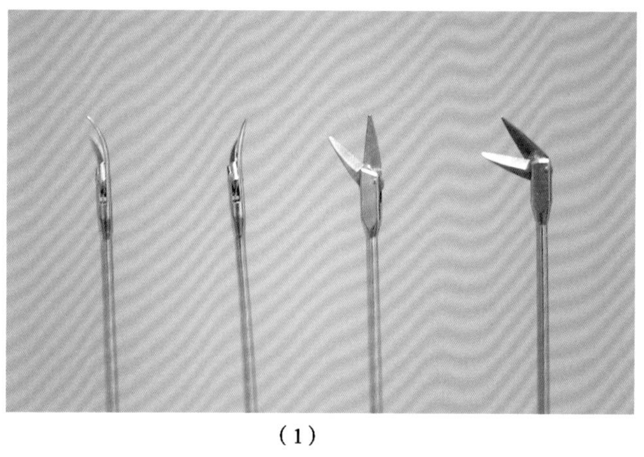
(1)

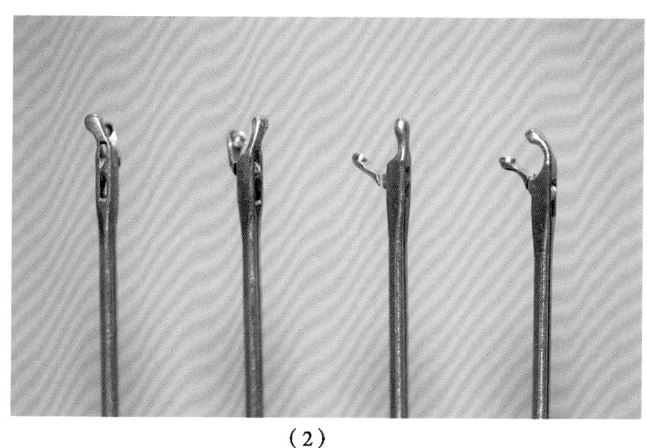
(2)

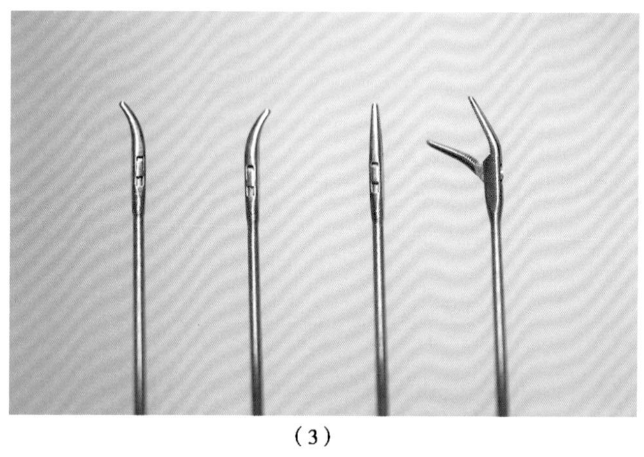
(3)

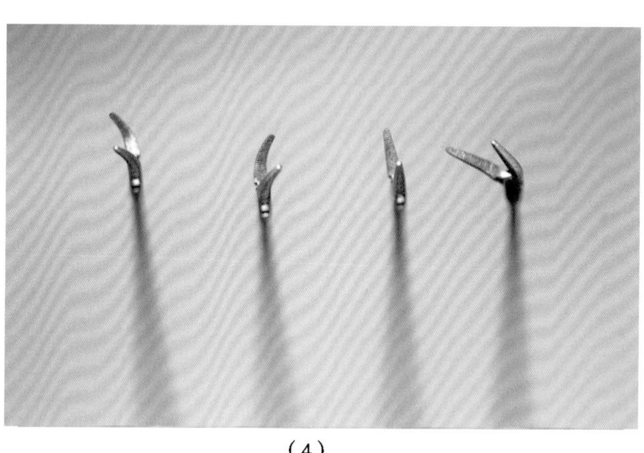
(4)

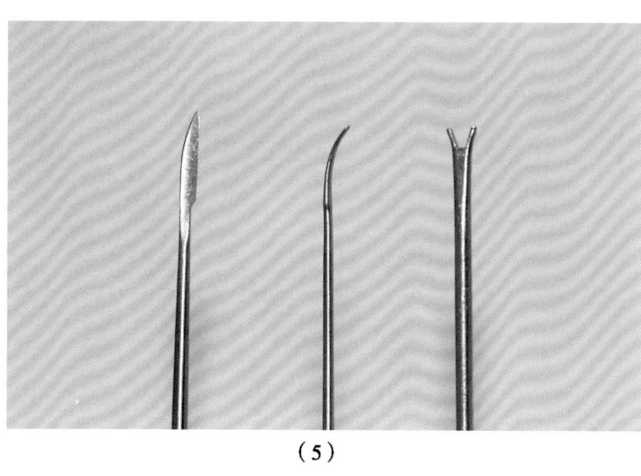
(5)

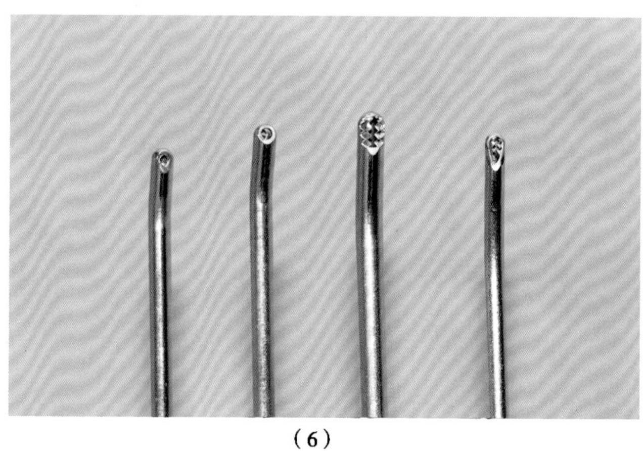
(6)

图 5-2-6 喉显微器械近观
laryngeal microsurgical instruments
(1)显微喉剪 (2)显微喉钳
(3)显微喉钳 (4)显微喉钳
(5)显微喉器械 (6)喉吸切器

二、显微（冷）器械手术

显微冷器械（cold instrument）手术是应用显微器械进行手术操作，其间无热效应作用，对周围组织热损伤小，手术恢复时间短。显微冷器械手术主要应用于声带小结、声带息肉、声带囊肿、病变程度较轻的声带任克水肿等位置表浅的声带良性增生性病变或手术精细程度要求较高的声带沟、声带瘢痕等病变治疗。

20 世纪 70 年代由于技术手段的限制，声带良性病变的处理多采用声带黏膜剥脱的方法，组织损伤大，术后易形成瘢痕，对声带振动影响较大，很难达到改善发音功能的目的。几十年来随着显微器械及显微技术的不断改进，手术方法日益成熟。20 世纪 80 年代以来，黏膜微瓣技术（microflap technique）开始应用于声带良性增生性病变的处理，包括外侧黏膜瓣法、内侧黏膜瓣法、微瓣法、上皮下黏膜瓣法，而声带黏膜剥脱术目前则主要应用于处理喉癌前病变。黏膜微瓣技术可以避免黏膜组织的过度切除，利于患者恢复正常的发音特征（图 5-2-7）。近年有学者报道，微瓣法与激光技术结合应用获得满意的手术疗效。

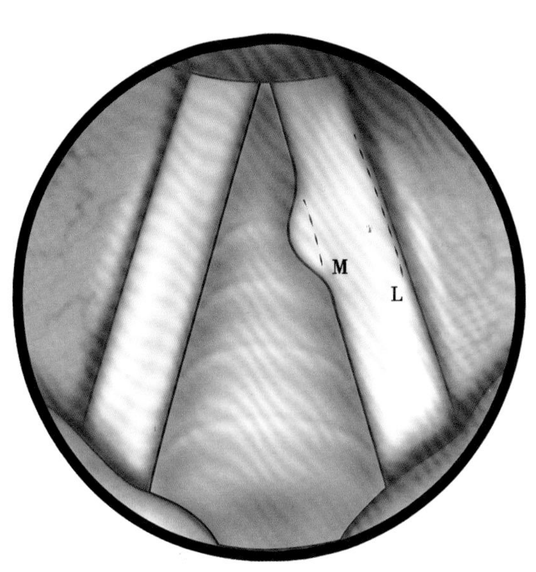

图 5-2-7 黏膜微瓣技术示意图
illustration of microflap technique
M 为内侧微瓣，L 为外侧微瓣

（一）外侧黏膜微瓣技术

治疗良性病变时，为避免声带黏膜剥脱引起的黏膜过度损伤，1982 年由 Sataloff 提出外侧黏膜微瓣技术（lateral microflap technique）。手术时切口位于声带外侧、上表面接近喉室处，应用显微器械将病变与声带黏膜及声韧带分离。分离过程中需保证黏膜及声韧带结构的完整，病变切除后将黏膜瓣重新复位。设计外侧微瓣技术的初衷是保留声带黏膜，改善发音功能。但在临床应用中却发现，一些患者术后数月声带仍处于僵硬状态，僵硬部位位于病变的相邻区域，而这些区域术前是正常的。探究其原因，一种假说认为声带的各个层次并非简单的重叠排列关系，声带上皮通过基底膜经Ⅶ型胶原襻附着于固有层浅层，基底膜结构及其附属结构的完整性与声带的精细振动密切相关。手术时若黏膜瓣的分离范围过大，有可能破坏声带上皮与固有层浅层间精细的解剖连接结构，最终会导致手术创面瘢痕样愈合，使手术很难达到预期目标，甚至适得其反。基于以上考虑，1991 年 Sataloff 等放弃了应用这种传统的黏膜微瓣技术处理声带良性病变，取而代之的是内侧微瓣技术。外侧微瓣技术目前则主要应用于声带弥漫性病变或手术中病变与声韧带很难辨别时。

（二）内侧黏膜微瓣技术

内侧黏膜微瓣技术（medial microflap technique）是外侧黏膜微瓣技术的改良，手术操作局限于病变区域并不更多地干扰周围组织，目前已广泛应用于局限声带内侧的良性病变，包括：① 仅累及声带内侧面的病变；② 病变与其下声韧带容易分离；③ 声带黏膜薄且丰富者。手术中根据不同的病变可以采取钝性分离或锐性分离、切除、吸引等操作。与外侧黏膜微瓣技术不同，手术时黏膜切口位于声带内侧、病变主体表面，应用显微器械于正常及异常结构间进行钝性或锐性分离，形成一个以内下方为基底的黏膜瓣，去除病变基质及其表面多余的黏膜，修剪后将黏膜复位（图 5-2-8）。如果病变过小无法形成黏膜瓣，可以直接将病变切除，但应避免切除病变周围过多的黏膜。

近年来不同类型的吸切器也应用在喉显微外科手术中，目前多用于病变范围广泛的良性病变的切除，例如呼吸道乳头状瘤等，可以缩短手术时间。

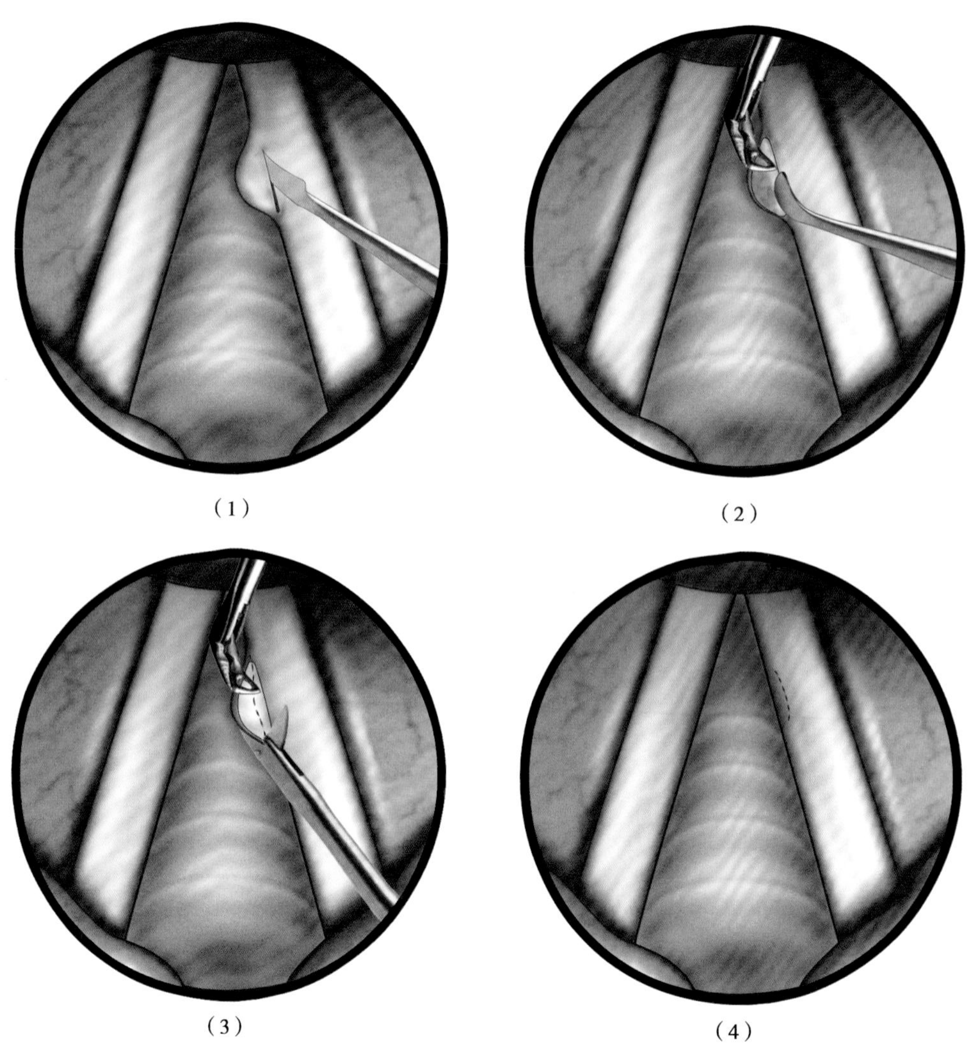

图 5-2-8 内侧微瓣技术示意图
illustration of medial microflap technique
（1）黏膜切开
（2）病变分离
（3）剪除病变及多余黏膜
（4）黏膜复位

三、CO_2 激光手术

激光（laser）是“light amplification by the stimulated emission of radiation”的缩写，自 Albert Einstein 首次阐述激光的原理至今，其巨大潜能已经辐射到生活的各个角落。1960 年美国人 Maiman 研制出世界上第一台激光器至今，激光在医学领域的应用日趋成熟，大大突破了传统技术的局限，使治疗的领域不断拓宽。激光具有方向性好、能量高的特点，使手术的精细程度进一步提高。1965 年 CO_2 激光诞生，20 世纪 70 年代 CO_2 激光首先被 Strong、Jako 及 Vaughn 等介绍应用在消化道及呼吸道手术中。

（一）激光手术原理

临床上利用激光极高的能量密度聚集于组织，达到凝固、碳化及气化组织的目的。激光还具有良好的方向性，发散度极小，通常仅有几个毫弧度，这一特性利于手术精准度的提高，避免损伤正常组织。

不同类型的激光，由于波长各异，对组织的生物学效应不同，应用范围也不同。激光作用于组织的生物学效应由激光释放能量和组织吸收能量两方面因素决定。激光作用时，组织会反射、吸收、传导及散射一部分光，其中反射及传导的那部分能量不产生作用，而散射的能量受穿透组织深度的限制，因此医学上真正可利用的就是被组织吸收的那部分光能。激光释放的能量能否被组织吸收与激光的种类及所作用组织的性质直接相关，激光释放的能量被组织吸收越多，作用越强；反之，组织的含水量越高，吸收能量越多。

激光的生物学效应包括热效应、压强效应、光效应、电磁场效应及生物刺激作用等。激光在临床治疗中主要是应用其热效应及光效应。组织吸收能量的不同，热效应作用也不同，主要包括：①凝固作用；②气化作用；③碳化作用；④切割作用。组织吸收能量后，局部温度达 60～65℃时，蛋白出现变性，组织表面变白，深部结构的完整性受到破坏。组织进一步吸收热能，温度达 100℃时，细胞内水分气化，引起空泡变性、火山口样改变及组织收缩。当温度达数百摄氏度时，产生碳化，组织进一步破坏、分解，继而产生烟雾及气体。伤口中心的气化区域可有少量炭化碎片，邻近区域可出现坏死带，其中小的血管、神经及淋巴管可被封闭。

激光释放至组织的能量可以通过以下参数进行调控：输出功率（单位为 W）、光斑大小及作用时间（单位为 s）。输出功率越大、作用于组织的光斑越小、作用时间越长，激光释放至组织的能量越大。

（二）医用激光种类及应用

常用的医用激光器包括 CO_2 激光、Nd：YAG 激光、准分子激光、KTP/532 激光、钬激光、Ar 离子激光、半导体激光等。

1. CO_2 激光　CO_2 激光（carbon dioxide laser）波长 10.6μm，为不可见光，需用同轴的氦氖激光作为指示光。CO_2 激光可被水吸收，组织穿透能力 0.1mm，对深部组织影响小，热损伤小，主要用作对表面组织的切割、气化，可凝固直径 0.5mm 以下的血管。Strong 等通过组织病理学检查证实，CO_2 激光对周围组织的损伤仅限于 5～10 个细胞层厚。既往 CO_2 激光光束只能经装有棱镜和平面镜的关节臂反射传送，并需另一独立的光源发出的可见光与其同轴同路作为指示光。随着技术的发展，目前 CO_2 激光光束也可以经光导纤维输送。

2. Nd：YAG 激光 波长 1.06μm，属红外光谱，需通过光纤传递，组织穿透能力非常强（可达 4.0mm），在组织中易散射，不被水吸收，不适用于精细的外科手术。Nd：YAG 激光可气化较大体积的组织，多应用在皮肤及黏膜表面的操作及止血治疗，可以应用于气管、支气管狭窄，头颈部血管病变及淋巴管畸形的激光凝固治疗。Nd：YAG 激光使用时应注意防止激光对周围其他重要组织的损伤。

3. 半导体激光 由半导体电子装置产生，应用在耳鼻咽喉科领域时，其发射波长为 810μm，可被水及色素吸收。半导体激光可经光纤传送，在组织表面产生高温，导致迅速气化及其下组织凝固。应用时可通过非接触模式或接触模式进行操作。接触模式下，传导纤维与组织直接接触，纤维的尖端加热，产生的热效应具有切开、切除及气化作用，同时还有良好的止血作用。也可应用冷光纤（非接触模式）进行近距离操作。

4. Ar 离子激光 属于蓝绿可见光范围，波长为 0.448μm 及 0.514μm。根据组织的生物特性不同，Ar 离子激光在不同的组织中具有较强的吸收、散射及反射作用。能量易被色素组织吸收，可用于微血管止血。

5. KTP 激光 属于可见绿色光范围，波长 532～1064nm，光束通过光纤传送。组织吸收程度同 Ar 离子激光，但被血红蛋白特异性吸收能力更强。

（三）CO_2 激光嗓音显微外科手术

由于激光在医学领域中主要应用其热作用，因此激光相对于普通显微器械又称为“热器械”。近 20 余年来 CO_2 激光喉显微外科手术（CO_2 laser phonomicrosurgery）在我国广泛开展，CO_2 激光在喉显微外科手术中具有的独特优势，手术中利用其良好的切割、气化、碳化及凝固特性进行精细操作。近年来随着激光技术的快速发展，CO_2 激光配备以适合的显微器械使手术精度及广度地不断提高，利于声带超微结构及功能的保护。

四、术中辅助措施

1. 止血 嗓音显微外科手术中可以局部应用 1：1000 肾上腺素棉片止血，也可以用激光或电凝止血。一些有过度用嗓病史的患者声带膜部中央，特别是声带上表面如果发现有明显的血管曲张、扩张或黏膜下出血，可以应用激光凝固异常扩张血管，或应用显微器械进行切除。如果声带黏膜下出血范围比较广或出血后几天血肿仍未完全吸收，可以应用 CO_2 激光气化、碳化血肿或可以在声带上表面切口，将血肿引流，加速愈合，防止血肿机化形成瘢痕，影响声带振动。

2. 黏膜下注射 黏膜下注射（submucosal infusion）作为嗓音显微外科手术的有效辅助手段，应用也比较广泛。喉黏膜下注射起源于喉灌注技术，最早于 19 世纪 90 年代用于解剖学的研究，20 世纪 90 年代后此项技术的应用更为普遍，而喉黏膜下注射部位不局限于声带，还可以应用在室带及喉室外侧。声带黏膜下注射因其目的不同，注射物质也不同。无菌盐水加肾上腺素（1：1000）黏膜下浸润注射可使小血管收缩，有助于减轻出血，同时还利于正常与异常组织的分离，使病变与声韧带界限更为清晰。西多福韦（Cidofovir）作为一种抗病毒药物，也应用于局部黏膜注射，辅助治疗喉乳头状瘤。将胶原注射至声带固有层，用以治疗固有层缺陷引起的声门闭合不全。将类固醇注射至瘢痕或由芽肿部位，可以减缓瘢痕组织形成。

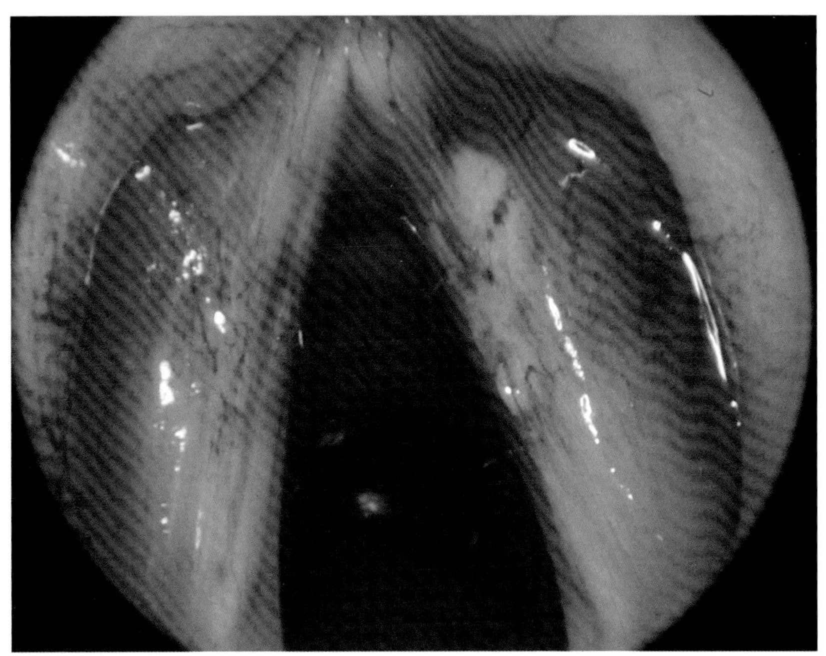

图 5-2-9　声带黏膜缝合术中图
mucosal suturing of the vocal fold

3. 黏膜缝合　嗓音显微外科手术中也可以通过黏膜缝合（mucosal suturing）技术，缝合黏膜切口，减小或消灭创面，促进术后黏膜对合，加速恢复过程（图 5-2-9）。黏膜缝合技术常常应用于喉良性病变、喉蹼治疗、声带沟筋膜填充及杓状软骨切除等手术中。

五、手术方式选择

1. 声带良性病变　如声带囊肿、声带息肉、声带任克水肿等，手术范围应局限于声带被覆层，避免刺激声韧带引发纤维增生导致瘢痕形成，手术时显微器械与 CO_2 激光联合应用可最大程度地保留发音结构，恢复良好的发音功能。

2. 声带及喉部其他良性病变　如乳头状瘤、血管瘤、纤维瘤、喉淀粉样变等，手术中应用 CO_2 激光切除病变，创伤小，避免经喉裂开手术，利于功能保全。声带接触性肉芽肿治疗前首先要明确病因及影响因素，首选抗酸治疗和嗓音康复训练。如果保守治疗 3～6 个月不能恢复，可以考虑手术切除。

3. 喉狭窄　特别是声门区的狭窄，不仅威胁患者呼吸功能而且严重影响患者的发音质量，因此对于这类患者治疗时在确保呼吸道通畅基础上应着力改善患者的发音功能。喉显微外科手术利用显微器械、CO_2 激光、喉显微缝合技术或辅助支撑物（喉膜、T 管等）支撑，对于声门型喉狭窄的治疗具有其独特优势。

双侧声带麻痹导致声门狭窄者，可在支撑喉镜下应用 CO_2 激光杓状软骨切除，可以扩大声门后部裂隙，同时声带膜部大部不受影响。这种手术方式在缓解呼吸的同时可很好保留患者发音功能。CO_2 激光杓状软骨切除还有一些改良术式如杓状软骨次全切除、杓状软骨内侧切除等，可以选择性保留杓状软骨的部分结构。

4. 喉癌前病变及早期声门癌 由于声门型喉癌症状出现早，很少累及局部淋巴结，具有较高治愈率。应用 CO_2 激光声带（部分）切除手术治疗癌前病变及早期声门癌，不仅可以切除病变、阻断恶性发展趋势，同时患者发音功能也得以最大程度的保留，局部控制率及 5 年生存率与放射治疗、喉裂开声带切除手术相同。CO_2 激光声带（部分）切除手术较其他治疗有许多优势：①手术时间短，活检和治疗可同时进行，与放射治疗比较降低时间及费用；②并发症少，无需气管切开；③由于喉部支架及神经肌肉协调功能完整保留，通过室带等结构代偿发音，患者术后仍可获得良好的发音效果，患者的生活质量并无明显改变；④ CO_2 激光治疗并不排除其他的治疗，如果病变复发，还可以选择其他治疗手段。

第三节 内镜下声带切除手术

内镜下声带切除手术（endoscopic cordectomy）最早于 1920 年由 Lynch 首次介绍，1973 年 Lillie 及 De Santo、1974 年 Kleinsasser 等先后报道了内镜下应用冷器械（显微器械）进行声带切除手术获得满意疗效，而真正使内镜下声带切除术得以广泛推广，则得益于 Strong 的贡献及 CO_2 激光的应用。内镜下声带切除术的有许多分类，在综合文献的基础上，2000 年欧洲喉科学会推荐了《内镜下声带切除术分类标准指南》，临床工作中可作参考（表 5-2-1）。目前此类术式主要应用在喉癌前病变及早期声门癌的治疗中。

表 5-2-1 内镜下声带切除术分类（2000 年欧洲喉科学会推荐）

分类	术式
Ⅰ型	声带上皮下切除术
Ⅱ型	声韧带下切除术
Ⅲ型	经肌肉声带切除
Ⅳ型	声带完全切除术
Ⅴ型	声带扩大切除术 $Ⅴ_a$ 型：包括对侧声带在内的声带扩大切除 $Ⅴ_b$ 型：包括杓状软骨在内的声带扩大切除 $Ⅴ_c$ 型：包括室带在内的声带扩大切除 $Ⅴ_d$ 型：包括声门下在内的声带扩大切除

一、声带上皮下切除术

声带上皮下切除术（subepithelial cordectomy）即Ⅰ型声带切除术（图 5-2-10）。术中经固有层浅层切除声带上皮，有效保护声韧带等深层组织，适用于声带癌前病变或有癌变倾向的病变。为避免声带上皮异常区域或癌变区域的残留，通常需要将整个上皮完全切除，并进行组织病理学检查。极少数情况下仅切除声带部分病变上皮。如果病理证实病变仅局限于上皮，表现为增生、异型增生或原位癌时，手术可以起到治疗作用。若有肿瘤浸润或播散征象，则应采取进一步治疗措施。

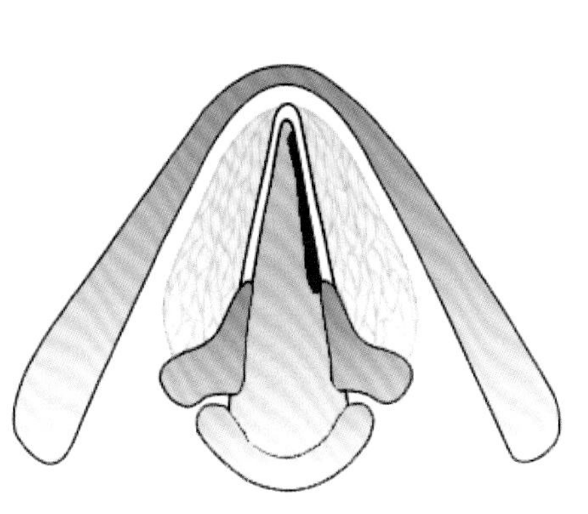
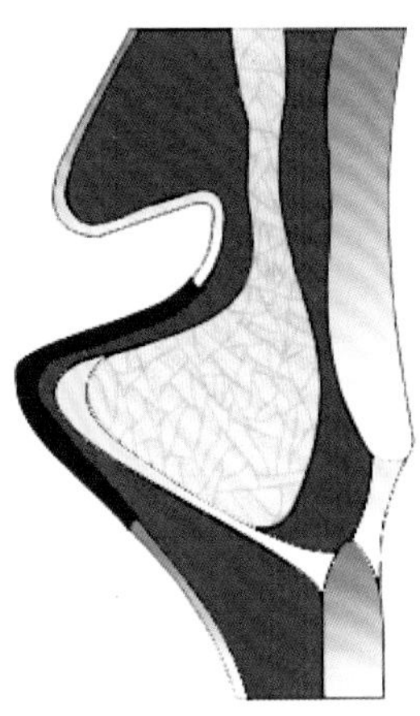

图 5-2-10　声带上皮下切除术（Ⅰ型声带切除术）示意图（Remacle，2000）
illustration of subepithelial cordectomy
红色部分为声带切除范围

二、声韧带下切除术

声韧带下切除术（subligamental cordectomy）即Ⅱ型声带切除术（图 5-2-11），切除声带上皮、固有层浅层及声韧带，切除范围自声带突至前连合，适用于微小浸润癌或原位癌有微小浸润的可能时。术中可以在任克间隙注射盐水肾上腺素有助于切除方式的判定，若盐水在黏膜与韧带间充盈良好，提示基底膜完整，可以考虑进行上皮下声带切除（Ⅰ型）；若盐水充盈不良，考虑微侵袭或侵袭性癌可能性大，需进行声韧带下声带切除（Ⅱ型）。

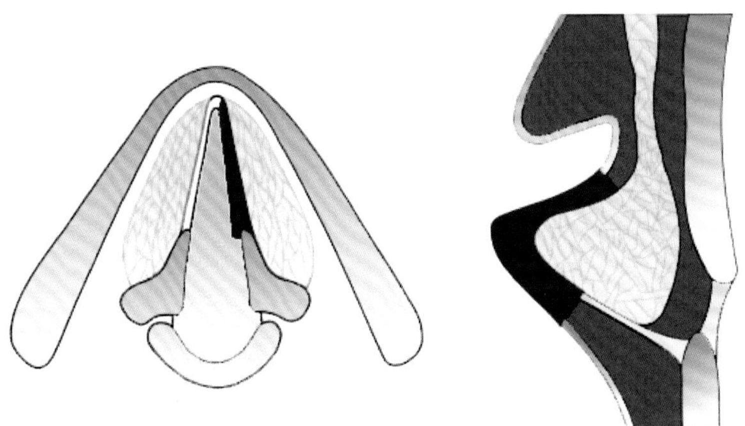

图 5-2-11　声韧带下切除术（Ⅱ型声带切除术）示意图（Remacle，2000）
illustration of subligamental cordectomy
红色部分为声带切除范围

三、经肌肉声带切除术

经肌肉声带切除术（transmuscular cordectomy）即Ⅲ型声带切除术（图 5–2–12）。切除范围自声带突至前连合，包括声带上皮、固有层及部分声带肌。有时为完全暴露声带，需要切除同侧部分室带。手术适用于声带活动正常的小的浅表癌，以及未浸润肌肉的声带癌。

四、声带完全切除术

声带完全切除术（total or complete cordectomy）即Ⅳ型声带切除术（图 5–2–13）。手术切除范围自声带突至前连合，切除深度达甲状软骨膜内膜，有时软骨膜及声韧带附着于甲状软骨的部分也需一并切除。为确保完全切除声带，有时也需要切除同侧部分室带。手术适用于术前已经明确诊断的、声门型喉癌 T_{1a} 病变。肿瘤生长已至前连合，但无深部浸润特征。在前连合处，黏膜与软骨间的距离最大为 2～3mm。尽管在此处并没有软骨内膜来阻止肿瘤对甲状软骨的入侵，但 Broyle 腱可以充当阻止肿瘤进一步扩散的屏障。

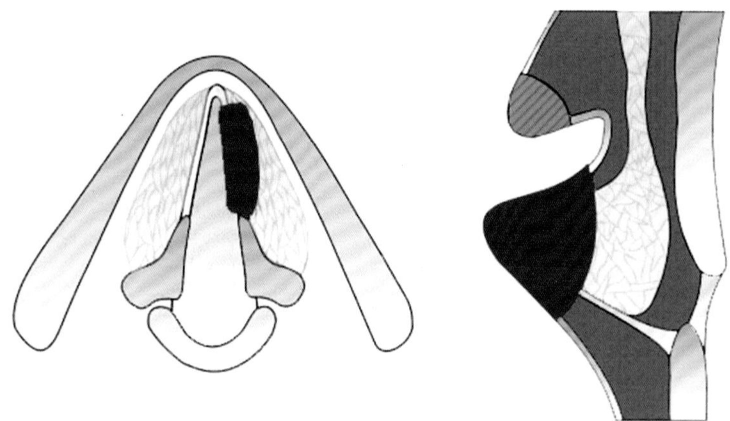

图 5–2–12　经肌肉声带切除术（声带切除术Ⅲ型）示意图（Remacle，2000）
illustration of transmuscularcordectomy
红色部分为声带切除范围

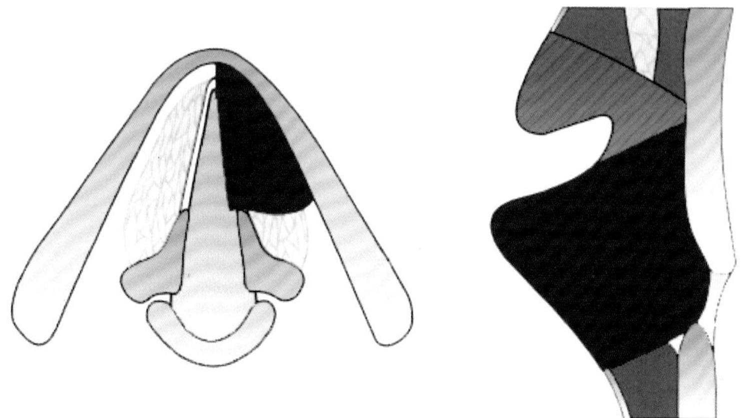

图 5–2–13　声带完全切除术（Ⅳ型声带切除术）示意图（Remacle，2000）
illustration of total or complete cordectomy
红色部分为声带切除范围

五、声带扩大切除术

声带扩大切除术（extended cordectomy）即Ⅴ型声带切除术（图 5–2–14 ~ 图 5–2–16），根据切除范围不同又分为以下 4 个亚型。

（一）V_a 型声带切除术

V_a 型声带切除术是包括对侧声带在内的声带扩大切除术，适用于肿瘤扩散至前连合表面但无深层浸润并无会厌根或声门下区累及者。手术切除范围包括患侧声带、前连合，根据肿瘤的范围切除对侧声带的一部分或者全部。在前连合水平，手术需沿软骨切除 Broyle 韧带。为保证以上操作的进行，切口需自甲状软骨声带水平之上、会厌根部开始，进而经过 Broyle 韧带。为获得良好的视野，可能还需要切除会厌茎。必要时，切口还需进一步延续至声门下区。为更好地暴露对侧声带，也可能需要切除对侧室带。目前，对于声门型喉癌 T_{1b} 病变是否适用 V_a 型声带切除术尚存在争议：一些学者认为累及前连合的声门型喉癌 T_{1b} 病变也可以应用此型手术，由于前连合肿瘤有声门下淋巴扩散的倾向，因此切除范围还必须包括声门下黏膜及环甲膜；但另一些学者则认为，沿前连合周围手术切除难度很大，因此侵犯前连合的声门型喉癌 T_{1b} 病变并不适合进行内镜下手术。

（二）V_b 型声带切除术

V_b 型声带切除术是包括杓状软骨在内的声带扩大切除术。适用于声带癌虽累及声带突但未侵犯杓状软骨的病变，杓状软骨活动良好。手术时部分或完全切除杓状软骨，保留软骨后部的黏膜。一些喉科学家认为，此类手术适合于声带活动度完全正常的病变。而其他学者认为，只要声带活动受限的原因是由于肌肉受累，而杓状软骨的活动度正常，就可以进行此类手术。

（三）V_c 型声带切除术

V_c 型声带切除术包括室带在内的声带扩大切除术。适用于室带癌或肿瘤自声带扩散至喉室的跨声门癌。手术范围包括室带及 Morgani 室。

（四）V_d 型声带切除术

V_d 型声带切除术包括声门下区在内的声带扩大切除术。此类手术可以有选择地应用于声门型喉癌 T_2 病变。有时为暴露环状软骨，手术需延续至声门下方 1cm，但另一些学者认为，这应属于手术禁忌范围。

需要强调的是，《内镜下声带切除术分类标准指南》（欧洲喉科学会工作委员会推荐）的目的并不是定义或设定声带切除术的适应证，而是希望通过这一分类标准，利于理解及比较不同作者根据自己制定的适应证进行手术的疗效。声带切除手术适应证的掌握，因术者而异。指南中虽注明对于任何器械，包括显微剪刀、电凝术（器）、CO_2 激光、Nd ： YAG 激光、二极管激光等都适用，但从技术角度来说 CO_2 激光作为声带切除首选手术器械已得到公认。此外，需要注意的是内镜下声带切除术为“切除”而非“气化”。每一类型手术无论切除范围如何，标本都应该进行组织病理学检查。

笔者曾对 140 例癌前病变及早期声门癌行 CO_2 激光声带（部分）切除的患者嗓音功能及频

闪喉镜下特征进行分析，发现Ⅰ型声带切除虽然声带黏膜上皮被广泛切除，声带表面可见不同程度的瘢痕化，但术后部分上皮的再生声带轮廓正常，术后3个月发音稳定，患者仍可保留良好的发音质量，无明显并发症出现。Ⅲ～Ⅴ型声带切除术后，声带结构部分或完全缺失，患者一般术后1个月发音开始恢复，术后6个月发音状态稳定，声门上结构（以室带为主）参与发音代偿振动。Ⅲ～Ⅴ型声带切除术由于手术深度及范围增加，术后会出现一定程度的声门闭合不全，发生各类并发症的比例也随之增加，其中20%的Ⅲ～Ⅳ型手术、30%Ⅴ型声带切除术后1.5～2个月创面出现肉芽组织增生，但在术后3～4个月可自行消退，无需特殊处理。13.3%的Ⅲ～Ⅳ型手术、23.3%Ⅴ型手术术后发生前连合粘连，使声音嘶哑进一步加重（图5-2-15～图5-2-17）。

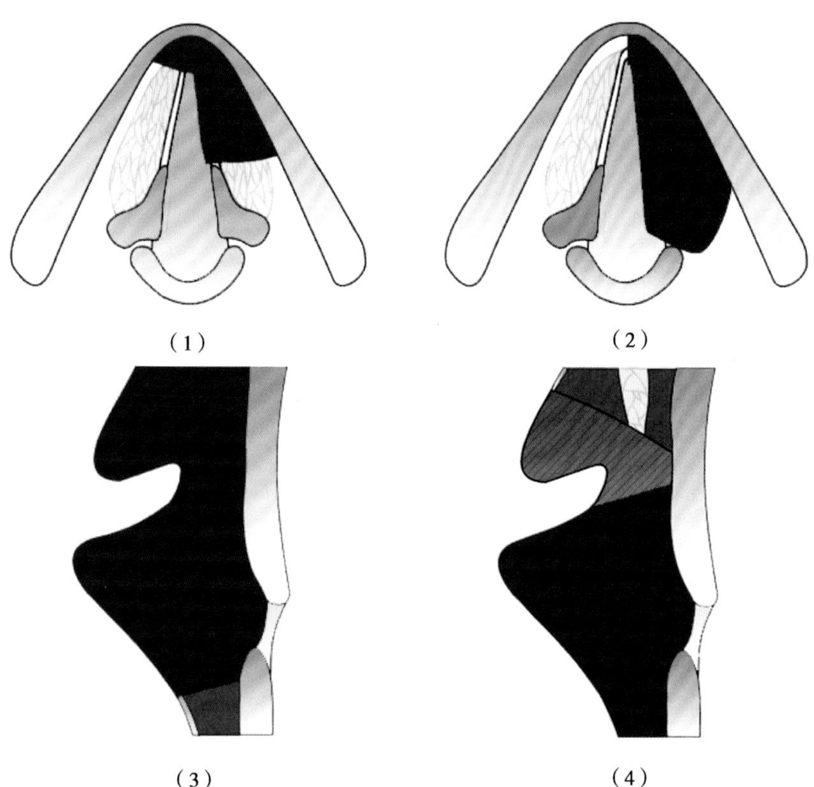

图5-2-14　声带扩大切除术（声带切除术Ⅴ型）示意图（Remacle，2000）
illustration of extended cordectomy
红色部分为声带切除范围
（1）包括对侧声带在内的扩大声带切除术（V_a型）
（2）包括杓状软骨在内的扩大声带切除术（V_b型）
（3）包括室带在内的扩大声带切除术（V_c型）
（4）包括声门下区1cm在内的扩大声带切除术（V_d型）

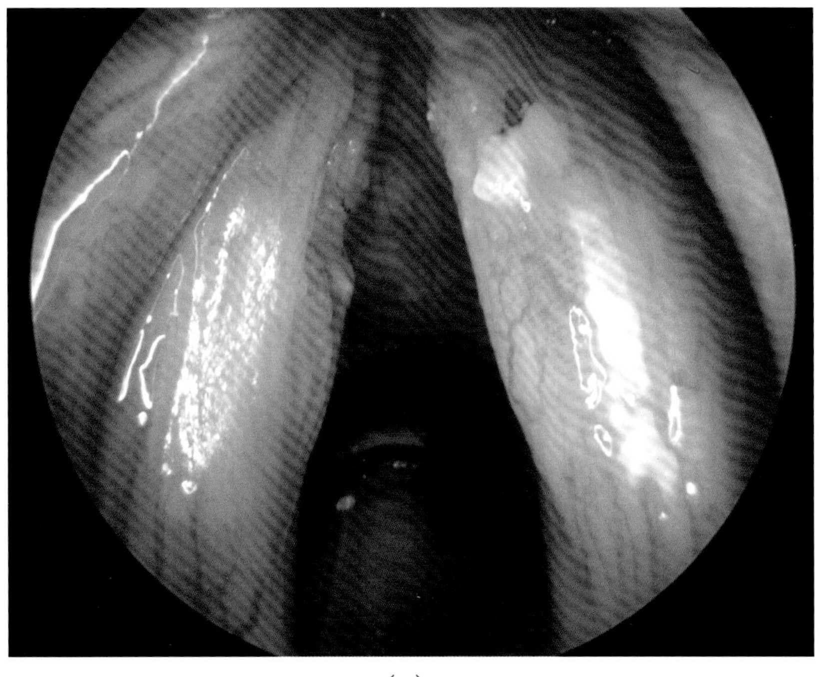

(1)

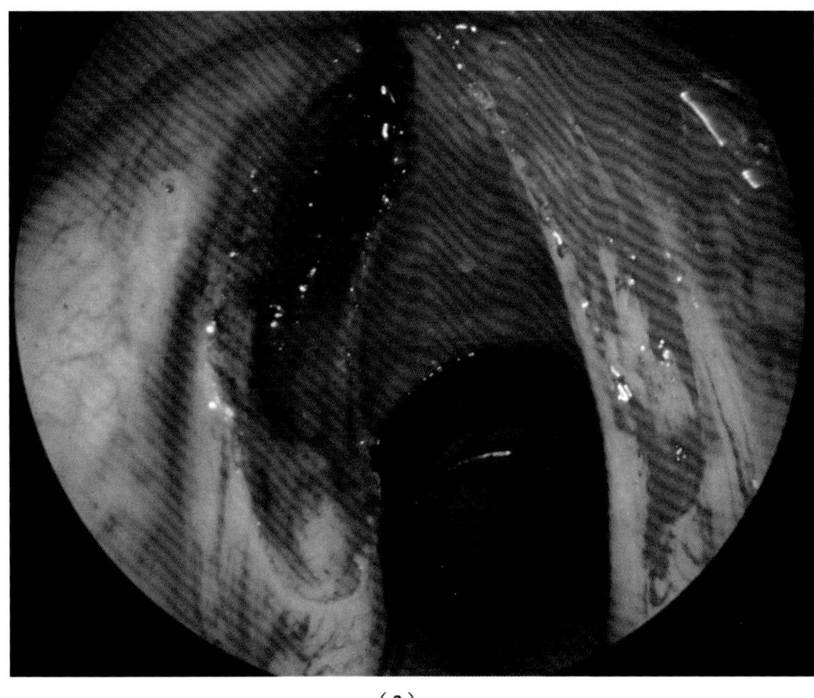

(2)

图 5-2-15　左声带癌伴右声带角化

T_1 carcinoma of the left vocal fold and keratosis of the right vocal fold

(1) 术前 (preoperative view)

(2) CO_2 激光左声带经肌肉声带部分切除 (Ⅲ 型);右声带上皮下切除 (Ⅰ 型)

(CO_2 laser left transmuscular cordectomy ; right subepithelial cordectomy)

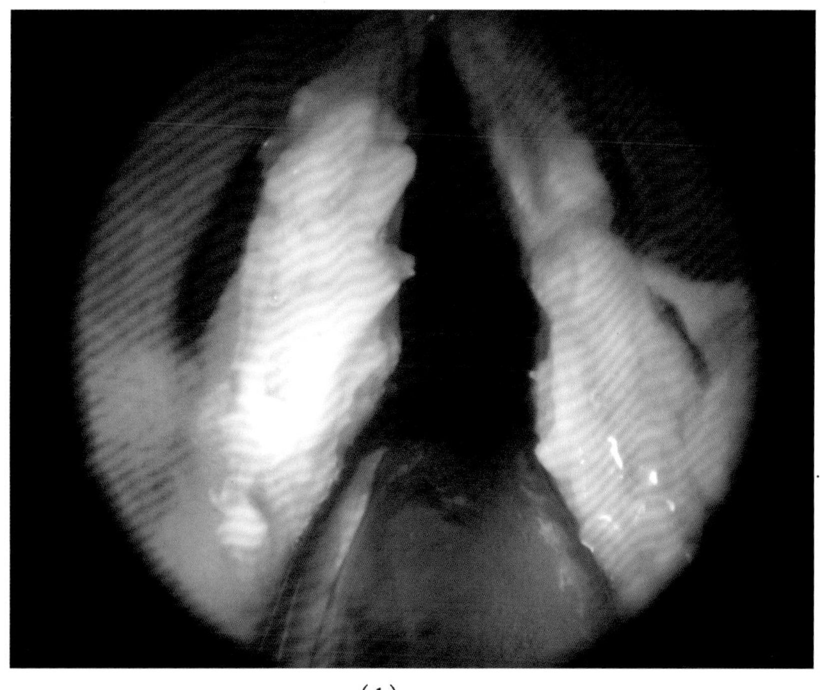

（1）

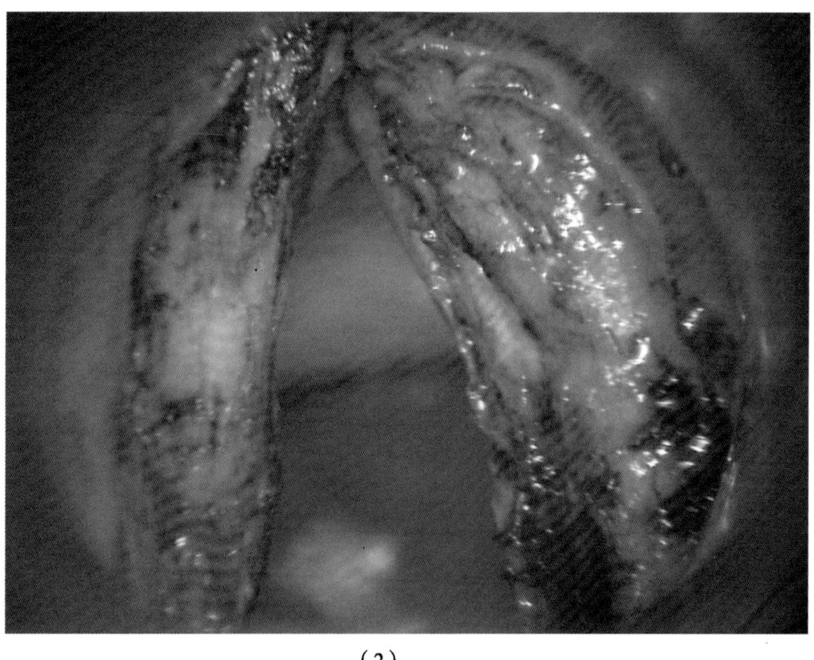

（2）

图 5-2-16 声带白斑（轻中度异型增生）
laryngeal leukoplasia，mild to moderate dysplasia
（1）术前（preoperative view）
（2）声带上皮下切除术后（I 型）（subepithelial cordectomy）

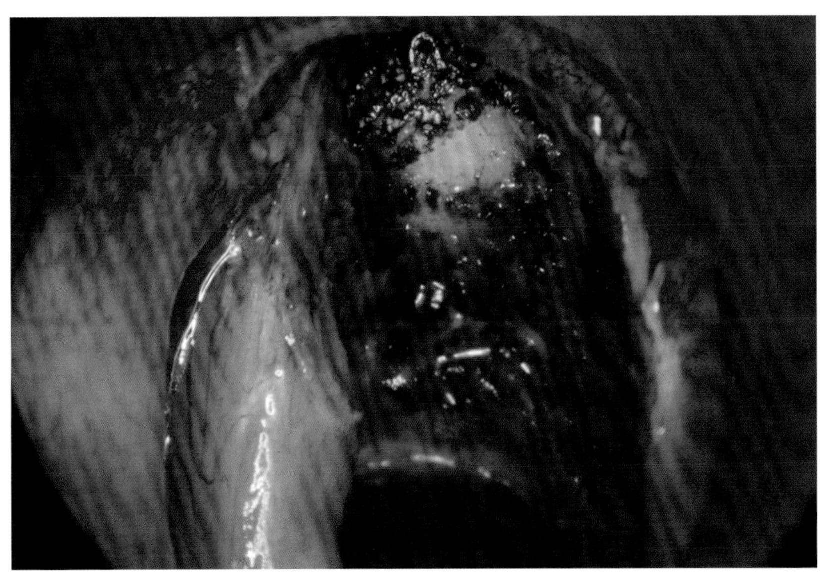

图 5-2-17　声门癌 CO_2 激光右声带扩大切除后（V型）
glottic carcinoma CO_2 laser extended cordectomy

第四节　嗓音显微外科手术并发症及其预防

一、激光手术安全防护

激光在喉显微外科手术中应用范围虽然越来越广阔，但仍存在许多潜在的危险，主要包括气管内麻醉插管燃烧、激光束照射周围组织（眼睛、皮肤、神经及血管）所引起的损伤。术中应注意加强激光安全防护措施，同时对相关操作人员进行严格的专业培训。

（一）眼部防护

不同波长的激光，可以对角膜、视网膜造成不同程度的灼伤或造成晶状体浑浊。激光波长范围在可见光或近红外光时（0.4～1.4μm），会引起明显的视网膜损伤；激光波长范围在紫外线（<0.4μm）或红外线范围内（>1.4μm），主要引起角膜损伤。为减少激光对眼部的损伤，应做好防护措施。进入激光手术间的人员需佩戴防护镜，最好佩戴针对特殊波长的特殊眼镜，严禁直视激光束。可在患者眼部覆盖贴膜或双层湿盐水眼垫。在显微镜下应用 CO_2 激光操作时，术者可佩戴普通激光防护镜；应用 Nd ： YAG 激光进行操作时应佩戴波长特异的蓝绿激光防护镜；应用 Ar、KTP 激光或染料激光时，应佩戴波长特异的琥珀色激光防护镜。

（二）皮肤防护

手术野周围暴露的皮肤及黏膜需应用双层盐水敷料保护，以防激光的灼伤。

（三）麻醉措施

全身麻醉激光手术特别是喉部手术，气管内插管有爆炸、燃烧的危险，燃烧后的产物有毒性，还可引起周围组织严重的损伤，因此对麻醉的管理及实施要求较高。麻醉师应经过良好的专业培训，手术中应选择适宜的气管内插管，控制好吸入氧的浓度及有效的氧化气体非常重要，一般应用混合气体，其中包括氦、氮或空气与氧气混合等。麻醉时主要应用静脉短效麻醉药、镇静药及短效肌肉松弛药等静脉复合麻醉药物。

（四）手术室内烟雾处理

应注意及时吸引激光手术产生的烟雾，以防术者、患者及其他人员吸入。

二、显微外科手术并发症

支撑喉镜下显微外科手术并发症包括：① 门齿松动或脱落；② 咽喉部黏膜损伤；③ 舌体肿胀、麻木、运动受限，多为暂时性，往往与手术时间过长或局部压力过大有关，多数可自行恢复；④ 局部出血、水肿；⑤ 激光手术并发症：气管内麻醉管爆炸、燃烧，气管灼伤及术野外组织（眼睛、皮肤、神经及血管）激光灼伤等；⑥ 局部肉芽、瘢痕形成、声带粘连等引起发音质量下降。

总之，激光喉显微外科手术成功的关键因素包括准确诊断与评估，正确治疗方案制定，术野的良好暴露和手术精细操作，合理应用显微器械与激光切除病变保护喉部正常结构及功能，减小术后瘢痕形成。

（徐　文）

第三章
喉部手术麻醉
Anesthesia for Laryngeal Surgery

喉部手术的麻醉具有明显的特殊性。激光的使用、喉部本身的病变及支撑喉镜的固定均对麻醉影响极大，手术与麻醉中的呼吸控制同在狭小的咽喉空间，麻醉的实施和管理需特殊对待。

合理的麻醉应考虑：① 保证有效气道的建立；② 既不干扰手术野的显露，有利于激光定位操作，又能提供控制呼吸道的条件；③ 术中咬肌和咽喉肌群保持一定程度的松弛，并使声带处于静止固定状态，避免呛咳；④ 麻醉应起效迅速、作用时间短、苏醒迅速；⑤ 足够的麻醉深度并有效地控制心血管副反应。

第一节　喉部激光手术麻醉要点

一、激光操作对麻醉的影响

喉部激光手术对麻醉提出了较高的要求。

（一）气管导管的选择

喉激光手术操作时，激光束的聚焦点紧邻气管导管。高能量的激光束可使几乎所有的橡胶或塑料气管导管点燃而烧毁，其发生率为 0.5% ~ 1.5%。聚氯乙烯导管（PVC）最易燃烧，且产生的有害物多，炭粒沉积广。橡胶导管较耐燃，炭粒较少，灼伤轻。硅胶导管最不易起燃，但产生大量白色硅雾，且质软易受压变窄。最安全的导管是双套囊的金属导管，远端套囊充气密封气道，近端套囊内注入生理盐水。当近端套囊被激光穿破，不仅可保护远端套囊，且生理盐水可起灭火作用，但这种导管价格昂贵（图 5-3-1）。

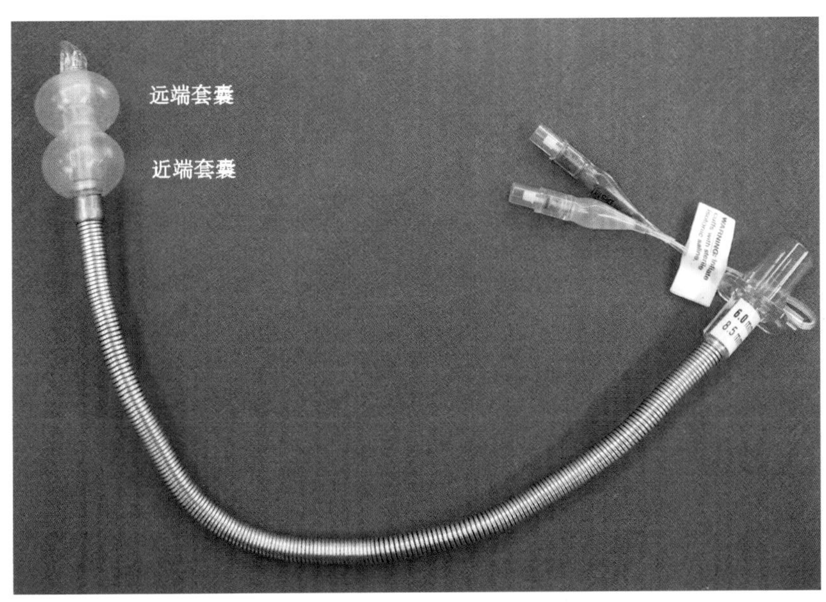

图 5-3-1　金属抗激光导管
a flexible stainless steel tracheal tube which resist laser strikes, with double cuffs at the distal end

（二）燃爆意外

氧气和氧化亚氮均为助燃气体，在其存在情况下，高能激光束可引起气管导管、医用敷料及组织碎屑燃烧或爆炸。激光烧穿导管壁，可产生火焰及毒气，导致肺实质损害。燃爆导致的器官组织伤害包括热力损伤及化学损伤。热力损伤多发生于声门下、舌根部及口咽部，有时火焰沿镜腔蔓延可灼伤口唇及面颊。直接击穿导管的燃爆将产生很强的冲气压，并可即刻烧毁导管（图 5-3-2，图 5-3-3）。如果燃爆意外发生在吸气相，则瞬间产生的气压可直接导致肺损伤。化学损伤是指燃爆所产生的各种有害物质对肺及呼吸道产生的直接和间接损害。

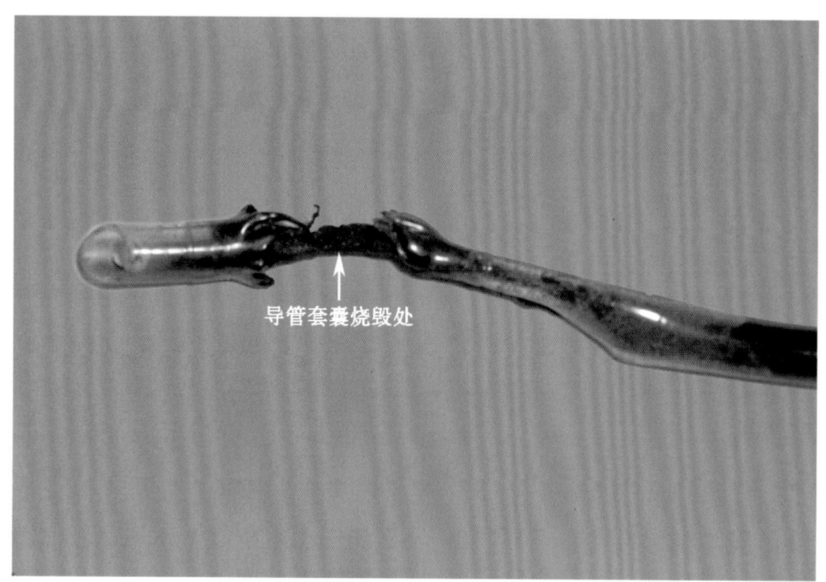

图 5-3-2　燃爆后破损的气管导管
a damaged tube after the fire

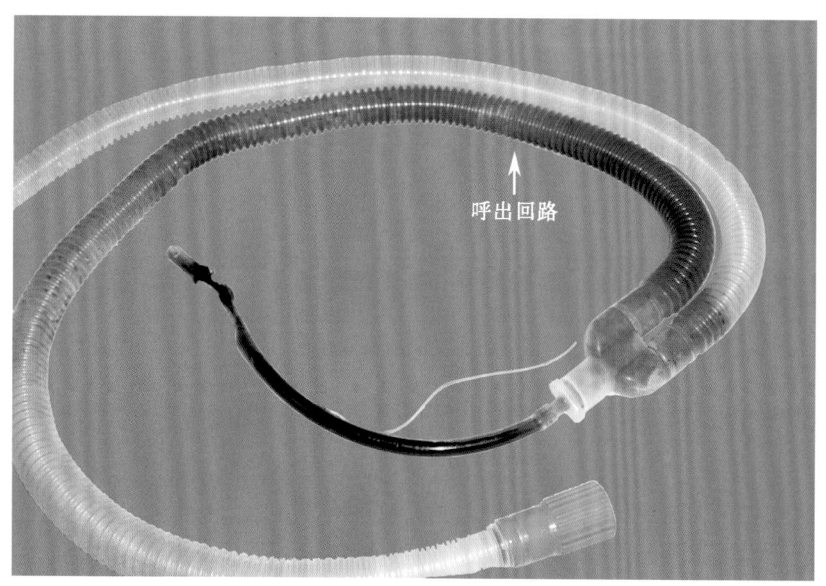

图 5-3-3　气管导管呼气相发生燃爆后
a tracheal tube burning and explosion during the exhalation period

（三）污染

喉显微外科手术最常用的 CO_2 激光为长波激光，可被水吸收，激光束通过几层细胞后即被完全吸收，同时表层组织气化。组织气化时可产生烟雾及微粒（0.1 ~ 0.8μm）。动物实验发现，微粒沉积于肺泡可引起间质性肺炎、支气管痉挛、肺泡水肿及广泛肺不张，并降低黏膜纤毛清除率，诱发肺炎或病毒感染。CO_2 激光产生微粒较多，通常的口罩只能滤除 3μm 以上的微粒，防护效果差，因此使用时应有排气装置，或采用特制细孔口罩。

（四）眼部防护

激光可被任何光洁金属面反射而引起正常组织的意外伤害，尤其术者及患者眼部最易受损。激光能量可在极短时间内全部进入眼部，严重时甚至可导致失明，故强调手术人员均需戴防护眼镜，以衰减激光能量。对患者，则可在眼部覆盖保护膜。

二、喷射通气在喉部手术麻醉中的应用

（一）喷射通气简介

常频喷射通气技术是将高压气流经细管道口喷入气道，其原理是高速喷射气流产生 Venturi 效应将周围的空气卷吸带入气道，从而达到肺通气。高频喷射通气（high frequency jet ventilation，HFJV）是将喷射通气与高频率低潮气量通气两种技术相结合。常频喷射通气较常用的频率 18 ~ 22 次 / 分，成人驱动压为 0.8 ~ 1.2kg/cm^2，儿童为 0.6 ~ 1.0kg/cm^2，吸呼比为 1 ：2。高频喷射通气常用频率为 60 ~ 120 次 / 分，成人驱动压为 1.2kg/cm^2。

喷射通气有声门上和声门下两种通气方法。后者更具优势，表现在喷射导管的位置控制性好、通气效果稳定、声带的活动度相对较小，血和异物不会进入气管内。常频通气较高频通气更能促进二氧化碳的排出，一般认为，通气频率在 60 次 / 分以下，不会产生 CO_2 蓄积。喷射呼吸机输出的潮气量大小是由输出压力控制，因此，使用喷射通气时应观察胸廓运动，防止吹入压力过高导致肺的气压伤。

（二）喷射通气在喉部手术麻醉中的应用

喷射呼吸机的使用较好地解决了咽喉部手术中的通气问题。此方法只占很小的气道空间，而且允许开放供氧，可以选择更细的气管导管或不做气管插管，为手术操作提供了极大的方便。大量临床资料证实，合理使用喷射呼吸机，可以提供满意的供氧和有效的肺泡通气。喷射呼吸机提供的是空气和氧气混合气体，因此，无法进行纯氧输出，通常氧浓度不超过 30%。喷射呼吸机在喉显微外科手术、儿童喉乳头瘤手术、气管异物取出术、气管内手术等方面，具有明显的优势。

使用喷射呼吸机时应注意以下问题。

1. 对于肥胖、呼吸道梗阻等限制性气道障碍患者，除根据胸廓起伏运动外，还应密切监测氧合情况，综合判断并通过调整输出压力，以达到满意的供气。

2. 特别应注意二氧化碳的排出完全靠胸肺的弹性回缩，任何排出路径的狭窄或梗阻均明显影响二氧化碳的排出，不仅导致二氧化碳的蓄积，反复高压气体的输入还直接引起气压伤。因此，应保证气管导管内径应足够气体的排出或导管周围有一定的空间。

3. 声门上通气要确保喷射出口的固定，以达到气体准确有效地送到下呼吸道。

4. 在气道不能密闭的情况下，注意出血及分泌物导致的误吸。

三、支撑喉镜手术与麻醉

支撑喉镜支撑固定时的刺激可导致血流动力学的波动，特别是既往有高血压病史者更为明显，主要表现为患者心率加快和血压剧烈增高，以支撑喉镜暴露后 35～45 秒时最剧烈。

如何有效抑制血流动力学波动，国内外做了大量研究。阿片类药物，芬太尼具有很强的镇痛作用，在稳定血压的同时还可减慢麻醉过浅所致的心动过速。但芬太尼只有达到一定剂量才有可能发挥这一作用，较大剂量芬太尼又显然会导致清醒延迟。国内报道，喉上神经阻滞与气管表面麻醉在喉显微外科手术中的应用，被认为是较简单、安全、效果理想的麻醉方法，可减轻气管插管与置入支撑喉镜所致的心血管反应。麻醉诱导前进行局部黏膜表面麻醉，也可降低气管插管及支撑喉镜暴露所导致的血流动力学波动，并减少术后咽痛的发生。对于高血压患者及血压、心率剧烈波动的患者，还可自鼻腔内滴入硝酸甘油，也可静脉给乌拉地尔和 β 受体阻断剂。但上述方法的效果并不稳定，且可控性不佳。一旦血压和心率已经明显升高，再处理则更加被动。直到瑞芬太尼应用于临床，此类手术麻醉的可控性才得以明显提高。

瑞芬太尼是 μ 阿片受体激动药，在血中和组织中可被特异性的酯酶迅速分解，半衰期极短。瑞芬太尼起效快，其时量相关半衰期相当恒定，为 3～5 分钟，且与持续给药时间无关。瑞芬太尼可明显抑制心血管反应，非常适合此类手术麻醉，既可有效控制血流动力学波动，又不影响术后清醒时间。

米库氯胺作为短效肌肉松弛药，起效快，作用确切，作用时间短而稳定，恢复快而完全，在支撑喉镜手术中的应用逐年增多。术后无需拮抗，肌肉松弛恢复满意，无后遗效应。

四、喉激光手术麻醉的一般原则

1. 根据呼吸道的阻塞部位、程度，气管内插管的难易程度，选择恰当的通气技术。
2. 对气道有明显梗阻者慎用或不用麻醉镇痛药和苯二氮䓬类镇静药。
3. 首选气管内插管（较细气管导管）维持气道的控制。
4. 选择不易燃气管导管，有条件可用金属导管。麻醉中注意对气管导管的保护和固定，做好导管一旦被激光穿破时的紧急处理准备。
5. 术前估计插管困难或有明显呼吸道阻塞者应在清醒表面麻醉下气管插管，必要时用纤维喉镜引导气管插管。
6. 采取适当的措施降低血流动力学的急剧波动。
7. 加强监测，特别是脉搏血氧饱和度和呼气末二氧化碳分压的监测。
8. 采用短效麻醉药，达到术毕尽早苏醒。

第二节 常见喉部手术的麻醉

一、声带病变激光切除术

局部麻醉由于缺乏有效的镇痛和足够的肌肉松弛，加上剧烈刺激导致的不良反应，显然不适合此类手术。随着麻醉学的进展，全身麻醉是声带病变激光切除术首选。该类手术多于支撑喉镜下完成，特点是刺激强、手术时间较短、术毕要求即刻清醒。为达到以上要求，手术前通常选择快速诱导，插入较细的气管导管。所有麻醉用药均应以短效为原则。诱导用药可选择丙泊酚、琥珀胆碱或米库氯铵、芬太尼、瑞芬太尼。麻醉维持为静脉复合麻醉或静脉吸入复合麻醉。

丙泊酚靶控输注在喉显微手术麻醉中获得满意效果。目标控制输注能快速达到峰浓度并维持稳定血药浓度（3～4μg/ml），保持一定的、可控的麻醉深度，减轻心血管应激反应，且其代谢迅速，能保证术后早期苏醒及清醒质量，降低术后不良反应的发生率。一般联合应用瑞芬太尼。

采用瑞芬太尼与小剂量含氟类吸入麻醉药实施复合全身麻醉效果更佳。麻醉诱导为：咪达唑仑 2mg、瑞芬太尼 2μg/kg、丙泊酚 1～1.5mg/kg、琥珀胆碱 1.5mg/kg；麻醉维持采用瑞芬太尼 0.1～0.2μg/（kg・min），七氟烷 0.8%，60% 氧化亚氮。持续静脉输注琥珀胆碱维持肌肉松弛，麻醉机行控制呼吸。此法可明显减少血压剧烈升高和心率增快，通常停药后 10 分钟内即可清醒。

对于肌肉松弛药的选择，近年来出现的米库氯胺是临床应用的唯一的短效非去极化肌肉松弛药，其效能短，恢复快，在支撑喉镜手术中应用有其独特的优势。诱导采用米库氯胺 0.25mg/kg 配合丙泊酚 2mg/kg、瑞芬太尼 0.15μg/kg，2.5 分钟后在麻醉喉镜明视下插管时可观察到导管刺激声门活动；3 分钟后声门静止，气管插管后偶有轻微呛咳动作。如果做支撑喉镜手术，上镜后发现声门颤动，还需追加米库氯胺 0.1mg/kg。术中采取静脉复合麻醉或静脉－吸入复合麻醉。患者均于手术结束后 5 分钟内清醒拔管。不用拮抗剂，可完成睁眼抬头，自行挪床等动作。术后恢复迅速。

术中呼吸维持，临床上多采用麻醉机控制通气（压力控制或容量控制）。也可采用常频喷射通气。喷射针直接与气管导管相接。观察胸廓的运动幅度，通过调整喷射通气的驱动压以达到满意的通气。术中激光切除声带病变时应确保声带静止不动，为此，要维持足够的麻醉深度。随着手术医师技巧的娴熟及麻醉与手术医师的密切配合，笔者更多地采用气管内插管麻醉、麻醉机控制呼吸。应用此法在选择较细气管导管时，并未明显增加气道压力；同时，由于气道密闭，更利于麻醉的选择和安全性的控制。

二、小儿呼吸道乳头状瘤切除术

小儿呼吸道乳头状瘤患者的困难气道使手术麻醉风险加大。气管切开虽然是安全的选择，但有引起乳头状瘤播种和沿气管、支气管树播散的可能。因此除患儿无法进行气管插管的情况外，气管切开不应作为首选。有学者报道过麻醉诱导后直接在支撑喉镜下采用喷射通气控制呼吸的方法。但此方法风险很大，肿瘤反复生长、反复切除，加上术前多有明显呼吸困难，瘤体常遮挡声门的大部分，声门上的喷射通气难以达到有效供气。一旦气体无法进入下气道，患儿会即刻出现危及生命的窒息。而且，在气道不密闭的情况下，出血和脱落的瘤体组织很容易导致气道的梗阻。因此，应首先考虑实施气管内插管控制呼吸。

应高度重视小儿呼吸道乳头状瘤患者气管插管的难度，小儿的不配合使这一难度成倍增加。肿瘤可以生长在声门或气道的任何部位，发生在声门、声门上及声门下的肿瘤会使气道梗阻，甚至仅有小的通气缝隙，加上多次手术造成局部解剖的改变，所有这些在术前是难以客观预知的。而且，小儿无法实施清醒诱导气管插管，镇静、睡眠又可加重气道梗阻，诱导处理很棘手。一旦诱导后，迅速完成气管内插管是挽救生命的关键。预计插管条件极为不佳者，应先做气管切开更为安全。

术前使用阿托品可以减少分泌、抑制喉部操作刺激引起的心律失常。诱导可用丙泊酚、芬太尼、氯胺酮+利多卡因混合液。只有当面罩能有效通气后，才能用肌肉松弛药。带管芯的气管导管应塑形成直线形，在喉镜明视下多可通过残留的缝隙送入气管内，或通过呼吸气流产生的气泡判断插管路径。如遇插管困难，患儿因缺氧而发绀，应即刻面罩加压通气，同时助手用双手挤压患儿胸壁辅助通气，此法多可缓解缺氧。严重缺氧不缓解者，应紧急行气管切开。当气管插管成功后，即刻给予肌肉松弛药，并以静脉复合麻醉维持。术中根据情况可间断给氯胺酮、丙泊酚、芬太尼等。采用喷射呼吸机维持通气。当需处理喉、气管内的肿瘤而气管导管妨碍操作时，可在充分氧合前提下，拔出气管导管，术者迅速用激光和手术器械切除瘤体。当血氧饱和度下降到一定程度，立即在明视下再将导管经支撑喉镜重新置入气管内给氧。血氧饱和度上升后，可再次重复上述操作，直至瘤体切除完全。术毕待意识和反射恢复、自主呼吸下氧合良好后，可小心拔出气管导管，并送麻醉恢复室进一步观察。

需要注意的是，当导管过细或仅通过套在喷射头外面的细管行喷射通气时，必须高度警惕二氧化碳排出困难。否则，气体只进不出，很快便会造成气胸和皮下气肿，甚至迅速导致心搏骤停。

三、全喉或喉部分切除术

需行全喉或喉部分切除术的喉癌患者常有吸烟史，应于术前戒烟，并评估肺功能。术前应对全身状况进行调整，控制存在的并发症。喉切除手术创伤大、范围广、刺激强，以往，临床医师多选择先在局部麻醉下行气管造口再进行手术，可获得安全的气道控制。局部麻醉下行气管切开的过程中应给患者鼻导管或面罩吸氧，同时辅助适量的镇静。一旦气管造口成功，应行气道内表面麻醉，然后经造口气管插管，同时实施麻醉诱导，采用静脉－吸入复合麻醉维持麻醉。

近年来，手术医师更愿意选择全身麻醉下气管切开后再行手术，对于麻醉医师也提出了更高的要求。因此，对于此类患者，麻醉医师术前通过影像学、病史询问以及气道全面评估，如果判断不是难以快速诱导下完成气管内插管的困难气道，能够较好的掌控气道，临床上多选择快速诱导气管内插管后，再行气管切开术，明显减轻了患者局部麻醉下接受气管切开的痛苦。

喉癌手术操作刺激强，应保证足够的麻醉深度。在颈清扫术过程中，因牵拉刺激颈动脉窦，可引起迷走神经反射，导致心律失常。一过性的轻微心动过缓或心律失常，可在监测下密切观察。持续出现或严重的心律失常则必须进行干预。术中还应注意观察出血量，及时调整液体的补充。

更换气管造口专用导管前，应保证呼吸功能恢复完全，如无禁忌证应常规进行肌肉松弛拮抗。如术中使用氧化亚氮，则于手术结束前20分钟停止吸入，并给予纯氧，以防换管后出现弥散性缺氧。

（李天佐　林　娜）

第四章
喉部良性病变外科治疗
Surgery for Laryngeal Benign Lesions

在声带特有的被覆层－过渡层－体层振动结构中，任何层次的病理性变化均可引起发音质量的改变。累及声带被覆层的良性增生性病变如声带小结、声带息肉、声带任克水肿、声带囊肿等引起的发声障碍最为普遍，严重干扰正常的工作与生活。如何治疗病变，恢复声带正常精细的结构及振动功能，使患者恢复正常的交流功能，成为关注的热点。嗓音显微外科技术的发展，为这类疾病的治疗及发音功能的恢复奠定了基础。

第一节　术前评估与围术期处理

对于声带良性病变，施行嗓音显微外科手术时机的选择非常重要，特别是对于专业用嗓人员，以下很多因素需要考虑。

一、流行病学因素

患者职业、年龄、性别、性格及发音习惯等相关因素与声带良性增生性病变的产生关系密切，Remacle 等研究认为，声带小结及声带任克水肿均为女性优势性疾病，前者平均年龄为 33 岁，后者平均年龄为 49 岁。笔者研究发现，声带小结患者以用嗓活跃的青年女性为主，23.1% 的患者从事教师、销售人员、售货员、律师等用嗓较多职业；声带任克水肿以中、老年男性患者为主，并有长年吸烟及用嗓不当史。因此，在对声带良性病变进行外科手术同时应控制这些相关因素，并在围术期辅助进行必要的嗓音康复训练。

二、内分泌因素

少数嗓音障碍患者（例如声带任克水肿）可能同时合并激素水平异常（例如甲状腺功能减低），对于可疑有内分泌异常的患者手术前应进行相应的检查及必要的治疗。一些女性患者月经期前嗓音障碍明显加重，声带伴有明显充血或出血，此类患者最好避免月经期前手术。

三、变态反应因素

嗓音障碍患者如果同时伴有阵发性喷嚏或慢性咳嗽等过敏症状，应同时进行抗过敏治疗，否则会影响术后嗓音功能的恢复，甚至可能会对声带造成持续的损伤。

四、精神心理因素

在对声带良性病变处理过程中，也应对患者的精神心理因素进行评估。患者不仅需要了解手术的危险性及并发症，还应告知患者手术远期效果及恢复时间，这样患者就可以积极配合手术前后适度的发音休息及嗓音康复治疗，从心理上接受手术治疗及恢复过程。

五、咽喉反流因素

对于有咽喉反流征象的患者，手术前后抗反流治疗尤其重要。有研究认为，气管内插管可以引起胃酸反流，致使酸性物质直接刺激咽喉部黏膜，因此术中给予类固醇类激素（例如，地塞米松）可以减轻炎症及水肿反应，防止黏膜损伤。

第二节　手术方式

手术在全身麻醉下进行，术中支撑喉镜下充分暴露术野，根据不同的病变可以应用不同显微器械采取钝性或锐性分离、切除等操作，并结合 CO_2 激光独特的凝固、气化、碳化、切割等作用，相得益彰。手术操作过程中可以用显微器械将病变或声带游离缘拉向中线以便于操作，但勿过度牵拉，以免切除过多的正常组织或黏膜。

一、声带良性病变

声带小结、声带息肉、声带囊肿、声带任克水肿等声带良性病变主要是声带被覆层结构及功能的异常，影响黏膜波的正常启动与传播，并伴有程度不等的声门上代偿及声门闭合不全，引起不同程度的发声障碍。因此，在良性增生性病变的处理中手术操作应局限于声带被覆层，病变切除要精确，尽量避免剥脱声带黏膜上皮。对声带黏膜层及固有层浅层的损伤越小，形成瘢痕的机会越小。

声带小结多由于嗓音滥用所致，多以保守治疗为主，绝大多数的患者通过正确用嗓及嗓音康复治疗可以消除症状。而对于经过嗓音康复治疗无效或仍有明显的症状者，可考虑在不损伤相邻正常组织的基础上切除病变。

局限性声带息肉与声带囊肿可以应用显微器械采用内侧微瓣手术，也可以运用 CO_2 激光切除病变（图 5-4-1，图 5-4-2）。如果病变过小无法形成黏膜瓣，可以直接切除病变，但应尽量避免切除过多的黏膜。对于基底较广的声带息肉或息肉周围黏膜增生肥厚或水肿明显或血供丰富者，CO_2 激光手术优势非常明显，可以应用 CO_2 激光准确切除、碳化或气化病变。声带息肉多伴有明显的中央滋养血管，血管常常从声带上表面伸入，有时滋养血管的走行会沿声带振动边缘或源于声带下缘，应用 CO_2 激光将主要滋养血管气化或封闭，可以防止术中出血或术后反复出血及息肉复发并有助于声带振动的改善（图 5-4-3）。手术操作过程中应注意避免对黏膜下组织的热损伤，此方法同样也适用于声带病变伴有黏膜下出血或血管扩张的患者。声带囊肿较大者可以应用显微器械采用外侧黏膜微瓣法切除病变，声带囊肿手术应避免囊壁残留。

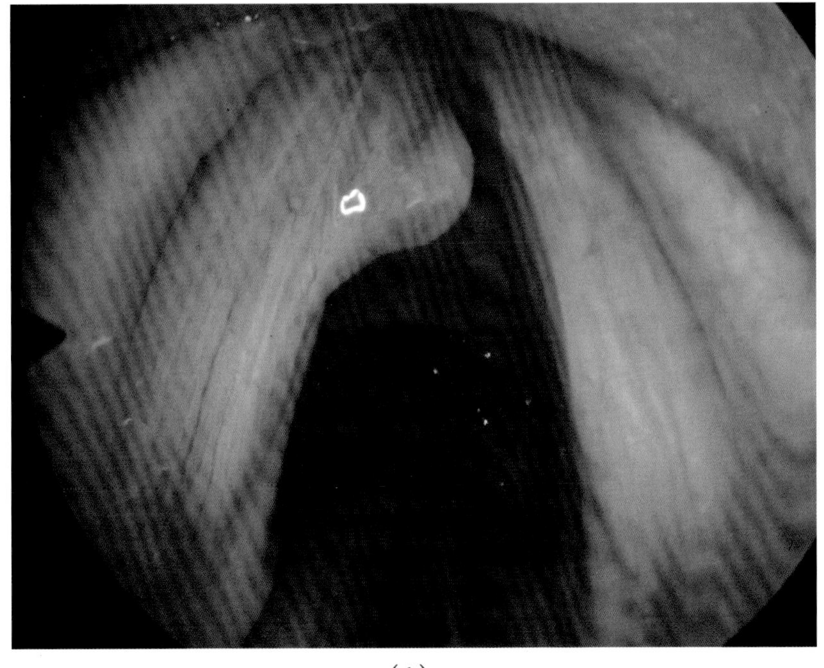

（1）

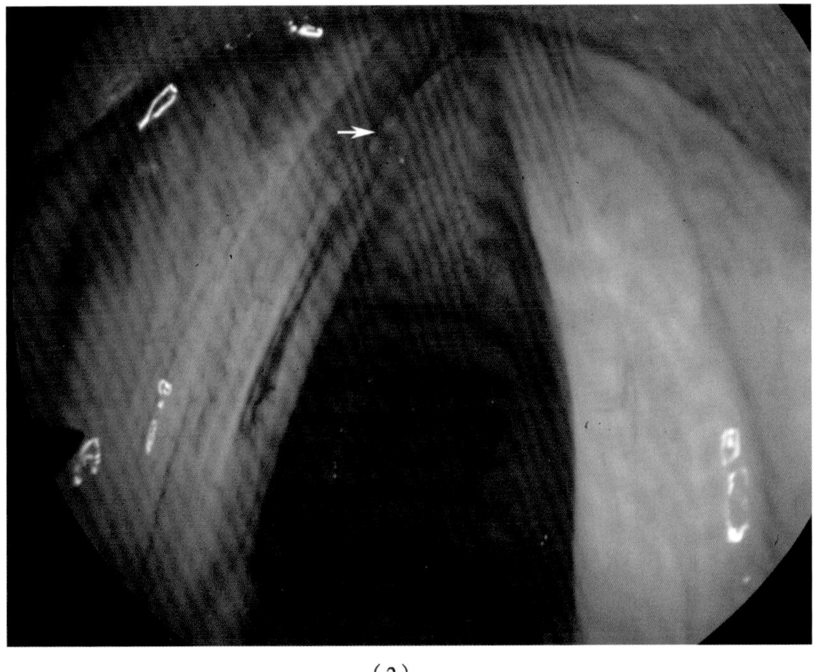

（2）

图 5-4-1 左声带息肉
left vocal fold polyp
（1）术前观（preoperative view）
（2）应用显微器械内侧微瓣法切除息肉，黏膜瓣缝合后（postoperative view）

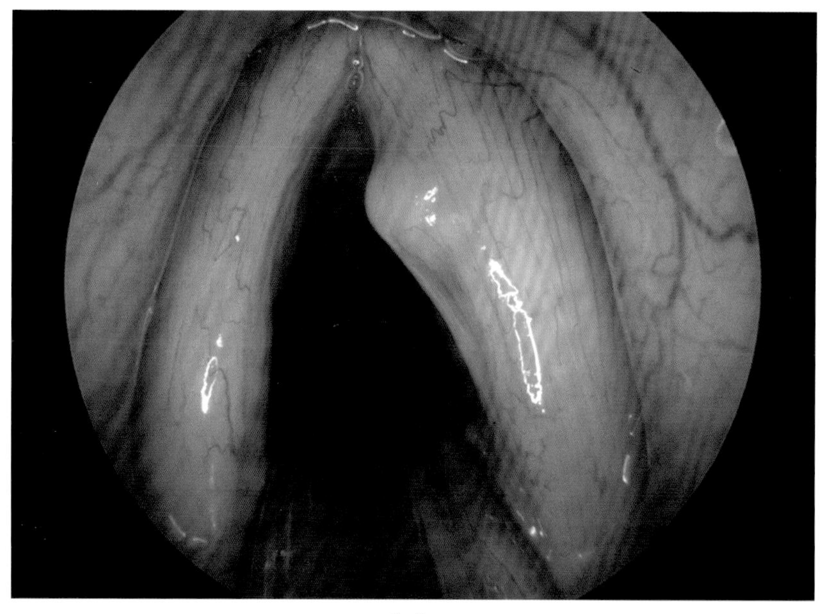

(1)

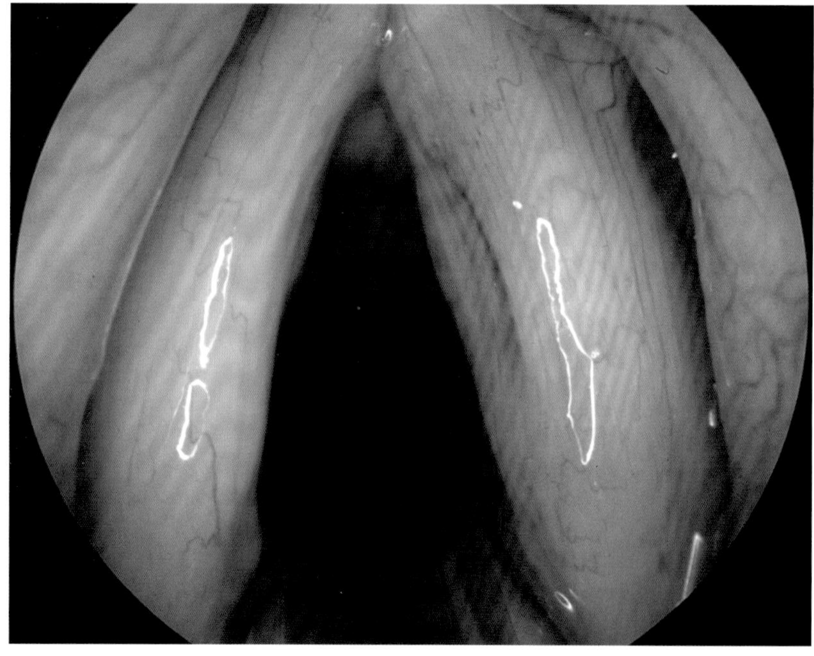

(2)

图 5-4-2 右声带囊肿
right vocal fold cyst
(1) 术前(preoperative view)
(2) 应用显微器械内侧微瓣法切除囊肿后(postoperative view)

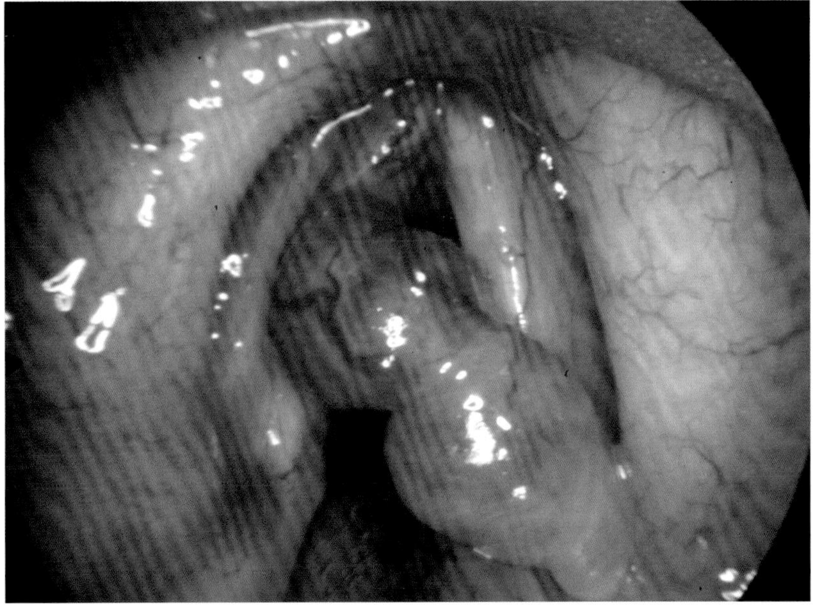

(1)

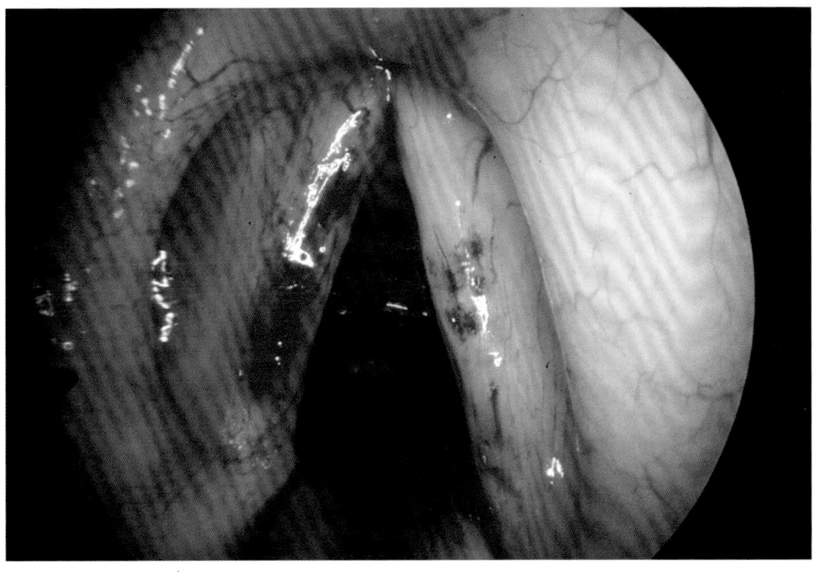

(2)

图 5-4-3 左声带出血性息肉伴血管扩张
left hemorrhagic polyp with prominent feeding vessels
(1) 术前(preoperative view)
(2) CO_2 laser 切除息肉、凝固扩张血管(postoperative view)

声带任克水肿为声带任克间隙弥漫性水肿，一些还伴有明显的纤维组织增生。声带任克水肿较轻者手术时可以应用显微器械沿声带上表面切开黏膜，应用吸引器去除水肿物质，修剪多余的黏膜后复位。声带任克水肿较重时，可应用 CO_2 激光或显微器械沿声带边缘一定距离切除过度增生的黏膜及黏膜下基质，切口一般距声韧带内侧 1～2mm，随后应用显微器械、吸引器或激光去除多余的黏膜下基质，修剪黏膜切缘，必要时可行黏膜对位缝合（图 5-4-4，图 5-4-5）。手术操

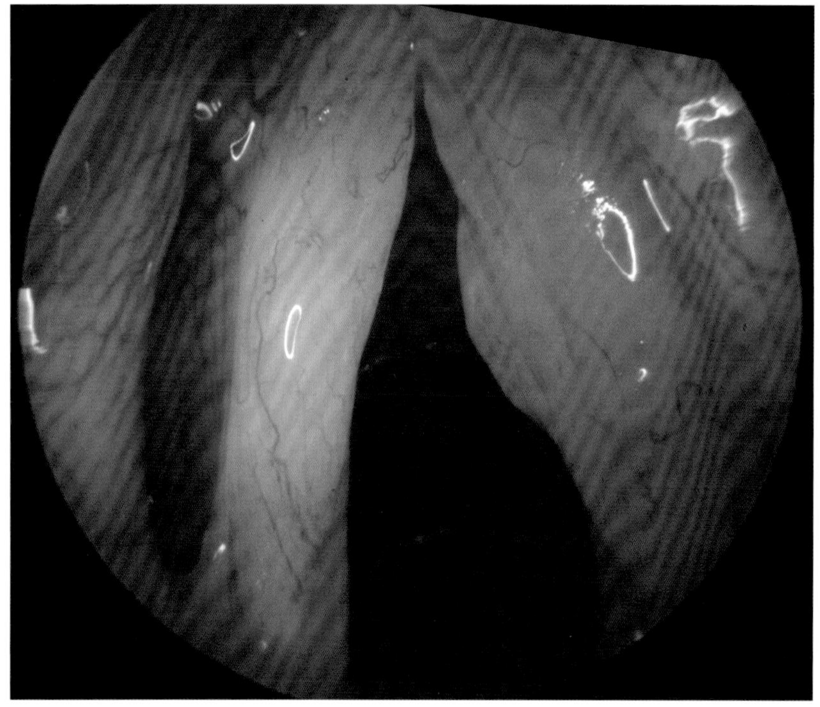

（1）

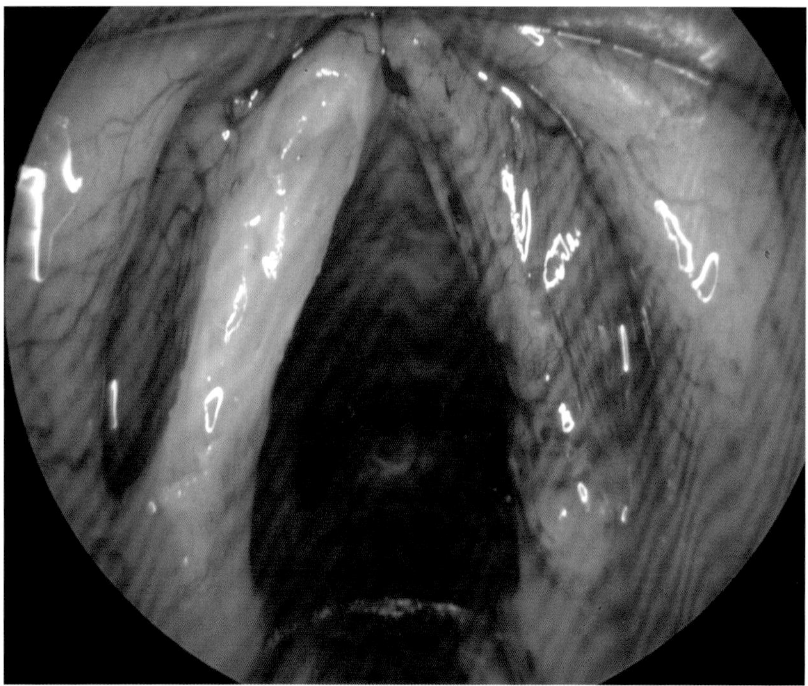

（2）

图 5-4-4　声带任克水肿
Reinke's edema
（1）术前观（preoperative view）
（2）CO_2 laser 左声带黏膜水肿气化 + 碳化，右声带切除部分水肿黏膜，吸除黏膜下胶状物质后（postoperative view）

作过程中应避免切除过多的黏膜及基质成分，以避免声带瘢痕、声门闭合不全或声带粘连等并发症出现。由于手术范围涉及声带被覆层全长，为避免在愈合过程中出现声带粘连，有学者提出双侧声带任克水肿应先行一侧手术，创面愈合后再进行另一侧手术，此外一旦一侧声带手术后出现瘢痕僵硬，对侧声带还可以起到代偿作用。但根据笔者的观察，双侧声带同期手术时术中只要避免对声带被覆层的过度切除并保留前连合黏膜的完整，同时配合显微器械及 CO_2 激光精确操作，可以避免声带粘连等并发症，获得满意的疗效。

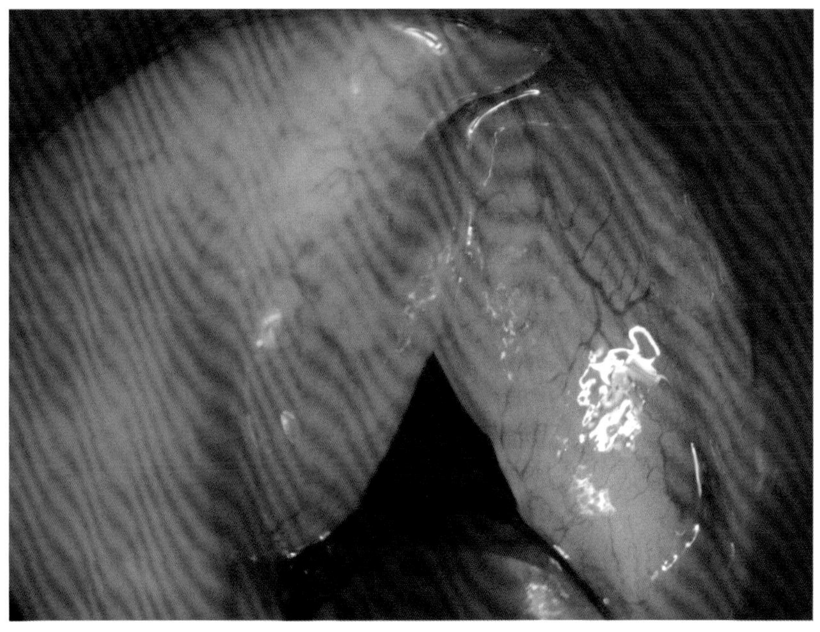

（1）

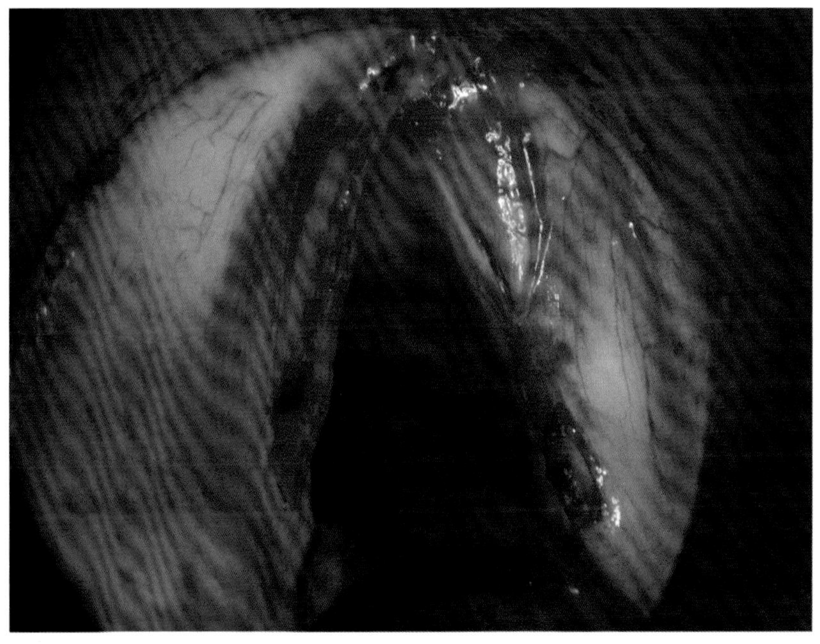

（2）

图 5-4-5 声带任克水肿
Reink's edema
（1）术前观（preoperative view）
（2）CO_2 laser 切除病变，左声带黏膜缝合（postoperative view）

二、其他良性病变

声带及喉部其他良性病变，例如喉毛细血管瘤、纤维瘤、神经鞘瘤、喉软骨瘤等，应用 CO_2 激光进行手术创伤小，利于功能保全（图 5–4–6，图 5–4–7）。

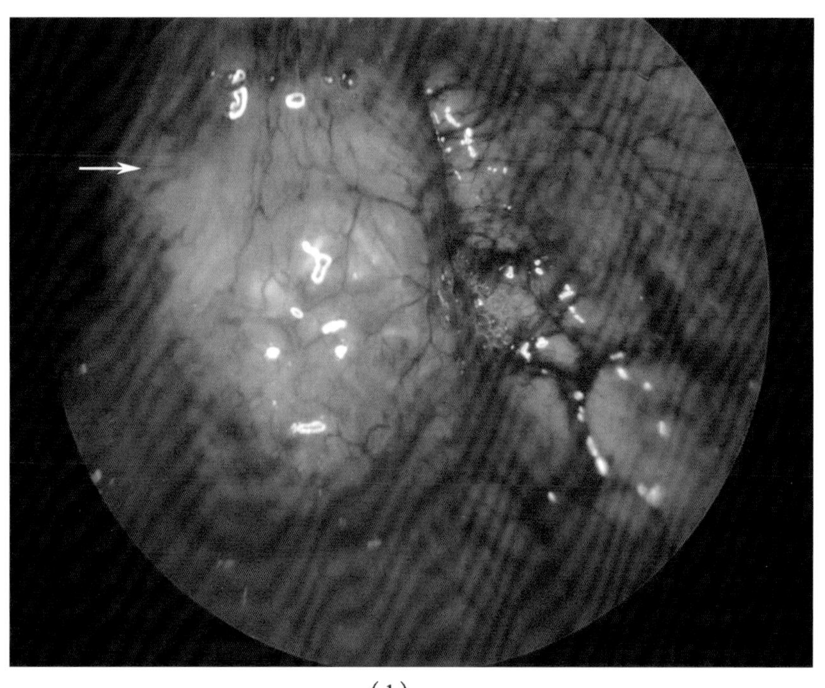

（1）

（2）

图 5–4–6　右杓会厌襞毛细血管瘤
a capillary hemangioma of the right aryepiglottic fold
（1）术前观（preoperative view）
（2）CO_2 laser 切除术后（postoperative view）

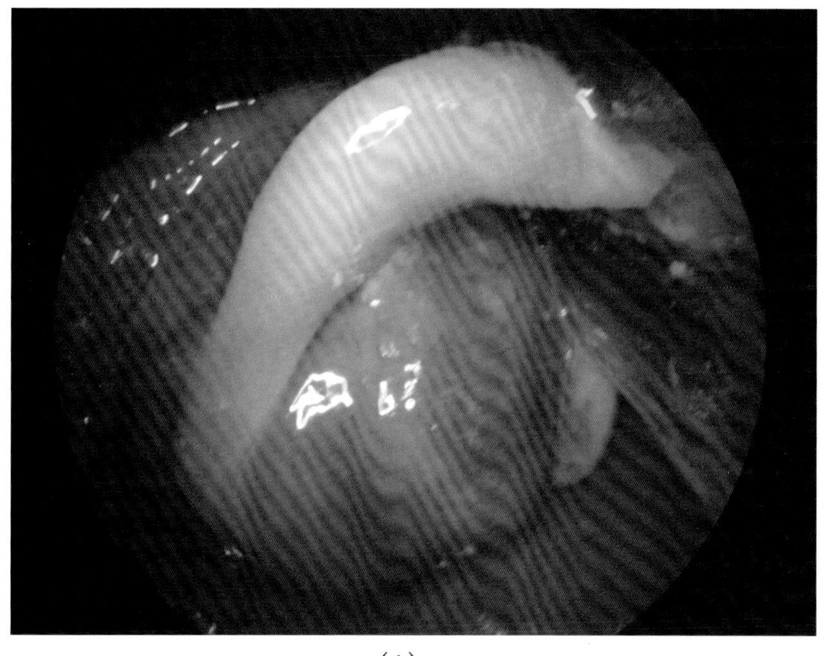

（1）

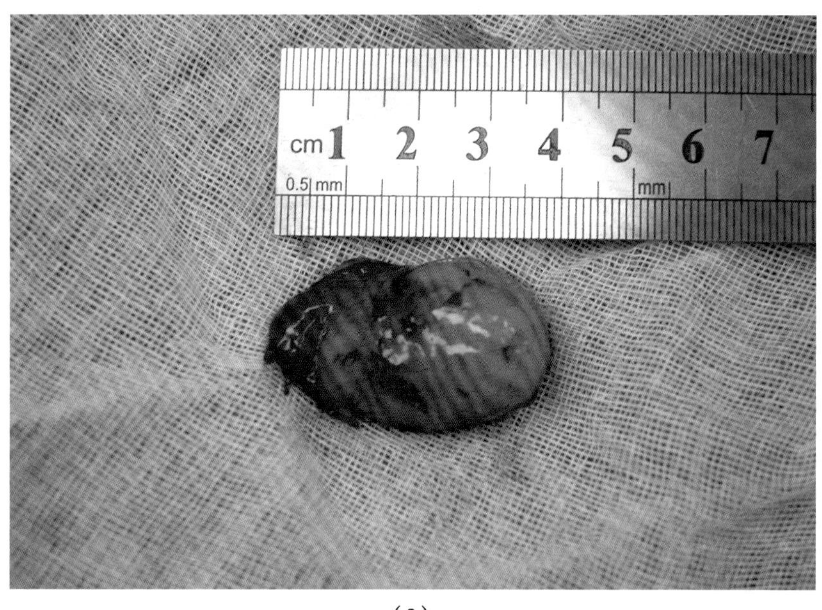

（2）

图 5-4-7　左杓会厌襞神经鞘瘤
a neurilemmoma of the left aryepiglottic fold
（1）术前（preoperative view）
（2）切除的瘤体（the excised specimen）

对于喉乳头状瘤的认识已经超过一个世纪，目前仍未找到最佳的根治治疗方法。这种由病毒引起的病变通常为良性，但少数情况下具有侵袭癌的特性。当病变影响发音或出现呼吸道梗阻的症状时，则需要手术治疗。喉乳头状瘤手术时可以应用 CO_2 激光或染色激光联合吸切器等切除病变，激光手术操作准确、创伤小、止血好，切吸器的应用大大缩短了手术时间，其尤其适用于广基、丛生的气管内病变的处理。手术过程中尽量保留瘤体周围正常组织结构，以减小术后喉部瘢痕及声带粘连的发生（图 5-4-8，图 5-4-9）。一些研究已经证实，激光烟雾中存在乳头状瘤病毒，术中术者及手术室相关人员应注意防护。手术后局部还可以注射例如西多福韦等抗病毒药物，国外报道此类药物在乳头状瘤治疗中的应用比较乐观。

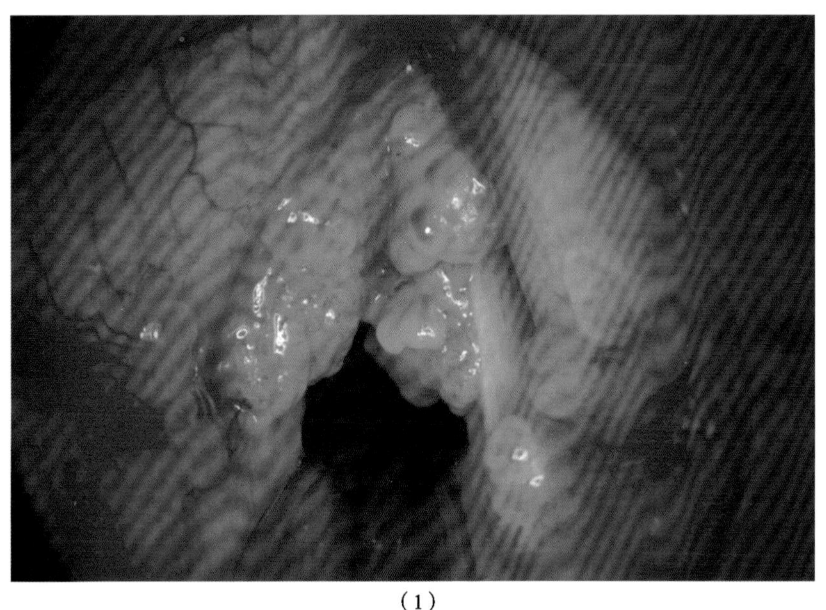

（1）

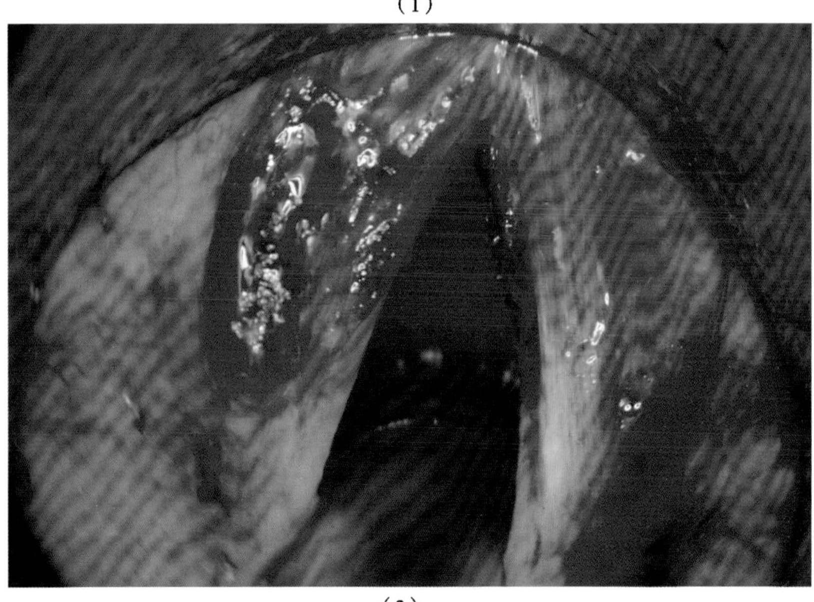

（2）

图 5-4-8 儿童复发性呼吸道乳头状瘤
juvenile on-set recurrent respiratory papillomatosis
（1）术前观（preoperative view）
（2）CO_2 激光 + 吸切钻切除术后（postoperative view）

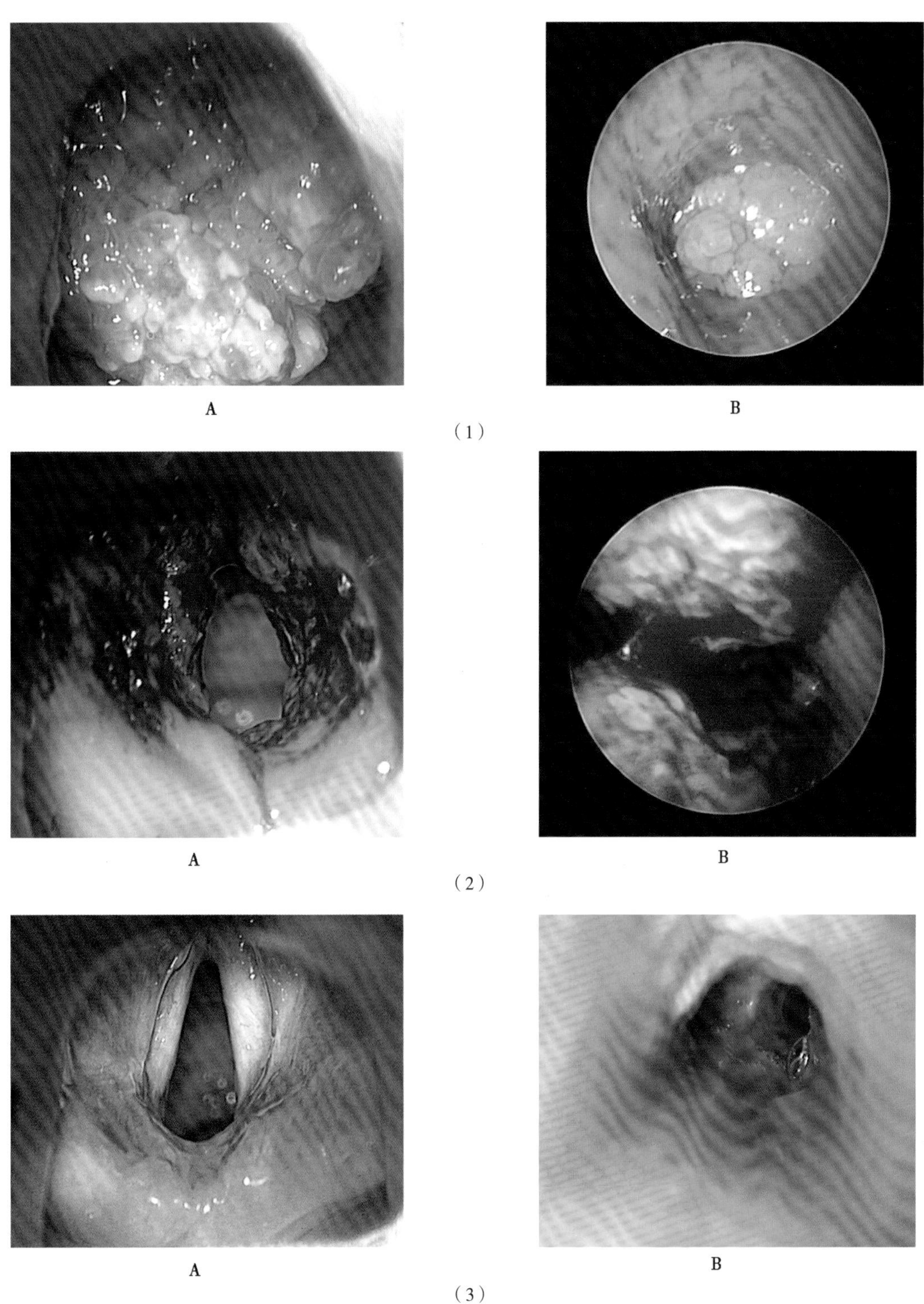

图 5-4-9　儿童（3 岁）复发性呼吸道乳头状瘤
juvenile on-set recurrent respiratory papillomatosis
（1）北京同仁医院初次手术前所见（preoperative view of the first operation at Beijing Tongren Hospital）
A. 喉部情况　　B. 气管造瘘口上方情况
（2）北京同仁医院初次手术后所见（postoperative view of the first operation at Beijing Tongren Hospital）
A. 喉部情况　　B. 气管隆突黏膜及左右支气管开口情况
（3）北京同仁医院治疗 3 年后所见（3 years after the treatment at Beijing Tongren Hospital）
A. 喉部情况　　B. 气管及隆突

手术治疗喉淀粉样变性时，应用 CO_2 激光或射频等离子技术切除病变可以避免喉裂开手术对患者的过度创伤，利于最大限度切除病变及降低并发症，缓解症状（图 5-4-10，图 5-4-11）。

声带沟及黏膜桥等声带结构发育异常既往不推荐手术治疗，但经过近年的发展，如果患者症状明显，可以选择手术，手术方法还在不断发展。对于声带瘢痕的治疗探索也不断深入（见第四篇第十三章第三节）。

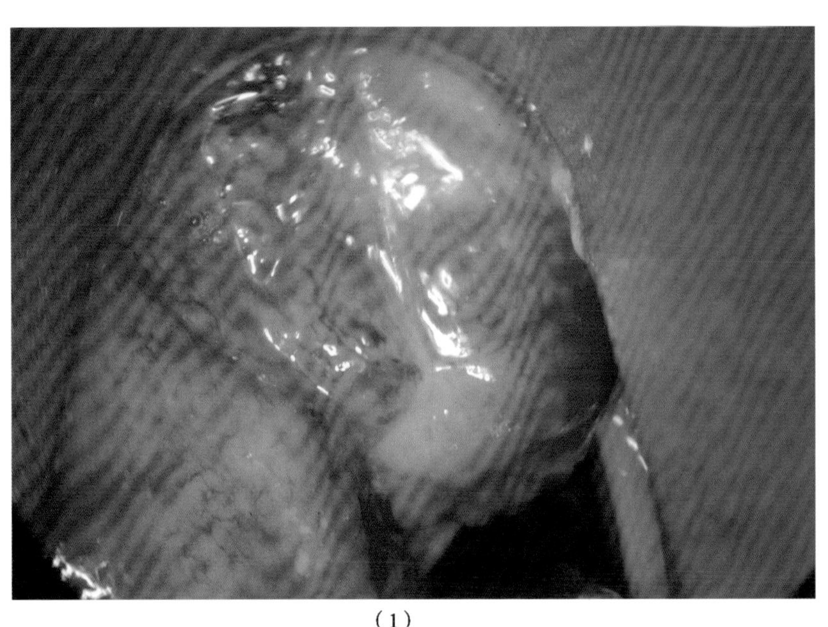

（1）

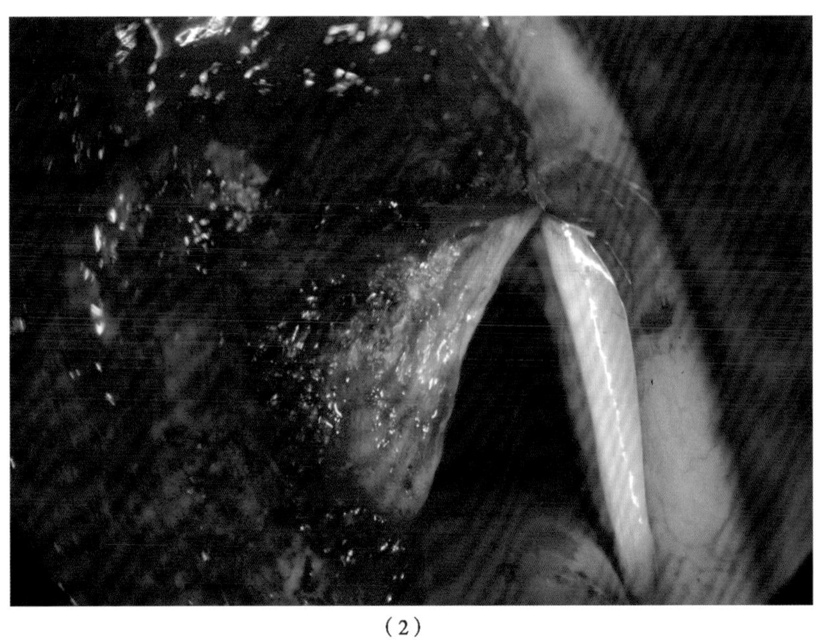

（2）

图 5-4-10　左喉室及室带淀粉样变性
amyloidosis involving the left supraglottic area
（1）术前（preoperative view）
（2）CO_2 laser 切除术后（postoperative view）

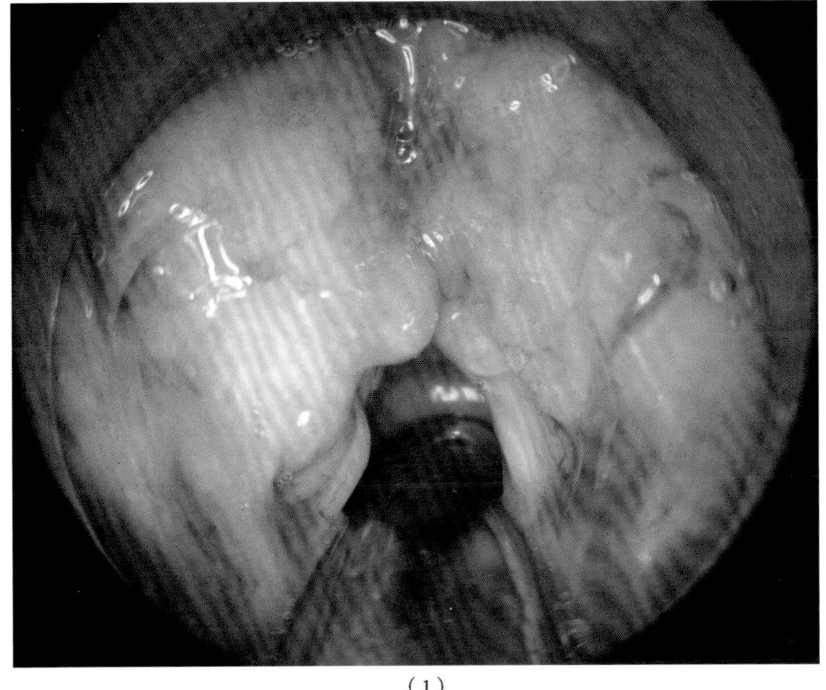

（1）

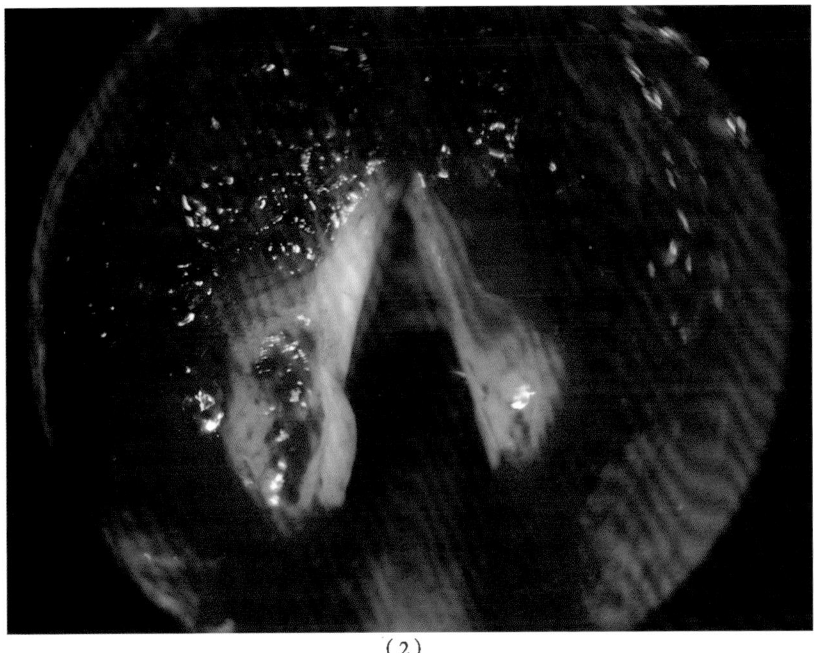

（2）

图 5-4-11　喉淀粉样变性
amyloidosis involving supraglottic area
（1）术前（preoperative view）
（2）CO_2 laser 切除术后（postoperative view）

第三节 结果与预后

喉部病变手术需要在全身麻醉下进行，手术过程中应避免插管及拔管对喉部直接损伤或杓软骨状脱位等。术后根据患者病变程度及手术方式建议适当的发音休息（包括禁声或限制用嗓），通常为 7～10 天，术后雾化吸入 1 周。但也应注意，如果术后控制用嗓时间过长，会导致继发性功能性发声障碍。

声带手术中一旦声带黏膜或深层组织过度损伤会引起瘢痕增生，使声带正常的结构层次受到破坏，声带振动减弱甚至消失。同时声带黏膜感觉受体也发生变化，而这些黏膜受体与发音控制有关，特别是对喉气流及气压的变化进行迅速及精细的调节。

笔者团队曾对 292 例喉良性增生性病变显微外科手术后转归进行分析发现，声带小结及声带息肉由于两者病变局限，手术仅涉及声带局部，术后疗效较好，术后 1 周嘶哑明显改善，术后 1 个月恢复到最佳水平，声带振动幅度及稳定性明显改善。但声带小结是由于嗓音滥用所引起，因此术后还应进一步矫正不良的发音习惯、控制过度用嗓，以防止复发。声带囊肿为声带固有层局限性病变，引起局部物理性膨胀，较小的囊肿切除术后 1 个月嗓音可恢复到最佳状态，声带振动幅度增加，黏膜波动良好；但声带囊肿较大者，病变切除术后局部存在缺损，术后短期内会影响声门闭合及振动的稳定性，同时部分声带囊肿合并声带发育异常，一定程度上影响恢复效果。声带任克水肿由于手术范围涉及双侧被覆层全长，术后恢复时间较长。Remacle 等报道，术后上皮愈合需要 10～21 天，恢复过程约 3 周。笔者观察发现，声带任克水肿患者自术后 2 周嗓音开始恢复，术后 1 个月嗓音改善明显，黏膜波逐渐恢复正常，术后 3 个月音质趋于稳定，患者声带振动及发音功能多数恢复正常。只要手术方法得当，术后很少复发（徐文，韩德民等，2004）。

患者手术前后还应纠正烟酒嗜好及咽喉反流等不良的诱发因素。此外，对于声带良性增生性病变在随访中还应特别注意进行必要的嗓音康复训练，消除复发隐患。

（徐 文）

第五章
CO_2 激光治疗喉癌前病变及早期声门癌
CO_2 Laser for Precancerous Lesions and Early-stage Glottic Carcinoma

微创技术是近年发展起来的一项新技术，已广泛应用于肿瘤的早期治疗，其目的是在彻底切除肿瘤的同时，最大限度保护器官功能，这已成为肿瘤外科治疗发展的必然趋势。在喉癌前病变及喉癌的外科治疗中，支撑喉镜下激光手术是典型的微创手术，近年来在国内发展很快，现将其作系统论述。

喉部激光手术将激光技术应用于喉显微外科手术中，使两者的优越性相互叠加。激光应用于临床以前，喉显微外科已走过了近百年的发展历程，20 世纪 70 年代初 Polanyi、Jako、Strong 和 Vaughan 将 CO_2 激光应用于治疗声门型喉癌，1978 年 Vaughan 首先报道了应用 CO_2 激光治疗声门上型喉癌。近十几年来激光手术发展较快，一些发达国家激光手术治疗喉癌已占全部喉癌手术的 30% ~ 50%，并有逐年增长的趋势。

第一节 喉癌前病变的激光治疗

喉癌前病变（laryngeal precancerous lesions）是指一些具有恶变潜能的喉部疾患，临床上主要包括慢性肥厚性喉炎、喉角化症和成人喉乳头状瘤等。国外报道癌前病变的癌变率一般在 3% ~ 10%。激光手术可切除病变，有效的阻断癌前病变向喉癌转化。

对于喉角化症，可用 CO_2 激光 2 ~ 3W 功率，沿声带黏膜切除或病变部位黏膜剥脱。术中注意保护声韧带和声带肌。喉乳头状瘤质地脆弱，一般选用功率为 1 ~ 2W，连续或间断照射，将肿瘤切除或使之完全气化。CO_2 激光治疗喉癌前病变疗效肯定（图 5-5-1）。

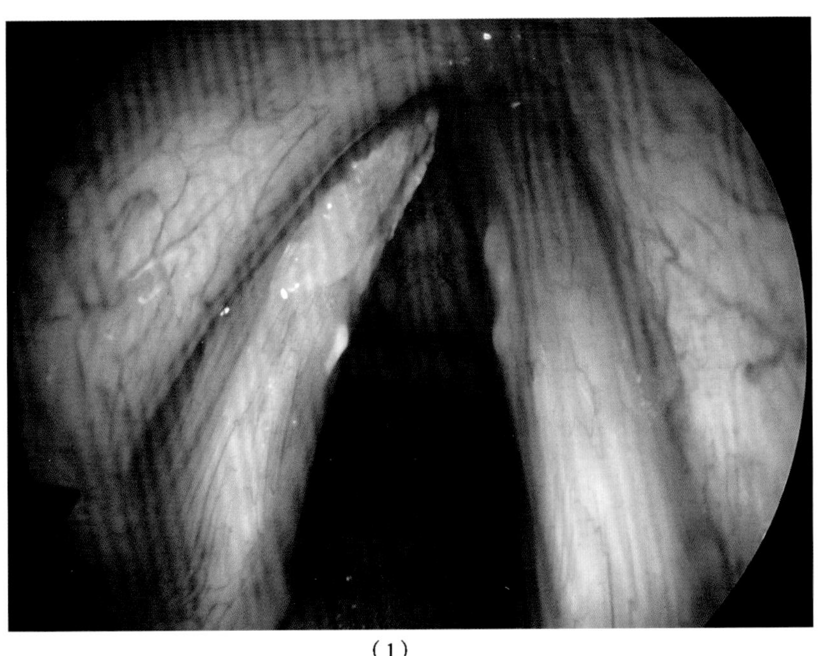

（1）

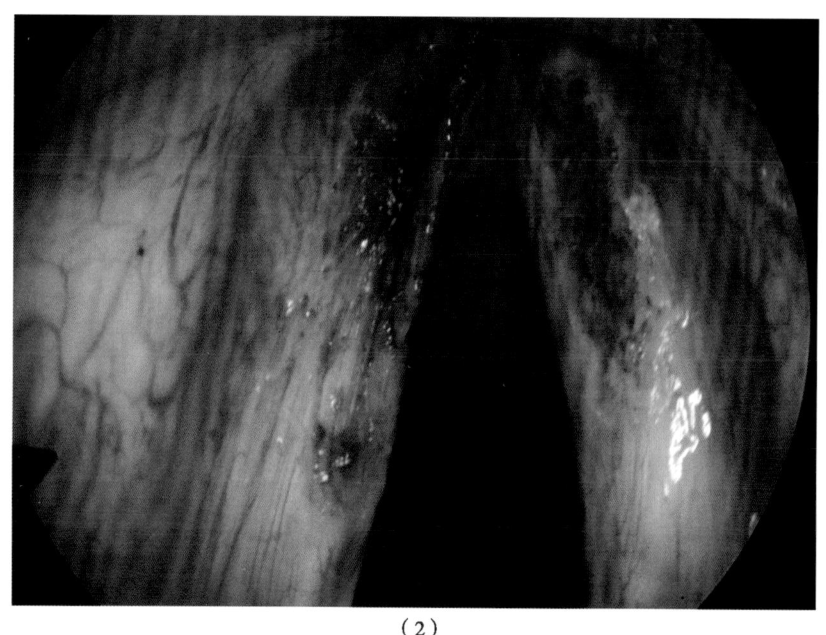

（2）

图 5-5-1 声带角化
keratosis involving bilateral vocal folds
（1）术前（preoperative view）
（2）CO_2 laser 切除术后（postoperative view）

第二节 喉癌的激光治疗

一、手术适应证与切除范围

支撑喉镜下喉激光手术的切除范围与支撑喉镜下喉的暴露程度密切相关。理论上支撑喉镜下所暴露的组织结构均可用激光切除，但实际手术操作时会受到某些客观因素的制约，如激光对组织的切割效应、出血和麻醉插管对手术操作的影响、过多组织结构切除造成吞咽及呼吸功能障碍。需要强调的是术前应准确地评估肿瘤的范围，尤其是深层浸润情况。

（一）适应证

支撑喉镜下喉癌激光手术的适应证为：支撑喉镜下能够充分暴露病变，肿瘤各界应均在视野内，激光束需达到切除区域，肿瘤可被完整切除。

1. 声门型喉癌 T_1、T_2 病变　多数学者认为支撑喉镜下激光手术是治疗声带原位癌、T_{1a} 病变的首选治疗，部分声门型喉癌 T_{1b}（双侧声带膜部病变，前连合未受侵）及 T_2 病变为激光治疗的适应证。此类病变可在支撑喉镜下完全暴露，切除时保留相对的安全界限（2～3mm），目前疗效已得到临床研究的认可（图 5-5-2，图 5-5-3）。

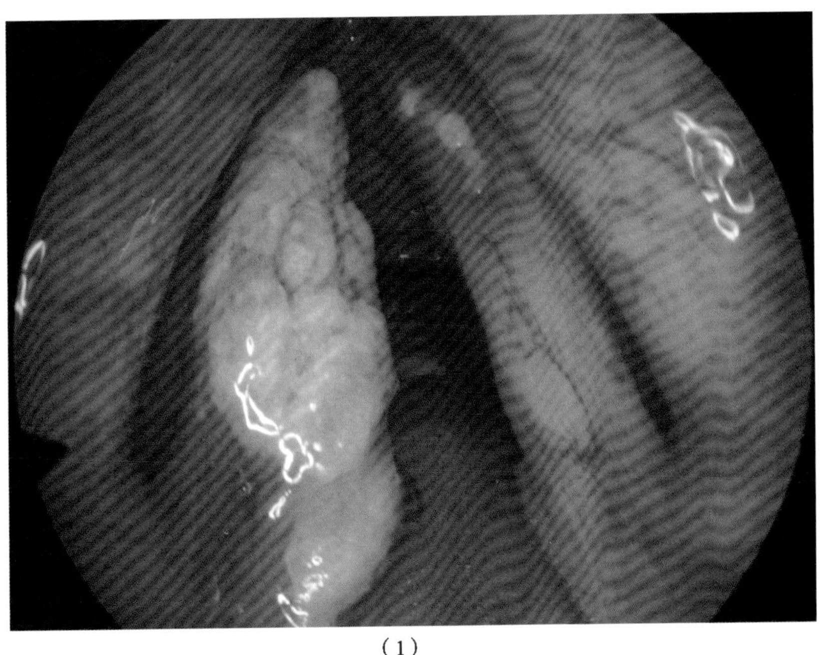

（1）

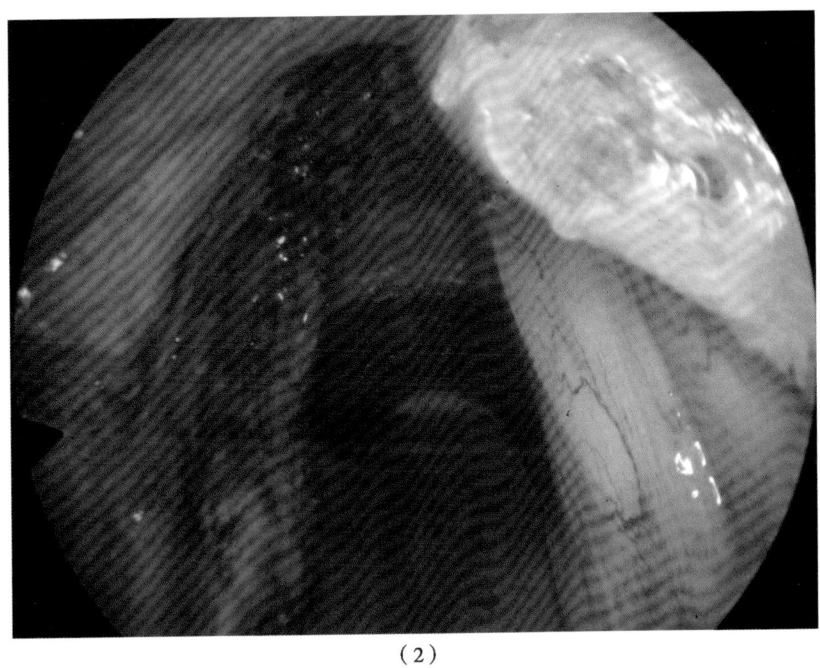

（2）

图 5-5-2　左声带癌（T_1）
T_1 carcinoma of the left vocal fold
（1）术前观（preoperative view）
（2）CO_2 laser 切除声带术后（postoperative view）

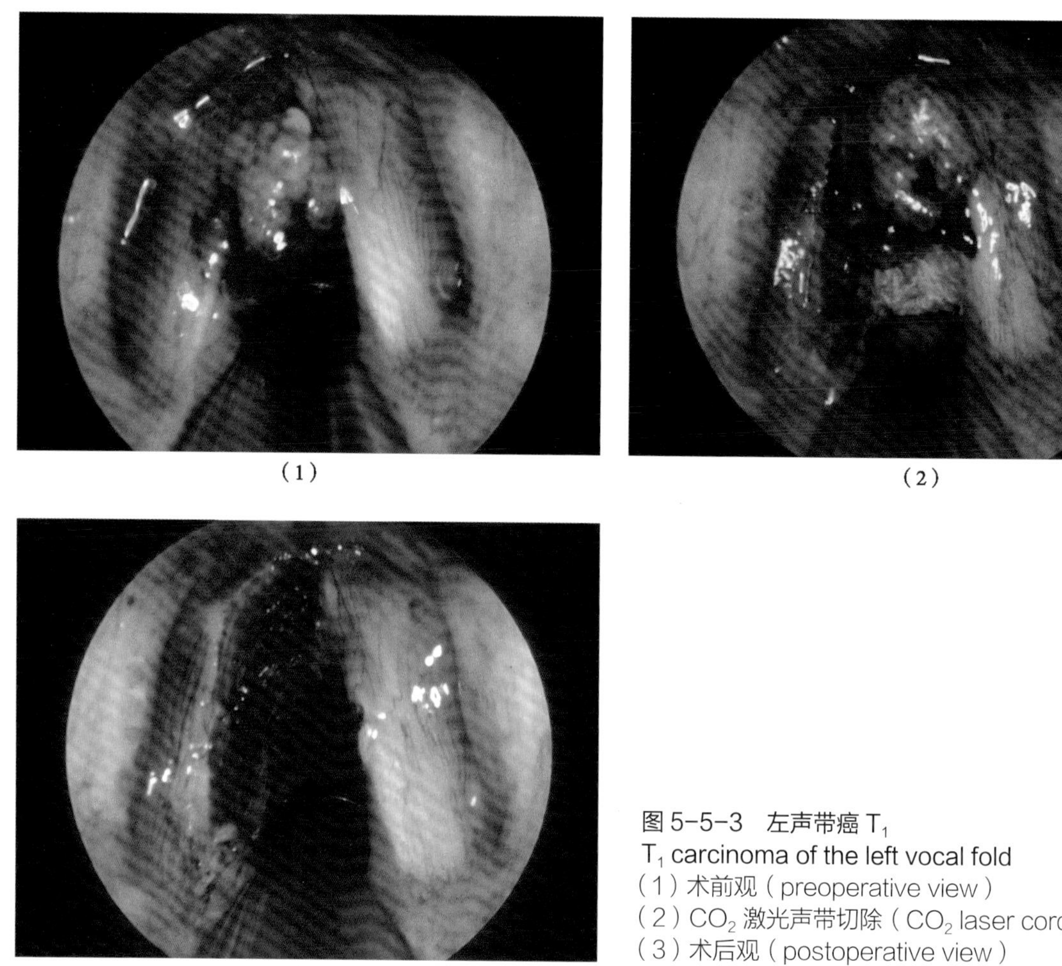

（1）

（2）

（3）

图 5-5-3 左声带癌 T_1
T_1 carcinoma of the left vocal fold
（1）术前观（preoperative view）
（2）CO_2 激光声带切除（CO_2 laser cordectomy）
（3）术后观（postoperative view）

2. 舌骨上会厌癌 T_1、T_2 病变 肿瘤位置较高，下界有较大的安全界限，容易在支撑喉镜下暴露，上界为会厌游离缘。手术先由会厌谷切开黏膜，沿会厌前间隙向下至会厌根，再将两侧杓会厌襞切开，可完整切除肿瘤。

3. 局限的杓会厌襞癌 早期杓会厌襞癌未侵犯声门旁间隙和梨状窝，肿瘤的上界和两侧缘游离，支撑喉镜可完整暴露肿瘤，将杓会厌襞前缘切开，再分别切开室带上缘和梨状窝内侧壁，可完整切除肿瘤。

4. 早期室带癌 早期室带癌是激光手术的适应证，重要的是判断肿瘤有无深层浸润，支撑喉镜可充分暴露室带，激光手术向外可达甲状软骨内软骨膜，切除室带和部分声门旁间隙，完整切除肿瘤。

（二）相对适应证

此类病变是否选用激光手术尚存在争议，是否采用激光手术应根据患者的情况进行选择。

1. 声门型喉癌 T_1 病变侵犯前连合或前连合癌 对于此类病变是否适合激光手术治疗存在两种观点，一种观点认为不适合激光手术，原因是：① 支撑喉镜下前连合暴露困难；② 前连合黏膜与甲状软骨的距离只有 2～3mm，切除时没有足够的安全界；③ 因前连合腱与甲状软骨附着点缺乏软骨膜，肿瘤一旦侵犯前连合腱很容易侵犯甲状软骨至喉外，成为 T_4 病变。另一种认为可选择性采用激光手术观点的理由是：① 医疗器械不断改进，选用合适的支撑喉镜，大部分患者前连合可完全暴露；② 前连合腱是由结缔组织形成的胶原纤维带，对声带前端癌向甲状软骨侵犯起到屏障作用，病理学研究发现，前连合癌 T_1 病变在癌组织深层浸润的早期很少侵及前连合腱；③ 支撑喉镜下激光手术向前可切除甲状软骨内膜和部分甲状软骨。

2. 声门型喉癌 T_1 病变侵犯声带突或杓状软骨　肿瘤向后侵犯超过杓状软骨声带突，手术时由于麻醉插管的影响，操作困难。肿瘤向后侵犯杓状软骨，容易继续侵犯声门旁间隙后部，形成深层浸润。有学者认为麻醉插管的影响可通过调整插管的位置、选用直径小的插管、短暂取出插管的方式来解决。激光可切除部分或全部杓状软骨，肿瘤侵犯声带突或杓状软骨可以选择激光手术。

3. 声门型喉癌 T_2、T_3 病变　T_2、T_3 病变的侵犯范围差异较大，能否选择激光手术应根据病变的侵犯范围来决定，术前应认真评估肿瘤的范围，尤其是声门旁间隙的侵犯程度，评估患者支撑喉镜下喉的可暴露程度，对于 T_3 病变应慎重选择，多数学者认为 T_3 病变是激光手术禁忌证。

4. 声门上型喉癌 T_2 ~ T_3 病变　肿瘤位于会厌上部或早期侵犯会厌前间隙的病变是可以在支撑喉镜下通过激光完全切除，位于会厌根部或向下侵犯声门旁间隙的 T_2 ~ T_3 病变，完整切除肿瘤困难，不宜选择激光手术。

二、结果与预后

激光手术治疗喉癌的疗效一直是人们普遍关注的问题，疗效评估是建立在与其他传统治疗相比较的基础上。治疗效果包括两个方面，一是生存率，二是功能恢复情况。

激光手术除组织机械损伤还有热损伤，术后创面恢复过程要比喉显微器械完成的手术长，一般为 4 ~ 7 周，恢复早期创面有明显的渗出，表面为白色伪膜，继而肉芽肿样增生，随后表面逐步上皮化。声带癌前病变及早期声门癌等病变经 CO_2 激光手术后，因声带切除范围不同其预后也有差异，Ruccil 等报道针对 CO_2 激光术式进行分析，其预后因术式不同有所差异。大量临床资料已证明，支撑喉镜下激光治疗早期喉癌具有与放射治疗、喉裂开声带切除或喉部分切除术相同的治疗效果，5 年生存率为 85% ~ 100%。因早期喉癌治疗效果好，5 年生存率多无显著差异，很多作者将首次治疗肿瘤局部控制率作为评估疗效的一项指标。影响疗效的相关因素包括肿瘤的分期与范围、术中肿瘤暴露的程度，术者的技术水平等。

激光手术治疗早期声门型喉癌疗效好。复发多发生在术后 6 个月 ~ 1 年，前连合处多见。一旦发现肿瘤局部复发，可及时采取挽救性治疗，根据复发肿瘤的侵犯范围选择治疗，早期的病例仍可采用激光治疗，笔者总结北京同仁医院 50 例复发声门型喉癌再次接受激光治疗患者，包括 36 例 rT_1 和 14 例 rT_2 型病变，其 5 年总体生存率和疾病特异性生存率分别为 89.9% 和 97.9%（黄俊伟、黄志刚等，2011）。激光术后 1 年内应严格随诊，肿瘤复发发现的越早，治疗效果越好，喉功能保全率越高。

支撑喉镜下激光手术的喉功能保全率要优于喉部分切除术，声门型喉癌激光手术后气管切开率极低，黄志刚等报道 504 例声门型喉癌激光手术，均无气管切开。Motta 报道的 516 例声门型喉癌激光手术后的气管切开率为 1.1%，术后均可经口进食，无需放置鼻饲管。Remacle 报道 74 例声带癌激光手术后无一例气管切开。Ambrosch 报道 48 例声门上型喉癌激光手术后无气管切开，鼻饲管放置时间平均 5 天。Eckel 报道 46 例声门上型喉癌激光术后 4 例气管切开，鼻饲管放置时间平均 10 天。

三、手术并发症及其处理

在开展激光手术的初期并发症的发生率相对较高，可能与手术经验和激光防护措施不当有关。CO_2 激光手术治疗喉癌相关并发症主要分为术中并发症、术后近期并发症和远期并发症，其发生与诸多因素有关。

（一）术中并发症

1. 激光束照射组织引起的损伤　激光的危害主要为对眼部、皮肤、神经和血管损伤及手术室空气污染，使用激光治疗应注意加强防护。

2. 气管内麻醉插管燃烧　燃爆意外易发生于气道激光手术，与喉激光手术的特殊性有关，气管内燃烧是喉部激光手术最严重的并发症。主要原因包括：① 激光功率偏大；② 存在易燃物（如气管导管、棉制品及组织碎屑）；③ 助燃气（如氧、氧化亚氮）浓度过高。燃爆可致热力及化学损伤，热力损伤多发生于声门下、舌根部及口咽部，有时火焰沿镜腔蔓延可灼伤唇及面颊。

发生燃爆意外时应立即停用激光，并立即停止通气供氧，终止麻醉，拔除气管导管，改用口咽通气道及麻醉面罩吸入纯氧。仔细检查烧伤范围，采用冷生理盐水冲洗咽部。为防止灼伤及毒雾的继发损害，可以进行支气管镜检，清理灼伤创面，去除残留异物，冲洗气管，再用纤维支气管镜去除小支气管内异物并加以冲洗。然后小心插入较细的气管导管以维持通气。根据灼伤程度决定是否行低位气管切开。如发现肺有热力及烟雾损伤，应留置气管插管并施行机械通气，取头高体位，以减轻水肿。局部喷雾含激素类药物减轻喉水肿，全身使用抗生素和激素等药物治疗呼吸道水肿及肺部感染。密切观察可能发生的气道出血和水肿，以及气道血液或组织碎片因喷射通气被压入肺内所引起的呼吸衰竭情况。

3. 门齿松动或脱落　经口置入支撑喉镜过程中如以牙齿为支点或动作粗暴，可引起牙齿损伤，特别是上切牙过长或松动的患者。置入支撑喉镜前可放置护牙垫，置入过程中将喉镜压于侧切牙或未松动的门齿上可减少门齿脱落。

4. 腭咽黏膜挫裂伤　与术中支撑喉镜暴露术腔时操作不慎及患者有小颌、颈短、肥胖等特点使其咽腔狭小、舌根肥厚，增加了显微喉镜暴露术区难度等有关。患者术后可出现明显的咽部疼痛，进食可受影响。

（二）术后近期并发症

1. 进食呛咳或吸入性肺炎　对于肿瘤累及会厌、杓会厌襞或杓状软骨的患者，由于手术切除了会厌及杓会厌襞，患者术后进食时失去吞咽时的保护作用，容易引起误吸，导致吸入性肺炎。

2. 术后活动性出血　肿瘤范围越广，手术切除范围越大，术后越容易出血。CO_2 激光可以凝固直径 0.5mm 以下的血管，对小血管有良好的止血功能，故早期喉癌激光手术出血较少。当手术切除范围较大时，易遇到较大血管，术中妥善应用电凝止血，可以降低术后出血风险。另外，CO_2激光手术术后2周内伤口组织较脆，易出血，可导致术后继发性出血。术后出血严重者短期内可能危及患者生命，应予足够重视。

3. 呼吸困难　CO_2激光喉癌手术也可引起喉黏膜水肿，严重者可引起窒息。有文献报道喉痉挛主要发生在术后12小时内，术后需观察患者呼吸情况及血氧饱和度。

4. 气胸　术中呼吸机或高频通气的压力，肺泡壁因肺泡内压力急剧上升而发生损伤破裂，导致气体进入胸膜腔，引发气胸。经卧床休息后，气体自行吸收。

5. 皮下气肿　术中激光照射到声门下，切除环甲膜周围脂肪组织过多时，可造成皮下气肿。术后若术区广泛渗血或活动性出血，既增加呼吸道阻力，又刺激喉部黏膜，引起剧烈咳嗽，也可导致皮下气肿形成。皮下气肿一般可自行消退。手术医师谨慎操作，可减少此并发症的发生。

（三）远期并发症

1. 喉狭窄　多见于肿瘤侵犯前连合腱，术后前连合处粘连造成喉狭窄。若无呼吸困难可观察治疗，若出现呼吸困难则需要再次手术处理喉狭窄。

2. 肉芽肿形成　喉部肉芽组织是声带黏膜损伤后长期刺激或炎性反应形成的，也可由插管损伤造成的，可予抑酸并辅以保守治疗，如术后创面肉芽组织增生过度，可在喉镜下去除。

第三节　展望

近年来各型激光机及辅助器械的改进，为激光手术的进一步开展奠定了良好的基础。如超脉冲治疗系统、光能隙CO_2激光系统等。相干光断层扫描（OCT）是近10年迅速发展起来的一种成像技术，它利用弱相干光干涉仪的基本原理，检测生物组织不同深度层面对入射弱相干光的背向反射或几次散射信号，通过扫描，可得到生物组织二维或三维结构图像，图像能描述喉部黏膜形态、肿瘤浸润程度及激光对组织的作用，是一种有效的诊断及术中检测工具。

激光喉手术需要经口支撑喉镜下操作，存在着一定的局限性，对中晚期和部分早期喉癌（前连合癌）的治疗尚存在争议。在未来的喉癌治疗中，激光手术能在多大程度上替代传统的手术，仍需要进一步探索、验证。

（黄志刚）

第六章 CO_2 激光杓状软骨切除术 CO_2 Laser Arytenoidectomy

双侧声带麻痹常常伴随严重的呼吸困难及喉鸣，治疗的主要目的是缓解呼吸道梗阻，尽可能保留发音功能。支撑喉镜下 CO_2 激光杓状软骨切除术（CO_2 laser arytenoidectomy）再同时扩大声门后部裂隙，可以很好地保留患者发音功能，手术操作精细且创伤小，目前在双侧声带麻痹或固定中应用最为广泛。

第一节 历史回顾

20 世纪之前，双侧声带麻痹治疗的唯一方法是气管切开术。1916 年 Baker 首次报道 1 例经颈外甲状软骨进路杓状软骨及声带切除治疗双侧声带麻痹。1922 年 Jackson 首先倡导通过切除室带、声带的方法治疗双侧声带麻痹。以后的几十年来，治疗方式不断发展，疗效各有优劣。本节对杓状软骨切除术的发展进行概述。

一、颈外进路杓状软骨切除术

颈外进路杓状软骨切除术以 Woodman 术式为代表，但手术创伤较大、不能保留发音功能，疗效有限。

1932 年 Hoower 提出经甲状软骨进路杓状软骨声带突切除及声带黏膜下切除术治疗双声带麻痹，但术后瘢痕收缩，引起继发性呼吸困难，疗效不理想。1939 年 King 提出经喉后部进路杓状软骨切除术。1941 年 Kelly 提出经甲状软骨板开窗切除杓状软骨，并利用术后瘢痕收缩而使声带处于外展位，但术后声带的位置往往难以控制。1946 年 Woodman 提出改良的杓状软骨切除术并沿用至今，手术经喉后外侧进路，切除杓状软骨并保留声带突，经黏膜下缝合声带突使之固定于甲状软骨下角，从而达到使声带外展的目的。1953 年 Scheer 提出经甲状软骨前进路，杓状软骨切除、声带外展术。1955 年 Rethi 提出改良喉成形术，将软骨片置于裂开的环状软骨板后部，同时放置喉膜。1968 年 Downey 及 Keenan 提出喉裂开杓状软骨切除术。

二、内镜下杓状软骨切除术

1922 年 Chevalier Jackson 报道内镜下切除室带及声带，可获得满意的通气效果，但术后患者仅能发出耳语声。1948 年 Thornell 首次提出支撑喉镜下利用显微器械切除杓状软骨，术中于杓状软骨表面向前、外至杓会厌襞行 1cm 的切口，黏膜下切断软骨周围附着的肌肉，钳除杓状软骨，电凝创面促使瘢痕形成，使声带进一步外展。此术式由于技术操作困难，术中出血、水肿等原因。目前已为 CO_2 激光杓状软骨切除术所替代。

三、CO_2激光杓状软骨切除术

1976年Strong等首次提出内镜下CO_2激光杓状软骨切除治疗双侧声带麻痹，但未详细描述手术方法及预后。1983年Eskew及Bailey报道以狗为模型施行此类手术，提出激光手术有利于手术实施。1983年Ossoff等首次报道在全身麻醉显微镜下应用CO_2激光进行杓状软骨切除治疗双侧声带外展麻痹，4例患者中3例成功；1984年又后续报道11例手术治疗患者，除1例术后发生粘连，其余均成功拔管。此项技术弥补了经颈外进路及单内镜下应用显微器械手术的缺点，因具有颈部无切口、创伤小、出血少、无明显水肿反应、操作简便准确、术中即可迅速评估呼吸道大小、疗效稳定等优点，逐渐为学者们所提倡。1993年Crumley提出CO_2激光杓状软骨内侧切除术，术后发音功能被很好保留。为进一步减低术后各种并发症，1996年Remacle提出杓状软骨次全切手术，手术效果良好。在Remacle观察的41例患者中，40例手术后获得良好效果，其中8例术前行气管切开者，术后15天均成功拔管。1990年Ossoff报道，28例患者，24例（86%）手术成功。1999年柳端今、徐文等在国内首次报道支撑喉镜下应用CO_2激光杓状软骨切除术治疗双声带外展麻痹，8例患者术前全部行气管切开术，其中3例曾经颈外进路手术失败，术后5例拔管，2例日间堵管、因睡眠时仍伴有喉鸣未予拔管，1例等待对侧手术。目前也有学者手术应用射频等离子等器械进行操作，但术后瘢痕过度增生等并发症应予以特别关注，以免影响疗效。本章重点介绍支撑喉镜下CO_2激光杓状软骨切除术。

第二节 手术适应证与术前准备

一、手术适应证

CO_2激光杓状软骨切除手术主要适合于双侧声带麻痹或双侧声带固定病程半年以上，患者有明显呼吸困难征象，或已行颈外进路声带外移术或神经修复手术失败者。对于同时合并下呼吸道病变及老年患者，由于术后易产生误吸，因此手术选择应慎重。

二、术前评估

（一）病因学检查

术前除应进行系统的全身检查及专科检查外，还要进行必要的病因学排查，如影像学检查、肺功能检查、血清学检查等。

（二）专科检查及嗓音功能评价

1. 纤维喉镜和（或）频闪喉镜检查　排除鼻部、咽喉部及气管可疑病变，评估声带运动障碍程度及气道梗阻程度，排除杓间已粘连。

2. 肌电图检查　通过喉肌电图甚至后组脑神经肌电图进一步判定声带运动障碍的性质（神经源性或非神经性）及程度。

3. 嗓音质量主、客观评估。

4. 空气动力学评估　有助于进一步了解声道的病理生理改变。

三、麻醉准备

手术需在全身麻醉下进行，手术前应根据患者全身状态、呼吸道梗阻程度、麻醉插管及拔管风险、手术技术水平、设备条件等决定是否需要进行预防性气管切开。

第三节 手术方式

CO_2 激光杓状软骨切除术在全身麻醉显微镜下进行，同时还应配备喉显微外科器械。CO_2 激光杓状软骨切除手术优点在于：①利用激光可在相对狭窄的术野中精确操作，止血效果好（激光可凝固 0.5mm 以下的小血管）；②术中可以直观、迅速评估地声门裂开大的程度，利于手术疗效的判定；③避免颈外进路所造成的创伤、组织损伤小；④术中、术后无明显水肿，部分患者可以避免预防性气管切开，患者住院及手术时间缩短。术后 2～3 周创面完全上皮化。

为便于手术操作，手术时需要使用支撑喉镜完全暴露一侧杓状软骨、后连合及对侧部分杓状软骨。CO_2 激光手术操作时手术室内的人员需戴防护镜，手术野以外的暴露部位应予以保护。术中应防止气管内麻醉管爆炸、燃烧。

一、杓状软骨全切术

杓状软骨全切术（total arytenoidectomy）需要将杓状软骨完全切除，切除范围包括杓状软骨体、声带突、声带突前小部分声带、部分肌突及室带后部。手术步骤如下：① 显微镜下以 CO_2 激光切开杓状软骨尖及小角软骨表面的黏膜，暴露其下的软骨；② 气化杓状软骨尖及小角软骨；③ 相同功率下切开或气化杓状软骨体上部黏－软骨膜并进行适当分离；④ 完全暴露杓状软骨体；⑤ 切断外侧韧带，暴露杓状软骨；⑥ 切断声带突前 2～3mm 的黏膜及其与之连接的声带肌；⑦ 切断肌突、游离杓状软骨体；⑧ 气化或切除杓状软骨。最终扩大声门后部的呼吸区，同时保留声带膜部大部以利于发音功能的保全（图 5-6-1）。手术中也可以应用显微器械游离杓状软骨并切除，应用激光妥善止血。手术中注意勿损伤杓间区黏膜以防后连合粘连挛缩导致气道再狭窄。

进行杓状软骨全切术时，在接近环杓关节水平时应仔细操作避免损伤环状软骨，此时需要降低激光功率防止对环状软骨的热损伤。CO_2 激光使用功率及模式众说不一，各家有不同的经验。

据笔者既往的报道及经验，单侧杓状软骨切除后通常可以扩大声门后部 3～5mm 的气道，术后发音功能保持满意。术后 3 个月患者会有程度不等的瘢痕收缩，必要时可行对侧手术（图 5-6-2，图 5-6-3）。

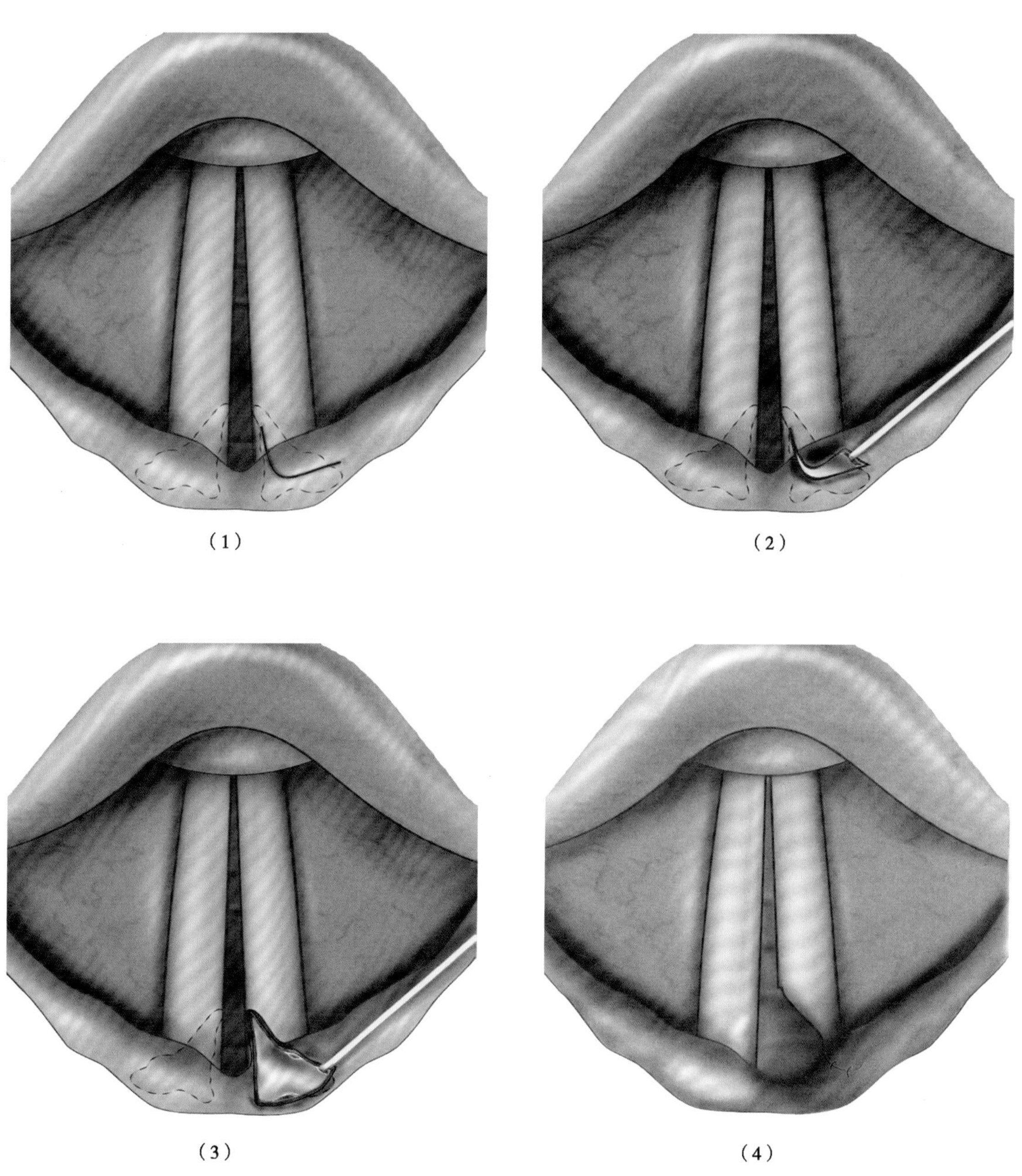

图 5-6-1　CO_2 激光杓状软骨切除示意图
（illustration of CO_2 laser arytenoidectomy）
（1）黏膜切口 （2）分离 （3）切除杓状软骨 （4）黏膜缝合

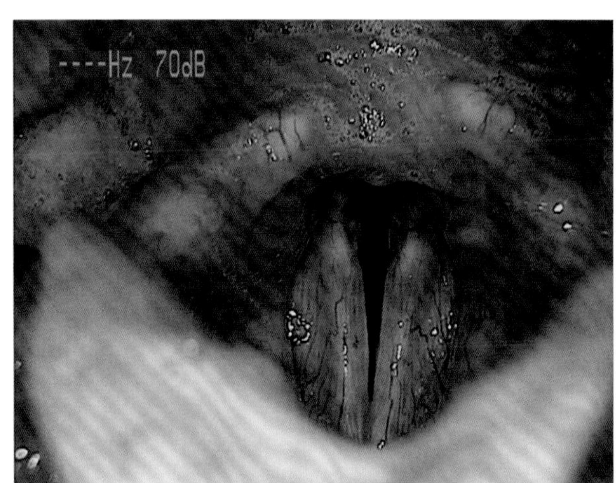

A. 吸气相（inspiration）

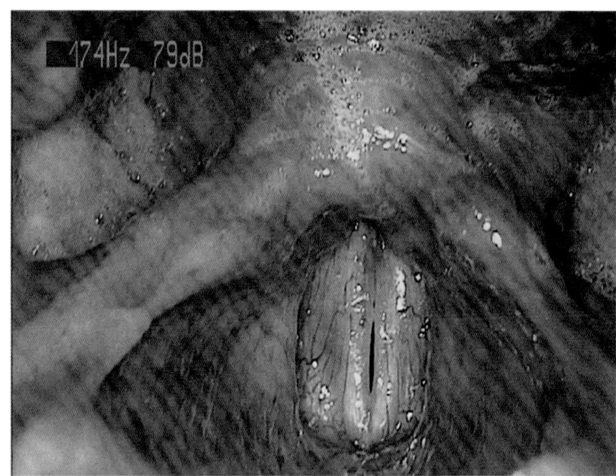

B. 发音相（phonation）

（1）

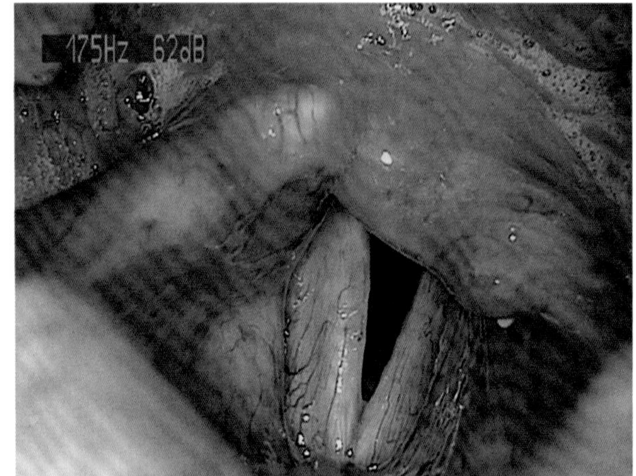

A. 吸气相（inspiration）

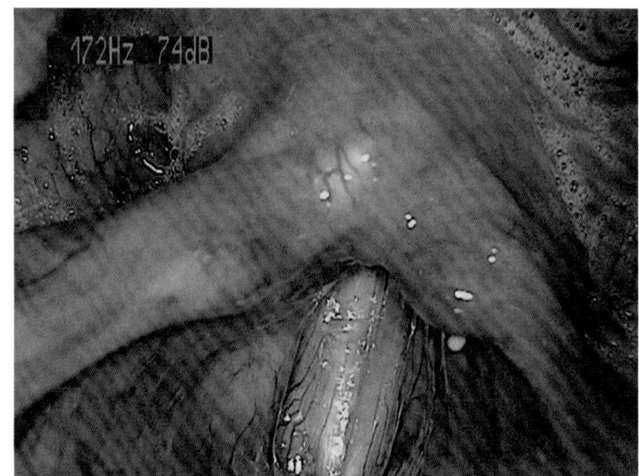

B. 发音相（phonation）

（2）

图 5-6-2 双侧声带外展麻痹伴呼吸困难
bilateral abductor vocal fold paralysis with dyspnea
（1）术前观（preoperative view）
（2）CO_2 激光左侧杓状软骨切除术后 6 个月（six months after the left arytenoidectomy）

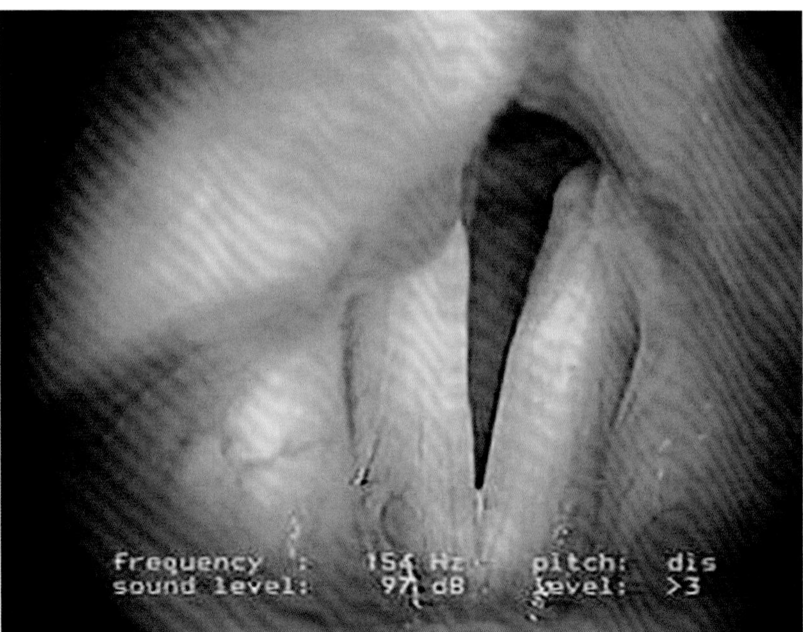

图 5-6-3 左杓状软骨切除术后 1 年
one year after the left arytenoidectomy

CO_2 激光杓状软骨切除术相继有不同的改良术式，如杓状软骨次全切除，杓状软骨内侧切除等，选择性保留杓状软骨的部分结构。

二、杓状软骨内侧切除术

声门后 1/3 的软骨部即呼吸区，前 2/3 为发音部位。呼吸道最狭窄部位为环状软骨水平，而杓状软骨位于环状软骨颅侧，仅有一部分突出至呼吸道腔内。因此一些学者认为，术中仅切除杓状软骨体内侧部分而保留声带突、声带膜部、肌突及其附着的肌肉、后连合，也可以获得良好的通气效果，这样可以减小术后喉后部塌陷的概率。因此而设计的杓状软骨内侧切除术（medial arytenoidectomy），由 Crumley 推广，可以避免由于杓状软骨完全切除引起的误吸。手术步骤：① 首先切开或气化杓状软骨上表面及内侧面的黏膜；② 用激光削薄或气化声带突与杓状软骨内后侧角间区域以形成一碟型凹陷。术中注意勿损伤环杓关节及杓间区，以防术后关节融合或瘢痕收缩导致杓状软骨进一步内移。Crumley 认为，单侧杓状软骨切除手术后，声门呼吸部可扩大 1 ~ 2mm，3 个月后可行对侧手术。理论上双侧杓状软骨内侧切除较单侧杓状软骨全切术更利于发音质量的保留。Wani 通过动物实验也证实，与杓状软骨全切术相比较，杓状软骨内侧切除术后瘢痕较少，对声带膜部的位置、结构及并无影响，术后发音良好。

三、杓状软骨次全切除术

杓状软骨次全切除术（subtotal arytenoidectomy）是切除杓状软骨时保留杓状软骨的后壳。手术切口起自于声带突及声带膜部交界处，后经室带后部至杓状软骨外侧。在杓状软骨体切除过程中，保留 2mm 软骨后壳。经尸检证实，杓状软骨后壳的保留利于杓区的稳定，预防吸气时杓区后部肌肉 – 黏膜塌陷所致的狭窄，防止术后严重的误吸。术中尽可能保留声带膜部，以提高发音质量。

对于儿童杓状软骨切除手术，应严格掌握适应证，在缓解呼吸道梗阻同时，尽量保留杓状软骨部分结构，减小并发症。儿童杓状软骨并无钙化，可以应用激光使其逐步气化而并不会引起出血。

四、内镜下 CO_2 激光声带后部切除

1985 年 Remsem 等报道 14 例患者应用 CO_2 激光切除甲杓肌并通过缝合的方法将声带外移，13 例获得成功。1989 年 Dennis、Kashima 对 6 例双声带麻痹患者行 CO_2 激光声带后部切除，均获得良好效果。手术时自声带突处横断声带、后经室带、喉室向外侧延长切除达甲状软骨板。还可以气化声带突及声带后 1/3。有些学者将以上步骤与杓状软骨全切除手术联合进行，进一步扩大声门后部裂隙。但也会产生一个问题，即术后嗓音功能会受到一定程度的影响。

以上术式中以杓状软骨全切术应用最广、疗效最稳定。无论采取上述何种手术方式，笔者建议杓状软骨切除后缝合黏膜切口，这样利于术腔塑形，防止出血、肉芽及痂皮形成，预防瘢痕挛缩。有气管切开者术后应尽早堵管，鼓励患者经口呼吸。手术后需应用广谱抗生素和激素，雾化吸入 7 ~ 10 天。可以应用抗反流药物，促进愈合。

第四节 手术并发症与预后

一、手术并发症及其处理

（一）手术并发症

1. 术中出血 术中常常会发生杓动脉出血，可以应用激光止血，如无效可加用电凝止血。

2. 支撑喉镜下激光手术并发症 主要包括门齿损伤、咽部黏膜裂伤等支撑喉镜手术并发症；激光使用时由于防护不当，灼伤术野外组织或气管内麻醉管爆炸、燃烧，气管灼伤等。

3. 局部肉芽形成 多由于术后局部黏膜损伤，创面未封闭或咽喉反流刺激引起。有学者报道，CO_2激光杓状软骨切除后创面肉芽及瘢痕形成儿童较成人更常见。

4. 后连合粘连、瘢痕形成 由于后连合区域对热效应较为敏感，术后因热损伤可发生后连合粘连、瘢痕形成，一般发生于术后3～4周。瘢痕收缩明显者，声门开大会受到影响，导致患者呼吸道梗阻症状改善不理想，严重者不能堵管或拔除气管套管。

5. 发音质量下降，声音嘶哑。

（二）处理

Ossoff报道激光手术并发症发生率为4%。防止术后肉芽形成或后连合粘连引起呼吸道再梗阻是CO_2激光杓状软骨切除术手术的重要环节。主要预防及处理措施包括：①避免激光热效应的损伤，术中可以在杓间区放置盐水棉片；②保留切口正常黏膜，术后缝合切口，柳端今、徐文等报道采取黏膜创面缝合方法消灭创面，术后无一例肉芽形成，缩短了恢复时间，但显微镜下缝合对术者的技术要求较高；③术后定期随诊，必要时去除肉芽保证呼吸道通畅；④辅助应用抗反流药物；⑤分次手术等。

二、预后

显微镜下CO_2激光杓状软骨切除治疗双侧声带麻痹，手术创伤小，操作精细、准确，术后反应轻微，很好地保留患者的发音功能，长期疗效肯定，也可作为其他手术失败后的补充手术。手术对术者要求高，需熟练掌握显微镜下激光的操作。手术成功标准的判定，一般以拔管或建立有效气道，无明显发声障碍为准。术后3～6个月，可根据声门扩大情况决定可否拔管或需行对侧手术。

（徐 文 韩德民）

第七章
喉显微外科手术治疗喉蹼
Phonomicrosurgery for Laryngeal Web

喉显微外科手术治疗喉蹼（laryngeal web），是在改善呼吸道通气功能的基础上，使患者的发音功能得到明显改善，手术效果良好，具有其独特优势。本章重点介绍声带黏膜缝合技术（mucosal suturing of the vocal fold）、内镜下硅胶膜置入术（endoscopic placement of laryngeal silastic sheet stent）在声门型喉蹼治疗中的应用。

第一节　手术适应证与术前准备

一、手术适应证

内镜下喉蹼显微外科手术治疗主要适合于局限于声门水平的膜性喉蹼，喉部软骨支架完整、无明显移位，无明显声带运动异常，未合并明显声门上、下狭窄的患者。喉蹼合并软骨畸形、缺失或移位，或出现明显的声门上、声门下、气管等复合性狭窄，不适合实施此类手术。

1. 喉蹼分离＋声带黏膜缝合成形术　适合于喉蹼局限于声门水平，相对较薄（小于5mm），声带膜部瘢痕增生较轻，黏膜相对丰富者，特别适用于儿童膜性喉蹼患者。

2. 喉蹼分离＋声带黏膜缝合成形＋喉硅胶膜支撑术　适合于喉蹼局限于声门水平，瘢痕增生明显，但喉蹼厚度小于1cm。

二、术前评估

术前应进行系统的全身检查、专科检查及必要的病因学排查。

1. 内镜检查　纤维喉镜和（或）频闪喉镜等可直接观察狭窄部位，声带运动情况，气道梗阻程度，必要时可进一步行支气管镜检查，排除声门下及气管支气管异常。

2. 嗓音功能检查　评估患者发音功能及声带振动特性。对于声带运动障碍患者，还需要通过喉肌电图检查进一步明确诊断。

3. 影像学检查　喉及气管高分辨率CT及MRI可准确显示狭窄程度及喉气管软骨异常情况。

4. 肺功能检查

三、麻醉准备

手术采用全身麻醉，手术前应根据患者全身状态，呼吸道梗阻程度，进行相应的麻醉准备。对于预行喉硅胶膜置入的患者尽量避免气管切开。

第二节 手术方式

手术在全身麻醉下进行，根据声门狭窄程度经口腔或经气管切开造口插入小口径的麻醉插管。支撑喉镜下暴露声门及前连合，显微镜下应用喉显微外科器械进行操作，必要时可应用 CO_2 激光。

一、喉蹼分离 + 声带黏膜缝合成形术

支撑喉镜下喉蹼分离 + 声带黏膜缝合成形术（endoscopic web lysis and mucosal suturing of the vocal fold）的主要手术步骤如下：

（一）喉蹼分离

显微镜下应用喉显微刀沿中线切开喉蹼表面，用喉显微剪刀锐性分离喉蹼至前连合，注意勿损伤前连合腱。

（二）瘢痕松解

用喉显微剪刀进一步去除部分增生瘢痕，修剪声带边缘，操作中尽量保留瘢痕周围黏膜，避免形成新的创面。

（三）粘膜缝合成形

用 8–0 prolene 线缝合声带创面黏膜，应最大程度利用残余的黏膜组织，减小创面（图 5–7–1）。

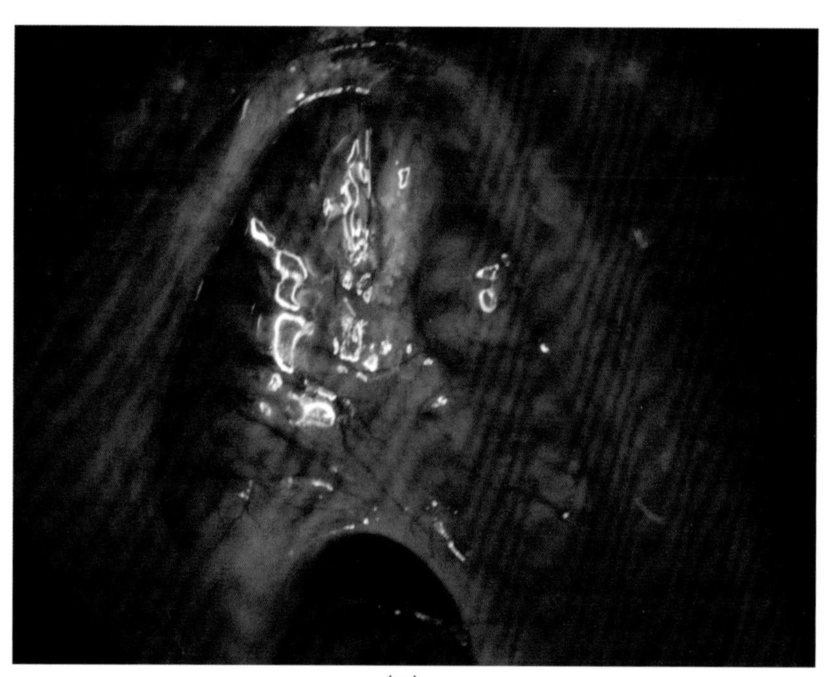

（1）

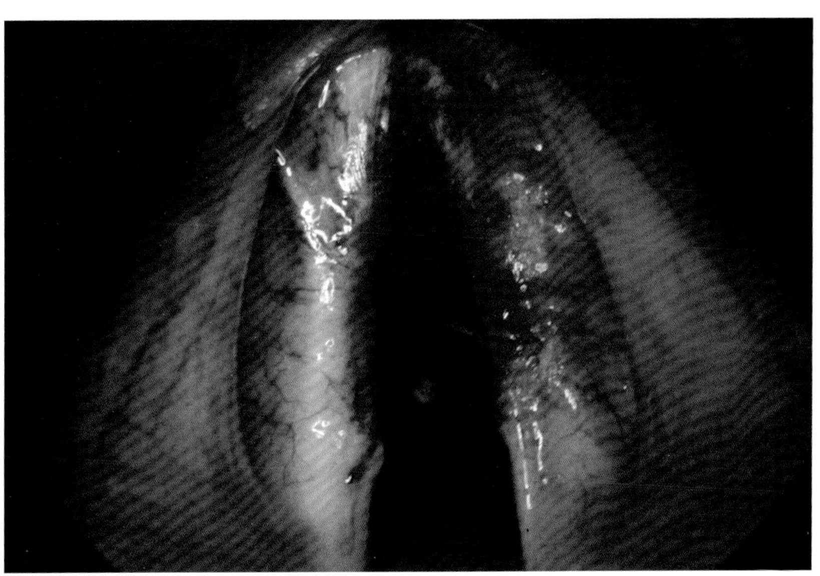

（2）

图 5-7-1 男，22 岁，喉乳头状瘤术后喉蹼
a 22-year-old man had a glottic web involving the entire membranous portion of the vocal folds caused by previous surgical removal of recurrent laryngeal papilloma
（1）术前观（preoperative view）
（2）声带粘连松解 + 黏膜缝合成形（endoscopic web lysis and mucosal suturing of the vocal fold）

二、喉硅胶膜置入

对于喉蹼较厚、瘢痕增生明显，经上述喉蹼分离松解 + 黏膜缝合后仍有较大创面暴露的患者，喉腔内需要进一步放置硅胶膜支撑，即行支撑喉镜下喉硅胶膜置入（endoscopic placement of laryngeal silastic sheet stent）。

（一）喉硅胶膜选择

根据喉蹼的厚度，瘢痕增生情况及黏膜缝合后残余创面的情况，选择制备大小、厚度不等的硅胶膜备用。

（二）喉硅胶膜放置

将两个 18 号静脉滞留针穿 7 号丝线，于颈外正中、经环甲膜及甲状舌骨膜（或经甲状软骨板）分别在声带上、下水平插入，将双线送至喉腔内。再将双线穿过已制备的硅胶膜，打结、固定。颈外皮肤端的丝线固定于纽扣上。

（三）喉硅胶膜固定

最终使硅胶膜在喉腔内跨声门固定于喉部正中，上端不超过会厌根（室带水平），下端不超过声带下缘 1cm，宽度应保证声带边缘创面在愈合期间相互无接触（图 5-7-2，图 5-7-3）。

（四）喉硅胶膜取出

硅胶膜放置 3 ~ 4 周后再次经全身麻醉支撑喉镜下取出，同时清理喉腔内少许的假膜组织。

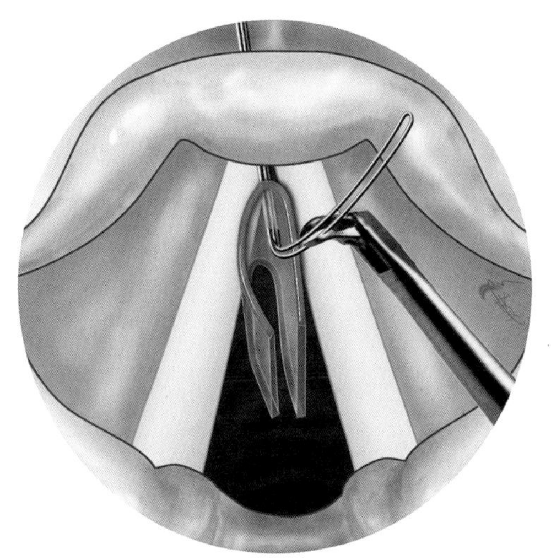

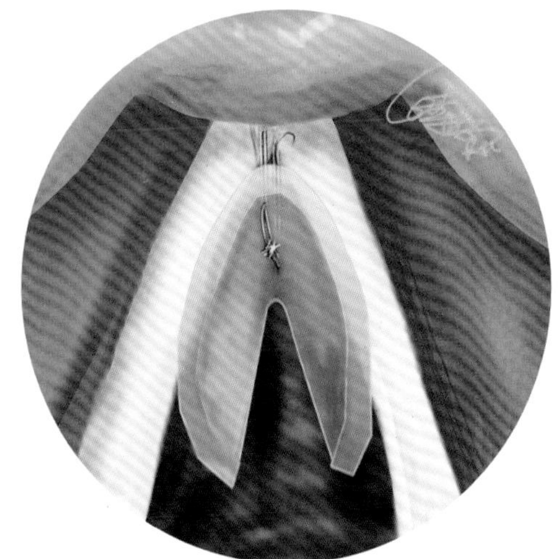

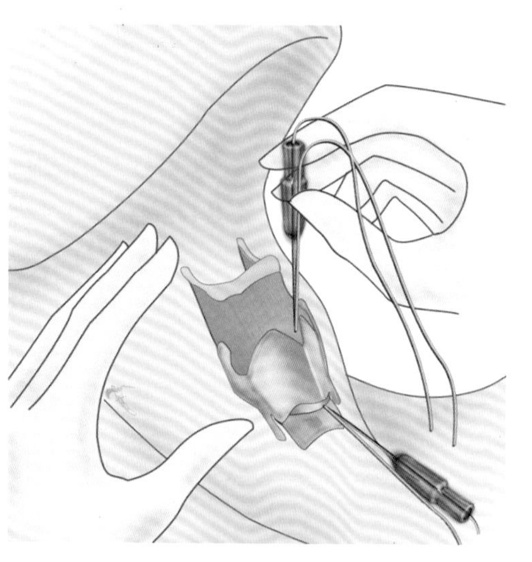

图 5-7-2 喉硅胶膜放置示意图（徐文等，2007）
illustrations of endoscopic placement of laryngeal silastic sheet stent，Xu，et al，2007
（引自：徐文，韩德民，李红艳等. 支撑喉镜下喉硅胶膜置入及声带缝合手术治疗喉蹼. 中华耳鼻咽喉头颈外科杂志，207，42（8）：581-584）

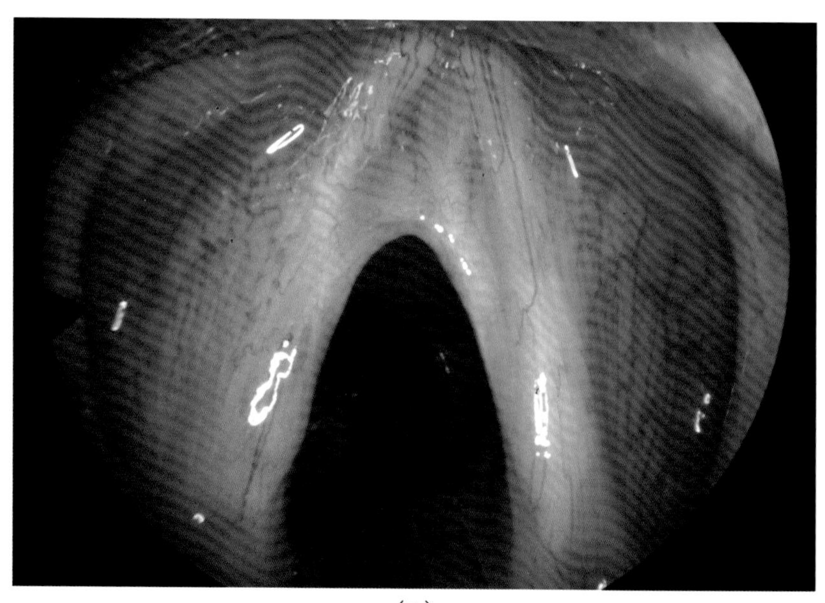

（1）

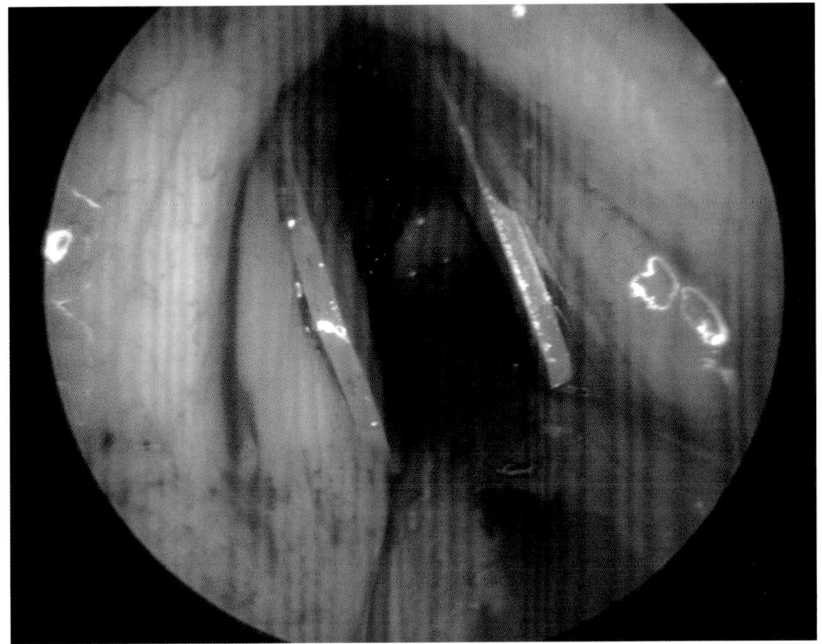

（2）

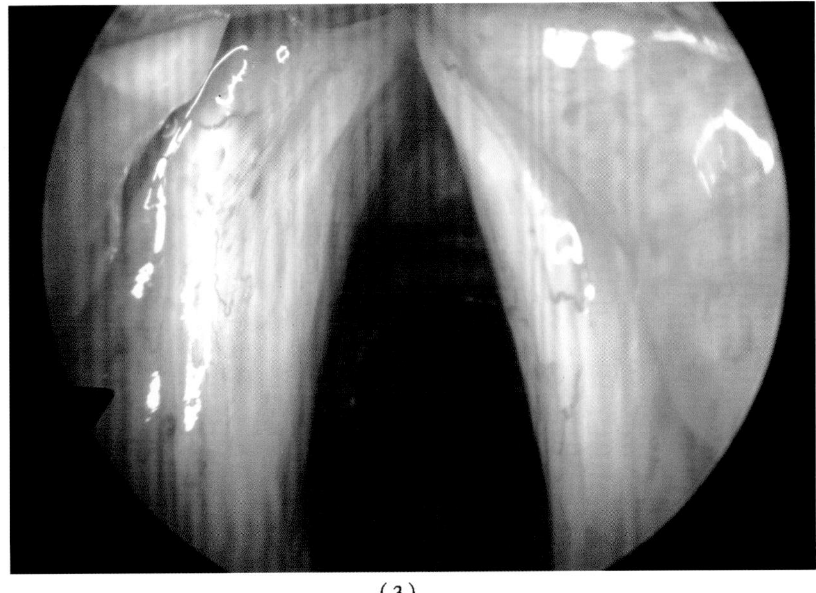

（3）

图 5-7-3　男，41 岁，声带息肉术后喉蹼
a 41-year-old man had an anterior glottic web from previous vocal fold polypectomy
（1）术前观（preoperative view）
（2）声带粘连松解 + 硅胶膜支撑（the synechia is divided and a silastic sheet is positioned through the laryngoscope）;
（3）术后观（postoperative view）

三、术中注意事项

1. 手术操作中为避免对局部及周围组织的损伤，笔者建议尽量采取锐性分离以保留残存黏膜，激光仅在去除过度增生的瘢痕时使用，且应用较小功率（1～2W）。

2. 分离喉蹼时，应始终保持中线位进行操作，特别对于反复手术、声带解剖结构不清的患者应结合会厌根、室带及杓间区等结构确定喉蹼分离的位置及方向。局部可应用1：1000肾上腺素棉片止血。

3. 在喉蹼分离后进行声带黏膜缝合时，应最大程度利用残余黏膜组织，将创面减至最低，减小对喉部的刺激。声带黏膜缝合时应特别注意操作准确，缝合张力应适度。

四、术后处理

1. 患者术后1周应用雾化吸入。

2. 单纯行声带黏膜缝合成形术患者鼓励术后适当用嗓，以防再粘连。

3. 行喉硅胶膜支撑患者术后应用广谱抗生素。

（1）置膜术后：要求禁声、颈部限制过度活动。

（2）喉膜取出后：鼓励患者适当用嗓，常规雾化吸入。

第四节 手术并发症与预后

一、手术并发症及其处理

1. 喉狭窄复发、再粘连。

2. 颈部皮肤破溃 常在喉硅胶膜取出后经简单清创后可完全自愈，无需特殊处理。

3. 误吸 在硅胶膜支撑期间，患者如果出现误吸现象，说明喉硅胶膜位置过高，需要再次手术调整喉硅胶膜位置。

4. 颈深部感染 罕见，一旦出现应及时取出支撑的喉硅胶模，并行抗感染治疗。

5. 硅胶膜移位脱落、呼吸道阻塞 一旦出现应立即取出硅胶膜。

二、预后

2007年笔者首次在国内报道应用声带黏膜缝合技术结合喉硅胶膜支撑治疗声门型喉狭窄的手术方式，并获得满意疗效。笔者后续报道对25例喉蹼患者手术疗效进行分析，其中8例为单纯声带缝合（6例为儿童，6～13岁），17例为喉硅胶膜支撑（最小年龄为13岁），患者气管切开拔管率100%，92%患者发音功能恢复。喉硅胶膜支撑患者平均取膜时间24.7天，94%患者声带及前连合均获得良好成形（图5-7-4，图5-7-5）。目前笔者应用喉硅胶膜支撑治疗喉蹼的患者最小年龄为11岁。

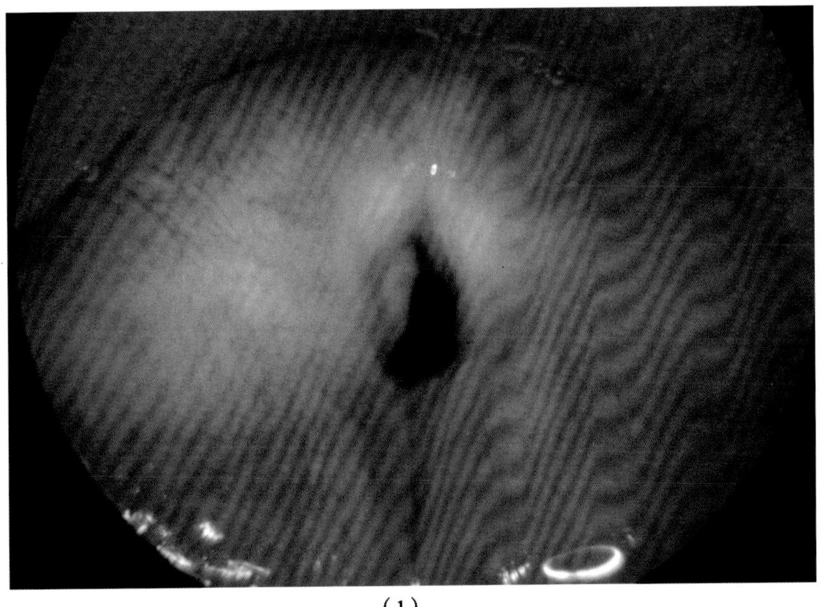

（1）

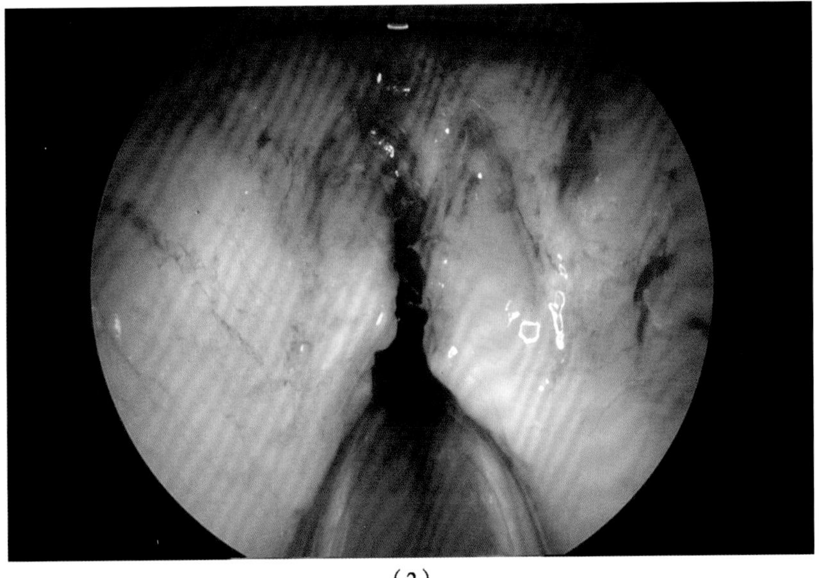

（2）

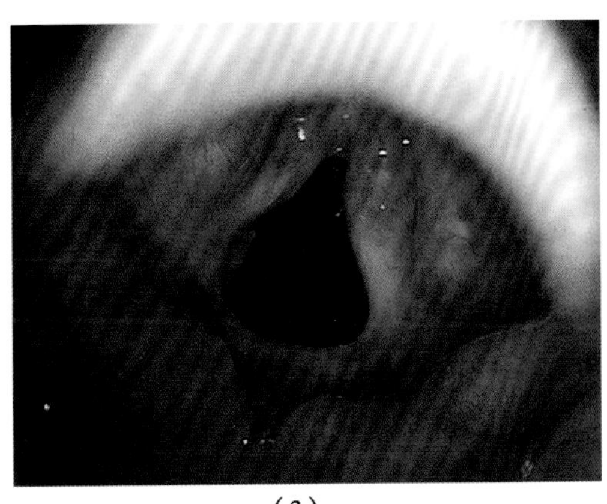

（3）

图 5-7-4 男，5 岁，喉乳头状瘤术后喉蹼，气管切开术后
a 5-year-old boy that was initially tracheotomy-dependent with a history of previous surgical removal of recurrent laryngeal papilloma
（1）术前观（preoperative view）
（2）声带粘连松解 + 黏膜缝合成形（endoscopic web lysis and mucosal suturing of the vocal fold）
（3）术后 1 年（已拔管）（one year after endoscopic repair and the patient was decannulated）

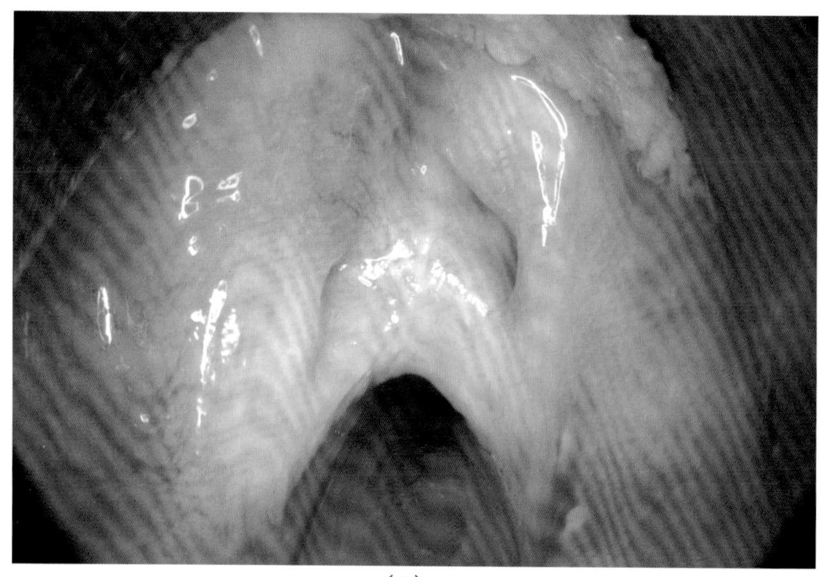

（1）

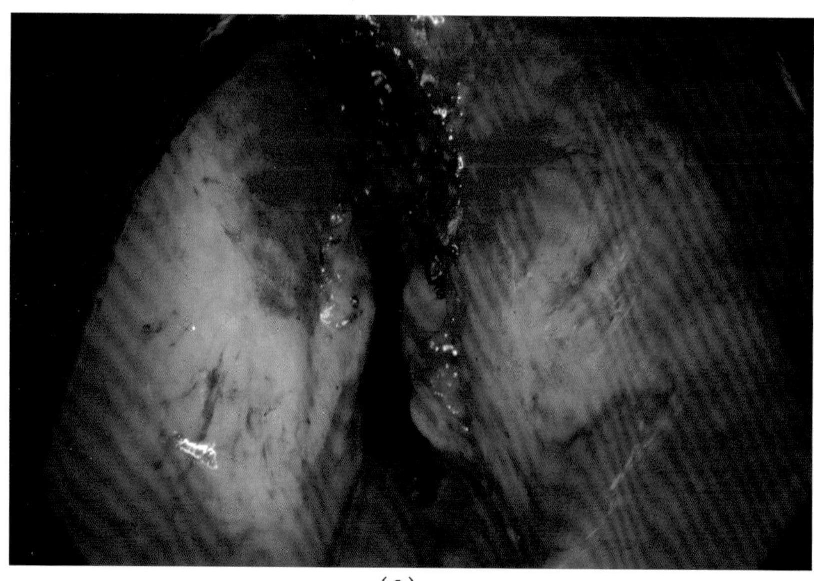

（2）

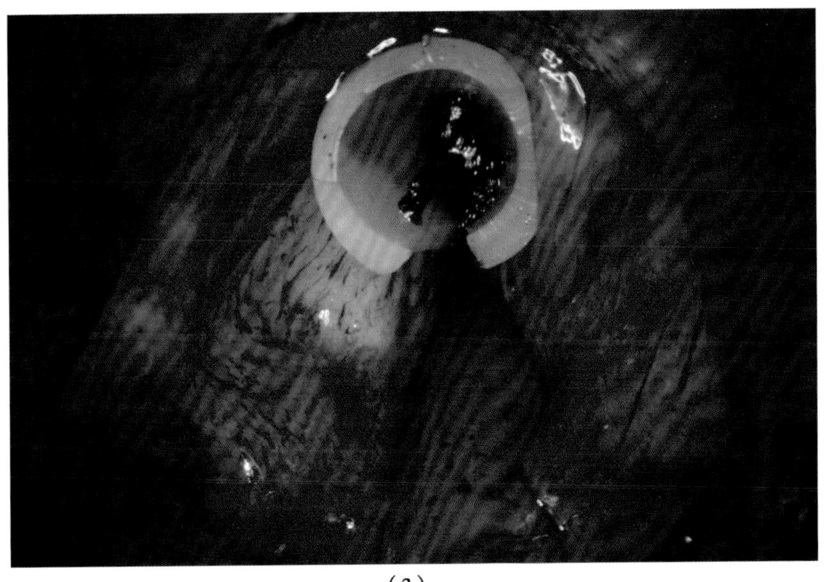

（3）

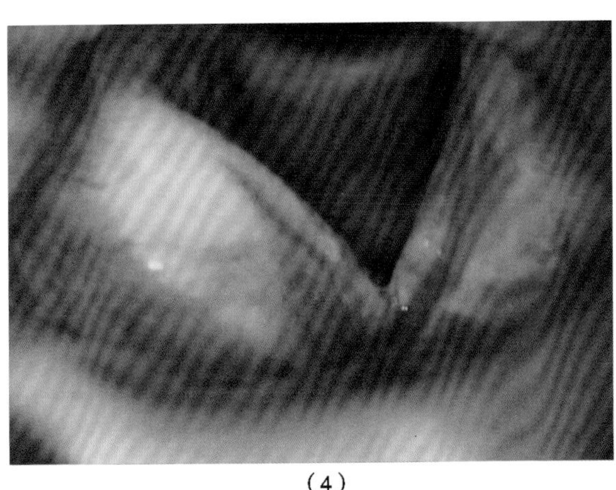

（4）

图 5-7-5 女，12 岁，声带术后喉蹼
a 12-year-old girl with a glottic web involving the entire membranous portion of the vocal folds
（1）术前观（preoperative view）
（2）声带粘连分离（the synechia is divided）;
（3）硅胶膜支撑（a silastic sheet is positioned through the laryngoscope）;
（4）术后 12 天（twelve days postoperatively）

总之，应用上述显微外科方法治疗喉蹼的优点在于创伤小、并发症少、声门成形效果好、疗效满意。可以避免颈外入路手术或气管切开。

（徐 文）

第八章
声带注射填充手术
Injection Augmentation Laryngoplasty

第一节 声门闭合不全

喉部作为功能高度分化的器官，主要生理功能为呼吸、发音及辅助吞咽。其中发音及吞咽功能一定程度上有赖于声带位置及声门关闭的精细调节。继发于单侧声带麻痹、单侧声带固定、声带萎缩、声带沟及声带瘢痕等原因的声门闭合不全，可引发明显的发声及吞咽障碍，表现为持续性声音嘶哑，发音或咳嗽无力，严重者出现误吸及呛咳等，影响患者的生活质量，甚至对生命造成潜在威胁。

一、病因

声门闭合不全（vocal fold insufficiency）的病因比较复杂，包括：声带运动障碍、声带萎缩、肌肉张力异常、声带瘢痕、声带沟及精神心理因素等。Isshiki 将其病因分为 5 类：① 发育不良；② 年龄因素（声带老年性退行性改变）；③ 外伤（包括医源性）；④ 精神心理因素；⑤ 变声期特征性变化等。

（一）声带运动不良

包括声带麻痹和（或）不全麻痹，环杓关节活动异常（固定或脱位）等，可同时伴有声带萎缩。

（二）声带萎缩或组织缺失

1. 老年性退行性改变。
2. 声带损伤后组织缺失。
3. 声带瘢痕。
4. 声带沟等结构异常。
5. 肌源性病变或肌肉张力异常包括重症肌无力、线粒体肌病等。

（三）其他因素

包括内分泌因素、精神心理因素等。临床上，还有一些以弓形声带为征象的声门闭合不全，并未伴有明显的器质性疾患，发病原因及机制尚不清楚。

二、治疗

目前声门闭合不全的治疗方法主要包括嗓音康复治疗及外科治疗。老年性声带萎缩，单侧声带神经麻痹早期及功能性发声障碍引起的声门闭合不全通常首选嗓音康复治疗。通过嗓音康复训练，锻炼与发音相关的肌肉，提高发音技巧，调节呼吸与发音协调性，可以使一些患者嗓音质量得到改善，无需再进行手术治疗。

对于单侧喉神经麻痹、健侧声带不能有效代偿，有明显发声及吞咽困难的患者，需要进一步行手术治疗。对于声音嘶哑明显的部分病理性声带沟及声带瘢痕患者，也可以尝试进行手术治疗。

声门闭合不全手术治疗包括：声带注射填充成形手术、喉部框架手术、喉神经修复手术等。喉部框架手术虽然可以使声带很好的内移，但无法矫正声带瘢痕及声带沟等固有层结构及声带振动功能的异常。本章重点讨论声带注射填充成形手术。

第二节　声带注射填充成形手术

声带注射填充手术（injection augmentation laryngoplasty）是指根据声门闭合不全的原因及特征，将自体或异体物质注射或填充至声带不同层次内或声门旁间隙内，改善声带状态、声门闭合及声带振动，最终恢复或改善患者的发音及吞咽功能。由于手术操作简便，疗效好，创伤小，声带注射填充成形技术近年来已被广泛应用于声门闭合不全的治疗。

一、术前评估

手术前应对患者进行全面评估，以明确诊断、制订治疗方案、预测术后疗效。术前除进行常规全身及专科检查外，应进一步行嗓音功能检查。

（一）嗓音质量的主、客观评估

嗓音的主、客观声学评估及空气动力学分析既有利于术前诊断又可作为疗效判定的依据。VHI 用于患者自我评价发声障碍的严重程度。对于从事声乐的患者，声乐言语治疗师的评估尤为重要，特别需要对患者日常交流与歌唱用嗓分别进行评估，以确定不同状态下发声障碍程度。

（二）喉镜检查及声带振动评估

纤维频闪喉镜检查利于在自然状态下对声带形态、声带运动进行评估。而频闪喉镜在此基础上，可以进一步评估声带振动特性及声门闭合程度，有助于确定手术填充部位、填充物质及填充量。单侧声带麻痹、声带肌萎缩等原因引起的声门闭合不全，声带黏膜及固有层可能完全正常，声带振动特性不受影响。而声带瘢痕、声带沟等病变由于声带黏膜或固有层异常或缺失，导致受累声带僵硬度增加，频闪喉镜下表现为声带黏膜波明显减弱或消失伴声门闭合不全。发音时室带过度内收可以看作是机体的一种代偿性努力，检查中也应特别注意。对于不能耐受频闪喉镜或频闪喉镜检查无法明确诊断时，还可通过全身麻醉在显微镜下探查、确定诊断，例如，声带沟分型常常是在术中显微镜观察下最终确定。

喉镜检查具有一定的主观性，例如许多弓形声带引起的声门闭合不全的病例仅根据喉镜下表象很难明确病因，需要进一步检查。

（三）喉肌电图

喉肌电图及诱发肌电图检查是诊断喉神经肌肉（运动）性发声障碍的重要手段，对于原因不明的声门闭合不全的定性诊断具有其独特的价值。通过喉肌电图检查，可以确定神经源性、肌源性、神经－肌接头病变或机械性等原因引起的声门闭合不全，排除功能性发声障碍，明确病变性质，利于治疗方案的制定及评价预后。

（四）试验性诊断

1. 杓状软骨触诊 喉镜下杓状软骨触诊（arytenoid palpation）（拨动）可用于辅助鉴别喉神经麻痹及机械性杓状软骨脱位，同时也是一种试验性治疗方法。

2. 甲状软骨手指按压试验 术前可以通过甲状软骨手指按压试验（manual compression test for medialization thyroplasty）判断声带内移手术的预后。测试时用拇指按压患侧甲状软骨板，嘱患者发声，若嗓音质量改善则提示甲状软骨成形或声带注射内移手术效果良好。若嗓音质量不改善则提示单纯依靠声带内移手术无法获得满意的疗效。检查过程中应注意，甲状软骨板如果过度钙化，会对触压有抵抗，出现假阴性结果。当声带萎缩非常明显时，也会出现假阴性结果。

3. 声带黏膜下注射（灌注）实验 通过声带黏膜下生理盐水注射，可辅助判定声带瘢痕的范围及程度。

4. 其他检查 包括影像学检查、肺功能检查等。

二、注射填充材料选择

声带注射或填充手术中填充物质的选择非常关键，因填充位置、技术及喉病理状态而定。理想的填充物质应具有良好的生物相容性，即组织刺激性小，无排斥反应，无抗原性、不会导致过敏反应，不易被吸收、能在组织内长期留存等特性。填充材料的生物力学特性应与声带注射部位相匹配，使声带保持一定的容量及黏弹性特征。

填充材料包括自体组织或异体生物材料。既往应用的填充物质包括石蜡、硅胶及自体骨等，由于这些物质在长期应用后出现异体反应及存活能力低等的限制，并未被广泛应用。1911 年 Brünings 首先应用糊状石蜡进行声带注射治疗单侧声带麻痹引起的声门闭合不全，但由于石蜡性肉芽肿形成及注射物质远处扩散等并发症而逐渐被废弃。1955 年 Arnold 将软骨颗粒或骨粉与 50% 甘油混合进行声带注射，但注射后吸收明显。20 世纪 50 年代至 60 年代硅胶应用于声带注射，由于异物反应明显已停用。1962 年 Arnold 首先提出使用特氟隆作为声带注射材料，可以增加声带体积改善发音。作为一种聚四氟乙烯的聚合物，特氟隆制备与注射简便且作用长久，最初被认为是最理想的注射材料，并于 20 世纪 60 年代至 90 年代早期盛行一时。随着在临床的广泛应用，特氟隆的副作用也日渐显现。除注射早期出现急性炎症反应外，长期随诊发现，特氟隆注射后期产生局限性的肉芽肿，会使声带僵硬，严重干扰声带的形态及功能，影响嗓音质量。随时间的推移，特氟隆还会逐渐退化发生移植颗粒移位，给移植物质的清除带来困难。由于上述问题，目前特氟隆已很少应用。1978 年 Schramm 将明胶海绵凝胶颗粒与盐水缓冲液混合形成糊状，进行声带外侧注射治疗声带麻痹。明胶海绵在体内容易自然降解，注射后一般维持 6 ~ 8 周，因此主要适用于喉返神经麻痹早期，需要注射临时性替代物质时。

作为声带固有层的组分之一，胶原可以用于治疗单侧声带麻痹、声带瘢痕或声带沟引起的声门闭合不全。20 世纪 70 年代至 80 年代牛胶原开始应用在整形和烧伤外科。1983 年 Ford 等首次报道将牛胶原应用于声带注射，将胶原自声带表面注入声韧带。由于异体胶原可引起过敏反应，稳定性差，逐渐被自体胶原所替代。1995 年 Ford 等首次报道了应用自体胶原进行声带注射。用人类皮肤组织制备的自体胶原可降低过敏反应和增加其稳定性，但每一例移植物都需单独制备，制备过程复杂、价格昂贵，且还会造成供体部位瘢痕或缺损，因此自体胶原注射虽然有许多优势，但很难推广应用。为解决这些问题，目前逐渐发展应用尸体皮肤提纯异体人型胶原，制备时去除尸体皮肤组织细胞成分，保留胶原、弹力纤维和蛋白多糖等非细胞成分作为基质，移植后以这些基质成分作为支架，可以促进移植物周围血管形成及成纤维细胞等细胞成分的长入，随时间推移移植物逐渐被宿主组织取代，治疗效果稳定。20 世纪 90 年代初期，粉末状脱细胞皮肤复合物 Cymetra 用于软组织增容。由于组织相容性好、治疗效果稳定，自 2000 年以来被广泛应用在声带注射手术中。但有多项研究报道此类物质存在重吸收问题。而作为异体蛋白，有发生过敏反应的可能。

自体脂肪作为自体同源物质，由于取材方便、简易有效、组织耐受性好、无排异反应等优点，已被广泛应用。有关自体脂肪应用于喉部的报道，最早源于 1975 年 Dedo 对喉癌喉垂直切除后的修复，将脂肪移植于黏膜瓣下产生新的具有“容积”的声带。1983 年 Dedo 和 Rowe 首次提出将脂肪用作治疗瘢痕声带的填充物。1991 年 Mikaelian 等首次报道对 3 例单侧声带麻痹患者行自体脂肪声带注射以改善发音。1992 年 Brandenburg 提出应用自体脂肪注射治疗声门闭合不全。2003 年 Laccourreye 等报道应用自体脂肪声带注射治疗喉返神经麻痹引起的误吸。有研究尝试用脂肪前体细胞替代脂肪进行填充，结果显示注射的脂肪前体细胞存活并向成熟脂肪细胞转化。

自体筋膜移植在耳科、美容及整形科应用多年，效果良好。由于自体筋膜无抗原性，易存活、代谢率低、不易被吸收等特点，也成为比较理想的填充材料。1998 年 Rihkanen 首次报告采用自体阔筋膜对 11 例单侧声带麻痹患者进行声带填充。自体阔筋膜加脂肪注射或筋膜包绕脂肪填充在众多研究中显示出较好的远期疗效。筋膜注射存在的主要问题是在于颗粒比较大，易阻塞注射器，影响注射进行，同时筋膜获取量有限。

自体筋膜注射填充还应用在声带固有层缺陷或异常，例如声带沟、声带瘢痕等的治疗中。1999 年 Tsunoda 等提出声带自体筋膜填充治疗声带沟，并认为筋膜特性与声带固有层接近，可以填充固有层缺损，并最大程度地恢复声带振动特性。2005 年 Tsunoda 通过对声带沟颞肌筋膜填充术后 6 个月至 3 年观察发现，术后随着时间的推移，患者嗓音质量改善，声门闭合、声带振动恢复并保持稳定的状态。作者推测，筋膜中的成纤维细胞填充入声带后存活、增殖，并可能具有干细胞功能，诱导细胞外基质的产生。因此筋膜组织填充不仅具有使声带“增容”的作用，同时还具有促进声带振动功能恢复的作用。2006 年徐文，韩德民等报道对 23 例双侧声带沟患者行声带颞肌筋膜或腹直肌筋膜填充手术，合并声带肌萎缩者同时行声门旁间隙脂肪注射，术后 6～8 周患者发音开始改善，术后 6 个月音质趋于稳定。2007 年 Pinto 等报道也证实，应用颞肌筋膜声带填充治疗 15 例声带沟，患者术后嗓音主观评估、频闪喉镜征象均改善。

随着材料科学、生物医学及组织工程学的发展，新的生物材料及其衍生物不断推出。透明质酸及其衍生物，羟磷灰石钙凝胶（calcium hydroxyapatite）及膨胀的聚四氟乙烯等也应用于声带注射填充手术中。羟磷灰石钙凝胶目前已被美国 FDA 认证用于喉部注射，长期疗效有待进一步观察。

既往认为，声带这样高分化的组织不具有再生能力，但目前研究提出通过组织工程技术可以使高度分化的组织和器官再生。随着组织工程学技术不断发展，声带结构及功能的重塑将会成为现实（参见本篇第九章）。

三、手术方式

声带注射根据病变特点、注射物质及注射部位不同可以分为声带内侧及声带外侧注射。

（一）声带内侧注射

声带内侧注射（medial injection）是将胶原、透明质酸等小颗粒物质注入声带固有层，用于治疗声带固有层局部缺陷或瘢痕。注射可以在间接喉镜、频闪喉镜或纤维喉镜观察下经口（图 5-8-1）或经环甲膜进行。胶原注射自声带表面注入声韧带。

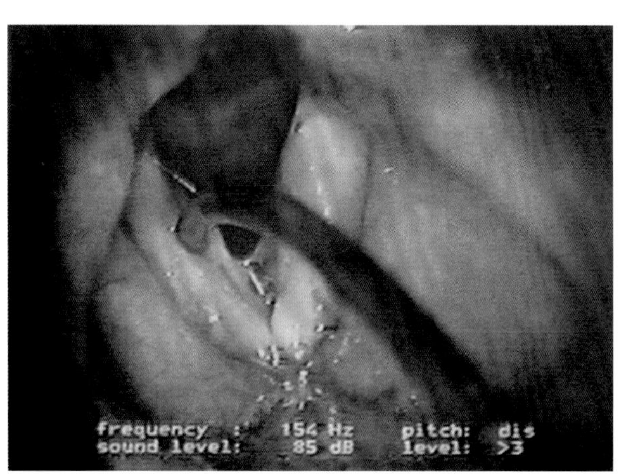

图 5-8-1 局部麻醉下经口腔声带内侧注射透明质酸
medial injection of HA

笔者目前也尝试在全身麻醉支撑喉镜下将脂肪等大颗粒物质注射入声带固有层治疗声带沟及声带瘢痕，获得一定疗效。

（二）声带外侧注射

声带外侧注射（lateral injection）主要应用于单侧声带麻痹及声带萎缩引起的声门闭合不全，外侧注射是将脂肪、筋膜等大颗粒物质注入声门旁间隙，使声带内移，改善声门闭合。最初 Brünings 设想的声带注射术，是将注射物质尽可能地注射在声门旁间隙，理想状态下应靠近甲状软骨板的软骨内膜。Rosen 等认为外侧注射的深度不能浅于甲杓肌。由于声门旁间隙远离声带被覆层，因此注射后不会影响声带的振动功能。应用自体筋膜进行声带注射比较困难，由于筋膜颗粒过大、质韧，注射前需将筋膜切成小块，用 Brünings 注射器进行注射。筋膜注射也可以选择普通注射器经甲状软骨板注射，还可以将脂肪与筋膜进行混合注射，减小注射时的阻力，并减缓填充物质重吸收。与脂肪注射不同，筋膜相对吸收少，注射时无需过度矫正。对于声带沟等固有层严重缺陷同时伴明显的声门闭合不全者，可以在固有层内填充筋膜或胶原，同时辅助声门旁间隙脂肪注射。

声带注射手术可以在全身麻醉或局部麻醉下进行，包括经口及经颈外注射。声带内侧注射多在局部麻醉下完成，但需要在患者的配合下进行，注射量受到一定限制。声带外侧注射及声带填充手术多在全身麻醉下进行，全身麻醉下操作便于注射深度及注射量的精细调整。在国外，声带

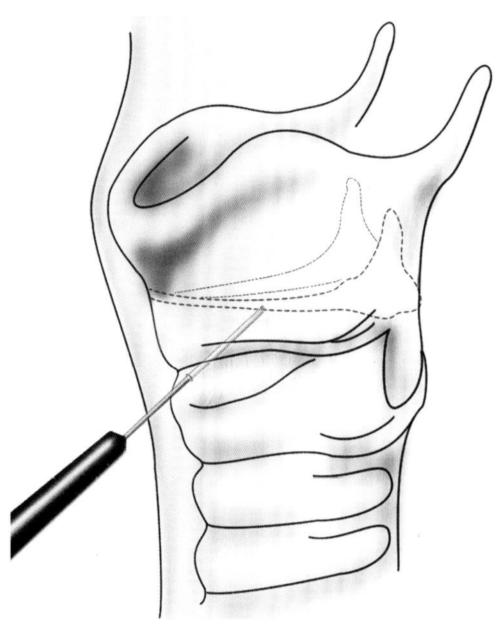

图 5-8-2　经环甲膜声带注射示意图
illustration of injection is performed through the cricothyroid membrane

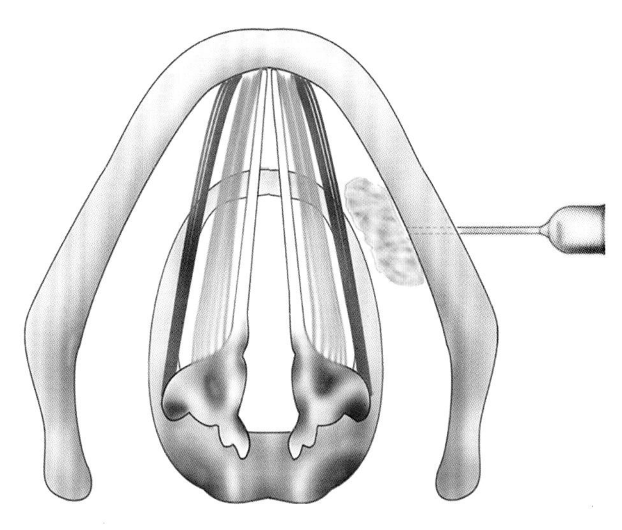

图 5-8-3　经甲状软骨板声带注射示意图
illustration of injection is performed through the thyroid lamina

脂肪注射多应用 Brünings 注射器，在全身麻醉、支撑喉镜下经口腔进行。经颈外注射可以经环甲膜或经甲状软骨板注射至声带外侧（图 5-8-2，图 5-8-3）。

也有学者认为传统的声带注射或填充手术很难矫正两侧声带垂直高度的差异，而获得最佳的效果。

随着组织工程技术、分子生物学、基因治疗等技术的进一步发展，相信声带注射填充技术必将拥有更广阔的应用前景。

第三节　声带自体脂肪注射填充术

全身麻醉支撑喉镜下声带自体脂肪注射填充术（vocal fold injection of autogenous fat）即是在全身麻醉下，支撑喉镜显露喉部，经声带外侧声门旁间隙脂肪注射，适应于单侧声带麻痹或声带萎缩引起的明显闭合不全者。通过手术，可以使声带内移，改善声门闭合，而声带正常的振动特性被保留，远期疗效良好、稳定。手术的疗效与手术操作技术、脂肪注射量、损伤程度等有关。

一、手术操作

（一）自体脂肪获取

自体脂肪可自患者腹部脐下应用吸脂器或经皮肤小切口获得，效果无明显差别。获取的脂肪用生理盐水或乳酸盐林格溶液冲洗，去除血细胞及其他杂质，放入特制 Brünings 高压注射器中备用（图 5-8-4）。

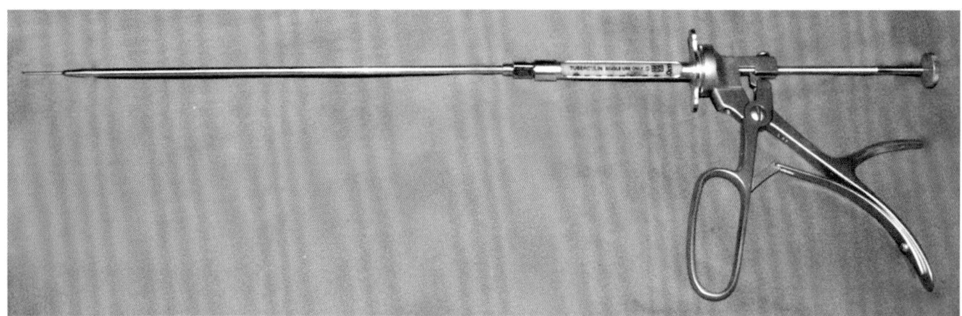

图 5-8-4 Brünings 注射器
a Brünings syringe

（二）内镜下脂肪注射

全身麻醉支撑喉镜下暴露声门，应用 0° 硬质内镜－电视实时监视系统进行注射。脂肪注射由于黏性及颗粒大小限制，普通注射器很难完成大剂量注射，需应用特制的 Brünings 注射器以获得满意疗效。注射点位于声带外侧与喉室交界、中后 1/3 处，注射深度为 4 ~ 5mm，直至声带充分内移（图 5-8-5）。声门裂隙较大者，为获得满意的疗效，也可以在声带前、中、后部分多

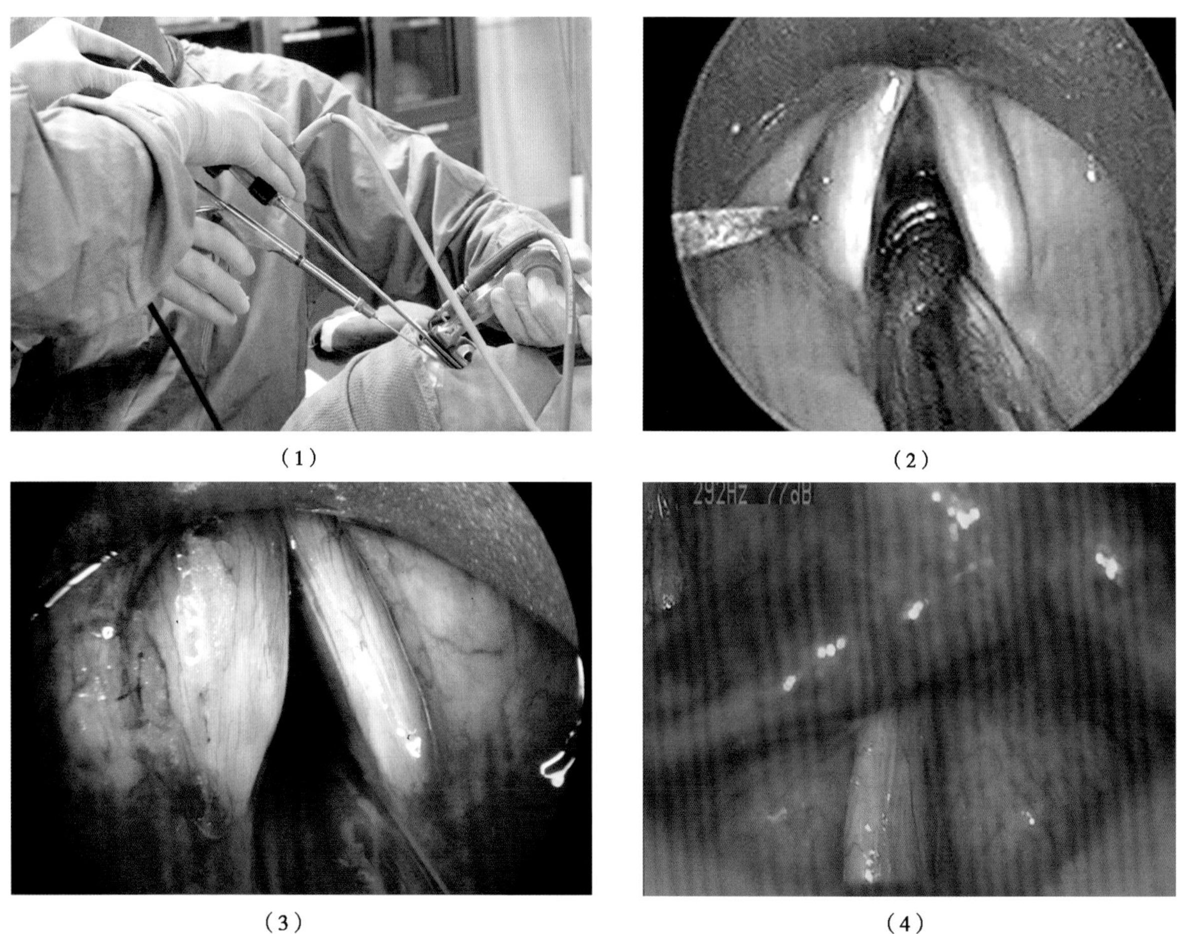

（1） （2） （3） （4）

图 5-8-5 内镜下左声带脂肪注射
left vocal fold injection of autogenous fat through the endoscope
（1）内镜下操作图（injection is performed through the endoscope）
（2）左声带脂肪注射（fat was injected into the lateral aspect of the left vocal fold）
（3）注射后（after injection）
（4）注射后 10 年，发音相声门完全闭合（ten years after surgery）

点进行注射。如果发现喉室膨胀或声带表面呈现气球样膨出或出现声门下膨胀，说明注射深度不当，应立即停止注射，调整进针深度。

考虑到脂肪部分重吸收问题，注射时需要有一定程度的矫枉过正。Sato 等报道对声带麻痹引起误吸患者行自体脂肪注射治疗，单侧注射剂量为 4 ~ 6ml。Rosen 报道单侧声带注射量为 3 ~ 4ml。笔者的研究结果与文献报道相同，单侧声带麻痹脂肪平均注射量 4 ~ 5ml。

声带脂肪注射术后 1 周应用抗生素及雾化吸入，禁声 2 ~ 3 周。

二、手术并发症及其处理

（一）呼吸道阻塞

呼吸道阻塞为声带脂肪注射手术最严重的并发症，较为少见。主要是由于脂肪注射过量，技术操作不熟练、注射位置过深引起声门下异常肿胀或喉黏膜水肿所致。可发生于声带注射即刻或术后 1 周内。术中及术后应用类固醇可减轻水肿，避免呼吸道阻塞的发生。

（二）继发性声音嘶哑

脂肪注射过度或注射不足均会出现继发性声音嘶哑。术中若注射位置过浅，使声带表面任克层出现气球样膨胀，会影响声带振动且限制注射总量。因脂肪注射时需要一定程度的过度注射，因此注射后 1 ~ 2 周会出现暂时性嘶哑，一般 3 ~ 4 周可以缓解。

（三）咽喉部胀痛及不适

很少见，多由于脂肪过度注射引起。一般发生于术后 1 ~ 2 天，可自行缓解或给予雾化吸入治疗。

（四）脂肪重吸收

脂肪注射后 1 个月重吸收最为明显，吸收达 30% ~ 35%，大部分患者长期疗效较为稳定。如果脂肪吸收明显疗效不佳，可以考虑再次脂肪注射或选择甲状软骨成形声带内移手术。

（五）其他

其他并发症还包括局部炎性反应、异物肉芽肿及免疫反应等，由于是自体物质注射，后者出现概率很小。

三、结果与预后

Laccourreye 等报道应用自体脂肪声带注射治疗喉返神经麻痹引起的误吸，7 例（85%）患者注射后立即恢复了正常的吞咽功能。Shindo 等认为，脂肪注射后 3 ~ 4 个月内吸收明显，但之后作用维持持久。Rosen 对 200 例声带萎缩、声带麻痹或不全麻痹患者进行脂肪注射治疗，注射后 1 个月脂肪并无明显吸收，疗效稳定。Sato 等报道应用自体脂肪注射治疗声带麻痹引起误吸患者，自体脂肪注射至声带、室带、杓会厌襞及梨状窝内侧壁，随诊 24 个月，疗效稳定。2006 年徐文、韩德民等报道对 29 例声门闭合不全患者（27 例声带麻痹及 2 例声带萎缩）进行自体脂肪注射，注射后 1 个月所有患者均出现不同程度的重吸收，3 个月声门闭合及发音功能恢复稳定，26 例患者（89.7%）发音改善，随诊 10 ~ 18 个月，音质稳定（图 5-8-6）。随后的随诊中（未发表资料），笔者对 74 例因单侧声带麻痹（病程均超过 6 月）在全身麻醉支撑喉镜下声带脂肪注射患者进行分

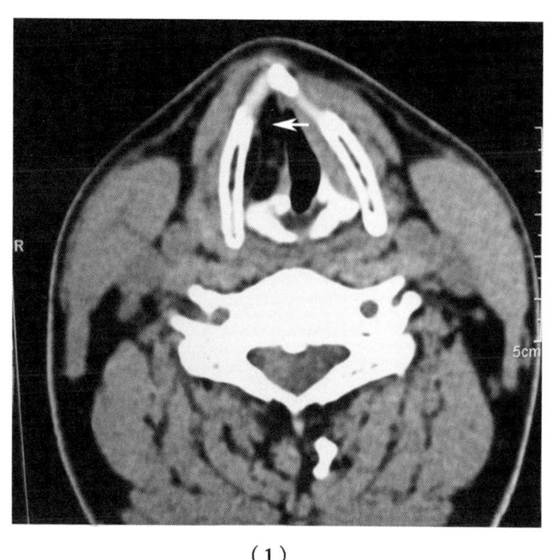

（1）

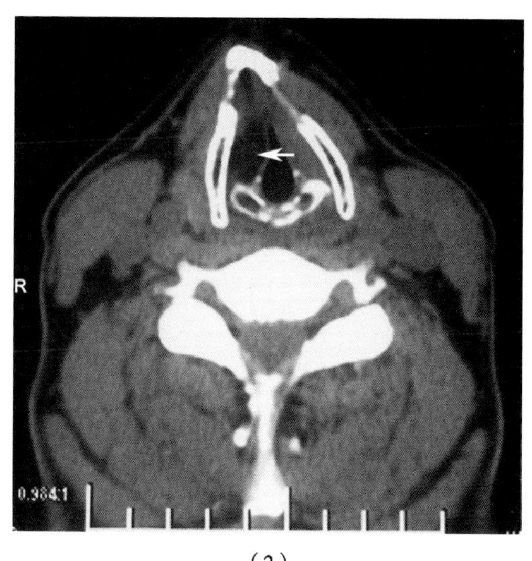

（2）

图 5-8-6 右声带麻痹患者脂肪注射后，CT 示右声门旁间隙脂肪影
a patient with the right vocal fold paralysis，CT scan of laryngeal axial view shows the shadow of fat in the right paraglottic space
（1）脂肪注射后 3 年（three years after fat injection）
（2）脂肪注射后 9 年（nine years after fat injection）

析，术前所有患者为中重度声音嘶哑（$G_{2.5}R_{1.5}B_{2.5}A_2S_0$），VHI 评分（75.28±23.88）分。脂肪注射量 1.5~5ml（平均 3ml），随访 12~108 个月（平均 18 个月），长期疗效稳定，93.3% 患者声嘶改善，48 例患者发音正常，21 例发音好转，5 例无效；术后 VHI 评分（16.87±4.24）分；频闪喉镜下见患侧声带内移，声门闭合改善，声带黏膜波接近或恢复正常。

第四节 声带沟自体筋膜填充术

全身麻醉支撑喉镜下声带自体筋膜填充术（autologous transplantation of fascia）是在声带黏膜与固有层间填充自体筋膜组织，重建生理性间隙，改善声门闭合及声带振动功能，主要用于治疗临床症状明显的病理性声带沟（Ⅱ~Ⅲ型）患者。

声带沟患者手术前需进行嗓音质量主客观评估、VHI 评估、频闪喉镜等检查了解患者嗓音状况及用嗓情况，确定病变程度。由于此种手术属于功能性手术，应严格评估适应证，术前需要了解患者期望值，并对患者进行心理评估，告知患者手术及预后可能存在的风险。对于期望值过高的患者手术选择应慎重。

一、手术操作

在全身麻醉支撑喉镜下暴露喉部，显微镜下应用喉显微器械行声带沟瘢痕松解、筋膜移植、填充术，双侧声带可同期手术。

（一）声带沟瘢痕松解

显微镜下，首先要确定声带沟深度、范围，及是否同时合并其他声带结构异常，例如黏膜桥等。手术时于声带沟上表面 1～2 mm、平行声带沟切开黏膜，松解声带沟底黏膜与其下方组织，并进一步确定声带沟分型。操作时由外向内、由浅入深进行锐性分离。Ⅱ型声带沟在黏膜与声韧带间分离形成囊袋备用，Ⅲ型声带沟在黏膜与声带肌间分离形成囊袋备用，囊袋深度应超过声带沟下缘。

（二）筋膜的选择与置备

根据声带沟的类型及固有层缺失程度确定筋膜填充的类型及厚度，可以选择颞肌筋膜或其他部位的结缔组织膜（例如腹直肌筋膜）。筋膜获取后根据囊袋大小及声带沟深度，将其修剪成适当大小备用。

（三）筋膜填充与固定

将修剪后筋膜填入声带沟黏膜与其下方组织间囊袋内。调整筋膜形状，缝合黏膜切口。Ⅲ型声带沟往往合并声带萎缩，可同时进行声门旁间隙脂肪注射，进一步改善声门闭合（图 5-8-7）。

术后 1 周应用抗生素及雾化吸入，禁声 2～3 周。

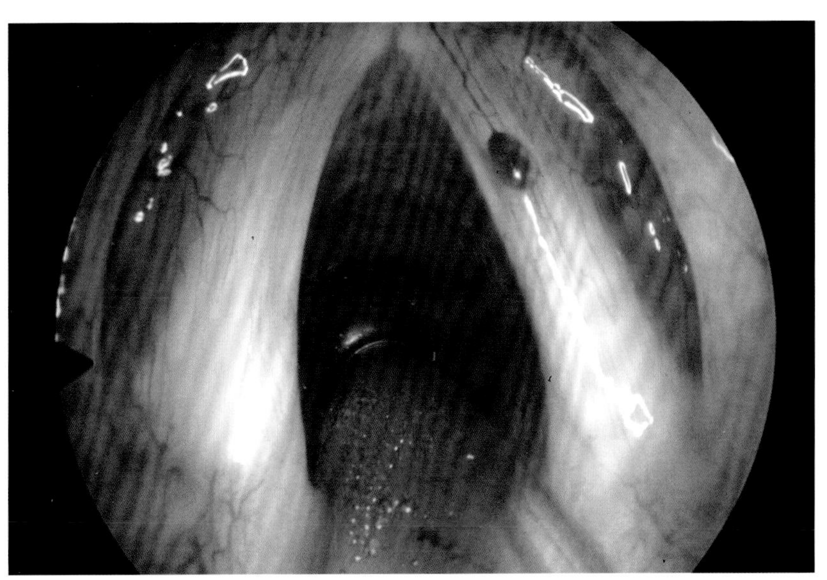

（1）

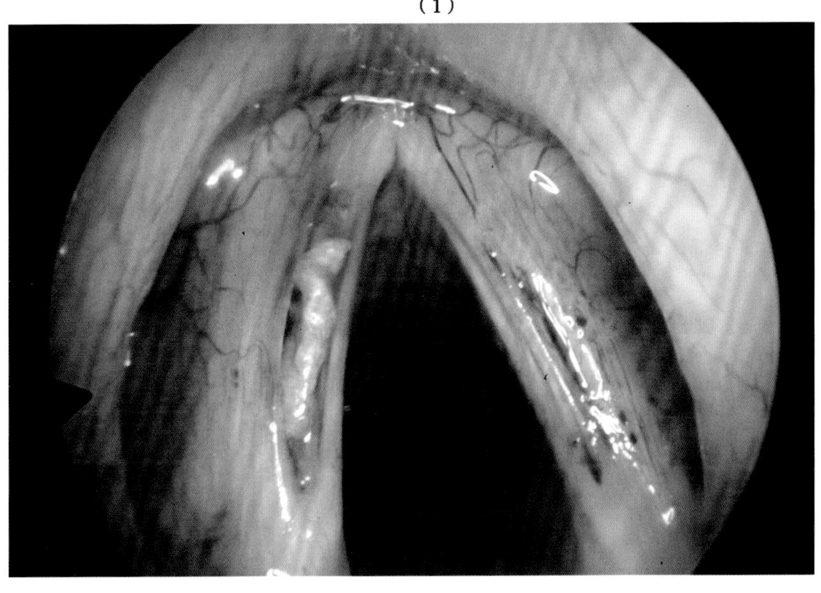

（2）

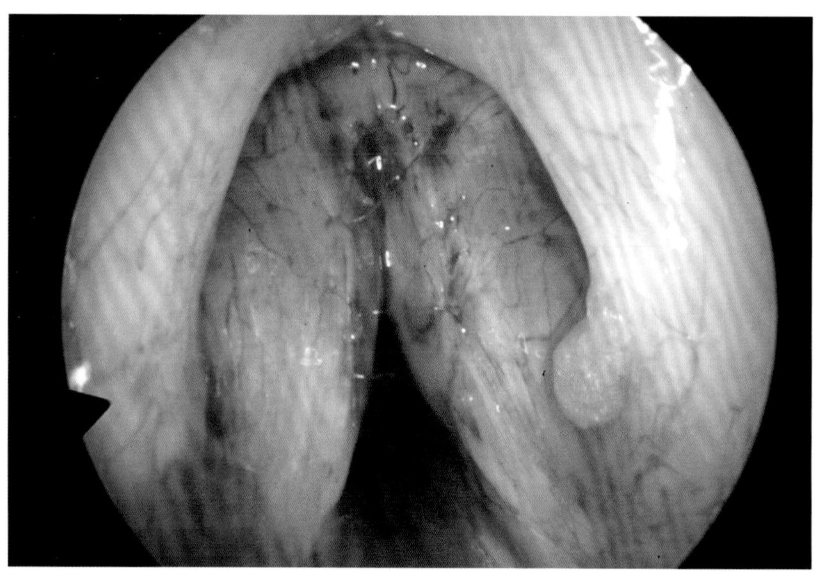

（3）

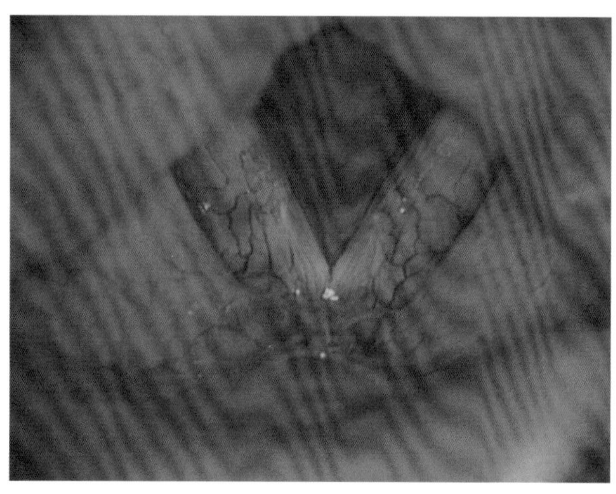

（4）

图 5-8-7 双声带沟筋膜填充
autologous transplantation for bilateral sulcus vocalis
（1）术前观（preoperative view）
（2）双侧声带沟黏膜切开、松解、形成囊袋，将筋膜填入囊袋（undermining the vocal fold mucosa to make a pocket and transplanting the fascia into the pocket）
（3）缝合黏膜切口（sutured the incised epithelium ）
（4）术后 9 个月声带形态正常（nine months after surgery）

二、并发症及其处理

声带自体筋膜填充后，炎性或免疫反应不明显，并发症少，少数患者会出现局部肉芽。手术失败原因主要为声带沟底黏膜破损，填充物选择不当（过薄或过厚）。术后由于感染或咳嗽还会引起缝线松动导致筋膜脱落等。笔者对 23 例双侧声带沟患者行声带沟瘢痕松解、筋膜移植填充手术，4 例手术失败，其中 2 例患者术中分离声带沟（Ⅲ型）底黏膜时，黏膜破损，无法将筋膜完整植入声带内，手术终止；1 例患者术后 1 周因剧烈咳嗽，筋膜自声带囊袋内侧脱出。

此外，由于声带沟患者术前有长期声音嘶哑的病史，多数患者同时伴有继发性功能性发声障碍，一些患者术后因禁声时间较长也会出现类似情况，因此手术前后还应辅助以嗓音康复训练，纠正患者不良的发音习惯。手术后远期并发症包括筋膜生长不良，瘢痕再形成等，影响声带振动，而对此目前尚无很好的处理方法。

三、结果与预后

声带沟及声带瘢痕筋膜填充术后，由于声带固有层被重新塑型，术后恢复期较长，一般6~12个月后发音改善明显。Hsiung 等报道筋膜填充及脂肪注射手术2个月后患者发音才逐渐恢复正常。2005年Tsunoda等通过对声带沟颞筋膜填充术后6个月、1年、2年、3年随诊观察发现，患者的嗓音质量随着时间的推移会不断改善。2006年徐文、韩德民等报道声带沟筋膜填充后发音开始恢复时间平均为55天，术后3个月发声改善明显，术后6个月发音改善趋于稳定。89.5%患者音质改善明显，镜下见声带沟消失、黏膜波接近正常、声门闭合改善，嗓音主观及客观声学评价及空气动力学参数较术前改善明显；随诊6个月至1年，未发现筋膜吸收。10.5%患者音质改善不明显，镜下见声带形态及声门闭合虽有所改善，但声带振动僵硬，黏膜振动未恢复。

由于筋膜填充术后恢复时间较长，近年来笔者也尝试将脂肪注射至固有层治疗声带沟及声带瘢痕，在较短的时间内获得一定疗效，但注射难度较大。

在声带沟的治疗中，如何使患者完全恢复正常的发音状态、避免瘢痕再形成，还需要不断地探索，各类手术的长期疗效还有待继续观察。

（徐　文）

第九章 喉部框架手术 Laryngeal Framework Surgery

第一节 喉部框架手术发展史

嗓音外科手术（phonosurgery）指以改善或恢复发声为主要目的的手术，欧洲喉科学会建议将其分为4型（Friedrich，1999，2000）（表5-9-1）：①声带手术（vocal fold surgery，VFS）；②喉部框架手术（laryngeal framework surgery，LFS）；③神经肌肉手术（neuronmuscular surgery，NMS）；④喉重建手术（reconstructive surgery，RCS）：包括喉部分缺损修复手术及全喉缺损修复手术。

表5-9-1 发声障碍的治疗选择

保守治疗	手术治疗（嗓音外科手术）
• 嗓音康复训练	• 声带手术
• 药物治疗	• 喉部框架手术
• 物理治疗	• 神经肌肉手术
• 假体/辅助发声装置	• 喉修复重建手术
• 心理治疗	• 喉部分缺损修复
	• 全喉缺损修复

所有直接在声带上进行的手术操作不可避免地有损伤声带精细结构甚至影响疗效的危险，因此很久以来人们一直在探索在不触及声带的情况下，通过改变喉软骨位置及形状，改善嗓音的手术方法。1915年，Payr发表了经颈外甲状软骨板进路内移声带的手术方法，但并未被广泛应用。直到20世纪70年代，Isshiki在对声带生物力学研究的基础上，系统发展了喉部框架手术，将嗓音外科手术推向一个新的高度。

Isshiki提出了甲状软骨成形术（thyroplasty）一词，并将其分为4型（Isshiki 1974，1975）。之后，许多学者陆续提出一些新的手术命名，例如喉成形术（laryngoplasty）、喉部框架手术（laryngeal framework surgery）等，但新的手术命名与甲状软骨成形手术一词没有明确的差别，如何定义Isshiki提出的分型也存在争论，而有些手术随着时间的推移也在不断被改良。

为明确命名各类手术，以一种通用性的语言进行描述及比较，欧洲喉科协会（European Laryngological Society，ELS）提出了自己的分类方法（Friedrich，1999，2000，2001）。

第二节　喉部框架手术的定义与命名

一、喉部框架手术

喉部框架手术（laryngeal framework surgery，LFS）是通过改造喉软骨支架和（或）在肌肉内插入植入物，调整声带位置和（或）声带张力，以改善或恢复嗓音功能（表 5–9–2）。通过手术，可以改善声门闭合不全，矫正声带的不对称，增加或减小声门裂隙，改善声带振动或减小发声涡流或改变发声音高。

表 5-9-2　喉部框架手术定义（Friedrich，2001）

• 手术目的为改善或恢复嗓音功能
• 改造喉软骨支架和（或）在肌肉内插入植入物
• 调整声带位置和（或）声带张力

二、喉成形手术

喉成形手术（laryngoplasty，LPL）与喉部框架手术相似，也被用于描述喉结构（包括声带）的重建（Tucker 1985；Koufman 1986，1988）。但笔者偏向于应用喉部框架手术作为专业术语，是着重强调手术的功能性；而喉成形手术，由于其命名言简意赅，更适合应用在日常的工作中。

三、甲状软骨成形手术

甲状软骨成形手术（thyroplasty，TPL）为喉成形手术的亚型，指涉及改变或调整甲状软骨的喉部框架手术。1974 年 Isshiki 从功能角度将甲状软骨成形手术定义为 4 型，Ⅰ型：外侧压缩术（lateral compression）；Ⅱ型：外侧扩张术（lateral expansion）；Ⅲ型：甲状软骨板缩短术（shortening）；Ⅳ型：延长术（lengthening）。1989 年 Isshiki 将手术名称进一步简化，分别命名为内移手术、外展（移）手术、松弛及伸长（紧张）手术。

笔者认为，Isshiki 手术分型及命名的问题在于，甲状软骨成形手术的分型与病变的严重程度及手术范围无关，各分类间完全没有关系，有些操作甚至是相反的，因此容易混淆。笔者倾向于应用强调功能的手术命名，即与手术目的或与发声障碍的发病机制相关的命名（Friedrich，2001）（表 5–9–3）：① 喉成形声带接近手术，用以矫正声门闭合不全；② 喉成形声门扩大手术，用以矫正声带过度内收；③ 喉成形声带松弛手术，用以治疗病理性声带过度紧张或音高过高；④ 喉成形声带紧张手术用于矫正病理性声带松弛或音高过低。

表 5-9-3 喉部框架手术分类及命名

手术分类	命名
喉成形声带接近手术	甲状软骨成形声带内移术［甲状软骨成形－Ⅰ型（Isshiki 1974，1975）］
	杓状软骨内收术
	杓状软骨旋转（牵拉）术（Isshiki，1978）［环杓侧肌牵拉法（Iwamura，1996）］
	固定术（Morrison，1948；Maragos，1999）［杓状软骨内收固定（Zeitels，1998）］
喉成形声门扩大手术	甲状软骨成形声带外移术
	外侧进路［甲状软骨成形－Ⅱa 型（Isshiki 1974，1989）］
	内侧进路［甲状软骨成形－Ⅱb 型，前连合扩大术，正中进路甲状软骨成形声带外移术（Isshiki 1974，1989，2000）］
	声带外展术
	缝合法（Isshiki，1989）
	切除法（Woo，1998；Benninger，1998）
喉成形声带松弛术	甲状软骨成形缩短术
	外侧进路［甲状软骨成形－Ⅲ型（Isshiki，1989）］
	内侧进路［前连合后移法（Tucker，1985，1989，1993）］
喉成型声带紧张术	环甲软骨接近术［甲状软骨成形－Ⅳa 型（Isshiki，1974），环甲关节半脱位（Zeitels，1999）］
	甲状软骨成形声带拉长术
	外侧进路［甲状软骨成形－Ⅳb 型（Isshiki，1988，1989）］
	内侧进路［跳板前徙法（Le Jeune，1983），前连合前徙法，前连合成形术（Tucker，1985，1989，1993）］

第三节 手术适应证与术前准备

喉部框架手术作为一类嗓音外科手术，与以挽救生命为主要适应证的传统喉部手术有明确的区别，其主要手术适应证是以改善发音及吞咽功能为主要目的。因此喉部框架手术前应完善对发声障碍包括吞咽障碍的评估及诊断。

由于嗓音具有多重特征，嗓音功能的诊断也必然是多维的，目前存在很多不同的评估方法，欧洲喉科协会建议嗓音外科手术术前基本的评估方案应包括：嗓音的听感知评估、频闪喉镜检查、声学评估、空气动力学评估及患者的主观评估分级等（表 5-9-4）（Dejonckere，2001；Friedrich，2005）。但因此而产生的大量数据很难进行比较，为进一步整合数据，2000 年 Wuyts 等介绍了发声障碍严重指数（dysphonia severity index，DSI），专门用于评估甲状软骨成形声带内移手术疗效。嗓音学专家又设计了发音功能异常指数（voice dysfunction index）用于手术后随诊（Friedrich，1999）（表 5-9-5）。

表 5-9-4 以欧洲喉科协会推荐方案为基础的嗓音评估
（Dejonckere，2001；Friedrich，2005）

评估指标		正常	异常		
主观感知	嘶哑声	0：无	1：轻度	2：中度	3：重度
	气息声	0：无	1：轻度	2：中度	3：重度
	粗糙声	0：无	1：轻度	2：中度	3：重度
频闪喉镜	幅度	0：正常（声带可见宽度 1/2）	+1：轻度增加 -1：轻度减低	+2：中度增加 -2：中度减低	+3：重度增强（颤动） -3：无运动（发声停顿）
	黏膜波	0：正常（至少为声带可见宽度 1/2）	1：轻度减低	2：中度减低	3：无运动（发声停顿）
	对称性	0：对称	1：有时不对称	2：多数时间不对称	3：始终不对称
	周期性	0：规律	1：有时不规律	2：多数时间不规律	3：始终不规律
		0：完全闭合	1：轻度不完全闭合	2：中度不完全闭合	3：闭合不完全
	声门闭合	声门闭合不全 形状	全长 弓形	后部裂隙 * 沙漏样	前部裂隙 不规则闭合
	声门上收缩 / 发音△	0：无	1：轻度	2：中度	3：发声时声门上完全关闭
空气动力学	MPT/s	正常 > 15s	病理状态 < 10s		
	发音商	正常 < 0.21/s			
声学分析	Jitter▲	正常男性：0.59% 正常女性：0.63%	> 0.1%		
	Shimmer▲	正常男性：2.53% 正常女性：2.00%	> 4.0%		
	最低强度 /dB（A）	正常 < 55			
	最高强度△ /dB（A）	正常 > 90			
	强度范围 /dB（A）	正常 > 40			
	最低 F_0	正常男性：D（73Hz） 正常女性：e（165Hz）			
	最高 F_0	正常男性：d^1（294Hz） 正常女性：e^2（659Hz）			
	音域 /HT	24～36	< 12		
	平均说话频率△ /Hz	正常男性：100～150（G～c） 正常女性：200～250（g～c^1）			
主观自我评价	嗓音质量	0：发声正常	1：发声轻度受困扰	2：发声中度受困扰	3：发声严重受困扰
	发声障碍程度	0：即使在职业嗓音使用中也会出现发声障碍	1：发音能力轻度受限，在日常生活交流中没有发声障碍	2：发音能力明显受限，在日常生活交流中存在轻度发声障碍	3：发音能力严重受限，在日常生活交流困难

注：
*：后部裂隙可见于正常女性
△：未包括在 ELS 建议中
▲：Kay 软件参数

表 5-9-5 发音功能异常指数计算

（Friedrich，1999）

嘶哑分级	***2***	指数	***2***	0	1	2	3
频率范围	***20***	ST	***1***	＞24	18～24	12～17	＜12
强度范围	***31***	dB（A）	***2***	＞45	35～45	25～34	＜25
MPT	***13***	sec	***1***	＞15	11～15	7～10	＜7
嗓音交流能力损害程度	***1***	指数	***1***	0	1	2	3
发音功能异常指数（∑/5）			***1，4***				

作者注：指数范围：最小为 0（正常发音），最大为 3（嗓音严重异常），粗斜体字与深色阴影部分为举例说明

声音嘶哑是发声障碍的主要症状，分为：① 气息声：由于气流通过闭合不全声门而产生漏气，可以伴有短暂的失声；② 粗糙声：由于声带振动不规则和基频异常的波动，引起双音和发音中断。为了便于描述，常应用的 4 级分级标准对声音嘶哑进行分级（0 级：正常；1 级：轻度异常；2 级：中度异常；3 级：重度异常）（Dejonckere，2001；Friedrich，2005）。声门闭合不全引起的声嘶以气息声为主，也包含一定程度的粗糙声。声带内移手术后，嘶哑声、气息声和粗糙声分级均减低。嗓音质量改善的程度也能通过诸如基频微扰、振幅微扰、标准化噪声能量及嘶哑图表等客观检查观察到（Schneider，2003；Uloza，2005）。最长发声时间（MPT）是最简单的空气动力学评估参数，也是世界范围内使用最为广泛的嗓音评价临床指标之一。术后患者 MPT 会明显的延长。通过空气动力学检查证明，声带内移手术不会引起呼吸过程中喉阻力的增加。频闪喉镜也是评价声门闭合不全有效的诊断工具。

对于那些依靠嗓音生活的患者，进行评估的目的在于确定嗓音质量及发声障碍程度对日常生活及职业用嗓生涯的影响。为实现这一目标，嗓音障碍指数（VHI）、嗓音相关生活质量 V-RQL 等一些评价方法随之被提出。笔者应用发音功能异常指数对声带内移手术疗效进行评价，甲状软骨成形手术后这一指数明显改善（Friedrich，1999；Schneider，2003）。

对嗓音交流能力损害程度的评价，笔者根据患者个人、职业和社会情况提出了新方法：0 级，在职业嗓音使用中未出现发声障碍；1 级，发音能力轻度受限，但是在日常交流中没有发声障碍；2 级，发音能力明显受限，在日常交流中存在轻度发声障碍；3 级，发音能力严重受限，日常交流困难（表 5-9-4）（Friedrich，1999，2001）。

1. 保守治疗（嗓音康复训练，药物治疗，物理治疗等）
2. 嗓音外科治疗（有手术指征者）
3. 保守治疗（嗓音康复训练、嗓音保健等）

图 5-9-1 “三明治”治疗示意图
sandwich therapy

由于发声障碍的发病机制多样，治疗应以嗓音康复训练和（或）药物治疗等保守治疗作为首选，当保守治疗无效或效果不佳时才考虑进行嗓音外科手术，手术前需要制订一个综合的康复计划（见表 5-9-1）。为预测术后疗效，Isshiki 提出通过喉软骨加压等方法可以模拟手术术后的功能恢复效果。术后还需要辅助以嗓音康复训练及相应的嗓音保健措施，即“三明治”治疗（图 5-9-1）。

嗓音外科手术决不能简单地关注声带的形态，而是应着重于适应患者个体需要的嗓音功能的改善。由于嗓音外科手术属于功能性的手术，因此必须获得患者的认同，从某种意义上说患者决定这类手术的适应证。

第四节 喉部框架手术的手术方式

喉部框架手术是通过调整喉部软骨支架，改变喉内生物力学特征。由于术中无法直接观察喉内结构，因此要求术者对局部解剖标志、喉内结构与喉部软骨支架的关系有清楚的认识。喉的结构在形状、大小等方面个体差异较大，特别是存在性别上的差异。笔者通过形态学的绝对及相对测量，提出了与手术相关的分级模式。喉部绝对测量的结果显示出明显的性别差异，尤其以矢状面及甲状软骨角测量值的差异更为突出，而在横断面的差异相对较小。相对测量的比例更为恒定，且不受性别的影响。因此，对于手术来说，相对测量比例及解剖标志（例如，斜线）较绝对测量值更为实用（Friedrich，1997）。

喉部框架手术通常在局部麻醉下进行，这样利于术中对患者嗓音进行精细调节。此外，术中通过不断试验，可以随时对既定的手术方式进行修正。例如，一旦甲状软骨成形声带内移术未完全达到预期目的，可同时联合进行杓状软骨内收术和（或）环甲软骨接近术。特殊的病例，手术需要在全身麻醉下进行，气管内插管会妨碍手术，笔者应用喉罩通气，经喉罩插入纤维喉镜。环甲软骨接近手术需要将环状软骨及甲状软骨尽量接近，术中无需进行喉内检查，因此通常在全身麻醉下进行。

一般在术前 30 分钟给予患者抗焦虑药物，同时经静脉一次性给予泼尼松（150～250mg）及预防量的广谱抗生素。围术期内，笔者常规应用质子泵抑制药。手术时患者去枕、仰卧位，颈部轻度伸展，枕部垫以头圈，暴露面部，同时应用氧气面罩。术中麻醉师进行连续监测，根据需要给予镇静药及镇痛药物。

手术开始前应确认喉部各软骨结构的位置，包括舌骨，甲状软骨上、下缘，环状软骨弓及环甲膜等，并用标记笔在皮肤上标出做记号。手术时应用 1% 的利多卡因加 1∶200 000 肾上腺素皮下浸润，深至带状肌内及软骨膜。在甲状软骨上钻孔时，应用局部麻醉药持续冲洗可以镇痛，同时减轻水肿及充血。放大护目镜或者显微镜的应用有助于手术操作。术中让患者发声（例如，数数、发长元音 /a/、咳嗽等），以此评判效果。有学者提出，为获得最佳疗效，应抬高患者头部，使其处于更自然的生理位置。如果解剖位置不明确，可在内镜监视下经插入针头进行定位。此外，手术效果还可以通过纤维喉镜进行判断，但缺点在于患者会有不适的感觉，因此笔者不主张将术中纤维喉镜检查作为常规方法应用。

一、喉成形声带接近术

声门闭合不全为发声障碍最常见的原因之一，因此喉成形声带接近术等声门缩窄术应用最广。喉成形声带接近术（approximation LPL）主要原理是使声带处于更为内收的位置，以改善声门闭合。手术适用于所有类型的声门闭合不全经嗓音康复训练后发声改善不明显或伴有误吸者，以单侧声带麻痹最为多见，由于声带瘢痕、声带萎缩及声带沟等引起的声门闭合不全的治疗更为复杂，为获得满意疗效还可能需要联合其他类型喉部手术（例如声带松弛术或声带紧张术等）。

（一）甲状软骨成形声带内移术

甲状软骨成形声带内移术既往称为“甲状软骨成形术Ⅰ型”手术（Isshiki），欧洲喉科协会建议使用描述性的名词—“甲状软骨成形声带内移术（medialization TPL）”命名此类手术。根据Isshiki最初对甲状软骨成形Ⅰ型手术的介绍，首先需要移除一小块长方形甲状软骨，而后植入一定形状的硅胶片（块）使声带内移，硅胶植入后疗效持久（图5–9–2）。而在此之前的20世纪50年代，最常应用的自体软骨等填充材料常常会出现再吸收，影响远期疗效（图5–9–3）。

为预测术后疗效，也使患者进一步了解手术，术前可以进行甲状软骨手指按压试验（manual compression test for medialization thyroplasty）（图5–9–4）。检查时从不同点、以不同力量向中线压迫甲状软骨板，观察患者嗓音质量的变化。如果发声明显改善（阳性结果），提示术后可能会获得良好的发音效果。对于甲状软骨有钙化者，即使出现阴性结果也不能排除术后发音良好的可能。

甲状软骨成形声带内移术手术成功的关键在于确定甲状软骨开窗的位置（图5–9–5）。首先确定并暴露甲状软骨上、下切迹，以此确定声带游离缘在甲状软骨表面的投射影。甲状软骨上、

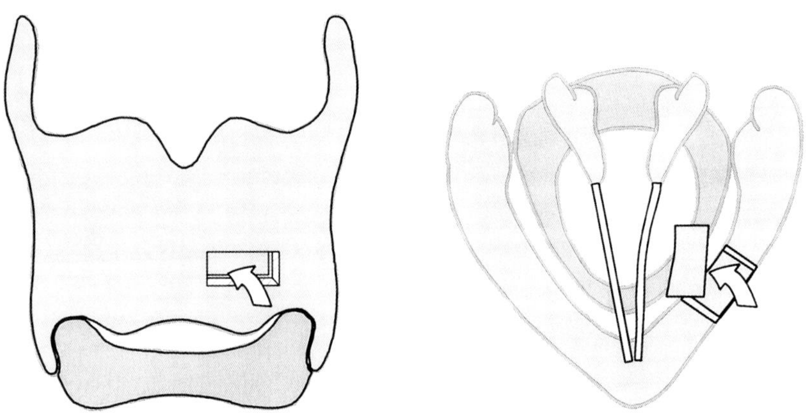

图5–9–2　甲状软骨成形声带内移术示意图
illustration of medialization thyroplasty（Friedrich，2001）

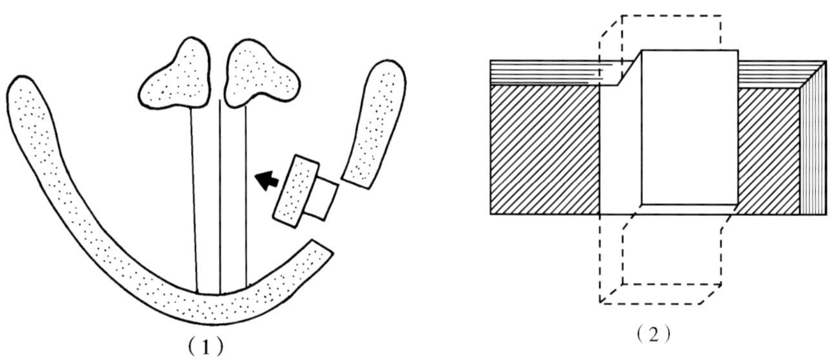

图5–9–3　Isshiki甲状软骨成形Ⅰ型示意图
illustration of prototype thyroplasty type Ⅰ（Isshiki，1989）
（1）手术示意图　（2）硅胶植入体

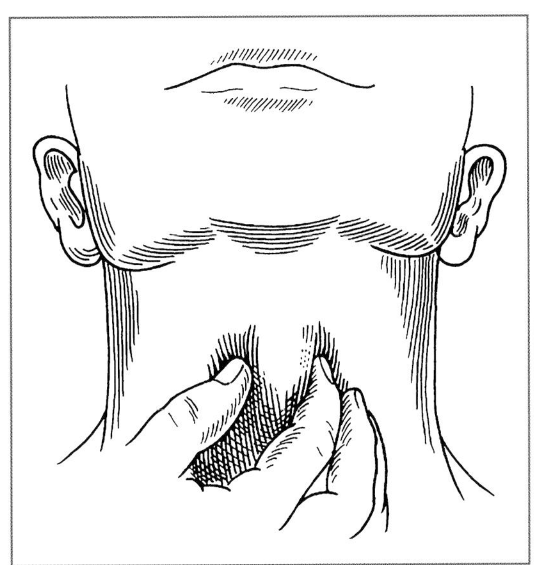

图 5-9-4　甲状软骨成形声带内移术手指按压试验示意图（Isshiki，1989）
manual compression test for medialization thyroplasty

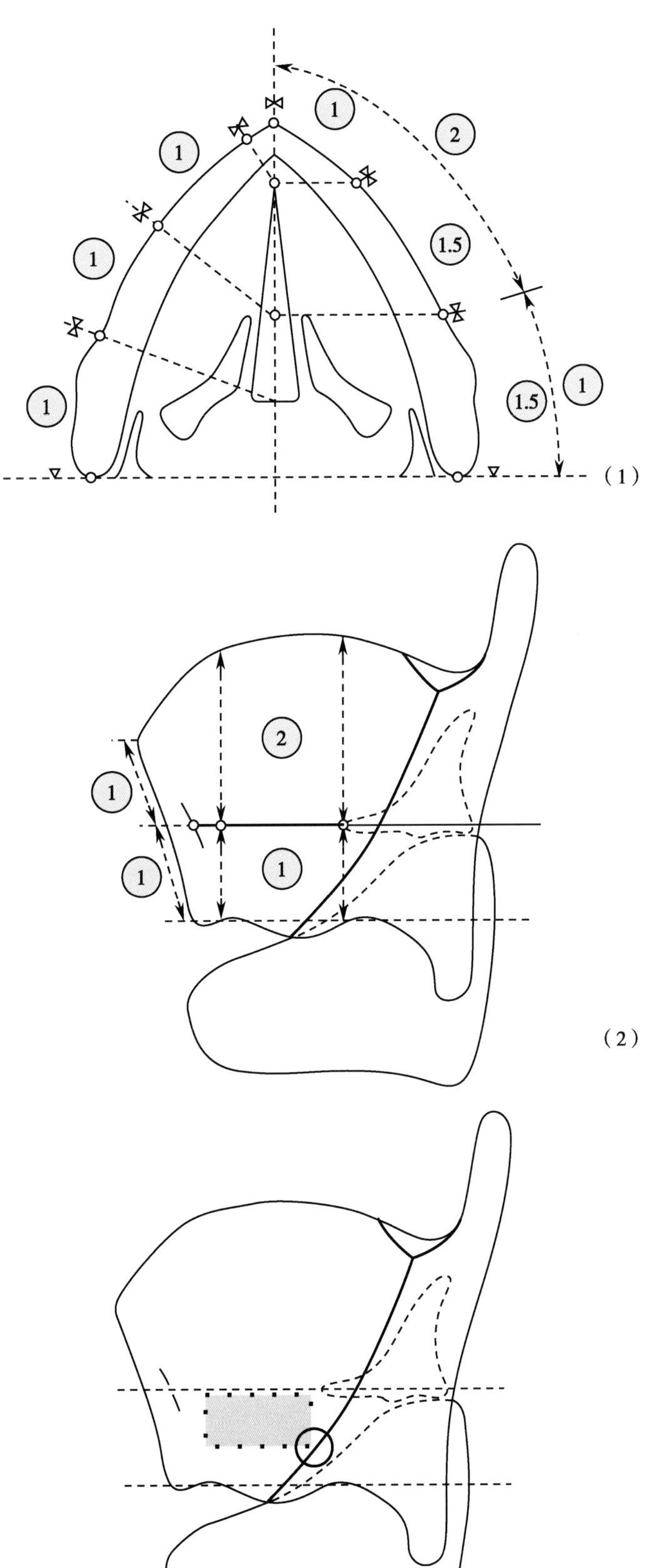

图 5-9-5　甲状软骨开窗位置示意图（Friedrich，1999）
illustration of proportions of larynx and anatomic landmarks for positioning cartilage window
（1）喉内结构在甲状软骨表面投影：右手侧为外侧投影，左手侧为垂直甲状软骨板的投影
（2）确定声带游离缘在甲状软骨表面的投射影
（3）通过声带游离缘及斜线（圆圈部位）的投射影确定软骨窗的位置

下切迹中点与 Broyle 韧带（前连合腱）喉内插入点对应。声带游离缘的投射位置以此点为起始点，并与甲状软骨下缘平行，此投射线与甲状软骨上、下缘的距离接近 2∶1。将声带投射线标记为甲状软骨矩形窗的上限，若位置过高，植入体植入后会引起室带凸出。甲状软骨下缘应保留 3～4mm，以免引起软骨下缘骨折。根据 Isshiki 介绍的方法，软骨窗前界的垂直线距中线 5～7mm。根据笔者的研究，软骨窗的定位最好应用解剖标志而非绝对距离。软骨窗前、后位置决定声带膜部最大内移程度，应以斜线作为标志，位置过于靠前会导致声带前部过度内收。根据笔者的观察，声带突的尖端侧位投射影正好位于斜线前方，因此软骨窗的后下角应位于斜线区域内，软骨窗的位置应较 Isshiki 所介绍的更偏后，这样损伤环状软骨上缘的概率较小。根据以上标志，最佳位置应以植入体后缘位于声带突的外侧为宜，这样可以使整个声带生理性内移。

Isshiki 提出，软骨窗高约 4～6mm，宽约 8～14mm。男性软骨窗平均 6mm × 12mm，女性平均 4mm × 10mm。但由于植入物质不同，软骨窗的位置及大小也不同，许多学者也相继提出各自的设计方案。Koufman（1986，1989）提出一个公式，可以根据不同患者解剖学上的特点来决定软骨窗大小。软骨窗的轮廓确定后，对于年轻人或女性患者，可以用刀沿软骨窗标记线切开软骨，而对于年长者或男性患者，由于甲状软骨有钙化，需要用精细钻头操作。操作时避免损伤软骨内膜。软骨片一旦松动后，用一小剥离子将软骨与软骨内膜分离。软骨片被完全游离后，用不同的压力在软骨片不同部位向内施压，观察嗓音质量的变化。可以应用纤维喉镜观察喉部运动的变化，确定软骨片的最佳放置位置。考虑到术中声带可能有水肿，且随着时间的推移声带还有可能进行性萎缩，因此植入体植入后应有一定程度（轻度）的矫枉过正，这样术后远期效果才会比较满意。对于移植物质最后的固定，Isshiki 建议根据软骨片的位置，修剪一硅胶块，用缝线固定。为弥补 Isshiki 最初设计的不足，很多学者相继介绍不同的手术改良方法及其他植入物质。

尽管仅有 1 例应用硅胶后出现过敏反应的报道（Hunsaker，1995），但硅胶作为永久移植物质的顾虑逐渐增多。已有许多研究致力于开发不同植入体，例如钴铬钼合金、陶瓷、Gore-Tex、羟磷灰石及钛金属等。

徒手修剪植入体（例如，硅胶块）需要耗费很多时间，使手术时间延长，初学者尤为突出。修剪后植入体形状可能并不理想，不利于手术的应用及普及。由于植入的硅胶与周围组织没有连接，稳定性较差，已有很多有关植入硅胶脱出的报道，严重者会导致呼吸道异物。

软骨的切开与游离过程中，软骨内膜的损伤也在所难免，尽管切口不大，出血也很难避免。如果喉内软组织出现水肿或肿胀，则很难准确评估声带内移的最佳位置。

应用软骨内移声带时，软骨也可能会出现不同程度的移位、吸收和（或）骨化。此外，由于软骨的自然形状，常常会使声带前部过度内收，因此自体软骨也并非支撑声带的理想物质。

与 Isshiki 的理论不同，笔者建议在甲状软骨上钻孔，这样创伤小、节省时间，可以避免损伤喉内软组织及血管，止血准确。此外残存的软骨不会移位、吸收或再生。植入体被安全固定后，即使取出软骨片，植入体被挤出的可能性也很小。软骨内膜会妨碍声带充分内移，影响疗效，笔者建议去除或切开软骨内膜。

应用标准化、预成形的植入体可以缩短手术时间，简化操作。目前市场上有三类预成形的植入体：① Montgomery 甲状软骨成形植入系统，由不同大小、形状的硅橡胶片组成（Montgomery，1993，1997）；② VoCom 系统，由羟基磷灰石制成一系列不同大小、形状的植入体（Cummings，1993）；③钛金属声带内移植入体，由两种不同大小的纯钛金属制成（Friedrich，1999）。

由于此类手术属于功能性手术，因此植入体的安全性及如何避免手术的副作用成为主要关心的问题。笔者认为，金属钛具有极好的生物相容性，并可以被安全固定，不会脱位或突出（图 5-9-6 ~ 图 5-9-9）。Schneider 等报道应用金属钛作为植入体进行声带内移手术，疗效满意。

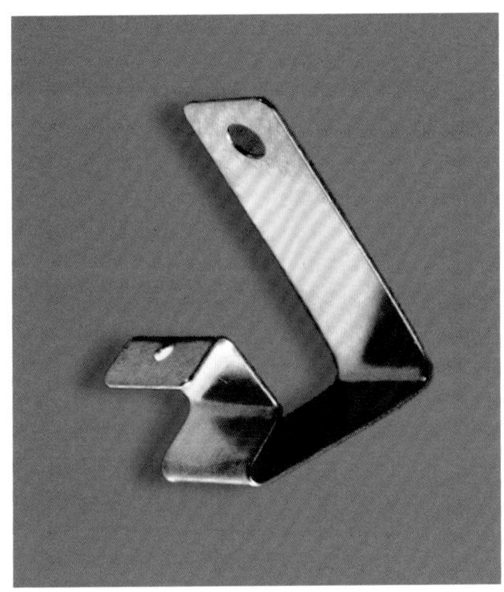

（1）

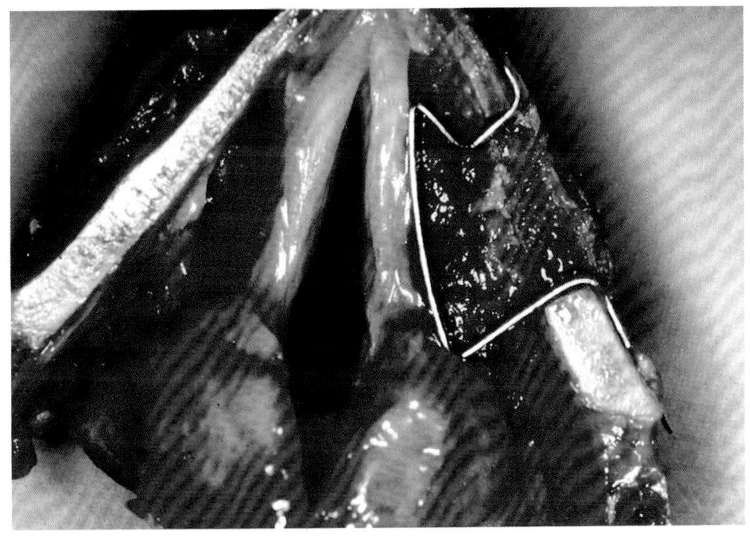

（2）

图 5-9-6　金属钛植入体（Friedrich，1999）
titanium vocal fold medializing implant
（1）金属钛
（2）金属钛植入体插入标本中

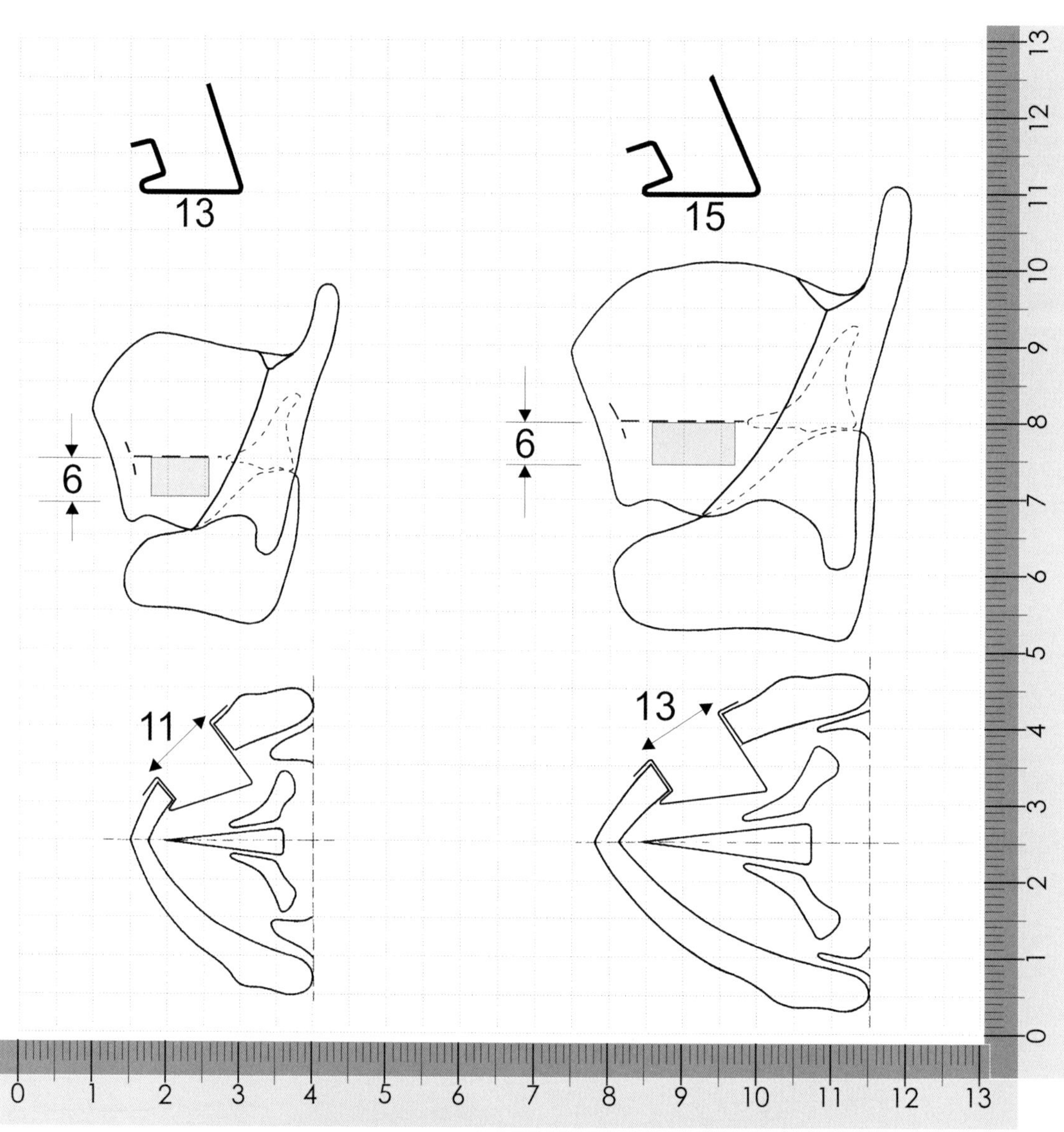

图 5-9-7 男性及女性甲状软骨结构、软骨窗位置示意图，13mm 及 15mm 金属钛板植入体放置（Friedrich，1999）
scale model in millimeters of average male and female thyroid cartilage configurations. Location of cartilage window and correct positioning of 13mm and 15mm TVFMIs，respectively

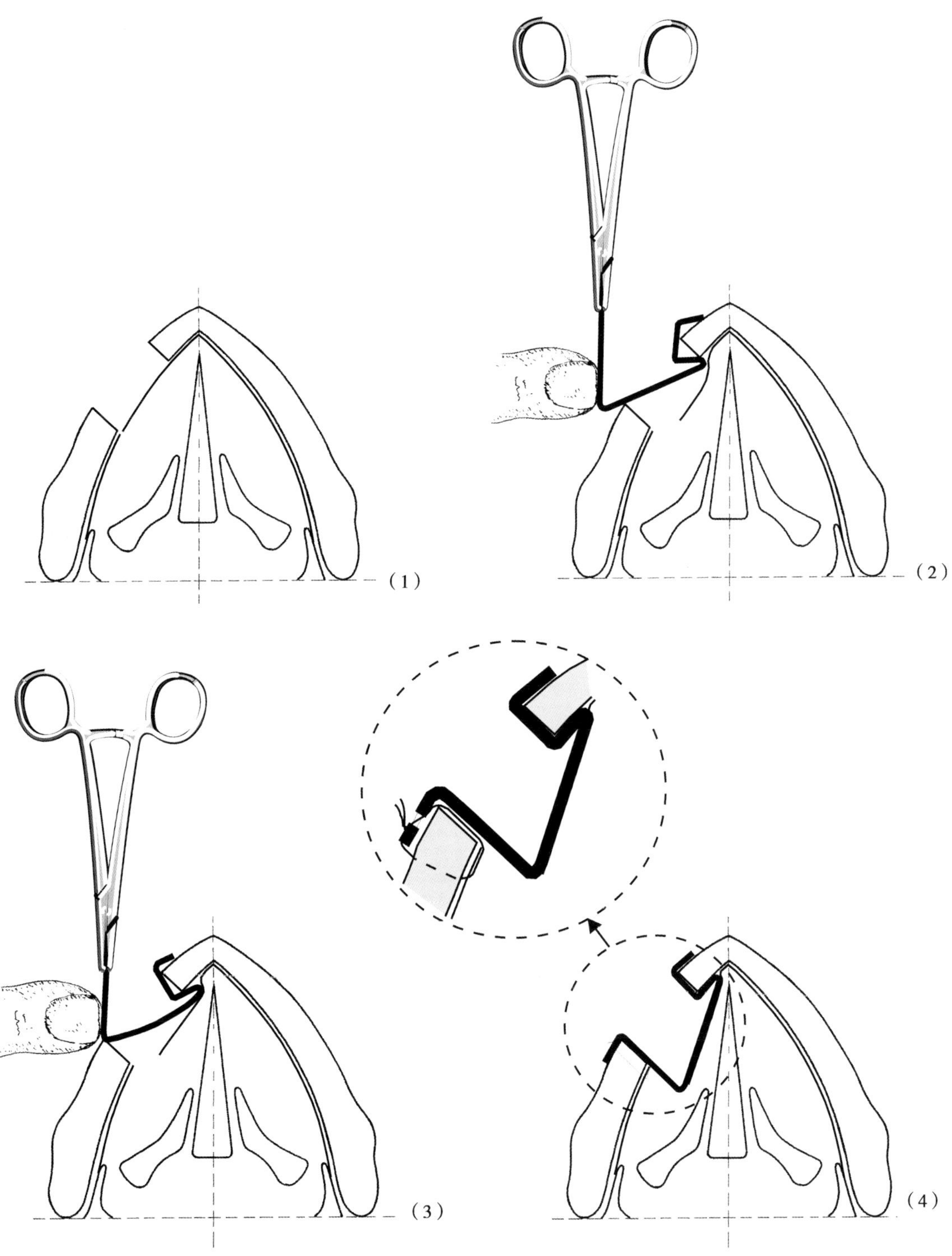

图 5-9-8　插入金属钛植入体示意图（Friedrich，1999）
illustration of inserting TVFMI
（1）切除软骨并自软骨窗背侧缘切开软骨内膜
（2）自软骨窗腹侧插入金属钛植入体
（3）轻轻加压将金属钛植入体插入喉内
（4）植入体插入后于软骨窗背侧缝合固定

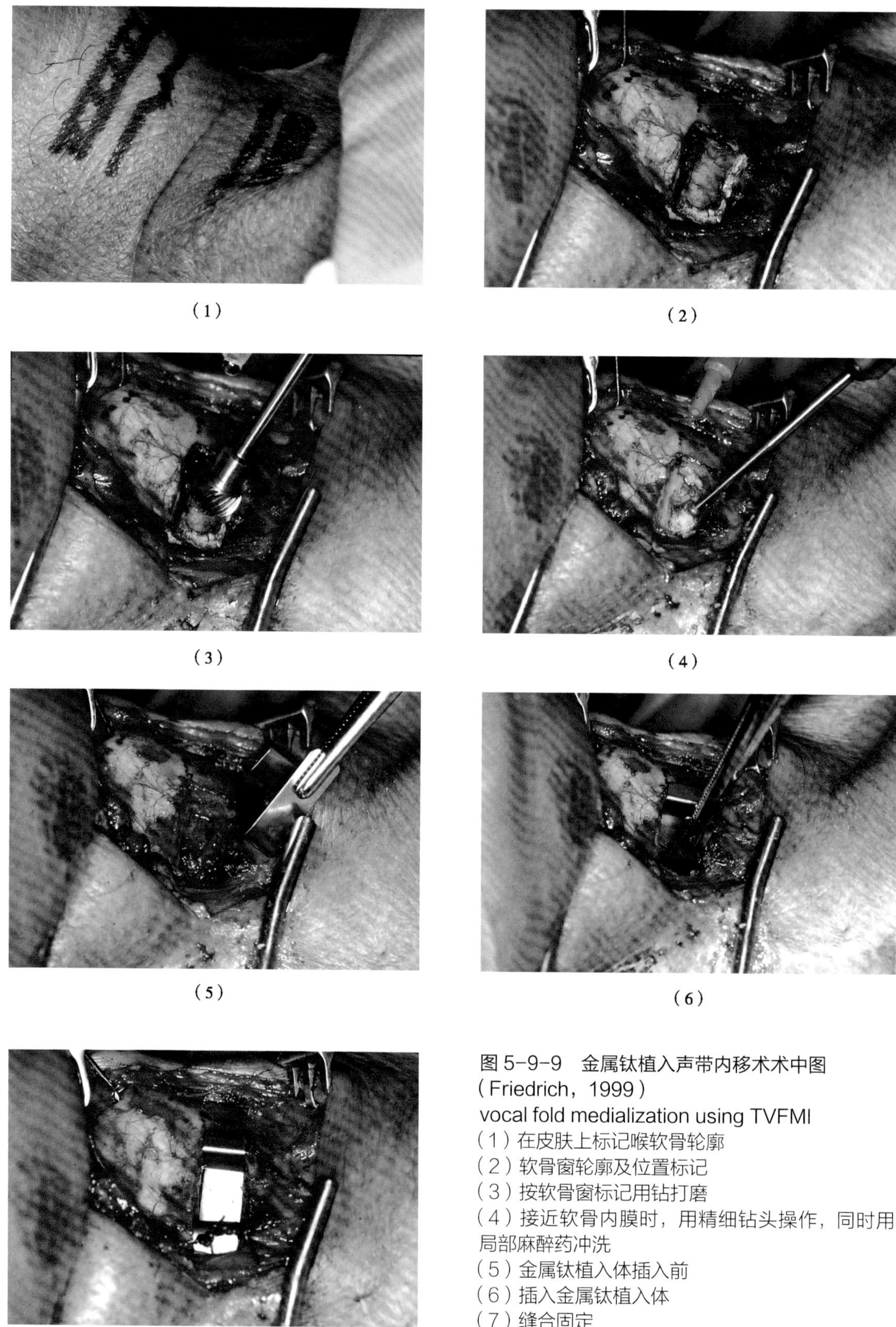

(1) (2) (3) (4) (5) (6) (7)

图 5-9-9 金属钛植入声带内移术术中图（Friedrich，1999）
vocal fold medialization using TVFMI
（1）在皮肤上标记喉软骨轮廓
（2）软骨窗轮廓及位置标记
（3）按软骨窗标记用钻打磨
（4）接近软骨内膜时，用精细钻头操作，同时用局部麻醉药冲洗
（5）金属钛植入体插入前
（6）插入金属钛植入体
（7）缝合固定

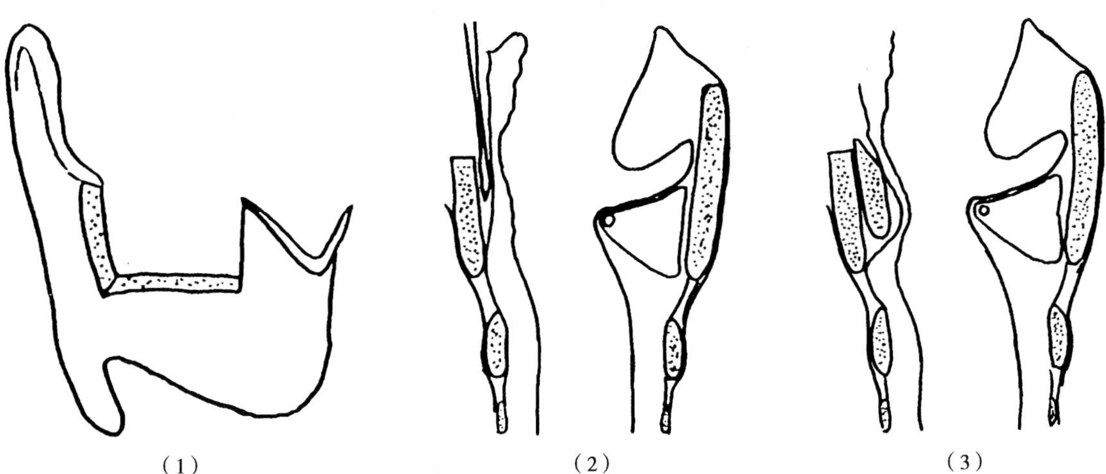

图 5-9-10　激光声带切除术后声带内移术示意图（Sittel，2002）
illustration of vocal fold medialization after laser cordectomy
（1）自体软骨移植供体部位
（2）分离软骨膜下间隙
（3）软骨膜下间隙内置入软骨支撑物使激光术后瘢痕组织内移

声带切除术后进行声带内移手术，情况较为特殊。由于瘢痕组织致密且薄，内移声带比较困难，黏膜穿孔及移植物质脱出的危险明显增加。2001 年 Remacle 等报道，内镜下声带切除术后应用钛金属作为移植物质进行声带内移手术，术后疗效满意，这与笔者的经验相一致。但是在笔者观察的资料中，有 2 例患者植入体植入后 1 年后黏膜出现穿孔。笔者认为，此类患者最好应用自体软骨作为移植物质（图 5-9-10）。虽然声带切除术后实施声带内移手术效果不如声带麻痹者效果好，但至少可以减少发声时气体漏出，提高音量。为获得稳定疗效，还可以再补充进行脂肪注射。

（二）杓状软骨内收术

甲状软骨成形声带内移术主要使声带膜部内移。而杓状软骨外展或倾斜，声门后部会出现较大裂隙或两侧声带不在同一水平上，这种情况则需要附加进行杓状软骨内收手术。杓状软骨内收术（arytenoid adduction）最早由 Morrison 于 1948 年提出，主要通过缝合杓状软骨肌突，模拟环杓侧肌的牵拉作用（图 5-9-11）。手术的缺点在于操作复杂，手术时间长，杓状软骨肌突的位置难以定位，有下咽穿孔的危险。术后组织肿胀明显，呼吸道梗阻及气管切开的危险增加。由于手术会产生不可逆的改变，因此应严格掌握适应证。

杓状软骨内收术中需切断甲状软骨板周围附着的肌肉，暴露整个甲状软骨板。为更好暴露杓状软骨，1978 年 Isshiki 提出可行环甲关节脱位；而 Maragos 则采取切除甲状软骨板后缘的方法，可以避免环甲关节脱位，以免影响喉的生物力学特征。

杓状软骨内收术有两种方式：① 杓状软骨旋转（牵拉）法（arytenoid rotation techniques）：经肌突或肌肉缝合固定杓状软骨（Morrison，1948）；② 杓状软骨内收固定法（adduction arytenopexy techniques）：将杓状软骨缝合于环状软骨板上进行固定（Zeitels，1998；Maragos，1999）。杓状软骨内收术并不能矫正弓形的声带膜部，因此通常还需要与甲状软骨成形声带内移手术联合进行。

如果内移的声带松弛（例如喉上神经麻痹），还需联合进行患侧环甲软骨接近手术或环甲关

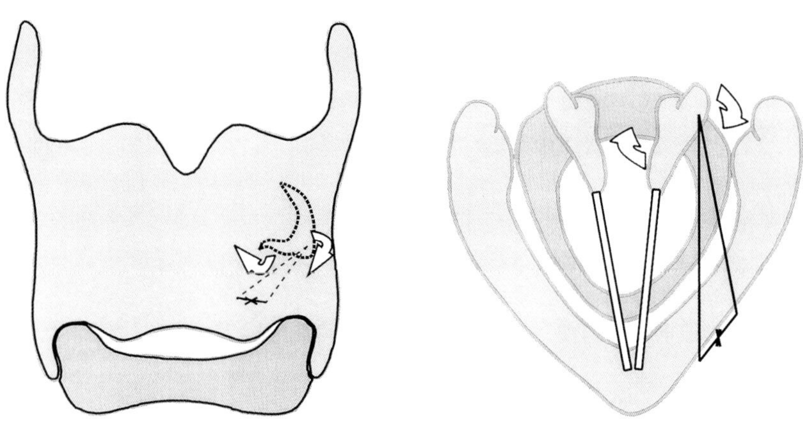

图 5-9-11 杓状软骨内收术（旋转法）示意图（Friedrich，2001）
illustration of arytenoid adduction，rotation technique

节半脱位（Zeitels，1999）。应该明确，此时环甲软骨接近手术的目的并非提高音高，而是提高声带张力，改善嗓音质量。

二、喉成形声门扩大术

喉成形声门扩大术（expansion LPL）主要用于治疗声带闭合过紧，例如内收肌型痉挛性发声障碍。手术还可以应用于声门型喉狭窄或双侧声带麻痹的治疗。应注意，此时手术的主要目的是改善嗓音质量，而非改善呼吸状况。

（一）甲状软骨成形声带外移术

甲状软骨成形声带外移术（lateralization TPL），经正中进路或外侧进路，通过扩大甲状软骨的横径，使声带外移。无论是正中或外侧进路，最初 Isshiki 均将二者称为甲状软骨成形Ⅱ型手术。正中进路甲状软骨成形声带外移术（midline lateralization TPL）又称为前连合扩大术（expansion of the anterior commissure）（Isshiki，2000）。外侧进路甲状软骨成形声带外移手术需暴露甲状软骨前部，在甲状软骨前 1/3 与后 2/3 交界处垂直切开软骨（图 5-9-12）。将软骨切缘重叠，

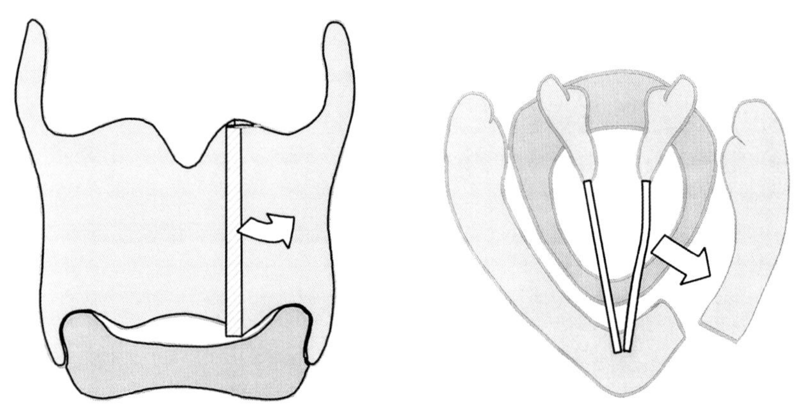

图 5-9-12 甲状软骨成形声带外移术（外侧进路）示意图（Friedrich，2001）
illustration of lateralization thyroplasty，lateral approach

使位于切缘外侧的软骨置于切缘内侧软骨之上，这样声带或至少声带后部可以向外侧轻度移位。通过嗓音质量及发声主观紧张程度评估嗓音的变化。根据嗓音变化程度再考虑是否需要将软骨切缘进一步重叠，或将软骨插入重叠缘间，或对侧再行同样的操作。

声带外移术与甲状软骨板缩短手术存在相似之处，后者目的是使声带松弛。如果声门闭合过紧，声带的张力势必也比较高，因此两种手术联合进行会获得比较满意的疗效。

Isshiki 研究认为，将正中进路甲状软骨成形声带外移术成功地应用于痉挛性发声障碍的治疗（图 5–9–13）。术中暴露甲状软骨前部，经中线喉裂开，仔细操作避免与喉内穿通。一旦发生穿通，可以用小肌瓣修复。Isshiki 最初的报道是在两侧甲状软骨板间插入 2 ~ 3mm 宽的黏膜 – 软骨复合瓣，后改为植入硅胶块或特殊的金属钛板。笔者也倾向应用小且易弯曲的金属钛片作为植入体（图 5–9–14）。

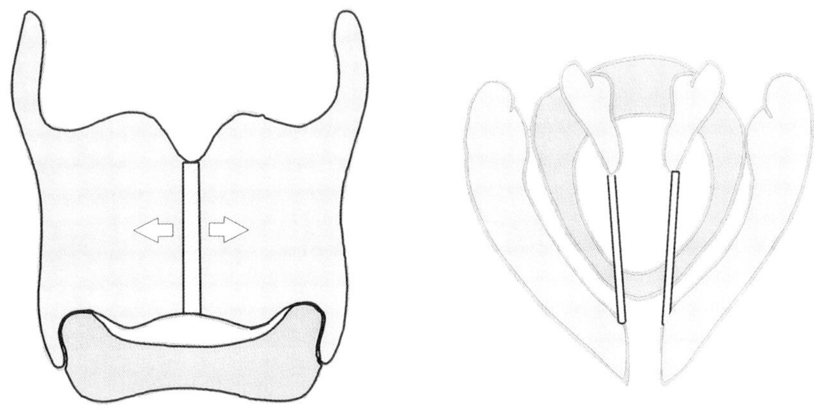

图 5–9–13　甲状软骨成形声带外移术（正中进路）示意图（Friedrich，2001）
illustration of lateralization thyroplasty，medial approach

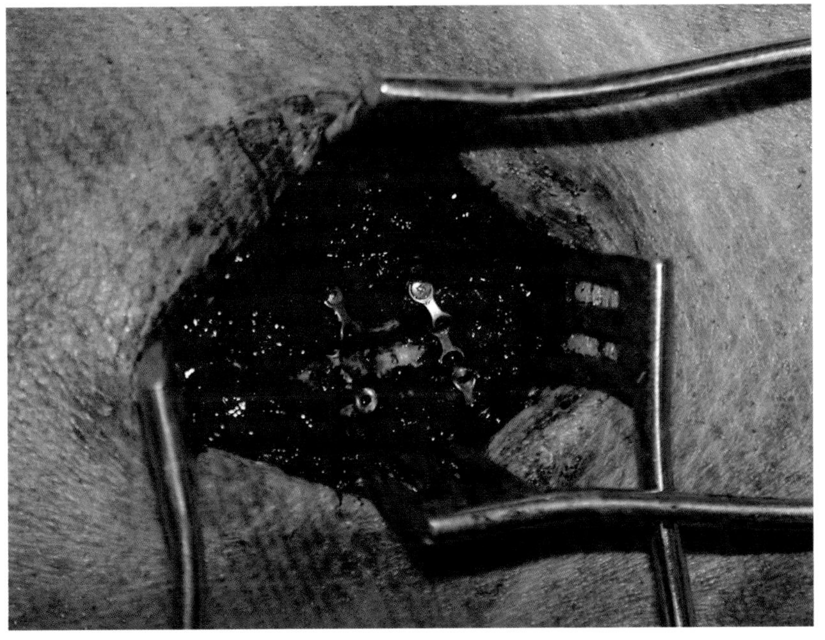

图 5–9–14　甲状软骨成形声带外移术（正中进路）术中图（Friedrich，2001）
illustration of lateralization thyroplasty，medial approach

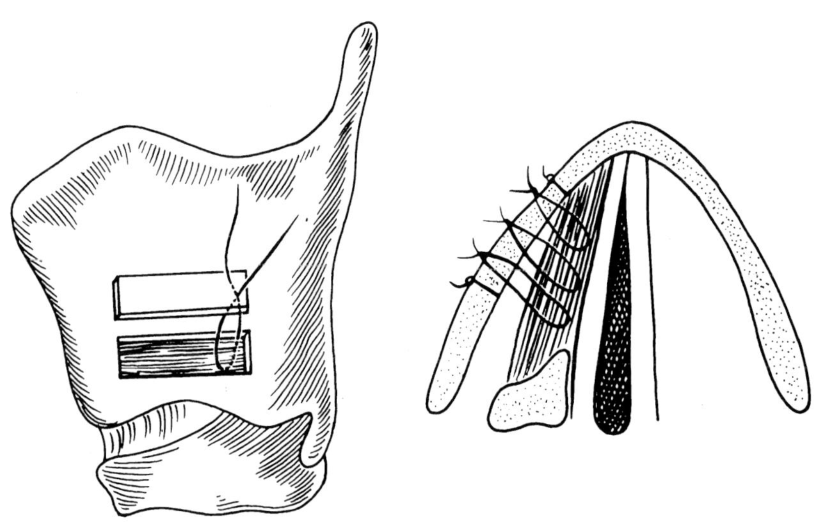

图 5-9-15 声带外展术示意图（Isshiki，1989）
illustration of vocal fold abduction

（二）声带外展术

外移声带的另一种方式是声带外展术（vocal fold abduction），即经甲状软骨直接使声带外展（Isshiki，1989），手术方法与甲状软骨成形声带内移手术相同，例如，经甲状软骨开窗，直接进入声带肌，缝合声带膜部或软骨部使声带外移固定（图 5-9-15）。其他方法还包括，经过软骨窗用普通器械、电刀或激光切除部分声带肌。手术改良方法为切断喉返神经支配内收肌的分支，切除或保留肌肉。

声带内收肌切除过程与杓状软骨内收手术相似，外展肌则须从肌突上切除，另外还需要贯穿声带突加缝一针以使杓状软骨外展。

三、喉成形声带松弛术

喉成形声带松弛术（relaxation LPL）适应证之一为音高过高，特别是男性变声期发声障碍。变声期发声障碍通常被认为是功能性或心因性发声障碍（少数属于激素缺陷综合征）。功能性发声障碍，以嗓音康复训练作为首选，疗效满意。但也有一些病例，发音训练并不能完全解决问题，或者需要付出很多努力使患者音高保持在一个比较低的水平上。还有一类变声期发声异常者，其真正的原因是喉发育不良，但常常表现为代偿性音高过高，因此容易被误诊为功能性发声障碍，临床上应注意鉴别。

声带松弛术的另一个适应证为高调、气息样发声。喉部检查可见发声时声带僵硬、振动幅度小，声门裂隙狭小，而这些改变常常是由于手术损伤、放射治疗、慢性喉炎、声带沟等因素导致，此类病变术后功能恢复不如声带结构正常者，因此常常还要与甲状软骨成形声带内移手术联合进行。手术第三个适应证为内收肌型痉挛性发声障碍，这类病例手术多与甲状软骨成形声带外移术联合进行。

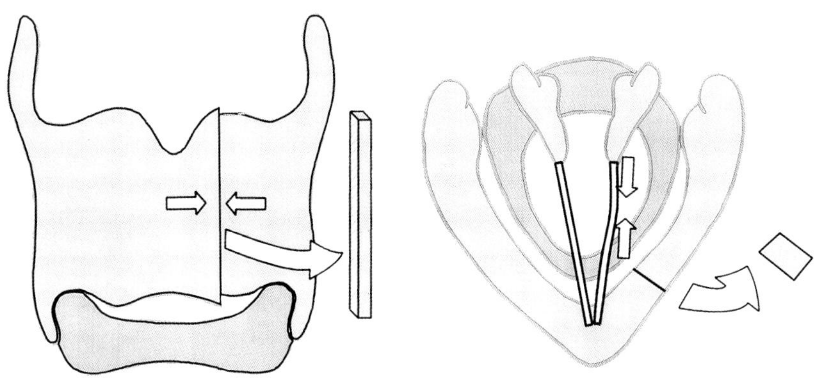

图 5-9-16 甲状软骨成形甲状软骨板缩短术（外侧进路）示意图（Friedrich，2001）
illustration of shortening thyroplasty，lateral approach

声带松弛术以甲状软骨成形甲状软骨板缩短手术为主，通常应用在喉框架联合手术中。通过手术可以缩短声带在甲状软骨板附着处与杓状软骨间距离，减小声带张力。

甲状软骨成形甲状软骨板缩短术（shortening TPL）即 Isshiki 甲状软骨成形Ⅲ型手术。手术经外侧或正中进路，垂直切除一条形甲状软骨（图 5-9-16）。手术过程与其他甲状软骨成形术相同，暴露甲状软骨板宽度的 1/2，在甲状软骨板前中 1/3 交界处用刀锯齿状垂直切开软骨，如果甲状软骨有钙化，需要用钻操作，切记不要损伤软骨内膜。切口过于靠前不仅对缩短甲状软骨板前后距离无明显作用，而且会增加穿通喉腔的危险；切口过于靠后，则需要暴露更大范围的甲状软骨板。软骨切开后，用剥离子在甲状软骨外侧切缘与软骨内膜间分离 3～4mm 之后，在距第一个切口后 2～5mm 行第二个切口，切除一条甲状软骨，两个切口应相互平行。软骨切除宽度与音高降低程度间关系尚无法判断。一侧软骨切除 2～3mm，音高会有轻微的降低。如果需要进一步降低音高，一侧软骨则需切除 4～5mm 或需要两侧软骨切除 2～3mm。根据 Isshiki 的研究，一侧甲状软骨板缩短后，即使双侧声带间张力失衡，也不会引起明显的发声障碍。软骨切除应逐步分次进行，而非一次性切除过多软骨。软骨切除前，应先将软骨切缘重叠让患者发声，以确定达到预期音高需要切除软骨的大小。如果不切除软骨，而仅仅将其切缘的内侧或外侧重叠，疗效介于声带松弛术联合声带接近术或声门扩大术间（Isshiki，1989）。切缘可通过缝合或插入一个小骨片的方法进行端 – 端吻合固定或重叠固定。

Tucker（1985）提出运用前连合后移法治疗内收肌型痉挛性发声困难。

四、喉成形声带紧张术

喉成形声带紧张术（tensioning LPL）与声带松弛术的操作相反，主要适用于女性音高过低，这与内分泌异常，激素类药物的副作用（例如代谢药物，雄性激素等）或男—女变性等有关。其他适应证还包括声带异常松弛或弓形声带，例如老年性声带及环甲肌麻痹等。喉成形声带紧张术通常需要与甲状软骨成形声带内移手术联合进行。手术的基本原理是延长声带起止点的距离，增加声带的张力。

（一）环甲软骨接近术

环甲软骨接近术（cricothyroid approximation）是通过缝合的方式模拟环甲肌的收缩作用，提高患者的音高（甲状软骨成形术Ⅳ型，Isshiki，1974）（图 5–9–17）。

术前评估时嘱患者发声，用左手示指指尖向下推动甲状软骨上切迹，同时以右手示指向上推动环状软骨下缘，用这种方法模拟环状软骨与甲状软骨靠近，预测术后效果（图 5–9–18）。

根据 Isshiki 最初的描述，用 4 根不可吸收缝线将环状软骨和甲状软骨拉合在一起，同时需要缝合环状软骨的很大一部分，以承受较大的张力。环状软骨的厚度和硬度足以耐受长期的张力，因此并不需要在上面附加支撑垫，缝合时进针不应该太深以防其穿透黏膜进入喉腔。而在缝合甲

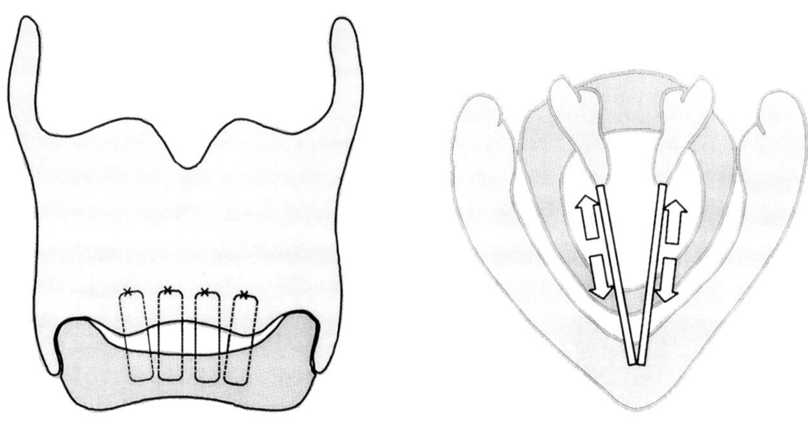

图 5–9–17 环甲软骨接近术示意图（Friedrich，2001）
illustration of cricothyroid approximation

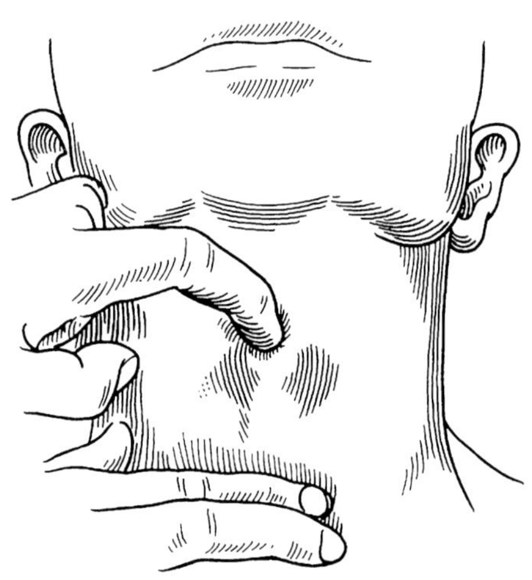

图 5–9–18 手指按压模拟环甲状软骨接近示意图，预测术后效果（Isshiki，1989）
illustration of manual cricothyroid approximation to determine the indication for surgical elevation of vocal pitch

状软骨时，为防止缝线洞穿软骨，常常需要使用（硅胶）支撑垫。手术中应该将环状软骨和甲状软骨尽量拉近，以免术后出现的软骨复位趋向致使音高降低。术后1周患者会出现短暂的发音困难或失声。与其他类型的嗓音外科手术一样，术后需要发音休息1～2周。

手术改良方法包括使用不同缝合及打孔技术等（Neumann，2003，2004）。Zeitels最近又提出了一种名为环甲关节半脱位的新型改良方法。

（二）甲状软骨成形声带拉长术

甲状软骨成形声带拉长术（elongation TPL）与甲状软骨成形甲状软骨板缩短手术过程相反（Isshiki，1974）。外侧进路甲状软骨成形声带拉长术有时也被称为甲状软骨成形Ⅳ型，需要植入永久性物质扩展甲状软骨板（Isshiki，1983，1989，1998）（图5-9-19）。与甲状软骨成形甲状软骨板缩短手术一样，手术时于甲状软骨板的前中1/3交界处纵行切开软骨，自切缘处分离甲状软骨及其内膜约2～3mm，然后机械性地将软骨切缘间的裂隙拉宽，观察患者音高变化。在软骨切缘间的裂隙中插入2～4mm宽、边缘较薄的硅胶体。如果同时需要内移声带，植入体边缘要加厚，在声带水平横向加宽。采用两针褥式缝合将硅胶植入体固定于软骨边缘。如果音高提高不够理想，还可以在对侧进行同样操作。

正中入路的方法是1983年首先由Le Jeune报道，命名为“跳板前徙术（springboard advancement）”。通过手术拉紧松弛的声带，主要适用于弓形声带引起的气息样发音。手术时暴露甲状软骨前部，切开甲状软骨及其外膜，注意保护软骨内膜。用小剥离子沿切缘两侧分离甲状软骨板与软骨内膜约3～4mm。形成一个基底在下的软骨瓣（两侧距中线大约3mm，包括前连合），蒂位于甲状软骨下缘3mm之内。切口中央的软骨膜即Broyle腱的内侧附着处，应予以保护，不要分离。将约2mm宽的钽垫插入软骨瓣与甲状软骨之间，钽垫用于支撑软骨瓣，使软骨瓣的上端超出环状软骨表面约3mm。将金属垫片的两侧缝合在甲状软骨膜上固定。用这种方法可以使前连合前移约2mm，即声带长度的10%。

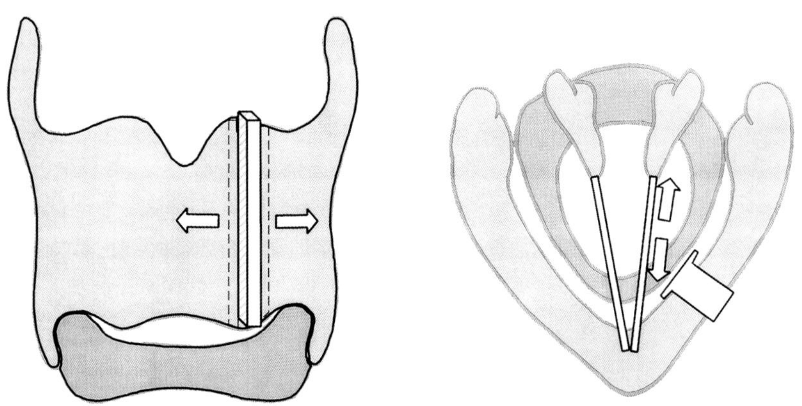

图5-9-19 甲状软骨成形声带拉长术（外侧进路）示意图（Friedrich，2001）
illustration of elongation thyroplasty，lateral approach

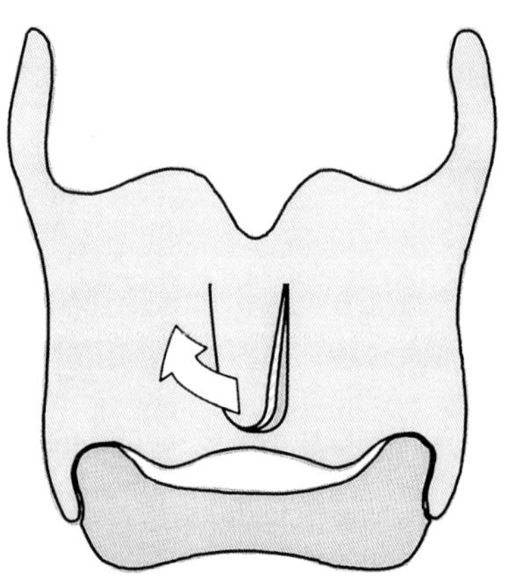
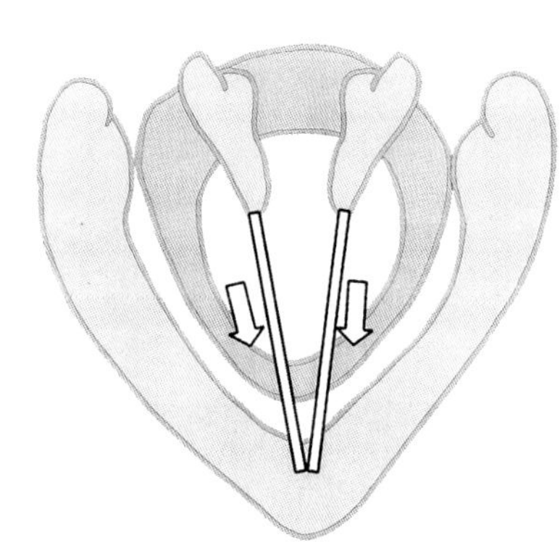

图 5-9-20 甲状软骨成形声带拉长术（正中进路）示意图（Friedrich，2001）
illustration of elongation thyroplasty，medial approach

1985 年，Tucker 改良了 Le Jeune 的方法，使软骨瓣基底在上，称为前连合前徙术（anterior commissure advancement）（图 5-9-20）。他认为在中线部位，甲状软骨上部较其下缘更薄，因此软骨瓣蒂在上面，可以更大程度的前移前连合。Tucker 还应用此方法将软骨瓣背向推进，则可以降低音高。其他诸如软骨瓣大小、位置，软骨内膜的分离，钽板应用等技术细节与 Le Jeune 所描述的大致相同。

另外，喉成形声带接近术及喉成形声带紧张术相结合，特别适用于喉上神经麻痹的治疗（Nasseri，1999）。

五、喉成形联合手术

喉部框架手术在局部麻醉下进行，其优势在于术中可以及时判定疗效并进行个体化调整。为获得最佳效果，不同类型的喉框架手术常常需要联合进行。Maragos 的图表显示了几种经典的喉成形联合手术（combination LPL）及其适应证（图 5-9-21 ~ 图 5-9-23，表 5-9-6）。

喉部框架手术与其他嗓音外科手术，例如声带注射填充手术或者喉神经修复手术等并不冲突。特别对于需要进行声带内移手术者，根据患者个人意愿和需求及局部情况，选择喉框架手术或声带注射填充手术。对于病程较短的声带麻痹或声带沟患者，笔者倾向首先采用是声带脂肪注射的方法，吸收明显的病例，可以采用甲状软骨成形手术进行二次治疗。另外，一些患者在甲状软骨成形术后由于肌肉出现进行性的萎缩导致声门闭合不全，这些患者可以二次进行脂肪注射，疗效明显。

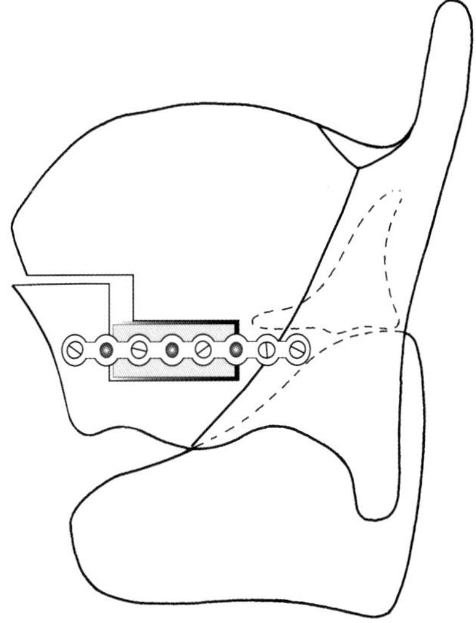

图 5-9-21 甲状软骨成形声带内移术联合声带拉长术（正中进路）示意图（Friedrich，1998）
illustration of combination of medialization thyroplasty and elongation thyroplasty，medial approach

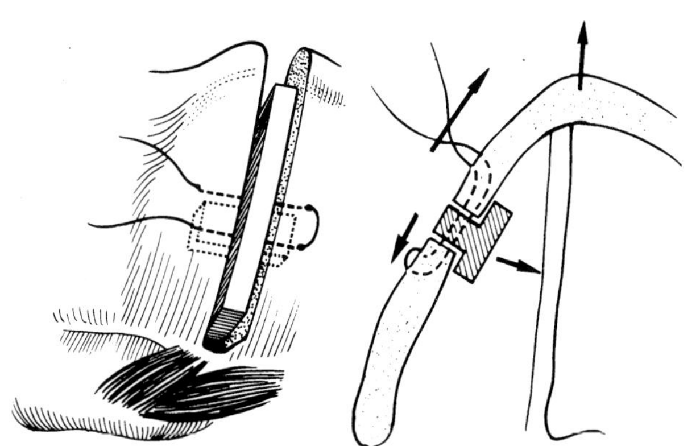

图 5-9-22 甲状软骨成形声带内移术联合声带拉长术（外侧进路）示意图（Isshiki，1989）
illustration of combination of medialization thyroplasty and elongation thyroplasty，lateral approach

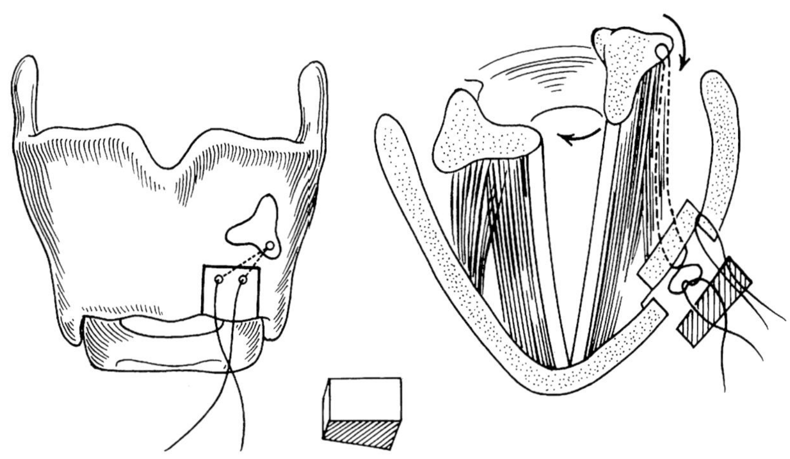

图 5-9-23 甲状软骨成形杓状软骨内收术联合声带内移术示意图（Isshiki，1989）
illustration of combination of arytenoid adduction with medialization thyroplasty

表 5-9-6 喉成形联合手术（Maragos）

联合手术	目的	适应证
甲状软骨成形声带内移术 + 杓状软骨内收（旋转）术	整个声带内移	声门后部裂隙 • 高位迷走神经麻痹 • 喉返神经麻痹伴杓状软骨外移 • 杓状软骨不能旋转
甲状软骨成形双声带内移术	双侧声带膜部内移	声门前部裂隙 • 双声带无力（老年声带） • 双侧声带肌萎缩 • 外展肌型痉挛性发声困难
甲状软骨成形声带内移术 + 喉成形声带紧张术	拉紧并内移患侧声带	单侧喉上神经损伤
甲状软骨成形声带内移术 + 杓状软骨内收（固定）	固定内移的声带	杓状软骨前脱位 杓状软骨骨折 杓状软骨内收（旋转）术失败 （环杓关节硬化）
喉成形双侧声带松弛术	松弛双侧声带	男性音高过高 男性顽固的内收肌型痉挛性发声困难
甲状软骨成形声带内移术 + 喉成形声带松弛术	放松声带并增加一侧声带质量	老年男性音高过高

第五节 术后处理与并发症

喉框架手术具有安全、有效、并发症少的特点。可能出现的并发症包括：水肿或血肿引起的呼吸困难、感染、出血、植入体进入呼吸道等。远期并发症包括植入体移位、穿孔或脱出等。1995 年 Cotter 报道植入体脱出率超过 8%，1993 年 Tucker 报道为 7%。其中，威胁生命的呼吸道梗阻均发生于杓状软骨内收手术后，这进一步说明了杓状软骨内收手术创伤性较大，需严格把握适应证。如果出现严重呼吸困难，首选静脉给予大剂量可的松。若药物治疗无效，应立即气管切开。在杓状软骨内收手术之前，应向患者交代出现并发症及需要气管切开的可能性。经验少的医师并发症出现率比较高。

为降低并发症，应尽量减小损伤，特别在喉内进行操作时，尽量避免进入喉腔，必要时可以使用放大护目镜或者显微镜。如果一旦出现喉腔穿通，应该缝合损伤部位，再用局部组织瓣进行加固修复。术前使用一次预防剂量的广谱抗生素可以降低手术感染风险。手术中如果出现喉腔贯通等情况，感染的风险会增大，应该连续应用抗生素大约 5 天。

涉及喉内组织的操作，时间不应该超过 30 分钟，否则会增加喉水肿的危险，而且会给准确预测术后嗓音恢复程度带来困难。为了避免严重喉水肿的出现，手术前可以应用类固醇激素。笔者术前常规给予 150 ~ 250mg 可的松，从未出现过呼吸道并发症，更不需要行气管切开。如果需要，少数患者可以在术后第 1 天再应用 1 次可的松。术后出现轻度的水肿和血肿是正常的，不属于并发症。

术后根据需要可以使用非甾体类的消炎药（术前应避免使用阿司匹林）和雾化吸入，应保证相对的发音休息，直至喉部肿胀消失。术后监测呼吸状况至少 48 小时。由于喉部水肿，手术后最初几天患者的声音嘶哑会加重，因此术后疗效的评估至少在 3 周后进行。术后 2 个月，发音改善可达 80% ~ 90%，完全改善则需要 1 年以上。手术后为进一步提高嗓音质量，需在言语治疗师的指导下进行嗓音康复训练，一般在术后 1 ~ 2 个月后开始。

笔者已经完成了超过 200 例的喉框架手术，没有出现严重的并发症，也没有气管切开的病例，所有患者术后发音效果均令人满意。有 1 例患者因颈部肌肉组织出血而再次手术；1 例曾经接受手术和放射治疗的患者，钛板植入声带内移手术后，植入体穿破皮肤，后用皮肤瓣覆盖修补；有 3 例患者（2 例是声带切除术后）植入体穿破喉腔黏膜，将其取出后用肌瓣替代。笔者未发现钛板植入体移位或脱出，但是有 3 例以硅胶作为植入体的病例，植入体出现移位，这也是笔者主张以钛板作为植入体主要的原因。

第六节　结果与预后

一、喉成形声带接近术

喉成形声带接近术（甲状软骨成形声带内移术）用以治疗声门闭合不全，可以使患者发音的音高及响度明显改善。

喉成形声带接近术（甲状软骨成形声带内移术）在声带麻痹治疗中的效果明显好于其在声带沟或声带瘢痕治疗中的作用。一般在声带麻痹 6 个月后才考虑实施此类手术。声带内移手术并不是不可逆的，第一次手术后可以进行再调整，并且不影响神经移植手术的进行。在一些特殊情况下，声带麻痹不足 6 个月者也可以考虑进行声带内移手术。手术时间的选择目前尚未统一，通常的疑问是：早期进行声带内移手术是否疗效就会更好？或在某一时期之后进行手术预后是否就会很差？笔者认为手术疗效和手术前等待的时间无明显的相关性，即使在声带麻痹出现十几年后进行声带内移术，仍然会获得良好疗效。患者的年龄与手术后效果有明显的相关性，年龄大的患者手术后效果较好，因此高龄并不是手术的禁忌证。

矫正不足或者矫枉过正都是导致预后不良的因素。术中水肿可能会引起矫正不足，导致水肿消退后声带闭合时仍留有裂隙。因此，应将植入体预先准备好，以减少手术时间，减小手术损伤，从而减轻水肿。手术中测试时，当达到最佳发音效果后还应该再进一步使声带内收 1 ~ 2mm，直至出现轻度挤压的嗓音为宜。矫正不足者多数是由于肌肉萎缩引起，对于这些病例，可以采用追加脂肪注射的方法，而并不需要立即更换植入体。

术后疗效不满意的主要原因是植入体位置不合适。如果植入体位置过于靠前，声带边缘将呈现 S 形，前部突出，而后部则出现声门闭合不全。如果植入体位置过高，使室带内收，同样会引起声门闭合不全。目前手术所应用的植入体在性能方面没有明显的差异。

在进行声带内移手术前，应该先进行发音训练。术后的 3～4 周对患者的嗓音进行再评估，根据评估结果、患者的个人意愿和需求决定是否需要再进行发音训练。对于声带沟或瘢痕的患者则需要长期的发音训练。

杓状软骨内收术与声带内移术联合进行的适应证和优点目前仍存在争议。2000 年 Mahieu 报道联合进行杓状软骨内收术和声带内移手术的比例约为 30%，而根据笔者的资料其比例不足 10%。由于杓状软骨内收术创伤性更大，出现并发症的概率更高，手术中应该更加仔细操作。Chester 认为联合进行杓状软骨内收术和声带内移手术疗效并未明显优于单独进行声带内移手术（2003）。

二、喉成形声门扩大术

有关喉成形声门扩大术治疗痉挛性发声障碍的效果，1976 年 Dedo 首先报道痉挛性发声障碍患者进行单侧喉返神经切断后，发声立即会明显改善。2000 年 Isshiki 曾经报道应用正中进路甲状软骨成形声带外移术，可以取得稳定的疗效。

三、喉成形声带松弛术

喉成形声带松弛术可以降低过高的音高，特别是适用于变声期发声障碍者。Isshiki 报道 9 例患者术后音高明显减低，从 239Hz 降低至 138Hz。发音频率减低后，发音强度也有轻度减轻的趋势，但无统计学差异。所有男性患者术后音高降至正常范围。没有并发症的报道。Tucker 报道，应用内侧进路甲状软骨板缩短术治疗痉挛性发声障碍获得良好效果。

四、喉成形声带紧张术

主要适应证为男－女变性手术中音高的提高。环甲软骨接近术后，患者音高会明显提高，平均提高 5 个半音，39% 的患者音高提高超过 12 个半音（Neumann，2004）。Isshiki 报道，音高可以从术前 163Hz 提高至术后 215Hz。多数患者对自己的嗓音比较满意，认为已达到“正常女声的水平”。手术失败的原因主要是由于缝线洞穿软骨，因此手术时软骨上需要放置支撑垫予以保护。

术后长期观察发现，一些患者术后声带张力逐渐降低导致音高降低。为获得长期良好的发音效果，Sataloff 进一步改良手术，将甲状软骨及环状软骨融合。再次手术时，不提倡重复进行环甲软骨接近手术，而是替代以声带拉长术，术后虽然（音高）音域会变窄，但往往听不出，患者也并未因此而抱怨。

环甲软骨接近手术还可以与声带内移手术联合进行，治疗声带松弛。Nasseri 报道，应用这种方法治疗喉上神经麻痹获得良好效果。术中需要确定环甲软骨接近术的附加效果。与男－女变性手术不同，术中缝线不要拉的过紧，避免使音高升高。

对于弓形声带（包括老年声带或声带萎缩），采用正中或外侧进路声带拉长术可以获得良好效果，也可以与双侧声带内移手术联合进行。

第七节 总结

以往的观点认为，“声带是一个禁区，不允许深入其中，最安全的方法是从外面施加影响”。Isshiki 所介绍的喉框架手术很好地体现了上述思想，为嗓音外科领域又开辟了一个新的空间。喉框架手术为矫正声带的位置和（或）调整声带张力，提高声带闭合程度，改善声带振动，调整异常音高提供了一种安全、有效而又稳定的方法。

喉框架手术由于多在局部麻醉下进行，术中可以及时监测嗓音功能。为获得最佳的治疗效果，根据患者的具体情况，各种喉框架手术之间及与其他嗓音外科手术可以联合使用。手术应该尽可能降低对声带精细的生物力学特性的影响，避免由于手术瘢痕引起的嗓音质量的恶化。

总之，喉部框架手术通常是可逆的和可调整的。通过手术，在无明显器质性损伤的情况下，患者术后发音功能会得到明显改善。

（Gerhard Friedrich）

第十章 喉神经修复手术 Laryngeal Reinnervation Surgery

第一节 喉神经修复治疗进展

理论上讲，喉返神经损伤最为理想的治疗方法是重建喉肌的神经再支配，恢复声带的运动功能。自从 1909 年 Horsley 首次报道 1 例颈部枪伤致左侧喉返神经麻痹患者行喉返神经端端吻合成功以来，喉神经手术的历史已有 100 余年。目前用于神经再支配实验研究的神经有喉返神经本身、膈神经、舌下神经、颈袢、迷走神经喉返束、副神经及颈交感神经干等。

一、恢复喉返神经外展功能的手术

（一）迷走神经喉返束与喉返神经远端吻合，切断内收肌支

Miehlke（1974），Iwamura 报道了在对犬进行实验的基础上成功地施行 3 例病例，以后未再见报道。李兆基（1982）重复了犬实验，同样成功。但由于迷走神经内的喉返束不易定位，分离神经本身易损伤神经纤维，限制该术式的临床应用。

（二）部分膈神经根与喉返神经吻合，结扎切断的内收肌支

吴皓（1989）报道将膈神经与喉返神经吻合，再将喉返神经内收肌支断端埋植于环杓后肌，实验效果理想。郑宏良（1999）将此术式首次用于临床，但其替代神经是用一侧膈神经而并非部分膈神经根，手术取得了令人鼓舞的结果，至今共施行 11 例，8 例恢复了声带的外展运动。

（三）神经肌蒂植入术

1973 年 Tucker 年首次采用颈袢至胸骨舌骨肌、肩胛舌骨肌蒂或胸骨甲状肌的神经肌蒂植入环杓后肌，动物实验结果良好，并于 1976 年首次将此技术应用于临床。国内王锦玲于 1982 年首先报道了开展本手术的结果，约 70% 患者能拔管，但远期效果并不理想。郑宏良 1996 年报道了神经肌蒂改良手术，将 2 个或 3 个神经肌蒂多点植入环杓后肌，但笔者认为神经肌蒂植入术的临床效果明显差于膈神经移植。目前，临床应用已越来越少。由于颈袢吸气时放电较弱，故有学者采用其他神经的肌蒂植入，环甲肌在吸气时呈密集性放电，与环杓后肌同步，Maniglia 采用喉上神经外支的肌蒂植入环杓后肌中做动物实验，认为效果较好。黄维庭（1994）报道副神经胸锁乳突肌肌蒂植入环杓后肌的动物实验研究，有效率为 88.8%。但上述两种方法均无成功的病例报道。

（四）喉外肌喉内转位术

Evog（1968）报道在犬的喉返神经麻痹侧的甲状软骨斜线处切断胸骨甲状肌肌腱，暴露甲状软骨后缘，将胸骨甲状肌缝于环杓后肌上，证明了有扩大声门的作用。用于临床 4 例，虽有扩大声门作用，但声带均无活动。Crumley（1991）将膈神经与颈袢肩胛舌骨肌支吻合，再将其支配的肩胛舌骨肌肌蒂植入环杓后肌中，认为实验效果较好，但也无成功的病例报道。

（五）其他

舌下神经降支与喉返神经吻合并切断内收肌支手术及替代神经直接埋植于环杓后肌手术虽有成功的动物实验，但无临床成功报道。

环杓后肌电起搏器治疗目前仍处于实验研究阶段，尚未广泛应用于临床。长期电刺激对肌肉、神经末梢的影响尚不清楚。但肌肉的电起搏符合生理特点，是有发展前景的新技术，值得进一步研究探索。

二、恢复喉返神经内收功能的手术

（一）颈袢与喉返神经吻合

温武（1993）报道了分别用舌下神经袢胸骨舌骨肌支和甲状舌骨肌支与喉返神经内收肌支吻合，证实了甲状舌骨肌支能更好地恢复甲杓肌的收缩功能。但该支较细而短，临床应用不甚方便，至今无临床应用的报道。郑宏良（1992）在解剖学的研究中，发现颈袢有一大分支，命名为主支；并通过犬的实验证实颈袢主支支配声带内收肌的可行性。1996 年郑宏良报道了颈袢主支与喉返神经吻合治疗单侧声带麻痹，至今完成手术 178 例，嗓音恢复正常者达 96%，有效率 100%。

（二）舌下神经喉返神经吻合术

Paniello 报道了动物舌下神经喉返神经吻合术的生理、组织学、电生理学的特征，并将该术应用临床，嗓音恢复满意，但要以牺牲舌下神经、舌肌瘫痪为代价。

（三）迷走神经喉返束与喉返神经吻合，并切断外展肌支

实验研究效果良好，但无临床病例报道。

（四）颈袢神经肌蒂环杓侧肌或甲杓肌植入术

Tucker（1989）总结了治疗效果，88% 获得满意效果，郑宏良比较了颈袢喉返神经吻合与神经肌蒂的治疗效果，认为颈袢吻合效果明显好于神经肌蒂，只有在不适合行颈袢手术时才考虑神经肌蒂手术。

（五）替代神经环杓侧肌或甲杓肌植入术

Hoessly（1916）在甲状软骨上开窗，将副神经的分支植入喉内收肌，开创了神经植入术治疗声带麻痹的研究。郑宏良（1994）报道了颈袢多分支多点植入喉内肌，实验及临床结果均优于单一神经植入术，但效果差于颈袢喉返神经吻合术，因此不作为首选方法。

（六）甲状舌骨肌替代环甲肌

单侧环甲肌瘫痪，有声音嘶哑者，可利用甲状舌骨肌缝在已麻痹的环甲肌上，缩短环状软骨与甲状软骨间距离，改善声带张力。

（七）声带内收肌神经再支配联合声带内移术

Tucker 认为将颈袢神经肌蒂植入喉内收肌的同时手术内移声带，改善了发音功能，防止远期疗效退变。Chhetri 在行杓状软骨内收的同时将颈袢分支与喉返神经吻合恢复了内收肌的肌张力，认为效果满意。郑宏良等（2003）采用颈袢主支喉返神经吻合联合杓状软骨内收术治疗病程 2 年以上的声带麻痹，效果理想。

三、恢复喉返神经功能的手术

（一）喉返神经减压术

Ogura（1962）报道于颈侧暴露患侧甲状软骨下角后，切除下角及部分甲状软骨板以减压，认为喉返神经在甲状软骨下角与环状软骨之间入喉处受压，尤以神经在下角后方入喉者更易受伤，引起特发性声带麻痹。4例喉返神经减压术患者，2例在术后4个月恢复正常。郑宏良（2000）对颈段喉返神经损伤进行探查，迄今42例有喉返神经缝扎伤、粘连伤史的患者接受神经松解减压，病程4个月内者可恢复正常嗓音。

（二）喉返神经断端直接吻合术

Tashiro（1972）对32只犬施行喉返神经切断重新吻合，一年后有26只犬的吻合侧恢复了声带外展。Green，Mu等经动物实验也证实喉返神经端端吻合可达治疗效果，但由于喉返神经断端直接吻合易引起内收、外展的神经错向再生，产生声带的痉挛性静止、甚至矛盾运动，因此声带极少能恢复生理性运动。郑宏良（2002）报道6例，Chou报道12例的临床经验，虽然患侧声带仍不活动，但至少说明其避免了肌萎缩，保持了良好的肌张力，术后数月发音基本良好。由于喉返神经吻合后，声带内移于正中位，故此手术不适合于双侧喉返神经麻痹的治疗。

（三）同期恢复内收及外展肌神经再支配

1974年Iwamura报道用膈神经吻合喉返神经外展支，同时用颈袢的胸骨舌骨肌支吻合喉返神经内收支。1992年温武报道用膈神经与喉返神经吻合，同时用颈袢的甲状舌骨肌支吻合内收支。1997年Sercarz用右侧喉返内收支近端通过桥接吻合左侧喉返内收支远端，同时用两侧颈袢各自吻合右侧的喉返内收支远端及左侧喉返外展支。以上的实验均取得良好效果。但均无成功的临床病例报道。

第二节　喉神经修复的临床应用

声带麻痹的外科治疗包括两大方面，其一是机械性声门缩窄术或声门开大术分别治疗单侧及双侧声带麻痹，其二是喉返神经修复术。声带麻痹的治疗原则：① 首先尽可能寻找并治疗疾病的原因；② 任何机械性永久性治疗应至少观察6个月，无恢复迹象时再手术；③ 根据声带麻痹的原因、类型、严重程度、患者的特殊需求、全身情况选择手术方式；④ 外伤包括手术损伤、机械性压迫如甲状腺肿瘤等，对于损伤严重，无望恢复声带功能者应尽早探查喉返神经，根据探查情况，选择相关的神经修复术式；⑤ 声带麻痹引起的症状如喉梗阻、误吸、呛咳等，应及时加以处理。有关喉神经修复的实验研究较多，但真正临床行之有效的方法甚少，现介绍几种临床上较为有效的神经修复方法。

一、喉返神经探查减压术

（一）适应证与手术时机

1. 颈部外伤引起的声带麻痹，未查出甲状软骨下角骨折及脱位，病程4个月内，经神经肌电检查证实无喉功能恢复者。

2. 外伤后虽未出现声带麻痹，但经检查发现甲状软骨下角骨折或脱位，应及时进行神经探查减压术。

3. 颈部甲状腺等手术发生声带麻痹，病程 4 个月内，经神经肌电检查证实无喉功能恢复者。

4. 特发性声带麻痹、胸腔疾病及传染性疾病引起的周围神经炎。

5. 良性占位压迫喉返神经，排除喉返神经径路上恶性肿瘤，如甲状腺癌等的侵犯。

甲状腺等手术术后声带麻痹如经神经电生理评估属预后良好者，往往为术中粗暴操作过度牵拉、挤压神经，或瘢痕增生压迫神经造成，可先采用保守治疗，1 ~ 4 个月喉功能往往可恢复。

（二）手术原理

喉返神经入喉后分为前支与后支，后支与喉上神经降支形成 Galen 吻合，而前支紧贴环甲关节后方上行支配喉内肌。在环甲关节处，喉返神经前有环甲关节，内侧有环状软骨。特发性喉返神经炎时，水肿的神经组织在此处不易得到缓冲。颈前部外伤常使环甲关节脱位或骨折，可直接压伤此神经。因甲状腺手术后颈段喉返神经被缝线结扎、瘢痕粘连压迫，引起声带麻痹。甲状腺良性肿物也可以压迫喉返神经造成神经麻痹，通过喉返神经减压，松解受压迫的神经。

（三）手术方法

1. 麻醉 局部麻醉或全身麻醉。

2. 切口及分离 在环状软骨下偏患侧做一横切口，长 4 ~ 6cm，切开皮肤及皮下组织，显露胸骨舌骨肌及肩胛舌骨肌，并向外侧牵引，显露甲状软骨外侧缘及其下角。切开外软骨膜，向下剥离，游离甲状软骨下角勿损伤内软骨膜。

3. 针对特发性声带麻痹或甲状软骨下角骨折，在环甲关节后方，解剖喉返神经喉内段，将其保护后，切除甲状软骨板的后下部，包括其下角，使喉返神经得以松解。

4. 针对甲状腺手术引起的声带麻痹，第一种方法是先寻找喉返神经损伤的远心端。在环甲关节后方，解剖出喉返神经喉内段后，逆行追踪该神经，直至喉返神经损伤处。探查损伤处的损伤类型及损伤程度，对于喉返神经缝扎、粘连或压迫损伤，神经连续性存在者，解除缝线、去除瘢痕粘连组织，解除肿物对喉返神经的压迫。第二种方法是先寻找喉返神经损伤的近心端，在胸骨上窝气管食管间沟内找到喉返神经的近心段，顺行解剖喉返神经直至损伤处，减压处理同第一种方法。

5. 喉返神经探查发现其连续性不存在，则采用其他神经修复术。

6. 冲洗术腔，置入负压引流管，逐层缝合组织。

（四）术后处理

1. 术后 48 ~ 72 小时拔除引流条，拔管指标是引流液 10ml 以内。

2. 药物应用 应用抗生素约 3 天，应用糖皮质激素 2 天，应用维生素 B_1 及维生素 B_{12} 约 2 个月。

声带麻痹在 3 个月以内者，经减压术后，1 ~ 2 个月内喉功能即可恢复。如声带麻痹已经 3 个月以上，则恢复的机会减少。5 个月以上减压基本无效。手术如果切除甲状软骨板的后下部及其下角，则破坏了环甲肌作用的支点，使麻痹的声带张力减弱，但如果喉返神经功能能够恢复，对发声功能影响不明显。Maisel 等报道 5 例特发性声带麻痹，行喉返神经减压术，4 例成功，并认为只要适当的手术外科指征存在，该术仍是一种有希望的方法。郑宏良等报道甲状腺手术引起的声带麻痹进行喉返神经减压术 42 例，术后均恢复正常嗓音，其中 87% 声带恢复不同程度的协调性运动。

二、喉返神经缝合术

Balance 等（1882 年）将一只犬的左喉返神经切断后缝合，5 个月后喉功能基本恢复。Horsley（1909 年）首次为 1 例枪弹伤患者的喉返神经再接成功。笔者曾遇甲状腺手术及颈部手术误伤喉返神经 9 例，及时做喉返神经直接端端吻合术，虽然均未观察到声带的内收、外展运动，但术侧声带无缩短，体积如常，声带张力好，声带内移，发音时声门裂明显缩小或消失，声音 7 例恢复正常，2 例未恢复正常。许多学者做了动物及临床观察，疗效也不一致。Siribodhi（1963）首次提出了喉返神经错向再生的理论，即喉返神经的直接吻合，因其内收及外展纤维的错向再生，导致声带痉挛性静止或矛盾运动。许多学者的实验也证实这一理论。笔者认为未恢复正常嗓音的患者是由于喉返神经错向再生或早期手术时，神经修复技术尚不熟练所致。尽管如此，不少学者仍认为术中误伤引起的喉返神经断离，在手术中即行直接端端吻合，不失为较好的治疗方法。

（一）适应证与手术时机

1. 甲状腺等手术术中发现单侧喉返神经已被切断，应及时在术中做喉返神经端端缝合术。

2. 外伤及甲状腺等手术引起的单侧声带麻痹，经神经肌电检查预后不良者，先行喉返神经探查，如探查发现其连续性不存在，病程 1 个月内者。

一般认为第一次手术应在瘢痕形成前（1 个月内）进行为佳，超过这个时期，由于瘢痕组织增生，喉返神经寻找较困难；且由于神经断端神经瘤形成，神经吻合时必须切除断端神经瘤，形成两断端神经的缺损，如坚持神经缝合术，往往在两断端间需要移植一段异位神经，再生神经纤维要跨过两个神经吻合口，因此到达效应器（喉内肌）的神经纤维明显减少。即使能做神经直接端端无张力吻合术，也往往无法辨认神经内部结构，无法做到神经束准确对位，内收、外展纤维的错向再生机会增加，影响手术效果。

（二）手术方法

1. 麻醉　局部麻醉或全身麻醉下进行。

2. 切口　于环状软骨平面做横切口，或与第一次手术切口取齐。如果甲状腺手术引起的神经损伤，切口可适当偏低。而环咽部手术引起的神经损伤，切口可适当偏高。

3. 寻找喉返神经断端　从正中线分离带状肌，并将其牵向外侧，在外伤或手术瘢痕平面以下紧贴气管向深处分离，在气管食管间沟内找到喉返神经正常的近心段，绕神经穿一橡皮条作标志。以此向远心端寻找直至找到近心断端。将胸锁乳突肌和颈动脉鞘向外牵引，暴露甲状软骨板外侧缘，将喉体翻向对侧，以暴露咽下缩肌的斜向肌纤维下缘、甲状软骨下角，在该处仔细解剖、分离出喉返神经入喉处，然后顺此向其近心端追踪，直至找到远心断端。

4. 喉返神经端端缝合术　找到喉返神经断端后，先在手术显微镜下仔细观察，断端如创伤或神经瘤所致应做足够切除，然后按神经内部结构准确对合，使断端间对齐、没有张力与扭转。采用 11-0 无损伤尼龙线做神经外膜间断缝合，可先在相隔 180° 处缝合 2 针，留下线尾做牵引，然后再缝合另外 2 针。橡皮片引流，逐层缝合切口。

（三）术中注意事项

1. 需要健康的神经吻合端　锐器切断的神经其断端往往是正常的，但对于创伤性的神经断端，则必须将挫伤的神经束或创伤性神经瘤行足够切除，直至各神经束在两断端能清楚地看到或分辨出来才能进行缝合。

2. 避免扭转　喉返神经为混合神经，运动与感觉纤维常分别成束。如果缝合时发生扭转，即有可能将运动纤维的神经束与感觉纤维的神经束，内收纤维与外展纤维交叉对合引起神经纤维错向再生。所以必须在手术显微镜下按营养血管的位置、神经束的形状与排列、神经断面的形状准确判明方向后再进行缝合。

3. 无张力的缝合　神经的缝合不能在有张力的情况下进行，不然神经外膜虽已对合，但其中的神经束仍回缩而未能对接，断端间将有瘢痕组织形成，影响神经纤维的再生。

4. 保持局部血供　分离显露喉返神经时要尽可能避免操作神经的营养血管。神经缝合处周围组织血液供应要求比较正常。缺血的瘢痕组织应予以切除。

三、颈袢主支或分支多股喉返神经吻合术

神经再支配肌肉的功能的恢复需要有足够数量的运动神经纤维，使失神经支配肌获得充分有效的再神经支配。支配声带内收肌神经还要求在发声等声带内收活动时呈密集的干扰相电位。郑宏良（1995 年）首次提出颈袢主支喉返神经内收肌支吻合术治疗单侧声带麻痹，先后进行了即刻及延期吻合的动物实验研究，颈袢主支的各种神经修复术的比较研究，证明颈袢主支吻合术较颈袢其他分支吻合术、神经植入术及神经肌蒂植入术更为有效。

1996 年郑宏良等报道了采用该术治疗单侧声带麻痹 8 例，声音恢复满意，术侧声带虽无内收亦无外展运动，但均有不同程度的内移，声门缩小。其中 5 例恢复至正中位，术侧声带的平面也恢复了对称性。5 例接受频闪喉镜检查的患者，有 4 例恢复了正常的黏膜波。嗓音分析显示术后半年频率微扰、振幅微扰及标化噪音能量均明显减少，其中 7 例恢复正常水平。肌电图检查发现术前患侧声带内收肌动作电位幅度低，最大用力发声时呈单纯相或混合相电位。术后 8 ~ 12 周术侧声带肌观察到多相电位及神经再生电位，12 周后开始出现发声及喉括约活动时与健侧基本同步的密集型干扰相电位，20 周后电位稳定。肌电图的恢复与声音恢复基本同步。2005 年 11 月为止，笔者采用该法治疗单侧声带麻痹 178 例，嗓音恢复正常率 97%。

（一）手术特点

1. 选择性地恢复内收肌的神经再支配，未涉及外展肌。因此，不像颈袢其他分支喉返神经吻合术那样存在拮抗声带内收肌中线内移的力量，从而使声带内移更明显。

2. 为生理性手术，能恢复声带的肌张力、肌体积、顺应性。

3. 颈袢主支神经纤维数量多，能使声带内收肌获得较充分的神经再支配，肌张力、肌体积的恢复较颈袢其他分支喉返神经吻合术更为满意。

（二）作用机制

颈袢在整个呼吸周期有电活动，但电位明显低于发声及喉括约活动，也明显低于喉返神经吸气时电位。因此，颈袢主支吻合术不至于引起声带的痉挛性静止或矛盾运动，从而维持了声带的位置和形态。发声及喉括约活动时喉内收肌电位大大增强，杓状软骨内移，声带内收，声门后部裂隙消失，不但恢复了喉内收肌的肌张力及肌体积，还恢复了发声时声带的正常内收位，从而恢复正常的嗓音。

胸骨甲状肌起于胸骨止于甲状软骨板的外侧，其收缩将会引起甲状软骨板外移，颈袢胸骨甲状肌支切断后产生同侧甲状软骨板的内移，同时也内移了声带，从而一定程度地改善了嗓音。

（三）手术适应证

手术主要适应于外伤 3 年内，环杓关节拨动无固定者。

1. 单侧声带麻痹经半年观察无喉功能恢复迹象或无对侧声带代偿可能，麻痹声带呈弓形固定于旁正中位或中间位，其平面高于健侧，发声时声门后部有裂隙，仍声音嘶哑者。

2. 以用声为主要职业者单侧声带麻痹 4 个月以内，经肌电图检查判断预后不良者，甚至可以在外伤及手术引起迷走神经或喉返神经离断时，直接在手术时行颈袢主支吻合术。

（四）手术方法

1. 甲状腺上喉返神经吻合术　采用全身麻醉。

（1）切口及分离颈袢：切口位于环状软骨下缘水平，偏术侧的横切口，在颈内静脉表面或颈内静脉与颈总动脉之间寻找颈袢各分支，仔细辨认各分支中最粗的一支（颈袢主支），向其远端追踪，可见颈袢主支在向下行走过程中发出 2 ~ 4 支亚分支。电刺激器刺激主支，引起带状肌的收缩，证实颈袢主支无损害，刺激强度 5mA 以内。在主支的第一亚分支上穿线做标记，盐水纱布覆盖保护。

（2）分离喉返神经喉内段：用拉钩牵引甲状软骨板后缘，使喉体转向对侧，以暴露咽下缩肌的斜向肌纤维，分离附着于甲状软骨板下部的肌纤维，必要时可切断咽下缩肌，在环甲关节的后下方用显微血管钳仔细解剖，如有条件可在手术显微镜下操作。喉返神经在喉内均以前后 2 个分支终止，后支细小，沿着下咽前壁与环杓后肌后表面间上升，与来自喉上神经内支的后降支形成 Galen 吻合，其为感觉神经纤维。前支较粗，为喉返神经主干，恒定地经环甲关节后方，环杓后肌外侧缘上行。在环甲关节后下方找到前支后，顺其远心向寻找，在环杓后肌的中下部平面可见其发出 1 ~ 3 支细小的外展肌支支配环杓后肌，主干继续向上行走，此主干即为喉返神经内收肌支，其长度为 7mm 左右。如内收肌支暴露不佳，可不显露，以免引起损伤。再在环甲关节后下方沿喉返神经向近心端追踪，直至找到喉返神经损伤处，这样既可节省手术时间，又能保证一个健康的喉返神经的远心断端。

（3）颈袢主支喉返神经吻合术：在颈袢主支发出第一分支处的近端切断该神经，在喉返神经损伤处远心端切断喉返神经，去除有瘢痕的不正常的神经，使神经断面露出神经束为止。将颈袢主支引向喉部，在手术显微镜下将其近心端与喉返神经远心端以 11-0 无损伤尼龙线作神经外膜端对端缝合，一般缝合 3 ~ 5 针，缝合技术同喉返神经端端缝合术，以两断面的神经束完全包于神经外膜内为止，可以切断 / 不切断喉返神经外展支。置引流管，逐层缝合。

2. 甲状腺下颈袢喉返神经吻合术 迷走神经颅内损害、颈段损害或胸腔段损害，上述情况颈段喉返神经的外形保持完整，可采用甲状腺下径路颈袢喉返神经吻合术。

（1）麻醉：颈丛麻醉或全身麻醉。

（2）切口及分离颈袢：在第2～3气管环高度偏患侧做横切口，切开皮肤、皮下组织和颈阔肌。暴露胸锁乳突肌，稍加分离后将其向后牵引，仔细解剖颈内静脉、颈总动脉表面的鞘膜，在颈内静脉表面或颈内静脉与颈总动脉之间寻找颈袢各分支，仔细辨认各分支，寻找颈袢主支，将其解剖出后，穿线作标志，暂不切断。

（3）分离喉返神经：在甲状腺峡部以下的气管食管间沟内仔细分离解剖出喉返神经，尽可能顺着该神经向近心端追踪，以保证有足够的长度做无张力缝合。

（4）颈袢主支喉返神经吻合术：尽可能靠近近心端切断喉返神经，从带状肌下方穿出，将其引向带状肌下方，必要时可切断胸骨甲状肌及胸骨舌骨肌，待神经吻合术后再吻合这两块肌肉。在颈袢主支发出第一分支处的近端切断该神经，手术显微镜下将该神经的近心断端与喉返神经的远心断端以11–0的无损伤尼龙线作神经外膜缝合，缝合3～4针即可，缝合方法同上。

（五）术中注意事项

1. 需要健康的神经吻合端面，避免神经扭转，做到神经无张力吻合，保持良好的神经血液供应（详见喉返神经端端缝合术）。

2. 术中如发现颈袢无主支，则寻找最粗大的分支为替代神经，必要时可利用2支颈袢分支形成2股一起与喉返神经远心断面缝合。如同侧颈部因手术或外伤造成颈袢损害，或电流刺激颈袢相应的带状肌无明显收缩，说明颈袢有损伤，此时可利用对侧颈袢最长的分支，将其引向术侧的环状关节后方，与喉返神经内收肌支吻合。

3. 术中如发现喉软骨支架骨折，应改用甲状软骨成形术或声带注射术来改善发声。

患者术后声嘶即有改善，这是由于切断颈袢胸骨甲状肌支所引起，但是这种嗓音仍然嘶哑，并一直维持到术后2～4个月后才进一步的逐渐好转，直至恢复正常。一般来说，术后6个月嗓音稳定。该术式无特殊的并发症。

四、颈袢分支喉返神经吻合术

Crumley（1986年）首先将该术应用于临床治疗2例单侧声带麻痹，1991年又报道20例。术后声带既无内收也无外展，但声带内移，声门裂缩小或消失，绝大多数患者恢复了与健侧基本同步对称完整的黏膜波，所有患者的声音嘶哑均有明显改善，绝大多数患者嗓音基本恢复正常。

（一）手术特点

1. 该术为生理性手术，若手术失败还可以采用声带注射术或其他的机械性声带内移手术来改善发声。

2. 术后双侧声带的体积、张力、顺应性及黏膜振动的对称性能得以恢复，从而恢复嗓音。

（二）作用机制

1. 颈袢胸骨甲状肌支在整个呼吸周期均有电活动，吸气时略增强，但其电活动强度明显低于喉返神经，因此不至于引起声带的痉挛性静止或矛盾运动。其适中的电活动一定程度地恢复了所有喉内肌的体积及张力。环杓后肌的轻度收缩能保持发高音时杓状软骨的稳定性，而甲杓肌及环杓侧肌的收缩使声带肌恢复了一定程度的肌张力及顺应性，从而恢复或改善发声。

2. 胸骨甲状肌起于胸骨止于甲状软骨板的外侧，其收缩将会引起甲状软骨板的外移，颈袢胸骨甲状肌支切断后产生同侧甲状软骨板的内移，同时也内移了声带，从而一定程度地改善了发声。

（三）手术适应证

同颈袢主支喉返神经吻合术。

（四）手术方法

1. 甲状腺下颈袢喉返神经吻合术　迷走神经颅内损害、迷走神经颈段损害或胸腔段损害，上述情况颈段喉返神经的外形保持完整，可采用甲状腺下径路颈袢喉返神经吻合术。

（1）麻醉：颈丛麻醉或全身麻醉。

（2）切口及分离颈袢：在颈内静脉表面或颈内静脉与颈总动脉之间寻找颈袢各分支，仔细辨认各分支，寻找最长最向下行走支配胸骨甲状肌的分支，将其解剖出后，穿线作标志，暂不切断。

（3）分离喉返神经。

（4）颈袢喉返神经吻合术：尽可能靠近近心端切断喉返神经，从带状肌下方穿出，将其引向带状肌下方，必要时可切断胸骨甲状肌及胸骨舌骨肌，待神经吻合术后再吻合这两块肌肉。颈袢胸骨甲状肌支也尽可能地靠近入肌点切断，手术显微镜下将该神经的近心断端与喉返神经的远心断端以11–0的无损伤尼龙线作神经外膜缝合，缝合3~4针即可，缝合方法同颈袢主支喉返神经吻合术。

2. 甲状腺上喉返神经吻合术　甲状腺切除术、颈段食管手术等引起的喉返神经损伤，其发生部位均在环状软骨平面以下不远处。因手术必须在病变远端进行，故须采用甲状腺上径路颈袢喉返神经缝合术。

（1）麻醉：同甲状腺下径路。

（2）切口及分离颈袢：在环状软骨平面偏患侧做横切口，寻找颈袢胸骨甲状肌支方法同甲状腺下径路。

（3）分离喉返神经：用拉钩牵引甲状软骨板后缘，使喉部转向对侧，以暴露咽下缩肌的斜向纤维，分离附着于甲状软骨板下部的肌纤维，在环状关节的后下方用显微血管钳仔细解剖，找到喉返神经。

（4）颈袢喉返神经吻合：尽可能靠近近心端切断喉返神经。颈袢胸骨甲状肌支尽可能地靠近入肌点切断，将颈袢分支从带状肌下方穿过，引入喉内，必要时可切断胸骨甲状肌及胸骨舌骨肌，待神经吻合术后再吻合这两块肌肉。手术显微镜下将颈袢神经的近心断端与喉返神经的远心断端以11–0的无损伤尼龙线作神经外膜缝合，缝合3~4针即可，缝合方法同颈袢主支喉返神经吻合术。

五、双侧声带麻痹的神经修复手术

双侧声带麻痹常引起严重的呼吸困难，大多数患者需要行气管切开、杓状软骨切除或声带外移固定术等，上述方法均以牺牲发音功能为代价。选择性地恢复环杓后肌的神经再支配，使声带恢复主动性外展功能或有效地扩大声门解除喉梗阻为近几十年来喉外科领域引人注目的课题。早期的研究者多行舌下神经－喉返神经吻合术、迷走神经－喉返神经吻合术或膈神经－喉返神经吻合术。上述方法多数未见声带恢复外展运动，由于上述术式内收肌及外展肌同时受替代神经的再神经支配，故声带处于静止或不能运动状态。近 30 多年的研究表明，尽管喉返神经端端吻合术或迷走神经喉返神经吻合术能恢复声带的体积及肌张力，改善发声，但是往往因神经错向生长，声带处于静止内收状态或运动不能，因此无法有效解除喉梗阻。选择合适的替代神经支配外展肌已为人们广泛重视，合适的替代神经要求：① 选择的替代神经吸气时呈与外展肌基本同步的电活动；② 有足够的运动神经纤维；③ 选择神经切断后基本无严重的功能损害。符合上述要求的有颈袢及膈神经。颈袢治疗主要采用神经肌蒂环杓后肌植入术，而膈神经用于治疗双侧声带麻痹，可以应用膈神经喉返神经远端吻合同时切断喉返神经内收支、劈开的膈神经与喉返神经外展支吻合或插入环杓后肌（Crumley，1983）、膈神经植入环杓后肌、膈神经或膈神经上支与喉返神经吻合同时将内收肌支植入环杓后肌中、膈神经与颈袢选择性支配内收及外展肌。但上述方法临床报道有效者只有神经肌蒂埋植术及膈神经与喉返神经吻合内收肌支环杓后肌植入术。

（郑宏良）

第十一章 气管食管发声重建 Tracheoesophageal Voice Restoration

外科治疗是目前喉癌治疗的主要手段之一。1873 年奥地利医师 Billroth 进行首例喉全切除术，20 世纪 60 年代以后喉部分切除术逐步得到推广应用，但是喉全切除术在喉癌的初始治疗及挽救性手术中仍然经常施行。喉全切除后患者的呼吸由经颈部气管造瘘口，鼻腔和口腔无气体通过，患者丧失发音功能。为提高患者的生存质量，稳定患者的心理状态，使喉全切除后患者重新走向社会，手术后的言语康复一直是耳鼻咽喉科医师努力的方向。

喉全切除后患者重新发音，主要是要使气体能够进入下咽，引起下咽黏膜振动，通过口腔的构音，形成言语。常用的方法有以下几种：① 人工喉装置：将气管造瘘口呼吸出的气体用一个管道输送到咽部，再从咽部将气体经口腔送出发音；② 气管食管发声重建，包括功能性气管食管造瘘术及造瘘发音管植入术，在气管后壁及食管前壁之间造一个瘘口发音或在进一步安放一管状发音钮样装置，使气体经由经管状发声钮到达食管，由口腔逸出而形成言语；③ 食管发音：吞咽气体，利用食管储存，然后将气体由食管释放到口咽及口腔，构成言语；④ 人工电子喉：用物理方法使咽部及口腔气体发生震荡而形成声音，由口腔构成言语。本节主要介绍气管食管发声重建术。

第一节 功能性气管食管造瘘术

一、气管食管共壁的解剖

气管食管有共同的软组织壁，了解气管食管共壁的解剖，为临床安装发音管的穿刺点提供依据。据彭玉成等（1997）对 30 例我国正常成人尸体标本的测量，第 1、2 气管环的气管食管共壁的宽度是 11.8mm ± 2.5mm（7.9 ~ 17.6mm），第 2、3 气管环水平气管食管共壁的宽度是 12.0mm ± 2.7mm（8.0 ~ 18.4mm），第 3、4 气管环气管食管共壁的宽度是 12.1mm ± 2.8mm（8.2 ~ 19.5mm）。第 1、2 气管环气管食管共壁的厚度是 5.5mm ± 1.4mm（3.2 ~ 8.2mm），第 2、3 气管环水平气管食管共壁的厚度为 5.7mm ± 1.5mm（3.2 ~ 8.5mm），第 3、4 气管环水平的气管食管共壁的厚度是 5.5mm ± 1.4mm（3.3 ~ 8.0mm）。

二、功能性气管食管造瘘术

功能性气管食管造瘘术是指用手术方法在气管与食管之间建立一个通道，使气管内的气体得以通过瘘孔进入食管，然后通过食管到达咽部及口腔，经口腔的构音作用形成言语。气管食管造瘘的方法很多：① 在气管食管共壁之间直接建立一个瘘孔，这种情况术后容易呛咳，瘘口也容易闭塞；② 将气管上端与咽部直接吻合，利用下咽部的黏膜覆盖部分气管口，然后常规气管造口，这种方式发音较好，缺点是容易呛咳，有时瘘口可能闭塞；③ 应用黏膜或皮肤在气管及食管之间建立通气管道的方法，气管侧高，食管侧低，但操作方法复杂，管道容易闭塞。

（一）李树玲术式

李树玲术式为气管食管直接造瘘的方法。适应证为：① 患者的体质较好，年龄 70 岁以下；② 心肺功能正常；③ 既往未经放射治疗者。

1. 手术步骤

（1）在喉全切除完成后，于气管前壁断缘向下纵行切开约 2cm。

（2）在纵行切开的下缘横行切开直至距气管后壁剩余约 2.5mm，在气管后壁正中做一边长为 1.5cm 的 V 形切口，完全切透气管食管壁，留一蒂在上的 V 形瓣（图 5-11-1）。

（3）将瓣的两侧缘下半部缝合，三角瓣推入食管腔内，留一横行一字形裂隙（图 5-11-2）。

（4）在气管上端缝合形成帽状憩室（图 5-11-3）。用与气管造口相同的方法将皮肤缝合于气管近口端，发音时患者需要将气管造瘘口堵住，气体即可经裂隙进入食管内，经口腔构音而形成言语，同时推入食管的黏膜瓣可防止吞咽时食物进入气管。

2. 手术并发症　患者发音失败的原因有创口感染、瘘口过小、瘘口过大引起呛咳等。手术后防止感染、制作适当大小的瘘口是手术成功的关键。瘘口过小时可放置一导尿管，待瘘口稳定后再拔出。

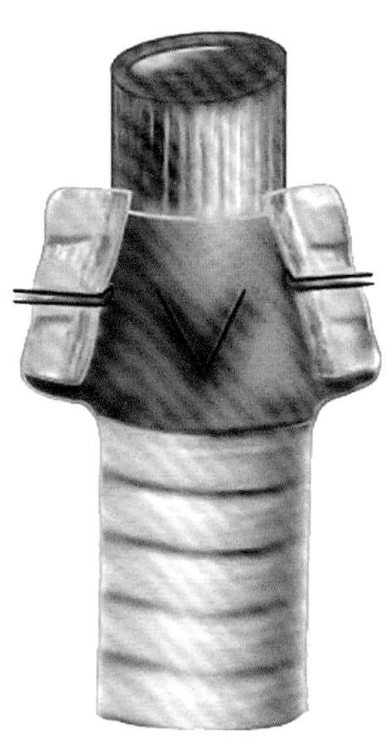

图 5-11-1　喉全切除后的气管上端切口示意图
illustration of the incision in the upper end of trachea

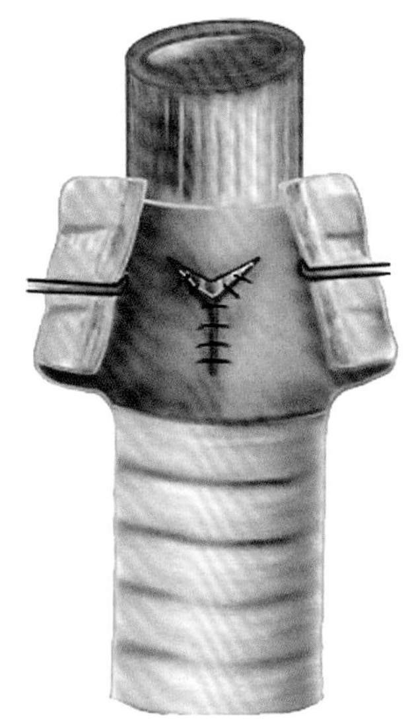

图 5-11-2　缝合气管食管共壁的切口下部示意图
illustration of sew up the lower parts of the incision

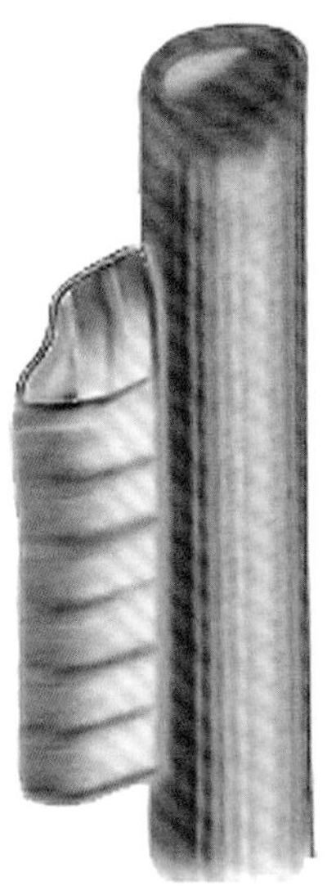

图 5-11-3　气管上端缝合成帽状憩室示意图
illustration of sew up the upper end of trachea

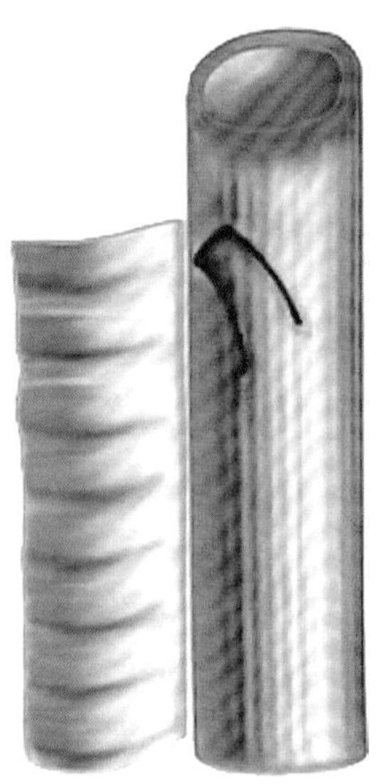

图 5-11-4 在食管前壁做一黏膜瓣示意图
illustration of created a mucosal flap on the anterior wall of esophagus

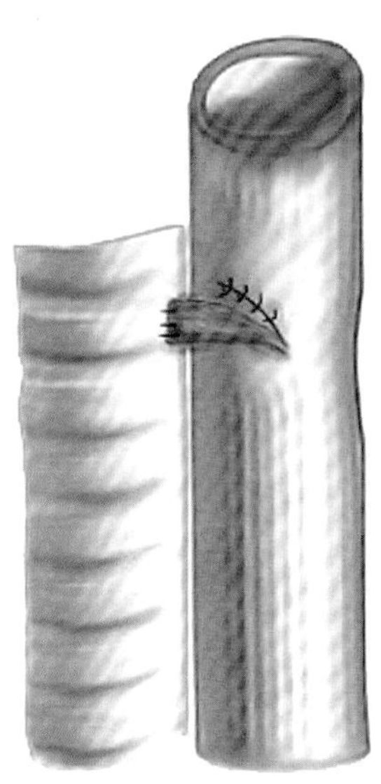

图 5-11-5 缝制发音管示意图
illustration of sew up a air tube

（二）气管食管通气管法

气管食管通气管法适用于喉癌喉全切除术后，颈段食管无明显缺损者，对喉咽癌及颈段食管癌患者应慎重选择。孙彬等对喉全切除后患者，在喉切除完毕后，制作黏膜通气管，10 例术后患者均能发音。手术步骤为：

1. 喉全切除后，向下分离气管食管共壁，至第 5 气管环处。

2. 制作黏膜瓣在食管断缘下 1cm 处，斜行全层切开食管壁，约 2cm × 5cm 大小，使之为一蒂在下的黏膜瓣（图 5-11-4）。

3. 将食管前壁组织瓣缝制一管道，黏膜面向内，气管口端较大，食管口端较小，缝合于气管的后壁，成为通气管（图 5-11-5），通气管的气管端较宽，食管端较窄，气管端高，食管端低，可防止吞咽呛咳。

第二节 造瘘发音管植入术

造瘘发音管植入术是在喉全切除后，于气管食管间制造一瘘孔，植入管状的发音装置，这种发音管在 1980 年由 Blom 和 Singer 首先报道，倡导在食管镜下安装，又称为 Blom Singer 发音管，以后又出现了 Staffieri、Groningen、Provox 等类型发音管，其主要结构都是在硅胶管的一侧有单向活瓣样装置，气体可以自气管经活瓣通向食管，而食物则不能由食管流向气管，发音同时防止误咽。van den Hoogen 等研究表明，不同类型的发音假体之间语音分析无明显差异。

一、手术适应证

造瘘发音管植入术的适应证是：①喉全切除后，不能食管发音；②患者对自己的食管发声不满意，又不能较好的使用电子喉的患者。新近的研究表明，对于下咽缺损皮瓣修复后、游离空肠重建下咽后或胃上提代下咽者，都可以安装发音管。对于气管造瘘口较小，有食管狭窄或咽反射比较严重的患者则不宜安装发音管。安装前，应行检查：行食管钡餐造影，了解食管有无狭窄；行食管吹气试验了解有无环咽肌痉挛。

二、手术步骤

（一）喉全切除后一期发音管植入术

喉全切除后，切断咽下缩肌和环咽肌，将气管造瘘口适当开大，自咽瘘口处置入血管钳，在气管断缘的下方1cm气管食管共壁处横行切开约0.4～0.5cm，使之成一气管食管瘘口，切口两端各缝合一针防止气管食管壁分离，植入导尿管防止切口愈合，常规关闭下咽切口。术后2周，待切口愈合后，拔除鼻饲管，在导尿管的引导下将发音管带入瘘口。

（二）喉全切除二期发音管植入术

手术可以在局部麻醉或全身麻醉下进行，经口置入食管镜，达食管入口下方时，伸入造瘘钳，以尖刀在造瘘钳处切开0.5cm，造瘘钳夹持导尿管将发音管带入气管食管瘘口（图5-11-6）。

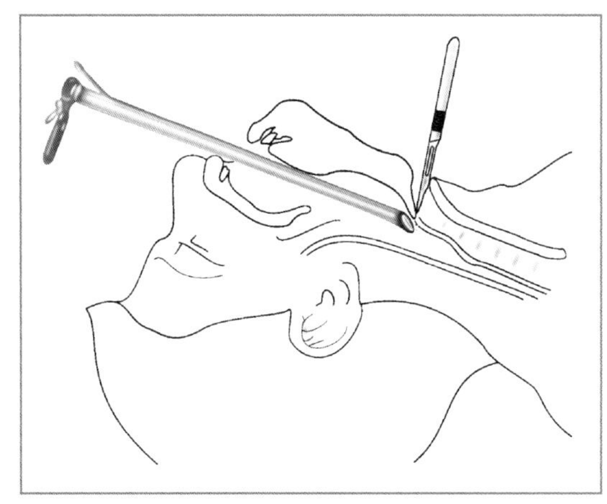

图5-11-6　二期发音管植入术示意图
illustration of secondary tracheoesophageal puncture

三、手术并发症与预后

造瘘发音管植入的并发症有发音管脱落、误咽、局部感染、发音训练不成功、永久性气管食管瘘形成等。部分患者发音管脱落后，气管食管瘘可自行愈合，也有小部分患者因感染、发音管脱落形成永久性的气管食管瘘，经局部换药后不能愈合时，应再次手术修补瘘口。

造瘘发音管植入后，部分患者可能因环咽肌痉挛而导致发音失败，可经颈侧切开环咽肌切断，也可经支撑喉镜下经黏膜用激光切断环咽肌，后者创伤小，效果良好。肉毒杆菌毒素可以抑制肌肉的运动，导致肌肉瘫痪，局部注射可治疗环咽肌痉挛。Zormeier认为，喉全切除后发音管植入后发音失败的原因，可能是由于下咽及颈段食管的痉挛，对这类患者应在纤维喉镜下经下咽及食管注射肉毒杆菌毒素，注射后通过检测气管气道压、语音分析、钡餐观察后认为上述方法对环咽肌痉挛安全有效，费用低。

造瘘发音管植入手术操作容易，发音质量比较理想，是喉全切除后患者的常用发音重建方法，患者的满意程度也较高。Daniilidis比较不同发音方法的发音质量，发现发音管的声音质量、言语连贯性及可懂度均优于食管发音，但费用高，发音时需要堵住气管造瘘口，且发音管需定期更换。de Raucourt 等对一组喉全切除后使用发音管的患者随访，发音管发音成功率 1 年时为 81%，5 年时为 73%。发音管假体的利用率 1 年为 68%，5 年时为 61%，26% 因瘘口扩大导致气管食管瘘，27% 需要去除假体。因此，发音管假体虽然有较高的言语成功率及音质，但发音变化及局部处理仍需注意。Aust 研究 Provox 发音管假体，长期使用成功率为 74%，平均更换假体的时间为 166 天，发音管假体失败的原因有局部感染、放射治疗后纤维粘连、操作不协调、脑血管意外、喉全切除合并全舌切除等。Dworkin 通过内镜观察发现，发音管植入后发音功能差是由于瘘口食管侧黏膜过多或过厚及非同步振动所致。最常见的并发症是发音管假体坠入食管。手术前言语交流能力和年龄也是手术后发音效果的主要预测因素。Clements 比较了书写、食管发音、电子喉及发音管等的不同交流方法，让患者自我评价不同发音方法的质量及满意程度，结果显示应用发音管的患者对自身发音评价最高。

造瘘发音管植入术的并发症也很常见。Neumann 报道发音假体置入后 30% 出现并发症，包括肉芽组织增生（15.7%）、瘘口扩大（5.5%）、假体丢失（1.9%）、局部瘢痕增生使假体移位（0.9%）、因并发症需永久取出假体（2.8%）。Izdebski 总结发音管的并发症有：瘘口增大、发音管移位成角、真菌感染假体、瓣膜不能保持、不能用手指堵塞、压迫性坏死、放射治疗后坏死、吞咽困难、发音不稳、呕吐、胃扩张、狭窄、感染、出气不足、环咽肌痉挛、瘘口闭合、发音管吸入气管等。

（房居高）

第十二章
喉组织工程重建
Laryngeal Tissue Engineering Techniques

第一节　组织工程学概况

一、基本概念和原理

修复和重建受损组织和器官结构、恢复其功能，可以挽救患者生命、提高生存质量。多年来一直沿用的修复材料包括自体组织、异体组织及人工材料。随着需求的增加和技术进步，人们对人工材料、人造组织和器官的期望越来越高。组织工程学技术在细胞水平和分子水平的基础上构建具有生命力的生物体，为损伤或功能衰竭的组织、器官的形成和再生提供了新的可行方法。组织工程学的研究始于 20 世纪 80 年代，1987 年美国科学基金会提出了“组织工程（tissue engineering）”的概念，1988 年将组织工程学正式定义为：应用生命科学和工程学的原理和技术，在正确认识哺乳动物正常和病理两种状态下的组织结构和功能关系的基础上，研究、开发用于修复、维护、促进人体各种组织或器官损伤后功能和形态生物替代物的一门新兴学科。2005 年，国际再生医学学会明确将组织工程学定为再生医学的分支学科。

组织工程学将人体视为一个由一系列相对简单而有层次的物质和结构（组件）整合、组装而成的由简单到完善的开放的动态平衡体系，并且认为人体任一组织、器官（组件）均可用工业化生产的暂时的人工组件修复，人工组件可与人体相互作用并完全同化为与原组件相同或相近的功能性组件。组件的建造以细胞为中心进行（图 5-12-1）。

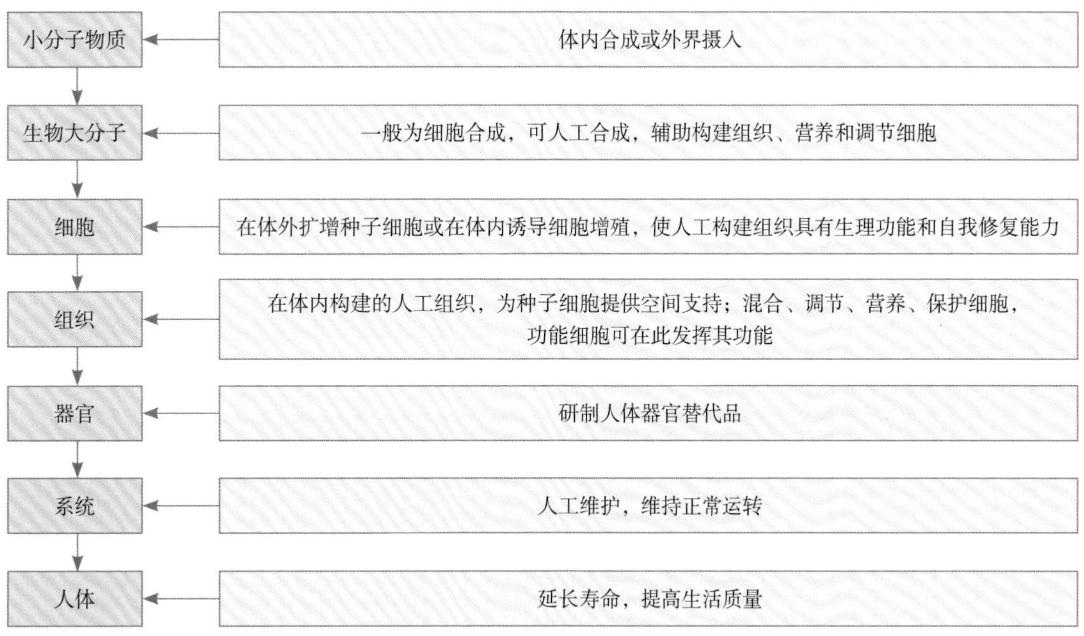

图 5-12-1　人体装配图及组织工程原理图

为达到以上目的，研究人员发掘目标细胞，经体外培养或在体内激发作为种子细胞重建组织。用人工支架为新组件提供生存环境，同时提供其他必要条件，使重建组织在修复部位功能性愈合。组织工程目前主要研究目标是如何用细胞、支架、其他物质修复机体结构和功能。终极目标是在体内、外综合运用先进技术，修复人体各层次的损伤。

重建组织有三种方式：① 植入无细胞的人工支架和激素、细胞因子等，由受体细胞长入支架内部，或单纯注入组织诱导物质，诱导所需组织细胞增殖并在损伤部位形成新组织；② 单纯植入细胞，细胞经一系列生物过程形成组织；③ 植入细胞和人工支架复合物，最终生物材料降解，细胞合成细胞外基质，重新形成组织。最后一种方式是目前较受推崇的。组织工程特别注重修复部位细胞的存活和功能，甚至有学者将此作为组织工程与其他修复手段的区别点，以上三种修复方式以植入或诱导细胞在损伤部位发挥功能为成功标准。

二、技术应用

组织工程主要研究种子细胞及其必需的细胞因子、人工支架（暂时性细胞外基质）及组织和器官的构建和临床应用。

（一）种子细胞

细胞是组织工程中构建新生组织的最基本原材料，也是组织修复和再生过程的始动因素之一。获取足量且有活力的种子细胞是组织成功构建的前提。组织工程学种子细胞必须具备以下条件：① 高增殖能力；② 稳定的表型；③ 最好能建成细胞系；④ 低抗原性；⑤ 能定向分化。目前种子细胞有多种来源，自体细胞、异体细胞和异种细胞均可考虑。细胞系虽源于上述细胞，但在培养和保存中可能发生某些变化，还可以人为地进行某些改进，因此也已被认为是一类种子细胞来源。自体细胞安全，但来源有限、准备时间长。异体细胞是目前除自体细胞外的最适合、最成熟的可用细胞，但有许多问题尚未解决。在分化上，从胚胎细胞、干细胞到分化细胞均可考虑。干细胞是人体中一类特殊、重要的细胞，既能无限自我复制，又能分化为组织中的成熟细胞，是组织工程技术常用的种子细胞之一。人体由最初的几个细胞发育为完整的机体，这些细胞为全能性干细胞。体细胞核移植是得到干细胞的另一种途径。将一个正常的动物卵细胞去除细胞核后，用特殊技术使之与一个体细胞融合，得到一个全能性细胞。从人类胚胎内细胞团中分离培养而得的一类特殊细胞称胚胎干细胞（embryonic stem cell，ESC），为多能干细胞。另一种多能干细胞是 5 ~ 10 周胎儿生殖嵴的原始生殖细胞。多能干细胞进一步的分化，发展为参与生成特殊功能细胞的干细胞，如造血干细胞、骨髓干细胞、皮肤干细胞等，这些更专门化的干细胞被称为专能（组织）干细胞。

干细胞按发育过程出现先后和分布分为胚胎干细胞和成体干细胞。

1. 胚胎干细胞　胚胎干细胞具有体外诱导多向分化潜能，增殖能力十分强大，可多次传代，有利于组织工程短时间内获取足够数量的目的细胞，并且胚胎干细胞不表达 T 细胞识别的表面受体，植入后不易诱发排斥反应。但其应用因存在着伦理学争议而受到限制。

2. 成体干细胞　成体干细胞是存在于组织中的一些低分化细胞，它具有和胚胎干细胞类似的诱导分化能力与高增殖能力，与胚胎干细胞相比，其在体外的增殖能力较弱。但成体干细胞较易获取，如骨髓间充质干细胞，可以通过髂骨穿刺等方法得到，并可在适宜条件下诱导为骨细胞、软骨细胞、脂肪细胞等多种细胞，应用前景乐观。2001 年 Zuk 等首次分离出脂肪来源的间充质干细胞（adipose tissue-derived mesenchymal stem cell，ADSC），其特点及功能与骨髓间充质干细胞相似，并具有取材方便、来源丰富、创伤小、体外培养和扩增较易、能够定向分化及安全性高等优点，已广泛应用于基础和临床研究。ADSC 具有广泛的分化潜能，大量的体内外实验证明，ADSC 不仅可以分化为成骨细胞、脂肪细胞、肌肉细胞等间质组织细胞，还可跨越胚层界限，分化为外胚层的神经元细胞、神经胶质细胞及内胚层的肝细胞等。此外，ADSC 还具有分泌肝细胞生长因子、血管内皮生长因子和转化生长因子等细胞因子的潜能，因而成为组织工程良好的种子细胞来源。

种子细胞的来源也可为成体组织细胞，虽然其增殖能力有限，但来源可靠并为功能细胞，既可用自体的，也可有异体的。成体细胞有较稳定的表型，一般情况下环境对其影响可能仅仅在功能上，一旦回到适合的环境其功能还能恢复，在这方面较成功的例子是软骨组织的构建。此外，成纤维细胞因具有分泌细胞外基质，参与创伤修复等作用，目前已应用于血管、皮肤等的组织工程研究。

自体成体细胞只能用于个体化治疗，建成细胞系后才有可能形成规模化生产。而种子细胞的选择还需要解决以下问题：首先是免疫排斥，其次是分化和功能，第三是细胞的寿命问题。解决这些问题首先是选择抗原性低、分化低且可诱导、增殖能力强的细胞，目前认为干细胞是较适宜的。这些细胞用基因技术进行改进后，细胞应用将更具应用前景。

（二）组织工程支架

机体除细胞外，还有一些非细胞成分，称细胞外基质。细胞外基质是细胞合成、分泌到细胞外的大分子构成，具有严密的网络或凝胶结构，对组织功能有重要作用。组织工程支架材料是指能与种子细胞结合并能植入活体内的材料，是组织构建的基本载体及细胞扩增的场所。理想的组织工程生物支架材料应具有以下特点：① 加工方式简便；② 良好的可塑性，可塑为任意的三维结构，植入后在体内一定时间内仍保持特定形状；③ 生物力学性能及机械强度合适；④ 生物相容性及稳定性良好，在体内不引起炎症反应、毒性反应、致癌反应和致畸反应；⑤ 可吸收性好，能彻底地被受体组织所取代；⑥ 降解速率可根据不同细胞和组织再生速率进行调整；⑦ 表面化学特性和微结构利于细胞黏附和生长。除以上条件外，材料的经济性，消毒和操作中的方便性，来源的广泛性等因素也是必须考虑的。

组织工程支架的探索始于 20 世纪 80 年代末，发展极为迅速，目前应用较多的支架材料包括：应用于软骨组织工程的胶原凝胶、透明质酸衍生物、聚乳酸及纤维蛋白等，应用于皮肤组织工程的 Dermagraft™ 等及应用于神经组织工程的纤维蛋白胶、可生物吸收的聚乙醇酸等。

组织工程所用支架需在体外建造成三维结构。设计应有以下考虑：① 支架的大小和形状应与植入部位相匹配，设计以 CT 或 MRI 检查作为参考；② 支架内应有孔道和管道以利组织长入，即有一定孔径率；③ 支架表面应具有纹理，有报道称，细胞可响应纳米级结构提供的信息。目前用于建造组织工程支架常用材料有几类，一是天然材料，包括胶原、甲壳素、壳聚糖、海藻酸盐等；二是合成高分子材料，如聚氨醋、聚四氟乙烯、聚碳酸酯、聚酸酐和聚羟基羧酸等。这些材料各有优缺点，单一材料常不能满足需要。国内外相关研究也都集中在对现有材料的改进与整合。

修复组织的支架已发展至第三代。第一代组织支架主要是一些惰性材料，不引起宿主的反应。第二代所用材料是生物活性材料，可与组织愈合、被组织吸收和同化。第三代支架的开发着重从细胞学和分子生物学角度进行研究，所制成的支架有适于植入组织或器官缺损部位的外形，内部有适于细胞生长的孔隙，其表面为细胞的黏着、生长和迁移等，进行了精心加工，有时还进行化学修饰。此外还可携带一些细胞因子等活性物质。人们期待这些支架可暂时起到细胞外基质的作用，最后被分解、吸收，由细胞分泌的细胞外基质替代。

为使支架和细胞更好地粘连，可应用物理或化学方法，将生物活性大分子固定在支架表面，包括细胞外基质黏附蛋白，如纤连蛋白、层连蛋白，多糖和其他物质，如透明质酸、硫酸软骨素，细胞黏附多肽如精氨酸－甘氨酸－天冬氨酸和赖氨酸－精氨酸－丝氨酸－精氨酸等和细胞活性因子等。

（三）细胞因子

细胞因子又称生长因子或细胞生长调节因子，是一类多肽分子，通过细胞间的信号传递影响细胞的活动，具有促进或抑制细胞分裂增殖、迁移和基因表达的作用，从而调控损伤组织的修复构建，其在组织工程技术中的具体调控及作用机制是研究的重点内容之一。目前已发现几百种生长因子，但大部分的结构、功能和作用机制尚不清楚。目前使用较为广泛的细胞生长调节因子主要有如下几种（表 5-12-1）。

细胞因子在体内一般是联合作用的，一种细胞在不同作用下可向多种方向转化，而有时一种物质在不同情况下可诱导同一种细胞向不同方向转化，其规律尚在深入研究中。

细胞因子的应用有赖于其在修复部位存在时间和浓度。目前，将生长因子预先与生物可降解材料结合，在材料缓慢降解的同时逐步释放出生长因子是途径之一。通过吸附、包埋、静电吸引、化学键合、微胶囊和涂层等方式可将某些生长因子结合到特殊材料（如壳聚糖、透明质酸、聚乳酸等）上。

表 5-12-1　细胞因子类型与功能

生长因子	分泌细胞	功能
FGF	多种细胞	促内皮细胞、成纤维细胞等分裂
EGF	血小板、内皮细胞等	对上皮细胞、成纤维细胞等多种细胞有促增殖和提高功能的作用
PDGF	血小板、内皮细胞等	促成纤维细胞分裂和基质形成
TGF-β	巨噬细胞、血小板等不同细胞	促进某些间质细胞增殖
IGF	肝细胞	促内皮、成纤维细胞增殖
VEGF	角质细胞、巨噬细胞	血管生成

（四）重建组织的植入和愈合

工程化组织的愈合是一个复杂而漫长的过程，从手术几分钟开始，有时长达数年。主要包括细胞因子和生长因子对细胞的作用，细胞之间的作用，细胞外基质对细胞的作用；组织学中血液和血管系统的反应，暂时基质的形成，炎症细胞的反应，受体免疫系统对植入物的反应及纤维化等。

（五）组织工程学面临的挑战

组织工程学已显示出其广阔前景，但还有许多问题尚未很好解决，主要包括：① 再建组织的血管化问题；② 再建组织的神经化问题；③ 足量种子细胞的供给；④ 细胞与支架的黏着；⑤ 细胞表型调控等。有些学者认为，目前在体外完全模拟体内环境是不可能的，没有可靠调控就不能保证培养细胞的分化，因此，不如将细胞直接植入受体体内，利用人体内精确的细胞增殖和分化调控环境，使人工组织在体内形成。

第二节 喉与气管重建

一、喉与气管的特点和组织建造现状

喉和气管的支架作用是由软骨完成的。软骨受损伤后自身修复能力有限，但组织工程中软骨的研究走在前列，这主要是因为软骨组织细胞成分少且单一，血供少。许多学者已在体外构建出了喉或气管软骨。Vacanti 将牛肩关节软骨细胞种植于聚羟乙酸管在裸鼠体内形成预定形态的软骨组织。Sakata 进一步在所获软骨组织管内注入上皮细胞悬液，并封闭该软骨管两端在体外继续培养，3 周后软骨管内腔表面有不成熟的柱状上皮细胞；Wanback 则把甲状软骨细胞接种于胶原海绵上，体外培养后亦发现表达Ⅱ型胶原基质。国内学者也用各种方法培养出耳廓软骨、鼻中隔软骨、甲状软骨等组织，并用同种异体软骨细胞与聚羟乙酸培养出的软骨组织和软骨细胞与聚羟乙酸的复合物修补受损的有免疫能力的异体甲状软骨，愈合良好。由于喉和气管软骨的结构和功能简单，也有用单纯生物材料直接修复的。

喉和气管是空腔器官，内表面和支架同样重要。喉和气管暴露于空气中，此部位的重建必须有特殊措施，否则喉或气管大块单纯支架或尚未建立血供的重建组织可能不足以抵抗感染。上皮层的保护作用是必需的。目前各类上皮细胞和组织，如喉、气管、食管、肠、皮肤等部位均可离体培养，并且已在体外构建出了成型的上皮组织，最成功的例子是已商品化了的组织工程皮肤。呼吸上皮的细胞和组织块的培养也已获成功。

然而以上成果至今仍不能在临床广泛采用，究其原因是多方面的：① 喉组织工程修复起步晚，经验不足。气管特别是胸段气管因关系患者生命，所以呼吸道的组织工程研究主要集中于气管修复的研究，但修复仍受限于组织工程的总体水平。② 喉和气管也是多细胞和组织复合器官，还需有神经肌肉的调控才能较好地完成生理活动。然而目前在体内或体外构建大块复合组织的技术尚不成熟，虽然有培养人工膀胱这样复杂的空腔器官的经验，但喉、气管在上皮功能、支架形态、神经支配及耐久性方面要求更高。

二、喉与气管的组织工程修复

日本 Fukushima 医科大学的 Koichi Omori 教授等应用生物材料进行器官修复，经多年动物试验取得了丰富的临床经验，于 2002 年成功完成世界上第一例人工组织气管修复。Koichi Omori 教授等用具有网眼的聚乙烯纤维制成管状，加强以螺旋环状结构，其内外覆以猪皮制明胶海绵，对此植入物进行的特别加工，使物质活化。植入时明胶海绵上浸入患者自体血。在对一例甲状腺癌气管侵犯而切除部分气管的患者进行一期修复后，随诊发现 2 个月后有上皮出现在人工移植物上，7 个月后大部分移植物为上皮覆盖，20 个月后移植物完全上皮化，整个过程中没有并发症出现。这一例的成功反映组织工程现状，即目前大多数成功还局限于纯生物材料的修复上。一些生物材料已商品化，其成分稳定，外形成型、内部加工、分子的激活和交联、消毒方法多样可靠，可以利用，而含活细胞的组织工程修复物理论上优于单纯支架，但目前技术上还有许多问题，如免疫问题、细胞调控等。

（陈学军　胡　蓉）

第六篇 言语病理学

Speech Pathology

与嗓音及言语康复治疗相关的言语病理学（speech pathology），在欧美于20世纪初作为一个专业逐部发展起来，属于康复医学范畴，主要致力于交流障碍的诊断、治疗、研究及教学。本篇重点介绍言语病理学的基本概念、范畴，言语病理师职责及认证，嗓音及言语康复的方法。

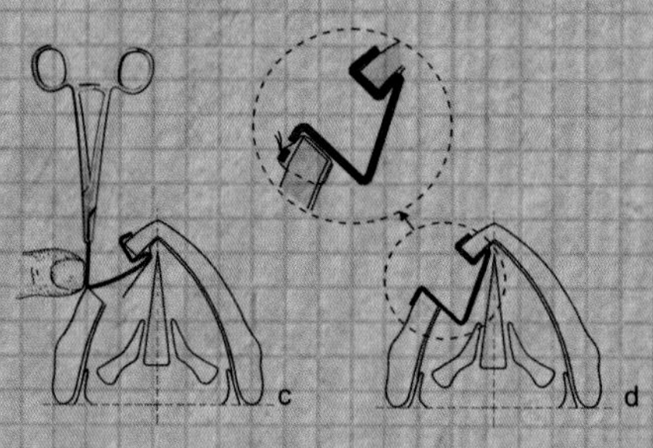
c
d

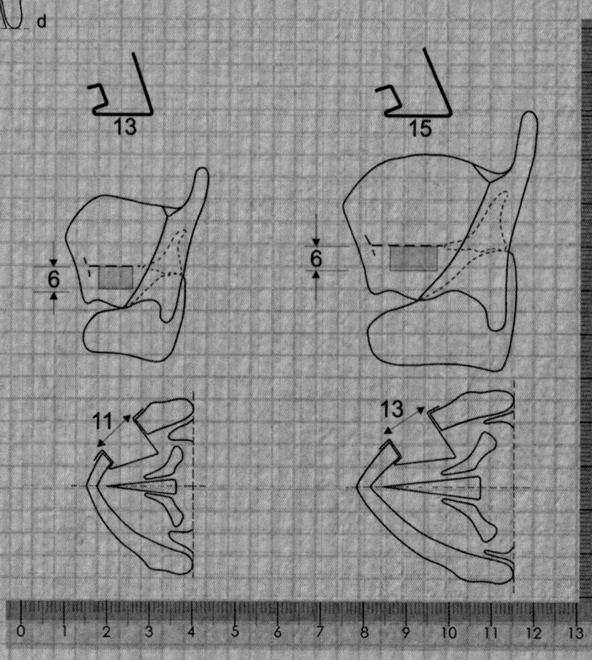
13
15
6
6
11
13

第一章
言语病理学概论
Speech Pathology: Overview

第一节 引言

言语病理学（speech pathology）又称为言语－语言病理学（speech–language pathology），属于康复科学范畴，主要致力于交流障碍（communication disorders）的诊断、治疗、研究及教学。

交流对于人类生存来说是必不可少的，与生活质量密切相关。目前各种交流缺陷的发病率更为惊人，仅在美国约 750 万人有发声障碍；8%～9% 的儿童存在言语障碍，严重干扰儿童的交流能力；300 万美国人患有口吃；600 万～800 万美国人患有神经性语言缺陷；美国每年平均新增近 8 万神经语言交流障碍或失语症患者。交流缺陷的康复是治疗关键。

一名专业的言语－语言病理师（speech–language pathologist，SLP），又称为言语病理师 需要经过硕士或博士层次的培训，主要负责对嗓音、言语、语言和（或）吞咽功能障碍进行专业评价及康复治疗。

言语－语言病理学作为一个专业，自 20 世纪初发展起来，最初主要致力于教师及其他职业用声者发音清晰度及流利程度异常（例如口吃）的治疗。1947 年美国言语及听力协会（American Speech and Hearing Association，ASHA）成立，之后更名为美国言语－语言－听力协会（American Speech Language Hearing Association）。目前多数言语－语言病理师主要从事构音障碍及儿童言语发育异常的诊断与康复治疗，包括从新生儿喂养到神经退行性改变导致的认知障碍的康复等。在医院从事临床工作的言语－语言病理师，主要关注脑血管意外或脑外伤所致的神经源性交流障碍的康复。此外，许多言语－语言病理师还参与头颈肿瘤或与肿瘤治疗相关的嗓音、言语及吞咽障碍的康复。由于吞咽与交流过程往往涉及相同的器官（唇、舌、齿、喉等），言语－语言病理师还需要熟练掌握各类吞咽障碍的处理。近年来，言语－语言病理师的工作范围已经涉及除母语外第二种语言的学习及口音弱化的训练。

第二节 言语病理师

一、言语病理师专业分布

言语－语言病理师的从业范围很广，据美国 2003 年统计，59.5% 在教育系统供职，35.4% 在医疗保健领域供职，5.1% 在其他机构或私人诊所供职。教育系统中，言语－语言病理师多数在小学工作，其他还包括幼儿园、中学、大学及一些特殊学校等。医疗保健领域中，言语－语言病理师多数受雇于医院，也有一些受聘于言语及听力门诊、家庭保健所、私人诊所及专业护理机构等。另外，超过 82% 的言语－语言病理师从事临床服务，接近 18% 的言语－语言病理师从事教师、行政及科研工作（后者仅占 0.3%）。

表 6-1-1 目前在 ASHA 注册的 16 个专业划分中的 11 个专业部（组）

专业部	工作范畴
1	语言，学习及教育
2	神经生理学及神经性言语 – 语言障碍
3	嗓音及嗓音障碍
4	言语流利及其障碍
5	言语科学及颌面部缺陷
7	听力康复及其设施
12	特殊交流沟通技能
13	吞咽及吞咽障碍
14	文化及语言差异人群的交流科学及交流障碍
15	老年病学
16	与学校有关的问题

言语病理师是诊治交流障碍的专家，其专业涉及之广泛，在 ASHA 设置的专业划分中可见一斑。表 6–1–1 列出 ASHA16 个专业划分中的 11 个专业部的工作范畴。

二、言语病理师专业认证

言语病理师在其专业学位（硕士、博士及其他公认的学士以上学位）认证的培训中，至少需要修满 75 个学分才能符合结业要求。培训课程是由美国言语 – 语言 – 听力协会制定，培训必须在美国听力学及言语病理学会学分授予委员会认可的单位内完成。此外，学生还必须具备口头及书面交流能力，熟悉当前法规、学术研究的基本原则以及伦理学知识。除专业培训外，学生还必须还要有 400 小时的临床见习，内容涉及所有成人及儿童的交流障碍性疾病。在完成专业培训后，学生必须在导师的指导下完成 36 周的临床实习，另外还需具备国家考试委员会颁发的证书。除了认证证书外，从业时美国许多州还需要言语病理师执业许可证。由于州与州之间要求不同，言语病理师执业许可证的获得相对复杂，但在多数州获得认证的标准同样适用于许可证。例如，纽约州要求在完成理论培训后需要 40 周临床实习。此外，多数州要求执业言语病理师还必须获得一定的继续教育学时，以保持执业许可证，学时数各州也不相同。

言语 – 语言病理师在攻读硕士学位时，一般都根据工作单位的需要选读重点课程。在公立学校工作还需要持有公立学校教师证书；在医院、疗养院和其他医疗机构工作则须持有施行特殊检查的证书，诸如吞咽检查、内镜检查等。总之，不是所有言语 – 语言病理师都能胜任各个方面的工作。虽然 ASHA 不赞成言语 – 语言病理师过分专业化，但言语 – 语言病理师通常会根据其服务对象走上相对专业化之路。

（Thomas Murry，Ryan C. Branski）

第二章
言语康复治疗
Speech Therapy

第一节 引言

言语康复治疗（speech therapy）的目的就是帮助有缺陷的患者最大程度地恢复交流和（或）吞咽功能，而康复措施是以交流及吞咽障碍的病理生理过程为基础。为获得最佳的治疗效果，有时还需应用一些辅助措施。常规的言语康复治疗每 1 ~ 2 周 1 次，每次 60 ~ 90 分钟。疗程的长短取决于众多因素，包括患者的承受力和病情的变化等。治疗的具体细节因人而异，例如，神经性交流障碍患者的言语康复治疗要比喉全切除术后食管发音康复训练困难得多。言语病理师在治疗最初就必须制定针对不同患者的个体化目标，为达到这一目标，治疗中常常采取间歇性、诊断性治疗策略。一旦达到预定目标，治疗即可结束，结束治疗的标准也因人而异。

第二节 言语康复治疗的应用范围

言语病理学涵盖的领域很广，本文只涉及在医疗机构从业的言语病理师的工作。需要在医院进行言语康复治疗的类型包括：① 由神经性疾患引发的言语和吞咽障碍；② 头颈手术相关的言语和吞咽障碍；③ 嗓音疾病。

一、神经性言语及吞咽障碍

在美国，神经性言语障碍的发生率尚无准确报道，一半以上的脑卒中患者有严重的言语或语言障碍，60% 以上的帕金森病患者伴有言语障碍。其他神经及神经肌肉疾病，由于损伤一个或多个与构音及发音有关的脑神经，或由于大脑言语编程及传输区域受损都会影响患者的言语和语言能力。

大部分神经系统疾病患者都会出现一定程度的交流障碍。以言语障碍为主者，患者往往很难发出一些特殊音；以语言障碍为主者，患者多不能正确表达其思想。例如，帕金森病患者由于中枢神经系统损伤，导致唇、舌、软腭及下颌的神经肌肉调控障碍，呈现为构音障碍。由于神经损害部位不同，患者会出现言语无力或言语亢进；脑血管意外患者，由于中枢神经系统受损，可以出现构音障碍或失语症，患者无法用语言和（或）符号进行阐述和表达思想。中枢神经系统疾病还能引发言语失用症，即感觉运动协调障碍或言语编程受损。换言之，患者知道自己要讲什么，但却因无法控制运动系统产生言语，因而最终无法说出。因此，言语病理师在进行治疗时除帮助患者利用合适的补偿方式进行交流外，还应针对导致缺陷的原发疾病进行治疗。

对于神经性言语及吞咽障碍，言语病理师主要治疗目的是：① 帮助患者最大程度地扩展已有的交流方法；② 努力促进受损功能的康复。通过言语康复治疗，恢复自然、有效的言语和发音能力，或寻找辅助交流的方法，如帮助患者运用拼写板或电子键盘等表达自己的基本需要。

言语病理师需要使用标准的设备进行评估，确定神经性言语或语言交流障碍的类型，并通过一系列的康复训练恢复患者言语和语言功能。言语病理师应该充分认识到交流的方式不仅只是言语交流，患者也可以通过书面交流、写字板、手势、字母指认，或运用最简单的符号等形式进行交流。因此，从广义上讲，言语病理师的工作就是恢复口头言语会话交流，然后寻找有利于扩展交流的各种代偿方式。有些神经性疾病的患者已不可能恢复正常的口语交流，此时言语病理师应根据病因及严重程度，在帮助患者尽可能恢复口语交流同时，积极努力寻找其他的替代方法。例如一些严重神经肌肉障碍者无法应用口语交流，言语病理师就要为患者设计非口语交流方式或其他替代手段。

那些有神经肌肉或中枢神经系统疾病的患者，还可能同时伴有吞咽整合功能的丧失。因此，言语病理师在处理言语和语言的问题的同时，还需要处理伴随的吞咽障碍。最近 30 年来，对吞咽障碍的诊断及治疗已有广泛研究，对脑血管意外、帕金森病和其他神经性疾病的治疗也取得了进展（Logemann，1983；Murry Carrau，2012）。

二、头颈部恶性肿瘤相关的言语和吞咽障碍

实际上，所有头颈部恶性肿瘤患者都会有不同程度的言语和吞咽障碍，但时间长短不一。一旦确立诊断，在控制肿瘤的同时，言语病理师应积极参与到交流和吞咽障碍的康复治疗中。围手术期应让患者保持最佳的营养状态，减少吸入性肺炎及致死性肺部并发症的发生。

头颈部恶性肿瘤治疗开始之前，言语病理师需要评估患者交流和吞咽功能，应向患者讲解治疗中及治疗后可能出现的言语和（或）吞咽功能的变化，这样可以减少患者不必要的恐惧，正如 Logemann 等所说“愤怒的患者是很难康复的”。在与患者交流过程中，言语病理师应向患者提供以下信息：言语病理师在治疗中的职责；手术和（或）非手术治疗期间及治疗后康复过程；患者及其家属在发音、言语和（或）吞咽功能康复中的角色（Logemann，1997；Lazarus，2001）。

言语和吞咽功能的评估对预后及术后治疗至关重要。口腔的全面检查有利于对言语和吞咽功能的评估。进行吞咽功能评估时，如有必要还可应用特定的仪器进行分析，包括改良钡剂透视吞咽功能检查（modified barium swallow study，MBS）纤维内镜吞咽功能评价（fiberoptic endoscopic evaluation of swallowing，FEES）、纤维内镜吞咽功能检查联合感觉功能测试（fiberoptic endoscopic evaluation of swallowing with sensory testing，FEESST） 等（Murry，Carrau，2012）。MBS 检查发现，头颈部恶性肿瘤患者在治疗前的吞咽功能已出现明显异常。有时还需要应用闪烁摄影技术诊断延迟出现的误吸。在评估吞咽功能时应采用改变体位及直接吞咽的方法以检验它们对改善吞咽功能和防止误吸的影响。Lazarus 提出，在进行 MBS 检查时可以采用声门上吞咽法（吸气后暂停呼吸，用力吞咽，咳嗽后再吞咽）、延长的声门上吞咽法、温度触觉刺激法、Mendelsohn 法和用力吞咽等方法（Lazarus，2000）对吞咽功能进行评估。表 6-2-1 列举了吞咽障碍常用的评估方法。

表 6-2-1　吞咽障碍的评估方法

床旁吞咽功能评估（吞咽功能的临床评估）
超声波检查
MBS
FEES
FEESST
常规食管钡剂透视

三、器官保全治疗

目前放射治疗、化学治疗联合的器官保全性治疗策略日渐普及，但治疗后即使吞咽器官保留完整，其功能可能已严重受损。这也给医护人员提出了一个新课题。

无论是否联合进行化学治疗，放射治疗后口腔和咽部的运动受限、水肿和疼痛等，都是吞咽障碍的典型表现。1996 年 Lazarus 等报道，放射治疗患者会出现舌运动受限，喉部上提减弱，口咽部整体功能失调，严重的恶心呕吐症状以及食欲和味觉减退等。1998 年 Newman 等报道，头颈部恶性肿瘤患者在进行定向放射治疗、化学治疗后体重下降了 10%，不少的患者则因严重的吞咽障碍而需要通过鼻饲进食。这种联合治疗对吞咽功能的影响可能是长期或永久性的。2000 年 Smith 等报道，联合治疗后吞咽功能异常持续超过 1 年，患者均出现食物咽部传送障碍，会厌抬举受限，会厌谷可见食物滞留，食物进入喉部和（或）伴有误吸。但 Smith 等发现原发肿瘤的部位与吞咽障碍的严重程度并无关系。大部分患者在治疗结束后 18 个月吞咽功能有所改善或可以代偿，恢复正常饮食，包括吞咽功能在内的生活质量（quality of life）评分也明显提高。Murry 等（1998）发现，冲击放射治疗、化学治疗 6 个月后，患者生活质量评分明显高于治疗前。

加强喉部的上提，改善声门闭合及采用更安全的吞咽姿势，均可以改善吞咽功能（表 6-2-2）。1997 年 Logemann 提出了一系列有利于食物传送、避免误吸、促进食管上括约肌开放的吞咽方法。为确保患者的营养所需，营养师的配合至关重要。因此，放射治疗、化学治疗、手术或综合治疗后伴有严重吞咽障碍和（或）营养不良的患者，应由言语病理师、营养师、手术医师及患者共同确定适宜的非经口进食方案。

表 6-2-2 吞咽障碍康复治疗中的体位调节

MBS 所见	采用的体位	原理
口腔传送低效（舌体后推食物缓慢）	头部后仰	通过重力作用清空口腔内食物
咽部吞咽触发延迟（食物已过下颌支，咽部吞咽尚未启动）	下颌内收	会厌谷开大防止食物进入气道，向后推压会厌，加强气道保护
舌根后移受限（食物残留于会厌谷）	下颌内收	将舌根向后推移贴向咽后壁
喉单侧运动障碍（吞咽时出现误吸）	头转向患侧	向甲状软骨板施压加强声带内收
喉部关闭不全（吞咽时出现误吸）	下颌内收，头转向患侧	使会厌处于更有利于保护气道的位置，缩小喉入口，从外加压加强声门关闭
咽部收缩减弱（食物残留于咽部）	取侧卧位	去除咽部残留食物的重力影响
咽肌单侧麻痹（食物残留于咽部一侧）	头转向患侧	避免食物经过患侧
单侧口腔和咽部肌力减弱（食物残留于同侧口腔和咽部）	头向健侧倾斜	引导食物经健侧下移
环咽肌功能障碍（食物残留于梨状窝）	头转向任一侧	牵引环状软骨离开咽后壁，降低环咽肌的静息压

四、口腔癌相关的言语和吞咽障碍

口腔癌（oral cavity cancer）患者出现言语和（或）吞咽障碍的严重程度很大程度上取决于肿瘤的部位、类型，手术范围以及修复情况。口腔癌术后吞咽障碍的严重程度与舌根切除范围密切相关。此外，手术时采用的修复方式对吞咽功能的影响也不容忽视。利用其他部位组织进行修复，由于缺乏适宜的血液供应及神经支配，手术后感觉及运动功能受限，言语及吞咽障碍较一期修复要严重。一期修复是利用口腔内残存组织，因此仅适用于肿瘤较小者。

目前口腔癌的治疗也日益强调手术切除与放射治疗、化学治疗等非手术治疗结合进行。口腔癌的非手术治疗也会引发出一系列与交流和吞咽有关的新问题。1994 年 Pauloski 等发现放射治疗对吞咽功能的影响更为明显。放射治疗后造成的组织纤维化可能导致颊部、舌体、口唇和（或）下颌的肌力减弱，运动受限，患者因此而呈现构音不清、嗓音失真、言语清晰度减低、长时间讲话后发音费力伴言语速度减慢。

口腔组织的切除势必造成构音障碍及吞咽障碍。口腔肿瘤切除造成的腭帆功能失调和组织缺损非常常见。一项研究显示，102 位行口腔和口咽部肿物切除术的患者经口腔运动康复训练后 3 个月言语和吞咽功能均有明显地改善（Logemann，1997）。此外，针对构音缺陷还应进行特殊的言语康复治疗。

口腔癌放射治疗和（或）手术后，患者不能有效地准备和传送食团。舌和下颌运动范围受限也会减弱对食团的有效控制。放射治疗后唾液腺受损所伴随的口腔干燥也会引起吞咽障碍。此外，因放射部位不同还可出现咽部收缩能力减弱，舌活动受限，舌骨及喉部上提功能减退等。

最初治疗完成后，为解决言语和吞咽障碍，在后续的整个放射治疗期间需要进行口腔运动练习。放射治疗所致的运动受限可能是暂时的，但也可因治疗后数年肌肉纤维化的出现而持续很长时间。Therabite 治疗仪有利于扩大下颌运动范围，增加张口的范围，且能维持数月之久（Buchbinder 等，1993）。

放射治疗患者各种吞咽康复治疗的有效性已有很多报道，1983 年 Logemann 提出头部后仰，利用重力作用清空口腔内食物，是解决口腔放射治疗后口内食物传送缓慢的有效方法。对于出现口腔干燥的患者，可以应用毛果芸香碱刺激唾液腺分泌。言语病理师还应在营养师的指导下，制定适宜的食谱，结合正确的吞咽体位，减少误吸的潜在危险，同时保证患者的液体和营养所需。

口腔癌经治疗后，口腔组织被切除或受损时，言语病理师和口腔修复科医师的相互协作对解决言语和吞咽障碍是至关重要的。腭提器、降腭赝复体、阻塞器、扩展器和其他的颌面部赝复体已成功地应用于口腔癌术后言语和吞咽功能的康复。患者应用假体后还需要在言语病理师的指导下进行言语和吞咽的康复训练，言语病理师还要对使用效果进行跟踪评估。

五、口咽癌相关的言语和吞咽障碍

在口咽部或口腔后部病变的治疗中，如果舌根部正常，通常不会引起明显的交流障碍。但由于喉部以上的结构发生改变，口腔干燥或声门上组织水肿等因素影响，也会出现声音嘶哑或发音费力等症状。可能是受手术和（或）放射治疗的影响，一些患者发 /k/、/ g / 等辅音时，舌后部上提后无法与腭部接触而出现构音障碍。此外，术后的疼痛和水肿也会限制舌的运动，影响言语功能。但随着疼痛和水肿的消退，言语功能还会逐步改善。患者言语功能能否恢复到术前或正常状态则取决于肿物范围、组织切除的大小、神经受损的程度以及患者掌握其他言语代偿方法的程度。

咽部放射治疗对吞咽功能影响主要包括咽部收缩无力和喉部上提困难。此外，咽后壁及会厌持续性水肿，会使咽部的蠕动减弱，并妨碍会厌向后下倾倒，使吞咽时气道的保护机制受到影响。

吞咽痛（odynophagia）是另一种常见症状。化学治疗和放射治疗所引起的吞咽障碍可能会持续很长时间。2000 年 Smith 等发现口腔癌、口咽癌及下咽癌功能保全手术后吞咽功能障碍持续超过 1 年。

口咽癌手术后也会导致明显的吞咽障碍，表现为咽部吞咽延迟，舌根后移、收缩无力及喉部上提受限等，导致误吸及营养不良。手术同样也损伤了吞咽启动所必需的感觉传导通路，使口腔和咽部的吞咽功能均受到影响。1997 年 Logemann 提出口腔运动训练与舌运动训练相结合利于吞咽功能的恢复。

六、喉癌相关的言语和吞咽障碍

喉癌（laryngeal cancer）喉全切除术后无喉言语康复主要包括三种形式：食管语、电子喉和气管食管语交流。1990 年 Zanoff 等报道约 25% 的无喉患者能熟练掌握食管发音。虽然电子喉易于掌握，但其声音不自然，类似“机器人”的话音，因此无法辨别患者性别。电子喉最新的进展是通过控制声源振动的频率，改变无喉发音的音高，以改善对声音性别特征的感知。另一种新型的电子喉装置将声源附于义齿或正常牙的上牙列，以手动装置控制声音的音量和音高。也可用机动装置代替手动，由口腔科医师安装这种设备，再由言语病理师指导应用。气管食管发音已成为喉全切除术后发音康复的主要方法（Blom，1998；Hilgers，1997），其声音的主客观特性与正常言语接近，而且音量更响、保持的时间更长。

喉全切除术对吞咽的影响与呼吸道保护无关，仅涉及口腔和咽部食物的传送功能。口腔和（或）咽部食物的滞留很可能是由于食物从咽部到食管传送时咽部压力减弱所致，患者会感觉吞咽费力。此外，诸如假会厌、咽－食管瘘及咽部狭窄等手术并发症的出现均可以引起暂时性的吞咽功能障碍。多数患者在术后 7 天左右开始进流食，不久即改为普通饮食，最终都能恢复正常饮食。

如果患者出现吞咽障碍或气管食管重建后发声有困难时，可以应用 A 型肉毒毒素使咽食管结合处松弛，改善言语流畅度及吞咽功能（Zormieir，1999；Meleca，2000）。肉毒毒素注射前应进行影像学检查，确定最狭窄处，然后在该部位及其上下 3～5 个点注入 60～90 个小鼠单位（能杀死 50% 的实验鼠的量为 1 个单位）肉毒毒素。注射后 1～3 天言语和吞咽功能开始改善。

目前广泛开展的喉功能保全性手术，对言语和吞咽功能也会有影响。喉神经损伤引起的感觉丧失及环咽肌失弛缓症是引起吞咽障碍的常见原因（Ruiz，1993），吞咽障碍的持续时间长短不等。1998 年 Naudo 等报道扩大环状软骨上喉切除术后 1 年，对嗓音满意的患者占 97%，而认为发音“好”的占 86%。1999 年 Mandell 等报道 83% 的喉垂直部分切除手术患者都伴有一定程度的声门闭合不全，17% 的患者声带振动黏膜波缺失。不过，69% 的患者对嗓音表示满意。对于希望进一步改善嗓音的患者，可以辅助以声带和喉部肌力增强训练。

1993 年 Ruiz 建议言语病理师应在手术当天或术后第二天鼓励患者练习咳出分泌物，并争取在手术后第一天就开始发音。吞咽功能的评估和治疗则应在气管切开套管拔除后 5 ~ 7 天、造口愈合后进行。术后 4 ~ 6 周，言语病理师应每周监控患者吞咽功能变化，营养摄入量和安全吞咽方法的应用。应指导患者采用下颌内收、舌后缩等方法确保吞咽安全进行。如果患者能够比较自如地咳出分泌物，经吞咽功能检查除外误吸的存在后，术后 2 周患者就可以进食半流食，以避免日后创面张力过大（Galati 及 Myers，1999）。术后 2 周后或患者能耐受时可以恢复正常饮食。

对于喉环状软骨上切除及喉声门上切除的患者，为保证吞咽安全，言语病理师应对患者进行定期追踪检查及治疗。吞咽康复治疗在住院期间就应开始，包括加强舌活动及加强舌肌力量的训练，用力吞咽法和声门上吞咽法训练，声带内收练习等，使患者能够正确协调吞咽及呼吸道保护，以利于吞咽时舌的运动和喉部的关闭。由于在吞咽中非常重要的、富于感觉神经末梢的声门上组织已被切除，因此此种康复训练需要耗费很多时间。

喉垂直部分切除患者术后仅出现暂时性吞咽障碍。1993 年 Rademaker 等报道患者于术后 28 天内吞咽功能完全恢复。通过内镜和放射线检查可以观察吞咽方法及体位改变对吞咽的影响，采取下颌内收、舌后缩等方法可以减少吸入的发生。头转向手术侧也可能有助于安全的吞咽。同时通过声门关闭练习，不仅有助于吞咽功能的改善，也可兼顾发音功能的改善。

总之，随着癌症患者生存率的提高，喉功能保全手术的开展及放射治疗、化学治疗的应用，言语病理师在头颈部疾病康复中的作用日显重要。

七、嗓音康复治疗

嗓音康复治疗（voice therapy）为言语 – 语言病理学的一个分支。第一本描述嗓音康复治疗嗓音疾病的著作可以追溯到 20 世纪早期，嗓音疾病的现代治疗学的开展也是近几十年。许多嗓音疾病在言语病理师（嗓音治疗师 voice therapist）的治疗下明显改善。多数嗓音疾病的治疗需要喉科医师与言语病理师共同合作完成。嗓音康复治疗可以作为其他治疗手段（例如手术）的辅助，而对于某些嗓音疾病，也可以作为单独的治疗手段应用。对于歌手及演员等特殊的群体，只有当嗓音康复治疗无效时才考虑进行手术。

对于一名嗓音治疗师来说，正确的诊断是成功治疗的基础。根据诊断及症状，在进行嗓音康复治疗的同时可以辅助以药物治疗或心理治疗。但还应注意，尽管嗓音康复治疗已被广泛接受并应用，但嗓音治疗师所应用的康复训练方法并不完全一致，康复训练时间也不尽相同。患者会从治疗中获益，但治疗后并非所有患者都能够恢复正常。嗓音治疗师治疗的目的在于：将发声障碍程度减至最低（有时甚至可以避免手术）；预防复发；指导患者进行一系列康复训练，以加强、改善发声，消除发声障碍。

嗓音康复治疗包括嗓音保健（vocal hygiene）、发音教育（vocal education）、肌肉锻炼（muscle exercises）、听力训练及对发音行为的监控等。发音教育是嗓音康复治疗的主要部分，关键是让患者了解正常嗓音是如何产生的，及其自身的特殊问题如何干扰正常发声。患者还应该进一步了解嗓音康复治疗所应用的方法及具体过程，治疗中对于患者的要求，预期的疗效等。

嗓音康复治疗的另一个核心部分为嗓音保健，主要包括减少嗓音的滥用，每天保证适量饮水（约 2000ml，64oz），避免化学物质或其他刺激物质的刺激（例如，乙醇、吸烟、过量摄入酸性食物及高脂食物等），还应避免在嘈杂环境中持续高声说话。

嗓音康复治疗开始前，治疗师与患者需要就治疗的目的及预期疗效达成共识，这一点十分必要。应该明确，嗓音康复治疗师的目的不是重塑患者的嗓音，使大家都成为“大都会歌剧院”的宠儿，而是使患者的嗓音能够自如地胜任基本交流的需要，而不受音高、音量、发音疲劳或发音质量等因素的困扰。

治疗师在训练中的示范能力也是影响嗓音康复治疗效果的一个核心因素。称职的嗓音治疗师应该努力尝试运用清晰的音质及正确的发音技巧进行发音。在儿童的嗓音康复治疗中，应教会儿童注意倾听示范发音，并模仿清晰的发音。

经过多年的研究，学者们提出了各种嗓音康复治疗方法，每一种方法都会有交叉，而且不会专门应用于某一种类型的发声障碍。嗓音康复治疗可以调节驱动声带振动发声的肌肉，使其保持平衡。相关肌肉包括唇、舌、腭、喉、呼吸系统及躯体上部肌肉等。应教会患者在讲话时正确运用呼吸技巧，无论站立或坐位均可以毫不费力地发出最清楚的声音。近年来嗓音康复治疗也应用在声带损伤和（或）瘢痕的康复中。

（一）共鸣发音疗法

共鸣发音疗法（resonant voice therapy）是嗓音治疗师应用的最为古老的方法，也是多数嗓音康复治疗最为根本的部分，主要用于提高患者的共鸣能力。1967 年著名戏剧教师 Arthur Lessac 首先描述了这一方法，最初应用于歌唱训练，之后被嗓音治疗师们应用于许多嗓音疾病的治疗中，例如，肌紧张性发声障碍、声带小结及其他声带良性病变等。当我们发出一个共鸣音或声音向前聚音时，声带仅仅轻柔的接触而非紧紧关闭，患者面颅骨包括唇、腭或鼻部会有轻微振动的感觉（Branski，2006）。共鸣嗓音康复治疗就是通过触觉及听觉来感受声音的变化而进行引导，最终使患者的嗓音音质更洪亮，更具有穿透力。

（二）低语样发音疗法

低语样发音疗法（confidential voice therapy）是通过减轻声门过度闭合，缓解发音时肌肉过度紧张。低语样发音，顾名思义是指仅用于讨论一些秘密的事情时的语气，属于一种气息声，但不是耳语声，发声时声带略微分开（部分外展）。由于发声时声带并未接触，因此主要应用在发音功能亢进的治疗（表现为发声时肌肉张力过高或声带闭合力量过强）。通过治疗，可以改善患者声带的健康状态并为进行其他治疗打下基础。治疗开始时让患者练习发出低语声音，类似于告诉朋友秘密消息时的用声状态，但应注意，这并不是耳语声。患者应用低语声训练，直至治疗师感觉到逐渐恢复到正常声音，这通常需要 2～3 周的时间。此时，患者会自诉发音疲劳或发音痛好转。当声带基本恢复后还可以采用其他嗓音康复治疗，例如共鸣发音疗法，使患者的嗓音完全恢复正常。

（三）喉部周围按摩

喉部周围按摩（circumlaryngeal massage）即嘱患者以特殊的方法按摩颈部肌肉及舌骨上肌群，

同时观察发音质量的变化（Roy 及 Leeper，1993）。喉部按摩的原理与其他部位的肌肉按摩一样，用于减轻疼痛，放松喉部肌肉及躯体上部肌肉，以缓解颈部及喉部周围肌肉的痉挛，使喉部放松、位置降低。这种方法主要适用于颈部、躯体上部肌肉紧张、僵硬或疼痛的患者。

（四）重音节律疗法

嗓音康复治疗中重音节律疗法（accent method）已应用在许多嗓音疾病的治疗中。这一方法尤其受到欧洲嗓音治疗师广泛推崇。它是通过调节呼吸来提高发音的清晰度。训练患者通过重音强调发声配合躯体有节律的运动进行治疗。这有利于放松参与发声的肌肉，应用较小的力量就可以产生清晰的音质（Kotby 等，1991）。治疗采取对话的方式，治疗师以一种特殊的发音方式提问，患者以同样的方式回答。重音节律疗法中的关键点是发音时带有重音节律的呼吸特征或附加一定节律的一系列夸张的音节或单字。随着训练的进行，逐渐过渡至较长的短语，直至完整的语句。训练中应始终保持重音节律，但训练最初为刺激重音产生所伴随的肢体运动应逐渐减少或消除。通过重音节律练习，患者可以有节律地进行呼吸。训练开始时，治疗师还可以应用小手鼓等帮助患者调节呼吸节律。

（五）其他嗓音康复疗法

还有一些嗓音康复治疗方法，通过放松过度挤压的声带，使完全失声的患者重新开始发音或缓解发音疲劳。如吸气样发声（phonation on inhalation），治疗中要求患者吸气时发音，然后在发音时吸气及呼气。嗓音康复治疗中还可以利用条件反射治疗失声，通过让患者清嗓、咳嗽、笑、哼唱、咀嚼等诱导其发音，一旦诱导出声后，进一步训练诱导患者发出单字或语句。

为放松与发音有关的肌肉，使声带无约束地振动，嗓音治疗师也可以借鉴声乐教师的“练声”方法，治疗嗓音疾病。治疗时，通过简单的歌唱短语或闲聊样轻松方式使患者胸、腹及颈部肌肉放松。此时，治疗师并非是在教患者如何歌唱，而是让患者以更为柔和的音高及音量发音，使其逐渐学会有信心地在没有任何压力及负担情况下发音。

应用颤音夸大口唇或舌的运动，也是一种传统的嗓音康复治疗方法。唇与舌一同颤动，有助于开放整个声道，提高发音的清晰度。还可以通过歌唱训练建立良好的呼吸节律，低声哼唱歌曲例如“Jingle Bells”“Twinkle，Twinkle，Little Star”等有助于改善呼吸节律。此时，治疗师可以训练患者从哼唱逐渐过渡至歌唱直至说唱。

（六）总结

总之，嗓音康复治疗与外科治疗不同，嗓音康复治疗是改变一种特殊发音方式或确立一种新的发音方式的最直接方法，嗓音康复治疗的疗程、功效及方法选择通常由嗓音治疗师决定。表演教师或声乐教师的职责是训练正常发音者提高或加强其发音能力，而临床嗓音治疗师职责则是使患者恢复正常发音。成功的嗓音康复治疗要依靠正确的诊断，临床嗓音治疗师的康复训练及患者的积极配合。

（Thomas Murry，Ryan C. Branski）

第七篇 吞咽障碍

Swallowing Disorders

吞咽障碍（dysphagia）一词源于希腊语："*dys*"意为"困难"，"*phagia*"意为"吃"（Mujicaji 及 Conklin，1999）。Signet Mosby 医学百科全书中此词的定义为吞咽时有困难，多与食管阻塞和食管运动障碍有关。此定义虽准确，但不足以包括与吞咽障碍相关的很多因素。本篇将详细介绍吞咽障碍的诊断与治疗。

Voice
Medicine

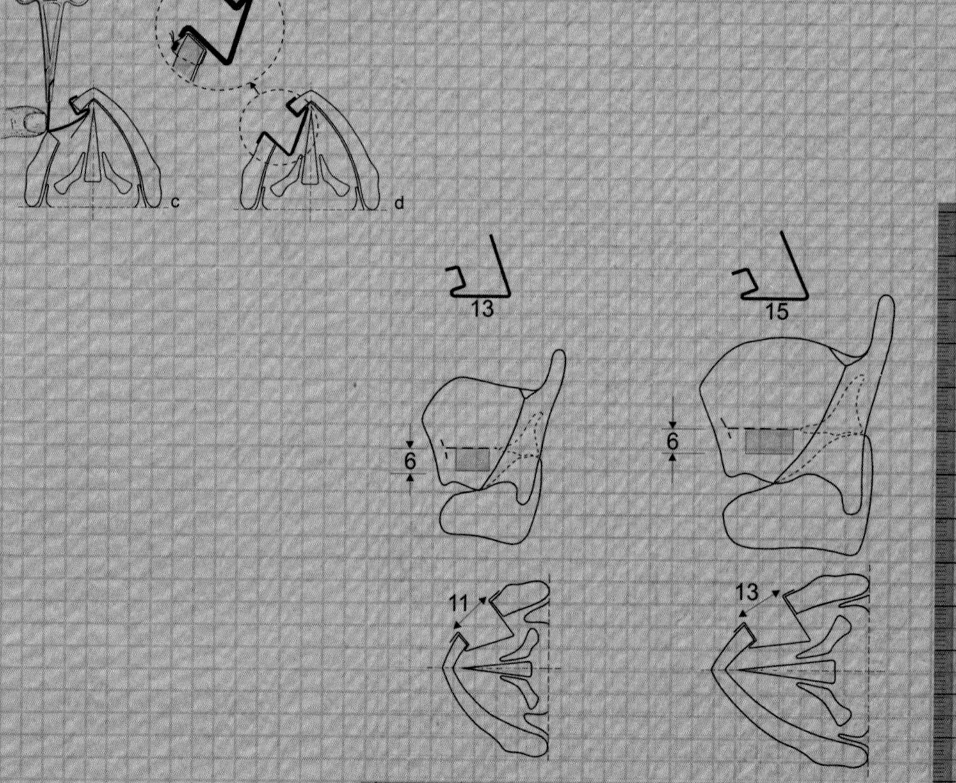

第一章
吞咽与吞咽障碍
Swallowing and Swallowing Disorders

吞咽是一个高度协调的活动过程，分为四期：口腔准备期、口腔期、咽期及食管期。上述分期在正常吞咽过程中以迅速、动态、紧密结合的方式相互影响。通过各分期运动和感觉功能的精密协调，液态和固态食物得以顺利地从口腔经咽及食管入胃。正常成人平均每日吞咽 1000 次，多数是无意识地吞咽唾液（Gleeson，1999）。清醒时唾液分泌速度为每分钟 0.5ml，平均每分钟吞咽 1 次，入睡后吞咽次数减少（Dodds 等，1990）。

第一节 吞咽分期

如上所述整个吞咽过程分为 4 个阶段：口腔准备期、口腔期（口腔推进期）、咽期、食管期。Rademaker 等认为，吞咽过程涉及两个主要机制：其一与阀门的功能有关，主要是防止食物反流入鼻或呛入气管；其二与压力产生有关，是推动食物经口腔、咽部、食管入胃的动力来源，涉及舌体、舌根、咽壁等结构。这两项机制与吞咽的 4 个分期关系密切，吞咽分期（swallowing phases）的任何一个环节异常或各分期间协调性变化均可能导致吞咽障碍。

一、口腔准备期

口腔准备期（oral preparatory phase）为吞咽的起始阶段，食物在口腔内与唾液混合形成食团，食团置于舌体上准备吞咽。食物的推动借助于口唇闭合、下颌运动、颊肌张力、舌体活动等随意运动的互相协调。口腔准备期食物被置于舌体和腭部或口底前部之间，此时舌体正常的运动最为重要，有利于食团充分混合并进入口腔。其次，舌腭括约功能可以防止食物过早地散落到舌根上。

二、口腔期

口腔期（oral phase），又称口腔推进期（oral propulsive phase） 紧随上一阶段，将食团自口腔推入口咽部。此阶段开始于食物前端吞咽的启动，属于随意运动。口腔期吞咽活动与一系列复杂运动的启动有关，包括舌尖运动、舌根运动和舌骨垂直运动。Dodds 曾细述此过程：伴随舌腭肌的开放，舌根同步下降，软腭及腭垂上抬，在舌推动下，食团进入口咽部。食团通过口腔的时间不到 1 秒。

三、咽期

咽期（pharyngeal phase）吞咽活动属于非随意运动，最为复杂且关键。在神经肌肉的高度协调下，咽壁上提，食团自下咽部进入食管。咽期吞咽是在食团前部到达下颌升支与舌根交接处触发的。此过程与腭咽部、喉部、环咽肌功能活动有关。腭咽部关闭可以防止食团反流入鼻，喉部关闭可以防止食物误吸入呼吸道，环咽肌的瓣膜作用有助于食物进入食管。

咽期分两个阶段。第一个阶段在舌的压力、喉部上提及重力等作用下，大部分食团被推入食管。随即会厌后倾遮盖喉部，同时声带内收防止食团误吸入气管。应注意的是喉部关闭的关键并不是声门闭合，而是通过喉前倾使杓状软骨与会厌喉面紧贴。其后，下咽前后方向的复合运动，对食团形成一定的压力，使食团向前刺激环咽肌松弛，食管上括约肌（upper esophageal sphincter，UES）开放。咽期第二个阶段为黏膜清洁期，咽部前后壁黏膜紧贴挤压舌根出现向下的蠕动波，同时喉体下降。当食团接近食管上括约肌时，环咽肌仍保持强直收缩状态，只有在食团进入食管时环咽肌才松弛。正常通过咽部的时间应在 1 秒内（Logemann，1993）。

四、食管期

食管期（esophageal phase）为吞咽过程的终末期，食团经过食管入胃。位于食管上端的食管上括约肌始终保持收缩状态，直至接到来自环咽肌的信号后才开放，利于食团通过。这一过程同时伴随食管内的蠕动性收缩，使食物到达食管下括约肌（lower esophageal sphincter，LES），最后进入胃部。食物从口腔期至进入胃部的时间不应超过 20 秒（Gaziano，2002）。

第二节　吞咽障碍

一、吞咽障碍相关概念

1986 年 Miller 将“吞咽障碍（dysphagia）”一词描述为吞咽障碍或吞咽过程中断。“喉部渗入（laryngeal penetration）”被定义为物质进入喉前庭，但并未低于声带水平（Aviv 等，2002）。这些渗入的食物可能被自然反射咳出返回口咽部而正常咽下，也可能在呼吸道保护功能减退的情况下引起误吸。误吸（aspiration）是指口咽部或胃内食物误入喉和下呼吸道内（Marik，2001）。误吸是引起吸入性肺炎的危险因素，但不一定会引起吸入性肺炎。无症状误吸（silent aspiration）是指食物误吸入声门下，但患者并无自发反应。特别需要强调的是，误吸并不是一个诊断，而是机体在吞咽时由于生理异常或结构受损导致呼吸道保护功能受损（丧失）所引发的症状。

二、发病率

吞咽障碍准确的发病率尚不清楚，发病率高低与其他一些疾病或因素（例如老龄化等）有关。老年人吞咽障碍的发生率约为 44%，死亡率较高（Loeb 等，1999）。在美国，65 岁以上的人群吞咽障碍的发病率约为 10%～30%，增长最快。研究显示，至 2050 年，65 岁及以上人群中吞咽障碍患者数量将从 2010 年的 4020 万人增至 8850 万人，为 2010 年的 2 倍（Vincent、Velkoff，2010）。

1994 年 Kikuchi 等通过氯化铟扫描对无症状误吸的发生率进行研究，研究对象为无症状的健康老年人及社区获得性肺炎（在特定环境中被感染或因使用药物而引起的，区别于来自医院内感染的肺炎）患者。结果显示社区获得性肺炎组无症状误吸发生率达 71%，且与年龄增长成正比。世界范围内，住院患者中吞咽障碍的患病率也在增加，约 25%～30% 的住院患者有吞咽障碍，老年医疗机构中的吞咽障碍的比例高达 55%（Cichero、Altman，2012）。头颈部恶性肿瘤接受治疗的患者吞咽障碍发生率也较高，这主要是由于手术后与吞咽活动有关的结构发生改变，引起某种程度的吞咽障碍。

三、危险因素

与吞咽过程有关的肌肉结构与功能的变化是导致吞咽障碍的危险因素，而这些与年龄、神经系统疾病和（或）胃食管反流等有关。头颈部恶性肿瘤患者手术后吞咽结构改变可导致吞咽功能减退，损害程度取决于术腔的重建、修复方式，功能恢复状况及其诸如放射治疗及化学治疗等辅助性治疗情况。放射治疗对吞咽的影响与放射治疗总量、分次放射的范围、总的放射治疗容积、分次放射治疗间隔时间以及放射治疗类型（例如强化模块放射治疗）、原发肿瘤的部位及大小、治疗期间及治疗后有否吸烟等有关。一般来说，头颈部放射治疗导致的口腔干燥对吞咽过程会产生不良影响。2003 年 Logemann 等对 30 名进行化学治疗、放射治疗的口咽癌患者行改良钡剂透视吞咽功能检查，结果显示生理功能并无异常，但患者唾液量的减少可以引发吞咽障碍的感觉，并会因此而改变饮食习惯。必须注意，放射治疗对吞咽功能的影响随时间的推移可以再现或加重。老年人吞咽障碍最常见的诱发因素是脑卒中，40% ~ 70% 的脑卒中患者会伴有一定程度的吞咽障碍，50% 的老年患者脑卒中发作后会出现误吸。1998 年 Dray 等报道 25% 的脑卒中患者在发病后的第 1 年死于吸入性肺炎。此外，神经系统其他疾病也是引发吞咽障碍的高危因素。帕金森病为老年人最常见的神经肌肉系统疾病，吞咽障碍发生率达 15% ~ 20%。肌萎缩性侧索硬化，尤其是延髓型，可导致吞咽障碍，患者最终只能依靠鼻饲进食。

吞咽障碍的另一诱因是特定药物的服用，尤其是老年人。目前已经知道地西泮等抗焦虑药在体内代谢较慢，其镇静作用可抑制中枢神经系统，影响咳嗽反射（Vergis 等，2001）。其他如抗组胺药物、硫代二苯胺基类镇吐药物、抗胆碱能药物、抗惊厥药、抗精神病药物、阿片制剂、含锂药物等均可引起黏膜干燥，使黏膜的感觉功能减退，从而影响吞咽功能。长期使用抗精神病药物可以引发锥体外系反应而影响吞咽功能。目前另一项热门研究领域是“药片吞咽困难”，虽然目前机制仍未明确，因其可能会严重影响患者的健康状况，需要进一步深入研究。

因口腔内细菌的存在，吞咽障碍和误吸的患者易出现包括吸入性肺炎在内的更严重的并发症。1993 年 Terpenning 等发现养老院无牙老年人罹患吸入性肺炎的危险明显地低于口腔卫生较差的有齿者。因此，医疗机构及专业人员都应提高对患者口腔卫生的认识。

第三节　吞咽障碍的评估

吞咽障碍的原因可以是单一因素，也可能源于多系统的综合因素。吞咽障碍的评估（evaluation of dysphagia）应是多维的，需要包括言语 – 语言病理师、耳鼻咽喉科医师、消化内科医师、营养师、神经科医师、全科医师、口腔科医师及其他许多与吞咽障碍诊断相关的专业人员的协助。常用的吞咽障碍评估方法有床旁吞咽功能评估，电视监视下 X 线透视吞咽功能检查，改良钡剂透视吞咽功能检查及纤维内镜吞咽功能检查等。

一、临床检查和床旁吞咽功能评估

吞咽障碍评估的第一步是进行全面的临床检查及初步的床旁吞咽功能评估（bedside assessment）。临床检查中病史询问除包括主诉、健康史、手术史、精神、肺部及呼吸道情况外，最为重要的是对吞咽障碍的相关描述，包括吞咽障碍开始时间和进程、出现频率、持续时间、断续性还是连续性、加重或缓解的因素等。对于生活质量的评价，引起体重减轻的因素及其他有关的描述对吞咽障碍的评估作用也不容忽视。

除临床评估外，还应对患者进行床旁吞咽功能评估，包括口咽部检查和吞水试验，观察不同的饮水量对于喉部上提及发音质量的影响，以及患者的反应（如咳嗽）（Ramsey 等，2003）。口腔检查主要评估口面部，包括唇、舌、软腭、硬腭及牙齿的结构和功能。床旁吞咽功能评估还应包括咽反射和下咽部感觉的评估。不过，Hoppers、Holm 认为床旁吞咽功能评价有主观性，对无症状误吸者不敏感，这就是为什么将床旁吞咽功能检查作为初筛工具，之后还必须继续进行更敏感的检查的重要性。Suiter 和 Leder 等（2008）应用 3 盎司饮水试验（three-ounce water swallow test）作为住院患者是否可以经口进食或需要进一步进行客观评估的筛选手段，通过对包括 3000 名复杂病因的吞咽障碍住院患者的大样本数据进行研究。结果显示，3 盎司饮水试验敏感性高、特异性低。通过 3 盎司饮水试验的患者，仅需要按照营养师的建议调整饮食结构，而不需要进行吞咽障碍相关的仪器检查。但这项评估的局限性在于，受试者必须饮用大剂量水，因此很难在临床广泛推广。

对于吞咽障碍的客观评估的实效性仍在不断探索中。2001 年 Lim 等发现将 50ml 饮水实验与氧减测试结合可作为脑卒中急性期患者误吸危险性的筛选试验。单纯通过 87.81ml（3oz）及 50ml 饮水试验无法识别无症状误吸（Lim 等，2001）。不过这一检查对于确定那些误吸概率较低、可以经口进食患者是有用的筛查手段。

脉氧监测和颈部听诊也可有助于床旁吞咽功能的检查。前者可以测量氧饱和度并提示因误吸而引起的氧饱和度变化，后者是在吞咽时用听诊器听取喉部及颈部发出的声音。两者联合应用有助于评估吞咽障碍，但单独应用并不可靠。这两种筛查方法最常应用于无法使用精密仪器进行诊断的情况，例如急性脑卒中。

一个成功的临床检查应明确如下问题：① 吞咽功能有否受损；② 解剖和生理的改变是否与病因有关；③ 有无潜在的误吸因素；④ 是否需要改变患者营养摄入方式；⑤ 是否还需要进一步检查。

如果吞咽功能确已受损，在进行初步的临床检查后就需要进行下一步检测。

二、电视监视下 X 线透视吞咽功能检查和改良钡剂透视吞咽功能检查

对吞咽障碍的各种评价方法和对吞咽过程的观察已取得很大进展，其中最被广泛接受的就是电视监视下 X 线透视吞咽功能检查和改良钡剂透视吞咽功能检查。

电视监视下 X 线透视吞咽功能检查（videofluorscopic swallow study，VFSS）或改良钡剂透视吞咽功能检查（modified barium swallow study，MBS）被认为是评估吞咽功能的“标准”，主要通过 X 线透视影像对吞咽每一分期中所有有关结构进行观察，对吞咽各期的变化进行分析（Hopper 及 Holm，1999）。MBS 还用于确定吞咽时的解剖结构及生理过程以及吞咽障碍治疗措施的安全性及有效性。

进行 MBS 时让患者取侧位和后前位，X 线透视下进食不同稠度的钡剂（Ramsey 等，2003），

钡剂量及操作步骤也可根据检查者和患者的需要进行调整。在进行 MBS 过程中，可采用下颌后缩或其他头位，并不断调整，这样有助于治疗方案的制定和饮食结构的选择。

通过 MBS，可以发现误吸的原因，有助于吞咽障碍的评估。吞咽前、吞咽中、吞咽后不同时期出现的误吸与口咽部不同类型的功能失调有关。吞咽前出现误吸提示存在舌部活动失控及吞咽反应的延迟或缺失；吞咽中出现误吸提示喉部关闭不全和（或）会厌活动异常；吞咽后出现误吸则说明咽蠕动和喉上提减弱，一侧的咽壁力弱或环咽肌功能异常。应根据引起误吸的不同病因，设法找到防止误吸的代偿措施。

MBS 作为发现误吸的最敏感测试方法目前已被广泛接受，其优势在于可以明确误吸的诊断，同时观察吞咽障碍治疗方法的有效性。其缺点在于不适用于活动不便者，不能直观观察解剖结构，费用高等。此外，对于 MBS 结果的解读并不是高度标准化。目前还有其他一些检查有助于对吞咽障碍的进一步评估。Martin-Harris 等（2008）研究出的改良钡剂透视吞咽功能障碍评估，则能够为吞咽生理机制的研究提供更加客观的特征性参数，评估时，需要对 17 个生理性的吞咽动作进行明确分级，但此项评估需要由训练有素的专业人员完成。

三、纤维内镜吞咽功能检查

纤维内镜吞咽功能检查（fiberoptic endoscopic examination of swallowing，FEES）是通过纤维内镜直接观察吞咽时咽部的活动，了解下咽和喉部吞咽时解剖结构的变化，确定咽部吞咽及吞咽中的感觉功能是否正常，有无明显的误吸等。FEES 优点在于可直接观察到解剖结构，尤其是和发声障碍有关的喉部结构。此外，所需的仪器设备可随身携带。如果患者无法转运进行 MBS 或其他相关检查时，便携式内镜检查是很好的替代方法。FEES 缺点在于吞咽时位于内镜前端的咽壁肌肉收缩，会妨碍对吞咽活动的观察，且不能同时观察吞咽过程中其他各部位的情况，对误吸病因的解释也只是根据声门区、声门下区及气管区域钡剂残留的情况所做出的一种推论。

四、纤维内镜吞咽功能检查附加感觉功能测试

纤维内镜吞咽功能检查附加感觉功能测试（fiberoptic endoscopic evaluation of swallowing with sensory testing，FEESST）即在进行 FEES 时，应用空气脉冲刺激喉上神经支配区的黏膜，测试喉咽部的感觉反应。Aviv 等认为，FEESST 安全、可靠，无明显副作用，可以用以评价吞咽时运动和感觉功能。他们对 155 名行 FEESST 的患者进行统计，患者无呼吸道阻塞或心率明显变化，81% 患者无不适或仅伴有轻度不适感，仅有 3 例患者出现鼻出血，但可自止（Aviv 等，2000）。尽管呼吸道的感觉功能的评估对于吞咽安全尤为重要，但 FEESST 无论作为筛查或诊断手段都有一定局限性。尤其是在检查过程中当患者为避免误吸，改变头部姿势或体位后，空气脉冲试验会出现假阴性结果。

五、口咽部压力测量

口咽部压力测量是将装有压力传感器的测压管经鼻插入口咽部，测定吞咽时口咽内压力和（或）口咽活动的快慢（Hiss、Huckabee，2005）。但由于很难对所观察到的现象进行解释，故

此法更适用于监控吞咽障碍的康复。随着测压设备的改进，新的测压法将会有助于吞咽障碍的诊断。

食管测压法（manometry）最初应用于食管运动障碍的评估。如果 VFSS、FEES 和（或）其他检查未发现口咽部吞咽障碍的原因，则可考虑用食管测压法进一步检查。此法有助于发现食管失迟缓症或食管痉挛。

六、闪烁成像

闪烁成像（scintigraphy）应用于口咽部吞咽的评估，可精确地定量评估被误吸入的食物和残留在口腔或咽部的食物百分比（Hamlet，1996）。口咽 – 食管闪烁成像可以应用于咽喉反流与胃食管反流的初步鉴别。2005 年 Logemann 等发现口咽闪烁成像检查是唯一能测试口腔内或咽部的残留食物的诊断方法，不过此法尚未被广泛应用，目前 VFSS 还是最常用的评估咽部吞咽异常的方法。2004 年 Argon 等还发现已有呼吸道误吸征象的患者闪烁成像所见和电生理检查结果具有相关性。

七、肌电图

对吞咽障碍患者可以进行口咽部肌电图检查，检查时将表面电极置于颏下肌群，如下颌舌骨肌、颏舌骨肌和舌骨下肌。记录患者在吞咽水和唾液时的肌肉活动，评估吞咽时肌力的强弱及肌肉活动持续时间（Carnaby Mann 及 Cray，2005）。2004 年 Vaiman 等提出，在吞咽功能评价中，肌电图检查是一种简易而又可靠的过筛性评估方法，通过对肌肉活动的分析，为疾病的诊断提供参考标准，对患者症状进行客观性分析，确定病理过程，进行手术前后比较，监控治疗过程。此外，表面肌电图检查还可用于吞咽障碍的生物反馈治疗。

八、超声波检查

由于导致吞咽困难障碍和误吸的主要因素是喉部上提及内收活动障碍，超声波检查能显示喉部运动功能减弱细节，因此也可用于吞咽障碍困难的评估。进行超声波检查（ultrasonography）时，将线阵探头放置在喉咽部肌肉周围，观察与吞咽有关的骨及软骨的轮廓和声影。2003 年 Kuhl 等报道将探头放在喉部，观察舌骨和甲状软骨在安静状态及饮水和吞咽唾液时的上提情况。Kuhl 认为，吞咽治疗前后用超声波检查来观察吞咽时喉部的移动安全、可靠、可重复性强。

超声波检查的不足之处是仅能显示解剖距离的变化关系，故无法动态了解舌骨及喉部运动与食物的位置相关性。超声波检查已被成功应用于很多医学领域中，相信在不久的将来可能会在吞咽障碍的评估中起更大的作用。

九、生活质量评估

患者生活质量（quality of life，QOL）的评估对吞咽障碍疗效的评价非常重要。

头颈部恶性肿瘤治疗的功能评估（functional assessment of cancer therapy–H&N，FACT–H&N）是一种针对头颈恶性肿瘤患者生活质量进行的多维、自我评估方法，涉及 6 大方面 11 个项目，包括生理、社会、情绪、功能健康、医患关系及患者对自己患病关注等方面（Cella 等，1993）。患者行为状态分级（performance status scale–H&N，PSS–HN）是医师对患者生活质量进行评估，主要对患者在正常进食、在公共场合中进食以及理解能力等 3 个方面表现进行评分（List 等，1990）。患者优选分级（patient priority scale）为另一种患者自我评价方法，要求患者根据对 12 个观点的同意程度分成高、中、低三类，然后以 1 ~ 12 计分（List 等，2000），该法已被用于有关头颈恶性肿瘤患者生活质量的前瞻性研究中。

Swal–QOL 是包括 44 个项目的患者自我评价问卷调查，评估患者生活质量的 10 个方面：食物选择、负担、精神状况、社会角色、忧虑、睡眠情况、进食所需时间、疲劳感、交流及食欲等（McHorney 等，2000）。这一方法经修改而发展成 Qual–Care 评估，重点评估临床资料，总体建议及患者满意度（McHorney 等，2002）。两者均对吞咽障碍对日常生活影响的主观感受进行深入调查。

M.D.Anderson 吞咽障碍调查表（M.D. Anderson dysphagia inventory，MDADI）是一种专用于头颈肿瘤患者与吞咽功能相关的生活质量评定方法（Gillespie 等，2004）。属于患者自我评价方式，要求患者对 20 个观点按非常同意、同意、无所谓、不同意、坚决不同意 5 个等级做出选择，再将这些选择归入情绪、功能、生理 3 个类别，分别予以计分。

UW–QOL 评估也是一种患者自我评价问卷调查，包括疼痛、外观、活动水平、娱乐、吞咽、唾液分泌、味觉、肩部功能、言语及咀嚼等 10 个方面的调查（Deleyiannis 等，1997）。

还有一类生活质量评估，其重点放在口干的症状上。口腔干燥生活质量评估（xerostomia QOL，XQOL）要求患者就 5 个有关口干对吞咽影响的主观感受做出肯定或否定的回答（Eisbruch，2001）。

十、总结

对于吞咽障碍的患者，临床检查、吞咽功能的床旁评估以及进一步的仪器检查对于吞咽障碍的诊断及鉴别诊断至关重要。检查时应考虑到每个患者吞咽障碍的特殊性，行为认知因素，体位变动有无受限及对于预后的期望值等。VFSS 或 MBS 是目前公认的评估吞咽障碍和发现误吸的最常用且实用的技术。FEES 也广泛应用于对吞咽障碍及误吸的评估。MBS 及 FEES 具有客观性及直观性。结合使用不同的检查技术可为吞咽障碍的评估提供更全面的信息。FEESST、测压法、闪烁成像、肌电图和超声波都是评估吞咽障碍的辅助诊断方法。这些测试方法是有一定的价值，但在客观性、方法的规范化及对测试结果的解释等方面都还需要进一步的研究。

（Donna S Lundy，Bernstein Michelle，薛君武）

第二章 吞咽障碍的治疗 Treatment of Swallowing Disorders

吞咽评估的目的是要找到使食物误入呼吸道（误吸）和（或）吞咽结束后食物残留于咽部而使患者面临误吸危险的真正原因。患者特定的治疗方案就是基于以上一系列评估的结果。因此，吞咽障碍的治疗（treatment of swallowing disorders）是以患者的临床表现及综合评估的结果为基础。

第一节 饮食调整

一、进食方式的选择

治疗吞咽障碍首先必须确定患者是否能够继续经口进食还是需要选择其他的进食方法。无症状误吸者如果能通过一定的措施或方法保护好呼吸道，则可以继续经口进食。通常情况下，有误吸的患者如果在认知及体能方面能够配合治疗，通过自发反射或通过改变头位、调整吞咽方法和（或）调整食谱等措施将残留食物完全清除出呼吸道，也可以经口进食。此外还应考虑到患者维持经口进食所需的时间和体力。Logemann（1998）提出，如果吞咽一个食团需时超过 10 秒，就应考虑改变进食方法，因为时间过长会导致患者疲劳和营养摄入不足。如果吞咽任何稠度的食物，误吸发生率都高于 10%，或不管如何调整吞咽方法和改变体位，仍有超过 10% 的食物被误吸，则应改为鼻饲进食。

进食方式决定于患者的健康状况，鼻饲进食的长短及患者和临床营养师的选择。1992 年 Park 等发现鼻饲与经皮胃造瘘引起并发症及吸入性肺炎的发生概率相同，但后者比前者能更有效地提供患者所需的营养。应注意，在保证安全的情况下，鼻饲或经皮胃造瘘进食也可与经口进食同时进行。停止管饲进食必须采取渐进的方式，随着管饲量的减少，增加经口进食量，直至经口进食完全可以满足营养所需。临终患者的生存质量也是需要考虑的重要问题。对于不能安全经口进食的晚期患者，适当的进食少量患者喜欢的食物所带来的风险，相对患者获得的安慰效益来说，也就不值一提了。

二、饮食结构的调整

如果患者进食某种特定质地饮食时误吸发生率明显减低，则应该调整饮食结构。进食浓度稀薄的食物有误吸者需要增加稠度食物的进食。饮食稠度是以吞咽评估中专用的不同稠度的饮食（例如，稠度不同的液体、布丁、混合有钡剂的甜饼、校准计量的钡片等）为标准。一些患者难以进食薄脆饼干或其他易碎裂的食物，因为这些食物的碎片容易滞留于口咽部的陷窝里。食管狭窄患者进食固体食物有困难而交替进食液体和固体食物比较容易。吞咽中，唾液的作用之一是与干而硬的食物混合形成较易下咽的黏稠食团，因此对于放射治疗后口腔干燥明显的患者应采用交替进食液体和固体食物或用液体食物冲饮固体食物下咽的方法。食物的温度也会影响患者的吞咽能力。食团的体积及进食方式也非常重要，有些患者爱吃体积较大的食团，因其在口中容易被感觉到，而另一些患者则相反。此外，已证明杯装饮料有利于保持喉部上提状态，对喉部病变患者有帮助。吸管的使用也有助于吞咽。

总之，无论使用何种进食方式，关键是患者必须有能力予以配合或可以在他人的帮助下完成。

第二节　吞咽康复治疗

经吞咽功能检查如果发现明确的生理功能异常，就应在言语病理师的指导下进行吞咽康复治疗（swallowing therapy）。治疗开始的时间，需要根据患者健康状况（例如，术后愈合情况）决定。此外，其他诸如患者精神心理状态等因素也应考虑在内。

口腔运动训练应用在因舌、唇、腭和咽部肌力及运动范围异常和（或）减弱而难以控制口腔内食团的患者。1997 年 Logemann 等发现，头颈癌患者术后通过康复训练，吞咽和语言功能均显著改善。口腔运动训练的基本原理是用力迫使舌、唇等活动受限的组织向指定方向运动并保持数秒钟，经短暂休息后再重复进行。目前已有许多专用装置帮助进行舌体运动练习，如舌传感器、配备有压力装置的舌传感器、Iowa 口腔运动设备、Madison 口腔治疗装置等。2000 年 Lazarus 等指出舌部肌力与推动食团进入口腔的能力有关，舌部肌力减弱会延长食团推进的时间，增加吞咽后食物的残留量。牙关紧闭的患者口腔开张受限，可以通过下颌关节的延展练习进行康复。在进行下颌关节的延展练习同时，还可在上、下牙之间插入压舌板，逐步增加压舌板的数量，这样会获得更好的疗效。此外，Therabite 下颌运动康复仪也已被成功应用于牙关紧闭的治疗中，这种方法可以帮助患者控制阻力，增加张口度。

吞咽反射触发延迟会导致吞咽前舌根上的食物过早地散落于会厌谷内。由于液体移动较快，后果会更为严重，因此需要更为迅速的呼吸道保护。温度 – 触觉刺激法（thermal–tactile stimulation）用于吞咽反射延迟的治疗（Bisch，1994）。具体方法为用经冰块冷却的间接喉镜轻轻拍打两侧腭舌弓，以提高咽部感觉的敏感度从而刺激吞咽。作为一种比较古老的方法，目前只应用在一些特殊的患者群。

Masako 法用于改善舌根后缩，即让患者吞咽时将舌尖置于上下门齿之间（Fujiu，Logemann，1996）。舌根后缩贴向咽后壁是推动食物向前触发环咽肌的松弛和 UES 开放的关键。努力的吞咽以增强口腔和舌根的运动，减少吞咽后食物残留。为了能够产生有效的强力的吞咽，要求患者在吞咽时刻意加大力度。另外，为了改善舌根的回缩，也可以进行相关锻炼，如最大程度的自主回缩舌部、漱口、强力吞咽等。

喉部上提也是吞咽中呼吸道保护的关键。由于气管切开后套管的限制，放射治疗后组织纤维化或术后瘢痕等会影响喉部上提。改善喉部运动的各种练习主要是促进喉部向前上运动，以使呼吸道和咽部分开。Mendelsohn 法就是用于改善喉部随意上提功能，并有助于改善 UES 的开放。具体的做法是像平常吞咽开始时那样喉部上提，然后保持这种状态 2 ~ 3 秒后完成吞咽。此外，还可以通过发音训练进行康复，包括高、低调滑音练习，持续用高调假声等练习改善声门闭合、加强喉部上提和咽部收缩功能。

气道保护对于安全的吞咽至关重要。一些相关检查的诊断过程同时也是治疗过程。屏气试验

（breath–hold maneuver）能够延长吞咽前后及吞咽过程中声门关闭的时间并增加声门闭合的力度。纤维喉镜下观察如何通过屏气有效地使声门关闭，并通过视觉反馈使这一作用得到加强。同样，声门上吞咽和超声门上吞咽法都有助于吞咽过程中呼吸道的保护。

此外，吞咽时姿势或体位的改变有助于改变食团通过的路径。将头转向受损 / 病变侧，能够封闭患侧梨状窝，增加患侧咽部压力，减少患侧梨状窝的潴留，改善食团的传输（Logemann, 1998）。若头偏向健侧，食物将会直接经健侧滑下进入食管。下颌内收可以使会厌谷间隙扩大，帮助有吞咽延迟的患者在吞咽前储存更多的食团，以便于缓慢咽下。另外，还可以使舌根部向咽后壁更有效的回缩，减小气道开放。将以上方法结合应用效果会更好。

呼气肌力量训练（expiratory muscle strength training，EMST）同样有助于吞咽安全（Sapienza 及 Wheeler, 2006）。训练时，患者使用手持阻力训练仪器，缓慢呼气使气流量达到医师设置的预定值。一旦达到阈值，弹簧阀装置松开，气体便可以通过。EMST 现广泛应用于帕金森病患者。且有研究表明 EMST 对于气道保护、咳嗽反射及肺功能等均有意义。

环咽肌失弛缓症或环咽肌功能障碍（cricopharyngeal dysfunction，CPD）会导致食团在输送过程中停滞。环咽肌失弛缓可能主要是由于 UES 异常引起，也可能是对喉部运动和（或）舌根后缩异常的一种反应。对于以环咽肌失弛缓症为主要原因的吞咽障碍，可以应用 Shaker 法进行锻炼来改善喉部运动并松弛 UES。具体方法为，患者去枕仰卧位，肩和胸部保持不动，抬起头部注视足部。若环咽肌失弛缓症是吞咽障碍的次要原因，则训练的主要目的为改善喉部上提和舌根后缩的功能。此外，其他有助于环咽肌松弛和 UES 开放的手术与非手术方法也在尝试中。

目前环咽肌切开术（cricopharyngeal myotomy）常常应用于喉全切除术中，也可以作为环咽肌失弛缓症的辅助治疗，不过其疗效尚有争议。1999 年 Jacobs 等进行的前瞻性研究，将喉声门上切除术和（或）扁桃体连同舌根一起切除的患者随机分为环咽肌切开及不切开两组，结果显示两者无显著差异。肉毒素注射的化学性去神经支配法也被用于环咽肌失弛缓症的治疗，环咽肌内注射肉毒素后，减少了下咽部食物的滞留，患者主观上感觉吞咽功能有了改善，但尚缺乏相关随机前瞻性研究报道。

腭咽闭合不全（velopharyngeal incompetence，VPI）者会出现食物反流入鼻，从而影响吞咽功能。因手术或外伤后腭部缺损引起的腭咽闭合不全，可用腭阻塞器隔开口腔和鼻部，防止鼻反流、减轻鼻音。软腭神经性力弱引起的腭咽闭合不全，需应用腭提器使软腭保持上提位置，减少鼻反流并改善言语。腭咽闭合不全也可选择手术治疗，手术对结构缺损的改善效果较神经性原因引起者更佳。

其他治疗：如电刺激，主要用于帮助喉部抬高。Ludlow 等（2007）研究表明，对于由喉部不能上抬导致的慢性咽期吞咽障碍患者，表面电刺激，能够对吞咽时气道保护产生影响。

总之，吞咽障碍的处理需要在多学科协同下确定病因和寻求最佳治疗方案。治疗的最终目的是让患者在最短的时间内恢复最接近正常的饮食，恢复高质量的生活水平。治疗应结合实际情况及患者健康状况，根据患者现有疾病、病变的进展、并发症、治疗的副反应、年龄和（或）医疗水平等进行动态评估，随时调整治疗方案。

（Donna S. Lundy，Bernstein Michelle，薛君武）

参考文献 Reference

1. 蔡青，杨强，陶泽璋等. 电声门图参数与声嘶的心理听觉评价的相关关系研究. 听力学及言语疾病杂志，2003，11：185–186
2. 陈学军，柳端今. 气管切开术与儿童复发性呼吸道乳头状瘤病气管内扩散的关系. 中华耳鼻咽喉科杂志，2000，5：384–386
3. 程丽宇，徐文，李赟等. 声带麻痹与环杓关节脱位临床特征分析. 听力学及言语疾病杂志，2015，23：367–371
4. 崔毅，沈立平，刘莹. 喉肌电图与喉肌诱发电位对甲状腺手术所致声带麻痹的评价. 临床神经电生理学杂志，2004，13：210–212
5. 董明福，胡红容，李菊琴等. 79 例小儿声嘶临床分析. 临床耳鼻咽喉科杂志，1999，13：257–258
6. 冯葆富，齐忠政，刘运屏. 歌唱嗓音医学基础. 上海：上海科学技术出版社，1981
7. 高志强，张宝泉，张连山等. A 型肉毒素甲杓肌注射治疗喉痉挛性构音障碍二例. 中华耳鼻咽喉科杂志，1999，34：56
8. 顾玉东，吴敏明，郑忆柳等. 臂丛根性撕脱伤的膈神经移位治疗. 中华外科杂志，1989，27：433–435
9. 郭星，程美华，费声重. 辽宁省喉癌病因学病例对照调查分析. 中华耳鼻咽喉科杂志，1993，28：219–221
10. 侯丽珍，韩德民，徐文等. 儿童声嘶及良性增生性声带疾病的嗓音频谱分析. 中国耳鼻咽喉头颈外科，2005，12：771–774
11. 韩德民，Sataloff RT. 嗓音医学. 北京：人民卫生出版社，2007
12. 侯丽珍，韩德民，徐文等. 喉返神经麻痹的肌电特点及相关研究. 临床耳鼻咽喉头颈外科杂志，2007，21：673–678
13. 侯丽珍，韩德民，徐文等. 嗓音检测中元音声样的选择. 听力学及言语疾病杂志，2002，10：16–18
14. 侯丽珍，徐文，韩德民等. 正常喉诱发电位特点的研究. 中华耳鼻咽喉头颈外科杂志，2007，42：207–210
15. 侯丽珍，徐文，韩德民等. 重症肌无力的咽喉部临床特点. 中华耳鼻咽喉头颈外科杂志，2007，42：263–267
16. 胡慧英，徐文，范尔钟等. 自体脂肪及筋膜植入犬声门旁间隙及固有层的实验研究. 听力学及言语疾病杂志，2012，20：135–139
17. 胡慧英，徐文，范尔钟等. 犬喉返神经损伤后环杓关节组织病理学特性初步研究. 中华耳鼻咽喉头颈外科杂志，2010，45：56–60
18. 胡蓉，徐文，范尔钟. 自体脂肪间充质干细胞移植促进声带修复再生的实验研究. 中华耳鼻咽喉头颈外科杂志，2010，45：723–728
19. 胡蓉，徐文，侯丽珍等. OSAHS 患者 H–UPPP 术后嗓音变化研究. 听力学及言语疾病杂志，2009，17：239–241
20. 胡蓉，徐文. 组织工程技术在声带修复中的作用. 中华耳鼻咽喉头颈外科杂志，2008，43：635–637
21. 黄志刚，韩德民，王琪等. 激光治疗喉声门型癌手术切缘安全性研究. 中国耳鼻咽喉头颈外科，2004，11：73–76
22. 黄志刚，韩德民，于振坤等. CO_2 激光手术治疗声门型喉癌疗效分析. 中华耳鼻咽喉科杂志，2002，37：219–222

23. 焦克. 艺术嗓音的训练和保健. 北京：北京出版社，1986
24. 李红艳，徐文. 丝裂霉素 C 治疗喉气管瘢痕. 国际耳鼻咽喉头颈外科杂志，2007，31：278–280
25. 李红艳，徐文，胡蓉等. 嗓音疾病自我评估特点及影响因素. 中华耳鼻咽喉头颈外科杂志，2009，44：109–113
26. 李红艳，徐文，胡蓉等. 嗓音障碍疾病听主观 GRBAS 评估特点. 听力学及言语疾病杂志，2009，17：147–151
27. 李红艳，徐文，胡蓉等. 嗓音障碍指数量表简化中文版的研究. 听力学及言语疾病杂志，2010，18：566–570
28. 李树玲. 新编头颈肿瘤学. 上海：科学技术文献出版社，2002
29. 李晓明. 不断强化喉癌治疗中喉功能保留的理念和策略. 中华耳鼻咽喉头颈外科杂志，2012，47：529–531
30. 刘吉祥，杨宝琦，顾立德. 喉记波扫描摄象的临床应用. 听力学及言语疾病杂志，2001，9：138–139
31. 柳端今，徐文. 支撑喉镜下 CO_2 激光杓状软骨切除术治疗双声带外展麻痹. 中华耳鼻咽喉科杂志，1999，34：365–367
32. 倪晓光，贺舜，徐震纲等. 窄带成像内镜在喉癌诊断中的应用. 中华耳鼻咽喉头颈外科杂志，2010，45：143–147
33. 曲春燕，刘永祥. 京剧嗓音的声学分析及音域特征. 中华耳鼻咽喉科杂志，2000，35：59–61
34. 屈季宁，周涛，肖伯奎等. 人胶原声带注射治疗周围性单侧声带麻痹. 中国耳鼻咽喉颅底外科杂志，2003，9：207–209
35. Sataloff RT，Hawkshaw MJ，徐文. 咽喉反流性疾病. 中华耳鼻咽喉头颈外科杂志，2014，49：432–436
36. 宋晓红，刘永祥. 变声后“假声”的声学分析. 临床耳鼻咽喉科杂志，2003，17：332–335
37. 王华，刘世琳，张亚梅. 2500 例声嘶儿童及青少年电子喉镜检查结果分析. 听力学及言语疾病杂志，2009，17：245–247
38. 王军，韩德民，叶京英等. CO_2 激光结合改良 T 型管植入术治疗喉狭窄. 中华耳鼻咽喉科杂志，2003，38：229–231
39. 王丽萍，张玉富，张澍等. 痉挛性发声障碍的喉功能特点. 听力学及言语疾病杂志，2001，9：199–200.
40. 王鹏万，宋慧敏，穆美云等. 环杓关节活动和活动环杓关节. 中华耳鼻咽喉科杂志，1966，12：39–42
41. 吴娇娇，黄志刚，房居高等. CO_2 激光手术治疗喉癌的并发症分析. 中华耳鼻咽喉头颈外科杂志，2011，46：118–122.
42. 徐洁洁，祁沁红，乔宇海. 计算机声学测试在发声障碍鉴别诊断中的应用. 听力学及言语疾病杂志，2000，8：156–158
43. 徐文. 频闪喉镜临床应用——咽喉疾病视频图谱. 北京：人民卫生出版社，2017
44. 徐文. 儿童声带麻痹. 中国医学文摘(耳鼻咽喉科学)，2009, 24:123–124
45. 徐文. 儿童声带麻痹诊断与治疗. 中华耳鼻咽喉头颈外科杂志，2013，48：701–704
46. 徐文. 喉微创手术技术. 中国医学文摘(耳鼻咽喉科学)，2008, 23:142–144
47. 徐文. 痉挛性发声障碍的治疗. 听力学及言语疾病杂志，2012，20：518–520
48. 徐文. 嗓音相关生活质量评估量表的应用. 中国中西医结合耳鼻咽喉科杂志，2010，18：233–235
49. 徐文. 声带黏膜缝合技术与喉蹼治疗. 中国医学文摘（耳鼻咽喉科学），2007，22：348–349
50. 徐文. 声带白斑的诊断与治疗. 中华耳鼻咽喉头颈外科杂志，2015，50：1049–1052
51. 徐文，韩德民. 关爱嗓音 关注嗓音医学发展. 中国医学文摘(耳鼻咽喉科学)，2011, 26：292–293
52. 徐文，韩德民. 嗓音显微外科手术技术. 中华耳鼻咽喉头颈外科杂志，2010，45：785–789
53. 徐文，韩德民，侯丽珍等. 声带沟的临床特点. 耳鼻咽喉 – 头颈外科，2001，8：153–156
54. 徐文，韩德民，侯丽珍等. 声带不同 CO_2 激光术式对嗓音功能的影响. 临床耳鼻咽喉科杂志，2002，16：267–269

55. 徐文，韩德民，侯丽珍等. 喉部分切除术后不同声源振动模式转换与代偿研究. 中华耳鼻咽喉科杂志，2001，36：454–457
56. 徐文，韩德民，侯丽珍等. 喉全切除术食管发音机制研究. 中华耳鼻咽喉科杂志，2002，37：7–10.
57. 徐文，韩德民，侯丽珍等. 喉良性增生性病变的嗓音学特点及治疗转归. 临床耳鼻咽喉科杂志，2004，18：526–529
58. 徐文，韩德民，侯丽珍等. 痉挛性发声障碍诊断及治疗的研究. 中华耳鼻咽喉头颈外科杂志，2005，40：253–257
59. 徐文，韩德民，侯丽珍等. 自体筋膜移植填充治疗声带沟. 中华耳鼻咽喉头颈外科杂志，2006，41：591–594.
60. 徐文，韩德民，侯丽珍等. 声带外侧自体脂肪注射填充术治疗声门闭合不良. 中国耳鼻咽喉头颈外科，2006，13：499–502
61. 徐文，韩德民，侯丽珍等. 声带运动不良的喉肌电图特征. 中华耳鼻咽喉头颈外科杂志，2006，41：653–656
62. 徐文，韩德民，胡蓉等. 改良杓状软骨复位术治疗环杓关节脱位. 中华耳鼻咽喉头颈外科杂志，2013，48：450–454
63. 徐文，韩德民，胡蓉等. 声带损伤后自身修复特点研究. 首都医科大学学报，2011，32：729–732
64. 徐文，韩德民，李红艳等. 支撑喉镜下喉硅胶膜置入及声带缝合手术治疗喉蹼. 中华耳鼻咽喉科杂志，2007，42：581–584
65. 徐文，李红艳，韩德民等. 嗓音障碍指数量表中文版信度和效度评价. 中华耳鼻咽喉头颈外科杂志，2008，43：670–675
66. 徐文，王磊，张丽等. 类脂蛋白沉积症喉部表现与处理. 中华耳鼻咽喉头颈外科杂志，2010，45：109–113
67. 徐文，张学东. 嗓音显微外科综合培训在咽喉科教学改革中的实践. 中国耳鼻咽喉头颈外科，2015，22：321–322
68. 徐文，赵功伟，胡慧英等. 喉返神经损伤后喉肌病生理研究. 临床耳鼻咽喉头颈外科杂志，2009，23：403–406
69. 许安廷，王天铎. 喉部分切除术后发音功能的微机检测分析. 中华耳鼻咽喉科杂志，1994，29：308–310
70. 阎承先. 小儿耳鼻咽喉科学. 第2版. 天津：天津科技出版社，2000
71. 严森，徐文，李赟等. 咽喉反流与嗓音疾病的相关分析. 听力学及言语疾病杂志，2014，22：34–38
72. 杨宝琦. 耳鼻咽喉科学新进展. 天津：天津科学技术出版社，2000
73. 杨宝琦，程俊萍. 空气动力学在测试呼吸与发声关系中的临床应用. 听力学及言语疾病杂志，2000，8：152–155
74. 杨和钧. 艺术嗓音保健之友. 北京：文化艺术出版社，1985
75. 杨怀安，季文樾，郭星等. 声门型喉癌激光声带切除术后复发病例临床分析. 临床耳鼻喉科杂志，2005，19：361–362
76. 杨强，李焦兰，黄治物等. 国人嗓音与性激素的关系. 听力学及言语疾病杂志，1994，2：1–4
77. 杨强，广华平，陈辉霖等. 戏曲学员嗓音与性激素变化的观察. 听力学及言语疾病杂志，1995，3：1–4
78. 杨庆文，徐文，叶京英等. 声带白斑124例临床及病理分析. 听力学及言语疾病杂志，2011，19：425–427
79. 杨式麟. 嗓音医学基础与临床. 辽宁：辽宁科学技术出版社，2001
80. 杨式麟，赵玉红. 从年龄进程的基频参数看变声期过程和男声女调的发病机理. 听力学及言语疾病杂志，1993，1：12–14
81. 张宝全，王直中，张连山等. 鸭嘴型硅胶发音管全喉切除术后发音重建. 中华耳鼻咽喉科杂志，1994，29：305–307

82. 张娜，徐文. 儿童喉软化症. 中国耳鼻咽喉头颈外科，2010，17：165-167
83. 郑宏良，周水淼，陈世彩等. 膈神经替代喉返神经修复治疗双侧声带麻痹. 中华耳鼻咽喉科杂志，2002，37：210-214
84. 郑宏良，周水淼，陈世彩等. 单侧喉返神经损伤神经修复术式探讨. 中华耳鼻咽喉科杂志，2002，37：291-295
85. 郑军，李正廷. 全喉切除术后 Blom-Singer 法发音效果相关因素的检测观察. 中华物理医学与康复杂志，2000，22：243-245
86. 朱虹，徐文，李赟等. 声带白斑临床病理特征与咽喉反流的初步观察. 中华耳鼻咽喉头颈外科杂志，2014，49：368-373
87. 朱梅，张道行，刘永祥等. 男性昆曲演员歌唱共振峰 14 年动态对比研究. 中华耳鼻咽喉头颈外科杂志，2005，40：258-260
88. Abitbol J，Abitbol P，Abitbol B. Sex hormones and the female voice. J Voice，1999，13：424-446
89. Adour KK，Schneider GD，Hilsinger RL Jr. Acute superior laryngeal nerve palsy：analysis of 78 cases. Otolaryngol Head Neck Surg，1980，88：418-424
90. Ambrosch P，Kron M，Steiner W. Carbon dioxide laser microsurgery for early supraglottic carcinoma. Ann Otol Rhinol Laryngol，1998，107：680-688
91. Andrews RJ，Berke GS，Blackwell KE，et al. Hemilaryngeal transplantation in the canine model：technique and implications. Am J Otolaryngol，2000，21：85-91
92. Apfelbaum RI，Kriskovich MD，Haller JR. On the incidence，cause，and prevention of recurrent laryngeal nerve palsies during anterior cervical spine surgery. Spine，2000，25：2906-2912
93. Argon M，Secil Y，Duygun U，et al. The value of scintigraphy in the evaluation of oropharyngeal dysphagia. Eur J Nucl Med Mol Imaging，2004，31：94-98
94. Aust MR，McCaffrey TV. Early speech results with the Provox prosthesis after laryngectomy. Arch Otolaryngol Head Neck Surg，1997，123：966-968
95. Aviv JE，Kaplan ST，Thomson JE，et al. The safety of flexible endoscopic evaluation of swallowing with sensory testing（FEESST）：an analysis of 500 consecutive evaluations. Dysphagia，2000，15：39-44
96. Aviv JE，Kim T，Sacco RL，et al. FEESST：a new bedside endoscopic test of the motor and sensory components of swallowing. Ann Otol Rhinol Laryngol，1998，107：378-387
97. Aviv JE，Spitzer J，Cohen M，et al. Laryngeal adductor reflex and pharyngeal squeeze as predictors of laryngeal penetration and aspiration. Laryngoscope，2002，112：338-341
98. Baken RJ. The aged voice：a new hypothesis. J Voice，2005，19：317-325
99. Baken RJ，Orlikoff RF. Clinical Measurement of Speech and Voice. 2nd ed. San Diego：Singular Thomson Learning，2000
100. Balaguer-Ballester E，Denham SL，Meddis R. A cascade autocorrelation model of pitch perception. J Acoust Soc Am，2008，124：2186-2195
101. Bard MC，Slavit DH，McCaffrey TV，et al. Noninvasive technique for estimating subglottic pressure and laryngeal efficiency. Ann Otol Rhinol Laryngol，1992，101：578-582
102. Barlow SM，Andreatta RD. Handbook of Clinical Speech Physiology. San Diego：Singular Publishing Group，1999
103. Bastian RW，Richardson BE. Postintubation phonatory insufficiency：an elusive diagnosis. Otolaryngol Head Neck Surg，2001，124：625-633
104. Beckford NS，Rood SR，Schaid D，et al. Androgen stimulation and laryngeal development. Ann Otol Rhinol Laryngol，1985，94：634-640
105. Benjamin B，Inglis A. Minor congenital laryngeal clefts：diagnosis and classification. Ann Otol Rhinol Laryngol，1989，98：417-420

106. Benninger MS, Gillen JB, Altman JS. Changing etiology of vocal fold immobility. Laryngoscope, 1998, 108: 1346–1350

107. Benninger MS, Jacobson BH, Johnson AF. Vocal Arts Medicine : the Care and Prevention of Professional Voice Disorders. New York : Thieme Medical Publishers, 1994

108. Beutler WJ, Sweeney CA, Connolly PJ. Recurrent laryngeal nerve injury with anterior cervical spine surgery risk with laterality of surgical approach. Spine, 2001, 26: 1337–1342

109. Bhattacharyya N. The prevalence of pediatric voice and swallowing problems in the United States. Laryngoscope, 2015, 125 (3): 746–750

110. Biacabe B, Crevier–Buchman L, Hans S, et al. Vocal function after vertical partial laryngectomy with glottic reconstruction by false vocal fold flap : durational and frequency measures. Laryngoscope, 1999, 109: 698–704

111. Bisch EM, Logemann JA, Rademaker AW, et al. Pharyngeal effects of bolus volume, viscosity, and temperature in patients with dysphagia resulting from neurologic impairment and in normal subjects. J Speech Hear Res, 1994, 37: 1041–1059

112. Blitzer A, Brin MF. Use of botulinum toxin for diagnosis and management of cricopharyngeal achalasia. Otolaryngol Head Neck Surg, 1997, 116: 328–330

113. Blitzer A, Brin MF, Fahn S, et al. Clinical and laboratory characteristics of focal laryngeal dystonia : a study of 110 cases. Laryngoscope, 1988, 98: 636–640

114. Blitzer A, Brin MF, Stewart CF. Botulinum toxin management of spasmodic dysphonia (laryngeal dystonia): a 12–year experience in more than 900 patients. Laryngoscope, 1998, 108: 1435–1441

115. Blom ED, Singer MI, Hamaker R. Tracheoesophageal Voice Restoration Following Total Laryngectomy. San Diego : Singular Publishing Group, 1998

116. Bogaardt HC, Hakkesteegt MM, Grolman W, et al. Validation of the voice handicap index using Rasch analysis. J Voice, 2007, 21: 337–344

117. Bouquot JE, Kurland LT, Weiland LH. Laryngeal keratosis and carcinoma in Rochester, MN, population, 1935 - 1984. Cancer Detect Prev, 1991, 15: 83–91

118. Brand A, Behrend O, Marquardt T, et al. Precise inhibition is essential for microsecond interaural time difference coding. Nature, 2002, 417: 543–547

119. Brichall MA, Lorenz RR, Berke GS, et al. Laryngeal transplantation in 2005: a review. Am J Transplant, 2006, 6: 20–26

120. Buchbinder D, Currivan RB, Kaplan AJ, et al. Mobilization regimens for the prevention of jaw hypomobility in the radiated patient : a comparison of three techniques. J Oral Maxillofac Surg, 1993, 51: 863–867

121. Camacho A, Harris JG. A sawtooth waveform inspired pitch estimator for speech and music. J Acoust Soc Am, 2008, 124: 1638–1652

122. Campisi P, Tewfik TL, Manoukian JJ, et al. Computer–assisted voice analysis : establishing a pediatric database. Arch Otolaryngol Head Neck Surg, 2002, 128: 156–160

123. Carnaby–Mann GD, Crary M. Pill swallowing by adults with dysphagia. Arch Otolaryngol Head Neck Surg, 2005, 131: 970–975

124. Catten M, Gray SD, Hammond TH, et al. Analysis of cellular location and concentration in vocal fold lamina propria. Otolaryngol Head Neck Surg, 1998, 118: 663–667

125. Cella DF, Wiklund I, Shumaker SA, et al. Integrating health–related quality of life into cross–national clinical trials. Qual Life Res, 1993, 2: 433–440

126. Chen Z, Calawerts W, Zhang Y, et al. A case report : hybrid treatment approach to lipoid proteinosis of the larynx. J Voice, 2016 Apr 1. [Epub ahead of print]

127. Chester MW, Stewart MG. Arytenoid adduction combined with medialization thyroplasty : an evidence-based review. Otolaryngol Head and Neck Surg, 2003, 129: 305–310

128. Chhetri DK, Gerratt BR, Kreiman J, et al. Combined arytenoid adduction and laryngeal reinnervation in the treatment of vocal fold paralysis. Laryngoscope, 1999, 109: 1928–1936

129. Chhetri DK, Head C, Revazova E, et al. Lamina propria replacement therapy with cultured autologous fibroblasts for vocal fold scars. Otolaryngol Head Neck Surg, 2004, 131: 864–870

130. Chiu LD, Ragson BM, Cruz RM. Laryngoscopic placement of laryngeal keels with percutaneous fixation. Laryngoscope, 1996, 106: 788–790

131. Cho K, Harris JG, Shrivastav R. Factors affecting the perception of Korean-accented American English. J Acoust Soc Am, 2005, 118: 1899

132. Chou FF, Su CY, Jeng SF, et al. Neurorrhaphy of the recurrent laryngeal nerve. J Am Coll Surg, 2003, 197: 52–57

133. Clements KS, Rassekh CH, Seikaly H, et al. Communication after laryngectomy. An assessment of patient satisfaction. Arch Otolaryngol Head Neck Surg, 1997, 123: 493–496

134. Cohen SM, Kim J, Roy N, et al. Prevalence and causes of dysphonia in a large treatment-seeking population. Laryngoscope, 2012, 122: 343–348

135. Collazo-Clavell ML, Gharib H, Maragos NE. Relationship between vocal cord paralysis and benign thyroid disease. Head Neck, 1995, 17: 24–30

136. Cotter CS, Avidano MA, Crary MA, et al. Laryngeal complications after type I thyroplasty. Otolaryngol Head Neck Surg, 1995, 113: 671–673

137. Cotton RT. Pediatric laryngotracheal stenosis. J Pediatr Surg, 1984, 19: 699–704

138. Courey MS, Garrett CG, Ossoff RH. Medial microflap for excision of benign vocal fold lesions. Laryngoscope, 1997, 107: 340–344

139. Courey MS. Homologous collagen substances for vocal fold augmentation. Laryngoscope, 2001, 111: 747–758

140. Crumley RL. Endoscopic laser medial arytenoidectomy for airway management of bilateral vocal cord paralysis. Ann Otol Rhinol Laryngol, 1993, 102: 81–84

141. Crumley RL. Phrenic nerve graft for bilateral vocal cord paralysis. Laryngoscope, 1983, 93: 425–428

142. Cummings CW, Purcell LL, Flint PW. Hydroxylapatite laryngeal implants for medialization. Preliminary report. Ann Otol Rhinol Laryngol, 1993, 102: 843–851

143. Danic D, Milicic D, Prgomet D, et al. Acute laryngeal trauma : a comparison between peace time and war injuries. J Laryngol Otol, 1996, 110: 435–439

144. Daya H, Hosni A, Bejar-Solar I, et al. Pediatric vocal fold paralysis : a long-term retrospective study. Arch Otolaryngol Head Neck Surg, 2000, 126: 21–25

145. Deary IJ, Wilson JA, Carding PN, et al. VoiSS : a patient-derived Voice Symptom Scale. J Psychosom Res, 2003, 54: 483–489

146. Debruyne F, Delaere P, Wouters J, et al. Acoustic analysis of tracheo-oesophageal versus oesophageal speech. J Laryngol Otol, 1994, 108: 325–328

147. DeFatta RA, DeFatta RJ, Sataloff RT. Laryngeal lipotransfer: review of a 14-year experience. J Voice, 2013, 27: 512–515

148. Dejonckere PH, Bradley P, Clemente P, et al. A basic protocol for functional assessment of voice pathology, especially for investigating the efficacy of (phonosurgical) treatments and evaluating new assessment techniques. Eur Arch Otorhinolaryngol, 2001, 258: 77–82

149. Deleyiannis FW, Weymuller EA Jr, Coltrera MD. Quality of life disease-free survivors of advanced (stage III or IV) oropharyngeal cancer. Head Neck, 1997, 19: 466–473

150. Dispenza F, De Stefano A, Marchese D, et al. Management of laryngeal precancerous lesions. Auris

Nasus Larynx, 2012, 39: 280–283
151. Djukic V, Milovanovic J, Jotic AD, et al. Stroboscopy in detection of laryngeal dysplasia effectiveness and limitations. J Voice, 2014, 28: 262.e13–262.e21
152. Dodds WJ, Stewart ET, Logemann JA. Physiology and radiology of the normal oral and pharyngeal phases of swallowing. AJR Am J Roentgenol, 1990, 154: 953–963
153. Dworkin JP, Meleca RJ, Zormeier MM, et al. Videostroboscopy of the pharyngoesophageal segment in total laryngectomees. Laryngoscope, 1998, 108: 1773–1781
154. Eckel HE. Endoscopic laser resection of supraglottic carcinoma. Otolaryngol Head Neck Surg, 1997, 117: 681–687
155. Eisbruch A, Kim HM, Terell JE, et al. Xerostomia and its predictors following parotid–sparing irradiation of head–and–neck cancer. Int J Radiat Oncol Biol Phys, 2001, 50: 695–704
156. Ferrand CT. Harmonics - to–noise ratios in normolly speaking prepubescant girls and boys. J Voice, 2000, 14: 17–21
157. Ferrand CT. Harmonics–to–noise : an index of vocal aging. J Voice, 2002, 16: 480–487
158. Finnegan EM, Luschei ES, Hoffman HT. Estimation of alveolar pressure during speech using direct measures of tracheal pressure. J Speech Lang Hear Res, 1999, 42: 1136–1147
159. Fisher KV, Swank PR. Estimating phonation threshold pressure. J Speech Lang Hear Res, 1997, 40: 1122–1129
160. Fleisher LA, Hogue S, Colopy M, et al. Does functional ability in the postoperative period differ between remifentanil– and fentanyl–based anesthesia ? J Clin Anesth, 2001, 13: 401–406
161. Ford CN, Bless DM. Collagen injected in the scarred vocal fold. J Voice, 1987, 1: 116–118
162. Ford CN, Bless DM. Selected problems treated by vocal fold injection of collagen. Am J Otolaryngol, 1993, 14: 257–261
163. Ford CN, Inagi K, Khidr A, et al. Sulcus vocalis : a rational analytical approach to diagnosis and management. Ann Otol Rhinol Laryngol, 1996, 105: 189–200
164. Ford CN, Staskowski PA, Bless DM. Autologous collagen vocal fold injection : a preliminary clinical study. Laryngoscope, 1995, 105: 944–948
165. Friedrich G, de Jong HF, Mahieu MS, et al. Laryngeal framework surgery : a proposal for classification and nomenclature by the Phonosurgery Committee of the European Laryngological Society. Eur Arch Otorhinolaryngol, 2001, 258: 389–396
166. Friedrich G, Lichtenegger R. Surgical anatomy of the larynx. J Voice, 1997, 11: 345–355
167. Frohlich M, Michaelis D, Strube HW. SIM–simultaneous inverse filtering and matching of a glottal flow model for acoustic speech signals. J Acoust Soc Am, 2001, 110: 479–488
168. Frohlich M, Michaelis D, Strube HW, et al. Acoustic voice analysis by means of the hoarseness diagram. J Speech Lang Hear Res, 2000, 43: 706–720
169. Fujimura O, Hirano M. Vocal Fold Physiology : Voice Quality Control. San Diego : Singular Publishing Group, 1995
170. Fujiu M, Logemann JA. Effect of a tongue–holding maneuver on posterior pharyngeal wall movement during deglutition. Am J Speech–Lang Pathol, 1996, 5: 23–30
171. Gallo A, de Vincentiis M, Della Rocca C, et al. Evolution of precancerous laryngeal lesions : a clinicopathologic study with long–term follow–up on 259 patients. Head Neck, 2001, 23: 42–47
172. Gallo A, de Vincentiis M, Manciocco V, et al. CO_2 laser cordectomy for early–stage glottic carcinoma : a long–term follow–up of 156 cases. Laryngoscope, 2002, 112: 370–374
173. Gauthier B, Shi R. A connectionist study on the role of pitch in infant–directed speech. J Acoust Soc Am, 2011, 130: EL380–386

174. Gaziano JE. Evaluation and management of oropharyngeal dysphagia in head and neck cancer. Cancer Control, 2002, 9: 400–409
175. Gerratt B, Kreiman J. Measuring voice quality with speech synthesis. J Acoust Soc Am, 2001, 110: 2560–2566
176. Gillespie MB, Brodsky MB, Day TA, et al. Swallowing–related quality of life after head and neck cancer treatment. Laryngoscope, 2004, 114: 1362–1367
177. Glanze WD, Anderson KN, Anderson LE. The Signet Mosby Medical Dictionary. New York : Signet, 1996
178. Gleeson DC. Oropharyngeal swallowing and aging : a review. J Commun Disord, 1999, 32: 373–395
179. Gliklich RE, Glovsky RM, Montgomery WW. Validation of a voice outcome survey for unilateral vocal cord paralysis. Otolaryngol Head Neck Surg, 1999, 120: 153–158
180. Grant S, Noble S, Woods A. Assessment of intubation conditions in adults after induction with propofol and varying doses of remifentanil. Br J Anaesth, 1998, 81: 540–543
181. Gray SD, Titze IR, Alipour FA, et al. Biomechanical and histologic observations of vocal fold fibrous proteins. Ann Otol Rhinol Laryngol, 2000, 109: 77–85
182. Gray SD, Titze IR, Chan R, et al. Vocal fold proteoglycans and their influence on biomechanics. Laryngoscope, 1999, 109: 845–854
183. Guida HL, Zorzetto NL. Morphometric and histochemical study of the human vocal muscle. Ann Otol Rhinol Laryngol, 2000, 109: 67–71
184. Guimarães I, Abberton E. An investigation of the Voice Handicap Index with speakers of Portuguese : preliminary data. J Voice, 2004, 18: 71–82
185. Hamlet S, Choi J, Kumpuris T, et al. Quantifying aspiration in scintigraphic deglutition testing : tissue attenuation effects. J Nucl Med, 1994, 35: 1007–1013
186. Han D, Xu W, Hu R, et al. Voice function following Han's Uvulopalatopharyngoplasty. J Laryngol Otol, 2012, 126: 47–51
187. Harnsberger JD, Rothman HB, Brown WS Jr, et al. Cues to vocal aging in older and middle–aged voices. The 34th Annual Symposium of the Voice Foundation : Care of the Professional Voice. Philadelphia, PA, 2005: 1–5
188. Harnsberger JD, Shrivastav R, Brown WS Jr, et al. Speaking rate and fundamental frequency as speech cues to perceived age. J Voice, 2008, 22: 58–69
189. Harris T. The Voice Clinic Handbook. London : Whurr Publishers, 1998
190. Hartnick CJ. Validation of a pediatric voice quality–of–life instrument : the pediatric voice outcome survey. Arch Otolaryngol Head Neck Surg, 2002, 128: 919–922
191. Haug M 3rd, Dan O, Wimberley S, et al. Cyclosporine dose, derum trough levels, and allograft preservation in a rat model of laryngeal transplantation. Ann Otol Rhinol Laryngol, 2003, 112: 506–510
192. Hegland KW, Murry T. Nonsurgical treatment: swallowing rehabilitation. Otolaryngol Clin North Am, 2013, 46: 1073–1085
193. Hertegard S, Gauffin J, Lindestad PA. A comparison of subglottal and intraoral pressure measurements during phonation. J Voice, 1995, 9: 149–155
194. Hertegard S, Hallen L, Laurent C, et al. Cross–linked hyaluronan versus collagen for injection treatment of glottal insufficiency : 2–year follow–up. Acta Otolaryngol, 2004, 124: 1208–1214
195. Hilgers FJM, Ackerstaff AH, Van As CJ. Tracheoesophageal puncture : prosthetic voice management. Curr Opin Otolaryngol Head Neck Surg, 1999, 7: 112–118
196. Hillel AD, Maronian NC, Waugh PF, et al. Treatment of the interarytenoid muscle with botulinum toxin for laryngeal dystonia. Ann Otol Rhinol Laryngol, 2004, 113: 341–348

197. Hill KT, Miller LM. Auditory attentional control and selection during cocktail party listening. Cereb Cortex, 2010, 20: 583–590
198. Hirano M, Bibi S, Yoshida T, et al. Acoustic analysis of pathological voice. Some results of clinical application. Acta Otolaryngol, 1988, 105: 432–438
199. Hirano M. Clinical Examination of Voice. New York : Springer–Verlag, 1981
200. Hirano M, Sato K, Nakashima T. Fibroblasts in human vocal fold mucosa. Acta Otolaryngol, 1999, 119: 271–276
201. Hiss SG, Huckabee ML. Timing of pharyngeal and upper esophageal sphincter pressures as a function of normal and effortful swallowing in young healthy adults. Dysphagia, 2005, 20: 149–156
202. Hochman I, Sataloff RT, Hillman R, et al. Ectasias and varices of the vocal fold : clearing the striking zone. Ann Otol Rhinol Laryngol, 1999, 108: 10–16
203. Hoffman HT, Overholt E, Kamell M, et al. Vocal process granuloma. Head Neck, 2001, 23: 1061–1074
204. Hogikyan ND, Sethuraman G. Validation of an instrument to measure voice–related quality of life (V–RQOL). J Voice, 1999, 13: 557–560
205. Hoit J, Hixon TJ. Body type and speech breathing. J Speech Hear Res, 1986, 29: 313–324
206. Holmberg EB, Hillman RE, Perkell JS. Glottal airflow and transglottal air pressure measurements for male and female speakers in soft, normal, and loud voice. J Acoust Soc Am, 1988, 84: 511–529
207. Hoppers P, Holm SE. The role of fiberoptic endoscopy in dysphagia rehabilitation. J Head Trauma Rehabil, 1999, 14: 475–485
208. Hsiung MW, Kang BH, Pai L, et al. Combination of fascia transplantation and fat injection into the vocal fold for Sulcus vocalis : long–term results. Ann Otol Rhinol Laryngol, 2004, 113: 359–366
209. Hsiung MW, Lu P, Kang BH, et al. Measurement and validation of the voice handicap index in voice–disordered patients in Taiwan. Journal of Laryngology and Otology, 2003, 117: 478–481
210. Hsiung MW, Woo P, Wang HW, et al. A clinical classification and histopathological study of sulcus vocalis. Eur Arch Otorhinolaryngol, 2000, 257: 466–468
211. Hu R, Li Y, Xu W, et al. Clinical and electromyographic characteristics of unilateral vocal fold paralysis with lower cranial nerve injury. J Voice, 2016 Feb 1. [Epub ahead of print]
212. Hu R, Ling W, Xu W, et al. Fibroblast–like cells differentiated from adipose–derived mesenchymal stem cells for vocal fold wound healing. PLoS One, 2014, 9: e92676
213. Hu R, Xu W, Ling W, et al. Characterization of extracellular matrix proteins during wound healing in the lamina propria of vocal fold in a canine model : a long–term and consecutive study. Acta Histochem, 2014, 116: 730–735
214. Hu R, Xu W, Liu H, et al. Laryngeal chondrosarcoma of the arytenoid cartilage presenting as bilateral vocal fold immobility : a case report and literature review. J Voice, 2014, 28: 129.e13–129.e17
215. Huang DZ, Minifie FD, Kasuya H, et al. Measures of vocal function during changes in vocal effort level. J Voice, 1995, 9: 429–438
216. Huang J, Yu Z, Fang J, et al. Salvage transoral laser microsurgery for early recurrent glottic carcinoma after primary laser treatment. Acta Oto–Laryngologica, 2013, 133: 531–537
217. Humphreys B, Mathog R, Rosen R, et al. Videofluoroscopic and scintigraphic assessment of swallow efficiency postlaryngectomy. Laryngoscope, 1994, 104: 1159–1162
218. Hunsaker DH, Martin PJ. Allergic reaction to solid silicone implant in medial thyroplasty. Otolaryngol Head Neck Surg, 1995, 113: 782–784
219. Isenberg JS, Crozier DL, Dailey SH. Institutional and comprehensive review of laryngeal leukoplakia. Ann Otol Rhinol Laryngol, 2008, 117: 74–79

220. Ishii K, Yamashita K, Akita M, et al. Age-related development of the arrangement of connective tissue fibers in the lamina propria of the human vocal fold. Ann Otol Rhinol Laryngol, 2000, 109: 1055–1064
221. Isshiki N. Progress in laryngeal framework surgery. Acta Otolaryngol, 2000, 120: 120–127
222. Isshiki N, Morita H, Okamura H, et al. Thyroplasty as a new phonosurgical technique. Acta Otolaryngol, 1974, 78: 451–457
223. Isshiki N, Okamura H, Ishikawa T. Thyroplasty type I (lateral compression) for dysphonia due to vocal cord paralysis or atrophy. Acta Otolaryngol, 1975, 80: 465–473
224. Isshiki N, Taira T, Kojima H, et al. Recent modifications in thyroplasty type I. Ann Otol Rhinol Laryngol, 1989, 98: 777–779
225. Isshiki N, Takeuchi Y. Factor analysis of hoarseness. Studia Phonologica, 1970, 5: 37–44
226. Isshiki N, Tanabe M, Sawada M. Arytenoid adduction for unilateral vocal cord paralysis. Arch Otolaryngol, 1978, 104: 555–558
227. Izdebski K, Reed CG, Ross JC, et al. Problems with tracheoesophageal fistula voice restoration in totally laryngectomized patients. A review of 95 cases. Arch Otolaryngol Head Neck Surg, 1994, 120: 840–845
228. Jacob SE, Sreevidya S, Chacko E, et al. Cellular manifestations of human papillomavirus infection in laryngeal tissues. J Surg Oncol, 2002, 79: 142–150
229. Jacobs JR, Logemann J, Pajak TF, et al. Failure of cricopharyngeal myotomy to improve dysphagia following head and neck cancer surgery. Arch Otolaryngol Head Neck Surg, 1999, 125: 942–946
230. Jacobson BH, Johnson A, Grywalski C, et al. The Voice Handicap Index (VHI): development and validation. Am J Speech Lang Pathol, 1997, 6: 66–70
231. Jewett BS, Shockley WW, Rutledge R. External laryngeal trauma analysis of 392 patients. Arch Otolaryngol Head Neck Surg, 1999, 125: 877–880
232. Jiang J, Leder CA, Bichler A. Estimating subglottal pressure using incomplete airflow interruption. Laryngoscope, 2006, 116: 89–92
233. Jiang J, Lin E, Hanson DG. Vocal fold physiology. Otolaryngol Clin North Am, 2000, 33: 699–718
234. Jiang J, O'Mara T, Conley D, et al. Phonation threshold pressure measurements during phonation by airflow interruption. Laryngoscope, 1999, 109: 425–432
235. Johnson FL. Management of advanced premalignant laryngeal lesions. Curr Opin Otolaryngol Head Neck Surg, 2003, 11: 462–466
236. Kanemaru S, Nakamura T, Omori K, et al. Regeneration of the vocal fold using autologous mesenchymal stem cells. Ann Otol Rhinol Laryngol, 2003, 112: 915–920
237. Kanemaru S, Nakamura T, Yamashita M, et al. Destiny of autologous bone marrow-derived stromal cells implanted in the vocal fold. Ann Otol Rhinol Laryngol, 2005, 114: 907–912
238. Keaveney J, Knell P. Intubation under induction doses of propofol. Anaesthesia, 1998, 435: 80–81
239. Kitajima K, Fujita F. Estimation of subglottal pressure with intraoral pressure. Acta Otolaryngol, 1990, 109: 473–478
240. Kitajima K, Tanaka K. Intraoral pressure in the evaluation of laryngeal function. Acta Otolaryngol, 1993, 113: 553–559
241. Kluyskens P, Ringoir S. Follow-up of a human larynx transplantation. Laryngoscope, 1970, 80: 1244–1250
242. Koike Y, Markel J. Application of inverse filtering for detecting laryngeal pathology. Ann Otol Rhinol Laryngol, 1975, 84: 117–174
243. Kotby MN, Titze IR, Saleh MM, et al. Fundamental frequency stability in functional dysphonia. Acta Otolaryngol, 1993, 113: 439–444
244. Koufman JA. Surgical correction of dysphonia due to bowing of the vocal cords. Ann Otol Rhinol Laryngol,

1989, 98: 41–45

245. Koufman JA, Walker FO, Joharji GM. The cricothyroid muscle does not influence vocal fold position in laryngeal paralysis. Laryngoscope, 1995, 105: 368–372
246. Kreiman J, Antonanzas–Barroso N, Gerratt BR. Integrated software for analysis and synthesis of voice quality. Behav Res Methods, 2010, 42: 1030–1041
247. Kriskovich MD, Apfelbaum RI, Haller JR. Vocal fold paralysis after anterior cervical spine surgery : incidence, mechanism, and prevention of injury. Laryngoscope, 2000, 110: 1467–1473
248. Kuhl V, Eicke BM, Dieterich M, et al. Sonographic analysis of laryngeal elevation during swallowing. J Neurol, 2003, 250: 333–337
249. Laccourreye O, Papon JF, Kania R, et al. Intracordal injection of autologous fat in patients with unilateral laryngeal nerve paralysis : long–term results from the patient's perspective. Laryngoscope, 2003, 13: 541–545
250. Lam PK, Chan KM, Ho WK, et al. Cross–cultural adaptation and validation of the Chinese Voice Handicap Index–10. Laryngoscope, 2006, 116: 1192–1198
251. Langmore SE. Evaluation of oropharyngeal dysphagia : which diagnostic tool is superior? Curr Opin Otolaryngol Head Neck Surg, 2003, 11: 485–489
252. Lazarus CL. Management of swallowing disorders in head and neck cancer patients : optimal patterns of care. Semin Speech Lang, 2000, 21: 293–309
253. Lazarus CL, Logemann JA, Pauloski BR, et al. Swallowing and tongue function following treatment for oral and oropharyngeal cancer. J Speech Lang Hear Res, 2000, 43: 1011–1023
254. Lazarus CL, Logemann JA, Pauloski BR, et al. Swallowing disorders in head and neck cancer patients treated with radiotherapy and adjuvant chemotherapy. Laryngoscope, 1996, 106: 1157–1166
255. Le Jeune FE, Guice CE, Samuels MP. Early experiences with vocal ligament tightening. Ann Otol Rhinol Laryngol, 1983, 92: 475–477
256. Lee GS, Yang CC, Wang CP, et al. Effect of nasal decongestion on voice spectrum of a nasal consonant–vowel. J Voice, 2005, 19: 71–77
257. Lentsch EJ, Myers JN. New trends in the etiology, diagnosis, and management of laryngeal dysplasia. Curr Opin Otolaryngol Head Neck Surg, 2001, 9: 74–78
258. Lewin JS, Gillenwater AM, Garrett JD, et al. Characterization of laryngopharyngeal reflux in patients with premalignant or early carcinomas of the larynx. Cancer, 2003, 97: 1010–1014
259. Li H, Huang Z, Hu R, et al. Study on the simplified Chinese version of the voice handicap index. J Voice, 2012, 26: 365–371
260. Linville SE, Rens J. Vocal tract resonance analysis of aging voice using long–term average spectra. J Voice, 2001, 15: 323–330
261. Lim SH, Lieu PK, Phua SY, et al. Accuracy of bedside clinical methods compared with fiberoptic examination of swallowing (FEES) in determining the risk of aspiration in acute stroke patients. Dysphagia, 2001, 16: 1–6
262. List MA, Stracks J, Colangelo L, et al. How do head and neck cancer patients prioritize treatment outcomes before initiating treatment? J Clin Oncol, 2000, 18: 877–884
263. Liu M, Chen S, Liang L, et al. Microcomputed tomography visualization of the cricoarytenoid joint cavity in cadavers. J Voice, 2013, 27: 778–785
264. Liu W, Xu W, Yang X, et al. A novel missense mutation of the ECM1 gene in a Chinese patient with lipoid proteinosis. Chin Exp Dermatol, 2012, 37: 28–30
265. Lofqvist A, Carlborg B, Kitzing P. Initial validation of an indirect measure of subglottal pressure during vowels. J Acoust Soc Am, 1982, 72: 633–635

266. Logemann JA. The dysphagia diagnostic procedure as a treatment efficacy trial. Clin Commun Disord, 1993, 3: 1–10
267. Logemann JA, Pauloski BR, Rademaker AW, et al. Speech and swallowing rehabilitation for head and neck cancer patients. Oncology, 1997, 11: 651–656, 659
268. Logemann JA, Pauloski BR, Rademaker AW, et al. Xerostomia : 12–month changes in saliva production and its relationship to perception and performance of swallow function, oral intake, and diet after chemoradiation. Head Neck, 2003, 25: 432–437
269. Logemann JA, Williams RB, Rademaker A, et al. The relationship between observations and measures of oral and pharyngeal residue from videofluorography and scintigraphy. Dysphagia, 2005, 20: 226–231
270. Lorenz RR. Adult laryngotracheal stenosis : etiology and surgical management. Curr Opin Otolaryngol Head Neck Surg, 2003, 11: 467–472
271. Lorenz RR, Hicks DM, Shields RW, et al. Laryngeal nerve function after total laryngeal transplantation. Otolaryngol Head Neck Surg, 2004, 131: 1016–1018
272. Ludlow CL, Humbert I, Saxon K, et al. Effects of surface electrical stimulation both at rest and during swallowing in chronic pharyngeal dysphagia. Dysphagia, 2007, 22: 1–10
273. Ma EP, Yiu EM. Voice activity and participation profile : assessing the impact of voice disorders on daily activities. J Speech Lang Hear Res, 2001, 44: 511–524
274. Ma L, Bandarchi B, Sasaki C, et al. Primary localized laryngeal amyloidosis : report of 3 cases with long–term follow–up and review of the literature. Arch Pathol Lab Med, 2005, 129: 215–218
275. Manaligold JM, Milam M, Hill SA, et al. Age–related mitochondrial DNA mutation in the human larynx. Laryngoscope, 2000, 110: 2123–2127
276. Mandell DL, Woo P, Behin DS, et al. Videolaryngostroboscopy following vertical partial laryngectomy. Ann Otol Rhinol Laryngol, 1999, 108: 1061–1067
277. Marcus B, Edwards B, Yoo S, et al. Recurrent laryngeal nerve monitoring in thyroid and parathyroid surgery : the University of Michigan experience. Laryngoscope, 2003, 113: 356–361
278. Maronian NC, Robinson L, Waugh P, et al. A new electromyographic definition of laryngeal synkinesis. Ann Oto Rhinol Laryngol, 2004, 113: 877–886
279. Martin–Harris B, Brodsky MB, Michel Y, et al. MBS measurement tool for swallow impairment–MBSImp : establishing a standard. Dysphagia, 2008, 23: 392–405
280. Martins RH, Hidalgo Ribeiro CB, Fernandes de Mello BM, et al. Dysphonia in children. J Voice, 2012, 26 (5): 674.e17–674.e20
281. McHorney CA, Bricker DE, Kramer AE, et al. The SWAL–QOL outcomes tool for oropharyngeal dysphagia in adults : I. Conceptual foundation and item development. Dysphagia, 2000, 15: 115–121
282. McHorney CA, Robbins J, Lomax K, et al. The SWAL–QOL and SWAL–CARE outcomes tool for oropharyngeal dysphagia in adults : Ⅲ. Documentation of reliability and validity. Dysphagia, 2002, 17: 97–114
283. Mclean–Muse A, Montgomery W, Hillman RE, et al. Montgomery thyroplasty implant for vocal fold immobility : phonatory outcomes. Ann Otol Rhinol Laryngol, 2000, 109: 393–400
284. Mehanna H, Paleri V, Robson A, et al. Consensus statement by otorhinolaryngologists and pathologists on the diagnosis and management of laryngeal dysplasia. Clin Otolaryngol, 2010, 35: 170–176
285. Meleca RJ, Dworkin JP, Zormeier MM, et al. Videostroboscopy of the pharyngoesophageal segment in laryngectomy patients treated with botulinum toxin. Otolaryngol Head Neck Surg, 2000, 123: 38–43
286. Milenkovic P. Least mean square measures of voice perturbation. J Speech Hear Res, 1987, 30: 529–538
287. Mikaelian DO, Lowry LD, Sataloff RT. Lipoinection for unilateral vocal cord paralysis. Laryngoscope, 1991, 101: 465–468

288. Minni A, Barbaro M, Rispoli G, et al. Treatment with laser CO_2 cordectomy and clinical implications in management of mild andmoderate laryngeal precancerosis. Eur Arch Otorhinolaryngol, 2008, 265: 189–193
289. Montgomery WW, Montgomery SK. Montgomery thyroplasty implant system. Ann Otol Rhinol Laryngol Suppl, 1997, 170: 1–16
290. Moore BCJ, Glasberg BR, Peters RW. Relative dominance of individual partials in determining the pitch of complex tones. J Acoust Soc Am, 1985, 77: 1853–1860
291. Moore CH, Shalet S, Manickam K, et al. Voice abnormality in adults with congenital and adult–acquired growth hormone deficiency. J Clin Endocrinol Meteb, 2005, 90: 4128–4132
292. Morpeth JF, Williams MF. Vocal fold paralysis after anterior cervical diskectomy and fusion. Laryngoscope, 2000, 110: 43–46
293. Mortuaire G, Francois J, Wiel E, et al. Local recurrence after CO_2 laser cordectomy for early glottic carcinoma. Laryngoscope, 2006, 116: 101–105
294. Motta G, Esposito E, Cassiano B, et al. T1–T2–T3 glottic tumors : fifteen years experience with CO_2 laser. Acta Otolaryngol Suppl, 1997, 527: 155–159
295. Munin MC, Rosen CA, Zullo T. Utility of laryngeal electromyography in predicting recovery after vocal fold paralysis. Arch Phys Med Rehabil, 2003, 84: 1150–1153
296. Murry T, Carrau RL. Clinical Manual for Swallowing Disorders. 2nd ed. San Diego, CA : Singular, 2012
297. Murry T, Madasu R, Martin A, et al. Acute and chronic changes in swallowing and quality of life following intraarterial chemoradiation for organ preservation in patients with advanced head and neck cancer. Head Neck, 1998, 20: 31–37
298. Myssiorek D. Recurrent laryngeal nerve paralysis : anatomy and etiology. Otolaryngol Clin North Am, 2004, 37: 25–44
299. Nakayama M, Ford CN, Brandenburg JH, et al. Sulcus vocalis in laryngeal cancer : a histopathologic study. Laryngoscope, 1994, 104: 16–24
300. Nasseri SS, Maragos NE. Combination thyroplasty and the "twisted larynx": combined type Ⅳ and type Ⅰ thyroplasty for superior laryngeal nerve weakness. J Voice, 1999, 14: 104–111
301. Nawka T, Konerding U. The interrater reliability of stroboscopy evaluations. J Voice, 2012, 26: 812.e1–e10
302. Nelson DA, Stanton ME, Freyman RL. A general equation describing frequency discrimination as function of frequency and sensation level. J Acoust Soc Am, 1983, 73: 2117–2123
303. Nelson M, Fritz M, Den O, et al. Tacrolimus and mycophenolate mofetil provide effective immunosuppression in rat laryngeal transplantation. Laryngoscope, 2003, 113: 1308–1313
304. Neumann A, Schultz–Coulon HJ. Management of complications after prosthetic voice rehabilitation. HNO, 2000, 48: 508–516
305. Neumann K, Welzel C. The importance of the voice in male–to–female transsexualism. J Voice, 2004, 18: 153–167
306. Newman LA, Vieira F, Schwiezer V, et al. Eating and weight changes following chemoradiation therapy for advanced head and neck cancer. Arch Otolaryngol Head Neck Surg, 1998, 124: 589–592
307. Newman SR, Butler J, Hammand EH, et al. Preliminary report on hormone receptors in the human vocal fold. J Voice, 2000, 14: 72–81
308. Nisa L, Holtz F, Sandu K. Paralyzed neonatal larynx in adduction. Case series, systematic review and analysis. Int J Pediatr Otorhinolaryngol, 2013, 77: 13–18
309. Norris BK, Schweinfurth JM. Arytenoid dislocation : an analysis of the contemporary literature.

Laryngoscope, 2011, 121: 142–146

310. Novakovic D, Waters HH, D'Elia JB, et al. Botulinum toxin treatment of adductor spasmodic dysphonia: longitudinal functional outcomes. Laryngoscope, 2011, 121: 606–612
311. Omori K, Nakamura T, Kanemaru S, et al. Regenerative medicine of the trachea: the first human case. Ann Otol Rhinol Laryngol, 2005, 114: 429–433
312. Ossoff RA, Sisson GA, Duncavage JA, et al. Endoscopic laser arytenoidectomy for the treatment of bilateral vocal cord paralysis. Laryngoscope, 1984, 94: 1293–1297
313. Ossoff RH, Duncavage JA, Shapshay SM, et al. Endoscopic laser arytenoidectomy revisited. Ann Otol Rhinol Laryngol, 1990, 99: 764–771
314. Otto RA, Cochran CS. Sensitivity and specificity of intraoperative recurrent laryngeal nerve stimulation in predicting postoperative nerve paralysis. Ann Otol Rhinol Laryngol, 2002, 111: 1005–1007
315. Paniello RC. Laryngeal reinnervation with the hypoglossal nerve: Ⅱ. Clinical evaluation and early patient experience. Laryngoscope, 2000, 110: 739–748
316. Pannbacker M. Classification systems of voice disorders: a review of the literature. Lang Speech Hear Serv Sch, 1984, 15: 169–174
317. Parnell FW, Brandenburg JH. Vocal cord paralysis: a review of 100 cases. Laryngoscope, 1970, 80: 1036–1045
318. Patel S, Shrivastav R, Eddins DA. Developing a single comparison stimulus for matching breathy voice quality. J Speech Lang Hear Res, 2012, 55: 639–647
319. Patel S, Shrivastav R, Eddins DA. Identifying a comparison for matching rough voice quality. J Speech Lang Hear Res, 2012, 55: 1407–1422
320. Patel S, Shrivastav R, Eddins DA. Perceptual distances of breathy voice quality: a comparison of psychophysical methods. J Voice, 2010, 24: 168–177
321. Pauloski BR, Logemann JA, Rademaker AW, et al. Speech and swallowing function after oral and oropharyngeal resections: one year follow-up. Head Neck, 1994, 16: 313–322
322. Pauloski BR, Rademaker AW, Logemann JA, et al. Pretreatment swallowing function in patients with head and neck cancer. Head Neck, 2000, 22: 474–482
323. Pawlak A, Hammond T, Hammond E, et al. Immunocytochemical study of proteoglycans in vocal folds. Ann Otol Rhinol Laryngol, 1996, 105: 6–11
324. Peretti G, Nicolai P, Redaelli De Zinis LO, et al. Endoscopic CO_2 laser excision for tis, T1 and T2 glottic carcinomas: cure rate and prognostic factors. Otolaryngol Head Neck Surg, 2000, 123: 124–131
325. Perrachione TK, Fedorenko EG, Vinke L, et al. Evidence for shared cognitive processing of pitch in music and language. PLoS One, 2013, 8: e73372
326. Pinto JA, da Silva Freitas ML, Carpes AF, et al. Autologous grafts for treatment of vocal sulcus and atrophy. Otolaryngol Head Neck Surg, 2007, 137: 785–791
327. Pochini SF, Della NM, Querioz W, et al. Histoplasmosis of the larynx. Braz J Otorhinolaryngol, 2007, 73: 857–861
328. Pontes P, Behlau M. Treatment of sulcus vocalis: auditory perceptual and acoustic analysis of the slicing mucosa surgical technique. J Voice, 1993, 7: 365–376
329. Pontes P, De Biase ND, Kyrillos L, et al. Importance of glottic configuration in the development of posterior laryngeal granuloma. Ann Otol Rhinol Laryngol, 2001, 110: 765–769
330. Pribitkin E, Friedman O, O'Hara B, et al. Amyloidosis of the upper aerodigestive tract. Laryngoscope, 2003, 113: 2095–2101
331. Ptok M, Schwemmle C, Iven C, et al. On the auditory evaluation of voice quality. HNO, 2006, 54: 793–802

332. Punt NA. The Singer's and Actor's Throat：the Vocal Mechanism of the Professional Voice User and its Care in Health and Disease. 2nd ed. London：Heinemann Medical，1967

333. Rademaker AW，Logemann JA，Pauloski BR，et al. Recovery of postoperative swallowing in patients undergoing partial laryngectomy. Head Neck，1993，15：325–334

334. Rademaker W，Pauloski BR，Logemann JA，et al. Oropharyngeal swallow efficiency as a representative measure of swallowing function. J Speech Hear Res，1994，37：314–325

335. Remacle M，Eckel HE，Antonelli A，et al. Endoscopic cordectomy.A proposal for a classification by the Working Committee，European Laryngological Society. Eur Arch Otorhinolaryngol，2000，257：227–231

336. Remacle M，Lawson G，Degols JC，et al. Microsurgery of sulcus vergeture with carbon dioxide laser and injectable collagen. Ann Otol Rhinol Laryngol，2000，109：141–148

337. Remacle M，Lawson G，Hedayat A，et al. Medialization framework surgery for voice improvement after endoscopic chordectomy. Eur Arch Otorhinolaryngol，2001，258：267–271

338. Remacle M，Lawson G，Jamart J，et al. CO_2 laser in the diagnosis and treatment of early cancer of the vocal fold. Eur Arch Otorhinlaryngol，1997，254：169–176

339. Remacle M，Lawson G，Mayne A，et al. Subtotal carbon dioxide laser arytenoidectomy by endoscopic approach for treatment of bilateral cord immobility in adduction. Ann Otol Rhinol Laryngol，1996，105：438–445

340. Remacle M，Lawson G，Watelet JB. Carbon dioxide laser microsurgery of benign vocal fold lesions：indications，techniques，and results in 251 patients. Ann Otol Rhinol Laryngol，1999，108：156–164

341. Rihkanen H. Vocal fold augmentation by injection of autologous fascia. Laryngoscope，1998，108：51–54

342. Roger G，Denyelle F，Triglia JM，et al. Severe laryngomalacia：surgical indications and results in 115 patients. Laryngoscope，1995，105：1111–1117

343. Rosen CA，Lee AS，Osborne J，et al. Development and validation of the voice handicap index–10. Laryngoscope，2004，114：1549–1556

344. Rosen CA，Murry T. Nomenclature of voice disorders and vocal pathology. Otolaryngol Clin Nor Am，2000，33：1035–1046

345. Rosen DC，Sataloff RT. Psychology of Voice Disorders. San Diego：Singular Publishing Group，1997

346. Rothenberg M. A new inverse–filtering technique for deriving the glottal air flow waveform during voicing. J Acoust Soc Am，1973，53：1632–1645

347. Rousseau B，Hirano S，Scheidt TD，et al. Characterization of vocal fold scarring in a canine model. Laryngoscope，2003，113：620–627

348. Roy N，Merrill RM，Gray SD，et al. Voice disorders in the general population：prevalence，risk factors，and occupational impact. Laryngoscope，2005，115：1988–1995

349. Rubin AD，Hawkshaw MJ，Moyer CA，et al. Arytenoid cartilage dislocation：a 20–year experience. J Voice，2005，19：687–1701

350. Rucci L，Romagnoli P，Scala J. CO_2 laser therapy in Tis and T1 glottic cancer：indications and results. Head Neck，2010，32：392–398

351. Sapienza CM，Wheeler K. Respiratory muscle strength training：functional outcomes versus plasticity. Semin Speech Lang, 2006，27：236–244

352. Sataloff RT. Professional Voice：Science and Art of Clinical Care. 3rd ed. San Diego：Plural Publishing，2005

353. Sataloff RT. Reflux Laryngitis and Related Disorders. 3rd ed. San Diego：Plural Publishing，2006

354. Sataloff RT，Abaza M，Abaza NA，et al. Amyloidosis of the larynx. Ear Nose Throat J，2001，80：369–370

355. Sataloff RT. Professional Voice：The Science and Art of Clinical Care，4th Edition. San Diego，CA：Plural

Publishing，2017

356. Sato K，Hirano M，Nakashima T. Comparative histology of the maculae flavae of the vocal folds. Ann Otol Rhinol Laryngol，2000，109：136–140
357. Sato K，Hirano M，Nakashima T. Electron microscopic and immunohistochemical investigation of reinke's edema. Ann Otol Rhinol Laryngol，1999，108：1068–1072
358. Schneider B，Denk DM，Bigenzahn W. Functional results after external vocal fold medialization thyroplasty with the titanium vocal fold medializing implant. Laryngoscope，2003，113：628–634
359. Schneider B，Kneussl M，Denk DM，et al. Aerodynamic measurements in medialization thyrpolasty. Acta Otolaryngol，2003，123：883–888
360. Seikel JA，King DW，Drumright DG. Anatomy and Physiology for Speech，Language，and Hearing. San Diego：Singular Thomson learning，2000
361. Sercarz JA，Nguyen L，Nasri S，et al. Physiologic motion after laryngeal nerve reinnervation：a new method. Otolaryngol Head Neck Surg，1997，116：466–474
362. Shah RK，Woodnorth GH，Glynn A，et al. Pediatric vocal nodules：correlation with perceptual voice analysis. Int J Pediatr Otorhinolaryngol，2005，69：903–909
363. Shaker R，Kern M，Bardan E，et al. Augmentation of deglutitive upper esophageal sphincter opening in the elderly by exercise. Am J Physiol，1997，272：1518–1522
364. Shrivastav R. Evaluating voice quality. In：Ma E Yiu EM（Eds）. Handbook of Voice Assessments. San Diego：Plural Publishing，2011
365. Shrivastav R. The use of an auditory model in predicting perceptual ratings of breathy voice quality. J Voice，2003，17：502–512
366. Shrivastav R，Camacho A. A computational model to predict changes in breathiness resulting from variations in aspiration noise level. J Voice，2010，24：395–405
367. Shrivastav R，Camacho A，Patel SA，et al. A model for the prediction of breathiness in vowels. J Acoust Soc Am，2011，129：1605–1615
368. Sittel C，Friedrich G，Zorowka P，et al. Surgical voice rehabilitation after laser surgery for glottic carcinoma. Ann Otol Rhinol Laryngol，2002，111：493–499
369. Shrivastav R，Sapienza CM，Nandur V. Application of psychometric theory to the measurement of voice quality using rating scales. J Speech Lang Hear Res，2005，48：323–335
370. Sittel C, Stennert E, Thumfart WF, et al. Prognostic value of laryngeal electromyography in vocal fold paralysis. Arch Otolaryngol Head Neck Surg，2001，127：155–160
371. Smith BE. Development in the use of high frequency jet ventilation. Br J Anaesth，1990，65：735–736
372. Smith RV，Kotz T，Beitler JJ，et al. Long–term swallowing problems after organ preservation therapy with concomitant radiation therapy and intravenous hydroxyurea. Arch Otolaryngol Head Neck Surg，2000，126：384–389
373. Spielmann PM，Palmer T，McClymont L. 15–Year review of laryngeal and oral dysplasias and progression to invasive carcinoma. Eur Arch Otorhinolaryngol，2010，267：423–427
374. Stemple JC. Voice Therapy：Clinical Studies. San Diego：Singular Pub Group，2000
375. Stemple JC，Glaze LE，Gerdemann BK. Clinical Voice Pathology：Theory and Management. San Diego：Singular Publishing Group，2000
376. Stemple JC，Glaze LE，Gerdemann BK. Clinical Voice Pathology：Theory and Management. 5th ed. San Diego：Singular Thomson learning，2000
377. Stenson KM，MacCracken E，List M，et al. Swallowing function in patients with head and neck cancer prior to treatment. Arch Otolaryngol Head Neck Surg，2000，126：371–377
378. Strome M，Stein J，Esclamado R，et al. Laryngeal transplantation and 40–month follow–up. N Engl J

Med, 2001, 344: 1676–1679

379. Strong MS, Jako GJ. Laser surgery in the larynx. Early clnical experience with continuous CO_2 laser. Ann Otol Rhinol Laryngol, 1972, 81: 791–798

380. Suiter DM, Leder SB. Clinical utility of the 3–ounce water swallow test. Dysphagia, 2008, 23: 244–250

381. Sulica L, Behrman A. Management of benign vocal fold lesions : a survey of current opinion and practice. Ann Otol Rhinol Laryngol, 2003, 112: 827–833

382. Tasca RA, McCormick M, Clarke RW. British Association of Paediatric Otorhinolaryngology members experience with recurrent respiratory papillomatosis. Int J Pediatr Otorhinolaryngol, 2006, 70: 1183–1187

383. Tepe ES, Deutsch ES, Sampson Q, et al. A pilot survey of vocal health in young singers. J Voice, 2002, 16: 44–250

384. Titze I. Workshop on Acoustic Voice Analysis : Summary Statement. Denver, CO : National Center for Voice and Speech, 1994

385. Titze IR. Phonation threshold pressure : a missing link in glottal aerodynamics. J Acoust Soc Am, 1992, 91: 2926–2935

386. Titze IR. Principles of Voice Production. Englewood Cliffs : Prentice Hall, 1994

387. Torkian BA, Guo S, Jahng AW, et al. Noninvasive measurement of ablation crater size and thermal injury after CO_2 laser in the vocal cord with optical coherence tomography. Otolaryngol Head Neck Surg, 2006, 134: 86–91

388. Trainor LJ, Desjardins RN. Pitch characteristics of infant–directed speech affect infants' ability to discriminate vowels. Psychon Bull Rev, 2002, 9: 335–340

389. Tripi PA, Kandil ES, Arnold JE. Anesthetic management for laser excision of recurrent respiratory papillomatosis in a third trimester parturient. J Clin Anesth. 2005, 17: 610–613

390. Tsunoda K, Kondou K, Kaga K, et al. Autologous transplantation of fascia into the vocal Fold : long–term result of type–1 transplantation and the future. Laryngoscope, 2005, 115: 1–10

391. Tsunoda K, Takanosawa M, Niimi S. Autologous transplantation of fascia into the vocal fold : a new phonosurgical technique for glottal incompetence. Laryngoscope, 1999, 109: 504–508

392. Tucker HM. Anterior commissure laryngoplasty for adjustment of vocal fold tension. Ann Otol Rhinol Laryngol, 1985, 94: 547–549

393. Tucker HM. Human laryngeal reinnervation: long–term experience with the nerve–muscle pedicle technique. Laryngoscope, 1978, 88: 598–604

394. Tucker HM. Laryngeal framework surgery in the management of the aged larynx. Ann Otol Rhinol Laryngol, 1988, 97: 534–536

395. Tucker HM, Wannamaker J, Trott M, et al. Complications of laryngeal framework surgery(phonosurgery). Laryngoscope, 1993, 103: 525–528

396. Uloza V, Pribuisiene R, Saferis V. Multidimensional assessment of functional outcomes of medialization thyroplasty. Eur Arch Otolaryngol, 2005, 262: 616–621

397. Vaiman M, Eviatar E, Segal S. Surface electromyographic studies of swallowing in normal subjects : a review of 440 adults. Report 1. quantitative data : timing measures. Otolaryngol Head Neck Surg, 2004, 131: 548–555

398. van Hulst AM, Kroon W, van der Linden ES, et al. Grade of dysplasia and malignant transformation in adults with premalignant laryngeal lesions. Head Neck, 2016, 38: e2284–2290

399. Vaughan CW, Strong MS, Jako GJ. Laryngeal Carcinoma : transoral treatment utilizing the CO_2 laser. Am J Surg, 1978, 136: 490–493

400. Verdonck–de Leeuw IM, Mahieu HF. Vocal aging and the impact on daily life : a longitudinal study. J Voice, 2004, 18: 193–202

401. Vincent GK, Velkoff VA. The older population in the United States : 2010-2050. U.S. Census Bureau-Current Population Reports, 2010: 1-14

402. Von Leden H. Vocal nodules in children. Ear Nose Throat J, 1985, 64: 473-480

403. Wagner HE, Seiler C. Recurrent laryngeal nerve palsy after thyroid gland surgery. Br J Surg, 1994, 81: 226-228

404. Wang LM, Zhu Q, Ma T, et al. Value of ultrasonography in diagnosis of pediatric vocal fold paralysis. Int J Pediatr Otorhinolaryngol, 2011, 75: 1186-1190

405. Wani MK, Yarber R, Hengesteg A, et al. Endoscopic laser medial arytenoidectomy versus total arytenoidectomy in the management of bilateral vocal cord paralysis. Ann Otol Rhinol Laryngol, 1996, 105: 857-862

406. Ward PD, Thibeault SL, Gray SD. Hyaluronic acid : its role in voice. J Voice, 2002, 16: 303-309

407. Weinmann EC, Maragos NE. Airway compromise in thyroplasty surgery. Laryngoscope, 2000, 110: 1082-1085

408. Weller MD, Nankivell PC, McConkey C, et al. The risk and interval to malignancy of patients with laryngeal dysplasia : a systematic review of case series and meta-analysis. Clin Otolaryngol, 2010, 35: 364-372

409. Wepman JM, McGahan JA, Richard JC, et al. The objective measurement of progressive esophageal speech development. J Speech Hear Disord, 1953, 18: 247-251

410. Wier CC, Jesteadt W, Green DM. Frequency discrimination as a function of frequency and sensation level. J Acoust Soc Am, 1977, 61: 178-184

411. Wuyts FL, De Bodt MS, Molenberghs G, et al. The dysphonia severity index : an objective measure of vocal quality based on a multiparameter approach. J Speech Lang Hear Res, 2000, 43: 796-809

412. Wuyts FL, Heylen L, Mertens F, et al. Effects of age, sex, and disorder on voice range profile characteristics of 230 children. Ann Otol Rhin Laryngol, 2003, 112: 540-548

413. Xu W, Han D, Hou L, et al. Clinical and electrophysiological characteristics of larynx in myasthenia gravis . Ann Otol Rhinol Laryngol, 2009, 118: 656-661

414. Xu W, Han D, Hou L, et al. Value of laryngeal electromyography in diagnosis of vocal fold immobility. Ann Otol Rhinol Laryngol, 2007, 116: 576-581

415. Xu W, Han D, Hou L, et al. Voice function following CO_2 laser microsurgery for precancerous and early-stage glottic carcinoma. Acta Otolaryngol, 2007, 127: 637-641

416. Xu W, Han D, Hu H, et al. Characteristics of experimental recurrent laryngeal nerve surgical injury in dogs. Ann Otol Rhinol Laryngol, 2009, 118: 575-580

417. Xu W, Han D, Hu R, et al. Characteristics of vocal fold immobility following endotracheal intubation. Ann Otol Rhinol Laryngol, 2012, 121: 689-694

418. Xu W, Han D, Hu H, et al. Endoscopic mucosal suturing of vocal fold with placement of stent for the treatment of glottic stenoses. Head Neck, 2009, 31: 732-737

419. Xu W, Han D, Li H, et al. Application of the Mandarin Chinese version of Voice Handicap Index. Journal of Voice, 2010, 24: 702-707

420. Xu W, Hu R, Fan R, et al. Adipose-derived mesenchymal stem cells in collagen-hyaluronic acid gel composite scaffolds for vocal fold regeneration. Ann Otol Rhinol Laryngol, 2011, 120: 123-130

421. Xu W, Wang L, Zhang L, et al. Otolaryngological manifestations and genetic characteristics of lipoid proteinosis. Ann Otol Rhinol Laryngol, 2010, 119: 767-771

422. Yamanaka H, Hayashi Y, Watanabe Y, et al. Prolonged hoarseness and arytenoid cartilage dislocation after tracheal intubation. British Journal of Anaesthesia, 2009, 103: 452-455

423. Yang Q, Xu W, Li Y, et al. Value of laryngeal electromyography in spasmodic dysphonia diagnosis and

therapy. Ann Otol Rhinol Laryngol，2015，124：579–583

424. Yin SS，Qiu WW，Stucker FJ. Major patterns of laryngeal electromyography and their clinical application. Laryngoscope，1997，107：126–136
425. Yiu EM，Lau VC，Ma EP，et al. Reliability of laryngo–stroboscopic evaluation on lesion size and glottal configuration：a revisit. Laryngoscope，2014，124：1638–1644
426. Yiu EM，Murdoch B，Hird K，et al. Perception of synthesized voice quality in connected speech by Cantonese speakers. J Acoust Soc Am，2002，112：1091–1101
427. Ylitalo R，Ramel S. Gastroesophagopharyngeal reflux in patients with contact granuloma：a prospective controlled study. Ann Otol Rhinol Laryngol，2002，111：178–183
428. Ysunza A，Landeros L，Pamplona MC，et al. The role of laryngeal electromyography in the diagnosis of vocal fold immobility in children. Int J Pediatr Otorhinolaryngol，2007，71：949–958
429. Zealear DL，Billante CL，Chongkolwatana C，et al. The effects of chronic electrical stimulation on laryngeal muscle reinnervation. ORL J Otorhinlaryngol Relat Spec，2000，62：87–95
430. Zeitels SM，Casiano RR，Gardner GM，et al. Management of common voice problems：committee report . Otolaryngol Head Neck Surg，2002，126：333–348
431. Zeitels SM，Healy GB. Laryngology and phonosurgery. N Engl J Med，2003，349：882–892
432. Zeitels SM，Hillman RE，Desloge RB，et al. Cricothyroid subluxation：a new innovation for enhancing the voice with laryngoplastic phonosurgery. Ann Otol Rhinol Laryngol，1999，108：1126–1131
433. Zeitels SM，Hochman I，Hillman RE. Adduction arytenopexy：a new procedure for paralytic dysphonia with implications for implant medialization. Ann Otol Rhinol Laryngol，1998，173：2–24
434. Zeitels SM，Mauri M，Dailey SH. Medialization laryngoplasty with Gore–Tex for voice restoration secondary to glottal incompetence：indications and observations. Ann Otol Rhinol Laryngol，2003，112：180–184
435. Zeitels SM，Mauri M，Dailey SH. Adduction arytenopexy for vocal fold paralysis：indications and technique. J Laryngol Otol，2004，118：508–516
436. Zhao W，Xu W. Migration and differentiation of neural progenitor cells after recurrent laryngeal nerve avulsion in rats. PLoS One，2014，9：e107288
437. Zhao W，Xu W，Yang W. Neuroregeneration in the nucleus ambiguus after recurrent laryngeal nerve avulsion in rats. Ann Otol Rhinol Laryngol，2014，123：490–499
438. Zheng H，Li Z，Zhou S，et al. Experimental study on reinnervation of vocal cord adductors with the ansa cervicalis. Laryngoscope，1996，106：1516–1521
439. Zheng H，Li Z，Zhou S，et al. Update：laryngeal reinnervation for unilateral vocal cord paralysis with the ansa cervicalis. Laryngoscope，1996，106：1522–1527
440. Zheng H，Zhou S，Chen S，et al. An experimental comparison of different kinds of laryngeal muscle reinnervation. Otolaryngol Head Neck Surg，1998，119：540–547
441. Zormieir MM，Meleca RJ，Simpson ML，et al. Botulinum toxin injection to improve tracheoesophageal speech after total laryngectomy. Otolaryngol Head Neck Surg，1999，120：314–319
442. 切替一郎. 新耳鼻咽喉科学. 東京：南三堂株式会社，2004
443. 一色信彦. 音声障碍. 東京：金原出版株式会社，2001
444. 苅安誠. 音声障害. 東京：建帛社株式会社，2001

附 录
Appendix

附录 1　北京同仁医院嗓音评估报告
Voice Assessment Profile of Beijing Tongren Hospital

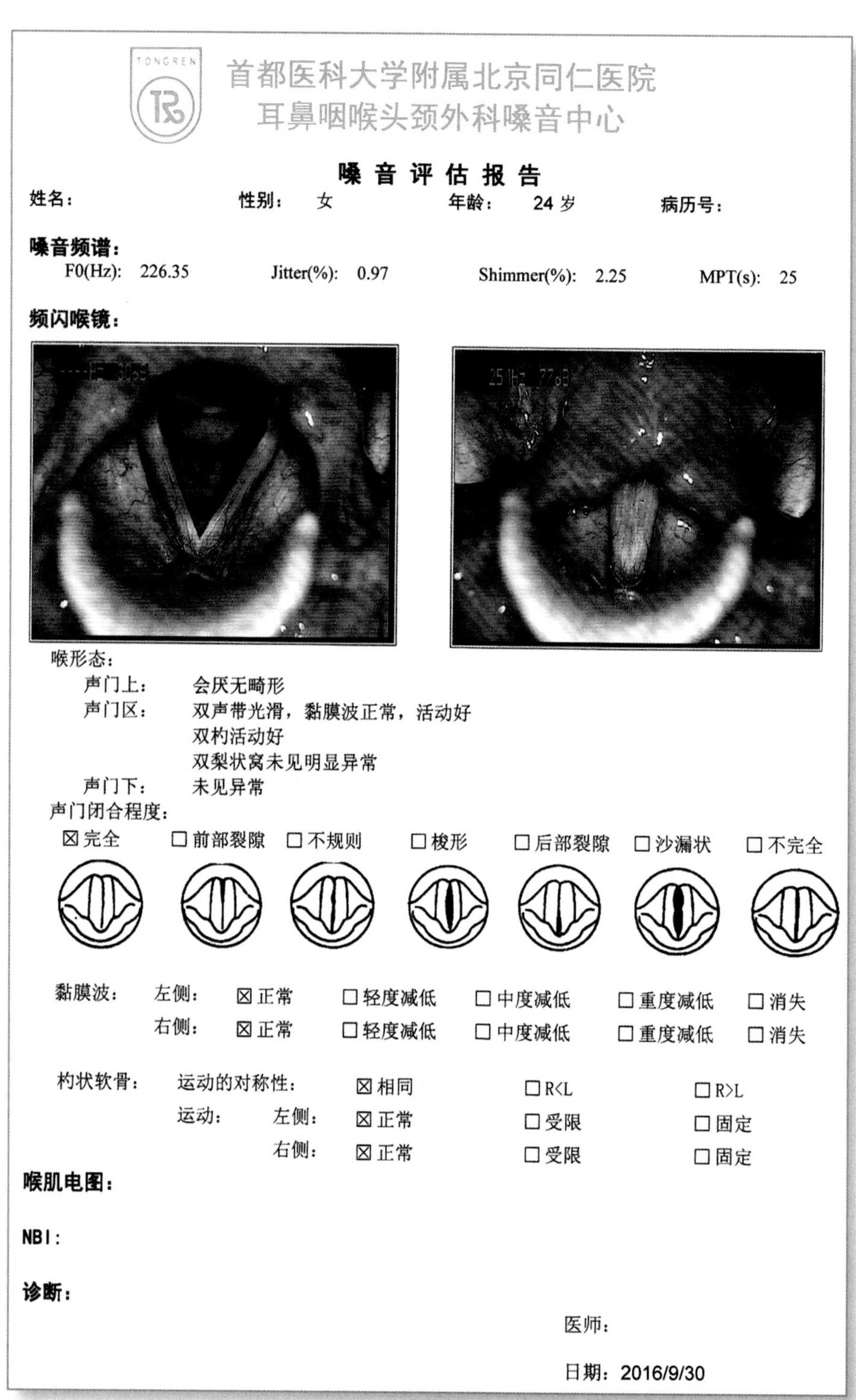

首都医科大学附属北京同仁医院
耳鼻咽喉头颈外科嗓音中心

嗓音评估报告

姓名：　　性别：　女　　年龄：　24 岁　　病历号：

嗓音频谱：

F0(Hz): 226.35　　Jitter(%): 0.97　　Shimmer(%): 2.25　　MPT(s): 25

频闪喉镜：

喉形态：
- 声门上：　会厌无畸形
- 声门区：　双声带光滑，黏膜波正常，活动好
  双杓活动好
  双梨状窝未见明显异常
- 声门下：　未见异常

声门闭合程度：

☒完全　☐前部裂隙　☐不规则　☐梭形　☐后部裂隙　☐沙漏状　☐不完全

黏膜波：						
	左侧：	☒正常	☐轻度减低	☐中度减低	☐重度减低	☐消失
	右侧：	☒正常	☐轻度减低	☐中度减低	☐重度减低	☐消失

杓状软骨：				
运动的对称性：		☒相同	☐R<L	☐R>L
运动：	左侧：	☒正常	☐受限	☐固定
	右侧：	☒正常	☐受限	☐固定

喉肌电图：

NBI：

诊断：

医师：

日期：2016/9/30

附录 2　北京同仁医院嗓音功能评估流程
General Flow-Chart of Voice Assessment of Beijing Tongren Hospital

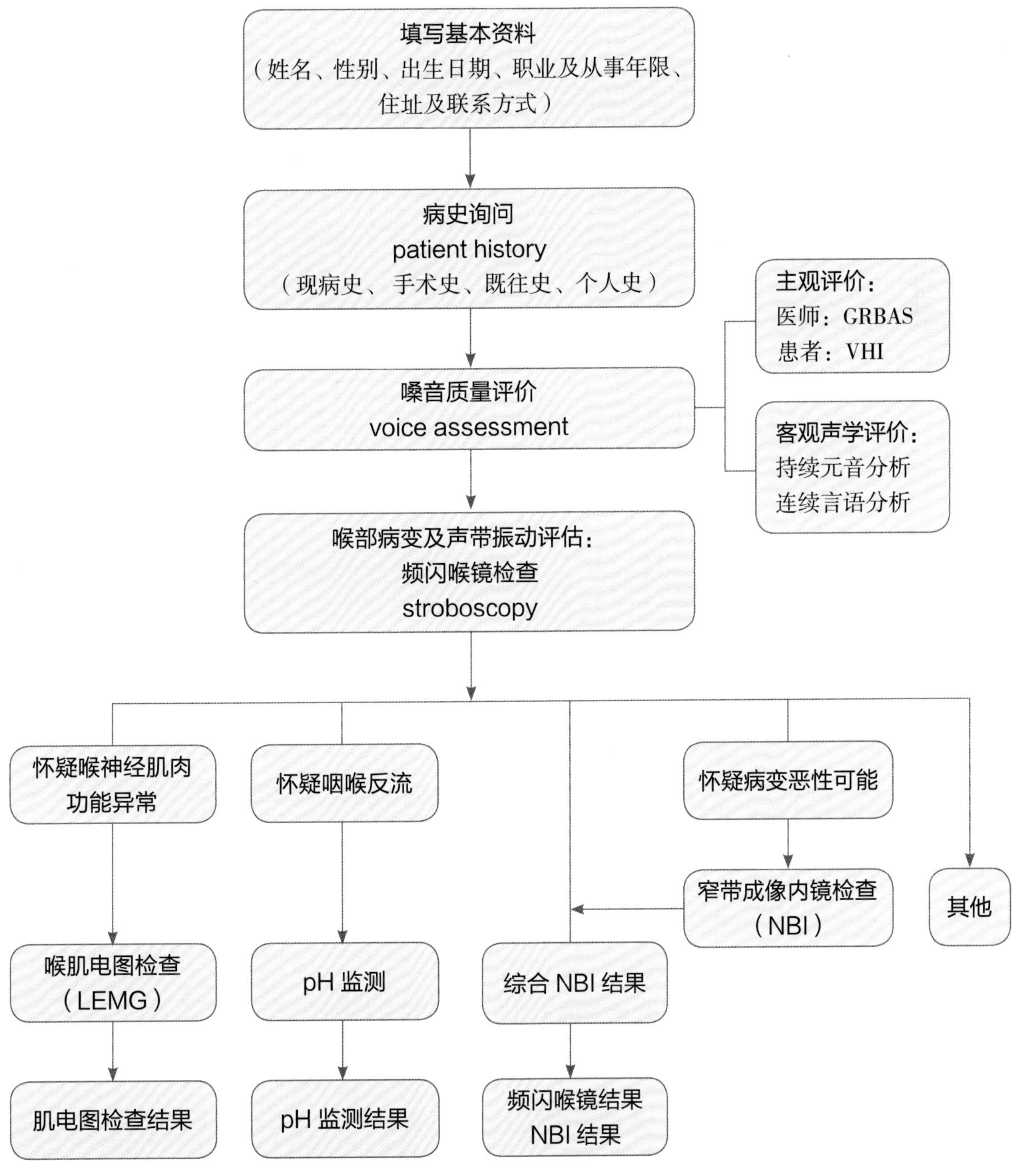

索 引 Index

G

H

K

L

M

N

P

Q

R

S

T

W

X

Y

Z

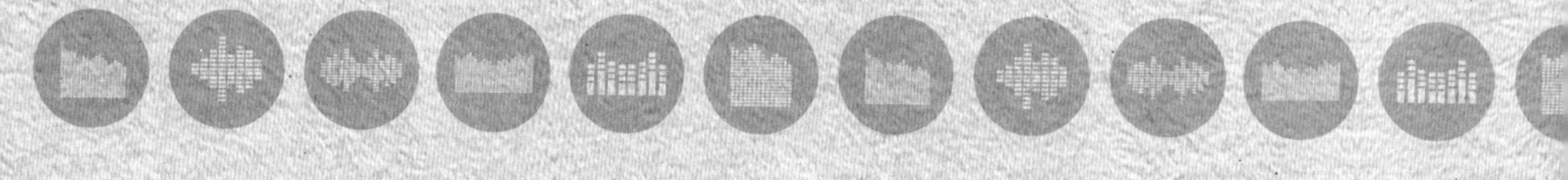